骨科手术操作技术丛书

肩和肘关节手术技术

Operative Techniques: Shoulder and Elbow Surgery

注 意

医学在不断进步。虽然标准安全措施必须遵守,但是由于新的研究和临床实践在不断拓展我们的知识,在治疗和用药方面作出某些改变也许是必需或适宜的。建议读者核对本书所提供的每种药品的生产厂商的最新产品信息,确认药物的推荐剂量,服用方法、时间及相关禁忌证。确定诊断、决定患者的最佳服药剂量和最佳治疗方法以及采取适当的安全措施是经治医师的责任,这有赖于他(她)们的个人经验和对每一位患者的了解。在法律允许的范围内,出版商和编著者对于因与本书所包含的资料相关而引起的任何个人损伤或财产损失,均不承担任何责任。

出版者

骨科手术操作技术丛书

肩和肘关节手术技术

Operative Techniques: Shoulder and Elbow Surgery

原　著　Donald H. Lee
　　　　Robert J. Neviaser
主　译　姜保国
副主译　郝定均　付中国　张殿英　王　蕾　张培训

北京大学医学出版社

JIAN HE ZHOU GUANJIE SHOUSHU JISHU

图书在版编目（CIP）数据

肩和肘关节手术技术 /（美）李（Lee，D. H.），
（美）尼维阿瑟（Neviaser，R. J.）原著；姜保国等译.
—北京：北京大学医学出版社，2013.1
（骨科手术操作技术丛书）
书名原文：Shoulder and Elbow Surgery
ISBN 978-7-5659-0425-7

Ⅰ. ①肩… Ⅱ. ①李… ②尼… ③姜… Ⅲ. ①肩关节 - 关节疾病
- 外科手术 ②肘关节 - 关节疾病 - 外科手术　Ⅳ. ① R687.4

中国版本图书馆 CIP 数据核字（2012）第 156649 号

北京市版权局著作权合同登记号：图字：01-2012-4727

Shoulder and Elbow Surgery
Donald H. Lee, Robert J. Neviaser
ISBN-13：978-1-4160-3278-6
ISBN-10：1-4160-3278-9
Copyright © 2010 by Saunders, an imprint of Elsevier Inc.
Authorized Simplified Chinese translation from English language edition published by the Proprietor.
Elsevier（Singapore）Pte Ltd.
3 Killiney Road, #08-01 Winsland House I, Singapore 239519
Tel: (65) 6349-0200, Fax: (65) 6733-1817
First Published 2013
2013年初版

Simplified Chinese translation Copyright © 2013 by Elsevier（Singapore）Pte Ltd and Peking University Medical Press. All rights reserved.

Published in China by Peking University Medical Press under special agreement with Elsevier（Singapore）Pte Ltd. This edition is authorized for sale in China only, excluding Hong Kong SAR and Taiwan. Unauthorized export of this edition is a violation of the Copyright Act. Violation of this Law is subject to Civil and Criminal Penalties.

本书简体中文版由北京大学医学出版社与Elsevier（Singapore）Pte Ltd.在中国境内（不包括香港特别行政区及台湾）协议出版。本版仅限在中国境内（不包括香港特别行政区及台湾）出版及标价销售。未经许可之出口，是为违反著作权法，将受法律之制裁。

肩和肘关节手术技术

主　　译：	姜保国
出版发行：	北京大学医学出版社（电话：010-82802230）
地　　址：	（100191）北京市海淀区学院路 38 号　北京大学医学部院内
网　　址：	http://www.pumpress.com.cn
E-mail：	booksale@bjmu.edu.cn
印　　刷：	北京圣彩虹制版印刷技术有限公司
经　　销：	新华书店
责任编辑：刘　燕　　责任校对：金彤文　　责任印制：苗　旺	
开　　本：	889mm×1194mm　1/16　　印张：64　　字数：1622 千字
版　　次：	2013 年 1 月第 1 版　2013 年 1 月第 1 次印刷
书　　号：	ISBN 978-7-5659-0425-7
定　　价：	788.00 元

版权所有，违者必究

（凡属质量问题请与本社发行部联系退换）

译者名单

编译专家（以姓氏笔画排序）

马先贵（潍坊市中医院）
王天兵（北京大学人民医院）
王文良（天津武警医学院附属医院）
王　欣（宁波市第六医院）
王宝军（首都医科大学附属北京友谊医院）
王　蕾（上海交通大学医学院瑞金医院）
邓少杰（深圳市宝安区人民医院）
付中国（北京大学人民医院）
白　露（北京大学深圳医院）
华英汇（复旦大学附属华山医院运动医学中心）
伊力哈木·托合提（新疆医科大学第二附属医院）
刘海春（山东大学齐鲁医院）
李　鑫（山东潍坊医学院）
杨　明（北京大学人民医院）
杨　波（北京协和医院）
肖鸿鹄（复旦大学附属华山医院运动医学中心）
宋有鑫（承德医学院附属医院）
张亚军（武警北京市总队第二医院）
张忠礼（潍坊市人民医院）
张振军（山东大学附属济南市中心医院）
张培训（北京大学人民医院）

张　堃（西安市红十字会医院）
张殿英（北京大学人民医院）
陈世益（复旦大学附属华山医院运动医学中心）
陈　宏（宁波市第六医院）
陈建海（北京大学人民医院）
陈疾忤（复旦大学附属华山医院运动医学中心）
陈　宾（承德医学院附属医院）
郁　凯（天津市第五中心医院）
周君琳（首都医科大学附属北京朝阳医院）
赵立连（卫生部北京医院）
郝定均（西安市红十字会医院）
姜保国（北京大学人民医院）
党　育（北京大学人民医院）
徐迎军（青岛市妇女儿童医院）
徐海林（北京大学人民医院）
唐康来（第三军医大学西南医院）
崔国庆（北京大学第三医院运动医学研究所）
寇玉辉（北京协和医院）
彭建平（上海交通大学医学院附属新华医院）
熊　建（北京大学人民医院）
薛　峰（北京大学人民医院）

校译秘书（以姓氏笔画排序）

张培训（北京大学人民医院）
韩　娜（北京大学人民医院）

译者团队（以姓氏笔画排序）

王　刚（北京大学人民医院）
王志永（北京大学人民医院）
王艳华（北京大学人民医院）
王振威（北京大学人民医院）
邓玖旭（北京大学人民医院）
邓　磊（湖北省十堰市太和医院）
安　帅（北京大学人民医院）
芦　浩（北京大学人民医院）
李　轩（中国医学科学院阜外心血管病医院）
李建鑫（天津武警医学院附属医院）
李恒超（北京大学人民医院）
杨贵博（中国医学科学院阜外心血管病医院）
杨　亮（天津武警医学院附属医院）
冷坤鹏（北京大学人民医院）

陈旭红（北京大学人民医院）
陈　博（北京大学人民医院）
金开基（北京大学人民医院）
周　靖（北京大学人民医院）
顾航宇（北京积水潭医院）
徐小东（北京大学人民医院）
徐春归（北京大学人民医院）
徐　雷（北京大学人民医院）
殷晓峰（北京大学人民医院）
黄　伟（北京大学人民医院）
鹿子燕（青岛妇女儿童医院）
韩大成（北京通州区潞河医院）
韩　娜（北京大学人民医院）
韩端阳（北京大学人民医院）
缪炜程（天津武警医学院附属医院）
黎庆佃（北京大学人民医院）
颜勇卿（宁波市第二医院）

译者前言

由世界知名的肩肘外科巨匠 Donald H.Lee 教授和 Robert J.Neviaser 教授等编写的《肩和肘关节手术技术》一书共分为 64 章。全书系统地介绍了肩肘外科的多种手术方式和手术技术。每一章都详尽地阐述了手术适应证、治疗方案的选择、术前准备、重要的外科解剖、手术步骤与手术要点、手术存在的争议、术后处理等。每一章后均列出了与该章关系密切的重要参考文献，以利于读者进行更深入的阅读与研究。此书以介绍手术技术为主。作者群体中不乏国内外知名的肩肘外科专家，内容几乎涉及了肩肘外科所有重要的领域，所介绍的也都是较为成熟和广受认可的手术技术。原书作者采用了大量的手术照片对手术步骤进行了详细的讲解，对重要的外科解剖和手术关键点还配有丰富的彩色插图，十分有利于读者理解和学习，具有很强的实用性。

本书由全国多家医院的多名译者共同完成，文笔上难达一致；而且由于译者水平有限，不足与错误之处恳请读者予以谅解和指正。

姜保国

教授、博士生导师

北京大学医学部副主任

北京大学人民医院创伤骨科主任

北京大学交通医学中心主任

原著序言

《肩和肘关节手术技术》一书旨在向读者展示由本领域最权威的外科医生所描述的步骤清晰、解释明确的肩和肘关节外科手术操作。与传统的论著不同，本书注重于向创伤骨科医生展示更为精细的手术要点、手术技巧和失误。这些将有助于医务工作者更加深入地了解相关手术步骤的操作情况。作为爱思唯尔出版公司出版的"骨科手术操作技术"丛书中的一本，本专著重点阐述了肩和肘关节外科手术的操作。本书每一章的结构类似，对手术适应证、体格检查、适当的影像学研究、外科解剖和治疗方案逐一作了描述。每一章的手术操作部分包括了对于手术定位、手术入路和手术显露的介绍，以及手术操作步骤的详解。书中的插图、手术照片均配以详细的解释说明。书中也提供了对于术后康复、预后情况的讨论和注解参考列表。纵观每一章，书中对手术过程中的经验教训和一些手术争议进行了探讨。我们希望当外科医生们在进行手术操作时，这些详细的手术说明和讨论将给术者提供便捷和全面的参考，从而使他们增强对于手术的理解力，并提高手术效果，最大限度地减少手术并发症。我们很幸运拥有一支出色的撰稿人团队。在分享他们的工作经验的同时，我们也为他们对本书所作的贡献深表感激。我们也向 Daniel Pepper、Berta Steiner 和 Julie Daniels 为本书的出版所提供的巨大帮助表示感谢。

希望读者喜欢这本书并从中获益。

Donald H. Lee, MD

Robert J. Neviaser, MD

原著前言

医学教育包括诸多方面，如专业知识的培养、对于人类需求感的了解、多领域知识的融合、基础科学的应用、对某些问题和对策的深入研究、基于患者的症状的整合分析、对于结构性缺陷的了解、并要知道需要提供给患者什么药物和手术，吸收消化所有这些信息，然后再决定采取何种措施来帮助患者。这些所有的知识是如此复杂。这就是为什么没有书本可以明确地告诉你应该如何去做！但这些知识，对于那些初级阶段的医生来说，却是如此有用。即便是在事业成熟期，这些知识也有助于人们去了解其他经验丰富的医生是如何进行手术操作的，从而学到他人解决问题和提高技术的方法。本书的资深编者已经在加紧编撰一本论著，旨在着重讨论何时、如何做到这一切。

经验丰富的编者们选用了最常见的手术操作步骤，其所提供的知识信息对处于任一职业阶段的几乎所有医生都将是有益的。肩关节部分重点讨论了肩袖及其肌腱相关问题、骨折、关节炎和骨不稳定性。同样，肘关节部分包含了肌肉肌腱附着的问题、骨折、关节炎和骨不稳定性等内容，其后还补充了关于如何处理神经损伤和肌肉强直等知识。肘关节部分的附加章节是关于软组织覆盖方法的。在完成本书手术操作的外科医生里，有的是精通各种手术的多面手，有的是创伤、运动、成人重建方面的专科医生。但是，不论从哪个角度了解肩和肘关节外科手术，人们都可以从同一学科、但不同亚专业的医生那里学到经验和知识，以及来自不同学术背景和研究方向专家们的经验。

应用解剖学是外科手术的基础。但令人费解却又真实的情况是，常用的解剖学课本往往不包含适用于手术操作的解剖知识。本书对应用解剖学知识进行了详细的阐述。本书的精彩之处是不仅对手术方法进行了步骤清晰的描述，对细微环节也进行了注释。许多问题可以通过开放手术或关节镜手术来解决。书中很多内容是原始病例，但也有一些是修正手术。

这是一本值得每一位外科医生在手术操作实践中反复研读的教科书。我本人认为，这是一本值得经常放在手边而不是图书馆里的工具书。本书将适合从事本领域手术工作的外科医生反复使用。另一个优点是，书中对于每一步操作都进行了恰如其分的注解，这使读者在处理特殊情况的时候，也能扩展自己的知识面。

再一次向那些富有创见、无私的编者们和才华出众的作者们致敬!正是他们付出精力和时间,才使这本通俗易懂的论著得以面世。

Robert H. Cofield, MD

Professor of Orthopedics

Mayo Clinic College of Medicine

Emeritus Chairman, Department of

Orthopedic Surgery, Mayo Clinic

Past-President

American Shoulder and Elbow Surgeons

Past-Chairman, International Board of

Shoulder and Elbow Surgery

Emeritus Editor-in-Chief, *Journal of*

Shoulder and Elbow Surgery

致 谢

将本书献给我的妻子 Dawn，和我们的孩子 David，Dana，Diane，Daniel 和 Dustin，他们给了我无尽的支持和快乐。也将此书献给我的父母——Kwan 和 Kay，感谢他们的指导。

感谢共同编者 Robert Neviaser，一直以来他给了我很多建议和鼓励。最后，感谢在此书编写中付出了时间和知识的所有作者。

Donald H. Lee MD

将本书献给我的妻子 Anne，"你是让我展翅高飞的风"，献给我的孩子（Niki、Rob、Lan 和 Andy）以及孙子和孙女（Isabel，Mac，Bozie，Kenzie，J.B.，Maddie，Geordie，A.J 和 Katie），你们是我在这个世界上存在的理由。最后，将本书献给我的父亲——Julius S.Neviaser，MD，他是肩关节外科领域的先驱和巨匠。

Robert J. Neviaser MD

编著者名单

Julie E. Adams, MD, MS
Assistant Professor of Orthopaedic Surgery, University of Minnesota, Minneapolis, Minnesota
Arthroscopy of the Elbow: Setup and Portals; Elbow Arthritis and Stiffness: Open Treatment; Elbow Arthritis and Stiffness: Arthroscopic Treatment; Surgical Reconstruction of Longitudinal Radioulnar Dissociation (Essex-Lopresti Injury)

Christopher S. Ahmad, MD
Associate Professor, Orthopaedic Surgery, Columbia University College of Physicians and Surgeons; Assistant Attending, Orthopaedic Surgery, New York Presbyterian Hospital, New York, New York
Arthroscopic Treatment of Posterior-Inferior Multidirectional Instability of the Shoulder

James R. Andrews, MD
Program Director, Orthopedic Sports Medicine Fellowship, American Sports Medicine Institute, Birmingham, Alabama
Ulnar Collateral Ligament Reconstruction Using the Modified Jobe Technique; Lateral Ulnar Collateral Ligament Reconstruction

Robert M. Baltera, MD
Assistant Clinical Professor, Orthopaedic Surgery Department, Indiana University Medical Center, Indianapolis, Indiana
Repair and Reconstruction of the Ruptured Triceps

Eric D. Bava, MD
Shoulder Service, The Carrell Clinic, Dallas, Texas
Humeral Hemiarthroplasty with Biologic Glenoid Resurfacing

Louis U. Bigliani, MD
Frank E. Stinchfield Professor and Chairman, Columbia University Medical Center; Director of Orthopaedics, New York-Presbyterian Hospital/Columbia University, New York, New York
Open Treatment of Anterior-Inferior Multidirectional Instability of the Shoulder

Julie Y. Bishop, MD
Assistant Professor, Department of Orthopaedic Surgery, Chief, Division of Shoulder Surgery, The Ohio State University, Columbus, Ohio
Open Reduction and Internal Fixation of Three- and Four-Part Proximal Humerus Fractures

Pascal Boileau, MD
Professor and Chairman, Department of Orthopaedic Surgery, Medical University of Nice, Nice, France
Arthroscopic Biceps Tenodesis

Wayne Z. Burkhead, MD
Clinical Professor, Department of Orthopaedic Surgery, University of Texas Southwestern Medical School; Shoulder Service, The Carrell Clinic, Dallas, Texas
Humeral Hemiarthroplasty with Biologic Glenoid Resurfacing

Jonathan E. Buzzell, MD
Nebraska Orthopaedic Hospital; OrthoWest, Omaha, Nebraska
Open and Arthroscopic Suprascapular Nerve Decompression

Kyle A. Caswell, DO
Chief Resident, Tulane University School of Medicine; PGY 5 Resident, Tulane University Medical Center, New Orleans, Louisiana
Arthroscopic Treatment of Calcific Tendinitis in the Shoulder

Neal C. Chen, MD
Lecturer, University of Michigan, Ann Arbor, Michigan
Operative Fixation of Symptomatic Os Acromiale

Tyson Cobb, MD
Director of Hand Center of Excellence, Orthopaedic Specialists, Davenport, Iowa
Endoscopic Cubital Tunnel Release

Robert H. Cofield, MD
Professor Emeritus, Mayo Clinic College of Medicine, and Mayo Clinic, Rochester, Minnesota
Total Shoulder Arthroplasty

Mark S. Cohen, MD
Professor, Director, Orthopedic Education, and Head, Section of Hand and Elbow Surgery, Department of Orthopedic Surgery, Rush University Medical Center, Chicago, Illinois
Lateral Epicondylitis: Arthroscopic and Open Treatment

Edward V. Craig, MD, MPH
Professor of Clinical Orthopaedic Surgery, Weill Cornell Medical School; Attending Surgeon, Hospital for Special Surgery, New York, New York
Open Distal Clavicle Excision

Lynn A. Crosby, MD
Professor and Director of Shoulder Surgery, Department of Orthopaedic Surgery, Medical College of Georgia, Augusta, Georgia
Humeral Head Resurfacing Arthroplasty

Leah T. Cyran, MD
Shoulder Service, The Carrell Clinic, Dallas, Texas
Humeral Hemiarthroplasty with Biologic Glenoid Resurfacing

Matthew Denkers, MD, FRCSC
Assistant Professor, Division of Orthopaedic Surgery, McMaster University; Associate Staff, Service of Orthopaedic Surgery, Department of Surgery, Hamilton Health Sciences, Hamilton, Ontario, Canada
Arthroscopic Treatment of Traumatic Anterior Instability of the Shoulder

Allen Deutsch, MD
Clinical Assistant Professor, Baylor College of Medicine; Faculty Staff, St. Luke's Episcopal Hospital, Houston, Texas
Rotator Cuff Repair: Arthroscopic Technique for Partial-Thickness or Small or Medium Full-Thickness Tears

Christopher C. Dodson, MD
Assistant Professor of Orthopaedic Surgery, Thomas Jefferson University; Attending Orthopaedic Surgeon, Division of Sports Medicine, Rothman Institute, Philadelphia, Pennsylvania
Anterior Glenohumeral Instability Associated with Glenoid or Humeral Bone Deficiency: The Latarjet Procedure

Jason D. Doppelt, MD
Resident, Department of Orthopaedic Surgery, George Washington University, Washington, DC
Intramedullary Fixation of Clavicle Fractures

Mark C. Drakos, MD
Attending Orthopaedic Surgeon, Sports Medicine and Foot and Ankle Surgery, North Shore-Long Island Jewish Health System, New Hyde Park, New York
SLAP Lesion: Arthroscopic Reconstruction of the Labrum and Biceps Anchor

George S. M. Dyer, MD
Clinical Instructor in Orthopaedic Surgery, Harvard Medical School; Hand and Upper Extremity Service, Department of Orthopaedic Surgery, Brigham and Women's Hospital, Boston, Massachusetts
Open Treatment of Complex Traumatic Elbow Instability

Benton A. Emblom, MD
Sports Medicine Fellow, American Sports Medicine Institute, Birmingham, Alabama
Ulnar Collateral Ligament Reconstruction Using the Modified Jobe Technique

John M. Erickson, MD
Upper Extremity Surgeon, Raleigh Hand Center, Raleigh, North Carolina
Radial Head Fractures: Radial Head Replacement; Radial Head Fractures: Open Reduction and Internal Fixation; Operative Treatment of Olecranon Bursitis

Evan L. Flatow, MD
Lasker Professor and Chairman of Orthopaedic Surgery, The Leni and Peter May Department of Orthopaedic Surgery, Mount Sinai Medical Center, New York, New York
Open Unconstrained Revision Shoulder Arthroplasty

Mark A. Frankle, MD
Chief of Shoulder and Elbow Surgery, Florida Orthopaedic Institute, Tampa, Florida
Hemiarthroplasty for Proximal Humerus Fracture

Leesa M. Galatz, MD
Associate Professor, Department of Orthopaedic Surgery, Washington University School of Medicine; Associate Professor, and Shoulder and Elbow Fellowship Director, Washington University Orthopedics; Barnes-Jewish Hospital, St. Louis, Missouri
Arthroscopic Repair of Massive Rotator Cuff Tears

Andrew Green, MD
Associate Professor, and Chief of Division of Shoulder and Elbow Surgery, Warren Alpert Medical School, Brown University, Providence, Rhode Island
Open Treatment of Acute and Chronic Acromioclavicular Dislocations

Jeffrey A. Greenberg, MD, MS
Clinical Assistant Professor, Department of Orthopedics, Indiana University; Partner and Fellowship Director, Indiana Hand to Shoulder Center, Indianapolis, Indiana
Repair of Distal Biceps Tendon Ruptures

Robert U. Hartzler, MD
Resident, Department of Orthopedic Surgery, Mayo Clinic, Rochester, Minnesota
Total Shoulder Arthroplasty

Hill Hastings II, MD
Clinical Professor, Orthopaedic Surgery, Indiana University Medical Center, and Indiana Hand to Shoulder Center, Indianapolis, Indiana
Total Elbow Arthroplasty: Discovery Minimally Constrained Linked System; Total Elbow Arthroplasty for the Treatment of Complex Distal Humerus Fractures

Robert Hollinshead, MD, FRCSC
Clinical Professor, Division of Orthopaedic Surgery, and Adjunct Professor, Faculty of Kinesiology, University of Calgary; Associate Staff, Service of Orthopaedic Surgery, Department of Surgery, Peter Lougheed Centre, Alberta Health Services, Calgary, Alberta, Canada
Arthroscopic Treatment of Traumatic Anterior Instability of the Shoulder

Joseph P. Iannotti, MD, PhD
Department Chair and Professor of Orthopaedic Surgery, Cleveland Clinic, Cleveland, Ohio
Arthrodesis of the Shoulder

Frank W. Jobe, MD
Co-Founder, Kerlan-Jobe Orthopaedic Clinic, Los Angeles, California
Medial Epicondylitis: Open Treatment

Kristofer J. Jones, MD
Resident, Department of Orthopaedic Surgery, Hospital for Special Surgery, New York, New York
Anterior Glenohumeral Instability Associated with Glenoid or Humeral Bone Deficiency: The Latarjet Procedure

Jesse B. Jupiter, MD
Hansjorg Wyss AO Professor of Orthopedic Surgery, Harvard Medical School; Division of Hand and Upper Extremity Service, Massachusetts General Hospital, Boston, Massachusetts
Open Reduction and Internal Fixation of Acute Midshaft Clavicular Fractures

Anne M. Kelly, MD
Assistant Professor of Clinical Orthopaedics, Department of Orthopaedics, Weill Cornell Medical Center; Assistant Attending Orthopaedic Surgeon, Hospital for Special Surgery, New York, New York
Open Distal Clavicle Excision

W. Ben Kibler, MD
Medical Director, Shoulder Center of Kentucky, Lexington Clinic, Lexington, Kentucky
Scapular Surgery I: Eden-Lange Transfer for Trapezius Muscle Palsy; Scapular Surgery II: Pectoralis Major Transfer for Serratus Anterior Palsy; Scapular Surgery III: Rhomboid/Latissimus Dorsi Transfer for Serratus Anterior Palsy

Steven M. Klein, MD
Hospital Staff Physician, Gundersen Lutheran Hospital, La Crosse, Wisconsin
Hemiarthroplasty for Proximal Humerus Fracture

Zinon T. Kokkalis, MD
Fellow, Hand and Upper Extremity Surgery, Allegheny General Hospital, Pittsburgh, Pennsylvania
Surgical Decompression for Radial Tunnel Syndrome

Marc S. Kowalsky, MD
Assistant Attending Orthopaedic Surgeon, Department of Orthopaedic Surgery, Lenox Hill Hospital, New York, New York
Arthroscopic Repair of Massive Rotator Cuff Tears

Sumant G. Krishnan, MD
Clinical Assistant Professor, University of Texas Southwestern Medical Center, Dallas, Texas; Clinical Assistant Professor, and Director, Shoulder Fellowship, Baylor University Medical Center; Visiting Professor, Shoulder Surgery, International Orthopaedic and Traumatological Institute, Arezzo, Italy; Shoulder Service, The Carrell Clinic, Dallas, Texas; North Central Surgical Center, Baylor University Medical Center, Dallas, Texas
Humeral Hemiarthroplasty with Biologic Glenoid Resurfacing; Open and Arthroscopic Suprascapular Nerve Decompression

John E. Kuhn, MD, MS
Associate Professor, Vanderbilt University Medical School; Chief of Shoulder Surgery, Vanderbilt University Medical Center, Nashville, Tennessee
Sternoclavicular Joint Reconstruction Using Semitendinosus Graft

Donald H. Lee, MD
Professor of Orthopaedic Surgery, Vanderbilt Orthopaedic Institute, Vanderbilt University School of Medicine, Nashville, Tennessee
Surgical Treatment of Scapular Fractures; Radial Head Fractures: Radial Head Replacement; Total Elbow Arthroplasty for the Treatment of Complex Distal Humerus Fractures; Revision Total Elbow Arthroplasty; Radial Head Fractures: Open Reduction and Internal Fixation; Operative Treatment of Olecranon Bursitis

William N. Levine, MD
Professor of Clinical Orthopaedic Surgery, Columbia University; Vice Chairman, Columbia University Medical Center, New York, New York
Acromioplasty

David M. Lutton, MD
Clinical Instructor of Orthopaedic Surgery, The George Washington University School of Medicine; Attending Orthopaedic Surgeon, The George Washington University Hospital, Washington, DC
Open Unconstrained Revision Shoulder Arthroplasty

Leonard C. Macrina, MSPT, SCS, CSCS
Champion Sports Medicine, Birmingham, Alabama
Ulnar Collateral Ligament Reconstruction Using the Modified Jobe Technique

Kevin J. Malone, MD
Assistant Professor, Department of Orthopaedic Surgery, Case Western Reserve University, MetroHealth Medical Center, Cleveland, Ohio
Submuscular Ulnar Nerve Transposition

Alfred A. Mansour III, MD
Pediatric Orthopaedic Fellow, The Children's Hospital; Sports Medicine Fellow, Steadman Hawkins Clinic, Denver, Colorado
Sternoclavicular Joint Reconstruction Using Semitendinosus Graft

Milford H. Marchant, Jr., MD
Sports Medicine—Orthopaedic Surgery, Bay Area Orthopaedics & Sports Medicine, Annapolis, Maryland
Medial Epicondylitis: Open Treatment

Chad J. Marion, MD
Orthopaedic Surgeon, Pacific Medical Centers, Seattle, Washington
Open Treatment of Anterior-Inferior Multidirectional Instability of the Shoulder; Arthroscopic Treatment of Posterior-Inferior Multidirectional Instability of the Shoulder

George M. McCluskey III, MD
Clinical Professor, Department of Orthopaedic Surgery, Medical College of Georgia, Augusta, Georgia; Clinical Assistant Professor, Department of Orthopaedic Surgery, Tulane University School of Medicine, New Orleans, Louisiana; Director, St. Francis Shoulder Center, and Director, St. Francis Shoulder Fellowship Program, Columbus, Georgia
Open Treatment of Posterior-Inferior Multidirectional Shoulder Instability

Patrick J. McMahon, MD
Adjunct Associate Professor, Department of Bioengineering, University of Pittsburgh; McMahon Orthopedics & Rehabilitation, Pittsburgh, Pennsylvania
Adhesive Capsulitis

Steven W. Meisterling, MD
Sports Medicine Fellow, American Sports Medicine Institute, Birmingham, Alabama
Lateral Ulnar Collateral Ligament Reconstruction

Mark A. Mighell, MD
Shoulder and Elbow Surgery, Florida Orthopaedic Institute, Tampa, Florida
Hemiarthroplasty for Proximal Humerus Fracture

Joseph Mileti, MD
Assistant Clinical Professor of Orthopaedics, The Ohio State University; Shoulder Service, Riverside Methodist Hospital, Ohio Orthopaedic Center, Columbus, Ohio
Open Reduction and Internal Fixation of Three- and Four-Part Proximal Humerus Fractures

Anthony Miniaci, MD, FRCSC
Professor of Surgery, Cleveland Clinic Lerner College of Medicine at Case Western Reserve University, and Cleveland Clinic, Cleveland, Ohio
Treatment of the Unstable Shoulder with Humeral Head Bone Loss

Anand M. Murthi, MD
Attending Orthopaedic Surgeon, and Chief, Shoulder and Elbow Surgery, Department of Orthopaedics and Sports Medicine, Union Memorial Hospital, Baltimore, Maryland
Arthroscopic Distal Clavicle Resection

Robert G. Najarian, MD
Assistant Professor in Clinical Orthopaedics, The Ohio State University, Columbus, Ohio
Treatment of the Unstable Shoulder with Humeral Head Bone Loss

Andrew S. Neviaser, MD
Assistant Professor, Department of Orthopaedic Surgery, George Washington University Medical Center, Washington, DC
Open Repair of Rotator Cuff Tears; Mini-Open Biceps Tenodesis

Robert J. Neviaser, MD
Professor and Chairman, Department of Orthopaedic Surgery, George Washington University Medical Center, Washington, DC
Open Repair of Rotator Cuff Tears; Mini-Open Biceps Tenodesis; Intramedullary Fixation of Clavicle Fractures

Michael J. O'Brien, MD
Assistant Professor of Orthopedic Surgery, Tulane University School of Medicine; Tulane University Medical Center, New Orleans, Louisiana
Arthroscopic Treatment of Calcific Tendinitis in the Shoulder; Elbow Arthroscopic Débridement for Osteochondritis Dissecans

Stephen J. O'Brien, MD, MBA
Associate Professor of Clinical Orthopaedic Surgery, Weill Cornell Medical College; Vice Chairman, Department of Sports Medicine, Associate Attending of Orthopaedic Surgery, and Assistant Scientist, Hospital for Special Surgery, New York, New York
SLAP Lesion: Arthroscopic Reconstruction of the Labrum and Biceps Anchor

Jason Old, MD, FRCSC
Assistant Professor, University of Manitoba; Pan Am Clinic, Winnipeg, Manitoba, Canada
Arthroscopic Biceps Tenodesis

A. Lee Osterman, MD
Professor and Chairman, Division of Hand Surgery, Department of Orthopaedic Surgery, Thomas Jefferson University; President, The Philadelphia Hand Center, Philadelphia, Pennsylvania
Surgical Reconstruction of Longitudinal Radioulnar Dissociation (Essex-Lopresti Injury)

Rick F. Papandrea, MD
Assistant Clinical Professor in Orthopaedics, Medical College of Wisconsin, Milwaukee; Partner, Orthopaedic Associates of Wisconsin, Waukesha, Wisconsin
Hemiarthroplasty of the Distal Humerus; Radiocapitellar Replacement

Maxwell C. Park, MD
Clinical Faculty, Orthopaedic Biomechanics Laboratory, VA Long Beach Healthcare System, Long Beach, California Department of Orthopaedic Surgery, Southern California Permanente Medical Group, Woodland Hills, California
Arthroscopic Treatment of Anterior-Inferior Multidirectional Instability of the Shoulder

Nata Parnes, MD
Director of Orthopedics, Carthage Area Hospital, Carthage, New York
Open Reduction and Internal Fixation of Acute Midshaft Clavicular Fractures

William Thomas Payne, MD
Department of Orthopaedic Surgery, University of Colorado, Denver, Colorado
Repair of Distal Biceps Tendon Ruptures

Matthew L. Ramsey, MD
Associate Professor of Orthopedic Surgery, Thomas Jefferson University, Philadelphia, Pennsylvania
Elbow Arthroscopic Débridement for Osteochondritis Dissecans

Bradley S. Raphael, MD
Resident, Hospital for Special Surgery, New York, New York
Open Distal Clavicle Excision

Herbert Resch, MD
Professor, and Head of Department of Trauma Surgery and Sports Injuries, Paracelsus Medical University, Salzburg, Austria
Percutaneous Fixation of Proximal Humerus Fractures

David Ring, MD, PhD
Associate Professor of Orthopaedic Surgery, Harvard Medical School; Orthopaedic Hand and Upper Extremity Service, Massachusetts General Hospital, Boston, Massachusetts
Open Treatment of Complex Traumatic Elbow Instability

Felix H. Savoie III, MD
Lee Schlesinger Professor of Orthopaedic Shoulder, Elbow and Sports Surgery, Tulane University School of Medicine; Tulane University Medical Center, New Orleans, Louisiana
Arthroscopic Treatment of Calcific Tendinitis in the Shoulder

Jason J. Scalise, MD
Clinical Faculty, The CORE Institute, Phoenix, Arizona
Arthrodesis of the Shoulder

Robert J. Schoderbek, Jr., MD
Orthopaedic Specialists of Charleston, Roper St. Francis Sports Medicine, Charleston, South Carolina
Lateral Ulnar Collateral Ligament Reconstruction

Jon K. Sekiya, MD
Associate Professor, University of Michigan, Ann Arbor, Michigan
Operative Fixation of Symptomatic Os Acromiale

R. Bruce Shack, MD
Professor and Chair of Plastic Surgery, Vanderbilt University Medical Center, Nashville, Tennessee
Soft Tissue Coverage I: Radial Forearm Flap; Soft Tissue Coverage II: Latissimus Dorsi Flap; Soft Tissue Coverage III: Posterior Interosseous Flap; Soft Tissue Coverage IV: Brachioradialis Muscle Flap; Soft Tissue Coverage V: Reverse Lateral Arm Flap

Anup A. Shah, MD
Clinical Fellow, Harvard Shoulder Service, Massachusetts General Hospital, Boston, Massachusetts
Rotator Cuff Repair: Arthroscopic Technique for Partial-Thickness or Small or Medium Full-Thickness Tears

Seth Sherman, MD
Resident, Hospital for Special Surgery, New York, New York
Open Distal Clavicle Excision

Jack T. Shonkwiler, BA
Medical Illustrator, Jersey City, New Jersey
SLAP Lesion: Arthroscopic Reconstruction of the Labrum and Biceps Anchor

Ross A. Shumar, MD, Maj USAF
Staff Orthopaedic Surgeon, United States Air Force Academy, Colorado Springs, Colorado
Humeral Head Resurfacing Arthroplasty

David H. Sonnabend, MBBS, MD, BSc (Med), FRACS, FA Orth A
Professor in Orthopaedic Surgery, Department of Orthopaedic Surgery, University of Sydney, Royal North Shore Hospital; Shoulder Surgeon, Sydney Shoulder Specialists, Sydney, Australia
Rotator Cuff Repair: Open Technique for Partial-Thickness or Small or Medium Full-Thickness Tears

Dean G. Sotereanos, MD
Professor, Drexel University School of Medicine; Vice Chairman, Department of Orthopaedic Surgery, Allegheny General Hospital, Pittsburgh, Pennsylvania
Surgical Decompression for Radial Tunnel Syndrome

John W. Sperling, MD, MBA
Professor of Orthopedics, Mayo Clinic College of Medicine, and Mayo Clinic, Rochester, Minnesota
Total Shoulder Arthroplasty

Scott P. Steinmann, MD
Professor of Orthopedic Surgery, Mayo Clinic, Rochester, Minnesota
Arthroscopy of the Elbow: Setup and Portals; Elbow Arthritis and Stiffness: Open Treatment; Elbow Arthritis and Stiffness: Arthroscopic Treatment

Robert J. Strauch, MD
Professor of Clinical Orthopaedic Surgery, Columbia University; Attending, New York Presbyterian Hospital, New York, New York
Surgical Approaches for Open Treatment of the Elbow I: Posterior Approach; Surgical Approaches for Open Treatment of the Elbow II: Posterolateral (Kocher) and Kaplan Approaches to the Radial Head; Surgical Approaches for Open Treatment of the Elbow III: Anterior Approaches; Surgical Approaches for Open Treatment of the Elbow IV: Anteromedial (Hotchkiss) Approach

Eric S. Stuffmann, MD
Fellow, Hand and Upper Extremity Surgery, Allegheny General Hospital, Pittsburgh, Pennsylvania
Surgical Decompression for Radial Tunnel Syndrome

Christopher M. Stutz, MD
Fellow, Hand and Microvascular Surgery, Department of Orthopaedics, Washington University in St. Louis, St. Louis, Missouri
Total Elbow Arthroplasty for the Treatment of Complex Distal Humerus Fractures

Mark Tauber, MD
Assistant Professor, and Consultant, Department of Trauma Surgery and Sports Injuries, Paracelsus Medical University, Salzburg, Austria
Percutaneous Fixation of Proximal Humerus Fractures

Samuel A. Taylor, MD
Clinical Associate in Orthopaedic Surgery, Weill Cornell Medical College; Resident in Orthopaedic Surgery, Hospital for Special Surgery, New York, New York
SLAP Lesion: Arthroscopic Reconstruction of the Labrum and Biceps Anchor

Wesley P. Thayer, MD, PhD
Assistant Professor of Plastic Surgery, Vanderbilt University Medical Center, Nashville, Tennessee
Soft Tissue Coverage I: Radial Forearm Flap; Soft Tissue Coverage II: Latissimus Dorsi Flap; Soft Tissue Coverage III: Posterior Interosseous Flap; Soft Tissue Coverage IV: Brachioradialis Muscle Flap; Soft Tissue Coverage V: Reverse Lateral Arm Flap

Scott Thompson, MD
Resident, PG-3, Columbia University Medical Center, New York, New York
Acromioplasty

James E. Tibone, MD
Professor, University of Southern California Keck School of Medicine; Associate, Kerlan-Jobe Orthopaedic Clinic, Los Angeles, California
Arthroscopic Treatment of Anterior-Inferior Multidirectional Instability of the Shoulder

Thomas E. Trumble, MD
Professor, Department of Orthopaedics and Sports Medicine, University of Washington, Seattle, Washington
Submuscular Ulnar Nerve Transposition

Katie B. Vadasdi, MD
Orthopaedic Surgeon, Orthopaedic and Neurosurgery Specialists, Greenwich, Connecticut
Open Treatment of Anterior-Inferior Multidirectional Instability of the Shoulder; Arthroscopic Treatment of Posterior-Inferior Multidirectional Instability of the Shoulder

Peter S. Vezeridis, MD
Clinical Fellow in Orthopaedic Surgery, Harvard Medical School; Orthopaedic Surgery Resident, Harvard Combined Orthopaedic Residency Program, Massachusetts General Hospital, Boston, Massachusetts
Open Bankart Procedure for Recurrent Anterior Shoulder Dislocation

Thanapong Waitayawinyu, MD
Department of Orthopaedics, Thammasat University, Pathumthani Klong Luang, Thailand
Submuscular Ulnar Nerve Transposition

Gilles Walch, MD
Centre Orthopedique Santy, Lyon, France
Rotator Cuff Tear Arthroplasty: Open Surgical Treatment

Bryan Wall, MD
The CORE Institute, Phoenix, Arizona
Rotator Cuff Tear Arthroplasty: Open Surgical Treatment

Russell F. Warren, MD
Professor, Orthopaedic Surgery, Weill Cornell Medical College; Attending Orthopaedic Surgeon, Hospital for Special Surgery, New York, New York
Anterior Glenohumeral Instability Associated with Glenoid or Humeral Bone Deficiency: The Latarjet Procedure

Jeffrey D. Watson, MD
Chief Resident, Department of Orthopaedic Surgery, University of Maryland School of Medicine, Baltimore, Maryland
Arthroscopic Distal Clavicle Resection

Jeffry T. Watson, MD
Assistant Professor of Orthopaedics, Vanderbilt University Medical Center, and Vanderbilt Orthopaedic Institute, Nashville, Tennessee
Distal Humerus Fractures, Including Isolated Distal Lateral Column and Capitellar Fractures

Douglas R. Weikert, MD
Associate Professor, Orthopaedic Surgery, Division of Hand and Upper Extremity Surgery, Vanderbilt University, Nashville, Tennessee
Total Elbow Arthroplasty for the Treatment of Complex Distal Humerus Fractures

Neil J. White, MD, FRCS(C)
Hand and Microvascular Fellow, Department of Orthopaedic Surgery, Columbia University Medical Center, New York, New York
Surgical Approaches for Open Treatment of the Elbow I: Posterior Approach; Surgical Approaches for Open Treatment of the Elbow II: Posterolateral (Kocher) and Kaplan Approaches to the Radial Head; Surgical Approaches for Open Treatment of the Elbow III: Anterior Approaches; Surgical Approaches for Open Treatment of the Elbow IV: Anteromedial (Hotchkiss) Approach

Gerald R. Williams, Jr., MD
Professor, Orthopaedic Surgery, Jefferson Medical College; Chief, Shoulder and Elbow Service, Rothman Institute, Philadelphia, Pennsylvania
Operative Treatment of Two-Part Proximal Humerus Fractures

Allan A. Young, MBBS, MSpMed, PhD, FRACS (Orth)
Senior Lecturer in Orthopaedic Surgery, Department of Orthopaedic Surgery, University of Sydney, Royal North Shore Hospital; Shoulder Surgeon, Sydney Shoulder Specialists, Sydney, Australia
Rotator Cuff Repair: Open Technique for Partial-Thickness or Small or Medium Full-Thickness Tears

Bertram Zarins, MD
Augustus Thorndike Clinical Professor of Orthopaedic Surgery, Harvard Medical School; Emeritus Chief of Sports Medicine Service, Massachusetts General Hospital, Boston, Massachusetts
Open Bankart Procedure for Recurrent Anterior Shoulder Dislocation

目 录

第一部分　肩关节

肩　袖

- 第 1 章　肩峰成形术 …… 2
- 第 2 章　肩袖修复：肩袖部分及轻中度全层撕裂的开放手术治疗 …… 11
- 第 3 章　肩袖修复：肩袖部分及轻中度全层撕裂的关节镜下修复 …… 34
- 第 4 章　肩袖撕裂的开放手术修复 …… 59
- 第 5 章　巨大肩袖撕裂的关节镜下修复 …… 82
- 第 6 章　有症状的肩峰小骨的外科固定 …… 104

肩关节炎

- 第 7 章　肱骨头表面成形术 …… 112
- 第 8 章　肩胛盂表面生物重建的肱骨头成形术 …… 121
- 第 9 章　全肩关节成形术 …… 136
- 第 10 章　肩袖撕裂的关节成形术：开放手术治疗 …… 152
- 第 11 章　开放性非限制性肩关节成形翻修术 …… 165

不稳定

- 第 12 章　肩关节创伤性前方不稳定的关节镜下治疗 …… 186
- 第 13 章　肩关节前下方多方向不稳定的开放手术治疗 …… 205
- 第 14 章　肩关节前下方多方向不稳定的关节镜下治疗 …… 215
- 第 15 章　合并肩胛盂或肱骨骨缺损的盂肱前方不稳定：Latarjet 手术 …… 230
- 第 16 章　肩关节后下方多方向不稳定的开放手术治疗 …… 241
- 第 17 章　后下方多方向肩关节不稳定的关节镜下治疗 …… 260
- 第 18 章　习惯性肩关节前脱位的开放性 Bankart 手术 …… 275

肱二头肌肌腱

- 第 19 章　小切口肱二头肌肌腱固定术 …… 294
- 第 20 章　关节镜下肱二头肌肌腱固定术 …… 303
- 第 21 章　SLAP 损伤：盂唇和肱二头肌肌腱起点的关节镜下重建 …… 318
- 第 22 章　伴有肱骨头骨缺损的不稳定性肩关节的治疗 …… 334

锁 骨

- 第 23 章　锁骨远端切除术 …………………………………………………………… 350
- 第 24 章　关节镜下锁骨远端切除术 ………………………………………………… 359
- 第 25 章　急性和慢性肩锁关节脱位的开放手术治疗 ……………………………… 368
- 第 26 章　半腱肌移植重建胸锁关节 ………………………………………………… 379

创 伤

- 第 27 章　急性锁骨中段骨折的切开复位和内固定 ………………………………… 394
- 第 28 章　锁骨骨折的髓内针固定 …………………………………………………… 402
- 第 29 章　两部分肱骨近端骨折的开放手术治疗 …………………………………… 408
- 第 30 章　肱骨近端三部分和四部分骨折的切开复位和内固定 …………………… 428
- 第 31 章　肱骨近端骨折的经皮固定技术 …………………………………………… 447
- 第 32 章　肱骨近端骨折的半肩关节成形术 ………………………………………… 465
- 第 33 章　肩胛骨骨折的外科治疗 …………………………………………………… 481

其 他

- 第 34 章　肩关节融合术 ……………………………………………………………… 500
- 第 35 章　肩胛上神经的开放手术和关节镜下减压 ………………………………… 511
- 第 36 章　肩胛外科一：Eden-Lange 肌转位术治疗斜方肌麻痹 …………………… 524
  - 肩胛外科二：胸大肌转位术治疗前锯肌麻痹 ……………………………… 530
  - 肩胛外科三：菱形肌/背阔肌转位术治疗前锯肌麻痹 …………………… 537
- 第 37 章　粘连性关节囊炎 …………………………………………………………… 543
- 第 38 章　肩关节钙化性肌腱炎的关节镜下治疗 …………………………………… 558

第二部分　肘关节

引 言

- 第 39 章　肘关节开放手术治疗的手术路径一：后入路 …………………………… 570
  - 肘关节开放手术治疗的手术路径二：显露桡骨头的后外侧入路（Kocher）和 Kaplan 入路 ……………………………………………………………… 580
  - 肘关节开放手术治疗的手术路径三：前入路 ……………………………… 588
  - 肘关节开放手术治疗的手术路径四：前内侧（Hotchkiss）入路 ………… 595
- 第 40 章　肘关节镜：建立和入路 …………………………………………………… 600

肘关节镜

- 第 41 章　肘关节炎和关节僵硬：开放手术治疗 …………………………………… 606
- 第 42 章　肘关节炎和关节僵硬：关节镜下治疗 …………………………………… 613

关节镜

第 43 章	桡骨头骨折：桡骨头置换	622
第 44 章	全肘关节成形术：Discovery 半限制系统	632
第 45 章	全肘关节成形术治疗复杂的肱骨远端骨折	661
第 46 章	肱骨远端的半关节成形术	676
第 47 章	桡骨头 - 肱骨小头置换术	692
第 48 章	全肘关节成形术的翻修术	710

软组织病理学

第 49 章	肱骨内上髁炎：开放手术治疗	742
第 50 章	外上髁炎：关节镜和开放手术治疗	758
第 51 章	肱二头肌远端肌腱断裂修复	771
第 52 章	肱三头肌断裂的修复和重建	787

神 经

第 53 章	内镜下肘管松解	806
第 54 章	尺神经肌下转位术	818
第 55 章	桡管综合征的外科减压术	825

创 伤

第 56 章	肱骨远端骨折，包括单独的远端外侧柱和肱骨小头骨折	834
第 57 章	桡骨头骨折：切开复位和内固定	869
第 58 章	肘关节复杂创伤性不稳定的开放手术治疗	883
第 59 章	尺桡骨纵向分离（Essex-Lopresti 损伤）的外科重建	900
第 60 章	改良 Jobe 技术重建尺侧副韧带	911
第 61 章	外侧尺骨副韧带重建	923

其 他

第 62 章	软组织覆盖一：前臂桡侧皮瓣	938
	软组织覆盖二：背阔肌皮瓣	947
	软组织覆盖三：背侧骨间皮瓣	955
	软组织覆盖四：肱桡肌皮瓣	960
	软组织覆盖五：上臂反向外侧皮瓣	966
第 63 章	尺骨鹰嘴滑囊炎的开放手术治疗	972
第 64 章	肘关节镜清创术治疗剥脱性骨软骨炎	981

第一部分 肩关节

肩　袖

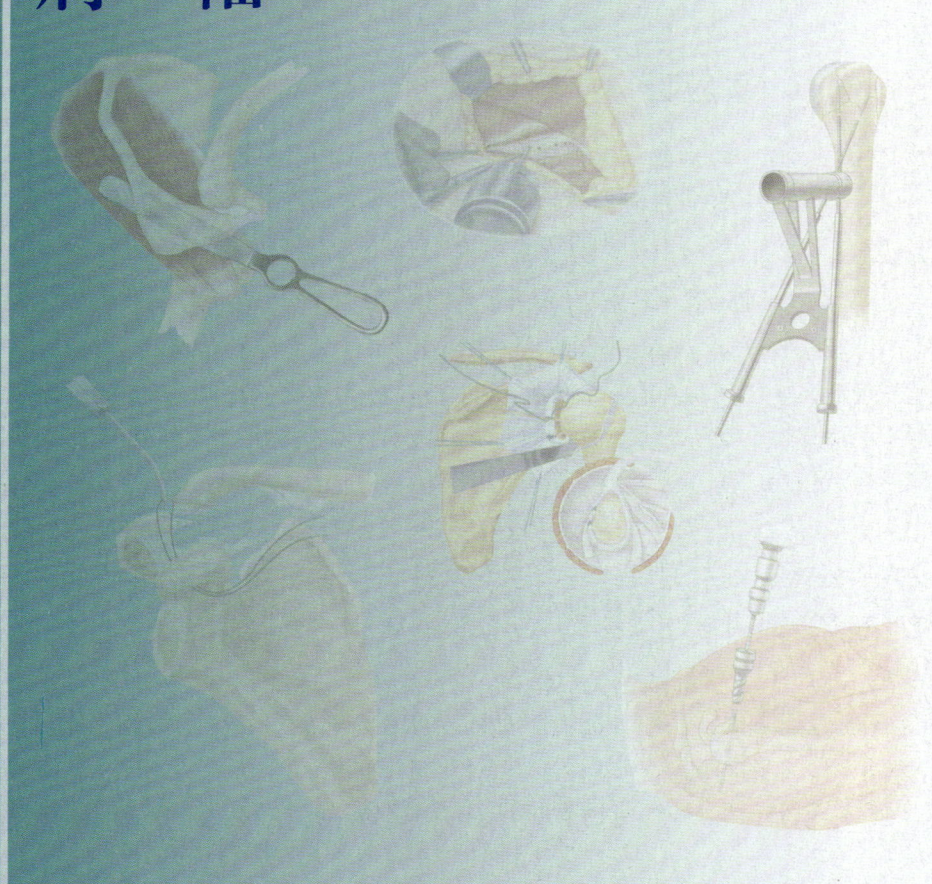

1 肩峰成形术

William N. Levine, Scott Thompson

注意事项
- 伴有早期肱骨头移位的巨大肩袖撕裂。

争议
- 有些作者建议在任何情况下都不做肩峰成形。但此观点有极大的争议,且没有获得最近30年文献的支持。

治疗方案
- 开放肩峰成形术
- 关节镜下肩峰成形术

适应证
- 肩峰下撞击综合征所致的前上肩部疼痛。
- 合并有症状的、非巨大型的肩袖撕裂。
- 合并肩袖部分性撕裂,尤其是滑膜侧的部分撕裂。

临床检查/影像学检查
- 对肩关节进行全面检查,下述试验尤其重要:
  - Neer 撞击征(图1):检查者一手固定患者的肩胛骨,另一只手被动前举肩关节时出现疼痛。疼痛常常在肩关节前举 70°~120° 时出现。
  - Neer 撞击试验:在肩峰前缘下注射局部麻醉药物后检查 Neer 撞击征,疼痛消失。
  - Hawkins 撞击征(图2):肩关节前屈 90° 时被动内旋出现疼痛。
  - 肩锁关节检查
    - 肩锁关节对排除导致疼痛的另一个可能因素来说是很重要的。
    - 有两种检查方法最为敏感:一种是肩锁关节的直接压痛;另一种是将肩关节主动交臂内收时出现肩锁关节疼痛。

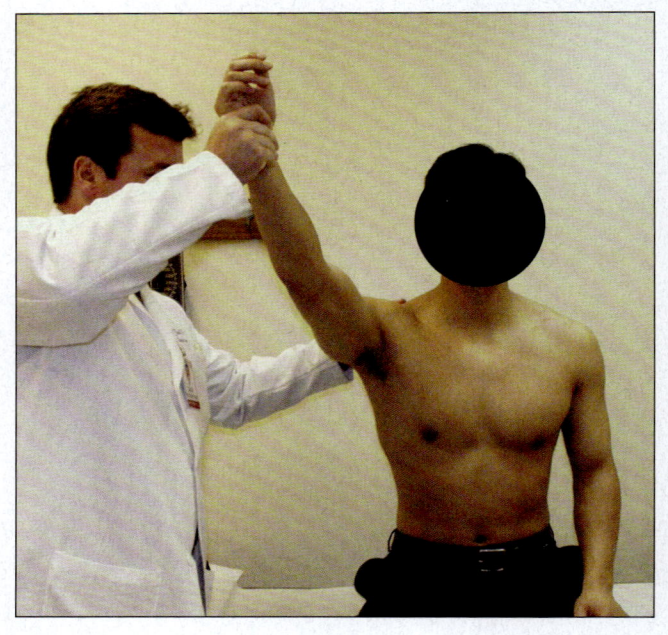

图1

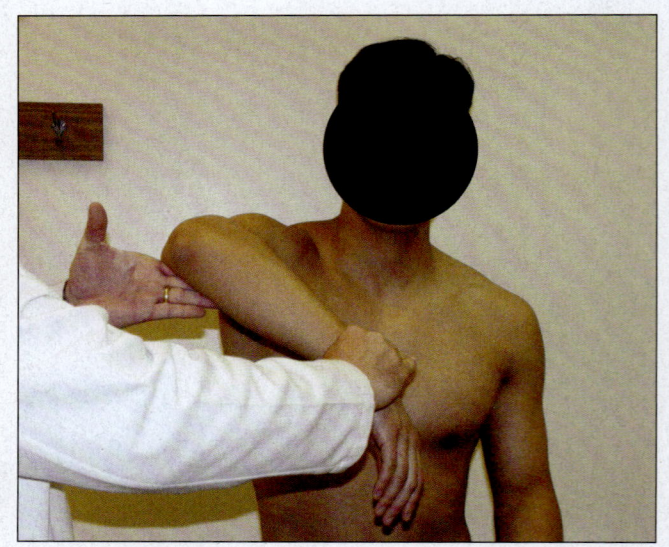

图2

- 影像学检查：
  - 肩关节平片
    - 所有的患者都需要常规进行三个体位拍片：真正的肩关节前后位片（图3A）、冈上肌出口位片（图3B）和腋位片（图3C）。
    - 冈上肌出口位片可以显示肩峰形态，可以发现任何的肩峰病理改变（如骨赘）。
  - 核磁共振（magnetic resonance imaging，MRI）
    - 评价肩袖和肱二头肌长头肌腱的完整性。
    - MRI也可以发现骨性结构的异常，如肩峰骨（箭头）、明显的骨赘、结节部的囊肿，以及肩锁关节、盂肱关节退行性改变（图4）。

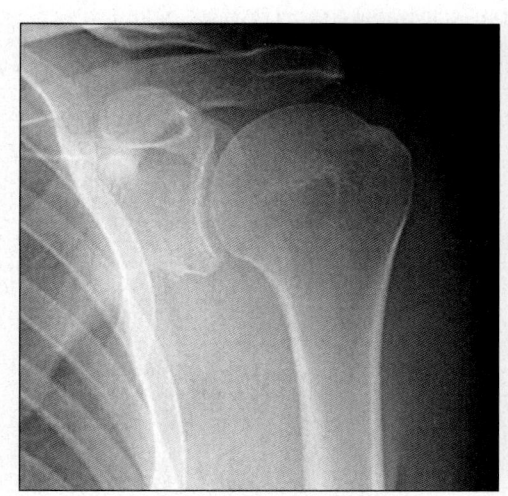

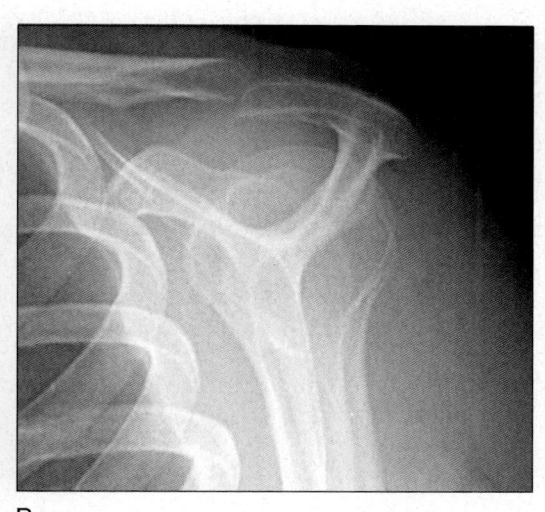

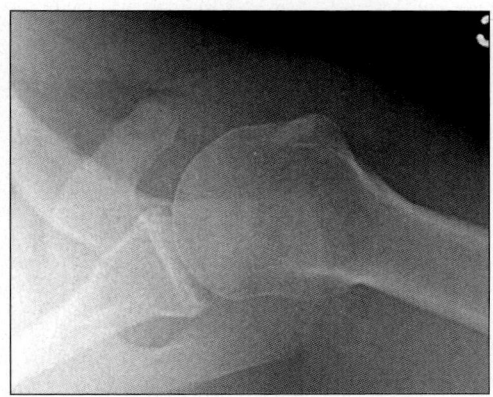

图3

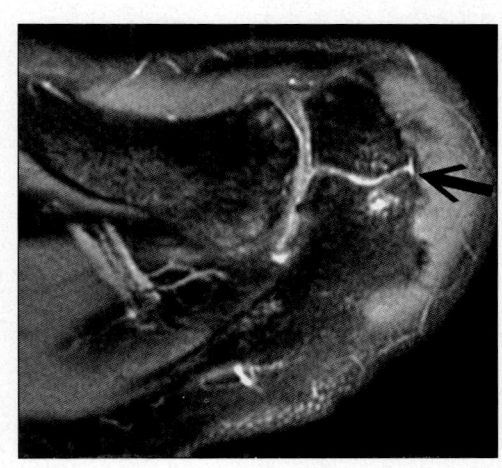

图4

手术要点

- 使用气动肩关节体位架可以将肩关节摆放在任意体位，并减少对助手的需要（图6）。
- 如果需要进行肩袖修复或者有可能转为开放手术，建议使用沙滩椅体位。

注意事项

- 无论是采用侧卧位还是沙滩椅体位，都要避免对患肢过度牵引，以避免造成臂丛神经牵拉性损伤。
- 如果选择沙滩椅体位，一定要确保患侧肩关节充分悬于手术床外缘，否则手术床的机械阻挡可能会干扰关节镜手术的操作。

设备

- 气动肩关节体位架。
- 特殊的沙滩椅体位架，其背部的滑板可以向左右移动，以确保患侧肩部完全悬空。

争议

- 采用侧卧位还是沙滩椅体位？对于本手术来说二者没有优劣之分。我们选择沙滩椅体位主要是考虑此手术常与肩袖修复手术同时进行。而对于盂唇和关节囊成形手术，我们选择侧卧位。

外科解剖

- 上臂自然下垂时，冈上肌肌腱、冈下肌肌腱前部和肱二头肌长头肌腱位于肩峰前方（图5）。
- 上臂取中立位或者内旋位前举时，前述结构在肩峰前部与喙肩韧带构成的喙肩弓的下方通过。
- 肩峰前部的骨赘可能会撞击肩袖，在反复的上举过程中造成肩袖的反复微创伤。

体位

- 沙滩椅体位或者侧卧位都可以进行关节镜手术。我们习惯使用沙滩椅体位。
- 通过使用气动肩关节体位架，可以在整个手术过程中将肩关节摆放在任意需要的体位（图6）。
- 将喙突、肩锁关节、肩峰和锁骨远端用标记笔画出（图7）。

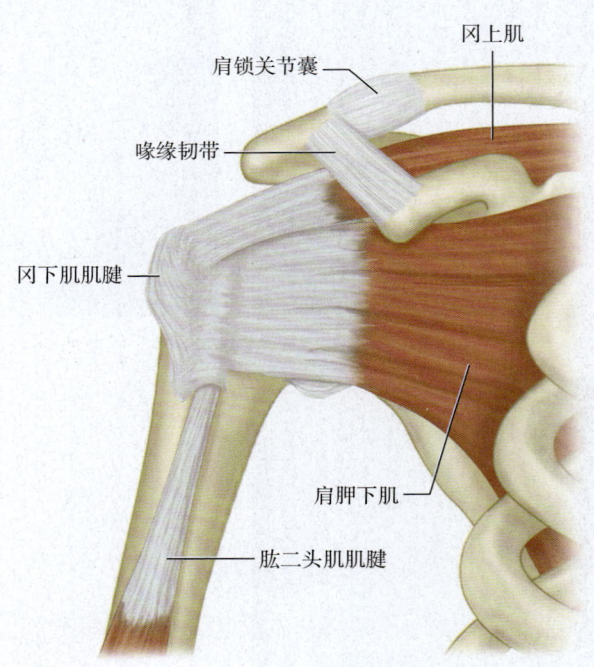

图5

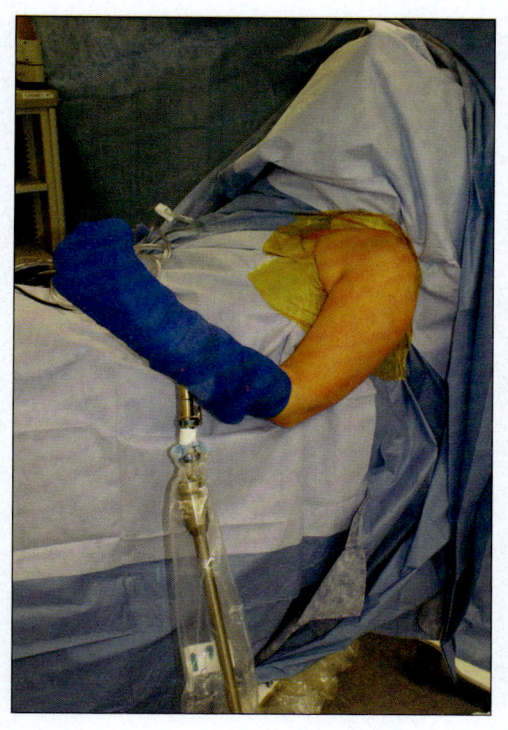

图6

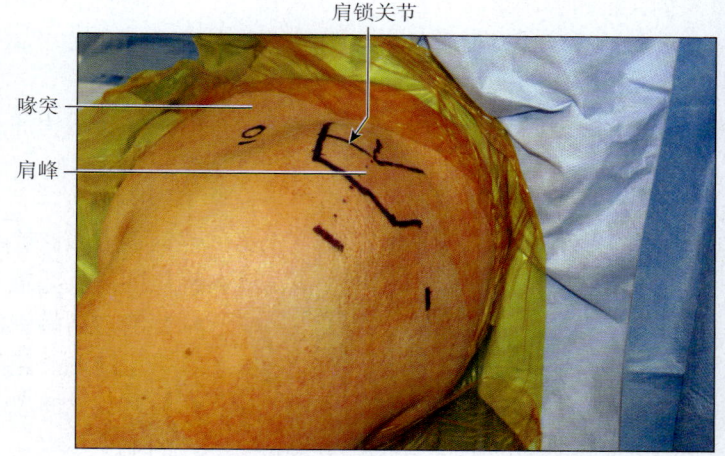

图7

入路/显露

- 后方入路位于肩峰后外侧角内侧约1cm、下方1～2cm的"软区"（图8）。
- 从后方入路插入关节镜观察时，前方方入路位于喙突外侧，在冈上肌肌腱和肩胛下肌肌腱之间的肩袖间隙内（图8）。
- 第三个入路为中外侧入路，在肩峰外缘的外侧3cm处直视下从外向内使用硬膜外穿刺针穿刺，穿刺针与肩峰下表面平行（图8）。

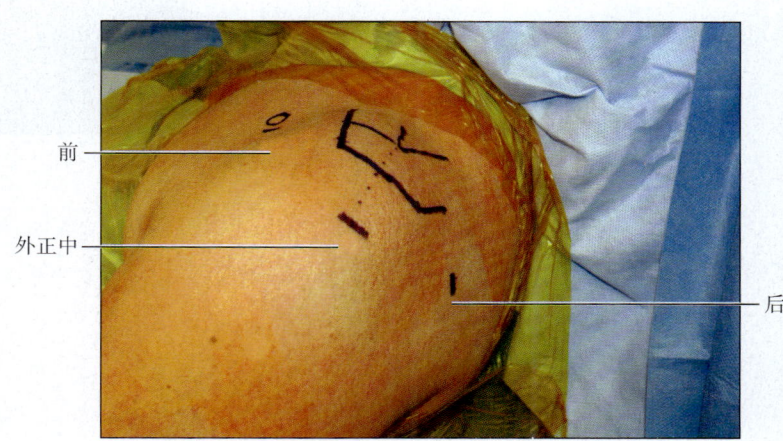

图8

手术要点
• 对于肩峰撞击综合征、肩袖损伤的病例，将后方入路适度外移。
• 对于需要进行肩锁关节切除的病例，将前方入路适度上移。

注意事项
• 在对肩关节进行牵引之前不要建立入路，尤其是采用侧卧位时。

手术要点
• 关节镜检查要熟练，以给后续的治疗留出更多的时间。

注意事项
• 在将关节镜插入关节后再将前臂与气动支架连接，以避免造成关节镜插入肱骨内的风险。

手术步骤

第一步

- 从后方入路插入关节镜，进行盂肱关节检查，评估有无游离体、滑膜炎以及肱二头肌长头肌腱、盂唇、盂肱韧带和肩袖的磨损或者撕裂。
- 通过将关节镜和肱骨头内旋和外旋检查全部关节面和关节窝有无异常。
- 图9所示为通过后方入路所见的右侧肩关节。

第二步

- 从后方入路将关节镜插入肩峰下间隙。
- 从外侧入路插入刨刀，进行滑膜清理。
- 要清理肩峰下的软组织，清理从肩峰前缘后方2.5cm直至喙肩韧带之间的软组织。
- 找到并清理滑膜层以改善视野。图10中的箭头指示出了滑膜层的上、下部。

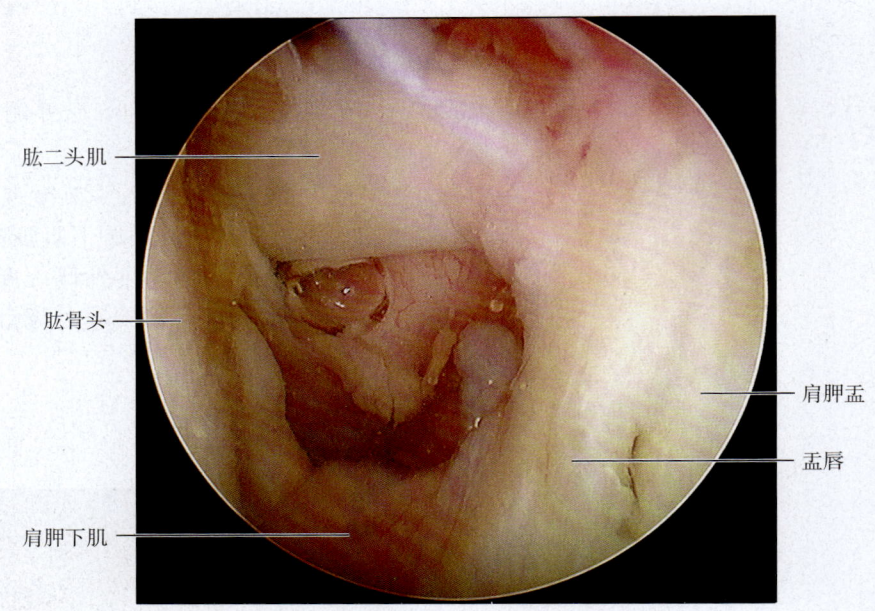

图9

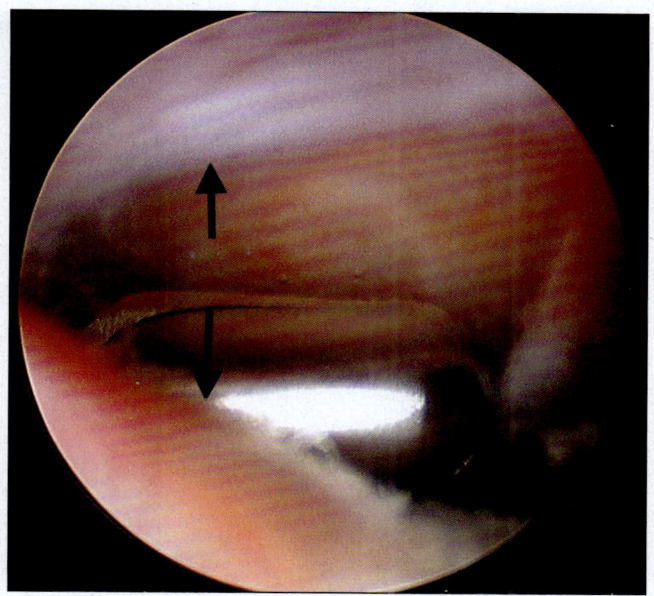

图10

器械 / 植入物

- 标准的 4.0mm 关节镜

手术要点

- 通过关节镜钝性套筒在肩峰下滑膜内滑动制造出改善视野的空间。
- 滑膜层标志出肩峰的前三分之一和后三分之二。早期清理掉滑膜层可以清晰地显露肩峰下间隙。

第三步

- 从肩峰侧完全松解喙肩韧带，显露肩峰下骨赘。图11的双头箭头显示骨赘的大小。
- 从后方入路用关节镜进行观察，从外侧入路插入刨刀或者磨钻进行前肩峰成形。
  - 用刨刀或磨钻从肩峰前外缘开始进行肩峰成形，逐渐向前内侧进展。

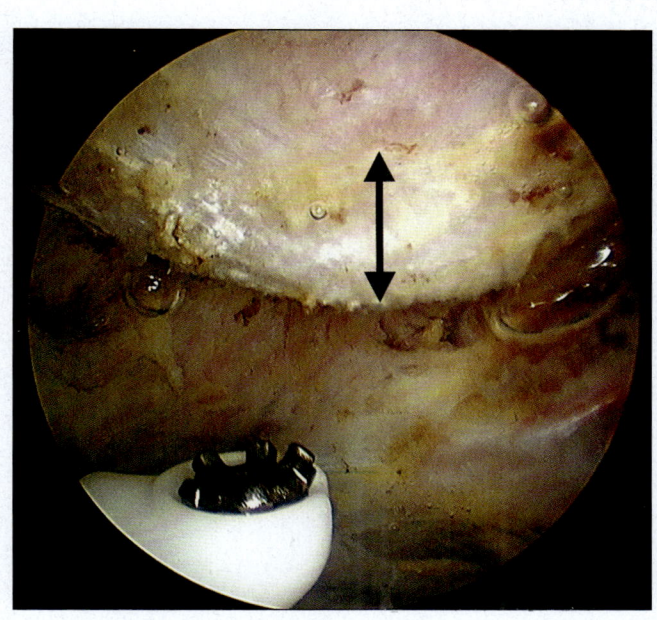

图11

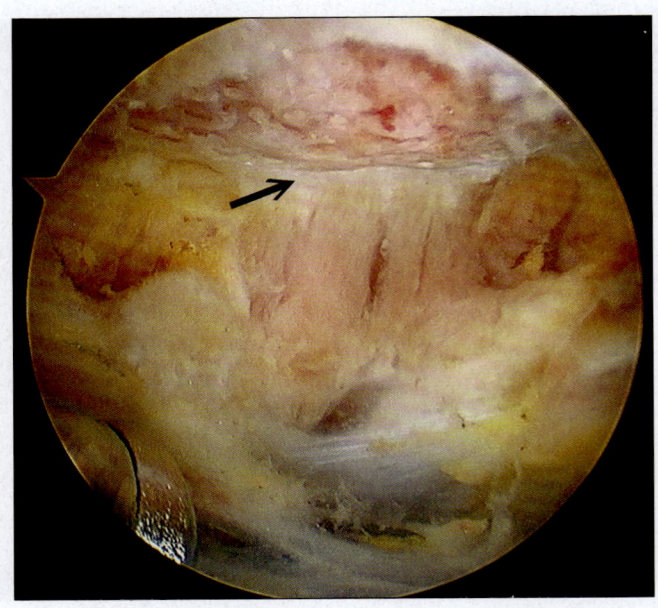

图12

- 在对肩峰前三分之一下表面进行成形时，通过三角肌前部在肩峰起点的腱性结构（图12箭头指示白色的三角肌起点处骨膜）可以协助术者判断骨赘切除是否已经足够，且在保留三角肌的止点同时避免损伤三角肌的起点。
- 清理整个肩峰前缘并去除突出物。

第四步

- 只有在术前查出肩锁关节压痛阳性或交臂内收试验阳性，才需要进行肩锁关节切除。
- 术前平片和MRI经常可以发现肩锁关节异常，因此影像学表现不能作为决定进行肩锁关节切除的依据。但是，在MRI T2像上，锁骨远端或者肩峰内侧的水肿却高度提示有症状的肩锁关节病变。

术后护理和预后

- 一般来说，将术后患肢通过颈腕吊带保护不超过2天。
- 术后第1天即可开始进行患侧肩关节的钟摆练习。

注意事项

- 千万不要在看不到刨刀的情况下勉强操作，如果看不到刨刀要重复第一步。

器械／植入物

- 要准备好进行肱二头肌长头肌腱固定、盂唇修复和肩袖修复的器械与材料。

争议

- 有些医生认为滑膜清理可能有利于软组织的愈合，因此建议进行有限的滑膜清理。但我们不同意此观点，我们会选择进行彻底的滑膜清理以改善视野和达到治疗目的。

手术要点

- 一直要保证关节镜放置的位置正确（不要倾斜），以避免肩峰成形倾斜。

注意事项

- 无论如何也要避免三角肌分离。
- 保证肩峰成形后下表面光滑，要从后方和外侧入路观察确认。

器械/植入物

- 强力的刨刀或者磨钻。

争议

- 有人认为对肩锁关节处理会导致术后肩锁关节处的症状，但存在争议。

- 术后1～4天可以开始主动和被动上举。
- 三角肌和肩袖肌的等长练习从术后第4天开始。
- 轻度抗阻力练习从术后第2周开始。
- 鼓励患者尽量在舒适的范围内使用患肩，但避免进行运动和过顶工作。
- 患者可以在术后几天内恢复日常活动，办公室工作可以在术后2～3天恢复。
- 多数患者3周后恢复完全主动活动范围。对于那些需要提重物或者反复过顶活动的患者，需要6周或更长的时间才能恢复工作。

证据

Altchek DW, Warren RF, Wickiewicz TL, Skyhar MJ, Ortiz G, Schwarz E. Arthroscopic acromioplasty: technique and results. J Bone Joint Surg [Am]. 1990;72:1198-207.
本研究对40例关节镜下肩峰成形患者术后2年的结果进行了研究。最短随访12个月，仅1例患者疼痛没有改善。优良率73%，10%患者手术失败。

Andrews JR, Carson WG, Ortega K. Arthroscopy of the shoulder: technique and normal anatomy. Am J Sports Med. 1984;12:1-7.
本文对肩关节镜技术进行了综述。

Bigliani LU, Levine WN. Subacromial impingement syndrome. J Bone Joint Surg [Am]. 1997;79:1854-68.
作者对撞击综合征的病因、诊断、治疗的最新理念进行了综述。

Ellman H, Kay SP. Arthroscopic subacromial decompression for chronic impingement: two to five year results. J Bone Joint Surg [Br]. 1991;73:395-8.
本文对65例无肩袖全层撕裂的撞击综合征关节镜下肩峰下减压的远期结果进行了分析。

Gartsman GM. Arthroscopic acromioplasty for lesions of the rotator cuff. J Bone Joint Surg [Am]. 1990;72:169-80.
本文比较了165例关节镜下肩峰成形术，100例无肩袖损伤，40例有部分肩袖损伤，25例有全层损伤。发现肩峰成形术对无肩袖撕裂和部分撕裂者有效。有巨大肩袖撕裂者效果差。

Hawkins RJ, Kennedy JC. Impingement syndrome in athletes. Am J Sports Med. 1980;8:151-8.
本文对运动员肩峰撞击综合征进行了综述，包括功能解剖、鉴别诊断、物理检查和治疗方法。

Neer CS. Anterior acromioplasty for the chronic impingement syndrome in the shoulder. J Bone Joint Surg 1972;54:41-50.
作者报道了47例患者共50个肩历时超过5年的前肩峰成形术的结果。平均随访2.5年。作者同时描述了有症状的撞击综合征的解剖和病理生理。

Potter HG, Birchansky SB. Magnetic resonance imaging of the shoulder: a tailored approach. Tech Shoulder Elbow Surg. 2006;6:43-56.

Seeger LL, Gold RH, Bassett LW, Ellman H. Shoulder impingment: MR fi ndings in 53 shoulders. AJR Am J Roentgenol 1988;150:343-7.
本文作者回顾了96例患者107个肩的MRI检查，并排除了检查前需接受有创操作的患者。本文共确认了53例撞击综合征的病例。

Tennent TD, Beach WR, Meyers JF. A review of the special tests associated with shoulder examination. Am J Sports Med. 2003;31:154-60.
本文综述了对肩袖疾病进行检查的特殊试验。

2 肩袖修复：肩袖部分及轻中度全层撕裂的开放手术治疗

Allan A. Young, David H. Sonnabend

注意事项

- 不可修复的肩袖撕裂。
  - 肩袖撕裂的 Goutallier 分型是基于 CT 或 MRI 对肌肉萎缩程度及脂肪浸润程度作出的判断，该分型对于肩袖撕裂的评估十分有用（Goutallier 等，2003）。
  - 通常情况下，肩袖回缩至肩胛盂水平被认为是不可修复的肩袖撕裂。
- 高龄患者的肩袖愈合能力往往不佳。
- 非甾体类抗炎药物（Cohen 等，2006）、吸烟[包括含尼古丁贴剂（Galatz 等，2006）]是肩袖愈合的不利因素，具有该临床情况的患者应酌情被视为相对禁忌证。
- 需要向患者强调的是，肩袖修复手术最主要的目的是改善疼痛症状，而不是恢复力量和肩关节功能。
- 应告知患者，肩袖修复手术后需要经历较长的恢复期。

争议

- 对于年轻或对功能要求高的肩袖撕裂患者，人们越来越建议进行积极的手术治疗，其根据在于：撕裂会随时间延长而扩大，并且小撕裂的愈合潜力大。
- 对于有症状的部分撕裂范围大于肌腱厚度的 50% 或 6mm 者，可考虑手术治疗。然而，对于年轻患者或功能要求高的患者，如果撕裂范围大于肌腱厚度的 25% 或 3mm 者，可考虑手术治疗。

适应证

- 有明确的肩袖撕裂患者（合并或不合并肩峰撞击综合征），经保守治疗 3～6 个月症状不缓解。
- 急性修复适用于因外伤导致肩袖撕裂的较年轻（<50岁）的患者。
- 修复也适用于对之前失败的肩袖修复手术（关节镜手术或开放手术）的再修复。

临床检查 / 影像学检查

- 肩袖的体格检查主要包括以下内容：
  - 通过视诊及触诊明确有无肌肉萎缩。
  - 记录肩关节主动及被动活动度。
  - 检查撞击综合征。
  - 检查肩锁关节及肱二头肌长头肌腱。
  - 评估肩袖的肌力。应注意，力量减弱可能继发于肩袖撕裂、神经卡压或疼痛。于肩峰下注入局麻药物通常可以很好地缓解疼痛并客观地评估肌肉力量。
- X 线平片
  - 肩胛骨正位片用于观察肩峰下有无骨赘、钙化、喙肩韧带钙化、大结节囊性变、肩锁关节病变等。在肩袖撕裂范围较大的患者，肩峰-肱骨头间隙（正常值为 7～14mm，<5mm 提示有明显的肩袖撕裂）会减小。
  - 冈上肌出口位有利于观察肩峰形态。
  - 腋位有助于诊断肩峰骨。
- MRI
  - MRI 是评估肩袖病变最好的方法，有较高的敏感性及特异性。冈上肌全层撕裂见图 1。MRI 亦可对肩袖撕裂的范围、

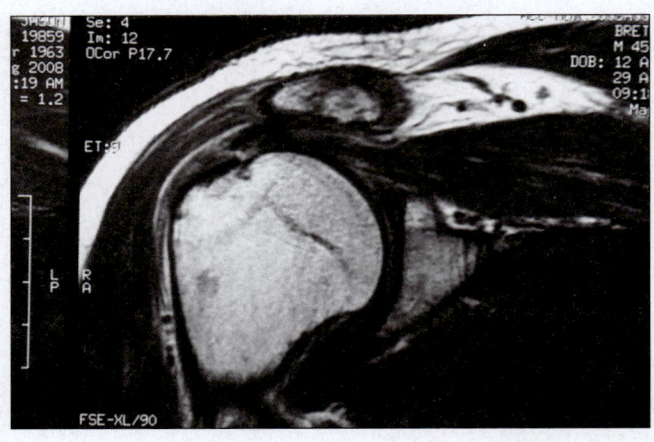

图1

治疗方案

- 保守治疗仍然是肩袖撕裂的主要治疗方式。我们常规对患者进行理疗,包括后关节囊拉伸、肩胛骨稳定和渐进性的肩袖肌肉强度训练。
- 另一种治疗是谨慎地使用肩峰下封闭。一般在6个月内注射不要超过2次。
- 全关节镜下或关节镜辅助小切口手术已逐渐成为治疗肩袖疾病的流行术式。

回缩的程度、萎缩和脂肪浸润情况以及并存的肩部病变进行观察。MRI检查对于术前计划以及术后预后的判断也很有帮助。MRI对部分肩袖撕裂的诊断优于B超,尤其是关节侧的部分撕裂。

- 我们常规不进行MRI增强检查。但关节腔造影可能有助于部分肩袖撕裂和全层肩袖撕裂之间的鉴别,以及对部分肩袖撕裂程度的预测。

■ B超

- 与MRI相比,B超检查具有快捷、便宜的优势,但其准确性与实施检查的人员有很大关系。对于有经验的超声医师来说,B超是评估肩袖撕裂很有效的检查方法。
- B超的其他适应证是:患者疑有肩袖损伤症状,但不愿意接受肩袖修复手术后的长期功能康复。在这种情况下,可以选择单纯肩峰前下方减压以缓解症状。此时,B超对于确定严重的肩峰撞击是很有帮助的。

外科解剖

- 肩袖结构由冈上肌、冈下肌、小圆肌和肩胛下肌组成（图2A）。
  - 肩胛下肌起自肩胛骨体部的前面，止于肱骨小结节。
  - 冈上肌起于肩胛骨冈上窝。冈下肌起自冈下窝。小圆肌起自肩胛骨背面的外侧缘。上述三块肌肉均止于肱骨大结节。
- 最近的研究表明：冈上肌止点的足印其实比我们之前认为的要小（Mochizuki 等，2008）。冈上肌足印呈三角形，其平均宽度约为 6.9mm，平均长度约为 12.6mm（图2B）。冈下肌的足印呈梯形，平均宽度约为 10.2mm，平均长度约为 32.7mm。

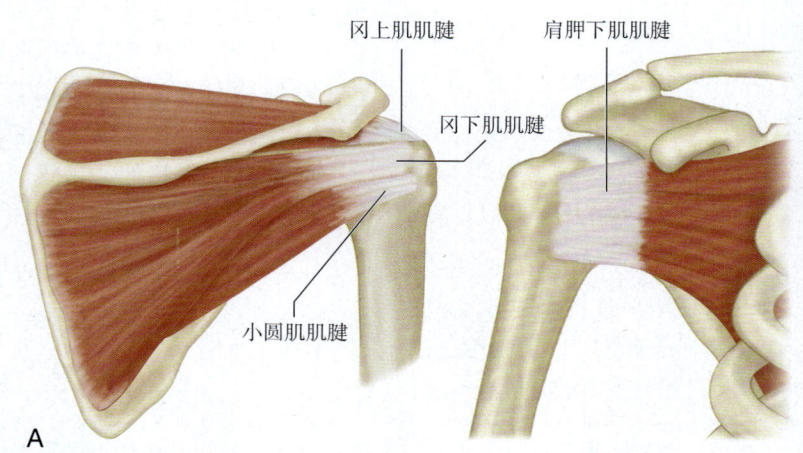

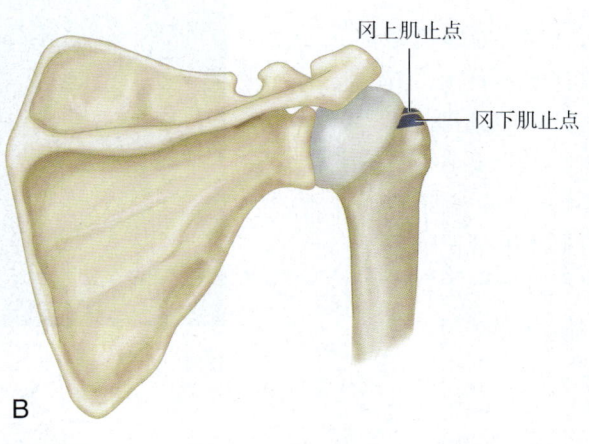

图2

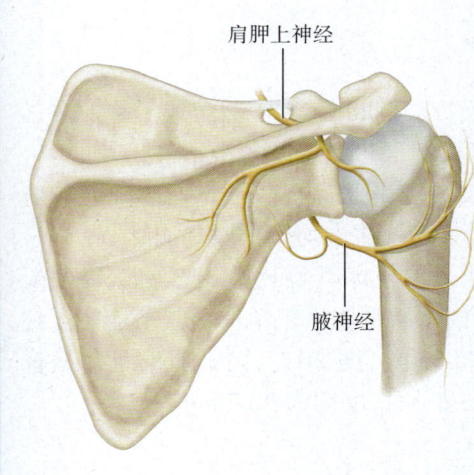

图3

- 喙肱韧带起于喙突的外侧缘，斜行走行并与冈上肌部分纤维相交叉，最终止于肱骨大结节。
- 通常，腋神经位于肩峰远端5cm（3～7cm）处（图3）。所以对三角肌的纵行劈开不要超过4cm。
- 肩胛上神经横过肩胛上切迹，横行穿过肩胛冈（图3）。
  - 肩胛盂上缘与肩胛上切迹之间的距离通常是3cm。肩胛盂后缘至肩胛冈之间的距离大约是2cm。
  - 在显露肩袖时有损伤肩胛上神经的风险，所以勿使用拉钩和操作器械进入肩胛盂内侧1.5cm。

体位

- 将患者置于沙滩椅体位，患侧上肢铺无菌手术巾（图4）。
- 将患者的患肢置于靠近手术台的一侧，肩关节可自由活动。在骨突的部位放置软垫以防神经和血管受压。
- 头垫对头部的摆放很有帮助，尤其是在肥胖患者。将头部略背向手术侧旋转有利于术者的操作。
- 患者膝下垫枕，足跟垫硅胶垫。
- 术中可使用间歇性气压仪。

手术要点

- 术中使用体位架［如蜘蛛臂（Tenet，Calgary，Canada）］对手术很有帮助。
- 术中将患侧手臂自由地置于手术台外是很重要的，这样才能在术中获得患侧肩关节的完全活动度。

注意事项

- 在摆放体位时尤其应注意患者是否被安全地摆放在手术台上，并确认头部是否有良好的支撑。术中时常牵引患肢以利于显露，这样也会避免患者体位变化而造成严重后果。我们用约束带保证患者被稳定地固定在手术台上，并将手术台向患侧做少许倾斜。患者体位摆放完成后，应再次确认头部的安全。

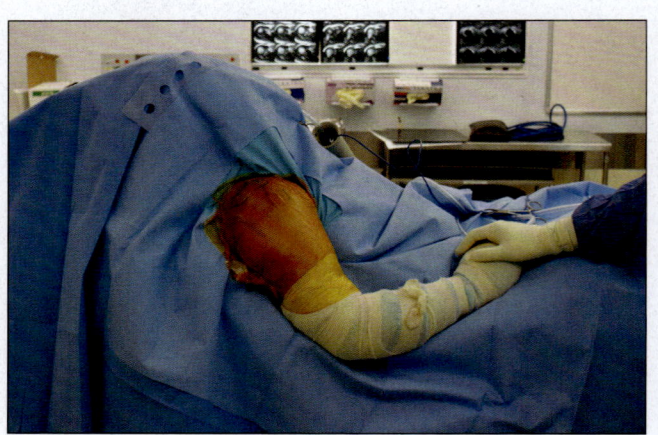

图4

入路 / 显露

- 肩袖损伤的切开修复有很多皮肤切口和入路。我们常用的切口起自锁骨远端的中点，平行于肩峰前缘（图5）。将切口向肩锁关节的远端延伸3～4cm。
- 使用电刀控制出血，显露三角肌与斜方肌筋膜。
- 向切口两侧游离3～5cm的全厚皮瓣，并将切口两端的皮瓣加以游离（图6）。
- 触诊肩锁关节及肩峰前角。在肩锁关节和肩峰后方约1cm处切开三角肌斜方肌筋膜（图7；血管钳指向肩峰前外侧角）。该切

手术要点

- 在做皮肤切口前，在局部皮下注射血管收缩药物（如丁哌卡因2.5mg/ml或5mg/ml加肾上腺素5μg/ml）有助于辅助控制局部出血。
- 虽然微小或中度的肩袖修复通常比较简单，但如果对肩袖撕裂的修复存在困难，则一定要保留喙肩韧带。在这种情况，最开始可有限切开三角肌以对撕裂的肩袖进行可修复性评估。如果可修复，再进一步剥离三角肌及喙肩韧带。

注意事项

- 在游离前部皮瓣时应特别注意，因为有可能进入三角肌前部的纤维束。
- 为保证对三角肌进行可靠的修复并避免可能的损伤，在切开三角肌之前应先从三角肌筋膜表面部分仔细游离皮瓣，切勿切入三角肌实质。需要修复的肩袖组织往往比预计得要小。这也是我们建议切口要从后向前显露且至少显露1cm肩峰外侧缘的原因。如肩峰下存在较大的骨赘，可能会使术者对肩峰前外侧角的判断出现偏差，而使切口偏前。在切开三角肌后，往往需要清除滑囊或脂肪才能在直视下观察到"白色"的腱性组织，这时才会真正显露肩袖的腱性部分。

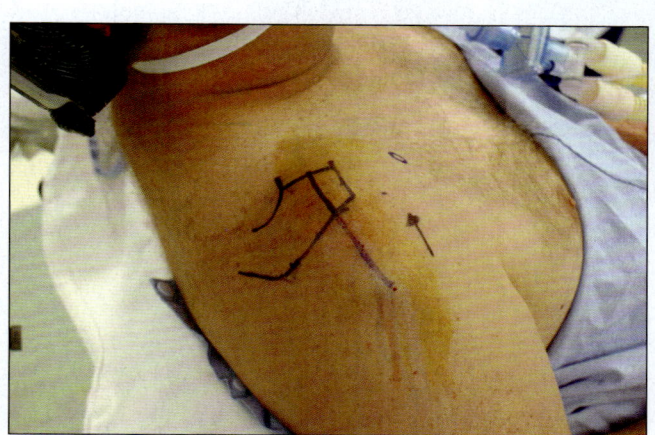

图5

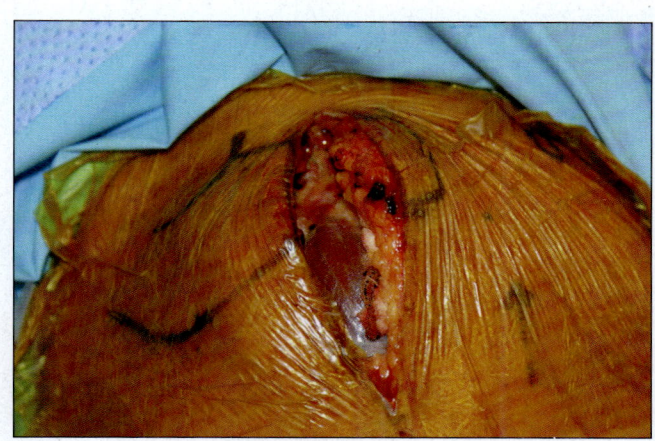

图6

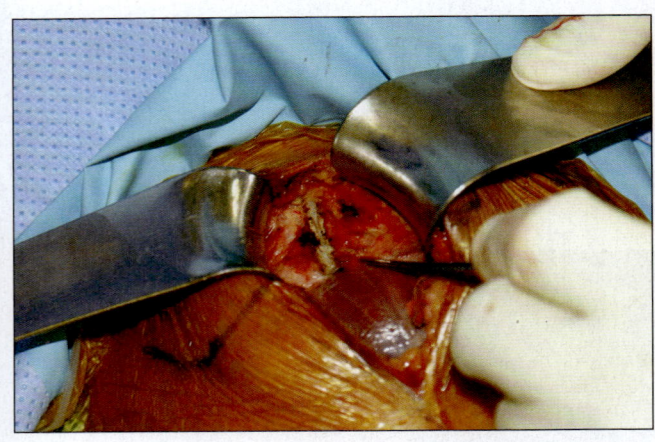

图7

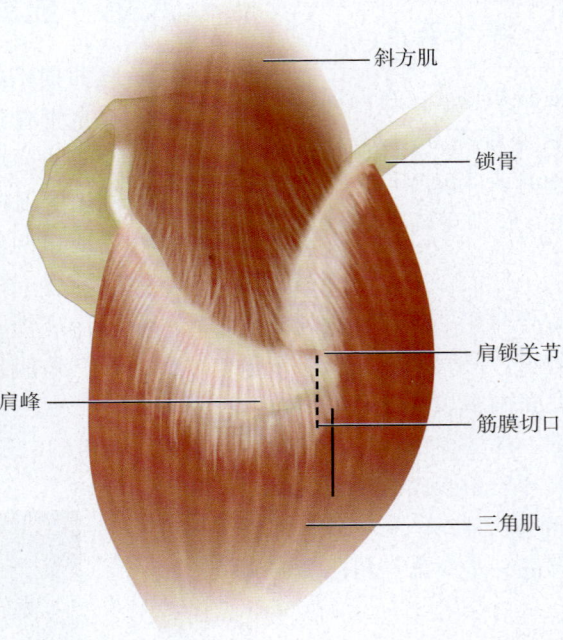

斜方肌
锁骨
肩锁关节
肩峰
筋膜切口
三角肌

注意事项
● 三角肌切开时应小于4cm以避免损伤腋神经。可在三角肌远端切口缝一针，以防止操作过程中撕裂三角肌而造成腋神经损伤。

口从肩锁关节近端开始，向下延伸4cm，平行于三角肌纤维方向切开三角肌。
- 仔细地将骨膜从肩峰前到肩锁关节水平游离（图8）。
  ● 用角度组织剪从三角肌切口下方仔细分离三角肌与其下方的软组织。将三角肌从肩峰的附着点处剥离。张开组织剪分离有助于对三角肌下方组织的观察（图9）。

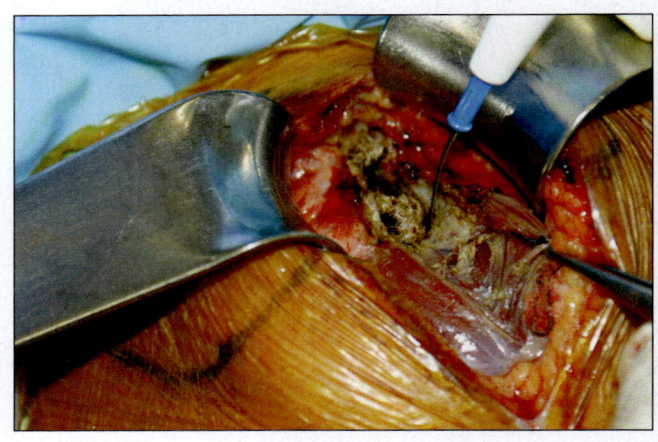

图8

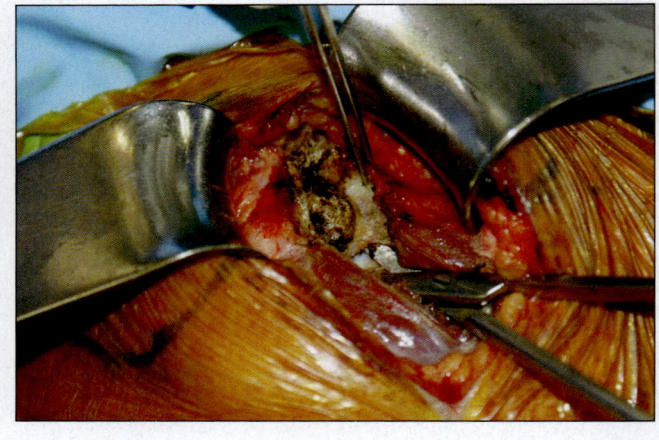

图9

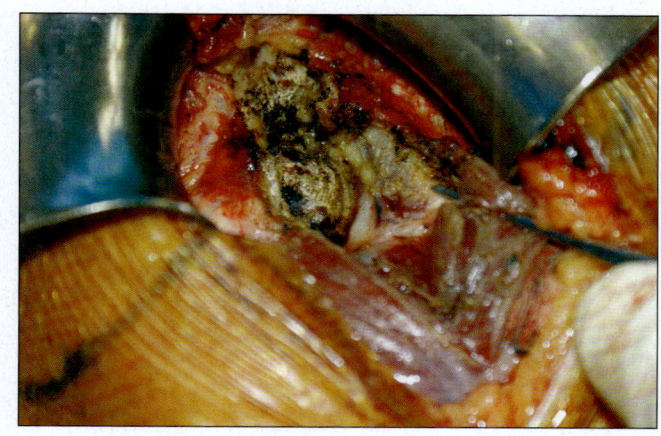

图10

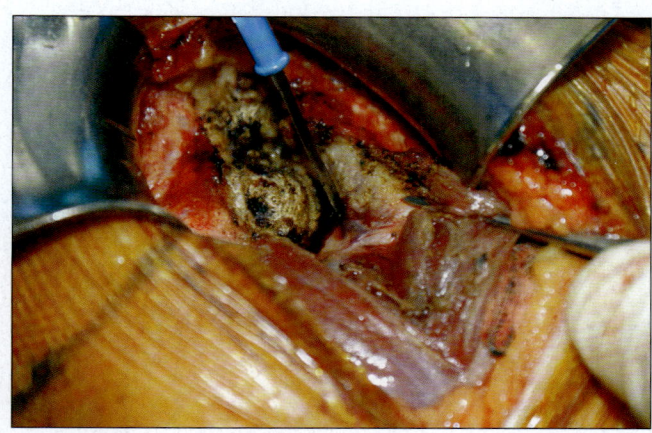

图11

- 在该处往往可见一束血管（胸肩峰动脉的肩峰支）（图10），如不注意，该血管可能会因为出血而给手术带来麻烦。
- 显露喙肩韧带，剥离其在肩峰的止点，使其长度达到最大（图11）。
- 对三角肌及肩峰下的粘连进行分离和松解，显露肩袖。可用示指对粘连进行钝性分离：将手指伸入三角肌及肩峰下间隙，自前向后分离。

> **争议**
> - 一些作者推荐将全部切除喙肩韧带作为肩袖修复的一部分。虽然我们对"修复肩袖时不进行减压"这一观点并不赞成，但我们认为，喙肩韧带并不重要，且可能会引起肩袖的进一步撕裂。在肩袖撕裂的病例中，喙肩韧带起到限制肱骨头向前上移位的作用。如果是剥离而不是切除喙肩韧带，则在肩袖修复后，喙肩韧带会重新附着在肩峰前下角。

手术步骤

第一步

- 肩峰成形术
  - 在该步中,应去除所有的肩峰下骨赘及钙化的喙肩韧带。通过反复触诊肩峰前缘确定"真正"的肩峰。
  - 将一把大 Darrach 拉钩置入肩峰下间隙,并朝向后缘。把拉钩当杠杆用,将肱骨头挡至下方,以提供一个清晰的肩峰下视野。
  - 用骨凿切除肩峰前缘。这样可显露松质骨,可使用骨凿或骨锯帮助。
  - 用一把薄的锐利骨凿进行肩峰成形术(图12),也可以用小号的摆锯。用骨凿切除肩峰前下角的三分之一,直到肩峰前下角光滑平整。

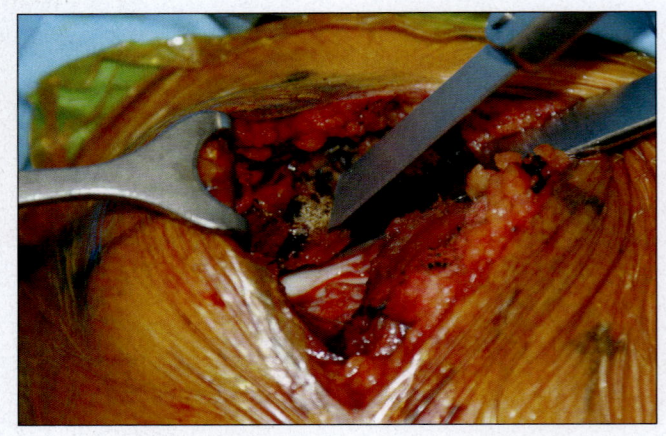

图12

- 可用骨锉打磨肩峰截骨的部位，使其光滑。
- 注意肩锁关节的下表面
  - 钝的双头拉钩（Czerny）在该步骤中十分关键。在将双头拉钩插入肩峰时，将双头拉钩的一头置于三角肌深面，将另一头插入肩峰下缘和三角肌表面之间（图13）。将拉钩作为杠杆，显露肩峰的下表面（图14）。
  - 肩峰下方所有大的骨赘都要用骨凿或骨锉清理干净。
- 只有极少数病例在肩袖减压和修复的同时需要进行锁骨远端切除（笔者的经验：<2%）。

手术要点

- 用电刀仔细剥离三角肌在肩峰前外侧缘处附着的少量肌纤维，这样有利于肩峰成形的显露，并可以降低肩峰外端残留骨脊的风险（图15）。

注意事项

- 在使用骨凿进行肩峰成形时应注意避免截骨太过向上而造成骨凿打入肩峰，导致切除过多。
- 使用骨凿时将斜面向上是安全的，然而，我们发现，如果将骨凿斜面向下则会切除地很准确，并且肩峰的下表面会比较光滑。
- 在使用 Darrach 拉钩进行牵拉和显露时，注意避免肩峰骨折，特别是在骨质相对疏松的女性和老年患者中使用时尤其应该注意。将 Darrach 拉钩放置在肩峰后缘会更安全，也更有助于显露。

器械 / 植入物

- Darrach 拉钩。
- Czerny 拉钩。
- 咬骨钳。
- 骨凿。

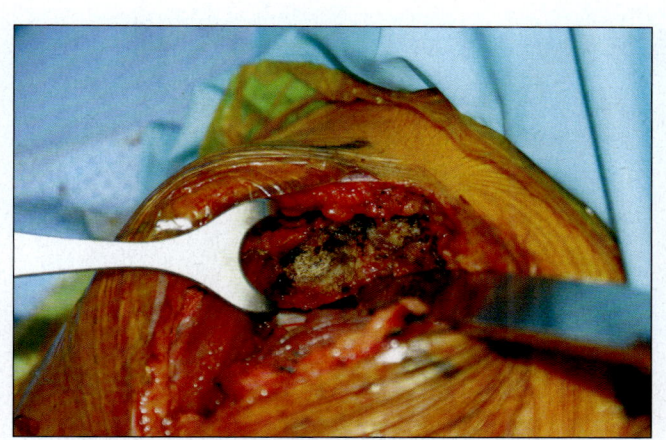

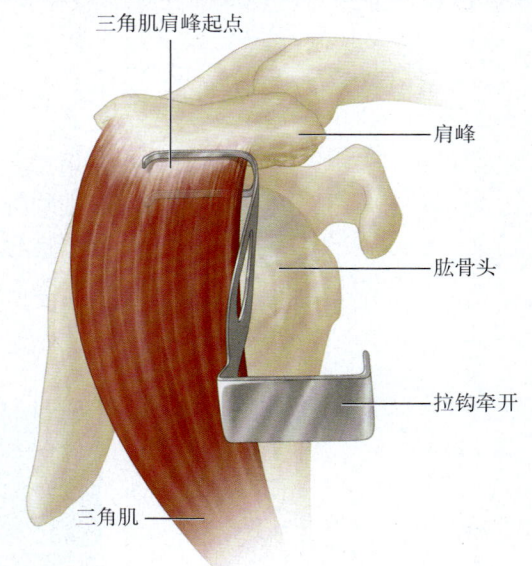

图13

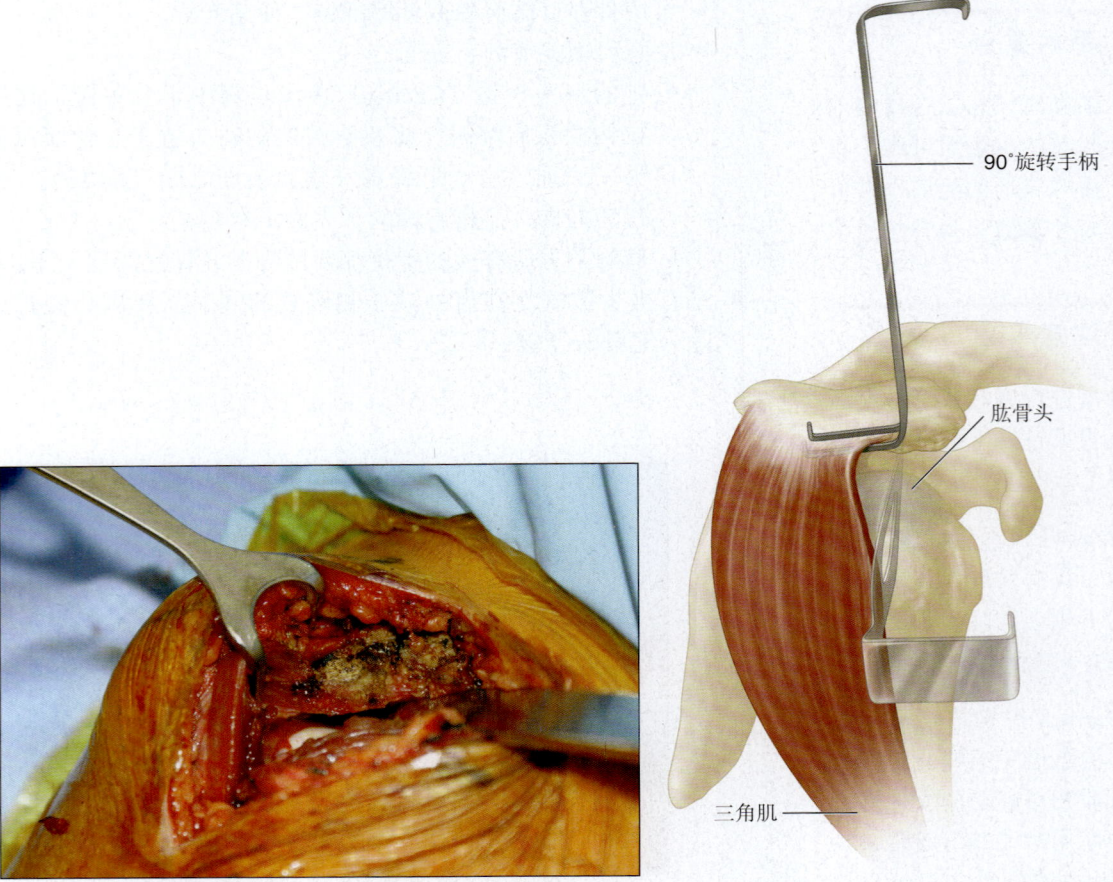

图14

- 如果患者术前合并有肩锁关节的症状，可用较大的骨锉清理纤维软骨盘和邻近的松质骨边缘。
- 如果肩锁关节存在骨性接触，尤其是在关节后部，通常可考虑去除 5 ~ 10 mm 的锁骨。

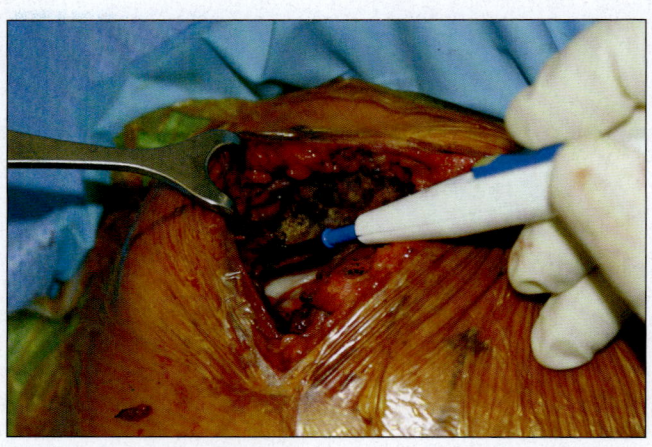

图15

争议

- 对于在肩袖修复手术中同时行肩峰成形术，目前还有一定的争议，这个问题不在本章讨论范围内。在大多数病例，除了少数进行过急性修复的年轻患者，我们推荐肩峰成形术。当我们认识到肩峰撞击是肩袖失败的结果而不是原因时，我们注意到了减压带来的症状上的益处。

- 已有研究表明，肩峰下滑囊起到了帮助肩袖愈合的作用。在细胞修复中肩峰下滑囊被认为是一种细胞增殖的来源，可表达重要的肌细胞外基质结构，故建议在肩袖修复手术中保留肩峰下滑囊。但也有研究表明，滑囊也分泌高水平的促炎性细胞因子及金属蛋白酶，所以有的人建议切除滑囊。我们认为，仅切除影响视野的滑囊即可（图16；止血钳所指为滑囊）。

第二步

- ■ 肩袖撕裂的评估
  - 对肩袖撕裂的评估应包括撕裂的部位、形状、大小、厚度、肩袖肌腱的质量以及未撕裂肌腱是否存在肌腱炎、层间撕裂等。图17所示为冈上肌全层撕裂，宽度约为1～3cm（即中度撕裂）。
  - 评估肱二头肌长头肌腱，特别是查找是否有肌腱炎或不稳定。
  - 通过冈上肌撕裂的空间和拉开肱二头肌或回旋肌间隙，观察评估肩胛下肌肌腱。
- ■ 肱二头肌肌腱固定（或切除）
  - 如果术中决定对肱二头肌肌腱进行处理，应用组织剪将肱二头肌肌腱近盂唇的部分进行松解。
  - 对于肱二头肌肌腱炎常采用单纯的肌腱切除。
    - ◆ 分离横韧带，辨认并显露肱二头肌肌腱的腱鞘，去除病变的肌腱，缝合固定。
    - ◆ 将肘关节置于最大限度的屈曲位置，用电刀将肱二头肌肌腱近结节间沟的最上缘进行标记。用骨凿、骨锉或高速磨钻去除结节间沟的皮质骨。
    - ◆ 用3根2号爱惜康缝线将肱二头肌肌腱缝合至结节间沟。将多余的肌腱部分予以切除。
- ■ 松解
  - 在部分或较小的肩袖撕裂病例中，无需常规松解冈上肌；但在中度撕裂的病例中，可能需要根据肩袖的移动度来松解冈上肌。肩袖修复的一个重要原则是：肩袖不能在过度的张力下进行重建，所以修复的肌腱最好能很容易拉回原位进行修复。
  - 将一把光滑的Darrach拉钩向内插入并松解冈上肌及冈下肌与周围组织的粘连（图18）。

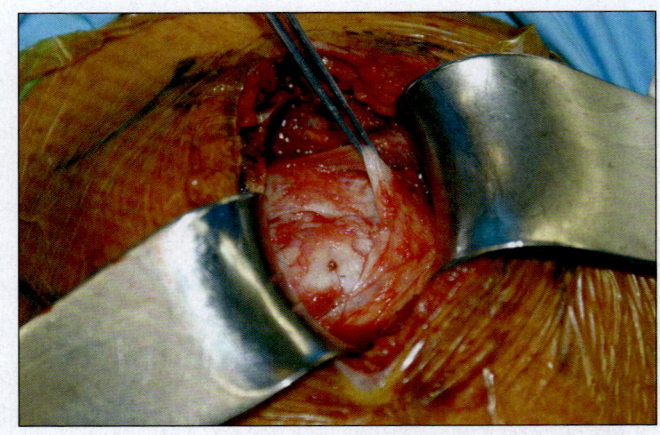

图16

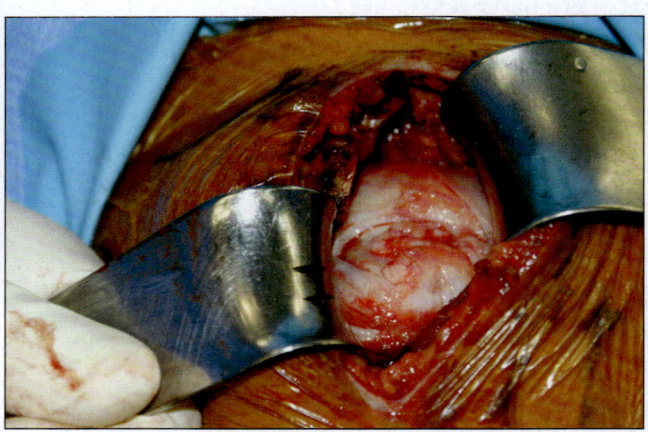

图17

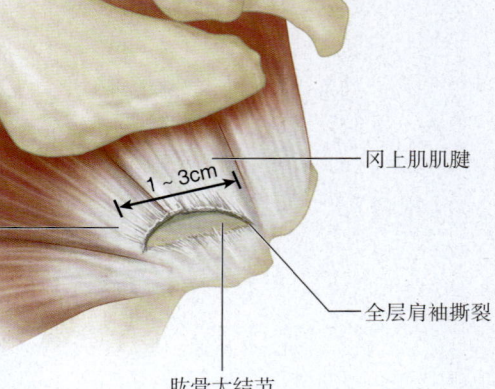

冈上肌肌腱
冈下肌肌腱
全层肩袖撕裂
肱骨大结节

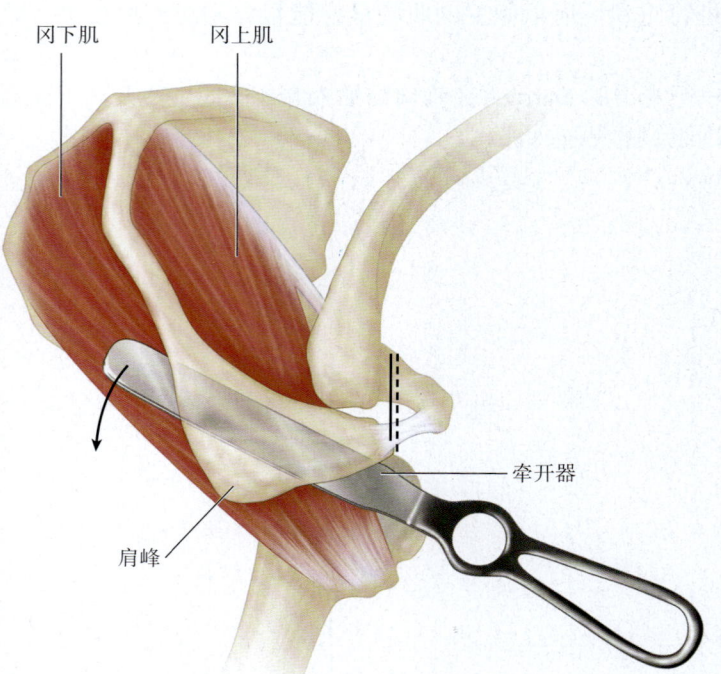

冈下肌　冈上肌
牵开器
肩峰

图18

手术要点

- 将回缩的肩袖侧向拉出。通过对肱骨头进行内旋/外旋来评估最佳的肩袖重建位置。
- 在进行肱二头肌肌腱固定术时，多留出约1cm的肌腱，这样可以降低张力并防止肌腱固定术失败。

注意事项

- 在对肩袖进行关节内松解时，应注意肩胛上神经。所有器械操作均应在肩胛盂1.5cm以外的范围内进行。

争议

- 对肱二头肌长头肌腱的常规处理是切断或腱固定。虽然我们常选择肌腱切断术，但我们还是推荐在切开的肩袖修复术中采用腱固定术。肩袖修复术后要用颈腕吊带保护6周，正好是长头肌腱固定术术后需要的保护时间（并不因为进行腱固定就需要增长制动的时间）。虽然进行腱固定需要增长手术时间，但考虑到腱切除所致的肱二头肌畸形，增加这点儿时间是值得的。

- 如果需要，对肩袖进行关节内松解。
  - 轻柔地纵向牵引上臂，使肱骨头移向下方，在肩袖断端缝合标记后使用缝线将肩袖断端向上牵拉，从此间隙在直视下进行观察（图19）。然后，将一个小号的Fukuda拉钩放进肩袖缺损的部位，顶住肩胛盂边缘，抬起肱骨头。
  - 用长的组织剪或尖刀片在后上盂唇做一开口（图20A）。这样可使关节囊的开口足够大，以便将小号的Darrach拉钩插入。
  - 来回滑动拉钩，进行关节内松解（图20B）。
- 在上臂内收、外旋的位置可以触及喙肱韧带。如果该韧带在手法活动或通过缝线牵引时感觉很紧，可用电刀在喙突侧进行松解。

第三步

- 肱骨侧的准备
  - 可将肩袖固定于骨面或骨槽内。
  - 对于较小的肩袖撕裂，可使用骨锉或磨钻对大结节上的肩袖足印区域清理，至骨面均匀出血后，用骨面固定的方法进行修复。
  - 对于较为明显的撕裂（包括中度撕裂），骨面准备的范围应扩大至肱骨头关节面的外缘（图21）。
    - 经过处理的大结节骨面不仅应包括肩袖止点，还应包括足印的后方和撕裂部分下方的骨面。
    - 使用磨钻、咬骨钳或骨锉去除约5mm深度的骨面，骨面宽度通常约为5～10mm，以匹配肩袖断端。对骨面的内缘适当进行处理，使肩袖与周围组织平滑过渡。
- 肩袖肌腱的准备
  - 对肌腱边缘失活的部分进行清理，去除的组织要尽可能地少，肌腱的长度对于修复后的稳定性十分关键。切除肌腱的末端并无益处。

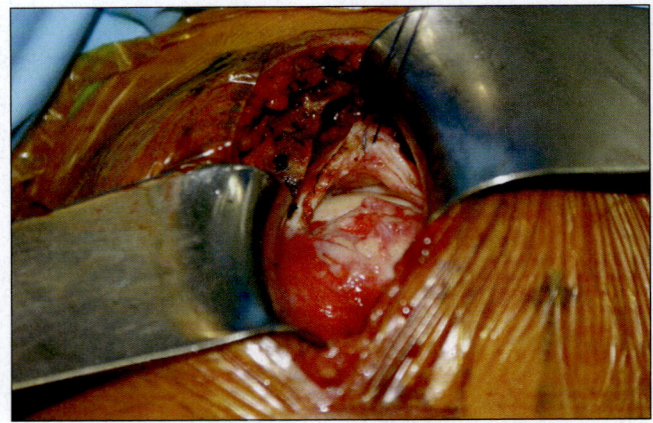

图19

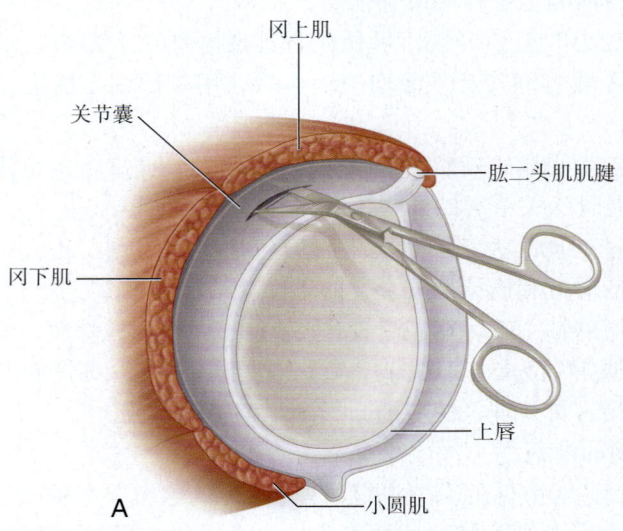

冈上肌
关节囊
肱二头肌肌腱
冈下肌
上唇
小圆肌

A B

图20

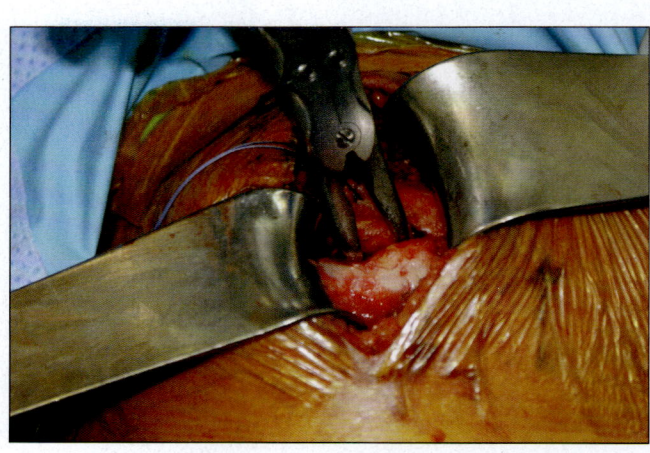

图21

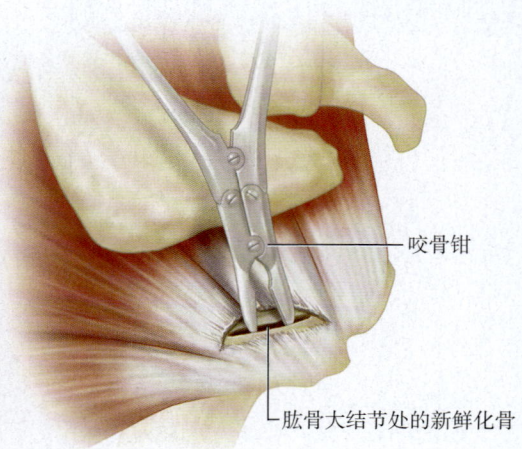

咬骨钳
肱骨大结节处的新鲜化骨

手术要点

- 在肩袖部分撕裂的病例中，术前进行诊断性的关节镜检有助于决定清理和修复的范围。
- 可采用缝线缝合标记和牵引。通过对缝线的牵拉操作确定肩袖缝合的理想位置。该技术在巨大肩袖撕裂的病例中应用不多，但在中度肩袖撕裂的病例中很有帮助。

注意事项

- 在无张力情况下进行肩袖修复是很重要的。较大的缝合张力往往会导致肩袖修复失败。如果通过松解仍觉缝合张力较大，可将肱骨侧的缝合点向内移 1cm，靠近肱骨头关节面的边缘。

- 肩袖深层的层状撕裂的回缩往往比浅层回缩多。这时，前面介绍的关节内松解是十分必要的。将肩袖层状撕裂的两个断端内的滑膜组织去除有利于肌腱的愈合。用诸如 1 号 Vicryl 之类的可吸收线修复层状撕裂。
- 有时候，很小的深层撕裂可将其切除，无需修复。

■ 肩袖部分撕裂的修复

- 在肩袖部分撕裂的开放修复手术中，有时需要将断端清理。用刀片或电刀将非全层撕裂的剩余部分切开，将部分撕裂转化为全层撕裂进行修复。对于滑囊侧撕裂的病例，该操作在直视下很容易完成。在关节侧撕裂的病例，有时辨认撕裂的部分有一定的难度。通过对肩袖进行仔细触诊，肌腱内部的缺损还是比较容易发现的。常见的部位位于肱二头肌长头肌腱的后侧。
- 一旦将部分撕裂处理后，修复过程同全层撕裂的修复。
- 一些小的肩袖表层的部分撕裂可在清理后将其原位缝在深层。锚钉在此类病例中十分有效。

争议

- 对于将肩袖断端修复在大结节上还是缝入骨槽内，目前仍有争议。目前基于山羊的动物研究结果表明，上述两种技术并无明显差异（St. Pierre 等，1995）。我们建议将骨面处理后缝合，理由如下：

■ 可增加腱-骨愈合的表面积。
■ 骨面固定肌腱与足印接触面积大，即使缝合后出现松弛，肌腱与骨面仍然有接触。
■ 可创造肩袖愈合的骨床，使其在喙肩韧带下的滑动性更好。
■ 我们认为，处理骨面后骨髓血渗出和松质骨面可使干细胞在局部发挥作用，促进愈合。

手术要点

- 为了防止在缝合过程中出现"狗耳朵",在肩袖断端两侧缝线入点略向肌腱边缘靠拢。
- 缝针通常可直接穿过大结节而无需钻孔。用大号缝针并将持针器放在靠近针尖的位置,以便使缝针以垂直方向穿过皮质。有时可用一个小锤帮助缝针穿过皮质。

第四步

- 缝合
  - 应直接从肱骨大结节的外侧穿过缝线。也可以预先用钻头打孔。两孔间距最好约1cm,不能小于5mm。
  - 一般来讲,轻度或中度的肩袖撕裂需要4～6个骨洞,2～3组缝线。
  - 对于在肱骨侧足印行去皮质处理的患者,常用2号线全层缝合。如果患者局部骨质较为疏松,推荐使用Mason-Allen缝合法。
  - 如果准备将肩袖缝合在已处理的"骨槽"内,要用2号线垂直全层缝合。
    - 用弧形缝针穿过大结节,从"骨槽"出针(图22)。
    - 将缝针由浅至深穿过肌腱,边距约为5～10 mm(图23)。

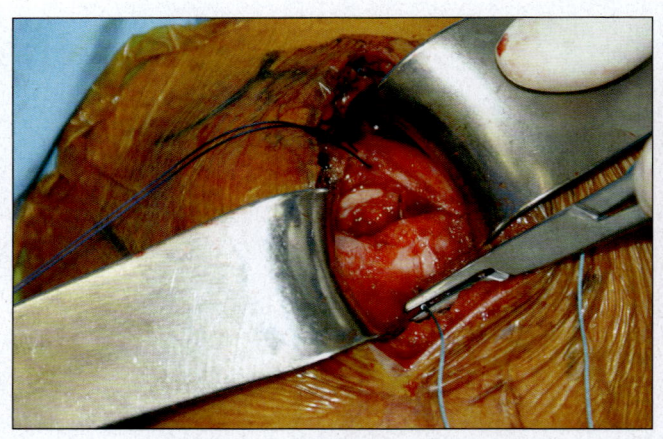
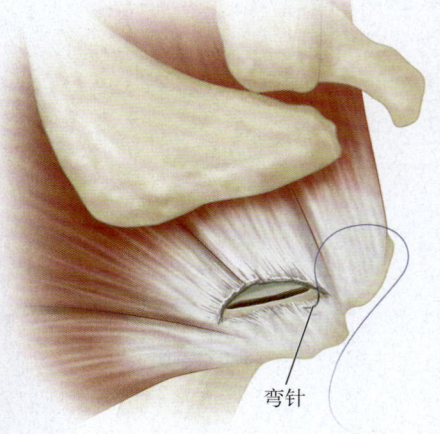

图22

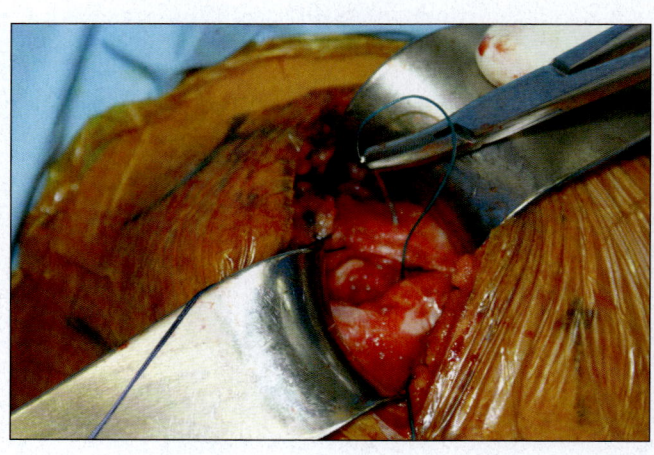
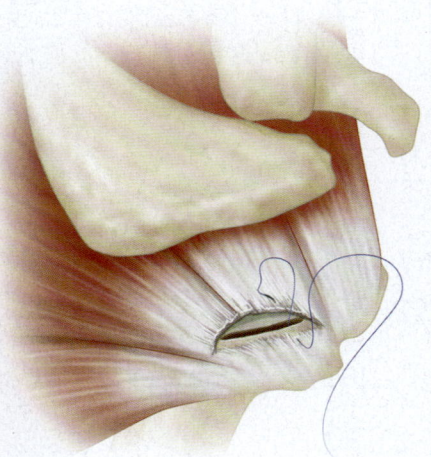

图23

手术要点

- 为了预防缝线对肌腱和疏松的骨质的切割,可以考虑用一个小的钢板(3孔)增强固定效果。将缝线从肱骨近端外侧穿出后,再从钢板的孔道穿过,打结固定。

- 将缝针沿反方向回头缝合,自肌腱的深层进入,浅层穿出,与此前的进针点边距相同,与前一针的针距为5mm(图24)。
- 将缝针经骨槽穿过外侧皮质(图25)。
- 通过缝线牵拉肩袖末端进入骨槽,在大结节上方形成平滑的过渡(图26和27)。
- 根据肩袖撕裂的范围和修复的质量,重复上述步骤(图28至30)。

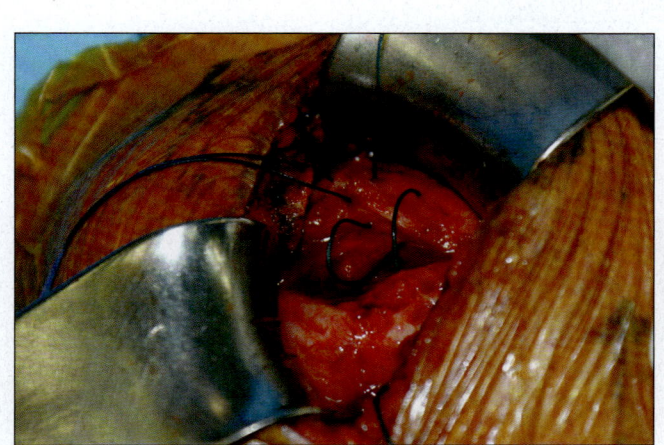
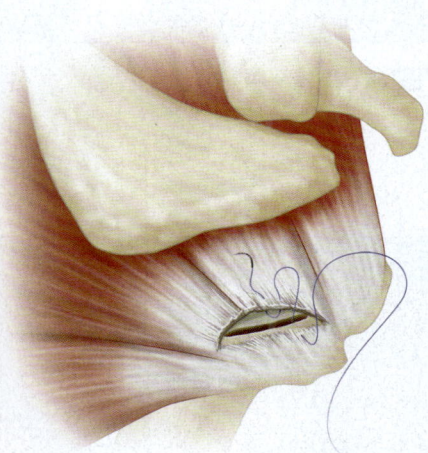

图24

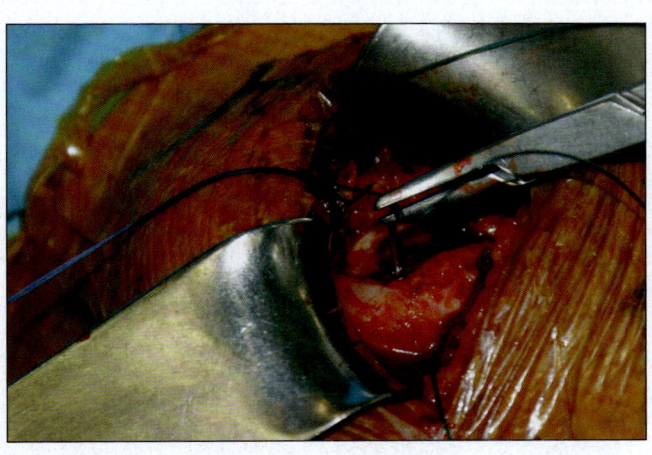
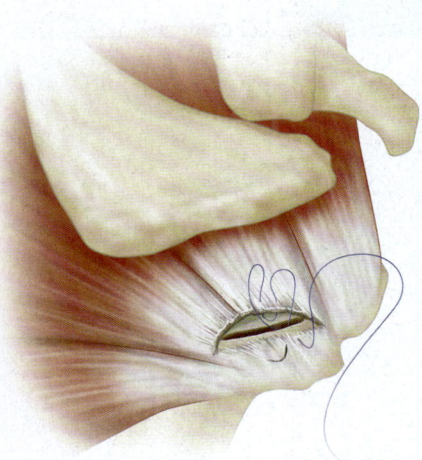

图25

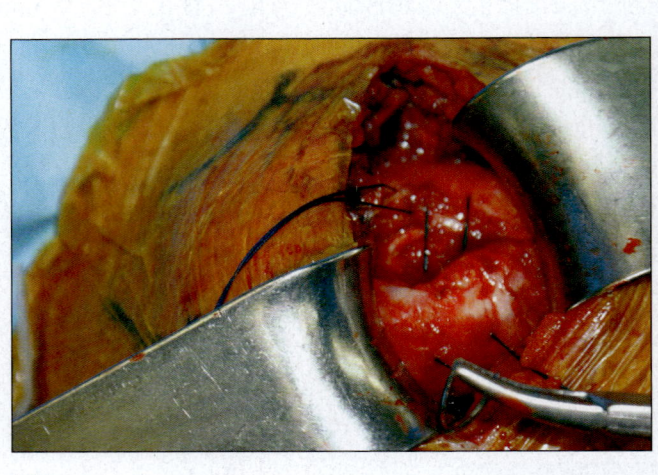

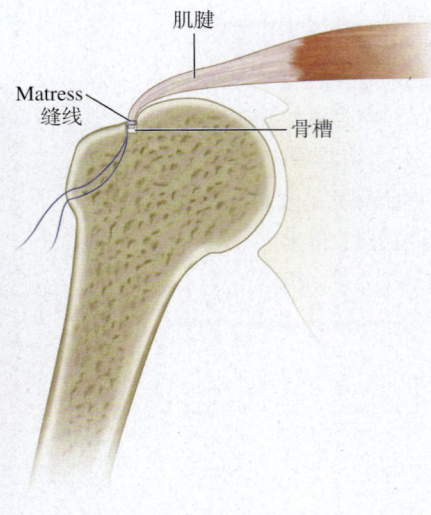

图26

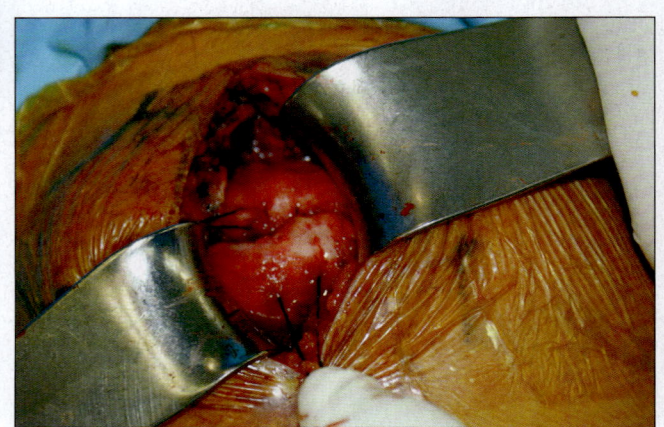

图27

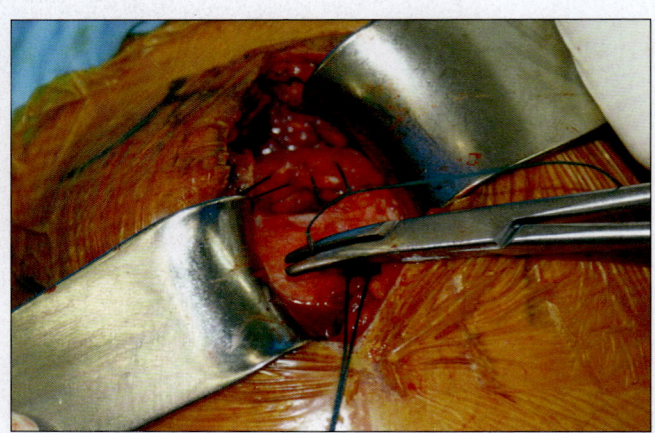

图28

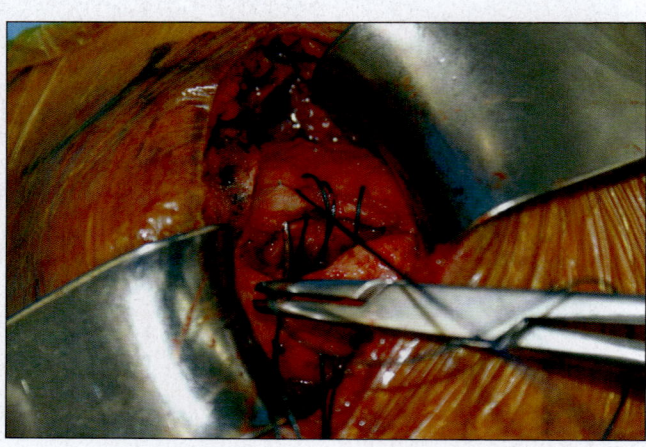

图29

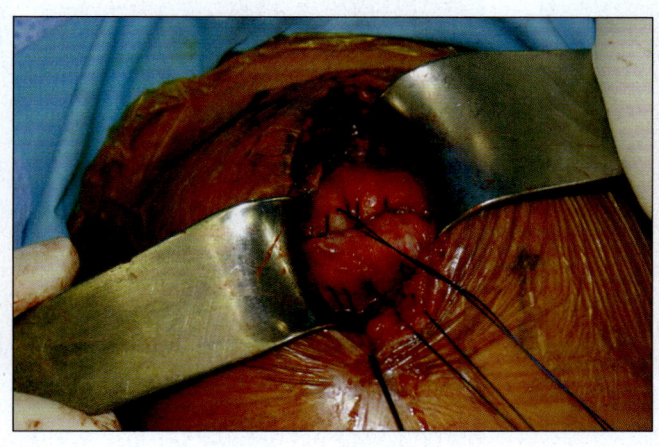
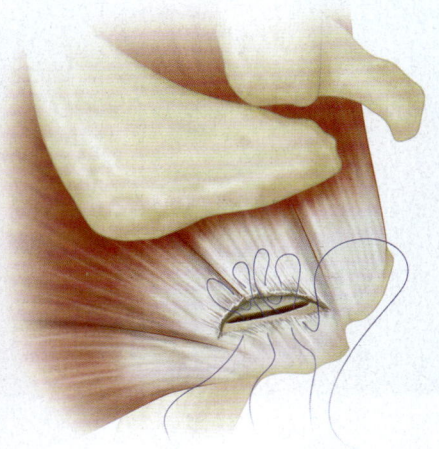

图30

- 缝线打结
  - 在所有缝线完成缝合后打结（图31）。
  - 打结前，牵拉所有的缝线，评估缝合质量和缝合的张力。
  - 在缝线打结的同时，牵拉缝线以维持张力和腱-骨界面的位置。打结时让上臂处于外展位有助于降低张力。将缝线交叉打结（图32）。
- 最后评估一下缝合情况（图33）。可用边对边缝合加固一下，以处理"狗耳朵"。

第五步

- 修复三角肌
  - 在肩峰下间隙放置引流条（图34）。

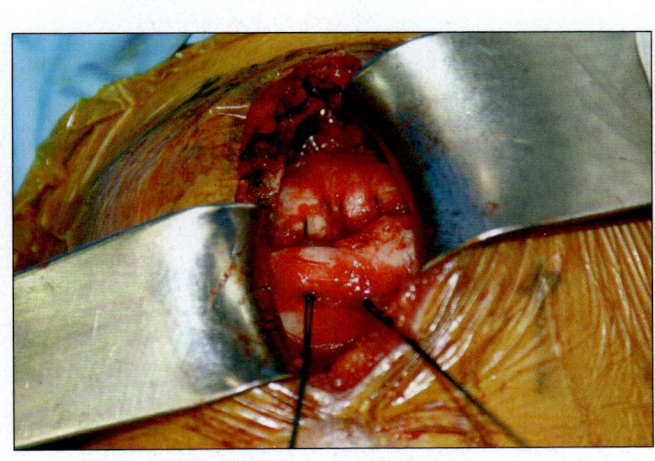
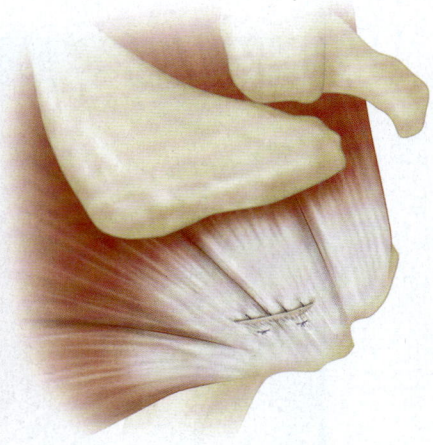

图31

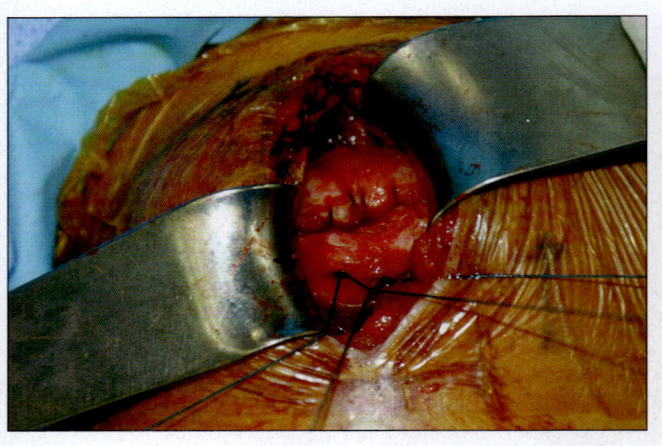

图32

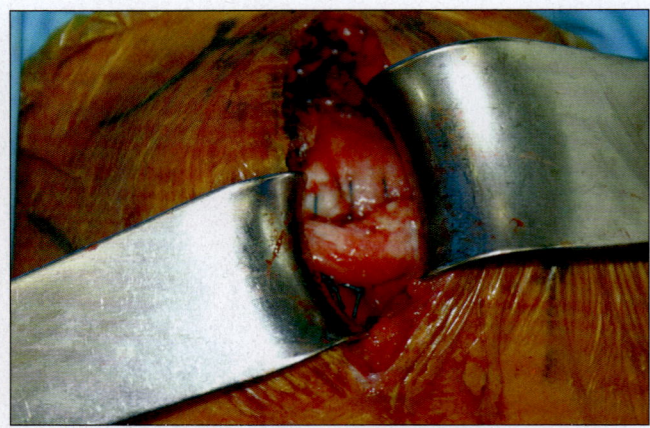

图33

- 用2号Ethibond缝线缝合三角肌-斜方肌腱膜。
  - ◆ 使内侧的缝线尽可能穿过肩锁关节以增强缝合的力量（图35）。

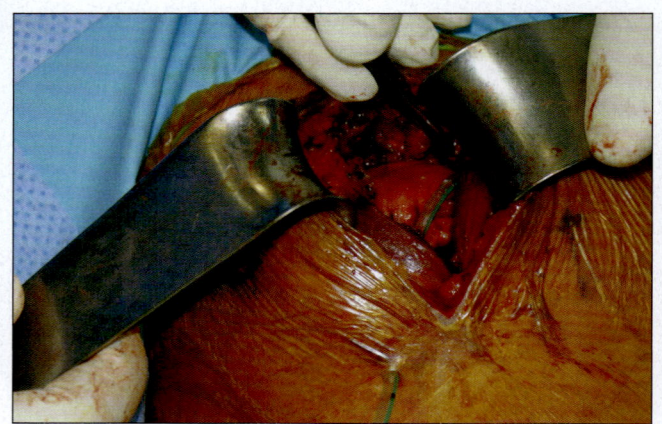

图34

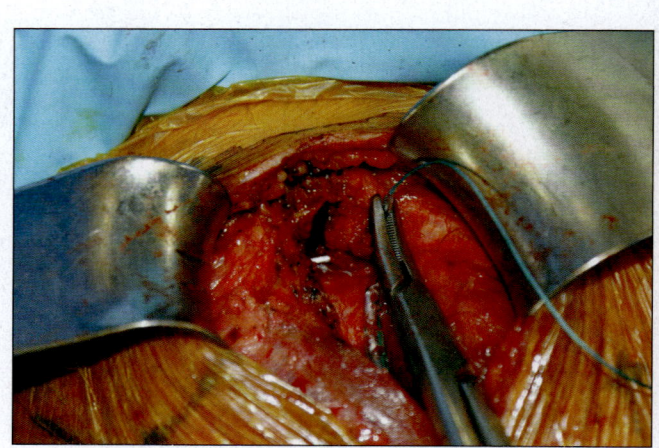

图35

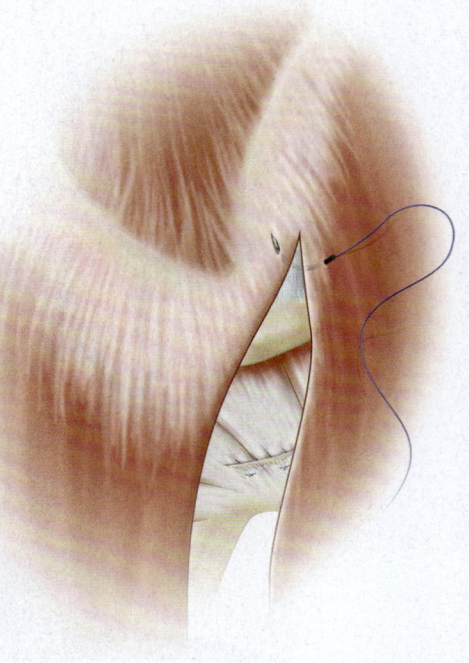

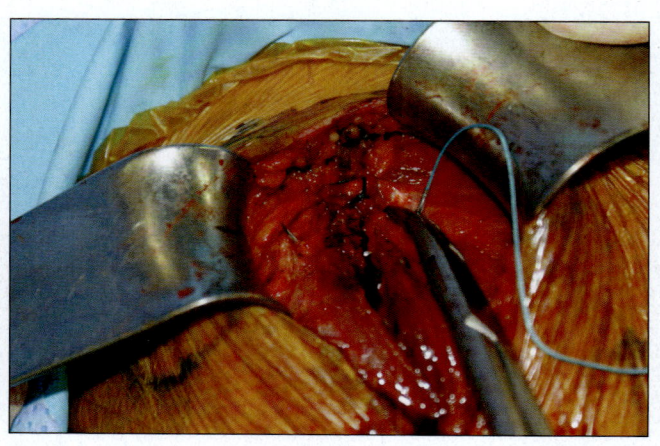

图36

- 将最后的两到三针穿过肩峰（距离肩峰前缘至少 1cm）（图 36 和 37）。
- 将三角肌劈开的部分用 1 号 Vicryl 缝线进行间断缝合。
- 用 2-0 Vicryl 缝线缝合皮下组织，用 3-0 缝线皮内缝合皮肤（图 38）。

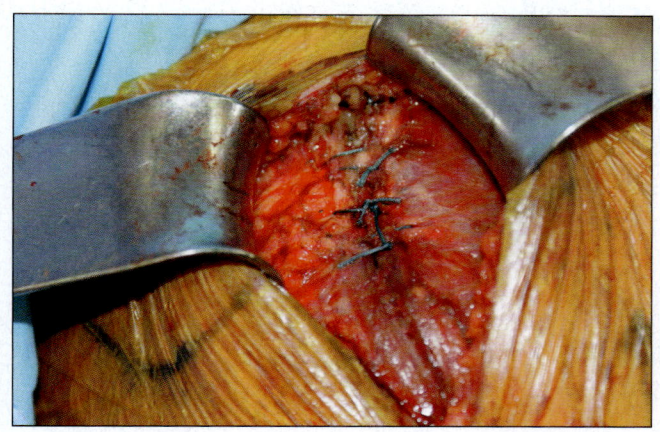

图37

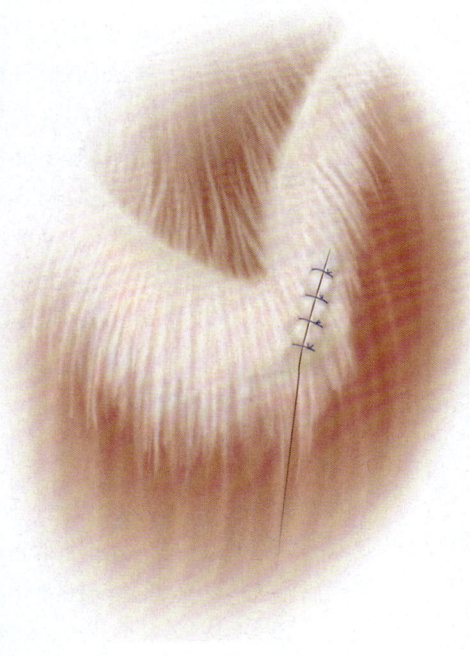

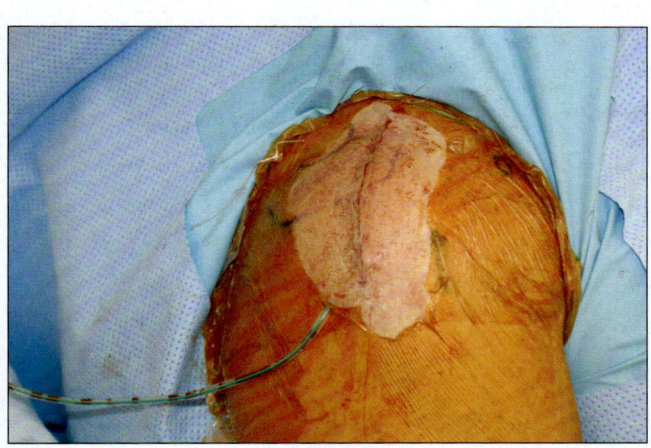

图38

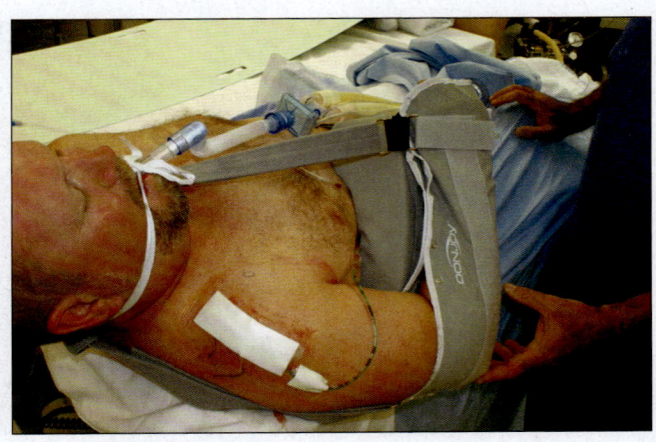

图39

术后护理和预后

- 术后用支具固定,在肘下放置一个枕头将肩关节置于外展10°位(Ultra Sling;Donjoy)(图39)。如果缝合的肩袖组织张力较高,用大的外展位支具(Ultra Sling II AB;Donjoy)。
- 术后用充气泵(Aircast)帮助镇痛,预防伤口血肿。
- 佩戴支具6周。
- 如果没有做肱二头肌长头肌腱的腱固定,术后早期可以开始肘关节和腕关节的主动活动。在行腱固定的病例,早期只允许肘关节做被动活动。
- 在最初6周,肩关节只允许被动活动。在肩胛骨平面的上举不能超过90°~100°。如果患者无不适感觉,在水平面上可允许肩关节上举90°、外旋20°。
- 6周后开始部分辅助下的肩关节主动活动,并逐渐过渡为肩关节的完全主动活动。术后12周内不推荐进行抗阻力练习。

证据

Cohen DB, Kawamura S, Ehteshami JR, Rodeo SA. Indomethacin and celecoxib impair rotator cuff tendon-to-bone healing. Am J Sports Med, 2006; 34: 362-9.

这是一项实验室研究,作者制作了180只大鼠的肩袖损伤模型,并将其分为三个治疗组:对照组、NSAIDs药物控制组和特异性抑制COX-2的NSAIDs药物组(塞莱昔布)。5例肩袖缝合修复彻底失败者均在NSAIDs组。生物力学测试发现:在NSAIDs治疗组中,肌腱的承载力下降。两组使用NSAIDs治疗的试验鼠在组织学上均表现为胶原组织减少。故作者推断,NSAIDs药物会抑制肌腱的愈合(无论是普通的NSAIDs药物,还是特异性抑制COX-2的NSAIDs药物)。

Galatz LM, Silva MJ, Rothermich SY, Zaegel MA, Havlioglu N, Thomopoulos S. Nicotine delays tendon-to-bone healing in a rat shoulder model. J Bone Joint Surg [Am], 2006; 88: 2027-34.

这是一项实验室研究。作者制作了 72 例大鼠的急性肩袖损伤模型，用皮下微量泵对其泵入生理盐水或尼古丁。作者发现：尼古丁能抑制腱 - 骨愈合，且肌腱愈合后的力学强度下降。

Goutallier D, Postel JM, Gleyze P, Leguilloux P, Van Driessche S. Influence of cuff muscle fatty degeneration on anatomic and functional outcomes after simple suture of full-thickness tears. J Shoulder Elbow Surg, 2003, 12: 550-4.

作者对 220 例肩袖损伤患者进行了术前肩袖脂肪浸润的 Goutallier 分级（1～5）。肩袖的完整性通过 MRI 或 CT 肩关节造影进行了评估，平均随访时间为 37 个月。肩袖脂肪浸润大于 I 级的患者术后出现肩袖再撕裂的可能性更大。作者由此推断：脂肪浸润性退变是肩袖修复手术的重要预后因素。[Ⅳ级证据（病例研究）]

Longo UG, Franceschi F, Ruzzini L, Rabitti C, Morini S, Maffulli N, Denaro V. Histopathology of the supraspinatus tendon in rotator cuff tears. Am J Sports Med. 2008; 36: 533-8.

这是一项实验室研究。作者收集了 88 例进行肩关节镜肩袖修复术患者的冈上肌活检标本，并同时收集了 5 例因心血管疾病死亡的肩袖撕裂的患者冈上肌活检标本。作者研究发现：大体观察下正常的肩袖肌腱其实也存在退行性改变。作者认为，肩袖肌腱愈合不良不仅是肩袖断端处理不良的问题。由此作者得出结论：在肩袖修复手术中对撕裂的断端处理至出血没有必要。

Mochizuki T, Sugaya H, Uomizu M, Maeda K, Matsuki K, Sekiya I, Muneta T, Akita K. Humeral insertion of the supraspinatus and infraspinatus: new anatomical findings regarding the footprint of the rotator cuff. J Bone Joint Surg [Am], 2008, 90: 962-9.

这是一项实验室研究。作者对 64 具尸体、113 个肩关节进行了解剖学研究。作者对冈上肌和冈下肌在肱骨大结节的止点进行了解剖学研究。结果表明，冈上肌足印远比我们以前认为得小，大结节的这个相应区域其实是冈下肌的止点。

St. Pierre P, Olson EJ, Elliott JJ, O'Hair KC, McKinney LA, Ryan J. Tendon-healing to cortical bone compared with healing to a cancellous trough: a biomechanical and histological evaluation in goats. J Bone Joint Surg [Am], 1995, 77: 1858-66.

这是一项实验室研究。作者对 28 只山羊进行了双侧肱二头肌长头肌腱切除，并缝合了冈下肌。作者在手术方式上随机选择了肌腱对骨面的缝合和肌腱对松质骨的缝合。术后 6 周和 12 周进行的生物力学及组织学比较表明，两者的结果相似。作者由此推断：腱 - 骨愈合的结果在皮质骨和松质骨之间并无差异。

3 肩袖修复：肩袖部分及轻中度全层撕裂的关节镜下修复

Allen Deutsch, Anup A. Shah

注意事项

- 对术后增加肌力的错误期望。
- 活动性感染。
- 凝肩。
- 接受康复锻炼的依从性差。
- 神经根性颈椎病。
- 肩胛上神经卡压。
- 未行肩峰成形术。
- 漏诊了肩锁关节病变。

争议

- 保守治疗 3～6 个月失败。
- 对于肩袖全层撕裂的保守治疗指征目前仍有争议，现有的观点认为：在保守治疗期间，肩袖有撕裂加重的危险。连续动态的影像学检查有助于评估肩袖撕裂的进展。

适应证

- 最主要的适应证是有临床症状和肩袖撕裂的影像学证据（MRI、B 超或关节造影），同时患者合并肩关节活动痛、夜间痛，且保守治疗无效。
- 仅有肩关节无力并不能作为绝对的手术适应证，虽然肩袖修复术后可以增强肩关节的力量。
- 通常合并肩峰撞击综合征。
- 如有肩锁关节压痛和/或影像学显示有骨赘形成，可考虑同时行锁骨远端切除术。
- 如果关节镜下观察有 ≥ 50% 的肩袖全层撕裂，应予以修复。

临床检查 / 影像学检查

- 视诊：注意有无肌萎缩及肩胛带运动障碍。
- 触诊：评估肩峰下、肩锁关节及整个肩关节的情况。
  - 注意有无肩峰前下方及三角肌深部的压痛。
- 评估：肩关节的活动度、力量及相应的体征。
  - 检查有无疼痛弧或抗阻力上举或外展时疼痛。
  - 检查有无撞击征（Neer 征和 Hawkins 征）。
  - 检查肩关节上举、外旋及内旋活动度。
  - 检查肩胛下肌的功能（抬离试验或压腹试验）。
  - 在外旋时检查松弛征，以排除巨大的肩袖撕裂。
  - 肩峰下封闭可以很好地缓解肩峰撞击综合征患者的疼痛，但因肩袖撕裂造成的肩关节无力不会缓解。
  - 颈部的检查很重要，以排除神经根病变。

治疗方案

- 对于肩袖部分撕裂的患者采用保守治疗可缓解症状,恢复肩关节部分活动度,但存在导致全层撕裂的隐患。
- 切开修复肩袖或小切口肩袖修复术的缺点在于三角肌功能受累、疼痛、肩关节僵硬和不美观。

■ X线平片检查
- 进行肩胛骨前后位、Y形位及腋位的拍片。
- 观察大结节有无囊性变、硬化或骨性改变。
- 观察有无钙化性肌腱炎。
- 观察肩峰形态,制订肩峰成形术中的切除范围。图1示右肩的肩胛骨Y位片,可见Ⅲ型肩峰所致的肩峰前下方骨性形成(箭头)。
- 观察整个肩峰。
- 观察肩锁关节有无病变。
- 观察整个盂肱关节关节间隙有无改变,骨性结构有无改变。

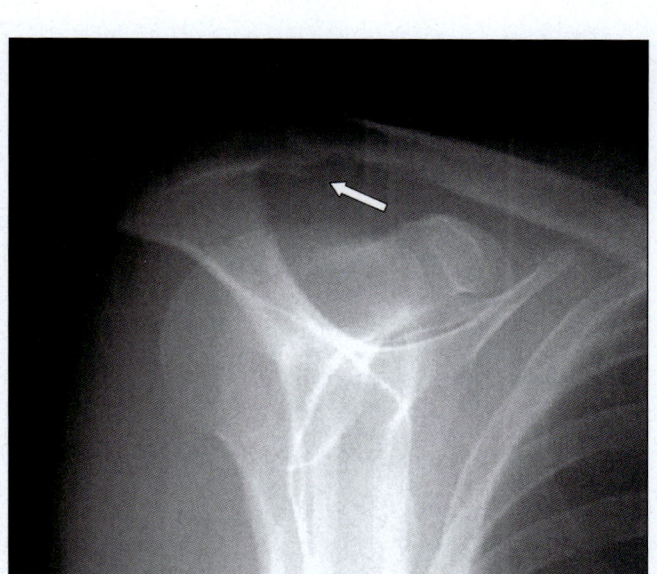

图1

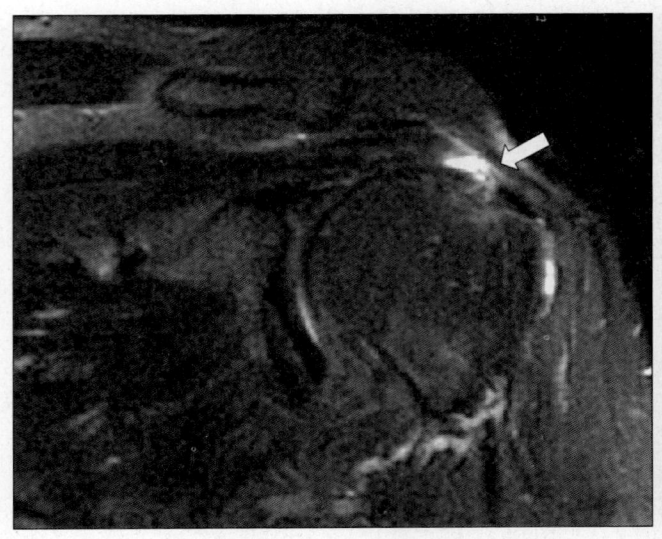 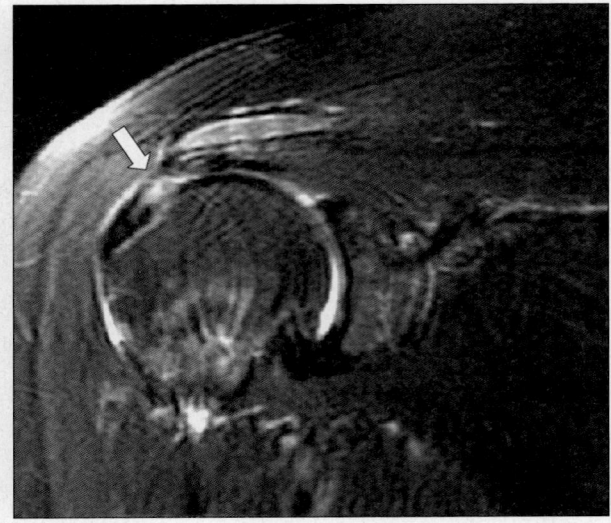

图2

- MRI
  - 目前尚无对照研究表明 MRI 对肩袖全层撕裂具有高度的诊断准确性。图 2 为所示为左肩的的 MRI 冠状面扫描（箭头）。
  - 可采用 MRI 增强扫描以增加对肩袖部分撕裂诊断的敏感性。图 2B 所示为左肩冠状位的 MRI 扫描，可见冈上肌关节侧的部分撕裂（箭头）。
  - MRI 斜冠状位及矢状位扫描可用于评估冈上肌和冈下肌撕裂的范围、大小，以及肱二头肌长头肌腱有无受累，撕裂周围有无水肿渗出，肌腱及肌腹有无脂肪浸润。
  - 轴位 MRI 用于评估肩胛下肌的损伤。
- B 超
  - 患者对 B 超的接受程度好，且经济实惠。
  - B 超对于检测肩袖的全层撕裂和部分撕裂均有较高的精确性。图 3 为左肩冠状位的 B 超图像，可见大结节上方肩袖组织缺损，提示肩袖全层撕裂（箭头）。
  - B 超检查的准确性与检查人员有很大的相关性。B 超的学习曲线较长。对于肥胖患者和肩关节活动极度受限的患者，诊断的准确性会下降。

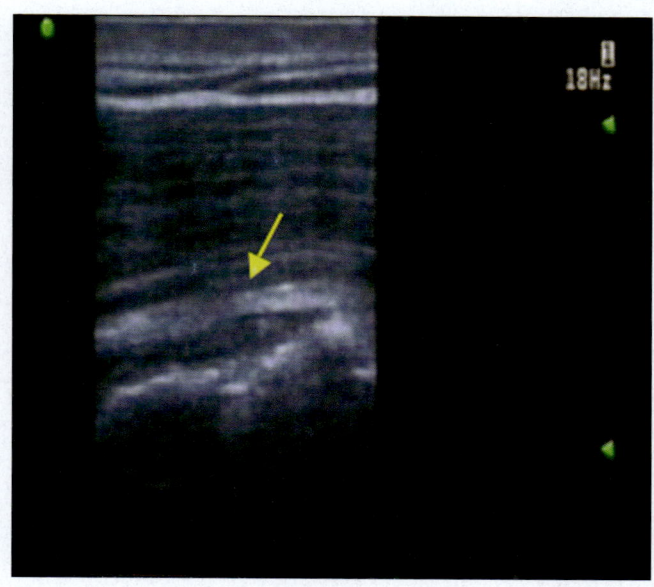

图3

外科解剖

- 肌肉 / 肌腱（图4）
  - 冈上肌（冈上窝）、冈下肌（冈下窝）、小圆肌（肩胛骨体的外侧缘）的止点均在肱骨近端的大小结节。
  - 肩胛下肌（肩胛下窝）止于肱骨小结节。
  - 肩袖足印：足印在结节上，由外向内的宽度约为 12～20mm。

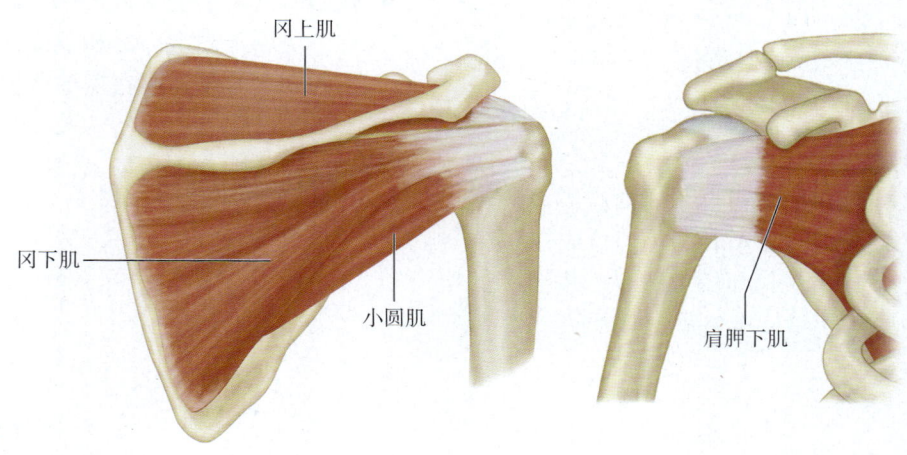

图4

手术要点

- 术野预留要充分，不要消毒后发现术野不够。
- 摆放体位的时候注意保护患者的头部、颈部、耳朵、眼部、腘窝、足跟及大腿。
- 使患者的髋、膝关节屈曲，以避免损伤神经。
- 专用的肩关节镜手术有助于对肩关节后部的显露。

注意事项

- 上身半坐位不能达到70°时会影响术者操作。
- 合理铺巾。
- 将躯干置于坐位，同时控制降血压，以减少术区的出血。但对于有高血压的患者，应谨慎使用这种方法以避免发生脑缺血。

器械

- 手术台：Skytron 6500，带有沙滩椅架（Grand Rapids，MI）
    - 手术台上部可左右移动以适应不同患侧的要求，可以在摆体位时充分显露肩关节后部。
- McConnell 肩关节体位架（McConnell Manufacturing Company, Greenville, TX）

争议

- 侧卧位也可用于肩袖修复手术，但对于术中转为小切口或开放手术的病例却较为困难，并且术中对上臂的姿势摆放也较为困难。

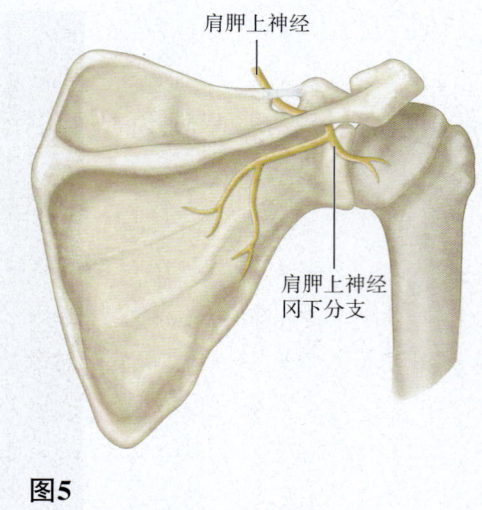

图5

- 神经（图5）
    - 肩胛上神经距离肱二头肌长头肌腱的止点约为1.5 cm，这一点在松解肩袖时很重要。
    - 支配冈下肌的神经支距离肩胛盂后方约为2cm，这一点在松解肩袖时应很重要。
- 血管
    - 在行肩峰成形术和喙肩韧带修复时需要注意胸肩峰动脉的肩峰支，损伤该血管会引起较为明显的出血。

体位

- 患者取沙滩椅体位，上半身直立约70°。将髋、膝关节屈曲以缓解坐骨神经的张力，将腘窝置于不受压的状态。将头颈部保护至中立位（图6）。
- 整个上肢均不铺手术巾。总体而言，前方铺巾区域应超过对侧乳头到胸锁关节，上方应沿颈根部铺巾。后方应沿肩胛骨的内缘铺巾，下方在腋下沿胸壁和下方胸大肌的后三分之一铺巾。
- 我们所使用的手术台（带沙滩椅和肩关节体位架的Skytron 6500）有一块用于固定头部和颈部的软板，软板可左右移动，以适用于不同的手术侧，可在摆放体位时充分显露关节后部。

手术要点

- 画体表标记。
- 用腰椎穿刺针定位关节镜入口。
- 外侧入路应平行于肩峰下表面。
- 在外侧入路内观察以确定肩袖的可修复性。

注意事项

- 入路的布局对于撕裂的肩袖组织的观察和操作非常重要。
- 如入路太靠近肩峰则不利于器械在肩峰下操作。
- 前方入路应位于喙突的外侧以避免损伤血管和神经。

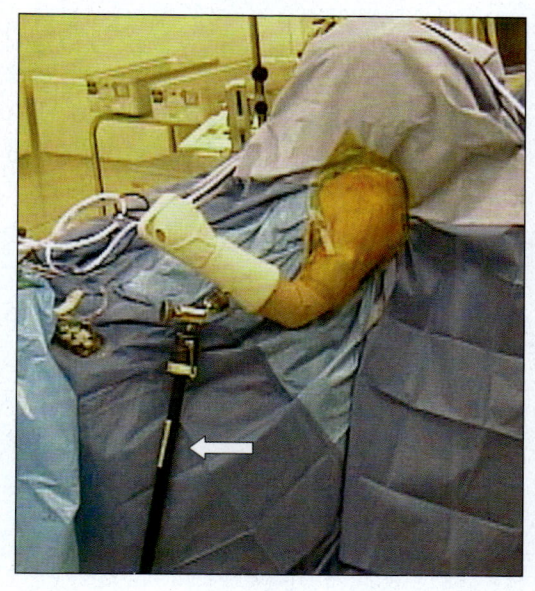

图6

- 我们用 McConnell 机械臂维持术中上肢的位置，并可在术中维持牵引以改善关节镜的视野。在图6中，McConnell 机械臂将前臂维持于旋转中立位。

入路 / 显露

- 通常选用三个经典的入路（图7；AL，前外侧入路）。
  - 后方入路（图7中"P"）
    - 距离肩峰后外侧角下方2cm、内侧2cm的入路（图7中"a"）。

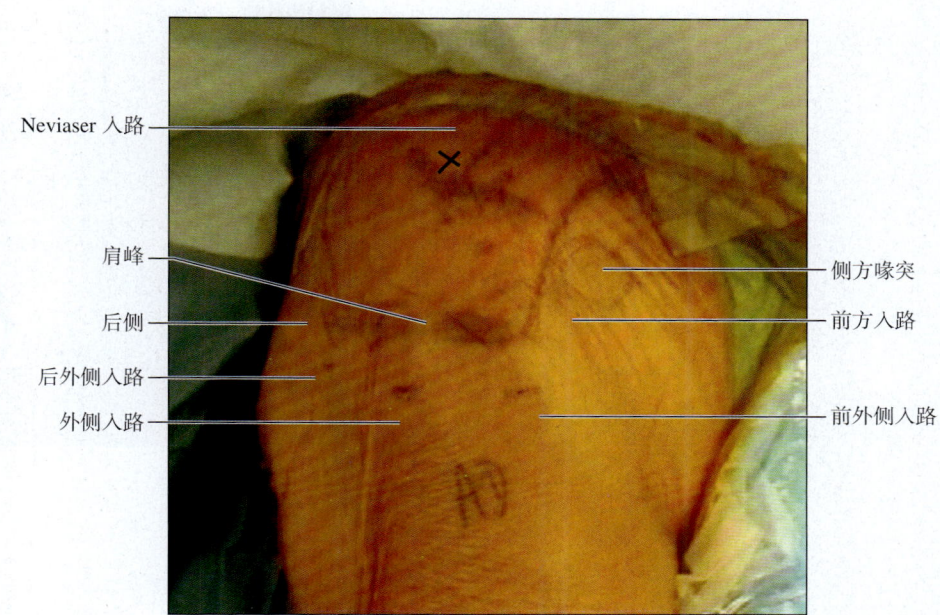

图7

器械

- 关节镜的金属镜套管和 2 个塑料工作套管。
- Stryker 水泵（Stryker，Kalamazoo，MI）和可精确控制水流的压力换能器。
- 带有缝线和打结通过的明确的接头套管。
- 放置于肩袖间隙的平滑套管。

争议

- 我们在缝合肩袖的时候不用套管。
- 缝线的进出通道很重要。我们建议在直视下进行缝线操作（见"第五步"）。图 8 所示为 Scorpion 带线缝合器从左肩后方入路（直箭头所示）进入肩峰下间隙带线缝合肩袖（弯箭头所示）。

- 在行肩峰成形术时要经过可视入路观察盂肱关节，还要通过外侧入路观察肩峰下间隙。
- 工作入路用于穿过缝线和肩峰成形。

- 外侧入路（图 7 中 "L"）
  - 外侧入路位于肩峰前方约 2cm 及肩峰外侧 2～4cm。
  - 在带线缝合的时候要将可视入路建立在肩峰下表面。
  - 工作入路用来缝合肩袖和肩峰成形。
- 前方入路（图 7 中 "A"）
  - 前方入路位于肩袖间隙，在喙突的外侧（图 7 中 "c"）。
  - 用硬膜外针引导建立该入路。
  - 在打结时用作可视入路。
  - 在逆向缝合时用作工作入路。

■ 其他入路
- 后外侧入路（图 7 中 "PL"）
  - 后外侧入路位于肩峰的后外侧，约在肩峰下方 2cm。
  - 顺行缝合和打结时用作可视入路。
- 改良的 Neviaser 通道（图 7 中 "N"）
  - 位于肩胛冈和肩锁关节后方的交界处。
  - 用硬膜外针引导建立该入路。
  - 逆向缝合时用作工作入路。
- 锚钉缝合通道位于肩峰的边缘
  - 锚钉的置入应与大结节呈 45° 角。

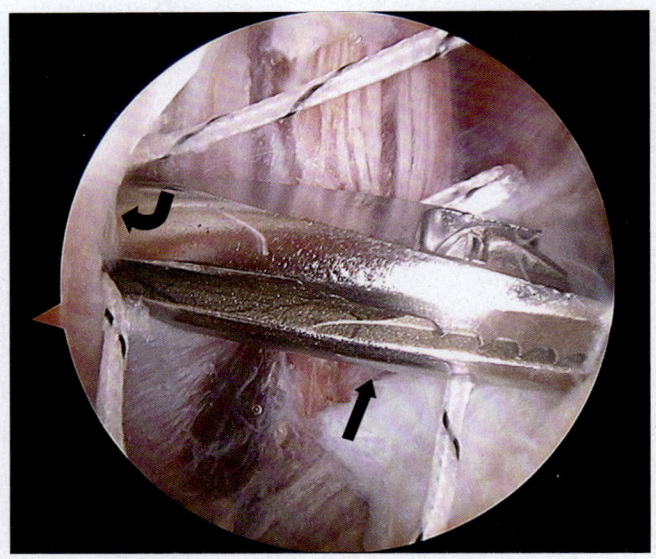

图 8

手术要点

- 彻底清除肩峰下滑囊，以显露肩袖的外侧结构以及可能的滑囊侧撕裂。
- 通过外侧入路观察肩袖的足印（如果有必要，通过内、外旋肩关节增加显露）。

注意事项

- 尽可能地将水泵的流速和水压设定为低值，以预防软组织肿胀。

器械/植入物

- 30°关节镜
- 水泵（可控流量和水压）
- 动力系统
- 关节镜探钩
- 关节镜穿孔器
- 关节镜下缝线切割器（用于高强度缝线时最有价值）
- 转换棒

争议

- 有的医师使用重力悬挂进水系统，不用水泵。

手术要点

- 在切除骨组织时，增加水泵的压力和流量以控制出血。切除骨性结构后再将压力调低。
- 用机械臂对上臂进行轴向牵拉。

手术步骤

第一步：关节镜诊断性检查

- 对盂肱关节和肩下间隙进行关节镜诊断性检查
  - 在麻醉下首先检查肩关节的活动度。
  - 检查关节内病损，包括肱二头肌长头肌腱病变及盂唇损伤、软骨剥脱、游离体、滑膜炎等。
- 对肩峰下间隙关节镜进行诊断性检查
  - 将关节镜钝头套芯从后方入路进入喙肩韧带深面至肩峰下间隙。进入时应避免直接进入滑囊，以免影响视野。
  - 用腰椎穿刺针定位外侧入路。
  - 用刨刀清除滑囊组织，松解肩峰下及肩袖组织的粘连。
  - 清除所有的肩峰下滑囊组织，显露并观察整个肩袖组织。
  - 观察肩峰下结构，包括有无滑囊侧的肩袖撕裂、喙肩韧带撞击及滑囊组织有无增生或充血等。

第二步：肩峰下减压及肩峰成形术

- 用射频刀头松解喙肩韧带。
- 显露肩峰前三分之二。
- 用磨钻完成肩峰成形术。
  - 肩峰成形术的目标是将肩峰打磨成Ⅰ型肩峰，以避免肩峰与肩袖的撞击，为肩袖修复创造空间。
  - 从后方入路观察肩峰下结构（图9A），从外侧入路用磨钻处理肩峰下（图9B）。
  - 肩峰的打磨范围从肩峰外侧开始，逐渐向内，直至完成打磨。
  - 用外侧入路显露做观察口，从后方入路置入磨钻打磨肩峰。肩峰后部的下表面可作为肩峰成形术中肩峰是否打磨成Ⅰ型肩峰的标识（图9C）。

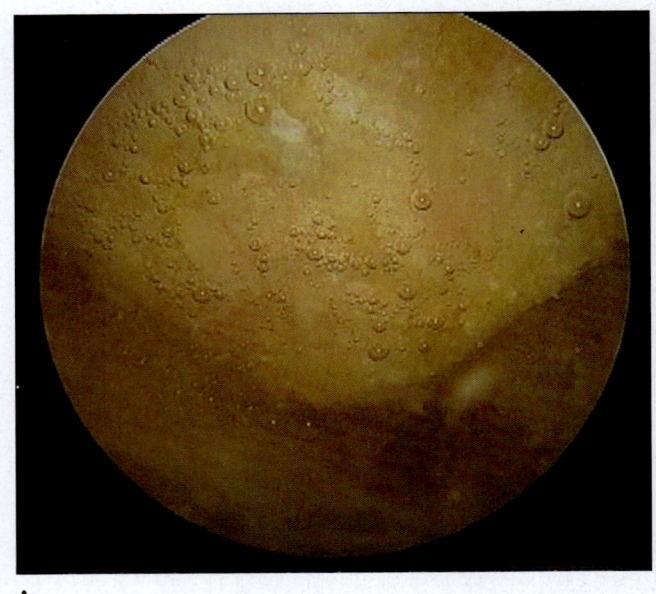
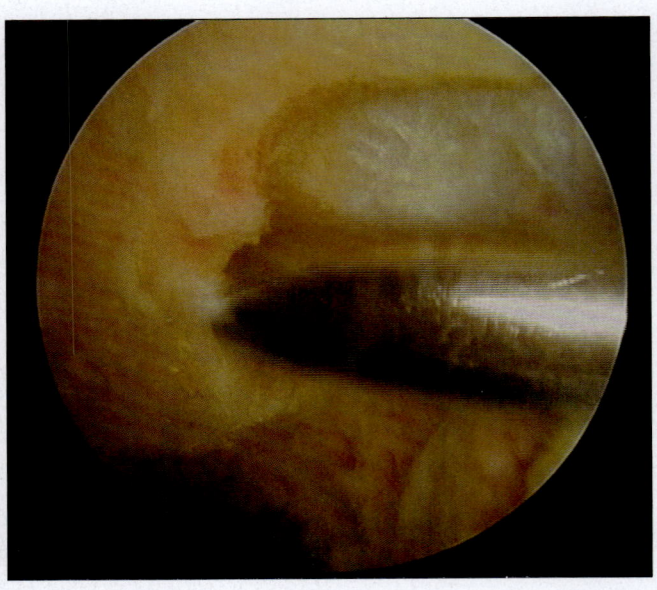
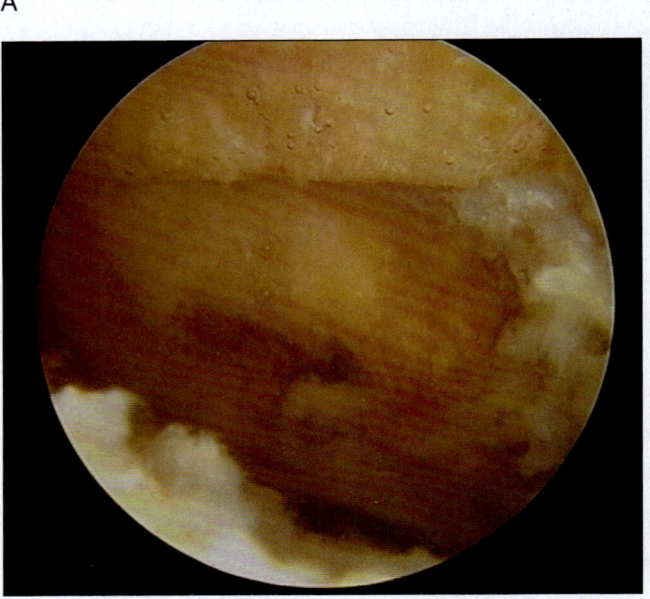

图9

第三步：辨认撕裂的类型及肩袖的活动度

- 通过外侧入路将关节镜置于肩峰下间隙，以观察撕裂的肩袖。
  - 部分撕裂通常累及关节侧。
- 在对撕裂的肩袖组织进行清理后，通过对显露在撕裂组织下方的大结节进行测量，估算肩袖撕裂的范围和厚度。
- 用工作套管的尖端、刨刀或带有标尺的探钩测量撕裂的大小。
  - 对于大于6cm的部分撕裂或肩袖厚度大于50%的部分撕裂均应进行修复。
- 轻度的全层撕裂往往累及冈上肌肌腱，多小于1cm。

注意事项

- 应尽可能快地完成肩峰成形术，以免操作时间长出现组织肿胀。
- 在行肩峰成形术之前，先确定肩袖组织的可修复性。
- 在巨大不可修复性肩袖撕裂及肱骨头已有上移的患者，禁行肩峰成形术。

器械/植入物

- 我们选择90°的 ArthroCare 射频刀头（ArthroCare Corporation, Austin, TX）。
- 我们用磨钻清除肩峰下骨赘。

争议

- 在有肩袖撕裂的病例中，有临床研究表明，是否行肩峰成形术对最终的预后没有明显的影响（Gartsman 和 O'Connor, 2004），所以一些医生也倾向于不行肩峰成形术。

- 中度的全层撕裂多为1～3cm，可累及整个冈上肌肌腱及部分冈下肌前部肌腱。
- 辨别肩袖撕裂的类型（Burkhart 等，2001），包括肩袖内缩程度、组织厚度和质量及撕裂范围和形态。
  - 辨认是否为新月形、U形、L形以及倒L形撕裂。
  - 根据撕裂的形态决定进行松解采用的技术。
- 用缝合过线器固定肌腱的末端并使肩袖保持活动度。
- 无论是在急性撕裂还是在慢性退变的病例，均应对盂肱关节内肱二头肌滑车结构进行松解，以增强肩袖的活动度（图10）。在进行该步骤时，应注意切勿松解超过1.5cm，以保护肱二头肌滑车内侧的肩胛上神经。
- 从肩峰下间隙对肩峰和肩袖之间的冈上肌粘连进行松解。
- 对于有慢性和退变性撕裂的病例，应进行更为积极的松解。如果通过牵拉仍不能覆盖大结节裸区，可进一步松解喙肱韧带及肩袖间隙。如果撕裂区域的后部仍有粘连，应对后方进行松解（具体操作细节见第6步）。

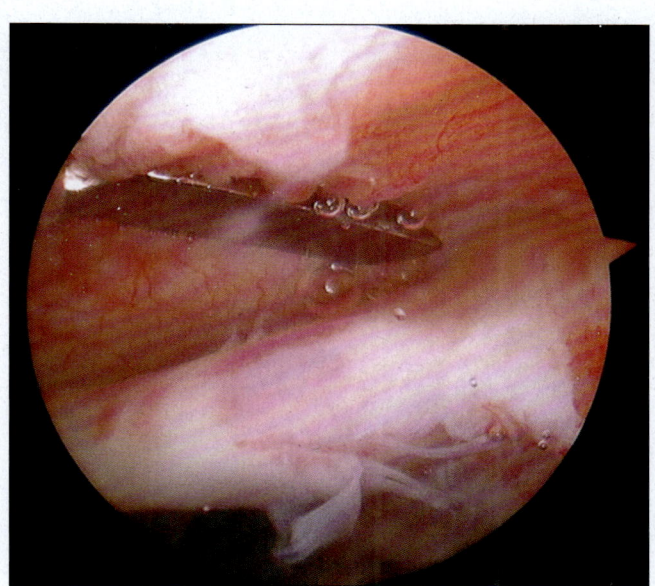

图10

手术要点

- 在评估肩袖活动度时，可使用缝合过线器导入缝线，对肩袖进行牵拉。

注意事项

- 如果使用软组织剥离器对关节内结构进行松解，应注意不要进入超过 1.5cm，以避免损伤肱二头肌长头肌腱内侧的肩胛上神经。

器械／植入物

- 无齿过线器齿（避免齿状结构损伤肩袖）
- 软组织剥离器
- 关节镜穿孔器
- 关节镜探钩

注意事项

- 避免对大结节过度去皮质化，否则这会使锚钉固定的强度减弱而拔出锚钉。
- 金属旋入锚钉的抗拔出力最大。
- 邻近肱骨头关节面边缘的皮质骨强度最大。

器械／植入物

- 单排重建或双排重建可使用金属 corkscrew 锚钉，锚钉钉尾带有两根高强度的缝合线。
- 生物可吸收锚钉和 4.5mm PushLock 锚钉（Arthrex Corp, Naples, FL）多用于双排重建。

第四步：对肱骨大结节的操作和锚钉的置入

- 用刨刀或磨钻清除大结节表面所有的软组织。
- 用磨钻去除大结节表面的骨皮质，显露松质骨，为肩袖修复创造理想的骨床。
- 用腰椎穿刺针定位锚钉置入的部位及角度。图 11 所示为用腰椎穿刺针（白色箭头所示）为右肩肩关节镜操作定位。将腰椎穿刺针经肩峰前外侧缘进入，与大结节呈 45° 角。
- 用尖刀做一个 3mm 切口，以便使锚钉、打孔器或钻头进入。
- 在直视下将锚钉拧入大结节。
  - 如骨质良好，用锤子将锚钉适度敲入以获得良好的把持力。
  - 对于骨质疏松的病例，不要用锤子打入锚钉。
- 锚钉置入角度为与大结节表面呈 45° 角，以获得最大的拉力。
- 将锚钉置入大结节裸区的最外侧以获得最大的肩袖覆盖面积。
- 锚钉钉尾的方向应正确，以便在打结推线时线结容易被推动。
  - 如拟行褥式缝合，锚钉的方向应平行于肱骨大结节。
  - 如只行简单缝合，锚钉的方向应平行于大结节。
- 锚钉的个数视撕裂类型而定。

第五步：缝线操作

- 用缝线过线器将缝线穿过肩袖组织。
  - 将缝线在过线器上装好后，用过线器逆行穿过肩袖。图 12 所示为右肩关节镜视野，是从外侧入路置入关节镜；从前外侧入路用 Scorpion 针芯（白色箭头所示）带线穿过肩袖。将缝线从肩袖穿过（黑色箭头所示）。
  - 缝合器张口的深度决定了缝合点距肌腱断端的最大距离。

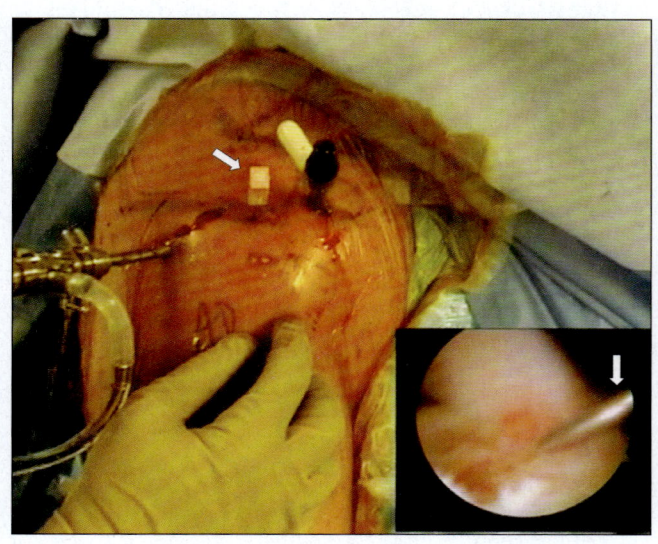

图11

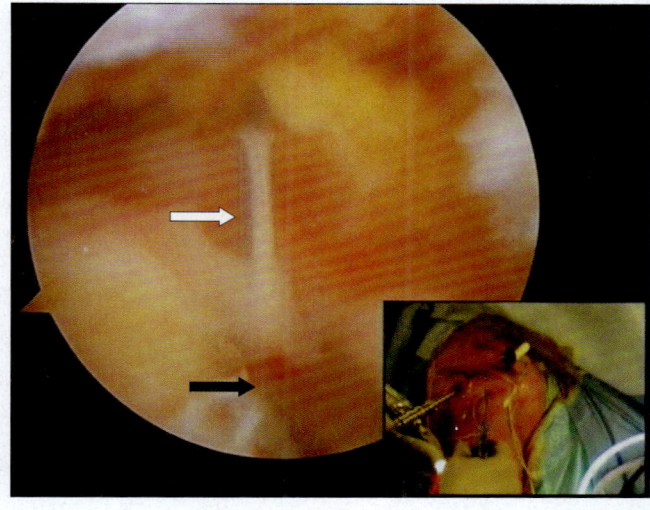

图12

争议

- 有的医生喜欢用可吸收锚钉缝合肩袖。新的生物可吸收锚钉具有可降解和促进移植物内成骨的特点。

- 穿刺缝合器可以在任意点对肩袖进行缝合。
  - 图13A 所示为将关节镜从外侧入路置入观察左肩的视野：一个鸟嘴样过线器从后方入路进入，将 FiberWire 缝线逆行穿过肩袖并带出。
  - 图13B 所示为将关节镜从外侧入路置入观察右肩的视野，用18号腰椎穿刺针（绿色箭头所示）带单线（箭头所示）穿过肩袖组织缝合。用齿状抓钳（黑色箭头所示）通过经肩袖间隙灰色的工作入路（白色箭头所示）抓住缝线。

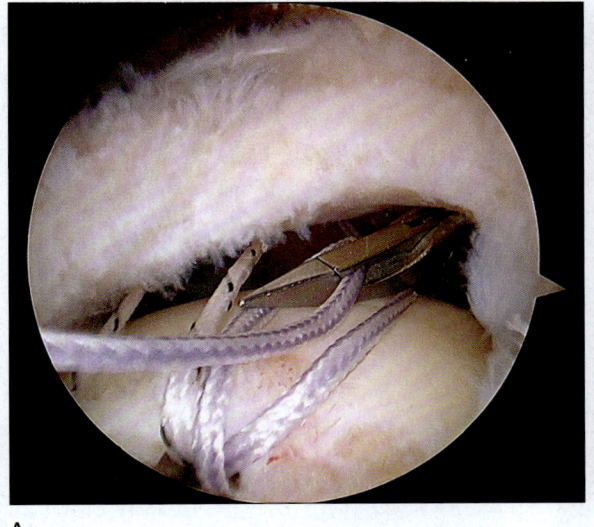

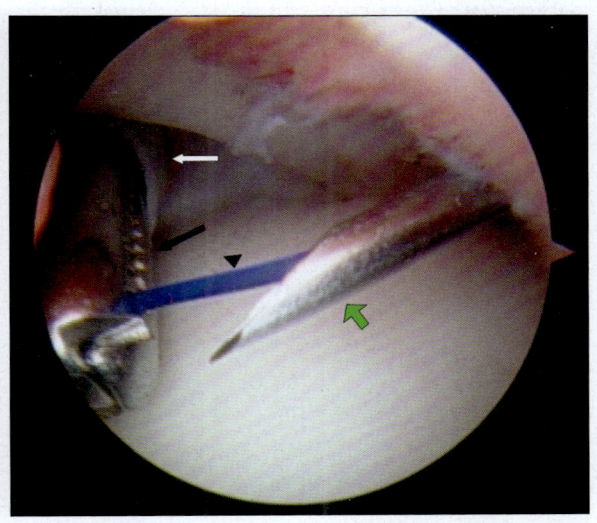

A   B

图13

手术要点

- 用18号腰椎穿刺针带线穿过肩袖进行缝合可以在很大程度上避免过线器造成的多肩袖的医源性损伤。
- 在腰椎穿刺针尾部用小的穿线器以利缝线穿过。
- 在对缝线打结固定时，与Ethibond缝线（Ethicon）相比，高强度的缝合线，比如FiberWire（Arthrex）或Orthocord（DePuy-Mitek, Raynham, MA）更结实，并且不易断裂（Deutsch和Taylor, 2006）。

注意事项

- 在缝合时，最好经外侧入路或前外侧入路进行观察，以确保缝线穿过肩袖全层，以获得满意的缝合效果。

- 腰椎穿刺针过线缝合法对肩袖的损伤最小，但需要多次往返过线。
- 最佳进针点在距离肩袖断端12～15mm处。在此处缝合可获得最佳的足印覆盖并防止缝线切割肩袖（Deutsch, 2006）。

第六步 A：肩袖部分撕裂的缝合技术

- 大多数部分肩袖撕裂病例都是关节侧的撕裂。图14针头所示是关节侧部分撕裂。
- 对关节侧撕裂进行清理，直至清除所有的退变组织。
- 当所有的退变组织清理完毕后，用带刻度的探钩测量部分撕裂的范围（图15）。
- 对裸露的大结节的范围进行评估。
- 关节侧的肩袖部分撕裂的治疗方法如下：
  - 单纯清理
    - 撕裂范围累及肩袖全层的厚度小于50%。
    - 活动量少的患者。
    - 无结构性损伤。
  - 肩袖清理的同时行肩峰下减压术
    - 撕裂范围累及肩袖全层的厚度小于50%。
    - 肩袖退变。
  - 肩峰下减压术＋关节镜下修复
    - 撕裂范围累及肩袖全层的厚度大于50%。
    - 活动量大的患者。

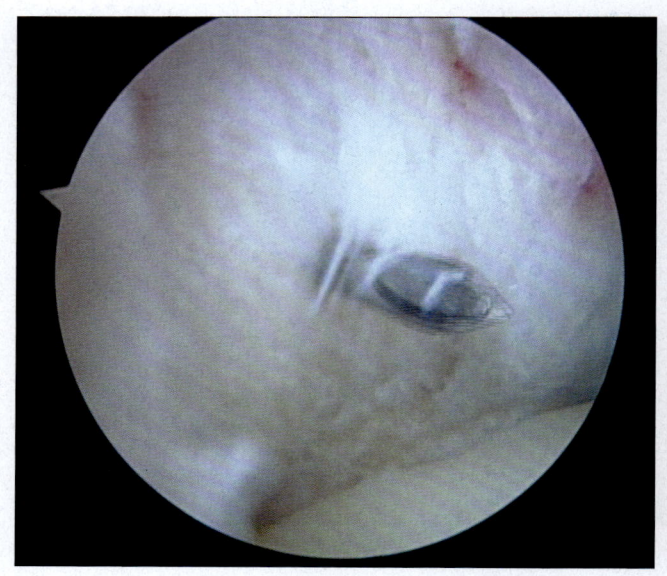

图14

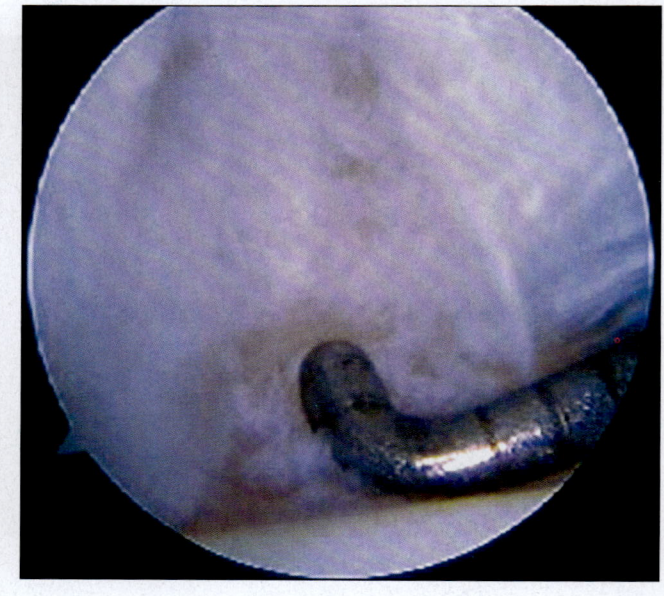

图15

器械/植入物

- 缝合过线器：Scorpion（Arthrex）或 Espressew（DePuy-Mitek）（图12）。
- 带线的抓线器：BirdBeak（Arthrex）或一次性 SutureLasso（Arthrex）（图13A）。
- 腰椎穿刺针（图13B）。
- 齿状抓线器，用来抓持经腰椎穿刺针导入的缝线。

争议

- 缝合过线器的类型很重要。尖端光滑的过线器在肌腱上的针孔更均匀，可降低缝线切割的风险（Chokshi et al., 2006）。
- 如果肌腱质量较差，可考虑用腰椎穿刺针作为过线装置。

手术要点

- 在进行肩峰下清理时，刨刀的刃应平行于肩袖肌腱的切线方向，以确保最大程度地清除滑囊并避免误伤肩袖组织。
- 在肩袖缝合技术中，腰椎穿刺针过线技术对肩袖的损伤最小。
- 通过外侧入路进行观察，确认缝线没有误将肱二头肌长头肌腱缝上。
- 最好选用带3枚缝线的锚钉，这样可以通过第三枚缝线对锚钉经过的肌腱进行水平褥式缝合。

- 在肩峰下间隙操作，用带套管的针将单根缝线从肩袖撕裂的一端导入。
- 将关节镜置于肩峰下间隙。
  - 充分清理肩峰下滑囊，以获得良好的肩峰下操作视野，同时防止过线和打结时软组织的干扰。
  - 充分评估肩袖撕裂的类型：是滑囊侧撕裂还是关节侧撕裂。
    - 如关节侧和滑囊侧同时撕裂，应在关节镜下清理撕裂组织之间的退变组织，将部分撕裂转化为全层撕裂。
    - 如关节镜检查确认无滑囊侧撕裂，将关节镜的观察口置入关节间隙内。
- 修复关节侧的肩袖部分撕裂有三种方法：将部分撕裂转化为全层撕裂；用腰椎穿刺针经关节侧对撕裂部位进行全层缝合；经肌腱缝合冈上肌肌腱关节侧部分撕裂技术。
- 将部分撕裂转化为全层撕裂
  - 可在下列情况中采用：
    - 部分撕裂的范围较大，累及整个冈上肌。
    - 肌腱质量较差或腱性部分菲薄。
    - 如果在将部分撕裂转化为全层撕裂后，在撕裂的软组织窗内不能很好地对大结节骨面进行操作时，应准备多个锚钉进行修复。
  - 用腰椎穿刺针从滑囊侧进针，穿过正常的肩袖组织以备缝合。
  - 腰椎穿刺针的进针方向应平行于已显露的大结节表面，并尽量靠近肩袖止点的外侧。
  - 用腰椎穿刺针尾部去除肩袖撕裂部分的组织，将其转化为全层撕裂。
  - 用关节镜套芯的钝芯穿过部分撕裂的部分，将其转化为全层撕裂。
  - 将刨刀伸入部分撕裂的部分，清除退变的组织，直至显露大结节骨面。将部分撕裂转化为全层撕裂。
  - 如果有必要，用抓钳去除部分撕裂周围退变的组织，向外侧清理直至肩袖外侧的止点，显露大结节骨面，为锚钉置入做准备。

- 修复的缝合方式同全层撕裂（见第六步 6B 和 6C）。
■ 轻度撕裂的软组织窗技术
- 将关节镜置于关节内间隙。
- 用腰椎穿刺针从滑囊侧穿过正常的肩袖组织。图 16 A 显示经左肩后侧入路观察，腰椎穿刺针经肩峰下间隙穿过部分撕裂的肩袖组织。
- 腰椎穿刺针的置入角度一般认为应与大结节骨面成 45°，并应尽可能地靠近肩袖外侧的止点部位。
- 用腰椎穿刺针的针尾由内向外清除退变组织，直到将肩袖的部分撕裂转化为全层撕裂，撕裂部分应至少达到 5mm。
- 将关节镜套芯插入部分撕裂的肩袖组织，将其转化为全层撕裂。
- 用刨刀和磨钻清除软组织窗内的退变组织，并对大结节的骨面进行准备（图 16B）。
- 将一双线锚钉经软组织窗打入，其方向与大结节骨面成 45°，并尽可能地靠外侧。
- 把锚钉的每一根尾线都穿过肩袖组织，以单纯缝合方式进行修复。图 16C 所示为经左肩后侧入路观察，将锚钉经软组织窗打入大结节。
  ◆ 可以在关节镜经外侧入路直视下用过线器将缝线穿过肩袖，也可以用 18 号腰椎穿刺针穿过肩袖。
  ◆ 如果用 18 号腰穿针过线，可将腰椎穿刺针经肩峰边缘插入并穿过肩袖间隙（图 16D）。将工作套管经前外侧入路插入，经套管用有齿抓线器将缝线带出。
- 先将腰椎穿刺针退出肌腱组织，再进行缝线的调整，否则腰椎穿刺针有可能会切割缝线。
- 用无齿的抓线钳从锚钉尾部理清缝线（图 16E），用过线器将缝线带过肩袖组织。

注意事项

- 在用磨钻或刨刀处理关节侧大结节骨面时，不应伤及正常的肩袖组织。如有必要，将撕裂的软组织窗进一步清理，以利于大结节侧的准备和锚钉置入。

争议

- 肩袖修复技术的选择取决于患者的年龄、活动量水平、肌腱的质量和术者的经验。
- 对于伴有质量较差组织的患者，最好不要采用直接经肌腱的修复。
- 如果采用经肌腱的缝合技术，应尽量减少在正常组织进行的过线和操作，以最大限度地保护肩袖组织。

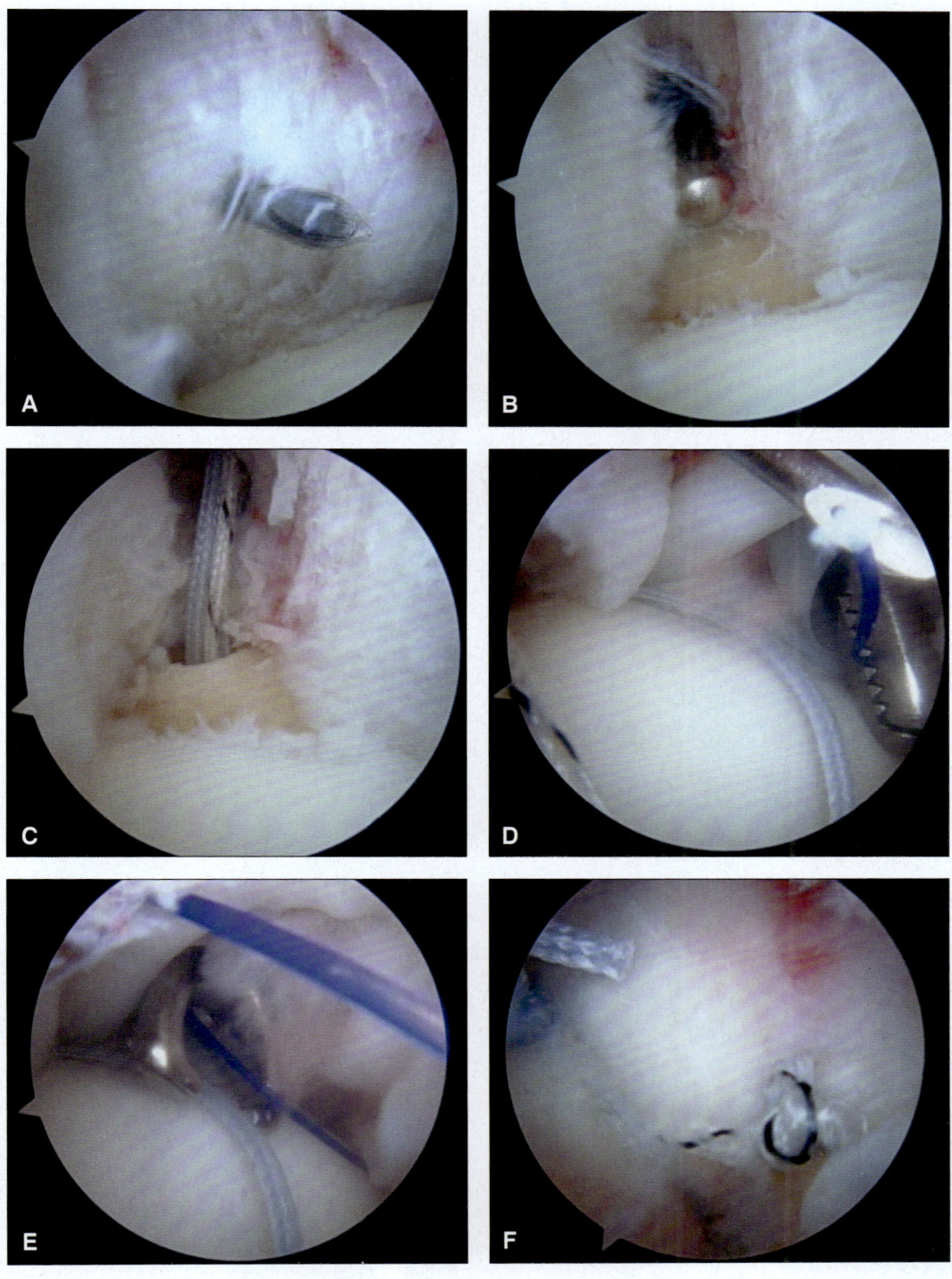

图16

- 把所有缝线理清后，将关节镜置于肩峰下，打结修复肩袖组织。图16所示为将关节镜由外侧入路置于肩峰下间隙，显示肩袖最终的修复情况。

手术要点

- 三线锚钉可以为缝合修复肩袖提供更好的稳定性。
- 将锚钉打入最靠近肩袖足印外侧的地方可使修复后的表面积最大（Deutsch，2006）。
- 如果使用高强度的缝线缝合肌腱质量较差的肩袖，应使用由内向外的单纯缝合方法或Mason-Allen缝合法，以避免缝线切割肩袖。

注意事项

- 在打结之前，确认一下肌腱的张力，以免造成修复后过紧。如有可能，可适当调整一下缝线缝住的组织量。过紧的缝合可能造成肩关节僵硬、疼痛及功能障碍（Murray等，2002）。

- 经肌腱将部分撕裂转化为全层撕裂的修复技术
  - 将关节镜置于盂肱关节内。
  - 在撕裂肩袖旁显露大结节并进行骨面的准备。
  - 用腰椎穿刺针从滑囊侧经部分撕裂的部分穿过肩袖组织，以此确认锚钉的打入角度。锚钉应与肱骨头关节面的边缘成45°。
  - 将锚钉经肩袖打入其邻近内侧足印的骨面（图17A）。
  - 用腰椎穿刺针将锚钉的两根尾线分别穿过撕裂组织的两侧，用抓线钳理线。
  - 将关节镜置于肩峰下间隙，在关节镜直视下打结。图17B所示为经肩峰下间隙观察用全层撕裂的修复技术修复的肩袖。

第六步B：单排锚钉修复轻度肩袖全层撕裂

- 对小于1.5cm的全层撕裂可采用单排锚钉技术修复。术中将带双线或三线的锚钉打入大结节外侧并将尾线与肩袖组织进行单纯缝合可取得较好的效果。

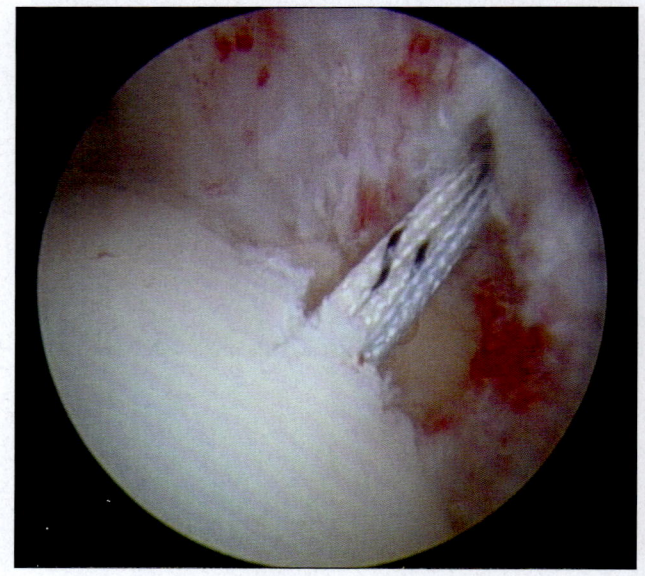

A   B

图17

- 将关节镜置于盂肱关节内。
- 将刨刀置于全层撕裂的部分，清除所有的退变组织。
- 对大结节骨面进行准备。
- 将关节镜经外侧入口置入肩峰下间隙。
- 在腰椎穿刺针的引导下建立另一个辅助前外侧入路。
- 经辅助前外侧入路将关节镜置入观察肩袖。
- 只有将关节镜置于盂肱关节内，在关节内观察下才可能将后方的滑囊及退变组织清除。这样才能直视后方的肩袖组织。
- 所用锚钉的数量取决于撕裂的范围、有无层间撕裂、肌腱的质量以及肩袖肌腱的活动度。
- 单排锚钉修复
  - 经外侧入路将关节镜插入肩峰下间隙。
  - 在腰椎穿刺针的引导下沿肩峰边缘创建辅助入路，以利于缝合过线。
  - 在大结节最外侧打入一枚三线锚钉，并检查其拧入后的稳定性。
  - 确定锚钉钉尾的方向，以利于缝线穿过及理线。一般而言，外侧为三根线，内侧为三根线。
  - 用无齿抓线钳将内侧的三根缝线经前外侧入路拉出。在理线时可用工作套筒，也可以不用。
  - 将缝线装进过线器，在肩峰下间隙操作，穿过撕裂的肩袖组织的前缘。
  - 将剩下的位于内侧的两根缝线以同样方式穿过。每根缝线之间的距离约为 5～8mm。
  - 将关节镜插入前方入路。从外侧入路或前外侧入路插入一个空的工作套筒。
  - 对缝线进行理线，把成对的缝线由前向后理顺，分别打结，将肩袖固定在肱骨大结节上。

争议

- 对单排锚钉技术而言，建议将锚钉植入点选在邻近关节软骨的大结节骨面上，以避免修复后肩袖过紧。如需增加肩袖修复的面积，可将锚钉打在大结节最外缘或肩袖足印的边缘，在肩峰下间隙内并在关节镜监视下打结固定。
- 缝合技术包括单纯缝合、褥式缝合、改良的 Mason-Auen 缝合。关节镜下的 Mason-Allen 缝合技术提供的生物力学强度较其他缝合方法稍弱。改良的 Mason-Allen 缝合法结合了褥式缝合与单纯缝合的特点，与经典的 Mason-Allen 缝合法比较而言，可显著减少缝线对肩袖组织的切割。

第六步 C：双排锚钉技术修复中度肩袖撕裂

- 双排锚钉技术通过内排锚钉和外排锚钉的固定可以很好地重建肩袖足印。
- 双排锚钉固定技术能够增大腱-骨结合部的接触面积（Kim 等，2005）。
- 很容易将有回缩的 1.5～3cm 肩袖撕裂松解至大结节外侧缘，这时可采用双排锚钉修复技术。内排使用 1～2 枚锚钉，外排可采用褥式缝合或单纯缝合进行固定。另外，也可选用 1～2 枚 PushLock（Athrex）或 Versalok（DePuy-Mitek）锚钉通过关节镜下"经骨缝合"技术进行外排重建。
  - 对 1.5cm 的撕裂而言，可在内排采用 1 枚三线锚钉，外排采用 1 枚普通锚钉重建。
  - 对 2cm 的撕裂病例，可在内排使用 2 枚双线锚钉，外排使用 1～2 枚锚钉固定。图 18A 所示为经外侧入路观察肩峰下视野，显示为 2cm 的冈上肌撕裂。插图为关节镜通过外侧入路。
  - 对 3cm 的撕裂病例，内排使用 2 枚三线锚钉固定，外排使用 2 枚锚钉固定。
- 经外侧入路使关节镜进入肩峰下间隙（图 18A）。
- 在腰椎穿刺针的引导下沿肩峰边缘做辅助入口作为缝线通道。图 18B 所示为将腰椎穿刺针（黑色箭头）经肩峰前外侧缘进入肩峰下间隙。该图显示了从肩峰下间隙可见腰椎穿刺针（黑色箭头）位于肩袖足印与关节软骨交界处。
- 经大结节内侧沿关节面边缘打入锚钉。如置入 2 枚锚钉，两钉间距应约为 1～1.5cm。
- 拧入锚钉前应掌握好锚钉的方向，以便尾线可以拉拢肩袖撕裂的部分并顺利打结。
- 用无齿抓线钳将最靠前的内侧缝线经前外侧入路理出。可用以工作套筒帮助理线，但非必须。
- 将缝线装在过线器上，经肩峰下间隙穿过撕裂的肩袖组织的边

手术要点

- 锚钉的数量取定于撕裂的范围及肩袖的活动度。一般而言，每 1cm 的撕裂用一枚锚钉。
- 三线锚钉与双线锚钉相比，在修复时每个锚钉可对缝合进行额外的加强。这样可以减少手术中锚钉的使用数量并提高缝合固定的稳定性。
- 在打结时向外侧牵拉肩袖组织有助于将肩袖复位至足印。

注意事项

- 在对肩袖进行松解后，要时常检查肩袖的活动度。如不能将肩袖拉回肱骨大结节的外侧缘，或感觉肩袖张力过大，应考虑使用单排锚钉修复技术，以避免肩袖过紧。肩袖缝合过紧可导致术后关节软骨、骨或肩袖处发生挛缩或缝线脱落。

争议

- 经骨缝合技术可为肩袖足印处提供很大的接触面压力，但同时也会因肩袖缝合过紧而影响血供及肌腱愈合。

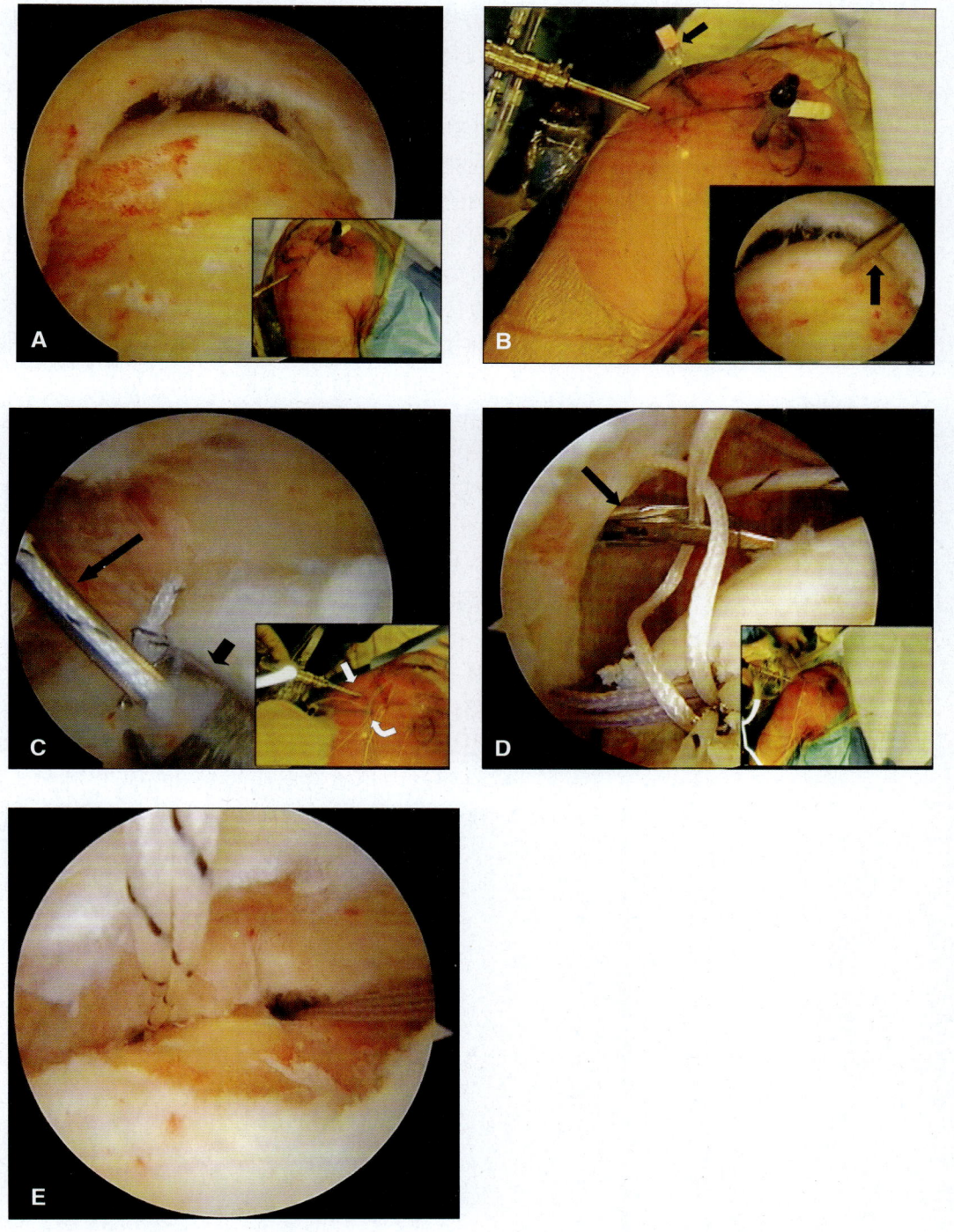

图18

缘。图18C所示为经外侧入路显示的肩峰下视野：用Scorpion缝合钳（短黑色箭头）将缝线带针芯（长黑色箭头）穿过肩袖组织。插图为体外观察图像。将关节镜（直白色箭头）经外侧入路进入。将Scorpion（弯白色箭头）经前外侧入路进入。

- 将其他的缝线以同样的方式进入。缝线间距为5～8 mm。

- 另外，也可以用 BirdBeak 过线器或其他相似的过线装置将缝线穿过肩袖（图 18D，黑色箭头）。
■ 在内排锚钉的缝线完成过线后，将关节镜经前方入路置入，并在前外侧及外侧入路放置两个工作套筒。
■ 将内排锚钉的尾线理线后收紧、打结。图 18E 显示经外侧入路得到的肩峰下视野，显示了内排锚钉缝合打结后的情况。本例患者内排采用了 2 枚三线锚钉固定，但每枚锚钉只用了两根装置线，第三根装置线可从锚钉外部看到。
■ 如拟行外排锚钉固定，可在打结后将内排锚钉的尾线剪断。
  - 将关节镜经外侧入路插入（图 19A），用腰椎穿刺针作为外排双线锚钉尾线的过线装置（图 19A）。
  - 用缝合过线器将每根缝线的一端穿过撕裂肩袖的外缘。
  - 将关节镜插入前方入路，经外侧入路插入工作套管。将各缝线理线后打结。打结完毕后将剩余尾线用推结剪线器剪断。图 19B 显示了经前方入路得到的肩峰下视野：双排缝合固定完成。M：内排缝合；L：外排缝合。
■ 如采用经骨缝合技术固定，内排锚钉在完成缝合后暂不剪断尾线，留待内排固定时用。
  - 将关节镜经前外侧入路置入。
  - 将内排缝线的尾线理线后经外侧入路拉出，使缝线越过肩袖组织的表面。将缝线穿过外排固定钉 PushLock 的钉尾。
  - 将穿过内排锚钉尾线的 PushLock 经外侧入路进入肩峰下间隙。PushLock 的方向与大结节表面垂直。图 20A 显示经前外

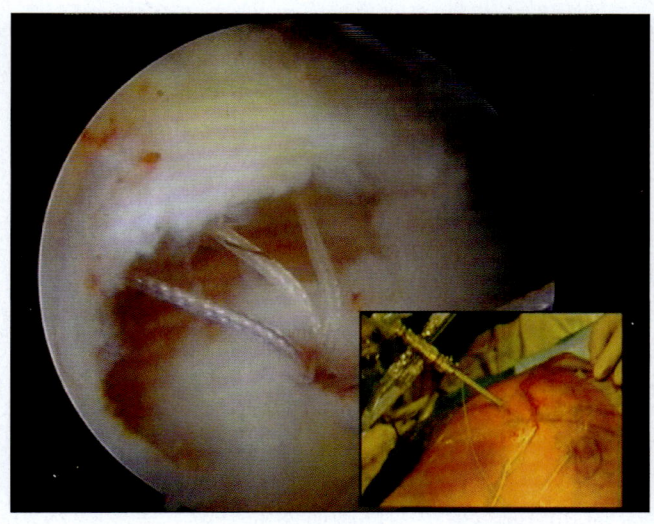 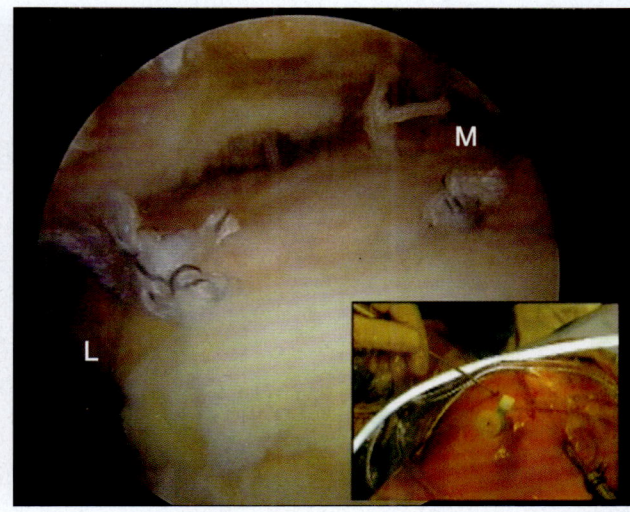

图19

侧入路得到的肩峰下视野：内排锚钉的尾线（白色箭头）穿过 PushLock 锚钉（黑色箭头）的钉尾，将 PushLock 锚钉置于与大结节垂直的方向。

- 收紧缝线并通过来回牵拉调整肩袖的张力。将 PushLock 锚钉带缝线尾端打入骨皮质。图 20B 所示为经外侧入路得到的肩峰下视野：显示双排固定缝合肩袖。
- 用剪线器将剩余缝线尾剪断。

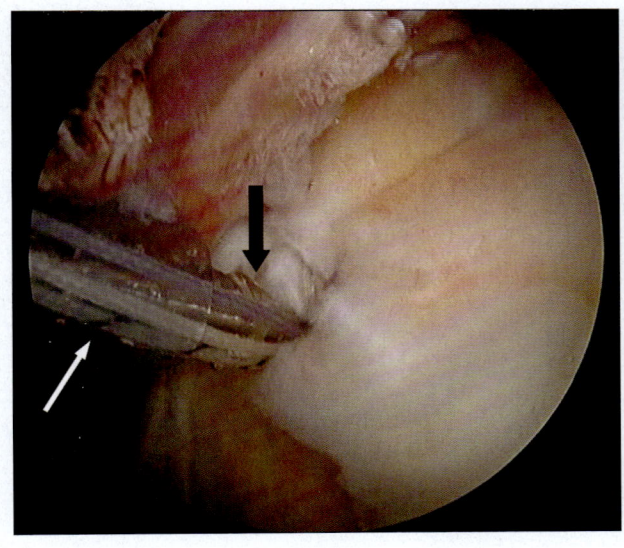 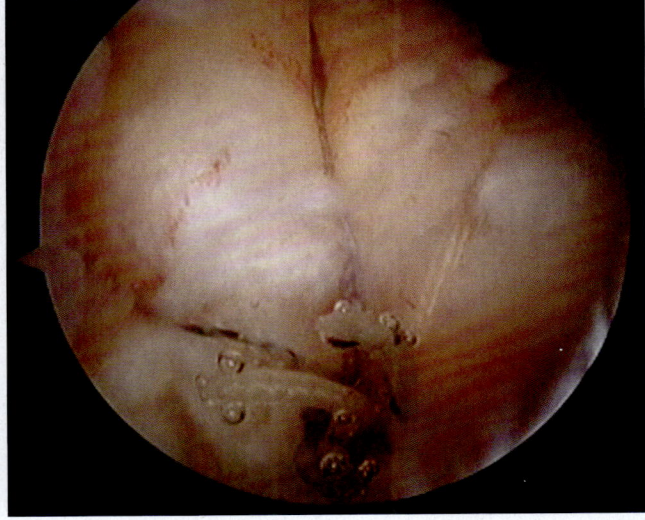

图20

手术要点

- 从前外侧入路观察，经外侧打结，这样可以比较容易对后方的缝线进行操作。

器械/植入物

- 推结器
- 剪线器

手术要点

- 根据患者的具体情况制订康复方案以避免关节僵硬。
- 在4周后逐渐增加肌肉的伸展练习。合并以下情况的患者应谨慎增加练习量。
  - 糖尿病。
  - 肩关节前屈小于90°。
  - 双排缝合或采用全层撕裂的修复技术修复。
- 对患者进行健康教育，告知患者手术治疗的目的，以避免患者错误地期望并使其理解和配合康复锻炼计划。

注意事项

- 没有使用吊带对修复的肩袖进行保护。
- 没有同康复师交流。
- 过早地进行抗阻力训练。

第七步：打结

- 我们习惯将第一个结打滑动结，后两个结交替反打加强。

术后护理和预后

- 对于肩袖部分撕裂以及轻度的肩袖全层撕裂患者，康复锻炼按照下述计划进行（Deutsch 等，2006）：
  - 术后第1天即可开始钟摆运动。
  - 术后第8天开始在仰卧位下进行被动内外旋练习。
  - 术后第28天开始在桌面向前滑动上肢（闭链上举练习）。
  - 术后第7周开始辅助下的主动肩关节前屈练习及三角肌等张练习。
  - 术后第8周开始训练肩关节周围肌肉的力量。
  - 术后第12周可在腕关节水平通过橡皮带拉伸活动训练肌肉力量。
  - 术后第16周用橡皮带进行外展及上举的肌肉群力量练习。
  - 术后6个月后可以恢复工作及娱乐性的体育活动。
- 对于中度的肩袖全层撕裂患者，康复锻炼按照下述计划进行（Deutsch 等，2006）：
  - 术后第1天可开始钟摆运动。
  - 术后第8天开始在仰卧位下进行被动内外旋练习。
  - 术后第28天开始在桌面向前滑动上肢（闭链上举练习）。
  - 撕裂范围在2cm的患者可在术后8周开始辅助下的主动肩关节前屈练习及三角肌等张练习。撕裂范围在3cm的患者在术后12周再开始此项练习。
  - 术后8周开始训练骨关节周围肌肉的力量。
  - 撕裂范围在2cm的患者可在术后14周进行腕关节水平的橡皮带拉伸活动以训练肌肉力量。撕裂范围在3cm的患者在术后18周再开始此项练习。
  - 撕裂范围在2cm的患者在术后22周可用橡皮带进行外展及上举的肌肉群力量练习。撕裂范围在3cm的患者在术后26周再开始此项练习。
  - 撕裂范围在2cm的患者在8个月后可以恢复工作及娱乐性的体育活动。撕裂范围在3cm的患者推迟至12个月后。

> **争议**
> - 对于部分肩袖撕裂和轻度肩袖全层撕裂的患者，我们允许患者在术后早期开始主动的腕关节水平的内、外旋活动。

- 部分肩袖撕裂的手术疗效在下列作者的报道中为优（Deutsch，2007）。在经单排锚钉或双排锚钉缝合的肩袖中度撕裂的病例中，缝合后肩袖结构恢复良好及临床结果较好。不仅如此，据报道疼痛视觉模拟评分、美国肩肘外科医师（American Shoulder and Elbow Surgeons）功能评分及患者恢复工作的比率也有大幅提高（Deutsch，2007；Gartsman 等，1998；LaFosse 等，2008）。

> **并发症**
> - 持续疼痛
>   - 肩袖肌腱质量差，没有愈合。
>   - 肩袖结构不良。
>   - 肩峰下减压不充分、肩锁关节退变和（或）肱二头肌长头肌腱炎等导致的疼痛。
> - 再撕裂
>   - 通常与此相关的是肌腱质量差、高龄、多个肌腱撕裂或肩袖初次撕裂后回缩明显。
>   - 如果肩袖再撕裂有明显的临床症状，应再行修复手术。
> - 肩关节僵硬
>   - 可能的原因是肩袖缝合过紧或制动时间过久（Burkhart 等，1997）。
>   - 患者术前合并肩关节囊粘连性凝肩。在此类患者中，应在适当治疗并待活动度恢复后再行肩袖修复手术。

证据

Burkhart SS, Danaceau SM, Pearce CE. Arthroscopic rotator cuff repair: analysis of results by tear size and by repair technique—margin convergence versus direct tendon-to-bone repair. Arthroscopy, 2001, 17: 905-12.
　　该研究指出：关节镜下修复肩袖撕裂可取得较好的临床疗效。对 U 形的肩袖撕裂采用边缘缝合方法临床疗效与新月形撕裂相似。上述两种撕裂类型均采用腱 - 骨缝合的技术。[Ⅲ级证据（病例研究）]

Burkhart SS, Johnson TA, Wirth MA, Athanasiou KA. Cyclic loading of transosseous rotator cuff repairs: "tension overload" as a possible cause of failure. Arthroscopy. 1997; 13: 172-6.
　　作者研究发现：如果对肩袖修复采用"张力过大"的缝合方式，那么肌肉的肌性组织与腱性组织的功能单元将暂时失效，正常的肌肉长度及肌张力的功能单元将逐渐重建。但作者提出：应尽可能地在无张力的情况下缝合肩袖。另外，经骨缝合的外排锚钉不应过紧，将其打在干骺端的松质骨内更有利于愈合。（实验室研究）

Chokshi BV, Kubiak EN, Jazrawi LM, Ticker JB, Zheng N, Kummer FJ, Rokito AS. The effect of arthroscopic suture passing instruments on rotator cuff damage and repair strength. Bull Hosp Joint Dis, 2006, 63: 123-5.
　　作者用四种器械进行了肩袖缝合（SutureLasso、直 BirdBeak、Viper 和 Mayo 针）。作者研究发现：只有 SutureLasso 和 Mayo 针缝合的肩袖在高载荷的情况下会失效，而另两种缝合器械在相对较低的载荷下即出现了失效。作者认为，BirdBeak 和 Viper 两种器械在缝合时的针眼较大，对肩袖结构的破坏较大，导致了其在相

对较低的载荷下即失败。（实验室研究）

Deutsch A. Arthroscopic repair of partial-thickness tears of the rotator cuff. J Shoulder Elbow Surg, 2007, 16: 193-201.

前瞻性研究显示，对于肩袖部分撕裂病例，关节镜下修复可取得良好的临床效果。[Ⅱ级证据（前瞻性研究）]

Deutsch A. Arthroscopic rotator cuff repair: the effect of depth of suture passage on three-dimensional repair site surface area and load to failure using single-row anchor fixation. Paper presented at the Seventy-third Annual Meeting of the American Academy of Orthopaedic Surgeons, Chicago, IL, March, 2006.

作者发现，肩袖肌腱的体积与修复后其覆盖面积、力学强度存在线性相关性。

Deutsch A, Guelich D, Mundanthanam G, Govea C, Labiss J. The effect of rehabilitation on cuff integrity and range of motion following arthroscopic rotator cuff repair: a prospective, randomized study of a standard and decelerated rehabilitation protocol. Paper presented at the Twenty-third Closed Meeting of the American Shoulder and Elbow Surgeons, Chicago, IL, September 2006.

作者建议术后进行较为保守的康复锻炼：包括术后4周后再进行肩关节上举的被动练习，以预防肩袖修复失败。该康复计划不会增加术后肩关节僵硬的危险性。[Ⅰ级证据（前瞻性随机对照试验）]

Deutsch A, Taylor M. A prospective comparison of Ethibond vs. FiberWire Suture for Arthroscopic Rotator Cuff Repair. Study presented at the Seventy-third Annual Meeting of the American Academy of Orthopaedic Surgeons, Chicago, IL, March, 2006.

Gartsman GM, Khan M, Hammerman SM. Arthroscopic repair of full-thickness tears of the rotator cuff. J Bone Joint Surg [Am]. 1998; 80: 832-40.

关节镜下对全层肩袖撕裂可获得满意的临床效果。虽然该术式技术要求较高，但切口小，对软组织的损伤小。

Gartsman GM, O'Connor DP. Arthroscopic rotator cuff repair with and without arthroscopic subacromial decompression: a prospective, randomized study of one year outcomes. J Shoulder Elbow Surg, 2004, 13: 424-6.

在此试验中，对于肩袖撕裂合并Ⅱ型肩峰的患者给予了关节镜肩袖修复，对其进行关节镜下肩峰成形术，术后ASES功能评分不受影响。[Ⅰ级证据（前瞻性随机对照试验）]

Kim DH, Elattrache NS, Tibone JE, Jun BJ, Delamora SN, Kvitne RS, Lee TQ. Biomechanical comparison of a single-row versus double-row suture anchor technique for rotator cuff repair. Am J Sports Med, 2006, 34: 407-14.

作者研究发现，双排锚钉固定术可增强术后力量，但同时可能增加肩关节僵硬发生的可能性。与单排锚钉修复相比，该术式还可降低术后肌腱间隙形成和缝合过紧的风险。（实验室研究）

LaFosse L, Brzoska R, Toussaint B, Gobezie R. The outcome and structural integrity of arthroscopic rotator cuff repair with use of the double row suture anchor technique: surgical technique. J Bone Joint Surg [Am], 2008, 90: 275-86.

作者对105例冈上肌撕裂（合并或不合并冈下肌撕裂）病例进行了双排锚钉固定的前瞻性研究。作者认为，较以往的缝合方法而言，双排锚钉的固定方式可降低术后失败的风险。[Ⅱ级证据（前瞻性综述）]

Murray TF, Lajtai G, Mileski RM, Snyder SJ. Arthroscopic repair of medium to large full-thickness rotator cuff tears: outcome at 2- to 6-year follow-up. J Shoulder Elbow Surg, 2002, 11: 19-24.

作者报道，在45例均采用关节镜下肩袖修复术的病例中，对44例患者术后平均39个月的临床随访表明临床效果满意。[Ⅱ级证据（回顾性综述）]

4 肩袖撕裂的开放手术修复

Andrew S. Neviaser, Robert J. Neviaser

注意事项

- 肩袖损伤性关节病是肩袖修复的禁忌证。
- MRI 或 CT 检查见肩袖肌肉严重的脂肪浸润（Goutallier 分级 3 级或 4 级）提示治疗效果不佳，这是肩袖修复手术的相对禁忌证。
- 活动性感染也属于禁忌证。

争议

- 对于肩袖巨大撕裂、脂肪浸润严重且对肩关节功能要求不高的老年患者，肩袖清理、肩峰下减压和肱二头肌长头肌腱切断可使患者从手术中受益。
- 对于年轻患者的巨大肩袖撕裂，可考虑行肌腱移植或肌腱转位（将在后面的章节中详述）。

治疗方案

- 所有治疗最主要的目的是：缓解疼痛，其次才是恢复关节功能。因此，非手术治疗的目的应该是缓解疼痛。
- 肩峰下封闭比口服非甾体类抗炎药对于疼痛的控制更快且更有效。
- 如果疼痛允许，可以尝试进行伸展练习和旋转及前屈的力量练习。
- 如果保守治疗不能很好地缓解疼痛，则需手术治疗。

适应证

- 开放的肩袖修复手术适用于几乎所有的有疼痛症状的肩袖撕裂病例，尤其是巨大肩袖撕裂和保守治疗无效的病例。
- 肩袖撕裂影响肩关节功能也是适应证之一。但需要注意的是，术后疼痛缓解较为明显，但功能恢复的可预知性却相对较低。
- 对急性、创伤性的肩袖撕裂需要早期进行手术治疗。

临床检查／影像学检查

- 对每一位患者都应进行标准的肩关节体格检查，包括：肩关节各个方向的主动及被动活动，有无肌肉萎缩（图1），外旋力量是否正常，抬离试验和压腹试验（图 2A 和 2B），以及肩袖主动活动的相应体征（图 3A 和 3B）。
- 放射线照片应包括肩关节正（包括肱骨内旋及外旋位）侧位及腋位。
  - 拍摄冈上肌出口位以评估肩峰形态（Ⅰ～Ⅲ型），并由此评估是否需要行肩峰成形术。
  - 在平片上可以直接观察肩锁关节有无退变、关节间隙有无变窄以及肱骨头与肩峰之间的距离有无改变等。
- 其他术前评估包括 MRI 和超声检查。

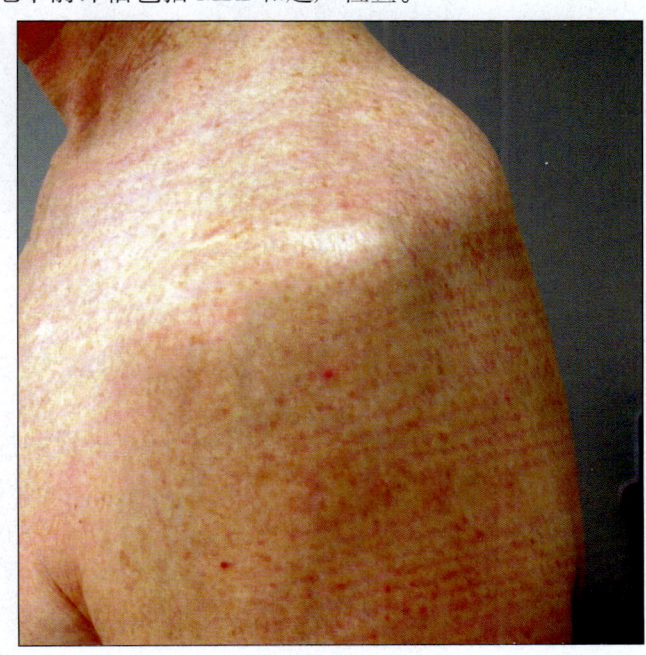

图1

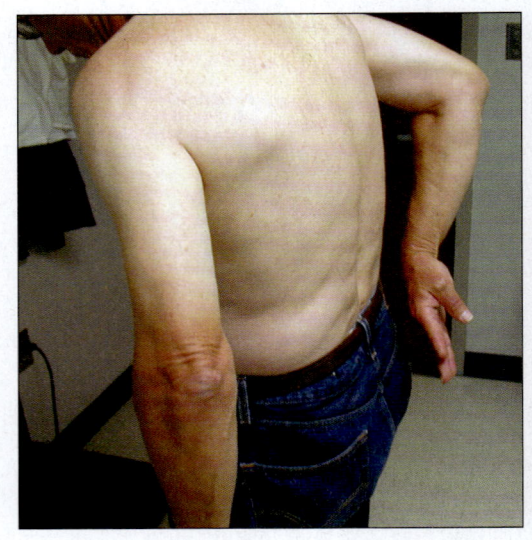
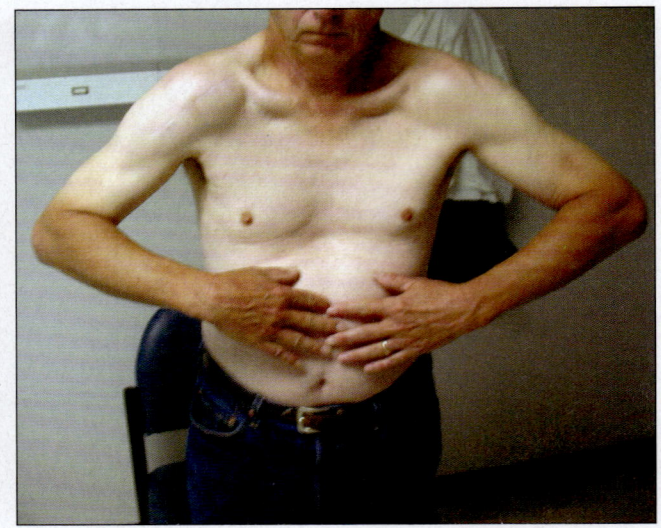

A　　　　　　　　　　　　　B

图2

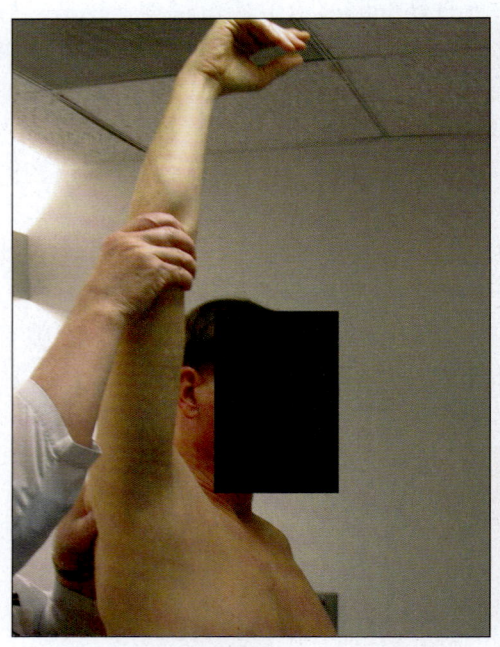
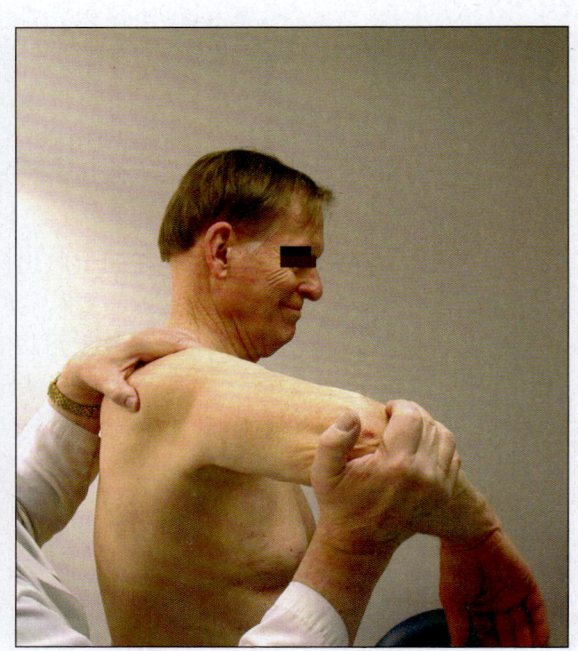

A　　　　　　　　　　　　　B

图3

- MRI 是目前诊断肩袖病变、病变范围及程度的金标准（图 4A-C）。MRI 检查还能够评估肩袖有无萎缩及脂肪浸润，以及关节软骨的情况，并由此制订详尽的术前计划。
- 超声检查方便、便宜，但检查效果受检查者和仪器的影响很大。

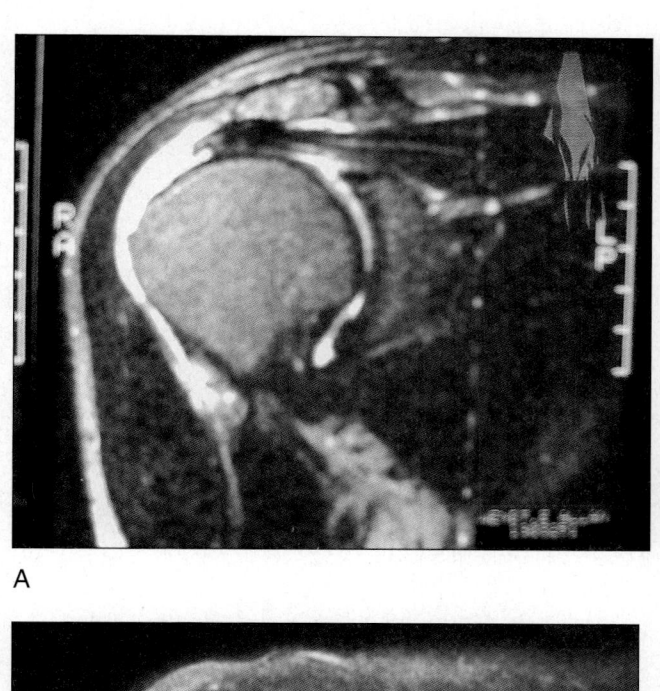
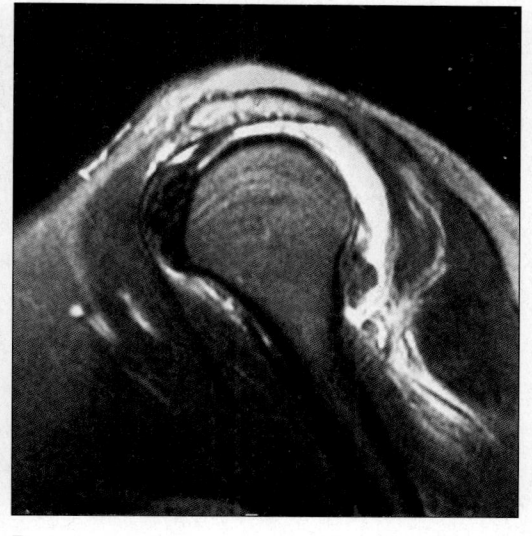

图4

外科解剖

- 盂肱关节周围自浅至深由四层软组织（包括肌肉及筋膜）构成（Cooper 等, 1993）。
  - 第一层是皮肤、皮下组织、深筋膜，还包括胸大肌和三角肌。
    - 三角肌起自肩峰及锁骨外端。三角肌的三束纤维在肱骨上段的外侧止于三角肌粗隆。
    - 胸大肌起自胸骨及锁骨近端，其肌腱斜向外下方走行，止于肱骨结节间沟的外侧。

- 肌肉下方的第二层包括前方的锁胸筋膜和后方的肩胛区筋膜。在这一层内的结构还有喙肩韧带（自肩峰的前下方至喙突）。三角肌下方的滑囊是第二层最深部的结构，有利于肩袖在喙肩韧带下方滑动。
- 肩袖是第三层结构，包括冈上肌、冈下肌、肩胛下肌和小圆肌。
  - 后方肩袖肌肉：冈下肌起自肩胛骨后方的冈下窝，止于肱骨大结节中部及后外侧部分；小圆肌起自肩胛骨后外侧缘，止于肱骨大结节的下部。
  - 上方肩袖是冈上肌。冈上肌起自肩胛骨冈上窝，止于肱骨大结节的上部和前部，其止点较冈下肌靠前。
  - 肩袖肌肉中最大的是肩胛下肌：起自肩胛骨前面的肩胛下窝。肩胛下肌是唯一止于小结节的肌肉。
  - 肱骨横韧带起于小结节，跨过结节间沟，止于肱骨大结节。在该韧带深面的结节间沟内，走行有肱二头肌长头肌腱。该肌腱上行进入盂肱关节，止于肩胛盂上方的盂上结节。其止点位于肩袖间隙（后有详述）的上外侧。长头肌腱的滑膜组织与盂肱关节内的滑膜相通，关节内的病变（诸如骨性关节炎、凝肩等）也可影响该肌腱。
  - 在冈上肌前缘和肩胛下肌上缘之间的三角形间隙是肩袖间隙。该间隙位于喙突的外侧。

- 第四层是盂肱关节的关节囊。关节囊的大部分与肩袖组织的腱性部分相互交织融合，只有在肩袖间隙和腋囊下方的部分相互分开。
- 浅层肌肉（胸大肌和三角肌）的神经支配来自胸壁外侧神经和腋神经。
  - 腋神经来源于臂丛后束，该神经的走行经过肩胛下肌上方，在肱骨外科颈水平转向后方。腋神经在穿出四边孔之前走行在盂肱关节下方，发出肌支进入三角肌。
  - 在对肩胛下肌进行操作时，应辨认及保护腋神经以防损伤。
  - 腋神经也支配小圆肌。
- 肩胛上神经支配冈上肌和冈下肌。该神经是臂丛上干的分支，走行于肩胛骨冈上窝内，穿过肩胛横韧带下方的肩胛上切迹。在肌支（通常有两束肌支）进入冈上肌后，肩胛上神经穿过肩胛盂切迹进入冈下肌。
- 肩胛下肌接受肩胛上神经和肩胛下神经的支配。

体位

- 患者取坐位（图5A），患肢自然下垂（图5B），可在各个方向上自由摆放。
- 这个体位比沙滩椅体位更为直接，术者可以从上方直视肩袖组织。
  - 可以方便地从后上方观察，也可以从前方和上方观察。
  - 这个体位对肩胛下肌和小圆肌的显露也很有帮助。

手术要点

- 可移除手术床的两侧部分以显露整个肩关节的前面和后面。这对手术操作很有帮助。

入路 / 显露

肩关节镜下肩峰减压和小切口肩袖修复术

- 建立一个标准的后方可视入路观察盂肱关节内的结构。注意观察肱二头肌长头肌腱。任何关节内的操作都可以在这一步完成。

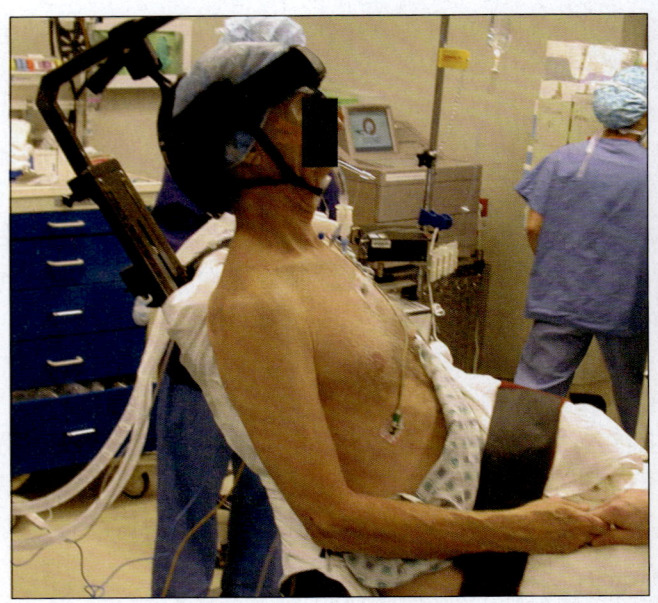
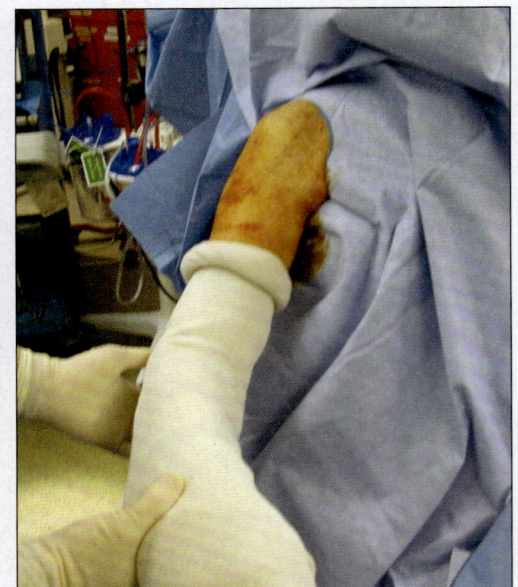

图5

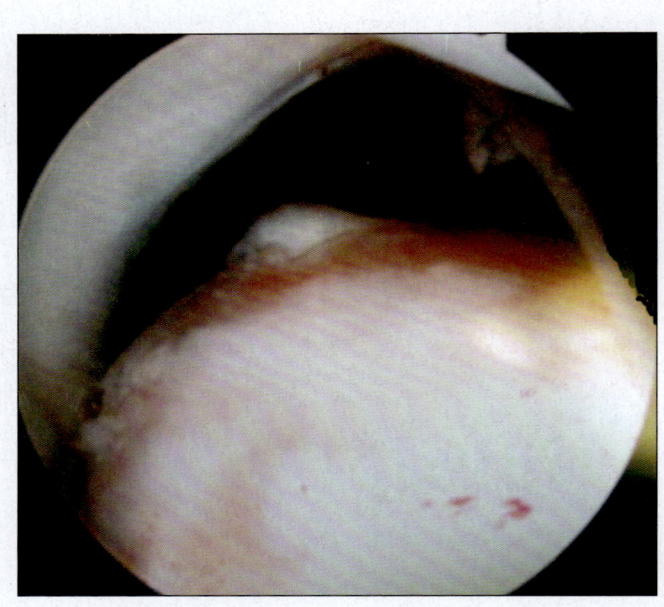

图6

在关节侧检查肩袖的撕裂及缺损情况（图6）。之后，仍使用后方入路将关节镜移至肩峰下间隙以检查肩袖。

- 充分清除肩峰下滑囊以显示肩袖撕裂部分的边缘。在这一步，可同时行肩峰成形术并将缝线穿过撕裂的腱性部分（后有详述）。

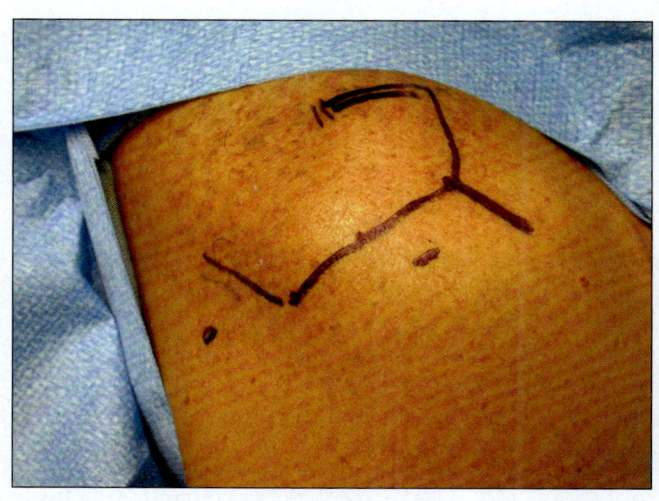

图7

> **注意事项**
>
> - 对于行关节镜下肩峰减压和小切口肩袖修复的病例,无需从起点进行三角肌剥离。注意在分开三角肌时不要切开其起点的腱性部分(如剥离三角肌的起点)。
>
> - 对于行切开修复肩袖的病例,切开三角肌起点会影响术后肩关节的功能。

- 在肩峰前角做一个 1.5~2cm 的小切口(图7)。沿三角肌纤维方向分离三角肌,将窄的拉钩放入肩峰下,显露撕裂的肩袖。

切开修复

- 切口在上方起自肩锁关节后部,经整个肩锁关节,止于喙突尖(图8A 和 8B)。
- 将三角肌沿肌纤维方向分离,将切口终止于喙突水平(图9A 和 9B)。

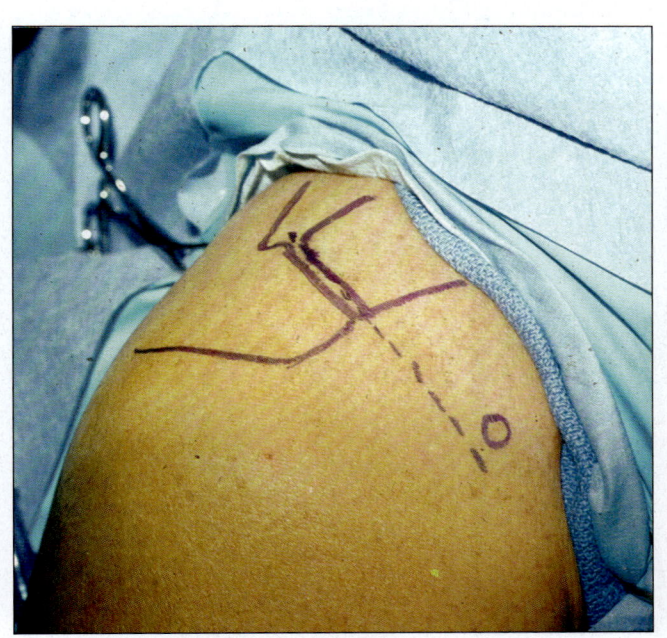

A

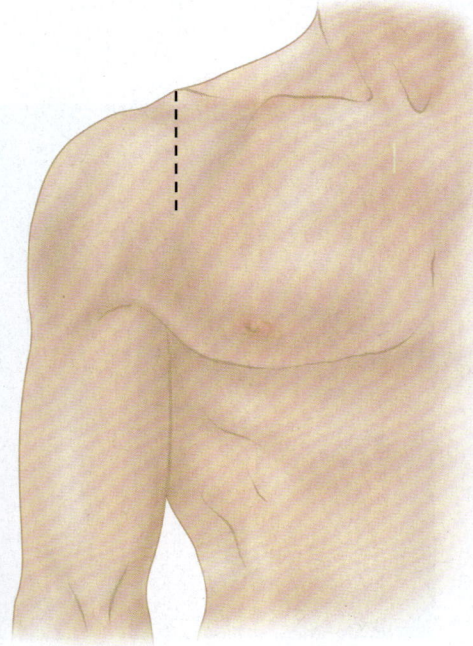

B

图8

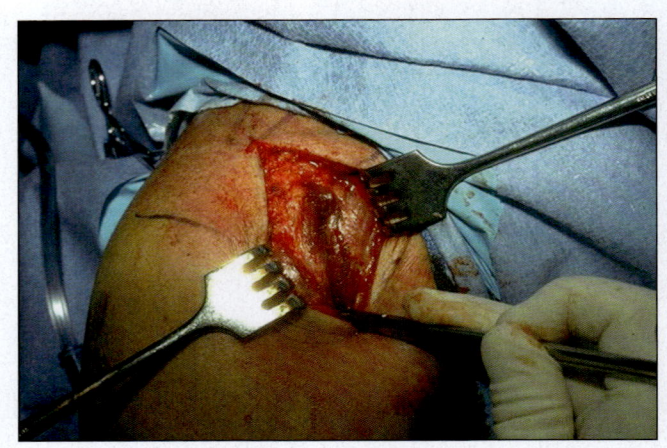
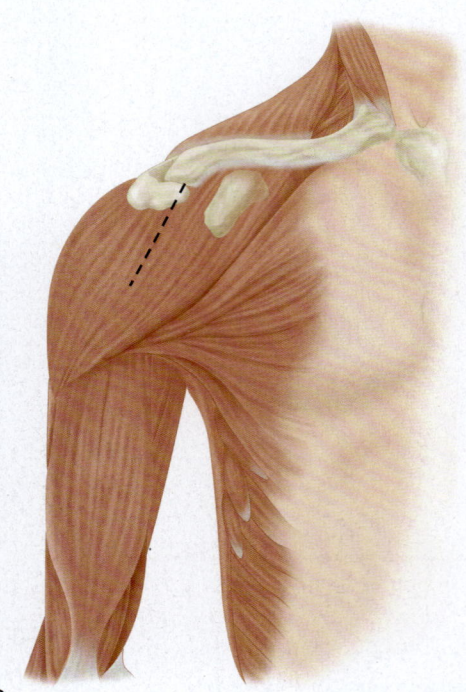

图9

- 锐性切开三角肌-斜方肌筋膜以及肩锁韧带的上部,以显露肩锁关节。
- 在距离三角肌起点1cm处,对锁骨外端进行骨膜下剥离,同时剥离肩峰后部、前外侧及肩峰外侧角(图10A和10B)。

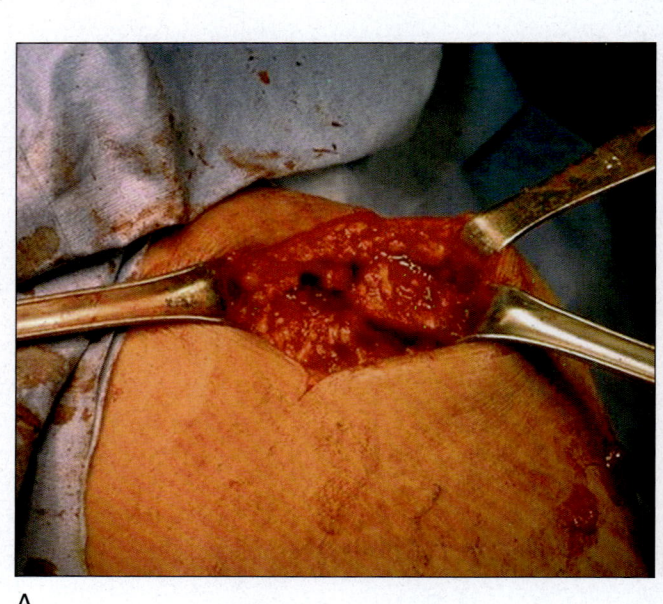
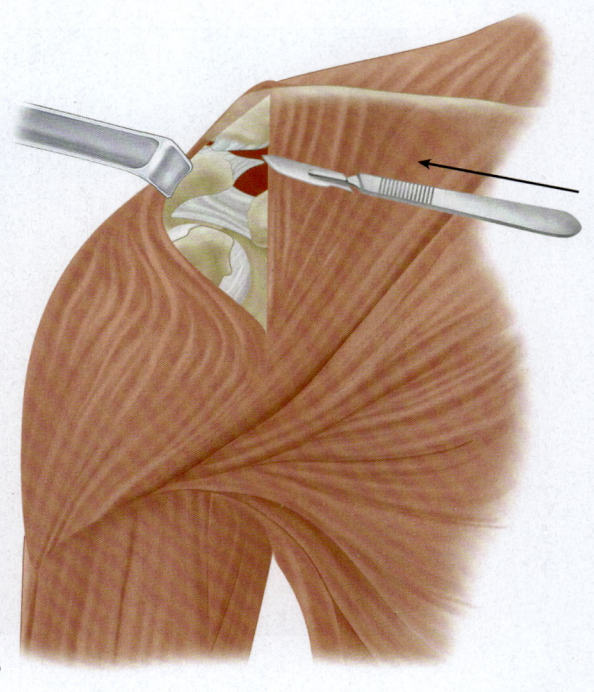

图10

- 切开滑囊，显露撕裂的肩袖。

步骤：小切口修复

第一步

- 当建立后方可视入路时，对盂肱关节进行镜检，清理肩峰下滑囊，辨明肩峰前下角和喙肩韧带。
- 在锁骨后缘建立标准的外侧入路，插入电凝棒。
  - 如果肩袖撕裂可修复，切除喙肩韧带。如果镜下评估认为肩袖撕裂难以修复，应保持喙肩韧带的完整，以防术后出现肩关节前上方不稳定。
  - 使用电刀清理肩峰的前缘和前外侧缘。
- 使用磨钻行肩峰成形术（在开放手术时也是一样，将肩峰打磨成I型肩峰）（图11）。

第二步

- 通过外侧入路，用缝合器将缝线穿过撕裂回缩的肩袖组织，牵拉缝线使其回到原来的足印。
- 用缝线牵拉回缩的肩袖组织复位，并同时从外侧入路插入一把

> **注意事项**
> - 对于难以修复的巨大肩袖撕裂病例，切断喙肩韧带可能会导致肩关节前上方不稳定。

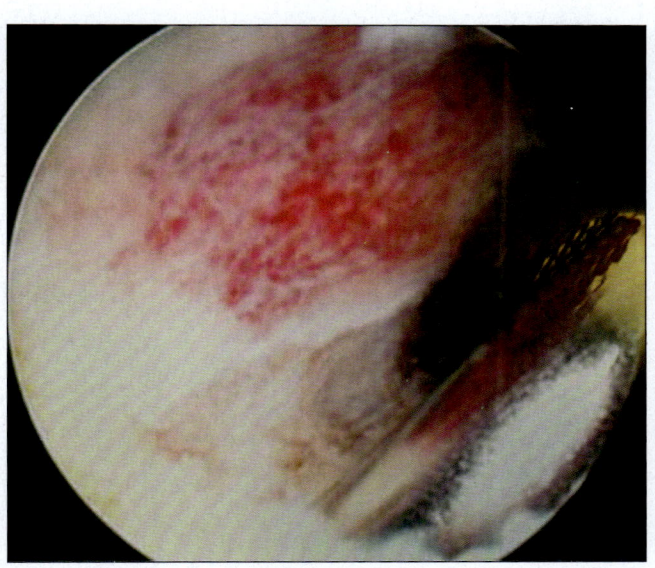

图11

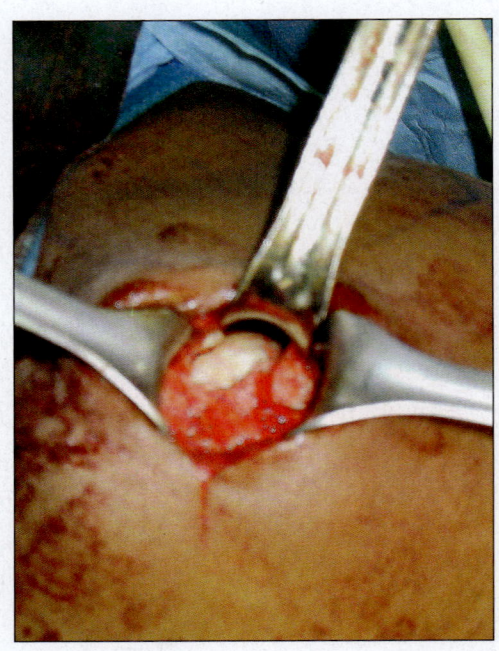

图12

小号的骨膜起子松解肩袖周围的粘连。松解后，肩袖的活动度可明显增加。

第三步
- 做一个前外侧切口，分离三角肌，将拉钩置于肩峰下，牵拉显露撕裂的肩袖组织（图12）。
- 将肩袖缝合至大结节的操作和切开手术的步骤基本相似（后有详述）。

步骤：切开修复

第一步
- 显露肩锁关节后，可用摆锯切除锁骨最远端 7～8 mm 的部分（图13A 和 13B）。切开斜方肌在锁骨的附着部分，注意不要损伤后关节囊。
  - 保留肩锁关节后部斜方肌的完整，避免出现锁骨远端与肩峰的碰撞。
- 喙肩韧带的处理原则同小切口肩袖修复术。在开放式肩袖修复术中，术者可在直视下显露自肩峰前下角至喙突的整个喙肩韧带（图14）。如果需要，可在肩袖修复后通过打孔的方法将其重新缝合回肩峰。

注意事项

- 切除超过 1cm 的锁骨远端可能会造成锁骨不稳定。

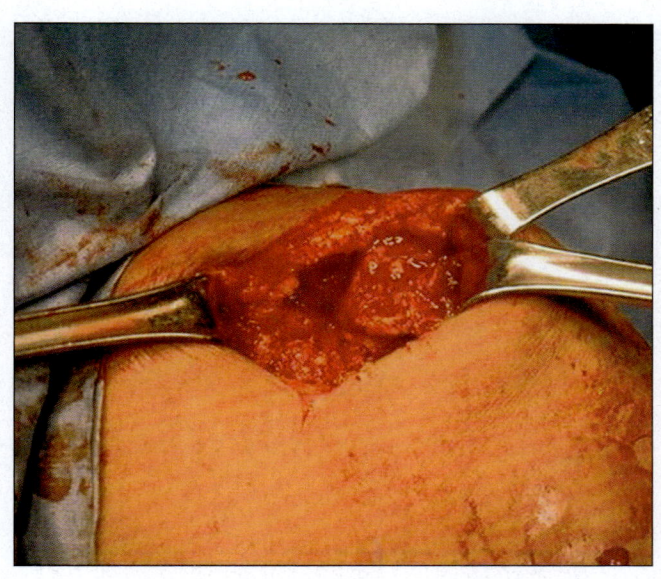
A

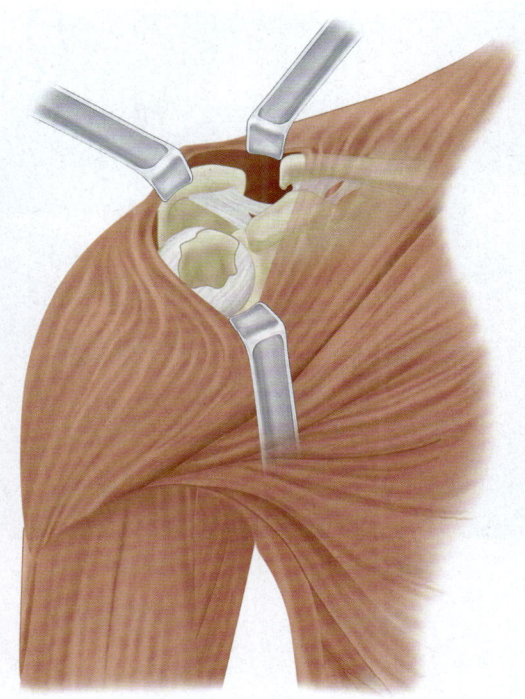
B

图13

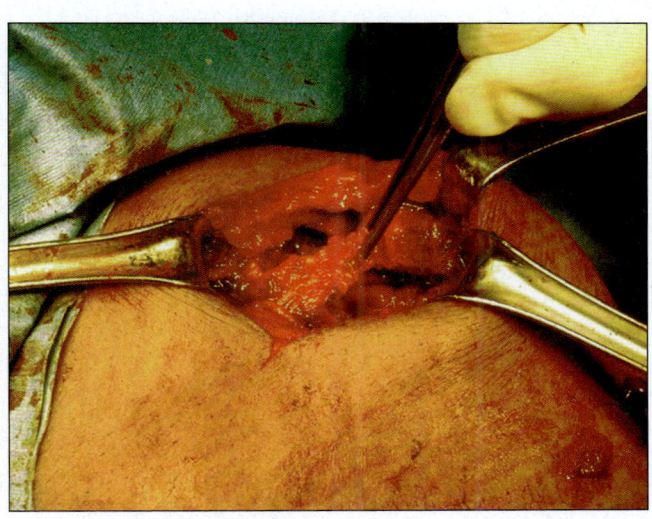

图14

第二步

- 用摆锯截除肩峰前下角关节侧多余的骨质，完成肩峰成形。截除的骨量深度大约是1cm。肩峰成形术的标准是将肩峰打磨成 I 型肩峰。

第三步

- 显露已撕裂肩袖的边缘，锐性清除肌腱边缘的病变组织。无需清除至创面出血，因为即使是正常的肩袖组织，也不一定有出血，

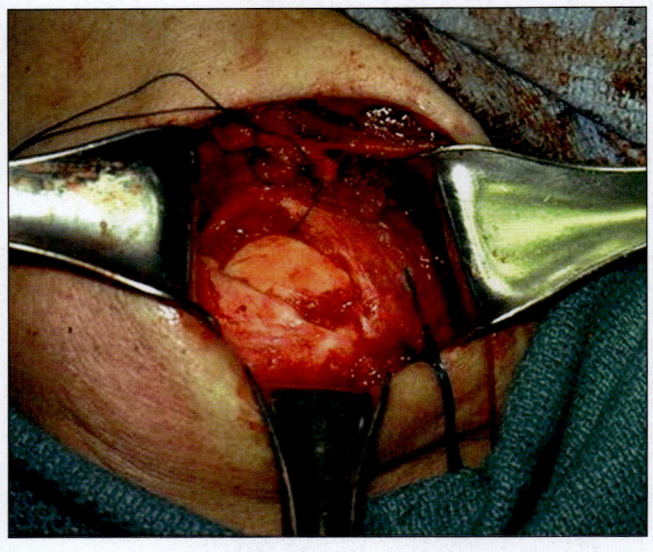

图15

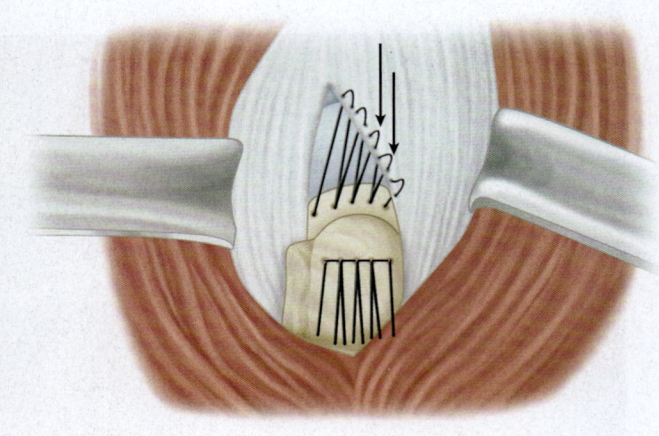

图16

- 只需简单清除撕裂边缘的退变组织至显露肌腱纤维（图15）即可，通常几毫米就够了。
- 在肩袖的边缘进行缝合，将缝线穿过撕裂回缩的肩袖组织（图16）以利于牵拉。用骨膜起子对肩袖进行钝性松解，也可使用组织剪或手指分离肩峰下粘连。
  - 松解是一个重要步骤，随着肩袖肌性和腱性组织的逐步松解，可在距离撕裂处更远的地方增加缝线直至清楚地显露撕裂边缘的尖端。
- 如果上述方法不能很好地松解肩袖，可考虑松解肌肉间隙。后者可通过切开冈上肌和肩胛下肌之间的间隙以及冈下肌和小圆肌之间的间隙完成。通过上述方法，可以获得相邻肌腱之间更好的滑动性。

第四步

- 将肩袖充分松解，确保可将其拉回到大结节上。在解剖颈靠近大结节的位置做一浅槽（实际上是去除部分骨皮质而不是真正的骨槽）。
- 在大结节靠外侧的部分制作骨槽。
- 用改良的 Mason-Allen 缝合法将肩袖缝合至骨槽。

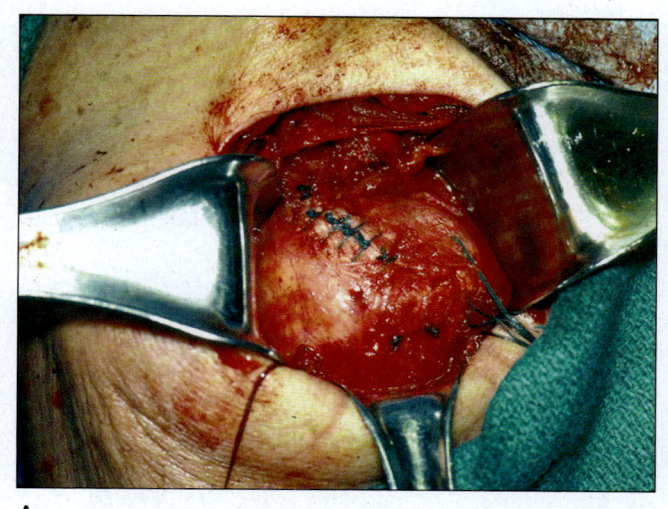 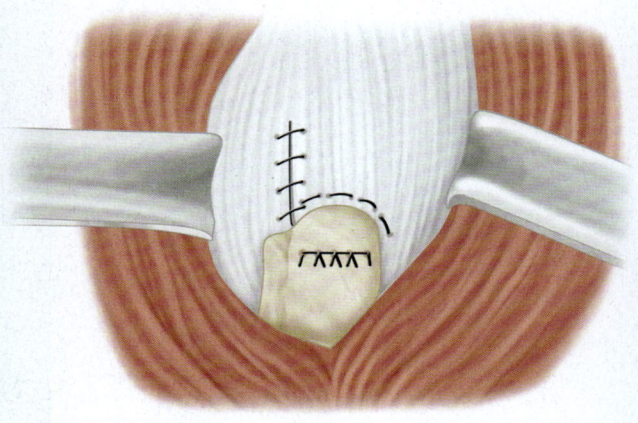

A B

图17

- 也可使用缝合锚钉将肩袖双排缝合固定至骨槽。
- 缝合时，将上臂位于轻度内旋和外展位置，以利于缝合。
- 将肩袖纵行撕裂的部分进行边对边缝合（图17A和17B）。

步骤：开放式肌腱移植重建肩袖

- 如果充分松解后，仍不能将肩袖拉回大结节，或存在较大的缺损，可取肱二头肌长头肌腱的腱性部分对其进行重建。肌腱移植重建的前提是：肩袖的"肌肉-肌腱功能单位"功能尚好，移动度佳。如果术前MRI检查见肩袖脂肪浸润明显，或回缩严重，肩袖整体体积已萎缩，则不适合做肌腱移植重建。

第一步　不可吸收

- 用1号缝线进行"八字"缝合，将肱二头肌长头肌腱固定在结节间沟内（见第20章）。
- 将肌腱固定后的长头肌腱近端的腱性组织切断，将其近端从关节盂上方的盂上结节松解。

第二步

- 准备腱移植。将肌腱修正至与缺损大小相一致（图18）。也可将肩袖进行适当的修整以利于缝合。将肌腱移植物按上述方法与

手术要点

- 移植物要符合正常肌肉肌腱结构的功能要求。

注意事项

- 如果肩袖组织脂肪浸润明显，术中探查活动度不佳，则表示肩袖的功能不良，重建手术的预后相对较差。肩袖组织有良好的活动性是手术成功的关键。

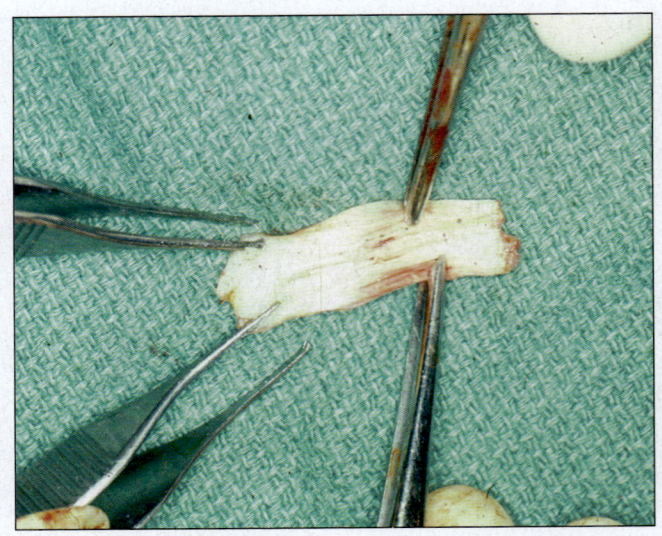

图18

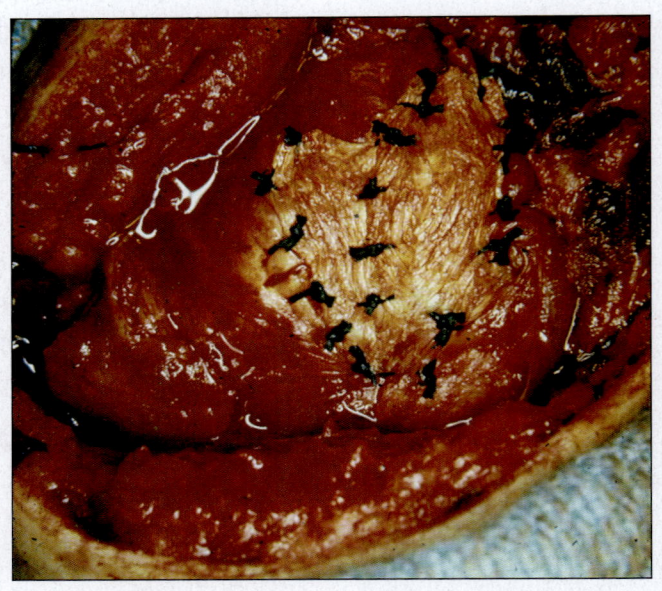

图19

肩袖进行缝合固定（图19）。
- 如果肩袖缺损太大，仅使用肱二头肌长头肌腱难以覆盖缺损，可使用异体冻干的肩袖组织进行修复。
■ 需将腱移植物在生理盐水中浸泡约30分钟，使其柔软且无皱褶（图20）。
■ 将移植物修整以适合缺损部位，用1号不可吸收缝线将其缝合至肌腱边缘（图21）。肱二头肌移植术中描述的同样方法对肱骨是安全的（图21）。

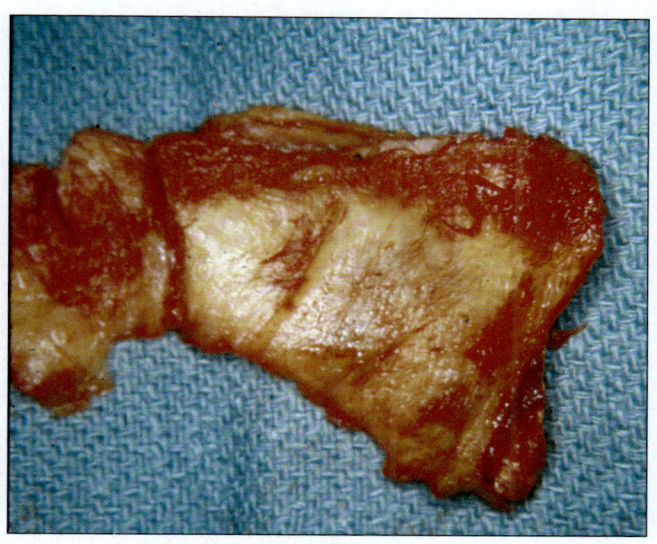

图20

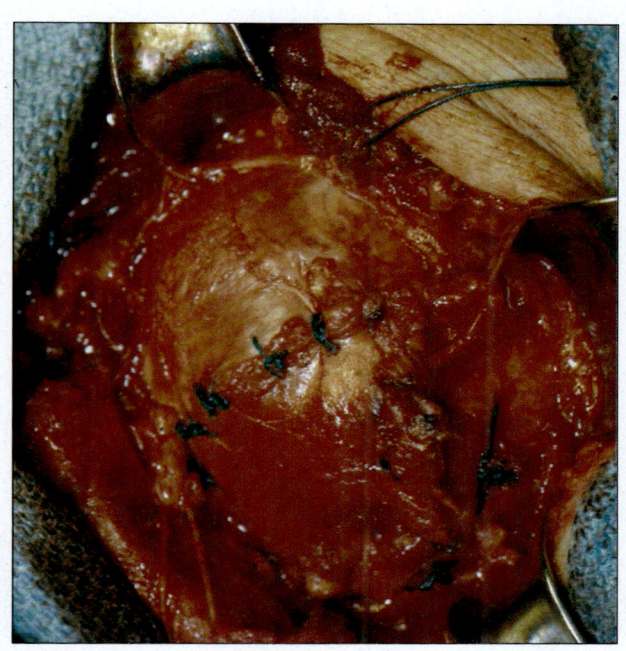

图21

步骤：开放式局部肌腱移植的肩袖重建

- 如果肩袖缺损较大难以直接缝合，且肌腱质量欠佳不适合进行肌腱移植，此时可考虑局部肌腱移植的肩袖重建。
- 可用肩胛下肌和小圆肌做局部移植，也可用背阔肌和大圆肌。
- 上述手术需要在完全切开显露下进行。

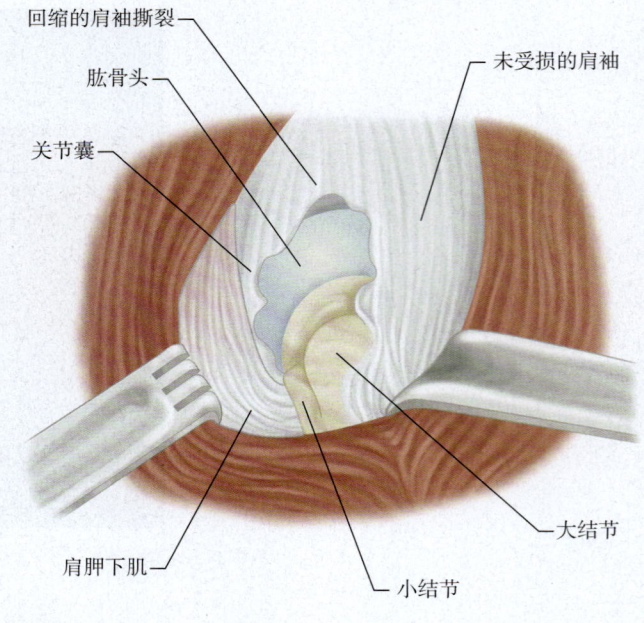

图22

肩胛下肌移位术

- 将肩胛下肌从肩关节的前关节囊上分离,需在腱-腹结合部分辨明这些结构的间隔,并将其向外侧分离直至小结节的止点处(图22)。
- 充分游离肩胛下肌后,将其从止点剥离。用缝线牵引,将肩胛下肌移至缺损部位(图23)。

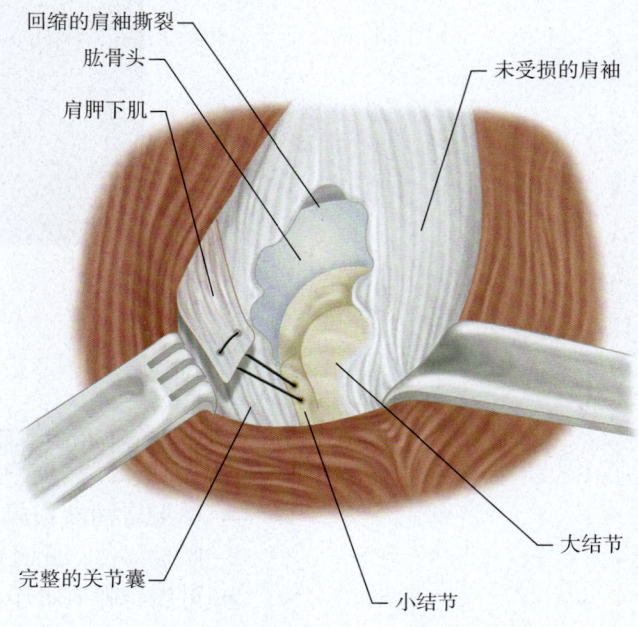

图23

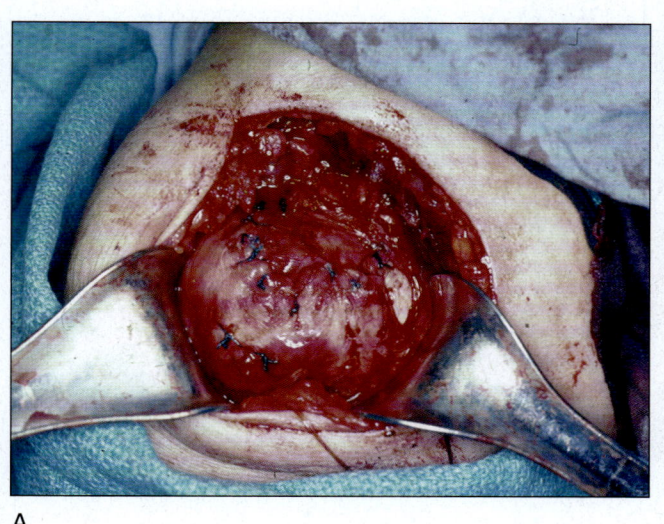
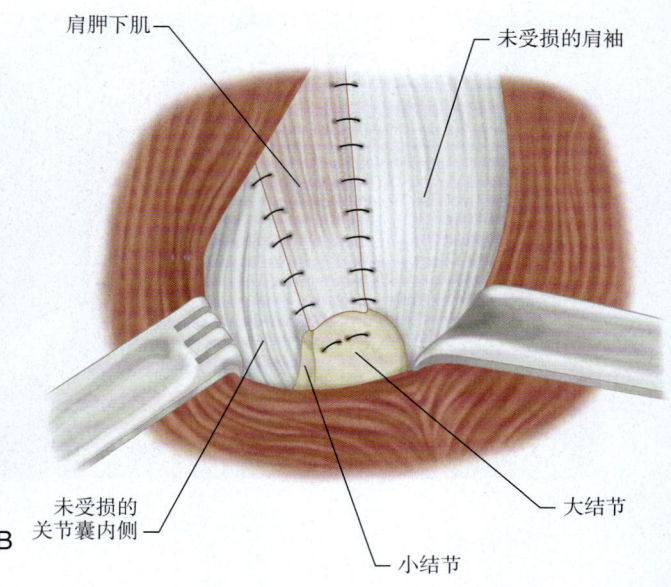

图24

- 将肩胛下肌向上移动,填充肩袖的缺损部分。将肩胛下肌的上缘与肩袖缺损的边缘进行缝合;将下缘固定于关节囊,游离缘缝合至大结节(图24A和24B)。

小圆肌与肩胛下肌移位术

- 如果单行肩胛下肌移位不能充分覆盖肩袖的缺损部分,可将后方的小圆肌向上移位填充缺损。
- 肩胛下肌分离完毕后,将小圆肌从肩关节的后关节囊上分离。游离方式与上述的肩胛下肌类似:自腱-腹结合部分离直至止点(图25)。
- 将小圆肌从其在大结节上的止点剥离,将其向前上方转位至与肩胛下肌相邻的位置(图26)。
- 将上述两肌腱的邻近边缘缝合,游离缘与骨槽缝合,将另一侧游离缘与关节囊缝合固定(图27A和27B)。

背阔肌移位术

- 患者取侧卧位,将患侧肩关节及前臂放置在固定架上。铺单时应注意将患侧肩关节单独铺单,以利于在术中自由活动。

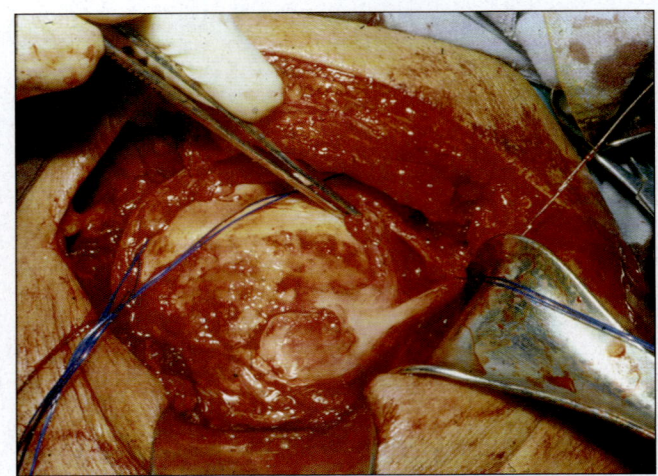

图25

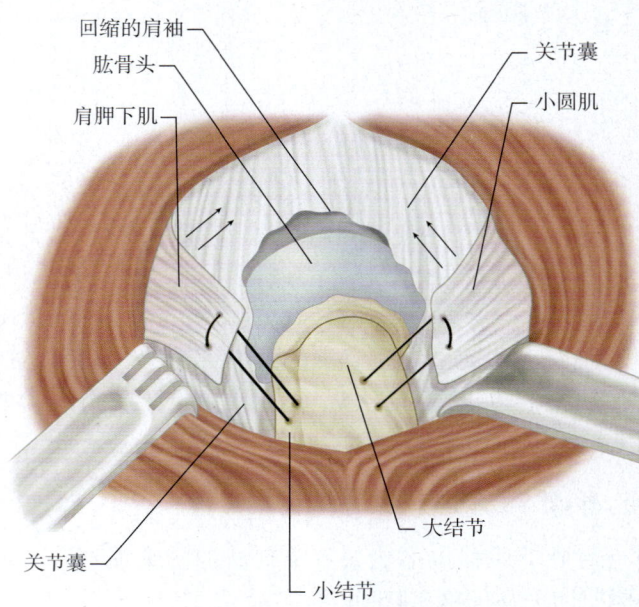

回缩的肩袖
肱骨头
肩胛下肌

关节囊
小圆肌

关节囊
小结节
大结节

图26

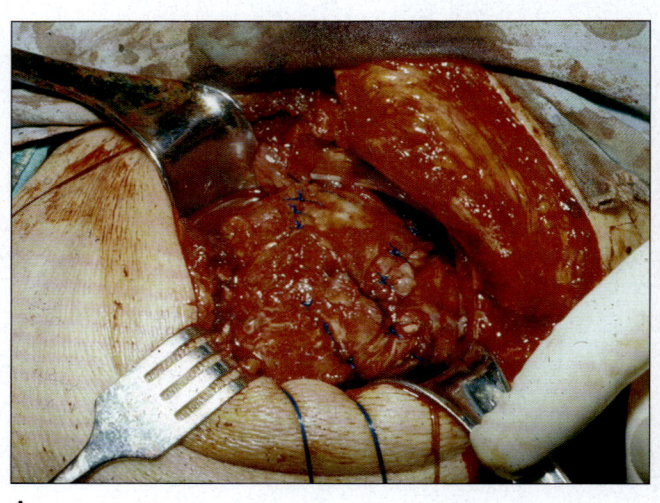

A

图27

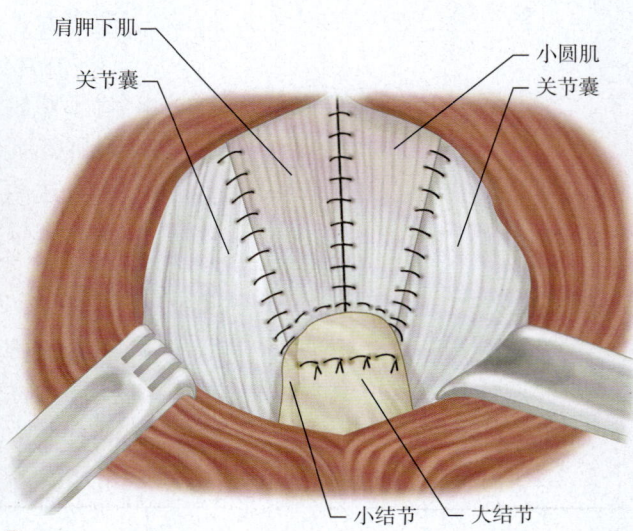

肩胛下肌
关节囊

小圆肌
关节囊

小结节 大结节

B

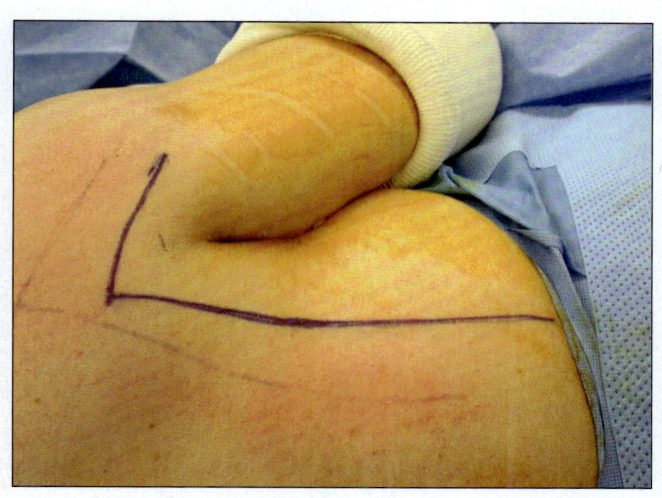

图28

注意事项

- 如果在分离肩胛下肌或小圆肌时将前/后关节囊损伤或一并分离,可能会影响患者术后肩关节的稳定性。
- 如果合并肩胛下肌损伤,背阔肌转位应被视为禁忌。术前应对肩胛下肌的功能进行充分评估(抬离试验、压腹试验、MRI 检查)。

- 在背部做背阔肌表面切口(图28),充分游离皮瓣,显露背阔肌后,将其向近端分离直至小结节。可通过对肩关节的内旋和一定程度的外展充分显露背阔肌腱性部分的全长。
- 将背阔肌从其在肱骨的止点部位进行剥离(图29A 和 29B)。注意不要伤及走行在背阔肌和小圆肌下方的桡神经。移动背阔肌,

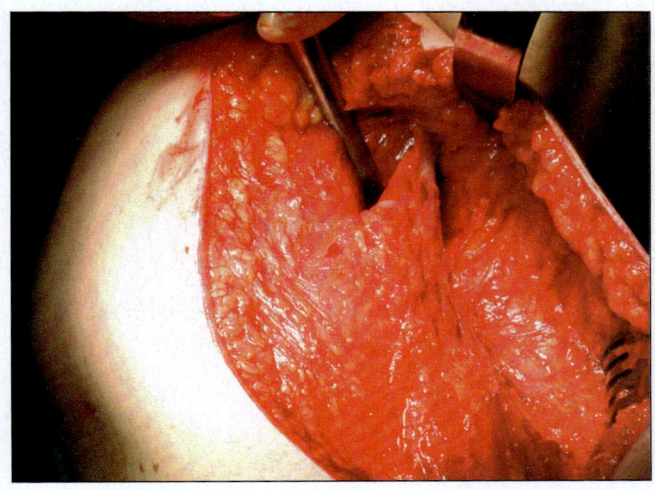

A

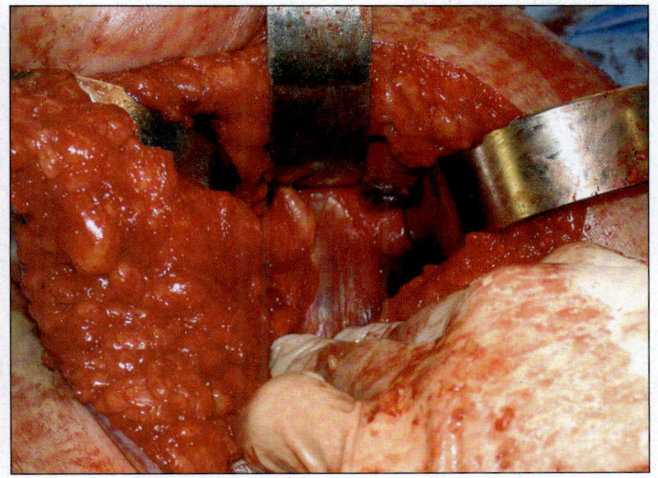

B

图29

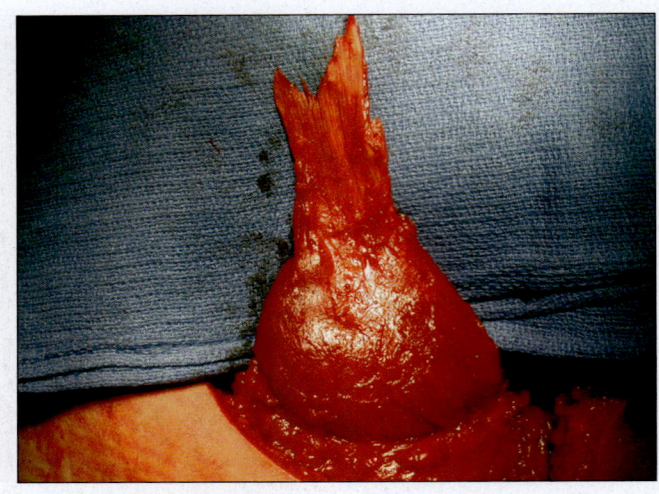

图30

充分游离其腱性部分，同时注意保护上肢背侧的血管神经束（图30）。

- 在肩关节前外侧做一小切口，显露前上方肩袖，在直视下观察肩袖的缺损部分及肩胛下肌。在皮下自三角肌后缘至前缘用骨膜剥离器钝性做一隧道。皮下隧道应足够宽，以利于背阔肌顺利通过。通过背阔肌上缝合的牵引线牵拉背阔肌至肩袖缺损部位（图31）。

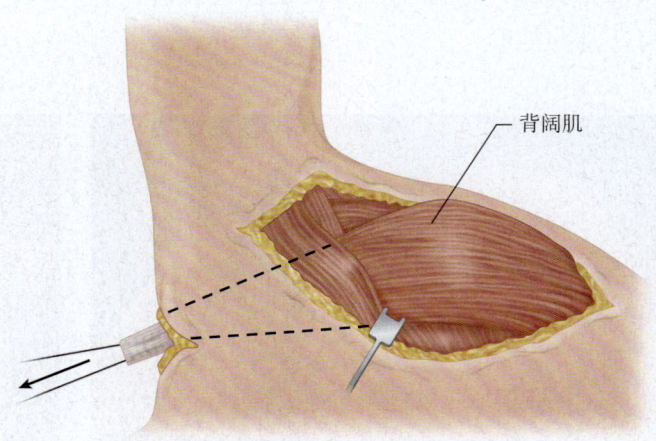

背阔肌

图31

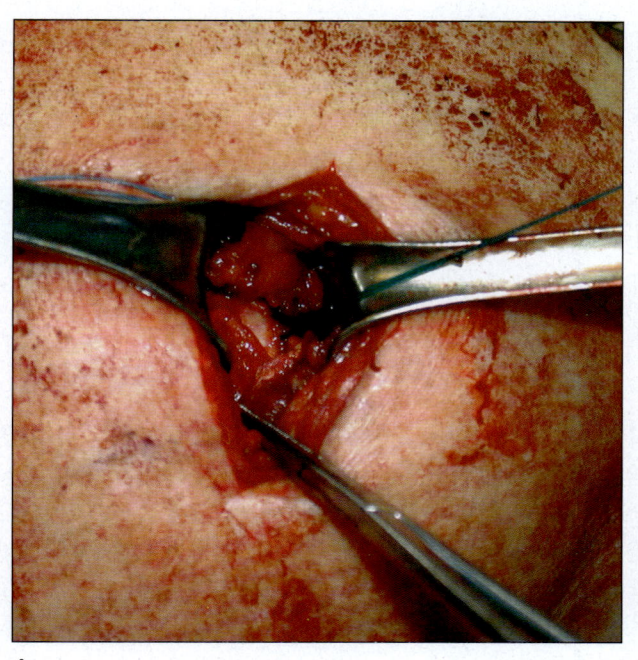
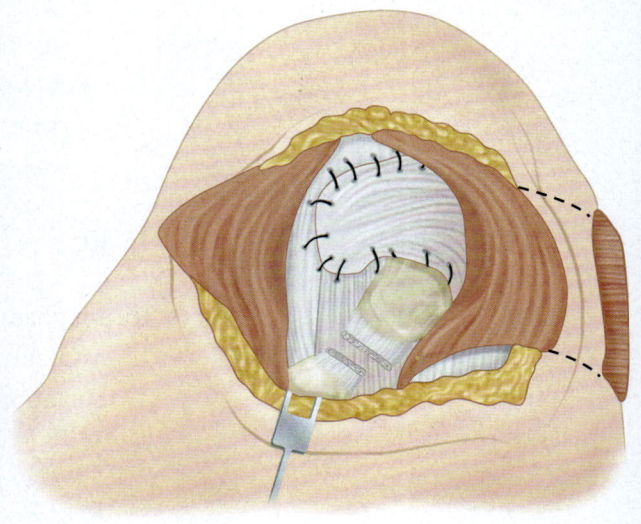

A B

图32

- 用垂直褥式法将背阔肌肌腱缝合在肩胛下肌上缘（图32A和32B）。将背阔肌外缘用缝合锚钉固定在解剖颈和大结节之间的骨面上。
- 常规缝合伤口，将患侧上肢制动于轻度的外展、前屈和外旋位。

术后护理和预后

- 术后24～72小时伤口换药。换药后患者可在仰卧位进行被动的前举和外旋练习。告知患者在此期间只能进行被动活动的练习，严禁主动活动。
- 在4～6周内逐渐增加被动前屈的活动度。外旋活动在中立位基础上逐渐增加，不要超过10°～15°。
- 术后6周内，除被动活动练习外，均应佩戴肩关节支具进行制动保护。接受背阔肌转位的患者，应佩戴支具制动6周，在此期间，不要进行外展、前屈及外旋的练习。

手术要点

- 无论肩袖缺损范围大小如何，在术后12周内都应避免力量训练，因为这可能会造成修复的组织再度撕裂。

- 在术后6周至3个月期间，逐渐进行主动活动及力量的练习。
- 预后
  - 无论采用何种方式，肩袖轻度及中度撕裂术后均可很好地缓解疼痛，恢复肩关节功能并维持肩袖结构的完整性。
  - 肩袖巨大撕裂在修复术后疼痛可以得到很好的缓解，肩关节功能也可得到一定的恢复。但修复术后肩袖结构的完整性很难保证。

证据

Birmingham PM, Neviaser RJ. Outcome of latissimus dorsi transfer as a salvage procedure for failed rotator cuff repair with loss of elevation. J Shoulder Elbow Surg, 2008, 17: 871-4.

对18例既往接受过肩袖修复术、术后复发的巨大肩袖撕裂患者（术前评估肩袖难以修复，肩关节上举功能受限）进行了背阔肌转位重建术，作为前次手术失败的翻修手术。术后肩关节功能采用ASES功能评分、疼痛水平、肩关节主动活动度评估。术后平均为ASES功能评分为61分，与术前平均43分相比有显著性差异（$P = 0.05$）。主动上举术后平均为137°，与术前56°相比有显著性差异（$P < 0.001$）。术后平均疼痛得分为22分，与术前59分相比有显著性差异（$P < 0.001$）。术后平均外旋活动度为45°，与术前31°相比有显著性差异（$P = 0.001$）。背阔肌转位重建术作为肩袖修复术失败后的挽救性手术，可明显改善肩关节的功能。（Ⅳ级证据）

Cofield RH. Subscapularis muscle transposition for repair of chronic rotator cuff tears. Surg Gynecol Obstet, 1982, 154: 667-72.

虽然肩胛下肌移位与冈上肌或冈下肌缝合修复巨大肩袖撕裂的临床效果仍有争议，因为在肌腱愈合之前，患侧肢体的功能并不满意，但总体而言，术后早期进行功能康复锻炼仍可取得较为理想的效果。在26例患者中，22例疼痛明显缓解；肩关节在肩胛骨平面的外展水平平均为130°。12例患者外展活动的改善大于30°，4例患者肩关节活动度较术前下降。2例患者修复的肩袖术后发生再度撕裂。25例患者对手术结果满意。将健康的肌腱转位至退变的肌腱进行重建，该修复方式的安全性似乎较高。但必须在无张力的情况下进行缝合移位的肌腱。与既往的文献相比，该技术的临床结果满意。此术式可以作为修复肩袖巨大撕裂或肩袖缺损的手术方式。（Ⅳ级证据）

Cooper DL, O'Brien SJ, Warren RF. Supporting layers of the glenohumeral joint. An anatomic study Clin Orthop, 1993; 289: 144-55.

通过对15例新鲜冰冻肩关节标本的解剖研究，作者提出了盂肱关节周围的四层软组织结构。

Gerber C, Vinh TS, Hertel R, Hess CW. Latissimus dorsi transfer for the treatment of massive tears of the rotator cuff: a preliminary report. Clin Orthop Relat Res, 1988, (232): 51-61.

有临床症状的、不可修复性肩袖撕裂的病理学特点是：冈上肌或冈下肌缺损、外旋功能障碍及平片可见的肱骨头上移。背阔肌转位可提供较大的、带有血供的肌腱组织，有利于愈合。本文报道了14例背阔肌转位术的临床疗效。术后1年随访，患者疼痛明显缓解，肩关节功能恢复满意。（Ⅳ级证据）

Karas SE, Giacello TL. Subcapularis transfer for reconstruction of massive tears of the rotator cuff. J Bone Joint Surg [Am], 1996, 78: 239-45.

本文报道了对20例术前诊断均为肩袖巨大撕裂（5cm）的患者进行的普通缝合方法难以重建，均采用了肩胛下肌转位手术及肩峰成形术。术后平均随访30个月（23～70个月），17例患者效果满意，19例患者术后疼痛明显缓解。但9例患者术后出现了肩关节上举无力，2例患者术后疼痛虽缓解满意，但肩关节有前屈功能障碍。肩胛下肌移位是治疗巨大肩袖撕裂的有效术式，可覆盖缺损的肩袖组织。但该手术有影响肩关节上举功能的风险，故对于术前肩关节上举功能良好的患者应慎重。

Neviaser JS. Ruptures of the rotator cuff: new concepts in the diagnosis and operative treatment for chronic tears. Arch Surg. 1971; 102: 483-5.

本文报道了10例患者，术前平均年龄为57岁。术前诊断为巨大肩袖撕裂。对这些患者均采用了游离肱二头肌长头肌腱修复术。术后平均随访1年，9例患者疼痛缓解且前举均大于140°，临床疗效满意。（Ⅳ级证据）

Neviaser JS, Neviaser RJ, Neviaser TJ. The repair of chronic massive ruptures of the rotator cuff by use of a freeze dried rotator cuff graft. J Bone Joint Surg [Am], 1978, 60: 681-4.

本文报道了对16例巨大肩袖撕裂患者均采用了冻干异体肩袖肌腱缝合重建。术后上举功能良好（90°和120°）。但2例患者仍遗有夜间疼痛。手术要点包括：同期切除肩峰下骨赘，并且不要将三角肌从其在肩峰上的起点进行剥离。（Ⅳ级证据）

Neviaser RJ, Neviaser TJ. Major ruptures of the rotator cuff. In Watson M (ed). Practical Shoulder Surgery, Section V. London: Grune & Stratton, 1985, 171-224.

这一章内容详细介绍了对三角肌进行骨膜下剥离的技术细节，以及肩袖修复的前/后方入路。

Neviaser RJ, Neviaser TJ. Transfer of the subscapularis and teres minor for massive defects of the rotator cuff. In Bayley I, Kessel L (eds). Shoulder Surgery. Heidelberg: Springer-Verlag, 1982: 60-9.

本文报道了17例接受了肩胛下肌和小圆肌移位手术的患者，平均随访1～6年。术前16例患者肩关节上举小于30°，术后12例上举超过90°。术后5例患者功能较差。分析原因：3例由于前次手术剥离三角肌导致三角肌肌力受损。作者得出的结论是：肩胛下肌和小圆肌转位可以作为巨大不可修复的肩袖撕裂术后失败的挽救手术。作者推荐优先考虑该术式，而非肌腱移植。（Ⅳ级证据）

图8A、13A、17A和24A的翻印获得了以下许可：Neviaser RJ, Neviaser AS. Open repair of massive rotator cuff tears: tissue mobilization techniques. In Zuckerman JD (ed). Advanced Shoulder Reconstruction. Chicago: American Academy of Orthopaedic Surgeons, 2007:175-183.

图18的翻印获得了以下许可：Neviaser RJ. Tears of the rotator cuff. Orthop Clin North Am. 1980;11:295-306.

图19的翻印获得了以下许可：Neviaser JS. Ruptures of the rotator cuff of the shoulder: new concepts in the diagnosis and operative treatment for chronic ruptures. Arch Surg. 1971;102:483-5.

图20和21的翻印获得了以下许可：Neviaser JS, Neviaser RJ, Neviaser TJ. The repair of chronic massive ruptures of the rotator cuff by use of a freeze dried rotator cuff graft. J Bone Joint Surg [Am]. 1978;60:681-4.

图25和27A的翻印获得了以下许可：Neviaser RJ, Neviaser TJ. Transfer of the subscapularis and teres minor for massive defects of the rotator cuff. In Bayley I, Kessel L (eds). Shoulder Surgery. Heidelberg: Springer-Verlag, 1982:60-69.

5 巨大肩袖撕裂的关节镜下修复

Marc S. Kowalsky, Leesa M. Galatz

适应证

- 有症状、疼痛的肩袖撕裂且经保守治疗无效（非甾体类抗炎药、物理疗法、注射治疗）的患者。
- 根据影像学资料和术中检查，包括撕裂时间、范围、回缩、肌肉萎缩和脂肪浸润等，仔细评估肩袖撕裂，确定其可以修复。
- 急性撕裂导致肩关节严重无力或手臂不能抬高过头。
- 发生在年轻患者（< 60 岁）或对生活质量要求高者的巨大肩袖撕裂。

临床检查 / 影像学检查

体格检查

- 视诊可以发现冈上肌、冈下肌萎缩，翼状肩（提示神经损伤），以及肩关节不对称。
- 评估主动、被动活动范围，包括前屈、体侧外旋、外展外旋、内旋后伸（患手可以达到脊椎棘突的水平）。
- 检查肌肉力量
  - 肩关节轻度内旋时外旋肩关节。
  - 上肢伸直、拇指朝地，在肩胛骨平面外展肩关节。
- 下列体征提示肩袖撕裂较大
  - 外旋松弛征——冈上肌、冈下肌。
  - 吹号手试验——小圆肌。
  - 压腹试验——肩胛下肌。
  - 抬离试验——肩胛下肌。
- 刺激试验有助于诊断肩袖退变引起的疼痛
  - Neer 征、Hawkins 撞击征以及 Jobe 试验、落臂试验。
  - 肱二头肌长头肌腱源性疼痛的激发试验，包括 Speed 试验和 Yergason 试验。

注意事项

- 进行关节镜巨大肩袖撕裂修复的患者必须能够依从长期的康复训练。
- 合并关节炎的患者可能需要肩关节成形。
- 肩袖肌萎缩、脂肪浸润严重表明肩袖撕裂不可修复。
- 排除粘连性肩关节囊炎。

争议

- 对一些患者采取手术治疗要慎重，如高龄、吸烟、伴有全身性疾病的患者，因为上述因素会影响修复愈合、症状缓解的概率（Galatz 等，2004；Keener 等，2010）。
- 一些外科医生在关节镜下行关节清理、肩峰下减压、肱二头肌肌腱切断术，能有效地缓解患者的疼痛并改善临床预后。这提供了另一种可选择的治疗方法，特别是不能确定撕裂肩袖是否可以修复时（Boileau 等，2007）。

- 必须评估肩锁关节
  - 触痛。
  - 上臂内收出现疼痛。

影像学检查

- 放射学检查
  - 肩胛骨普通前后位片（AP）、真正的前后位片、侧位片、腋位片：观察肩锁关节炎、肱盂关节炎和肩峰形态。
  - 肩峰肱骨头间隙变窄和（或）肱骨头向近端移位提示肩袖撕裂较大或不可修复（Keener 等，2009）。
- MRI 用于评估撕裂面积、累及肌腱的数目、肌腱回缩、肌肉质量、退变程度、脂肪变性和肱盂关节病变。
  - 肩关节盂唇变性、肱二头肌肌腱病变很常见，但常常不是疼痛的直接原因。
  - 矢状斜位和冠状斜位 T2 加权像分别用于评估撕裂大小和回缩程度（图 1）。巨大撕裂通常指肩袖撕裂累及足印超过 5cm 或至少包含两条肌腱。
  - 轴位片用于观察肩胛下肌和肱二头肌长头肌腱。

> **治疗方案**
> - 非手术治疗
>   - 非甾体类抗炎药
>   - 物理疗法
>   - 注射皮质类固醇
> - 切开肩袖修复
> - 关节镜辅助小切口肩袖修复
> - 肱二头肌肌腱切断术或固定术
> - 肩峰下减压和清理术

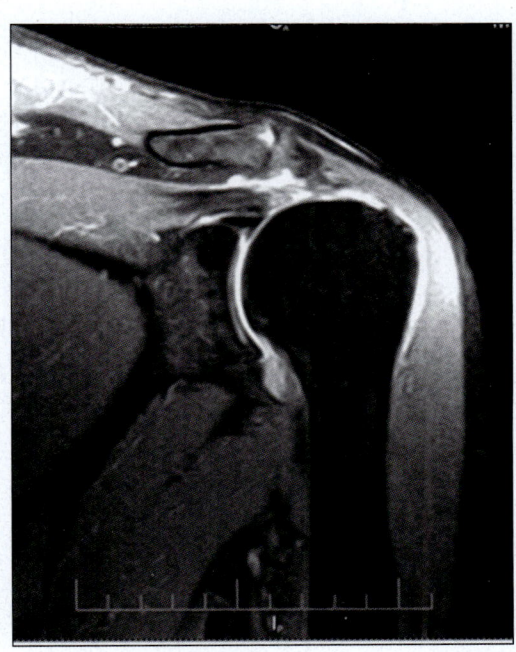

图1

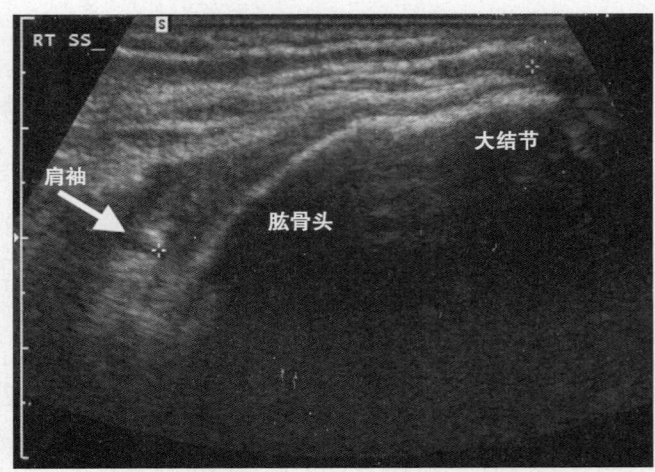

图2

- 斜矢状位内侧扫描平面T1加权像可用于观察肩袖肌肌腹萎缩以及脂肪变性（Fuchs等, 1999; Liem等, 2007）。
- 已经证明，超声评估肩袖是可靠的（图2）（Teefey等, 2004）。
  - 依赖于超声检查操作者的水平。
  - 诊断肩袖病变非常准确。
  - 不适于关节内肱二头肌肌腱病变的诊断。

外科解剖

- 肩袖由四块肌肉的肌腱组成，即由前面的肩胛下肌、上面的冈上肌、后面的冈下肌和小圆肌的肌腱组成。肩袖肌是成组发挥作用的：三角肌平衡肩袖下部肌肉（冈下肌、小圆肌和旋转中心以下的肩胛下肌），肩袖前部（肩胛下肌）平衡肩袖后部的肌肉（冈下肌和小圆肌），使肱骨头位于肩胛盂的中心。
- 肩袖悬吊带为止于肱骨大节结前面、后面的肌腱增厚形成的星月形结构。肩袖悬吊带的功能是保护肩袖肌腱的相对非血管区，在力量传导时不受应力的过度影响。而且，当存在单独的冈上肌撕裂时，这一结构可以将力量传导至肱骨大节结，从而保护冠状面上的两个肩袖肌腱。
- 肩袖止点或远端是由四个移行区组成的：肌腱、纤维软骨、钙化的纤维软骨和骨。这种连续的微结构可沿着肩袖远端分散应力。
- 对于肩袖足印的解剖和肌腱构成的研究还在不断深入（图3）（Mochizuki 等，2008）。
  - 根据最新的研究，冈上肌止点比以往想象得小，在邻近肱骨头关节面处最大内外径是 6.9mm，前后径是 12.6mm，呈三角形。
  - 冈下肌足印呈梯形，内外长 10.2mm，前后长 20.2～32.7mm。
  - 肱盂关节囊止于肱骨大节结的上部，邻近肱骨头关节面，内外径是 4.5mm。沿着肱骨大节结向后移动时，在关节囊和肱骨头之间出现一片没有软组织覆盖的骨性裸区。

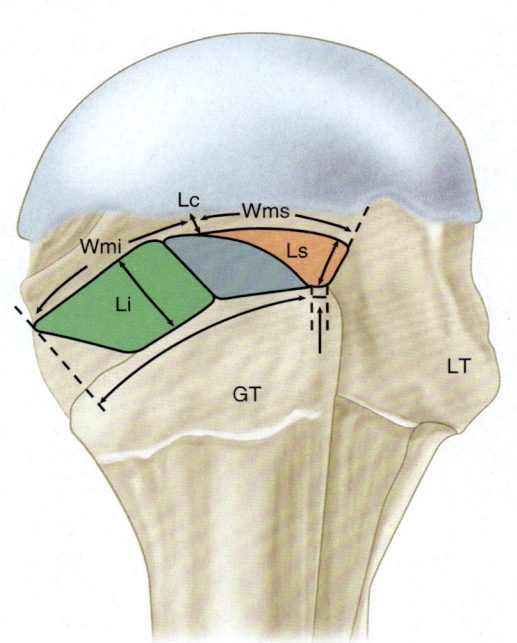

图3

- 肩胛冈是区分冈上肌和冈下肌的标志。在进行后部冈上肌、冈下肌腱的松解时，可以用肩胛冈确定位置。同样，喙突是冈上肌和肩胛下肌的区分标志，在进行冈上肌前缘松解时，可以通过喙突确定位置。即使不需要进行松解，切断喙肱韧带（起于喙突，与肩袖间隙融合）也可以获得更大的冈上肌肌腱滑动范围，从而在无张力状态下修复肩袖。
- 肩袖间隙由肩胛下肌上缘与冈上肌前缘之间的软组织组成，主要包括喙肱韧带和盂肱上韧带。
- 肱二头肌长头肌腱起自上唇的盂上结节，肌腱从起点至结节间沟约为 2.8cm。肩胛盂的上唇和前上唇常存在解剖变异。
- 肩胛上神经起自臂丛神经上干，通过肩胛上切迹进入冈上窝，位于喙锁韧带的内侧。肩胛上神经向后走行，位于肩胛盂上缘内侧 1.5cm，进入盂冈切迹支配冈下肌。
  - 可以在关节镜下松解肩胛上神经。它在肩部疼痛（合并肩袖撕裂）中的地位并不明确。
  - 松解回缩的肩袖软组织时应注意保护肩胛上神经。
- 腋神经起自臂丛神经后束。它位于肩胛下肌和肱盂关节囊的下面，向后走行并支配三角肌和大圆肌，同时支配上臂外侧皮肤。

体位

- 可以选择沙滩椅体位或侧卧位进行关节镜下肩袖修复，笔者选择沙滩椅体位。

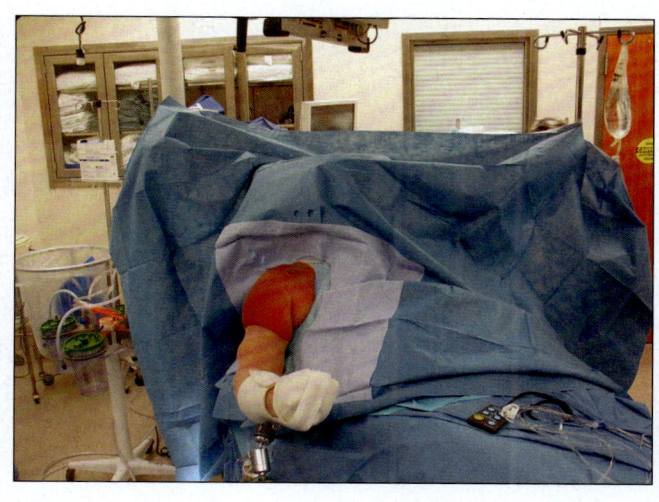

图4

手术要点

- 需要充分显露肩关节前面和后面。必须将患者尽可能地置于朝向手术侧。
- 手术过程中使用前臂支架支撑手术侧前臂，修复时可以通过前臂支架牵拉手臂以增加肩峰下间隙（图5）。

注意事项

- 显露不充分。
- 颈部和头部固定不稳。
- 对侧手臂和下肢固定不合适。
- 一些高龄患者在被置于沙滩椅体位时有血压突然下降的危险，因此让高龄患者坐起时需要缓慢升高手术台，并监测血压。

设备

- 用于固定患肢的机械臂
- 沙滩椅或可以调整为沙滩椅位的手术台

■ 将患者置于60°卧位。肩关节后面要充分显露，以便使术中视野清晰（图4）。
■ 使用专门用于固定头部的装置保护头部，将颈椎保持在中立位。
■ 使用楔形垫或手术台使患者的髋关节和膝关节处于适当的屈曲位，避免过度牵拉下肢的神经和血管。
■ 将对侧上肢固定在合适的位置。在尺神经下垫软垫。
■ 将手术台向健侧倾斜45°，这样可以进入肩关节后部。

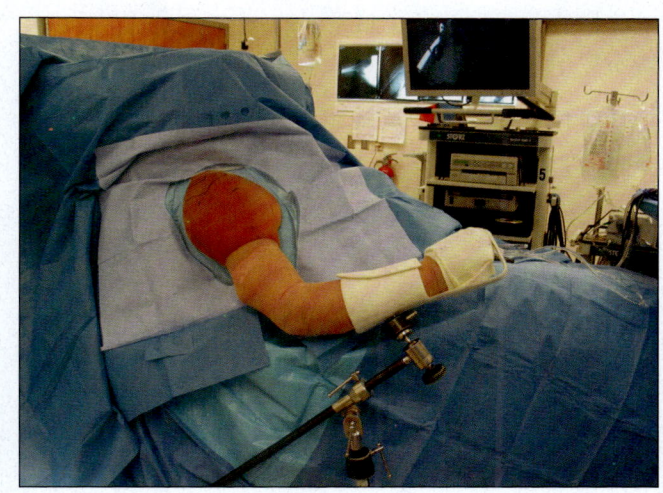

图5

入路 / 显露

- 后方可视入路位于肩峰后外侧角远端 1～2cm 及内侧 0.5～1cm（图6）。
  - 如果这个入路仅仅用于观察，就不需要插入套管；但是，如果这个入路也用作工作入路，就需要插入 7mm 的套管，以便于关节镜在不同入路间移动。
- 前外侧工作入路位于肩峰外侧缘远端 3 指宽处，在肩锁关节后缘水平的前方（图7）。
  - 通过此入路插入 7mm 的套管以便于插入手术器械，包括缝线器。

争议

- 一些外科医生喜欢将患者置于侧卧位行关节镜肩袖修复。这主要根据外科医生的经验和喜好。
- 人们越来越重视沙滩椅位与大脑灌注的关系。在抬高躯干和控制性降压过程中，外科医生和麻醉医生必须确定与患者的基础值相比，抬高躯干可导致血压升高，低血压麻醉可使血压处于一个安全的范围内。

手术要点

- 在肩外侧靠近肩峰后外侧角处做辅助后外侧入路，可以更清楚地识别撕裂类型。可以植入 7mm 的套管，这样使关节镜在各个通道中的转换更方便。
- 沿肩峰前外侧、外侧、后外侧建立的通道是为了有利于锚钉拧入的角度合适。
- 用于拧入锚钉的经皮通道也可用于顺行缝合器械。这些器械在回缩型肩袖撕裂中非常有用，可以尽量将缝线置于肩袖撕裂断端的内侧。

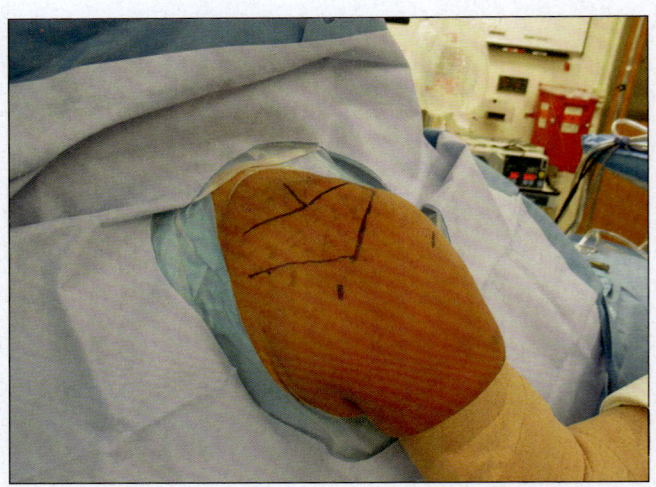

图6

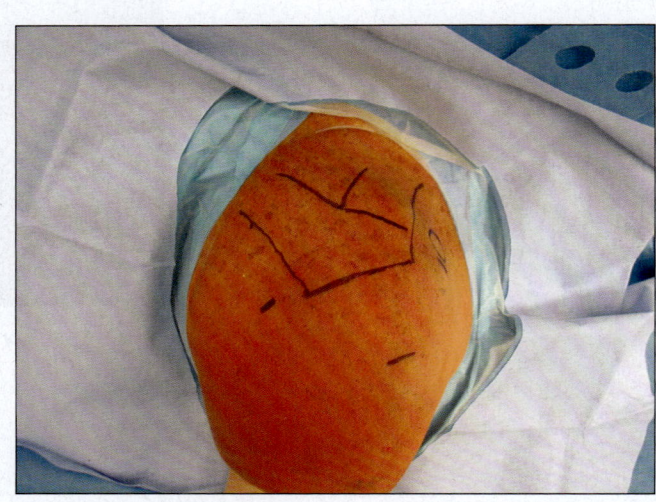

图7

注意事项

- 前侧和后侧入路应离肩峰足够远，以避免随着肩关节肿胀加重套管末端成角。
- 特别是当一直用后侧入路观察时，应尽量将入路靠外侧建立，这样可使在观察肩袖撕裂时有最佳的视野。因此，这些作者建议将其建立在靠近肩峰后外侧缘内侧，而不是以前描述的肩峰后外侧缘内侧 1cm。

器械

- 直径 7mm 的螺纹套管可用于所有的工作入路。
- 直径 5.5mm 的套管可用于前侧入路。

手术要点

- 常常漏诊肩胛下肌撕裂，和（或）对此重视不够。

注意事项

- 如果没有发现和修复伴随的肱二头肌长头病变，可能会导致肩袖修复失败，因为会持续存在术后肩关节疼痛。

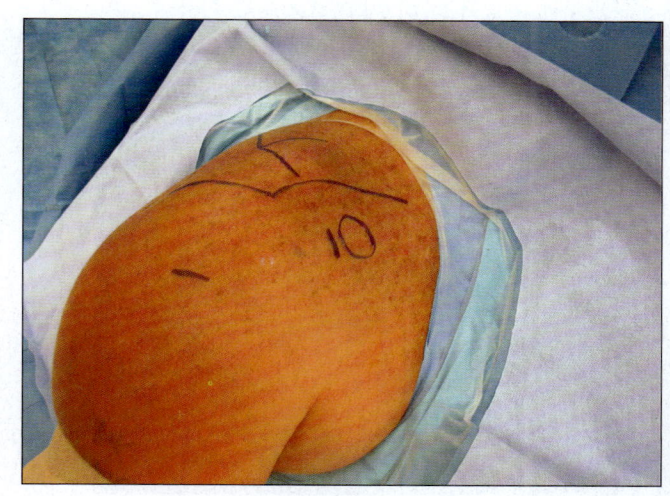

图8

- 于喙突外侧建立肩袖间隙入路（图8）。
  - 这种入路可用于关节内检查。在修复肩袖时，重新将套管放入肩峰下间隙，此入路作为工作入路。
  - 如果这种入路仅仅用于引出缝线，可以植入直径 5.5mm 的套管；但是，如果将这种入路用作缝合入路，需要植入直径 7mm 的套管以便插入缝合装置。

手术步骤

第一步

- 首先进行标准的关节镜下关节内诊断，将关节镜从后侧入路插入，将其他器械从肩袖间隙入路插入。
  - 应仔细检查肱二头肌长头，寻找肱二头肌起点不稳、体部撕裂、肱二头肌沟不稳定的证据，以指示是否行肱二头肌长头切断或固定（图9）。
- 检查肩胛下肌的完整性，明确是否需要修复（图10A 和 10B）。
- 评估关节内时需要检查其他结构，包括肩袖下表面、关节软骨、盂唇结构和腋袋。需要记录对这些结构的观察结果。
- 在进入肩峰下间隙前，需要从关节内观察后上部肩袖结构（图

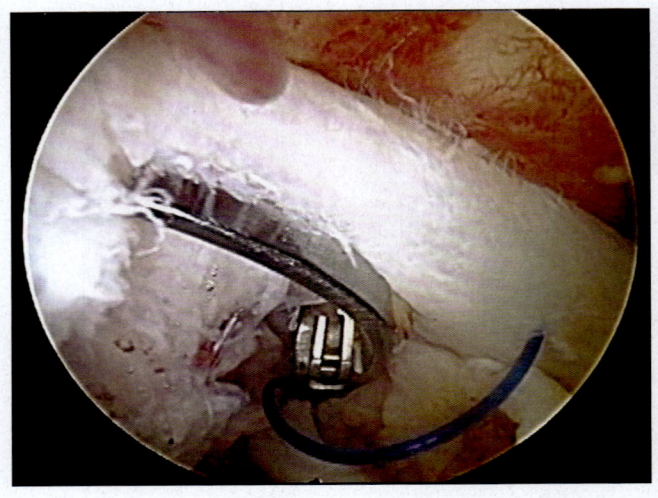

图9

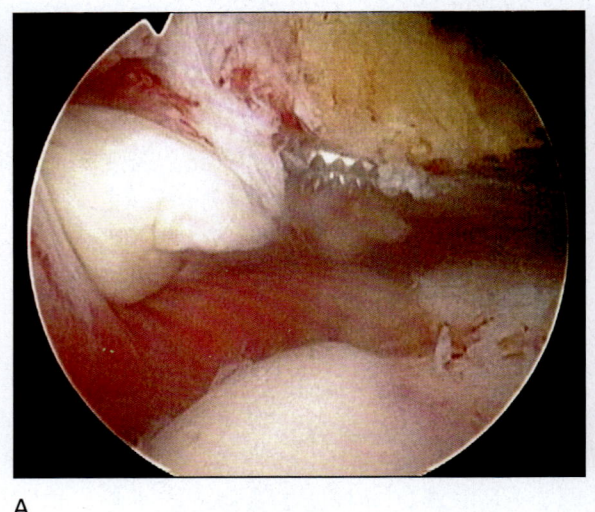

A   B

图10

争议

- 根据患者的年龄、活动水平、全身状况决定是行肱二头肌肌腱切断还是行肌腱固定。对于年老患者或可以忍受外观畸形的患者，可以行肱二头肌肌腱切断；对于年轻患者或不能忍受外观畸形的患者，可以切开并使用螺钉行肌腱固定。

11）。这将提供肌腱回缩程度、是否存在层间撕裂和肩袖最后方状况的重要信息。

第二步

- 将关节镜从肱盂关节间隙移出并插入肩峰下间隙。按照从内侧至外侧的顺序，清理肩袖与肩峰之间的滑膜。
- 在直视下使用穿刺针定位建立前外侧入路。前外侧入路建立的标准是可以插入平行于肩峰下表面的器械，适用于肩峰成形；可以

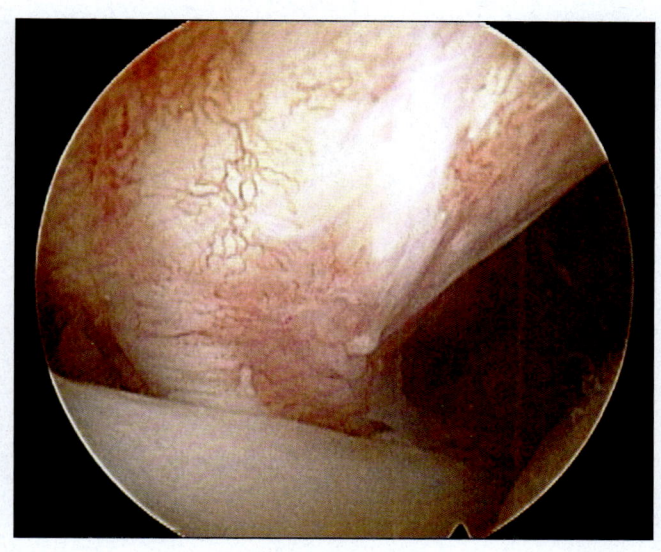

图11

用于肩袖修复。将肩袖间隙的套管调整到肩峰下间隙,用于引出缝线。
- 联合使用关节镜刨刀和关节镜热消融装置进行彻底的滑膜清理。这一步非常重要,滑膜清理之后可以清楚地观察到整个手术界面,包括从内侧捕获缝线,从外侧在大节结上放置外排锚钉。
- 清理肩袖撕裂区,明确撕裂的边缘,尽量保留腱性组织(图12)。使用关节镜刨刀和磨钻清理肱骨大结节上的肩袖止点,建

手术要点

- 从前外侧入路或从辅助后外侧可视入路插入关节镜有助于观察肩袖撕裂的类型。
- 如果病情需要,在肩袖修复之后再行肩峰成形术。因为施行肩峰成形术时,包括剥离喙肩韧带,常常导致液体进入三角肌或皮下组织,导致肩关节周围软组织过度水肿。

注意事项

- 如果对撕裂类型没有正确的认识,或肌腱松解和修复方式不合适,就可能导致非解剖性修复并最终导致修复失败。

器械

- 直径 5.0mm 的关节镜刨刀
- 关节镜等离子射频消融器械

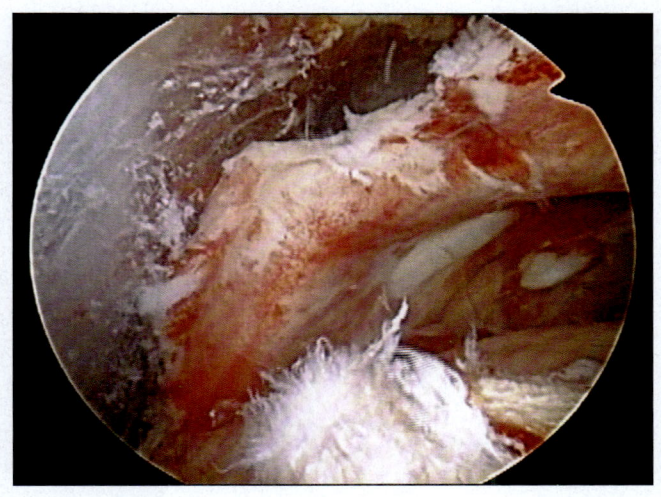

图12

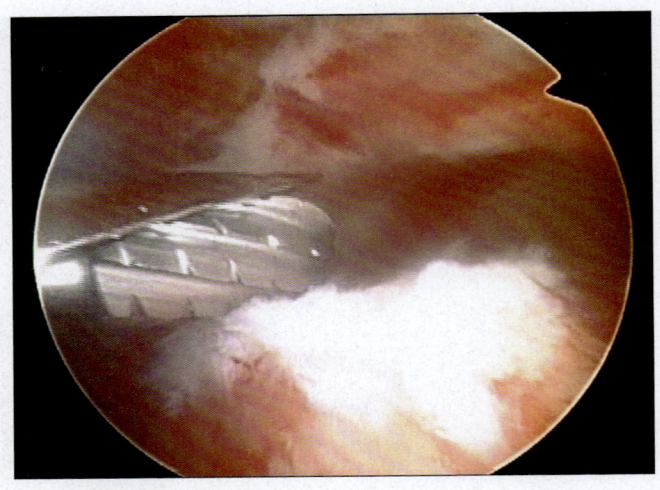

图13

争议
- 有些医生对进行肩袖前后缘松解持反对意见,认为松解后干扰了各条肌腱的生物力学关系,不利于进行修复。

立渗血的骨床(图13)。
- 仔细观察撕裂的肩袖,并明确类型。从前外侧入路插入组织抓持器,确定最佳的复位方法,评估回缩程度以及组织的移动性(图14)。必须明确肩袖是否存在层间撕裂;找到肌肉-肌腱连接处可以更准确地评估还有多少肌腱可以用于缝合。
- 如果不能在无张力状态下将撕裂的肩袖牵拉到止点处,有必要进行松解。
  - 使用射频消融,将撕裂的肌腱与周围的肩胛盂、肩峰下组织分离。需要仔细分离。使射频消融装置与肌腱保持平行,以

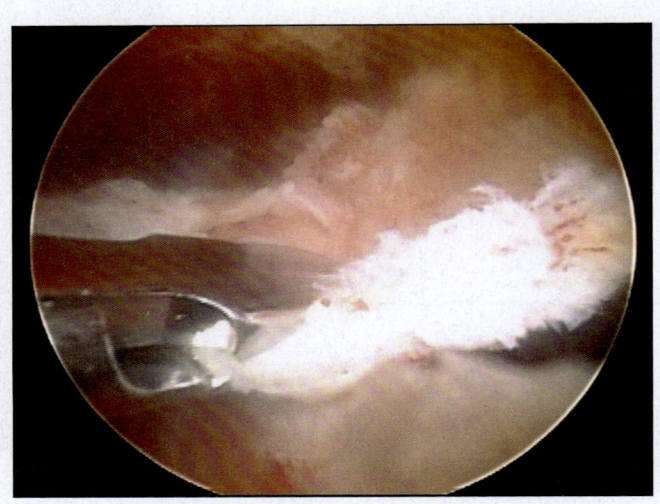

图14

手术要点

- 置入锚钉时，最大限度内收上肢，在冠状面上形成合适的进钉角度。
- 可以内旋或外旋上肢，以便于在肱骨结节内侧置入锚钉。如外旋更容易观察到肱骨结节前面，内旋更容易观察到肱骨结节后面。

注意事项

- 必须确保锚钉植入的深度合适。锚钉植入过深会导致缝线与皮质骨摩擦而使固定失败，或缝线嵌入皮质骨导致修复结构松弛拉长。

器械/植入物

- 需要专门用于肩袖撕裂的锚钉，此类锚钉是专门针对松软、疏松的大结节骨质设计的。与用于肩胛盂的锚钉相比，这种锚钉直径更大，螺纹刃更宽。

免损伤肌腱。将肌腱与肩峰下粘连组织分离，特别是肩胛冈基底部。肩袖和肩胛盂上唇之间也可能存在粘连。
- 松解喙肱韧带对增加撕裂肩袖的移动性有很大帮助。作者在修复巨大肩袖撕裂时，并不常规地利用后方间隙松解。
■ 根据撕裂的类型进行侧对侧缝合，使肌腱游离缘向肌腱止点处靠近。这种技术可以降低肩袖游离缘的张力，以便将肩袖游离缘复位到肱骨大结节上。

第三步

■ 观察撕裂的肩袖和肱骨结节，确定内排锚钉的数目。一般情况下，内排需要2～3枚锚钉。通常在放置前外侧入路套管之前置入这些锚钉，以免与套管发生干扰。
■ 使用腰椎穿刺针确定锚钉置入的位置（图15），常常位于肩峰的侧缘。沿着与肱骨结节平面45°的方向置入锚钉。

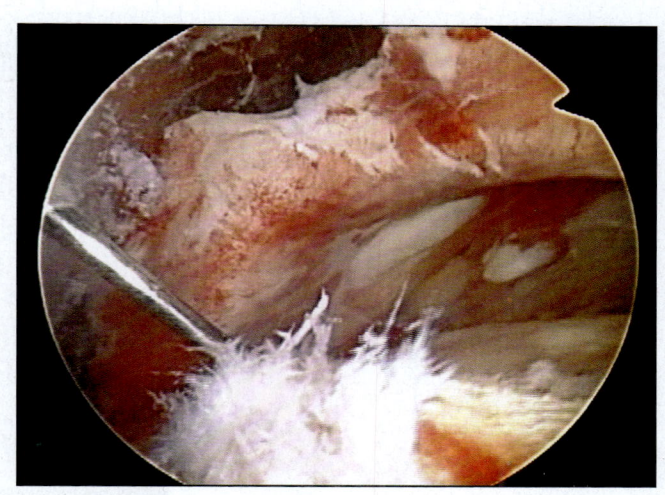

图15

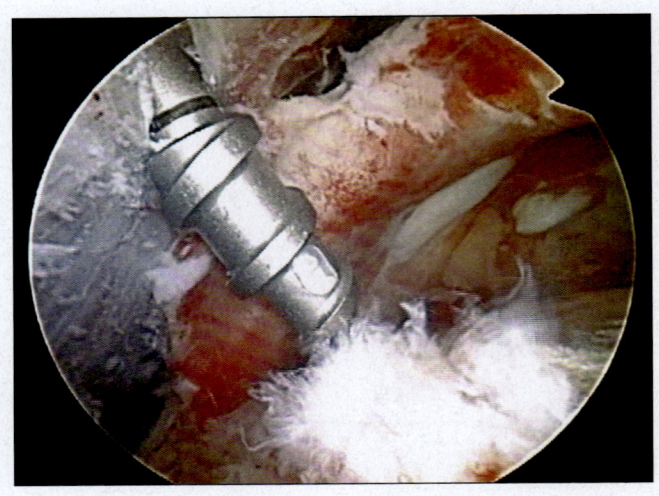

图16

争议

- 虽然塑料和生物可吸收锚钉也可以用于肩袖修复，但作者更喜欢用金属锚钉。在骨质差的患者，金属锚钉抵抗拔除的能力最佳。可以在透视下观察金属锚钉，术后可以对其进行定位。生物可吸收锚钉会使局部环境呈酸性，在锚钉周围可产生透亮影且锚钉可能发生松动。

- 使用解剖刀建立合适大小的皮肤切口，以适应缝合锚钉穿过。使用止血钳穿过三角肌进入肩峰下间隙以扩大通道。
- 先置入第一枚缝合锚钉，可以使用锤子轻敲锚钉，使其尖端固定在骨面上（图16）。将锚钉置入皮质骨以下，置入器上的激光标线与肌腱长轴垂直，这样有利于缝线滑动。
- 移除置入器，牵拉缝线，确保锚钉是稳定的。将缝线留置于皮肤通道中。通过其他皮肤通道，以相同的方式置入其他锚钉（图17）。

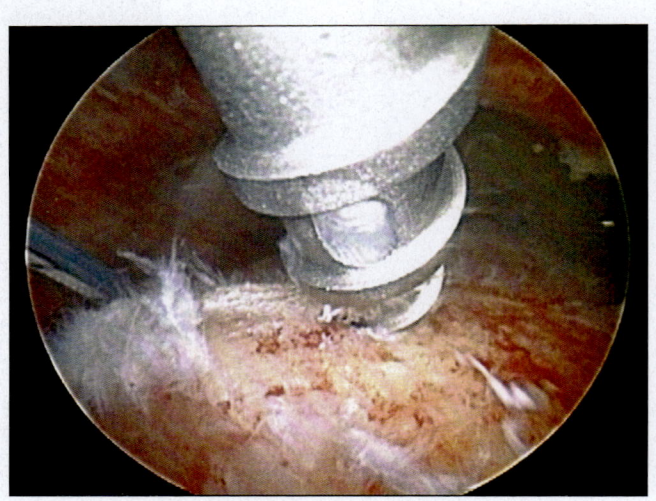

图17

第四步

- 在内排锚钉都植入后，从前外侧入路插入直径7mm的套管。从前至后依次进行水平褥式缝合。
- 使用缝线钳通过前外侧入路拉出第一枚锚钉最前面的缝线的一端。避免将缝线拉出锚钉缝线孔。
- 使用逆行缝线传递器械（Scorpion）将缝线穿过撕裂的肌腱（图18A和18B）。通过前方入路牵拉缝线。采用相同的方式将前方锚钉的四根尾线依次穿过肌腱。
- 注意确保缝线穿过足够多的肌腱组织。如果通过逆行缝合器械不能穿过足够多的肌腱组织，可以通过Neviaser入路采用顺行缝合器械(图19A和19B)。必须确保四根尾线之间有合适的距离，这样打结时就不会出现缝线切割肌腱而导致缝合失效。当一枚锚钉的全部缝线都穿过肌腱并从前路引出后，用钳子将尾线固定，避免出现锚钉间缝线缠绕和辨别错误。
- 采用相同的方法将内排锚钉的缝线依次穿过肌腱并从前方入路

手术要点

- 按照上面的讨论，仔细检查撕裂类型对于确定最佳缝线穿过路径非常重要。目标永远是尽量将肩袖拉回至其在大结节上的足印区。
- 这些作者常常将穿过肌腱的缝线放在前套管中。另一种方法是：可以将缝完的缝线从各自锚钉的通道中引出。

注意事项

- 确定缝线在锚钉钉孔的排列方向非常重要。牵拉前线并向前穿过，避免缝线之间交叉。缝线交叉会影响线结滑动或导致缝线与锚钉孔之间出现摩擦。

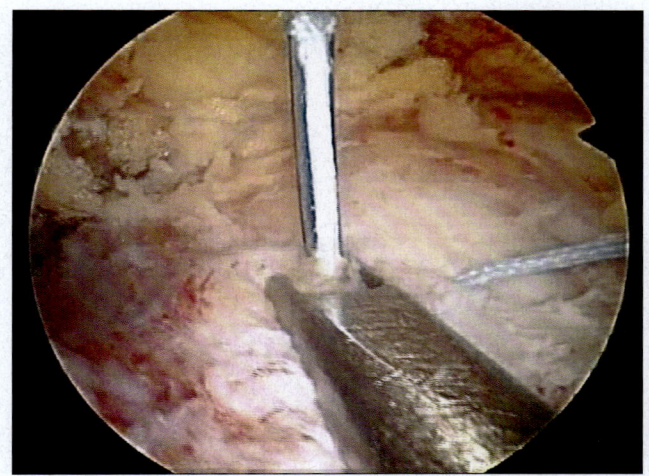
A

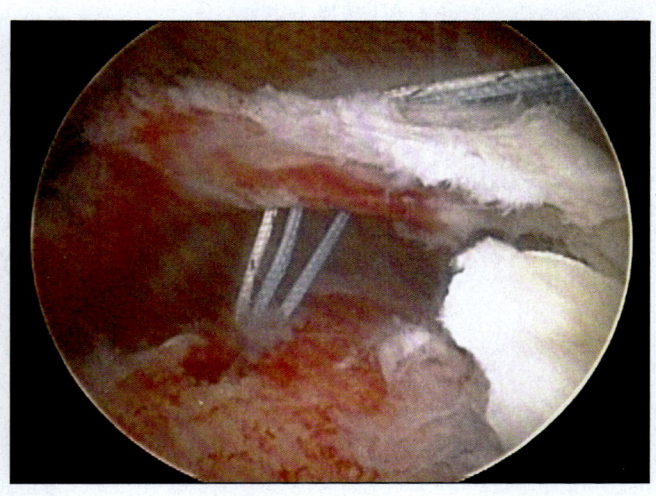
B

图18

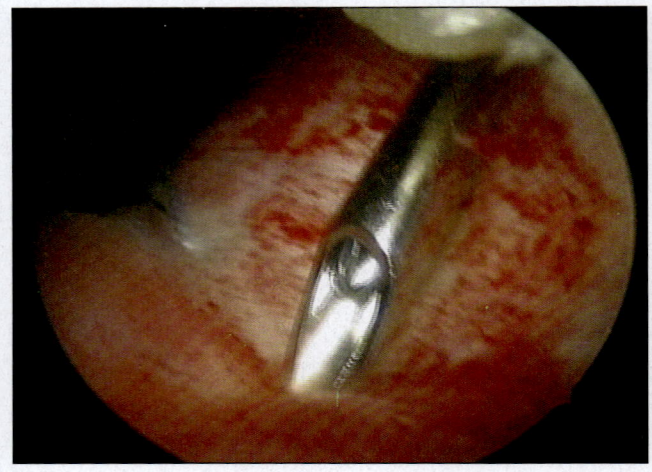 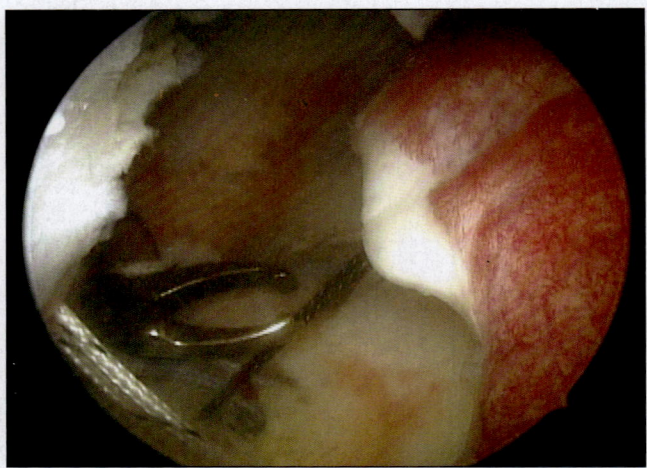

图19

器械

- 直径 7mm 的螺纹套管
- Scorpion 逆行递线器械（Arthrex；Naples，FL）
- Banana Lasso 顺行递线器械（Arthrex；Naples，FL）
- 关节镜组织抓持器
- 关节镜缝线抓持器

引出，将每枚锚钉的缝线用一把钳子固定。

第五步

- 当所有缝线传递完毕后，从后面开始打结。
  - 通过前外侧入路将第一对缝线引出。
  - 采用两个同向半扣结固定，确保线环稳定；再打三个交替的半扣节以获得线结稳定（图20）。
- 打完结之后，通过各个锚钉皮肤通道将各自缝线引出以备外排固定。

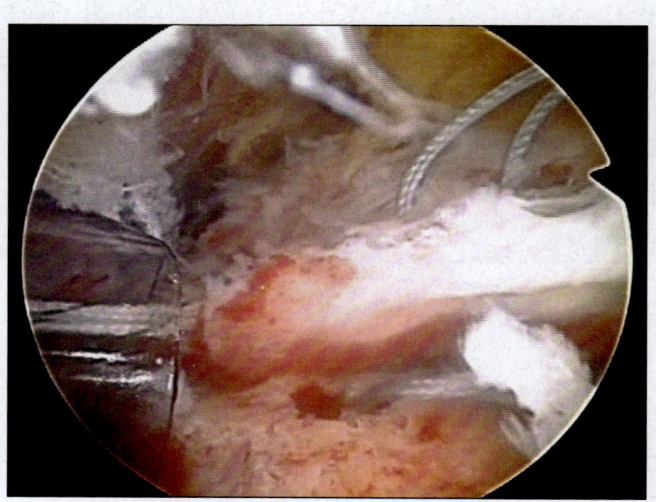

图20

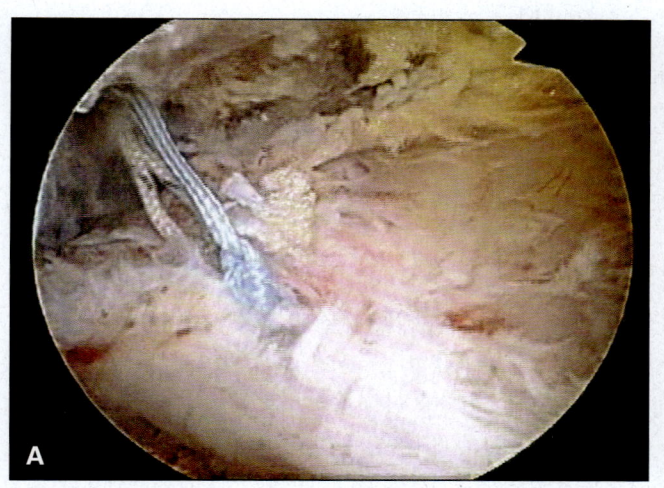 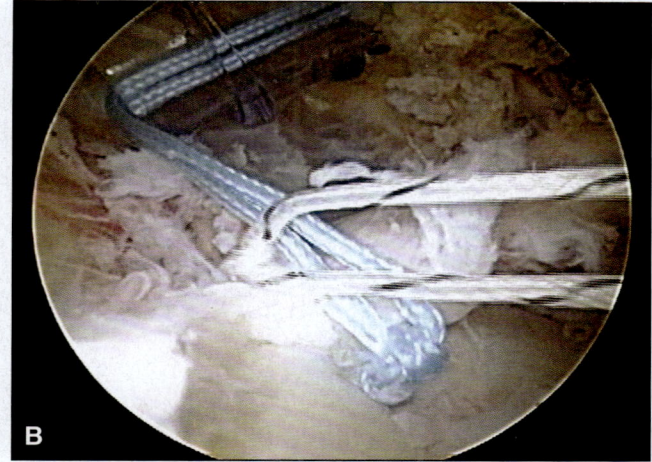

图21

器械
• 关节镜缝线抓持器
• 关节镜推结器

争议
• 打结方法的选择属于医生喜好问题。这些外科医生采用两个同向半扣节，再采用三个交替的半扣节。
• 或者，第一个结可以采用滑结，如 Tennessee 结，或采用滑动锁定结，如 Weston 结。

手术要点
• 可将牵引线穿过撕裂的肌腱以牵拉肌腱，并在打结之前复位肌腱。
• 将最后面的一个结尽量打在更偏后，最前面的一个结尽量打在更靠前，这样进行双排固定时可以获得更大面积的足印重建。
• 当放置外排锚钉时，分散的线结将确保肌腱和足印之间最大面积的加压。

注意事项
• 可靠地打结非常重要，但也要注意不要磨损缝线，否则容易导致缝线断裂而致修复强度下降。

- 采用相同方法，通过前外侧入路依次将剩余的缝线打结（图 21A 和 21B）。

第六步

- 作者采用经骨固定技术：当将内排缝线都打好结时，选择外排锚钉的合适位置。从前外侧入路将内排锚钉每个结的一根缝线引出并穿过锚钉缝线孔。将线端穿过无缝线锚定上面的孔（4.75mm PEEK SwiveLock SP）。

手术要点

- 如果打入外排锚钉后有"狗耳朵"畸形,可以使用外排锚钉的尾线通过顺行或逆行方法穿过"狗耳朵"处的肌腱,再与其余一根尾线打结,消灭畸形。如果没有需要纠正的畸形,即可将缝线剪除。

注意事项

- 必需将无结缝合锚钉打入合适的深度。
- 将锚钉置入皮质骨下可能会给固定带来困难,而锚钉置入位置过浅可能会导致肩峰下间隙内撞击。

器械/植入物

- 4.75mm 缝合锚钉(Arthrex;Naples,FL)
- 关节镜剪线器

- 外展上肢,确保锚钉垂直置入肱骨大结节。将内排锚钉均匀分布于撕裂肩袖的内侧缘。同样,外排锚钉应沿肱骨大结节的外侧缘均匀分布于撕裂肩袖的足印区边缘。可以内旋或外旋上肢,以充分显露锚钉置入的部位。
- 使用热消融器械清理外侧骨皮质上面的软组织,显露锚钉置入的骨面。
- 使用锤子将锚钉打入骨内直至缝线孔位于皮质骨下。收紧缝线使其将肩袖压向骨面。进一步击打锚钉,直至锚钉尖接触皮质骨。最后拉紧缝线并保持这种张力。最后按压锚钉尾部、旋转螺钉,达到皮质骨确保固定稳定(图22)。然后松开手柄缝线,取出递线器。使用关节镜剪线器剪断缝线。
- 内旋、外旋上肢,从后路和后外侧入路观察肩袖修复情况(图23)。可以将关节镜插入盂肱关节间隙,从关节内观察修复情况。

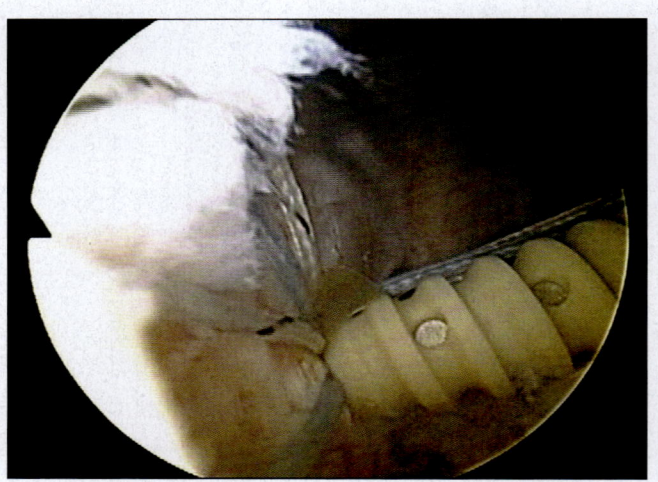

图22

争议

- 进行双排还是单排锚钉固定存在争议。已经证明，双排固定一方面可以从生物力学方面增加固定的稳定性，另一方面将肌腱断端压在骨面上可以获得最大的足印覆盖。
- 虽然已经证明，采用双排锚定固定可以改善术后结构的完整性，但单排锚定固定和双排锚定固定的愈合情况和临床效果是否有差别尚无定论（Charousset 等，2007；Park 等，2008；Sugaya 等，2005）。
- 双排锚定固定费用较高是一个缺点。
- 作者建议对年轻患者行双排锚定固定，解剖愈合在这些患者中对临床预后和满意度影响较大。

手术要点

- 避免移除过多骨质。
- 避免损伤三角肌。

注意事项

- 移除过多骨质、损伤三角肌、切断喙肩韧带会导致医源性肩关节前上方不稳定。
- 如果存在肩峰小骨，不宜行肩峰成形术，以免导致骨块不稳定。
- 如果对修复的稳定性或成功愈合的可能性存在疑虑，建议保留喙肩弓（肱骨头上移的限制结构）。

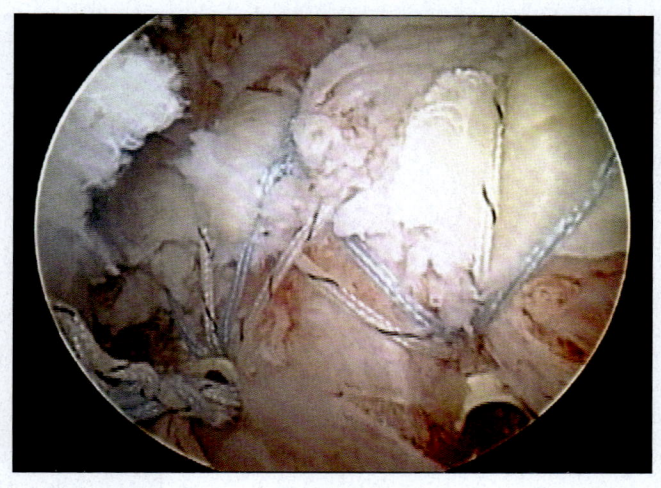

图23

第七步

- 修复完成以后，开始关注肩峰下成形术。只有存在肩峰骨刺时才行肩峰下成形术，肩峰下成形术并不是常规的手术步骤。
- 使用热消融器械确定肩峰边缘。显露骨赘并小心保护三角肌深部筋膜（图24）。
- 使用直径为 4.85mm 的椭圆形钻头行肩峰下成形术，移除多余骨刺，恢复原始肩峰，确保肩峰下表面光滑（图25）。
- 使用刨刀行滑膜清理术，并清理肩峰成形术时遗留的游离骨组织。

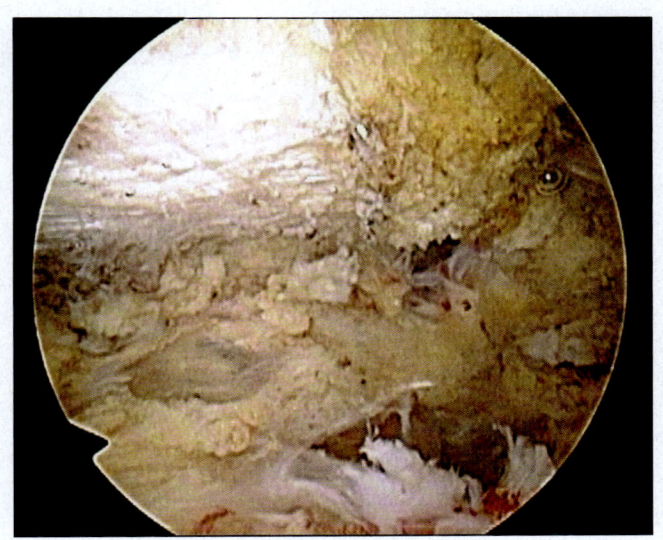

图24

器械

- 4.85mm 关节镜磨钻
- 5.0mm 关节镜刨刀

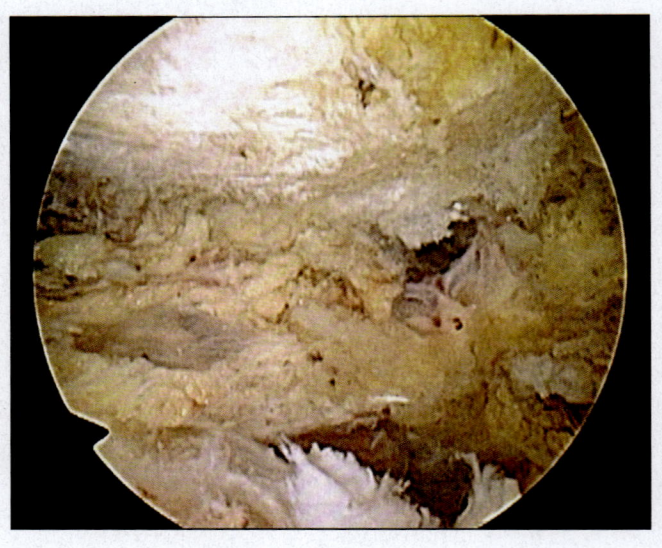

图25

术后护理和预后

- 巨大肩袖撕裂修复的患者需要进行标准的术后康复计划：
  - 1~6周：吊带制动，腰部水平进行日常活动，肘、腕、手部运动，避免伸、提重物、牵拉、推等动作。
  - 6~8周：停止使用吊带，开始被动活动。
  - 8~10周：开始进行主动辅助活动和主动活动。
  - 10~12周：进行力量训练。
- 以往，巨大肩袖撕裂的愈合率低，特别是在进行激进康复训练的老年患者。但这些患者仍能获得良好的临床预后（Galatz 等，2004；Gerber 等，2000；Harryman 等，1991；Sugaya 等，2007）。
- 关节镜修复巨大肩袖撕裂并发症的发生率较低。同前面讨论的一样，最常见的并发症是不愈合。而且，这些患者会出现关节僵硬，特别是在采用保守康复计划、制动时间过长的患者。可以注射皮质类固醇治疗迟发性僵硬，对于难治性患者，可以使用关节镜行粘连松解。

手术要点

- 合理止痛可以使患者遵从治疗。
- 冷疗对疼痛控制和术后不适非常有效。

注意事项

- 早期过于激进的治疗可能导致修复失败。

争议

- 没有确定的康复方式。早期康复方案都是对于开放手术设计的，目的是促进术后早期活动以防止关节僵硬。
- 由于巨大肩袖撕裂修复后愈合率低，这些作者倾向于更加保守的康复方式。而且，在关节镜修复术后，关节僵硬不再是好发问题。

证据

Boileau P, Baque F, Valerio L, Ahrens P, Chuinard C, Trojani C. Isolated arthroscopic biceps tenotomy or tenodesis improves symptoms in patients with massive irreparable rotator cuff tears. J Bone Joint Surg [Am], 2007, 89: 747-57.

在这项研究中，在对68例患者进行巨大肩袖撕裂修复的同时进行了肱二头肌肌腱切断或肌腱固定术，术后至少随访2年；78%患者表示满意。常量评分由46.3提高到66.5。肱二头肌肌腱切断组与肌腱固定组无差异。62%的患者出现外观畸形，但肌腱切断术后无症状。小圆肌萎缩、假性麻痹、严重关节病变与预后不良相关。（Ⅲ级证据）

Charousset C, Grimberg J, Duranthon LD, Bellaiche L, Petrover D. Can a double-row anchorage technique improve tendon healing in arthroscopic rotator cuff repair? A prospective, nonrandomized, comparative study of double-row and single-row anchorage techniques with computed tomographic arthrography tendon healing assessment. Am J Sports Med, 2007, 35: 1247-53.

该前瞻性研究比较了单排锚钉和双排锚钉固定巨大肩袖撕裂的患者，术后至少随访2年，应用常量评分、患者满意度、重返工作岗位及术后6个月时进行肩部CT检查评估修复情况。两组在常量评分方面没有显著性差异，两组患者的肩部疼痛、活动度和力量均得到改善。此外，在主观满意度、返回工作岗位方面没有差异。虽然CT评估"防水"修复的发生率没有显著性差异，但双排锚钉固定患者术后解剖复位的发生率明显高于单排锚钉固定患者。（Ⅱ级证据）

Fuchs B, Weishaupt D, Zanetti M, Hodler J, Gerber C. Fatty degeneration of the muscles of the rotator cuff: assessment by computed tomography versus magnetic resonance imaging. J Shoulder Elbow Surg, 1999, 8: 599-605.

这项研究采用CT、MRI检查了41例行肩部手术的患者，以确定这些方法在评估肩袖脂肪浸润方面是否具有可比性，以及脂肪浸润和肩袖肌肉萎缩之间的关系。研究表明，CT、MRI观察者间有极好的可信度。CT和MRI之间的相关性为高到中等。脂肪浸润和肩袖萎缩之间的关系得以明确。

Galatz LM, Ball CM, Teefey SA, Middleton WD, Yamaguchi K. The outcome and repair integrity of completely arthroscopically repaired large and massive rotator cuff tears. J Bone Joint Surg [Am], 2004, 86: 219-24.

这项研究对18例肩袖撕裂横径超过2cm的患者进行了关节镜肩袖修复，术后随访时间至少为12～20个月。其中17例患者再次出现撕裂。尽管出现不愈合，12个月时一些患者的临床症状改善明显，其中13例患者ASES功能评分超过90分，其中16例患者功能评分改善，12例患者疼痛消失，所有18例患者外展超过肩关节水平。术后2年时，临床结果轻度下降，包括ASES功能评分和前屈。（Ⅳ级证据）

Gerber C, Fuchs B, Hodler J. The results of repair of massive tears of the rotator cuff. J Bone Joint Surg [Am], 2000, 82: 505-15.

这项前瞻性研究对 27 例患者进行了切开巨大肩袖撕裂修复术,术后至少随访 2 年,从临床表现和影像学方面进行评估。从整体上看,患者的常量评分、活动范围和疼痛明确改善;63% 的肌腱最终愈合。再次撕裂的患者临床症状同样改善,只是没有完全修复患者改善将明显。冈上肌完整修复时,脂肪浸润不可逆,肌肉萎缩在某种程度上是可逆的。(Ⅳ级证据)

Harryman DT 2nd, Mack LA, Wang KY, Jackins SE, Richardson ML, Matsen FA 3rd. Repairs of the rotator cuff: correlation of functional results with integrity of the cuff. J Bone Joint Surg [Am], 1991, 73: 982-9.

这项研究对 105 例患者进行了切开肩袖撕裂修复术,术后至少随访 2 年,从临床表现和影像学方面进行评估。超声检查显示,8% 的有冈上肌撕裂的患者成功愈合,有 50% 的巨大撕裂愈合。研究发现,老年患者和之前企图行肩袖修复的患者再次出现撕裂的概率不断升高。无论修复状况如何,大部分患者术后疼痛缓解并表示满意。但是,完整修复患者的功能、活动范围和力量更好。

Keener JD, Wei AS, Kim HM, et al. Revision arthroscopic rotator cuff repair: repair integrity and clinical outcome. J Bone Joint Surg [Am], 2010, 92: 590-8.

这项研究回顾性地研究了 21 例行关节镜肩袖修复的患者,术后至少随访 2 年。这些患者疼痛、SST 评分、ASES 评分、前屈和外旋均明显改善。术后超声检查显示,48% 患者出现愈合,包括 70% 的单一肌腱撕裂患者和 27% 的冈上肌/冈下肌肌腱撕裂患者。患者年龄和撕裂肌腱数目与术后肌腱修复完整性呈负相关关系。完整修复的患者显示常量评分升高,肩胛抬高改善。(Ⅳ级证据)

Keener JD, Wei AS, Kim HM, Steger-May K, Yamaguchi K. Proximal humeral migration in shoulders with symptomatic and asymptomatic rotator cuff tears. J Bone Joint Surg [Am], 2009, 91: 1405-13.

这项研究通过 X 线平片、超声检查评估了 117 例肩袖撕裂患者(有症状和无症状)。有症状的肩袖撕裂患者肱骨移位更明显,并且这些患者常包含冈下肌撕裂。在撕裂面积超过 175mm^2 的有症状患者,疼痛和撕裂面积对肱骨移位影响明显。但是,撕裂面积是肱骨移位的最好的预测因素。(Ⅱ级证据)

Liem D, Lichtenberg S, Magosch P, Habermeyer P. Magnetic resonance imaging of arthroscopic supraspinatus tendon repair. J Bone Joint Surg [Am], 2007, 89: 1770-6.

这项研究回顾性地研究了 53 例有单独冈上肌撕裂的患者,术后至少随访 2 年。从整体上看,无论是否完整修复,从常量评分看患者的症状得到了缓解。最终评估时有 75% 的患者愈合。反复撕裂患者外展力量减弱,常量评分降低。术前脂肪浸润 2 度或以上、冈上肌萎缩和年龄被发现均与反复撕裂相关。在肩袖愈合的患者没有发现脂肪浸润加重或减轻,或冈

上肌萎缩。但是，再次撕裂的患者这两种情况均加重。（Ⅳ级证据）

Mochizuki T, Sugaya H, Uomizu M, et al. Humeral insertion of the supraspinatus and infraspinatus: new anatomical findings regarding the footprint of the rotator cuff. J Bone Joint Surg [Am], 2008, 90: 962-9.

为了明确后上肩袖肌腱的止点，作者进行了113例尸体肩部解剖。研究发现，冈上肌的止点较以往想象得小，冈下肌止点较大。

Park JY, Lhee SH, Choi JH, Park HK, Yu JW, Seo JB. Comparison of the clinical outcomes of single-and double-row repairs in rotator cuff tears. Am J Sports Med, 2008, 36: 1310-6.

这项研究比较了关节镜下单排锚钉和双排锚钉修复肩袖撕裂患者的效果，术后最少随访22个月，通过ASES评分、常量评分以及肩部力量指数评分进行了比较。结果表明，两组患者症状均缓解，并且两组之间无统计学差异。但是，对于巨大撕裂的患者（3cm），在疗效上双排锚钉固定患者优于单排锚钉固定患者。（Ⅱ级证据）

Sugaya H, Maeda K, Matsuki K, Moriishi J. Functional and structural outcome after arthroscopic full-thickness rotator cuff repair: single-row versus dual-row fixation. Arthroscopy, 2005, 21: 1307-16.

这项研究比较了关节镜下单排锚钉和双排锚钉修复肩袖撕裂患者的疗效。术后至少随访2年，通过UCLA和ASES评分以及肩部MRI评估结构是否完整进行比较。尽管所有患者的相关评分均得到改善，且两组之间无统计学差异，但两组患者的结构完整性有差异。较多采取单排固定的患者出现肩袖厚度不够及再次出现肩袖撕裂。单排锚钉固定的大或巨大肩袖撕裂患者再次出现撕裂的概率较双排锚钉固定患者高（44% vs. 29%）。（Ⅲ级证据）

Sugaya H, Maeda K, Matsuki K, Moriishi J. Repair integrity and functional outcome after arthroscopic double-row rotator cuff repair: a prospective outcome study. J Bone Joint Surg [Am], 2007, 89: 953-60.

这项研究对86例患者进行了关节镜下双排锚钉肩袖修复术，术后至少随访2年。所有临床评分都得到改善，包括JOA、UCLA和ASES评分。MRI显示83例患者出现愈合，包括95%的小及中等撕裂患者和60%的大及巨大肩袖撕裂患者。再次出现巨大撕裂的患者评分及力量均降低，但再次出现小撕裂的患者并无功能影响。（Ⅳ级证据）

Teefey SA, Rubin DA, Middleton WD, Hildebolt CF, Leibold RA, Yamaguchi K. Detection and quantification of rotator cuff tears: comparison of ultrasonographic, magnetic resonance imaging, and arthroscopic findings in seventy-one consecutive cases. J Bone Joint Surg [Am]. 2004; 86: 708-16.

这项研究随访了71例行关节镜肩袖修复的患者，以明确超声检查评估肩袖的准确性（与MRI和关节镜相比）。结果表明，超声检查在明确肩袖撕裂、区分部分撕裂与全层撕裂以及确定撕裂范围方面与MRI的准确性相似。（Ⅰ-1级证据）

6 有症状的肩峰小骨的外科固定

Neal C. Chen, Jon K. Sekiya

适应证

- 进行肩峰小骨固定术的病例需满足以下三个前提条件：
    - 肩峰小骨与保守治疗无效的顽固性肩痛相关，体检中能发现假关节处压痛。
    - X线或其他影像学检查能发现肩峰不完全融合。
    - 术中发现肩峰小骨不稳定。而无临床症状的单纯肩峰小骨不稳定不是手术治疗的指征。

临床检查／影像学检查

- 注意肩峰小骨的局部压痛。
- 注意术前肩关节的活动度。
- 检查撞击征。
- 记录三角肌的完整性和肩袖肌力。
- 腋位的侧位X线片是最重要的影像学检查（图1A）。
- 盂肱关节前后位X线片（图1B）和肩胛骨Y位X线片也是正规的X线检查部分。
- 如果腋位X线片难以发现，但仍然怀疑有肩峰小骨时，可以拍摄肩峰剖面位X线片。
- 利用MRI评估肩关节伴有的其他病理情况，正如图2中的水平位MRI显示的假关节处水肿，提供了肩峰小骨导致症状的相关证据。
- 对于骨发育未成熟的病例，需要进行对侧肩的影像学检查。
- 骨扫描是X线片的辅助检查。如果在骨扫描的第三期在肩峰小骨处仍然有放射浓聚，则可为确定假关节导致症状提供相关证据。

注意事项

- 对无症状的肩峰小骨不应进行手术治疗。术前应证实：X线发现的肩峰小骨是产生症状的病因。
- 骨结构未成熟：肩峰小骨可能直到25岁才融合。如果怀疑是肩峰小骨症，应进行对侧肩的影像学检查。采用向假关节内注射局部麻醉药、骨扫描和（或）MRI等检查有助于确诊。
- 在大量吸烟的人群，应警惕关节融合术可能产生并发症。

争议

- 肩峰小骨切除术的作用尚不明确。大部分学者认为，小骨块可以切除；而对于较大的骨块切除后是否会导致明显的三角肌功能障碍仍有争议。相当多的证据表明，激进的肩峰小骨切除会带来问题。
- 有少量的证据表明，关节镜下减压术有助于治疗存在撞击征但肩峰小骨局部无明显压痛的肩峰小骨症病例。

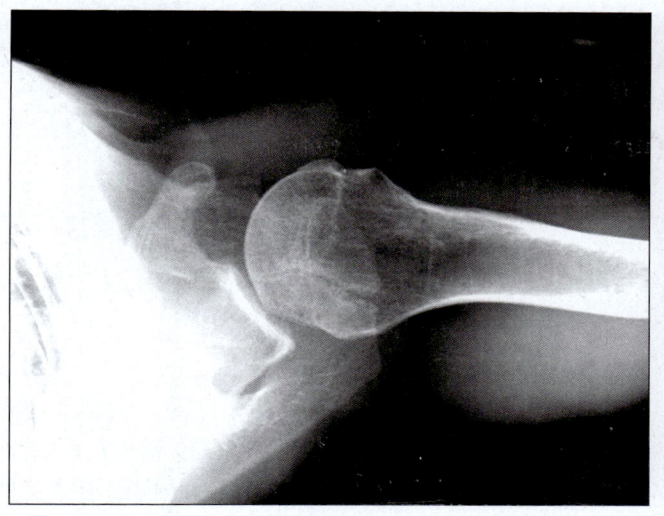
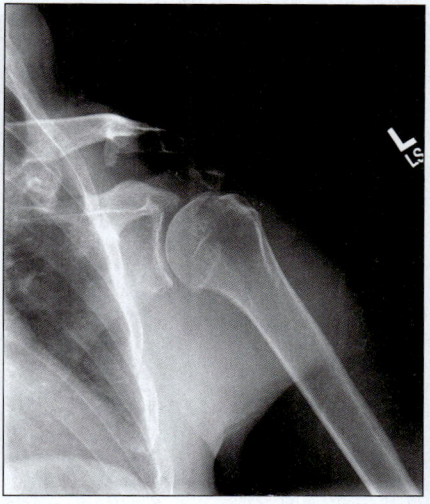

图1

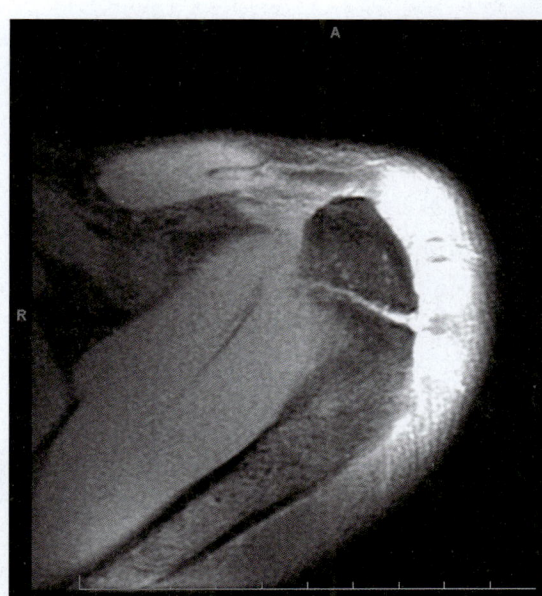

图2

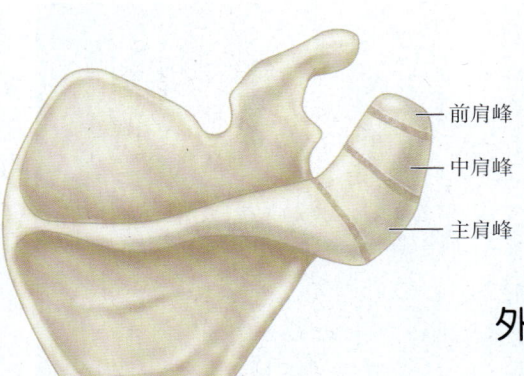

图3

外科解剖

- 肩峰有四个骨化中心：
  - 前肩峰
  - 中肩峰
  - 主肩峰
  - 肩峰基底部
- 其中，前肩峰、中肩峰和主肩峰是决定肩峰小骨形成的主要因素（图3）。
- 肩峰基底大约在12岁时融合，而前、中和主肩峰约在15岁融合。但也可能到25岁才完成融合。

治疗方案

- 首先采取非手术治疗，包括应用非甾体抗炎药和针对撞击征的物理疗法。
- 局部注射皮质类固醇可在缓解症状的同时，有助于确认肩峰小骨是造成疼痛的病因。
- 作为融合术的替代疗法，关节镜下减压术仅适用于撞击征呈阳性而籽骨局部无压痛的患者。

手术要点

- 尽可能保留肩峰和肩峰小骨的三角肌附着，以利于骨块的血供。

注意事项

- 避免过度剥离三角肌，否则会损害肩峰小骨的血供并增加三角肌撕裂的风险。

体位

- 可以采用沙滩椅位或侧卧位。
- 如果采用自体骨移植，摆放手术体位时应考虑到取材部位（髂嵴、胫骨近端、尺骨鹰嘴等）的显露。
- 如果使用术中 X 线透视检查，在消毒铺巾前应检查 X 线透视仪的位置，以确保获得正确的图像。

入路 / 显露

- 如果在关节镜下检查肩峰下间隙，能够发现肩峰小骨的不稳定。如图 4A 所示，向下压肩峰可以观察到不稳定的假关节位置。
- 建立肩前上方入路，自肩峰后缘向前至喙突外侧 1cm。
- 使用 18 号腰椎穿刺针定位假关节部位（图 4B）。
- 注意观察并记录不稳定的肩峰小骨。
- 沿假关节线切开三角肌斜方肌筋膜和肩峰骨膜。图 5 所示为沿假关节的军刀形切口。保留残留骨结构上的骨膜附着有利于骨愈合。

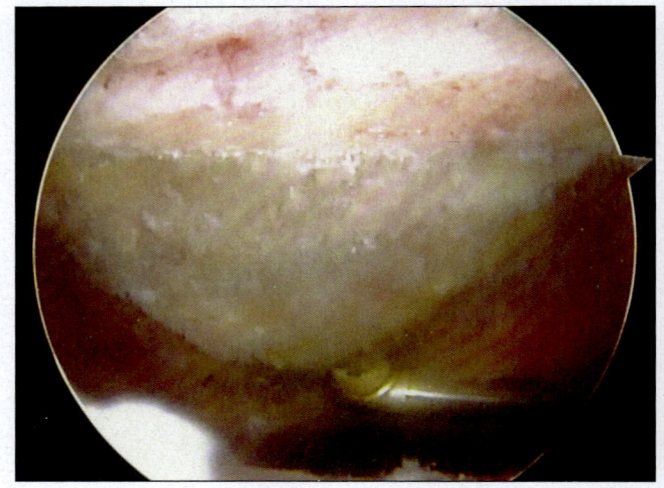
A

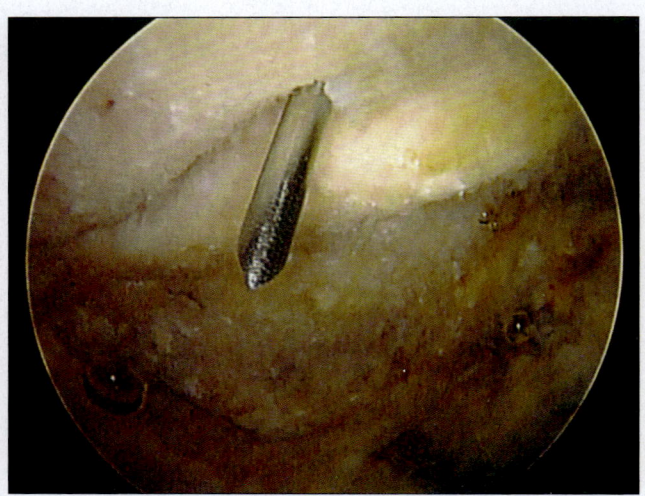
B

图 4

手术要点

- 必要时，可以在假关节处使用椎板牵开器以获得更好的显露（图6）。

注意事项

- 不充分的骨床准备可能导致融合失败。

手术要点

- 持骨钳有助于制作较小的导向孔，以免钳子滑脱。
- 可以使用骨盆骨折手术套件中较大的持骨钳，也可用双持骨钳技术协助复位。

注意事项

- 为了避免复位错误，开始应进行预固定。
- 预固定的位置不要妨碍最终放置内固定。

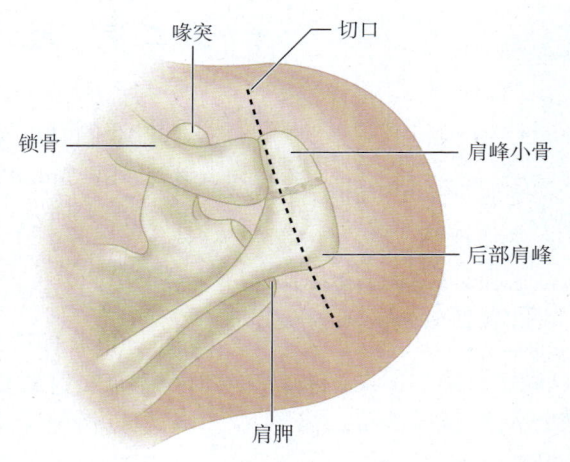

图5

手术步骤

第一步：假关节的处理

- 采用骨性磨头、咬骨钳和刮匙处理假关节（图6）。
- 清理假关节至显露出血的松质骨，并延伸到整个假关节的全长和深部。

第二步：植骨和预固定

- 将移植骨或骨替代品塞入假关节处。
- 用持骨钳或克氏针预固定肩峰小骨。
  - 可使用空心螺钉的导针做预固定。
  - 图7所示为使用持骨钳和空心螺钉的导针预固定假关节。
- 对肩峰下间隙行关节镜监视可以确保籽骨固定的位置满意。

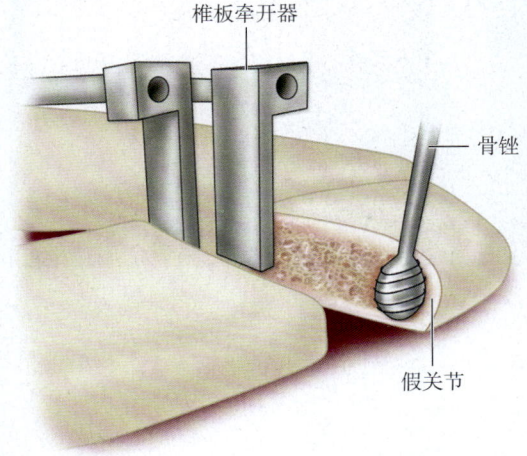

图6

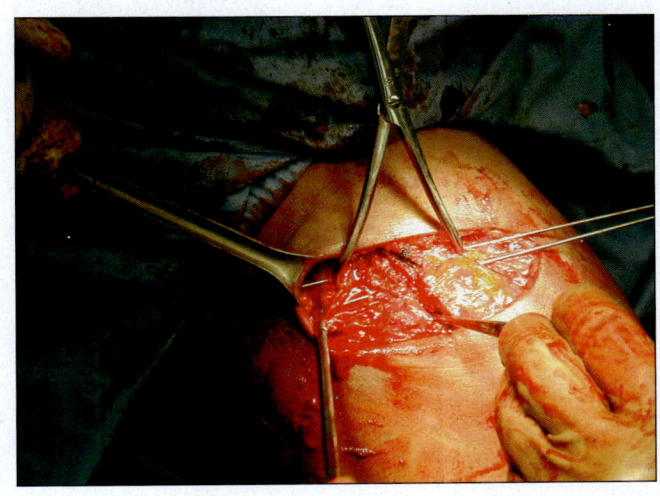

图7

器械 / 植入物

- 0.062 号克氏针
- 持骨钳
- X 线透视仪

手术要点

- 如果难以确定打磨的深度，可以以第一根导针长度减去第二根导针长度的差来衡量。

注意事项

- 使用的空心螺丝钉长度超出整个肩峰与肩峰小骨结构是一个常见的错误。如果发生此错误，则张力带结构的作用就会被抵消，局部不能产生压力。
- 松质骨螺丝钉的螺纹跨越断端是第二种错误，也将抵消张力带结构。

第三步：植入空心螺丝钉

- 与假关节平行植入 2 根 4.0mm 的空心松质骨螺丝钉导针，并穿过双侧骨皮质。
- 使用 2.5mm 的钻头沿导针扩孔。
- 如图 8 所示，可以自前向后置入螺丝钉，也可以自后向前置入。
  - 由后向前置入螺钉的优势是：可以避免在肩前方有较大的螺钉帽凸出，但应根据肩峰小骨的长度计算螺钉螺纹的长度。如果肩峰小骨较螺纹的长度短，应由前向后置入螺钉。
- 测量螺钉的长度。螺钉应比肩峰实际长度至少短 4mm。
- 根据情况选择长螺纹或短螺纹的螺钉。螺纹不能跨越假关节。可以应用术中透视检查确认。

第四步：张力带

- 使用强力的不吸收缝线或 18 号或 20 号不锈钢丝 8 字形穿过空心松质骨螺丝钉（图 9）。
  - 如果使用不吸收缝线，用标准方法打结固定。
  - 如果使用不锈钢丝，可以用大的持针器拉紧钢丝，固定后切断钢丝尾端。

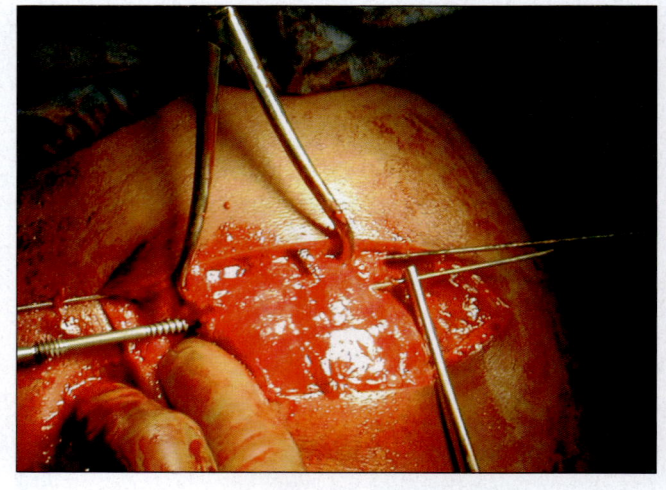

图8

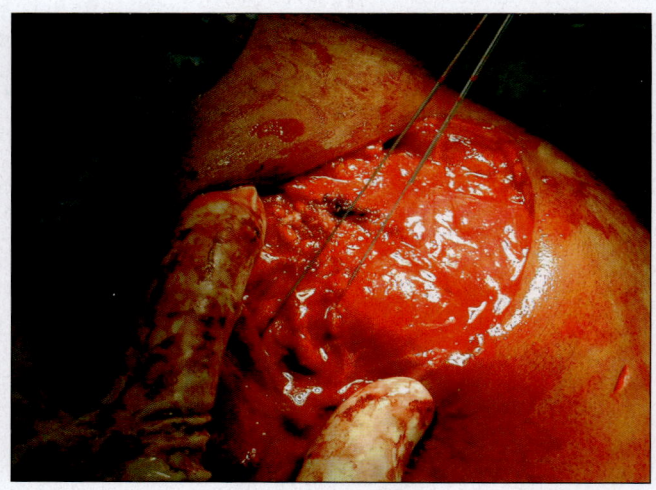

图9

器械/植入物

- Synthes 4.0mm 空心不锈钢螺钉工具盒

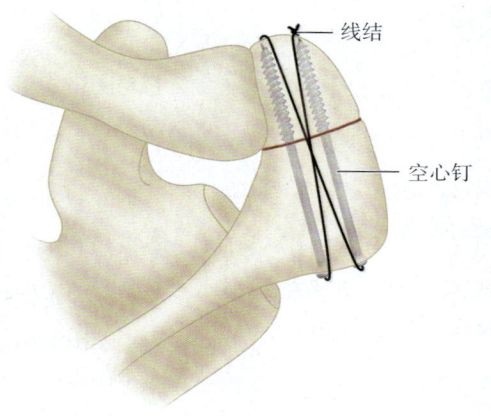

图10

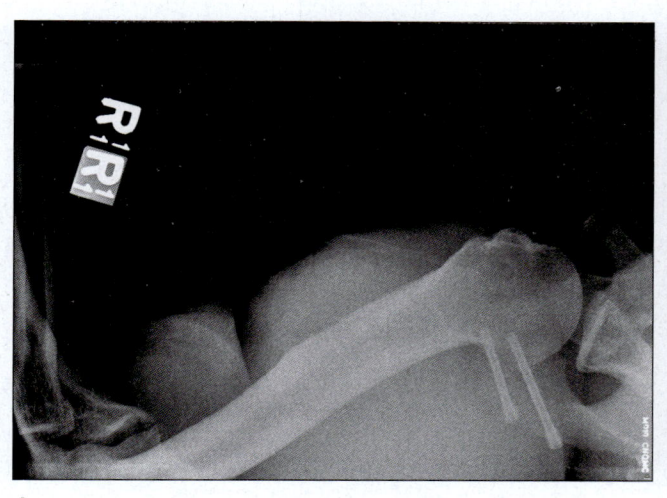 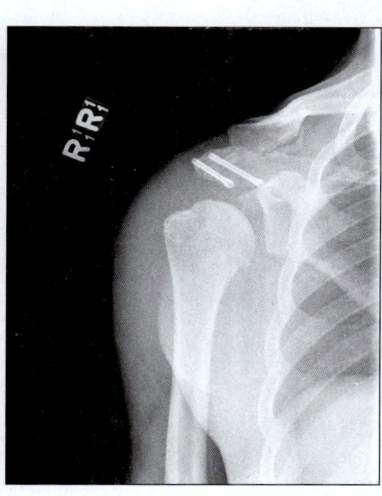

A   B

图11

- 图10 显示的是最终张力带结构，其术后 X 线片如图 11A 和 11B 所示。

术后护理和预后

- 术后将上肢以肩固定装置维持 6 周。
  - 6 周后才能开始主动运动，以确保螺钉-钢丝装置产生的张力能够有效地挤压融合处。
  - 12 周内禁止过顶运动和举重。
- 术后每隔 6 周复查一次 X 线片，直至确认局部骨性愈合。

手术要点

- 扭转钢丝，剪去尾端并将其埋入后方皮下或肌肉组织。
- 可以使用双根 22 号或 24 号钢丝代替单根 18 号钢丝，以减少内固定的突起。

注意事项

- 导丝和螺钉必须使用同质材料。不能将不锈钢丝和钛螺钉配合使用。

器械/植入物

- 18号或20号导丝，或强力的5号不吸收缝线。

注意事项

- 不愈合率相对较高。在开始恢复活动时最好采取保守方法。
- 如果需要取出的话，至少1年以后才能取出金属植入物。
- 金属植入物取出术的并发症包括三角肌撕裂和延迟骨折。术前应充分考虑发生并发症的可能性。

证据

Edelson JG, Zuckerman J, Hershkovitz I. Os acromiale: anatomy and surgical implications. J Bone Joint Surg [Br], 1993, 74: 551-5.
这项研究在270例尸体标本和古代尸体中发现了22例肩峰小骨（8.2%）。目前尚缺乏关于肩峰小骨的发生率的证据。（C级推荐）

Kurtz CA, Humble B, Rodosky MW, Sekiya JK. Symptomatic os acromiale. J Am Acad Orthop Surg. 2006; 14: 12-9.
作者总体回顾了肩峰小骨，包括自然病程、适应证、非手术和手术治疗以及临床效果。

Mudge MK, Wood VE, Frykman GK. Rotator cuff tears associated with os acromiale. J Bone Joint Surg [Am]., 1984, 66: 427-9.
这项研究记录了8例肩峰小骨伴有肩袖撕裂的病例。但尚无统计学证据说明二者之间有相关性。（C级推荐）

Neer CS II, Marberry TA. On the disadvantages of radical acromionectomy. J Bone Joint Surg [Am], 1981, 63: 416-9.
这项研究记录了30例行激进的肩峰切除术病例。术后存在持续疼痛、外观畸形、功能受限等并发症。总体上三角肌的重建疗效欠佳。（C级推荐）

Peckett WRC, Gunther SB, Harper GD, Hughes JS, Sonnabend DH. Internal fixation of os acromiale: a series of 26 cases. J Shoulder Elbow Surg, 2004, 13: 381-5.
在这组26例肩峰小骨病例研究中，使用拉力螺钉的张力带结构，融合率较高（96%）。（C级推荐）

Warner JJ, Beim GM, Higgins L. The treatment of symptomatic os acromiale. J Bone Joint Surg [Am], 1998, 80: 1320-6.
这项回顾性病例-对照研究比较了克氏针张力带结构和空心螺钉张力带的疗效，空心螺钉张力带结构的融合率较高。（B级推荐）

Wright RW, Heller MA, Quick DC, Buss DD. Arthroscopic decompression for impingement syndrome secondary to an unstable os acromiale. Arthroscopy, 2000, 16: 595-9.
这项病例研究包括12例不稳定的肩峰小骨病例，采用了关节镜下肩峰成形术，其中11例UCLA肩关节评分大于27分。（C级推荐）

第一部分　肩关节

肩关节炎

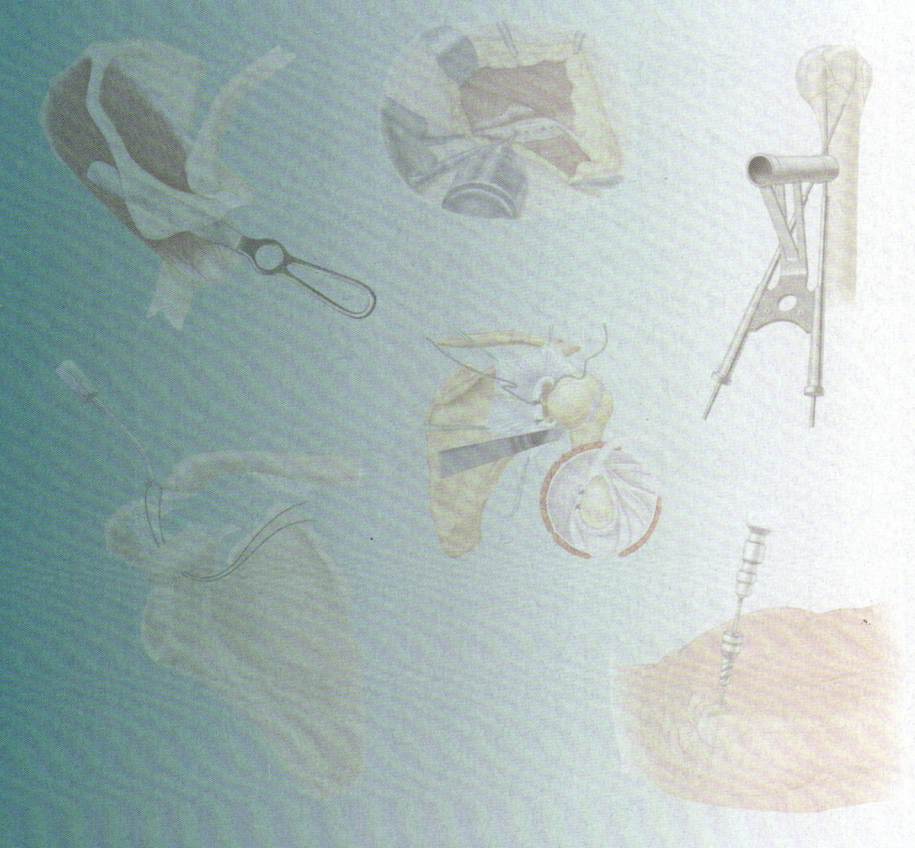

7 肱骨头表面成形术

Ross A. Shumar, Lynn A. Crosby

注意事项

- 在治疗肩胛盂和肱骨头均有关节炎病变的病例时应小心，未切除肱骨头时显露肩胛盂是有困难的。
- 对明显塌陷（＞75%）的骨坏死病例在进行表面置换时难以获得有效的固定，因而应改变为带柄的肱骨头假体。因此，所有病例术前均应准备带柄的肱骨头假体。
- 伴有不可修复的肩袖撕裂或持续性肩关节不稳定的病例是肱骨头表面置换术的相对禁忌证。
- 骨骼未发育成熟、活动性的局部或全身感染是肱骨头表面置换术的绝对禁忌证。

争论

- 肩胛盂关节炎——在有肩胛盂破坏的年轻患者，应考虑选择生物性的肩胛盂表面置换术。
- 骨质量差（骨质疏松）——在骨质疏松患者中进行肱骨头表面置换时强烈推荐使用骨水泥固定假体。

治疗方案

- 带柄的肱骨头置换术（单极或双极）
- 全肩关节成形术
- 关节镜下清理
- 软组织间隔的关节成形术
- 关节固定术
- 骨关节异体移植

适应证

- 有症状的盂肱关节炎的年轻患者是进行保留骨结构的表面置换术的最合适的病例。
- 在以肱骨头破坏为主的关节炎病例，肩胛盂相对正常，肩袖完整或有可修复的肩袖撕裂。
- 创伤性关节炎、骨坏死、关节不稳定性关节炎、感染性关节炎、肱骨头骨折/不愈合/畸形愈合等病例，都是肱骨头表面置换术的适应证。

临床检查/影像学检查

体格检查

- 彻底检查肩关节和颈椎，排除其他问题导致的疼痛。评估主动和被动的肩关节活动度。
- 除了诊室内的检查外，术前还应进行麻醉下的体检。可以采取关节囊松解处理挛缩，存在关节不稳时可能要进行关节囊紧缩或重建术。
- 向肩锁关节和（或）肩峰下间隙注射诊断性药物有助于判断症状是否与肩锁关节炎和肩峰下撞击征有关。必要时可以同时进行锁骨远端切除和肩峰下减压术。

影像学检查

- 全系列的 X 线片（包括前后位、腋位的侧位、肩胛骨 Y 位、肩内旋位）可用于诊断（图 1）和术前试模（图 2）。
  - 在腋位的侧位片上应仔细观察肩胛盂的倾斜和磨损。
- 应考虑进行 CT 检查以评估
  - 骨坏死的软骨下骨塌陷程度。
  - 肱骨头凹陷型骨折的程度。
  - 骨性 Bankart 损伤造成的肩盂骨丢失。
- 在有肩袖损伤临床表现的病例，应进行 MRI 检查以评估肌腱回缩和脂肪浸润。有不可修复的肩袖撕裂和明显的脂肪浸润是表面置换术的禁忌证。

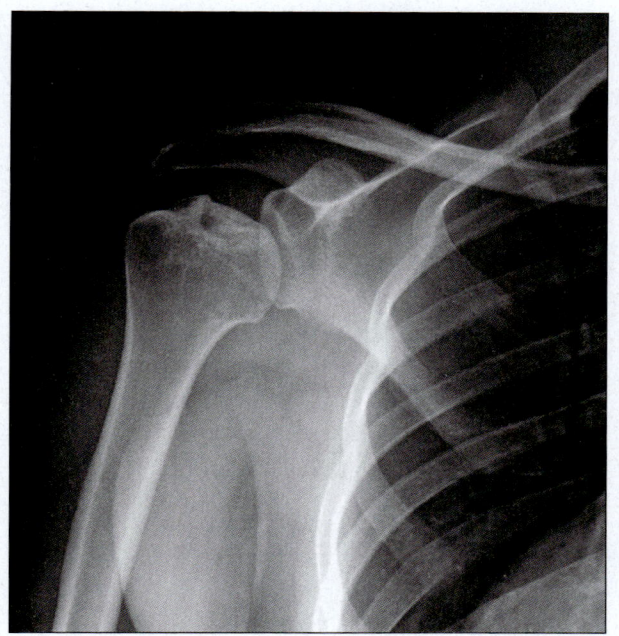

图1

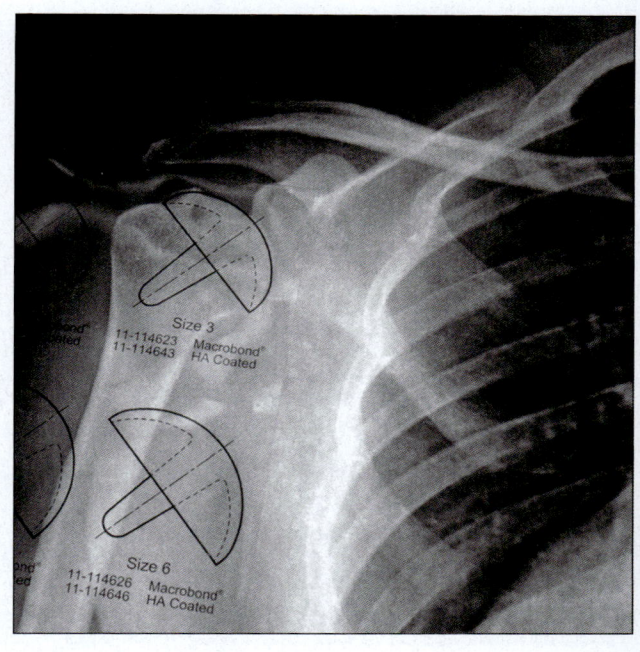

图2

外科解剖

- 手术者应熟悉肱骨头周围的肌肉(图 3A)、血管(图 3B)和神经(图 3B)结构。
- 肱骨对位对线参数
  - 肱骨颈干角：30°～55°
  - 肱骨头后倾：0°～55°
  - 肱骨头表面置换不能改变肱骨对位对线参数，应恢复自然的解剖结构。

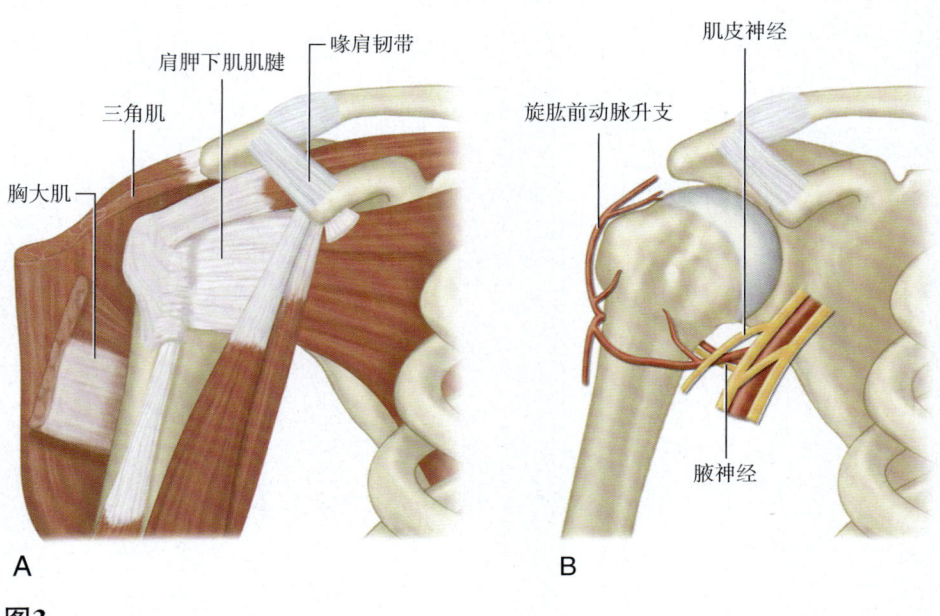

图3

手术要点

- 注意手术铺巾不应覆盖锁骨的内侧端，而应上移至颈部。
- 使用上臂托架或无菌 Mayo 台以在术中托起上臂。

手术要点

- 在完全离断肩胛下肌肌腱前，局部穿入牵引线有助于牵拉肌腱以及后期的修复。

争论

- 我们反对采用前上方的 Mackenzie 入路，因为有修复失败的风险，可能导致前方三角肌功能障碍。

体位

- 将患者置于沙滩椅位，包裹的上臂可自由活动。将躯干倾斜将与水平面成 30°～40°。
- 使用头部靠垫以保持颈椎的位置，并在手术铺巾前确定头颈位置稳定。
- 侧方的支架可支撑胸壁以防止术中患者向侧方移动。
- 将患者的髋关节保持屈曲，以防止其在手术台上向远端滑动；同时屈曲膝关节以降低坐骨神经的张力。
- 肩关节充分后伸有利于通过胸大肌-三角肌间隙处理肱骨头。因而应去除患侧肩后方的手术台组件。
- 我们偏好使用手术台的支架悬吊患侧上肢，消毒范围直至腕关节。
- 用无菌的防渗漏手术巾包裹手部，再用自粘胶带包裹至肘关节。

入路/显露

- 采用喙突外侧标准的三角肌胸大肌间隙入路。
- 进入三角肌胸大肌间隙后，应牵开三角肌以充分切除滑囊。
- 切断喙肩韧带下缘以更充分显露上方，但应注意不要切断太多，以免肩袖撕裂时肱骨头向前方移位。
- 在肩胛下肌肌腱下缘可触及腋神经，在术中应注意保护。
- 术者的操作应位于联合腱的外侧，以避免损伤肌皮神经。
- 寻找旋肱前动脉的升支，并结扎或电凝以减少出血。
- 在距止点 1cm 处切断肩胛下肌肌腱和关节囊，以方便后期的修补。

- 切断肩胛下肌肌腱后，可经肩袖间隙进入盂肱关节，进而向远端延伸至肱骨解剖颈。松解下方关节囊时注意将肩外旋以避免损伤腋神经。

手术步骤

第一步：肱骨头的处理

- 上臂后伸、外旋以将肩关节脱位，显露肱骨头。
- 进一步松解肱骨颈处的下方关节囊是充分显露的必要条件。
- 切除所有的骨赘以明确解剖颈的位置。
- 使用假体专用的导向器测量肱骨头的直径、曲率半径和高度。
- 采用下面两种方法中的一种确认肱骨头的中心。这两种方法都需要手术医生的充分评估，就我们的经验来说，没有任何导向器能完全覆盖肱骨头。
  - 一种方法是：标记肱骨头的最高点和最低点后连线，再标记肱骨头的最前点和最后点后连线。两条线的交点就是肱骨头的中心点（图4）。
  - 另一种方法是：用假体专用的导向器在肱骨头上寻找中心点，然后钻取中心导针。
- 导针需从侧方皮质钻入以增强稳定性。

手术要点

- 彻底松解直至后下方的关节囊，有助于处理肱骨头。
- 顺着解剖颈的上缘，置入弧形拉钩以保护肱二头肌长头肌腱和肩袖。
- 使用凹形骨锉，直至中央部分接触肱骨头。在钻取中央桩以后可以继续使用骨锉，以确保骨锉贴合肱骨头。

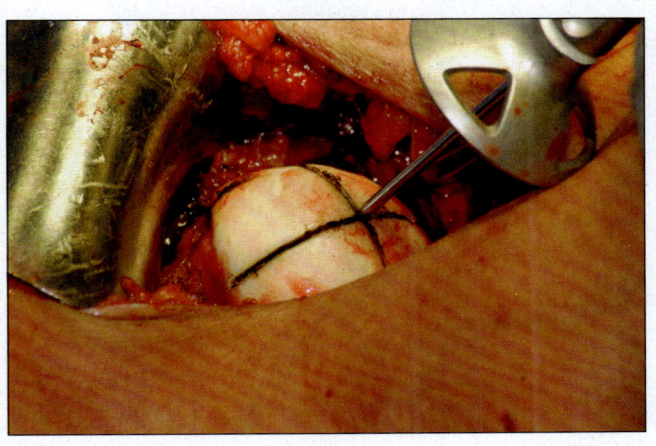

图4

- 钻取中央桩（图5）后打磨肱骨头（图6A～C）以匹配相应的假体植入物。

第二步：假体试模和软组织平衡

- 确保假体的充分贴合。
- 在整个肩关节活动范围中评估软组织的张力。
- 术者应注意避免安装过厚或过高的假体。

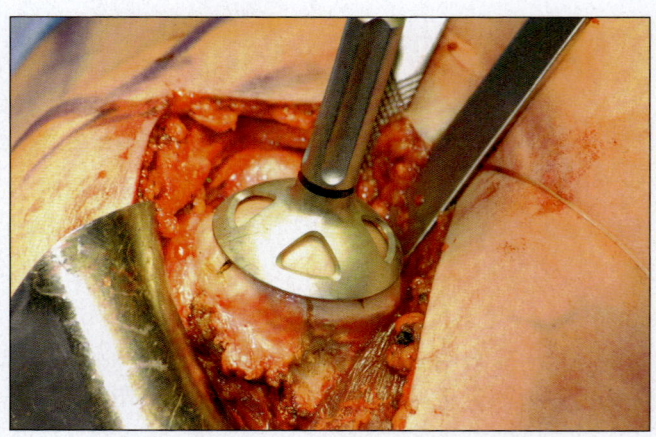

图5

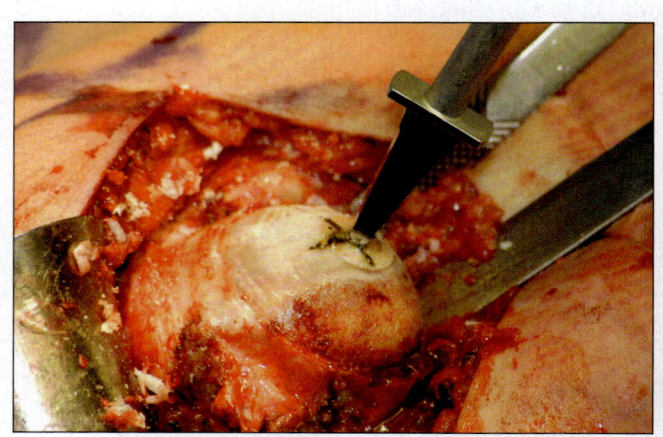

A

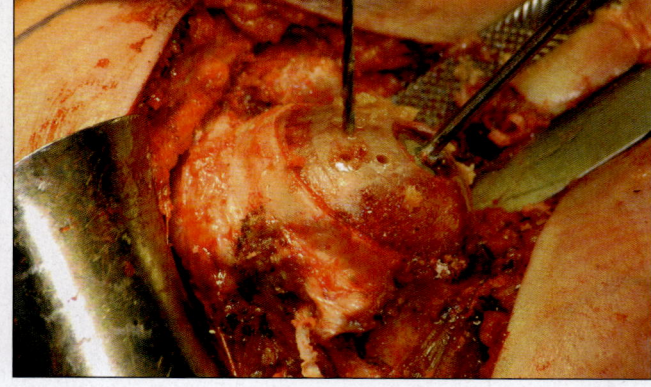

B

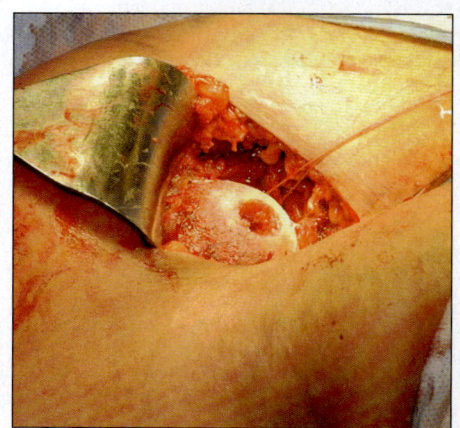

C

图6

- 在试模时将肩关节外旋30°,复位的肩胛下肌肌腱应没有过高的张力。如果发现肩胛下肌肌腱张力较高,应考虑松解肩胛下肌肌腱与前关节囊、肩胛盂前方的粘连,或将其止点移至小结节的内侧部分或前方的肱骨颈部,并采用缝线锚钉或穿骨隧道的方法进行缝合。
- 后方的关节囊松解有助于缓解内旋受限。

第三步:假体的植入

- 所有肱骨头缺损都应该植骨。在打磨的过程中获得的骨碎屑很少,因此必要时要考虑使用异体骨。
- 使用骨水泥时,应在硬化骨表面钻孔,以便于骨水泥的渗入。
- 在用锤子敲打固定假体前,应采用手动的方法将假体尽可能深地插入(图7A和7B)。

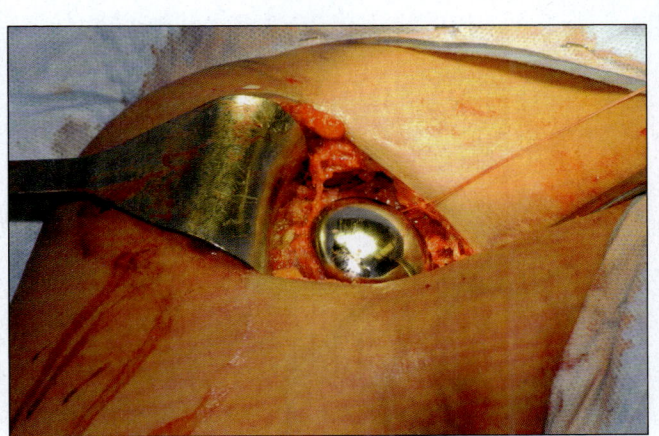

A

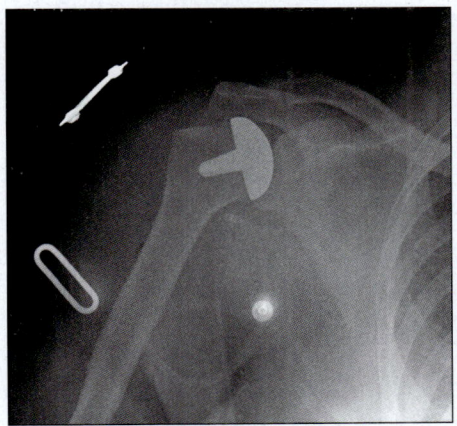

B

图7

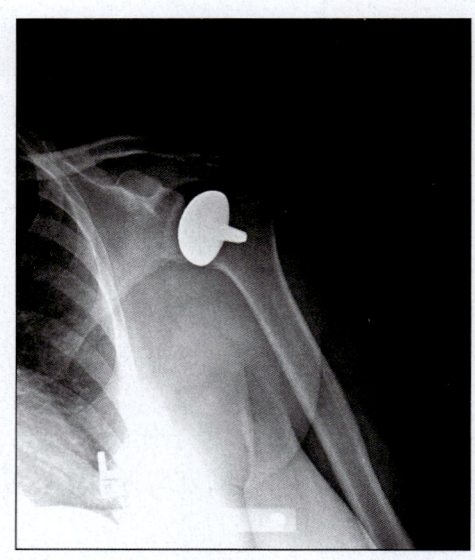
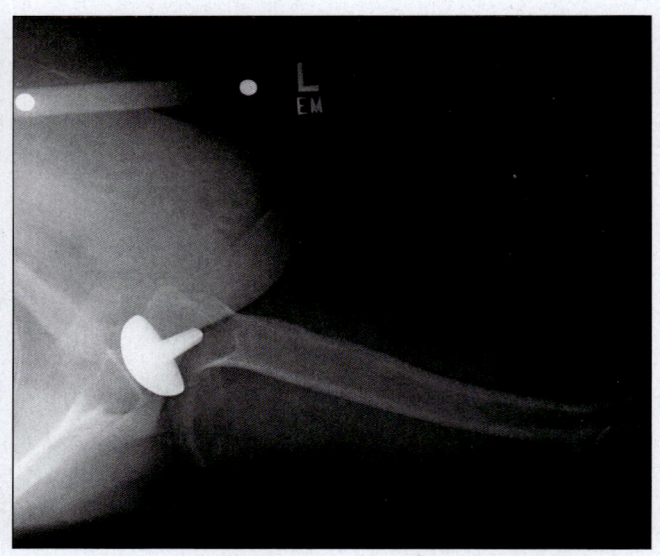

A 　　　　　　　　　　B

图8

- 术后拍摄X线前后位片（图8A）和侧位片（图8B）以检查假体的位置。

第四步：关闭切口

- 完成所有必要的肩袖修补。
- 采用可吸收缝线关闭肩袖间隙。
- 将肩胛下肌肌腱与其残端进行缝合。也可以采用穿骨道、缝线锚钉等方法固定肩胛下肌肌腱。固定前应使用刮匙或磨头制造局部的骨粗糙面，以促进腱骨愈合。
- 用间断缝合的方法关闭三角肌胸大肌间隙。我们建议使用不可吸收缝线，这将有利于将来翻修术时的辨认。
- 用2-0或3-0可吸收缝线间断缝合皮下组织。根据术者的习惯缝合皮肤。

术后护理和预后

- 在手术室中为患者安放颈腕吊带或肩部固定支具。
- 术后第1天开始被动活动度练习、钟摆样运动以及三角肌等长收缩等练习。

> **手术要点**
>
> - 如果同时进行了肩袖修补，术后应遵照标准的肩袖修复后康复程序进行锻炼。

- 根据术中肩胛下肌肌腱修复后的张力确定术后外旋活动的安全范围。通常肩关节外旋不超过 30°。
- 术后 6 周内不允许进行任何主动的外旋和内旋活动，以保护修复的肩胛下肌肌腱。
- 应警告患者，从座位上起立时不要用患肢支撑，因为这个动作会导致肩胛下肌的强力收缩。
- 术后 4 周内使用颈腕吊带，6 周后开始抗阻力练习。
- 除了接触型运动或举起重物，术后 8 ~ 10 周时活动一般不受限制。
- 大多数患者到 9 个月时能完全恢复。
- 肩胛盂缺损是表面置换术失败的最主要原因。
- 如果肩胛盂的关节炎病变进一步加重，翻修术中采取全肩关节成形术可取得满意的疗效。

证据

Bailie DS, Llinas PJ, Ellenbecker TS. Cementless humeral resurfacing arthroplasty in active patients less than fifty-five years of age. J Bone Joint Surg [Am]. 2008；90：110-7.
该研究表明，对于年轻患者（平均 42.3 岁），表面置换术是可行的治疗方法，短期随访（平均 38.1 个月）未见假体松动和肩胛盂磨损。（Ⅳ级证据）

Hattrup SJ. Revision total shoulder arthroplasty for painful humeral head replacement with glenoid arthrosis. J Shoulder Elbow Surg. 2009；18：220-24.
该研究回顾了 17 例肱骨头置换术患者，翻修术中改行全肩关节成形后，7 例疗效优良，5 例满意，5 例不满意。

Kerr BJ，McCarty EC. Outcome of arthroscopic debridement is worse for patients with glenohumeral arthritis of both sides of the joint. Clin Orthop Relat Res，2008，（466）：34-638.
该研究显示，在年轻的肩关节炎患者，关节镜下清理术有助于缓解症状。单侧损伤的患者的疗效比双侧损伤的患者的疗效更好。（Ⅳ级证据）

Krishnan SG，Nowinski RJ，Harrison D，Burkhead WZ. Humeral hemiarthroplasty with biologic resurfacing of the glenoid for glenohumeral arthritis：two to fifteen-year outcomes. J Bone Joint Surg [Am]，2007，89：727-34.
该研究显示，同时进行肱骨头置换和肩盂表面置换对缓解疼痛的效果与进行全关节成形的类似，并且其能够满足年轻患者活跃的生活方式的要求，而没有聚乙烯磨损的风险。

Levy O，Copeland SA. Cementless surface replacement arthroplasty（Copeland CSRA）for osteoarthritis of the shoulder. J Shoulder

Elbow Surg, 2004, 13: 266-71.

作者报道了 79 例行骨水泥固定的表面置换术病例,平均随访时间为 7.6 年。所有病例未发现肱骨假体松动,89.9% 患者的症状较术前好转或明显好转。

Nicholson GP, Goldstein JL, Romeo AA, Cole BJ, Hayden JK, Twigg LT, McCarty LP, Detterline AJ. Lateral meniscus allograft biologic glenoid arthroplasty in total shoulder arthroplasty for young shoulder with degenerative joint disease. J Shoulder Elbow Surg, 2007, 16: S261-6.

作者报道了 30 例使用异体外侧半月板移植物代替肩胛盂聚乙烯衬垫的全肩关节成形术患者。患者的关节活动度和功能评分(ASES、SST 和 VAS)有明显改善。其中有 5 例(17%)在观察期间出现并发症而需要进一步手术。

Pearl, ML. Proximal humeral anatomy in shoulder arthroplasty: implications for prosthetic design and surgical technique. J Shoulder Elbow Surg, 2005, 14: S99-104.

该文章详细介绍了肱骨近端的解剖变异,以及正常解剖的很大范围。

Sperling JW, Cofield RH. Revision total shoulder arthroplasty for the treatment of glenoid arthrosis. J Bone Joint Surg [Am], 1998, 80: 860-7.

作者回顾了对 17 例患者行半肩关节成形术后改行全肩关节成形的 18 个肩关节的结果。尽管大多数患者在疼痛和活动度方面获得改善,仍然有几例患者在翻修术后活动度降低。根据 Neer 评分系统,其中有 7 例肩关节的功能不满意。

Sperling JW, Cofield RH, Rowland CM. Minimum fifteen-year follow-up of Neer hemiarthroplasty and total shoulder arthroplasty in patients aged fifty years or younger. J Shoulder Elbow Surg, 2004, 13: 604-13.

该研究回顾了 114 例患者的长期随访(78 例行半肩关节成形术,36 例行全肩关节成形术)的结果。行全肩关节成形术后 10 年和 20 年的生存率分别为 97% 和 84%。行半肩关节成形术后 10 年和 20 年的生存率分别为 82% 和 75%。半肩关节成形术的最常见的失败原因是肩胛盂损伤导致的疼痛。作者认为,在年轻患者中进行肩关节成形术应谨慎。

8 | 肩胛盂表面生物重建的肱骨头成形术

Eric D. Bava, Sumant G. Krishnan, Leah T. Cyran, Wayne Z. Burkhead

适应证

- 年轻患者（年龄＜60岁），三角肌和肩袖功能完整。
- 从事高强度的手工劳动患者。
- 原发性盂肱关节炎、创伤后关节炎或手术后关节炎。
- 肩关节成形术后需要进行肩胛盂表面重建的翻修。

临床检查/影像学检查

- 标准的肩关节X线片检查。盂肱关节活动经常会引发疼痛和捻发音。肩袖应力试验常常是正常的；但是，由于疼痛，常常会引发无力。
- 用1%利多卡因行诊断性盂肱关节封闭常常提示肩关节成形术后是否能缓解疼痛。
- 行X线平片，包括纯正位（图1A）和腋位（图1B）检查，可以评估盂肱关节炎的严重程度，包括关节间隙的狭窄和骨赘的存在。平片还可以用来评估骨缺损和肩胛盂的磨损，被用来做术前计划和测量。
- CT检查
  - 腋位（图2A）和冠状位（图2B）CT检查可以对骨缺损包括缺损多少和肩胛盂磨损的类型作出更好的评估，还能够评价肩胛盂的骨质量。

> **治疗方案**
> - 盂肱关节融合术能获得满意的止痛效果，但是代价是活动功能丧失以及肩锁关节和肩胛胸壁关节的应力升高。
> - 对年轻患者可以行肱骨头置换，但是在疼痛缓解效果和使用年限上不如全肩关节成形。
> - 由于担心加速松动和磨损而导致早期人工肩肩胛盂假体失效，全肩关节成形已放弃采用传统的聚乙烯肩胛盂。

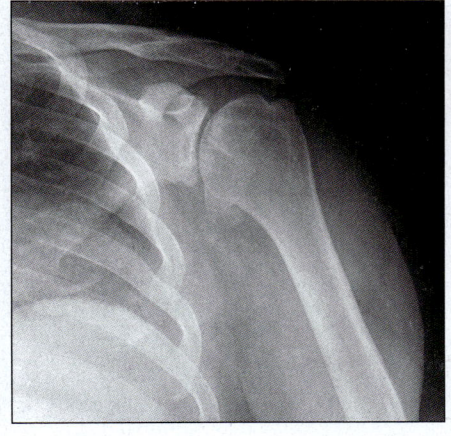
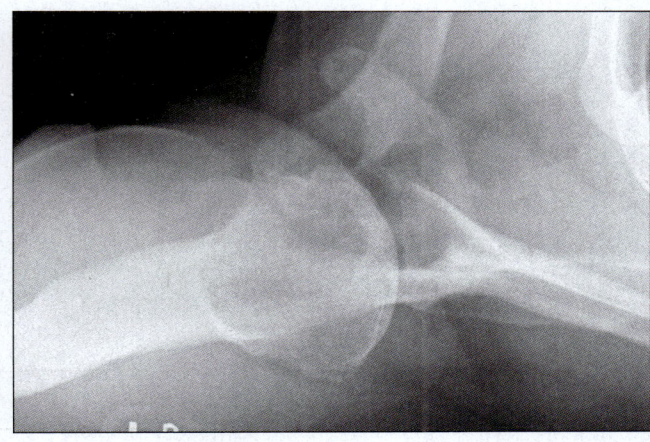

A　　　　　　　　　　　　B

图1

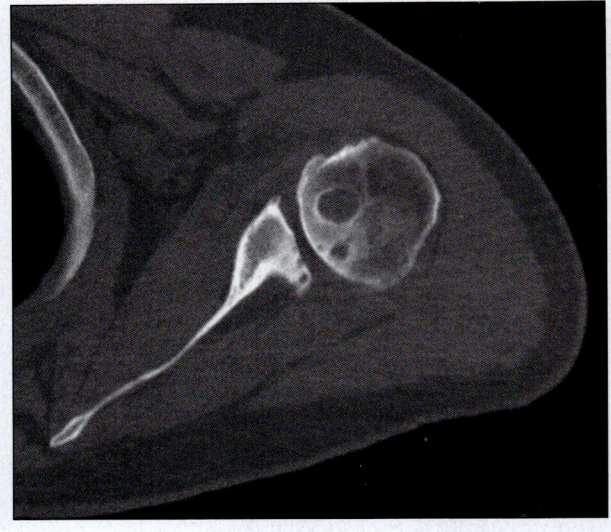
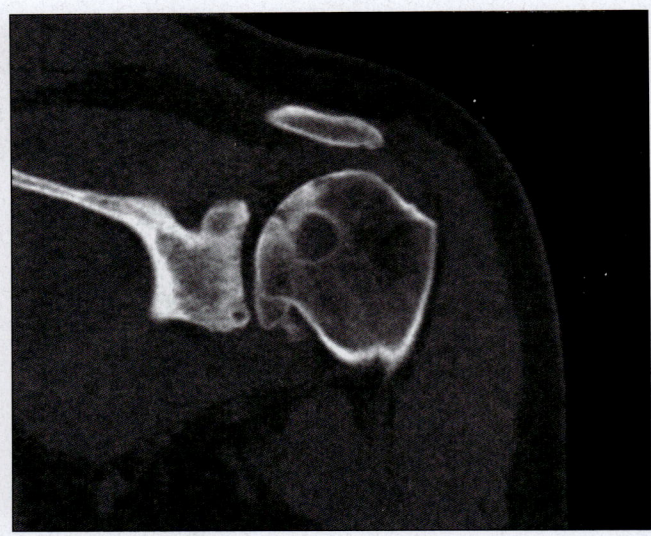

图2

- CT三维重建能对肩胛盂磨损的类型作出精确的评价（图3）。
- CT检查还可以做关节内对比检查以评价肩袖的完整性。
- 除了以往的研究外，MRI和超声检查也被用来检查肩袖的完整性，但不是必需的。

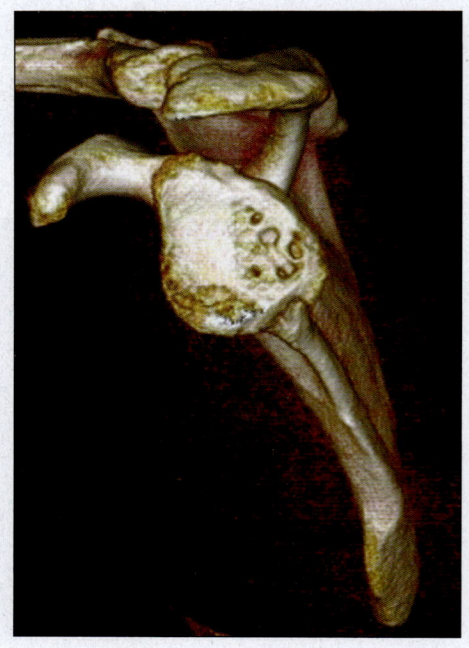

图3

外科解剖

- 肱骨近端相关的骨性标志包括肱骨头、大结节、小结节、结节间沟和肱骨干（图4）。
  - 肱骨大结节是冈上肌肌腱、冈下肌肌腱和小圆肌的止点。
  - 小结节是肩胛下肌肌腱的止点。
- 肩胛骨相关的骨性标志包括肩胛盂、盂上结节和喙突（图5）。
  - 盂唇是附着在肩胛盂边缘的纤维软骨环。
- 三角肌胸大肌间隙内可见头静脉和胸锁筋膜，这是三角肌和胸大肌的神经支配界面。
- 胸大肌深面可见起于喙突的联合腱。
- 腋神经环绕肩胛下肌肌腹走行，从内上方走向下外侧，然后走行于盂肱关节下方关节囊附近。

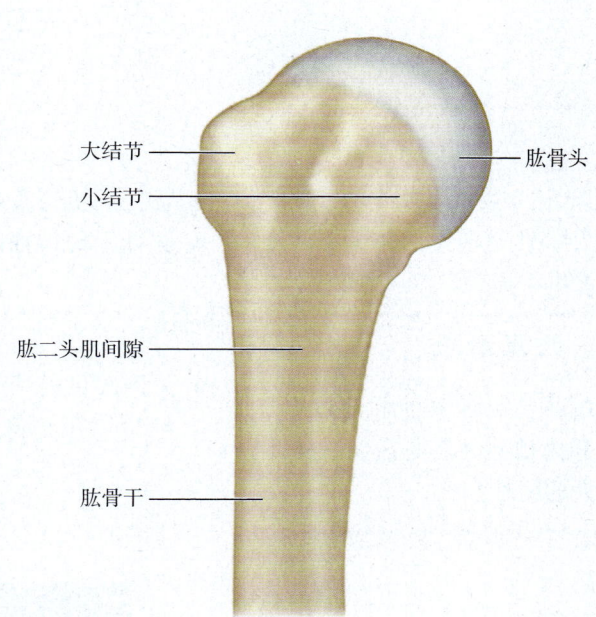

图4

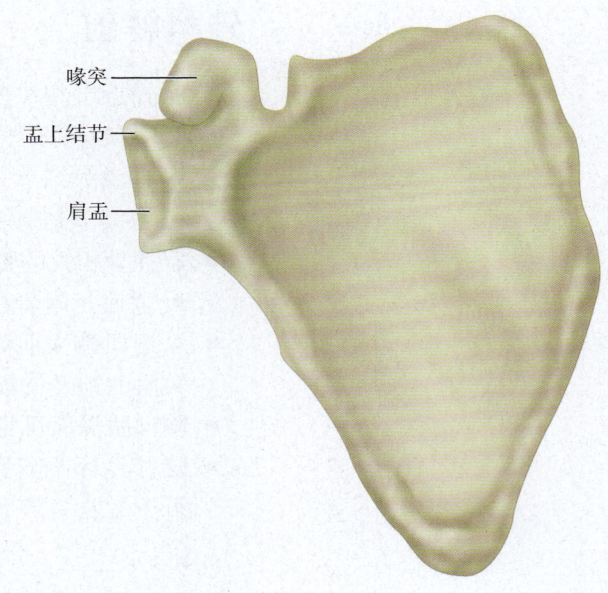

图5（标注：喙突、盂上结节、肩盂）

手术要点

- 应用头部定位装置（图7）可使肩带和颈部在手术台上易于显露以及方便术中透视。

注意事项

- 不恰当的体位会导致手术显露、骨准备和内植物尤其是盂组件植入时很大的困难。

- 肱二头肌长头肌腱走行于肱二头肌隙内，并附着于盂上结节处。
- 肱骨干的长轴位于肱二头肌隙后方 5～13mm 处（平均 9mm）。

体位

- 采用改良的沙滩椅半卧位（图6）。
  - 以专用垫将患者固定于手术台上。

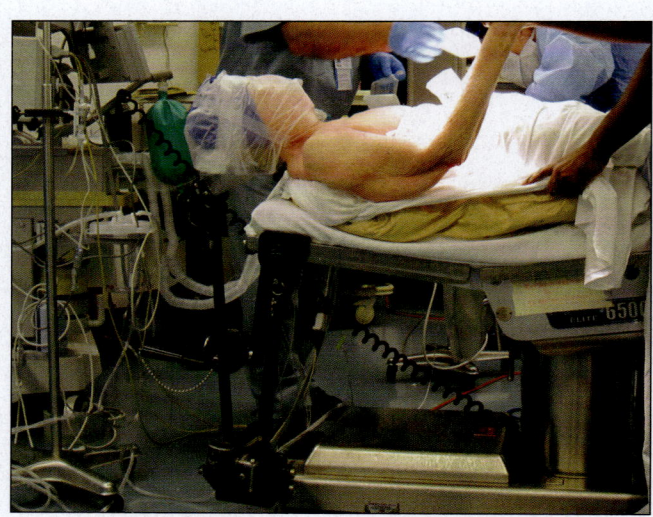

图6

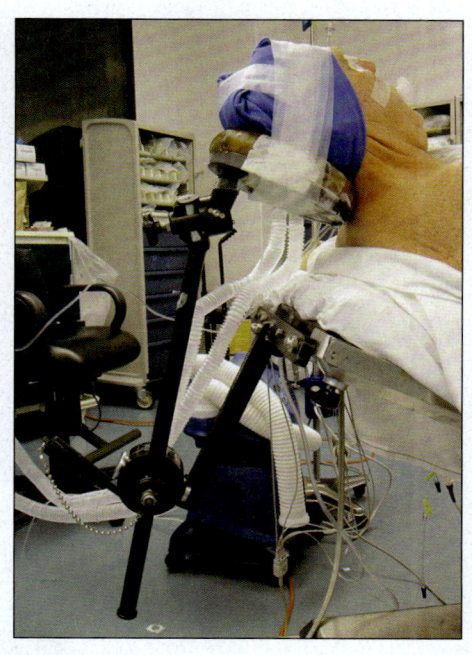

图7

设备
- 专用垫,尺寸30
- McConnell 头架(Greenville,TX)

争议
- 沙滩椅体位可能会出现脑血管问题;改良半卧位仅使患者的头部有轻微的抬高。

手术要点
- 向内侧牵开头静脉有助于防止随后手术器械对其造成损伤。

注意事项
- 手术切口太偏外侧会导致对三角肌的损伤和手术显露得不够。

- 在膝下垫枕以便使膝关节位于屈曲休息位,避免对坐骨神经造成损伤。
- 在患者肩胛骨的下内缘垫枕以固定肩胛骨。
- 将床头抬高20°。
- 将对侧上肢放置于膝上,对所有的骨性突起均垫垫加以保护。
- 用安全带将患者固定于手术台上。
■ 用头架妥善保护患者的头部(图7)。

入路 / 显露

■ 三角肌胸大肌入路
- 从喙突平行于头静脉的方向向远端延伸做5cm的皮肤切口(图8)。
- 在皮下组织与锁胸筋膜之间进行分离,向内拉开头静脉和联合腱。
- 辨认腋神经,它横跨肩胛下肌并向外下方走行。

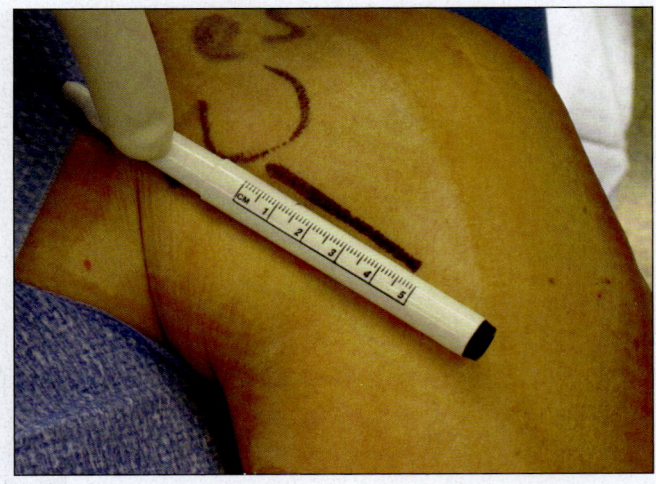

图8

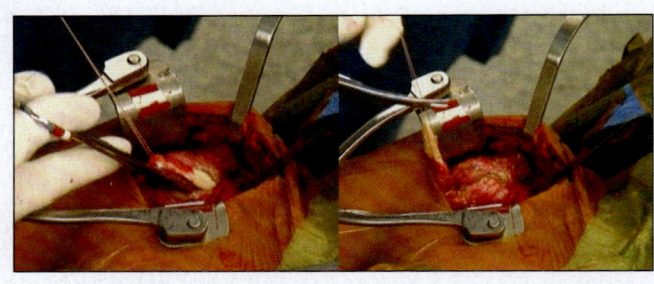

A　　　　　　　　B

图9

- 辨认肱二头肌长头肌腱，以缝线标记以备腱固定用（图9A），从盂上结节上将其切断（图9B）。

手术步骤

第一步：小结节点状截骨松解肩胛下肌

- 辨认肩胛下肌的上、下和外侧边界。
- 用弧形骨刀从小结节上的肩胛下肌止点做一个2cm长、1cm宽、3～4mm厚的点状截骨以松解游离肩胛下肌（图10）。
- 将肩胛下肌及其下方的关节囊从肱骨近端游离，向上、下及后方推开。

设备

- 手术刀
- 电刀
- 钳子
- Hohmann 拉钩
- 自动拉钩（Gelpi 和 Kölbel 拉钩）
- 手术剪
- 持针器
- 缝合针

手术要点

- 分离前下方关节囊以改善肩胛下肌和盂肱关节的活动度。

注意事项

- 应避免过度分离肩胛下肌下方，否则有导致神经损伤和肩胛下肌失神经支配的风险。

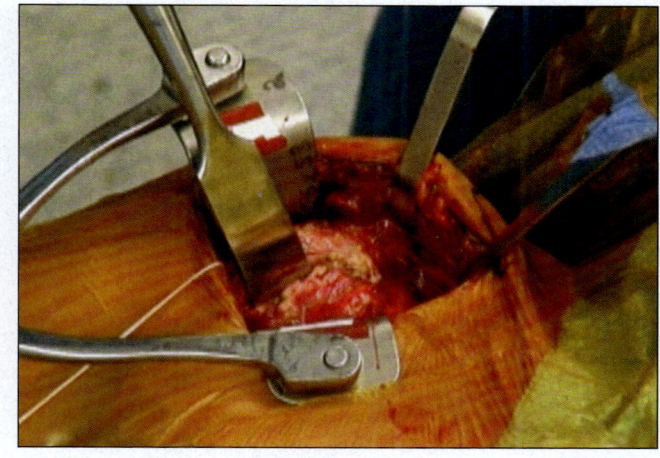

图10

器械／植入物

- 弧形骨刀
- 骨锤
- Fukuda 拉钩
- 组织剪刀
- 钳子
- 持针器
- 4 根粗的不可吸收缝线

手术要点

- 肱骨头必须得到良好的显露，应能直视后方的肩袖止点。

注意事项

- 摆锯截骨时如果不小心，会导致将肩袖从肱骨近端上剥离。

器械／植入物

- Darrach 拉钩
- Hohmann 拉钩
- 弧形骨刀
- 锤子
- 咬骨钳
- 摆锯

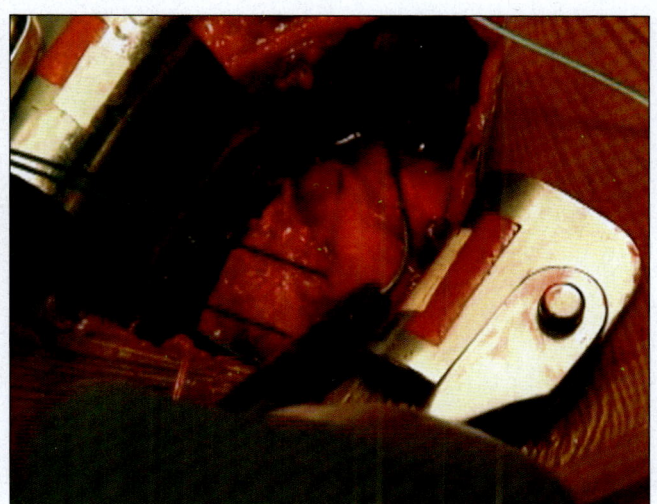

图11

- 在肩胛下肌的腱骨连接处穿过 4 根粗的不可吸收线（图 11）。

第二步：肱骨截骨

- 在肱骨头周围各放置 1 把 Darrach 拉钩和 Hohmann 拉钩以显露肱骨头。
- 用弧形骨刀和咬骨钳去除肱骨头下方的环形骨赘（图 12）。
- 去除骨赘后，可辨认真正的解剖颈。用摆锯行肱骨头的截骨（图 13）。

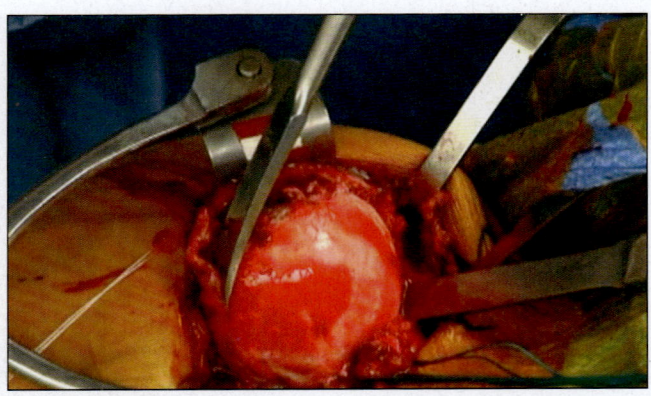

图12

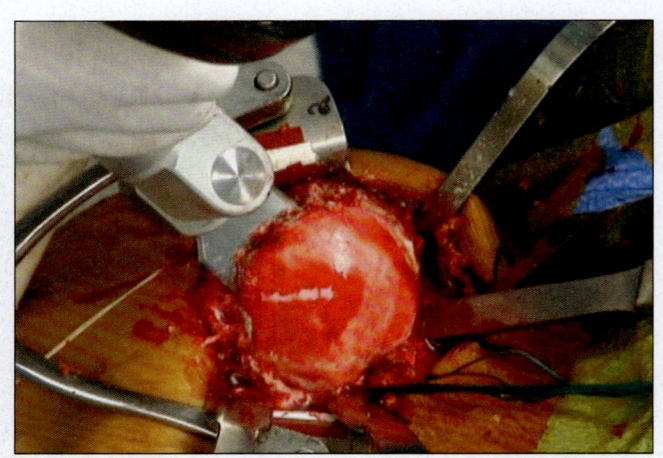

图13

手术要点

- 肩胛盂的后倾角度可以通过垂直于肩胛骨方向铰磨关节面来矫正。因此，开始钻孔时，钻孔方向要和肩胛骨的轴线保持一致。
- 可吸收缝合锚钉要优于金属缝合锚，因为金属锚钉可能会松动。

注意事项

- 不要切除盂唇，因它可以为植入物提供额外的固定位点。

第三步：肩胛盂面的准备和缝线的放置

- 肩胛盂面的准备
  - 把以前用的拉钩全部撤掉，用一个 Darrach 拉钩放置于肩胛盂的后下方，目的是向后牵拉开肱骨近端。
  - 在肩胛盂的前方放置一把 Bankart 拉钩以拉开肩胛下肌和前方关节囊。
  - 在肩胛盂周围的不同方向可以放置 Hohmann 拉钩以辅助显露。
  - 找到肩胛盂的解剖中心，用中心钻为磨臼确定最初的孔。
  - 将磨头按照从小到大的顺序依次处理肩胛盂面，直到确定合适的型号（图14）。

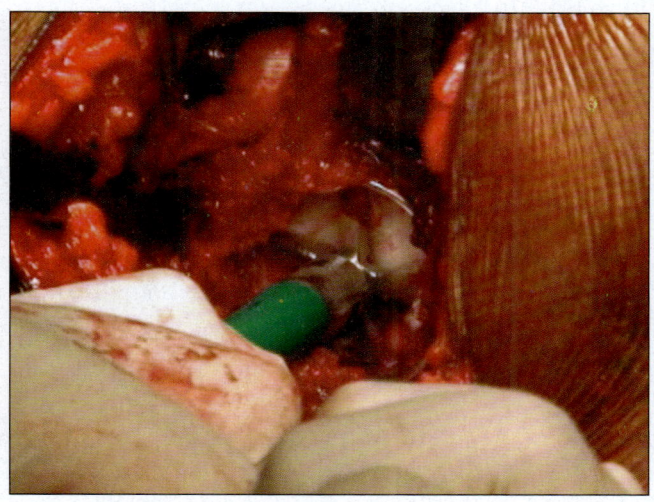

图14

器械/植入物

- Darrach 拉钩
- Bankart 拉钩
- Hohmann 拉钩
- 钻头
- 磨臼用的中心钻头
- 肩胛盂的磨头
- 2.0mm 钻头
- 可吸收缝合锚
- 4 根粗的不可吸收线
- 持针器
- 手术钳

- 将肩胛盂表面磨到去掉表层硬质骨并出现渗血。
- 用 2.0mm 钻头在肩胛盂表面钻几个孔。
- 穿线
  - 在处理后的肩胛盂面的 3、6、9、12 点位置交叉拧入 4 根带双线的可吸收缝合锚（图 15）。
  - 在每根缝合锚之间的中点通过盂唇穿过 1 根粗的不可吸收缝线（图 16）。

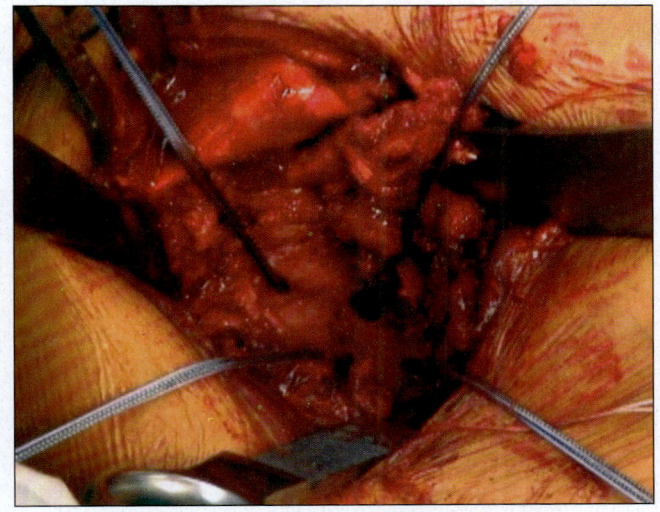

图15

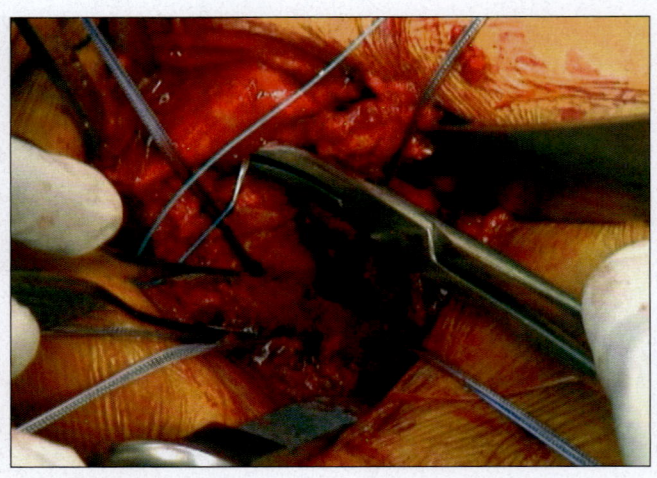

图16

第四步：移植物的准备和固定

- 移植物的准备
  - 在肩胛盂准备前，先将人异体真皮移植物（Graftjacket）放于常温生理盐水中解冻。
  - 在肩胛盂试模的引导下，将移植物修剪成合适的形状和尺寸（图17A 和 17B）。
- 移植物的固定
  - 将缝合锚上所有的线以水平褥式的方式穿过移植物周缘并打结。
  - 将通过盂唇的预置缝线穿过移植物周缘行单纯缝合（图18）。
  - 系紧缝线时，一定要将移植物和肩胛盂关节面贴紧（图19）。

手术要点

- 可以用肩胛盂试模来为移植物的塑形提供导引。

器械 / 植入物

- Graftjacket MaxForce Extreme（Wright 公司）
- 组织剪
- 持针器
- 针
- 手术钳
- 肩胛盂试模

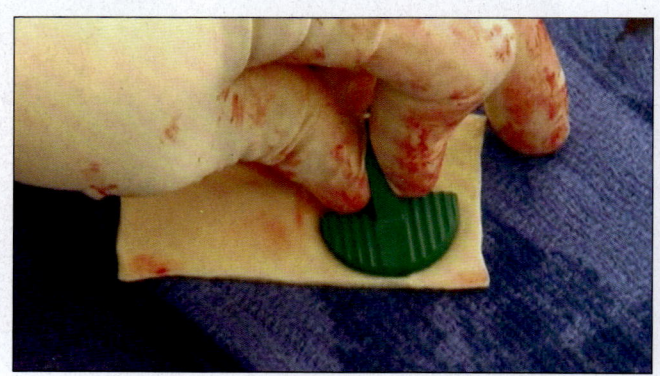
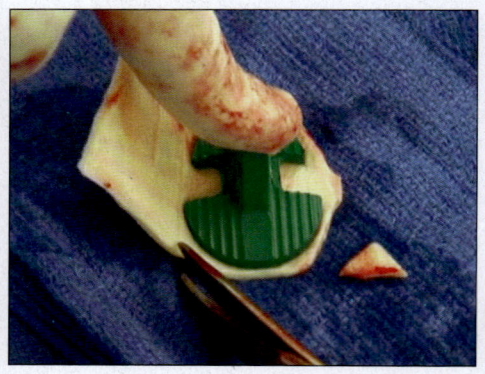

A   B

图17

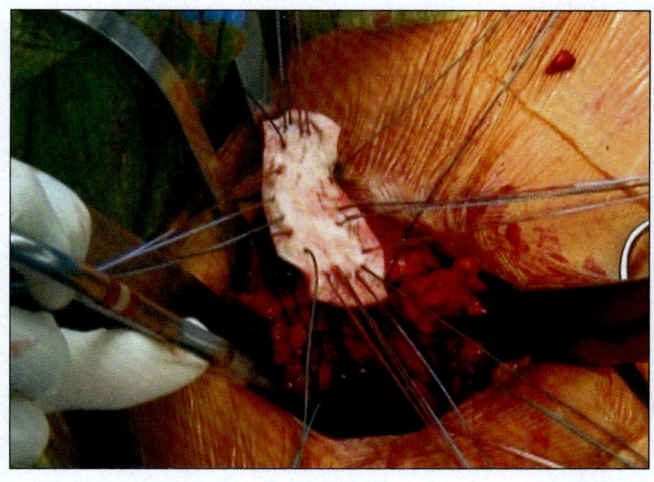

图18

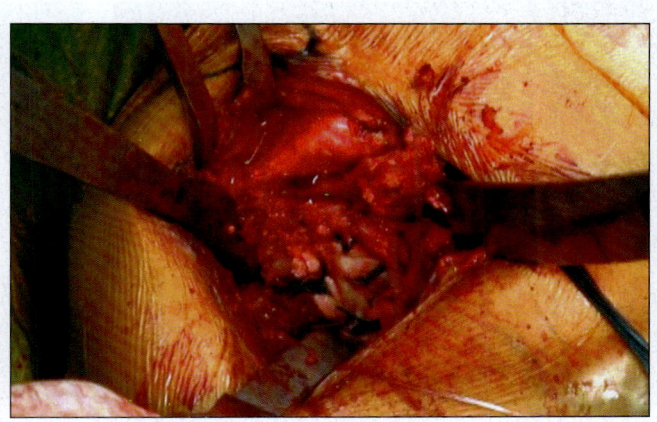

图19

器械/植入物

- Darrach 拉钩
- Hohmann 拉钩
- Kölbel 拉钩
- 肱骨磨头
- 肱骨铰刀
- 肱骨试模
- 钻头
- 4 根粗的不可吸收线
- 持针器
- 手术钳
- 骨水泥塞（可能）
- 骨水泥（可能）
- 肱骨假体
- 骨锤
- 打压器

第五步：肱骨准备和假体植入

- 肱骨准备
  - 去掉先前的拉钩，用 Kölbel 拉钩来拉开三角肌和联合腱。
  - 将 Darrach 拉钩放在肱骨头后方，用 Hohmann 拉钩放在下方以获得肱骨近端更好的显露。
  - 根据要植入的肱骨假体系统来做肱骨近端准备，包括为半肩关节成形术准备的铰磨和钻孔（图20）、肱骨干假体试模（图21A）和肱骨头假体试模（图21B）等标准程序。

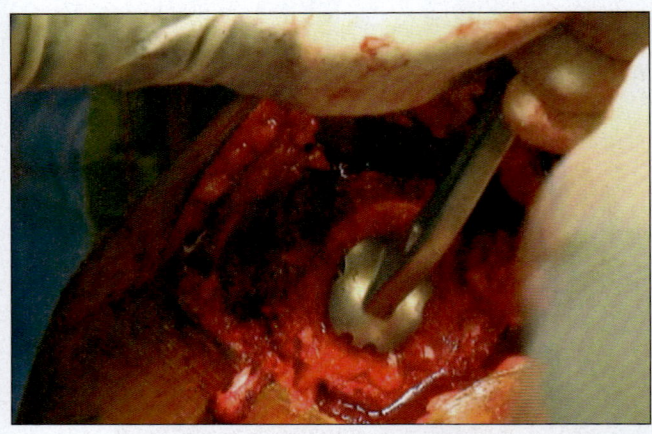

图20

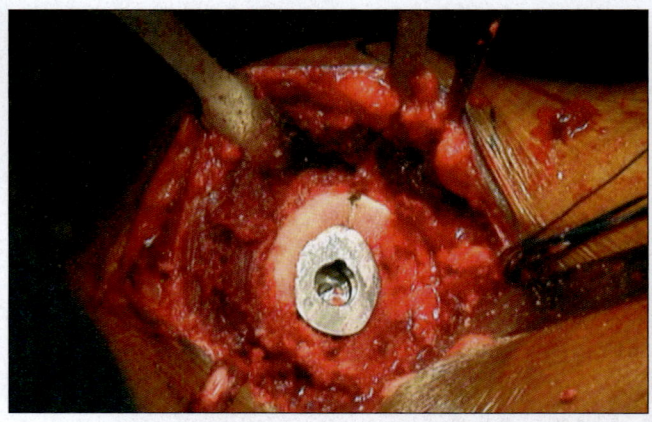 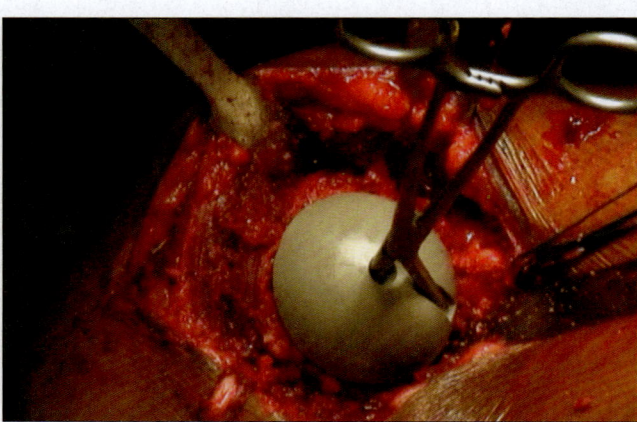

A　　　　　　　　　　　　　　B

图21

- 植入肱骨假体
  - 去掉试模，沿着小结节用钻头钻4个孔。用1根粗的不可吸收线穿过每一个骨孔（图22）。
  - 最后用骨锤和打压器植入肱骨假体（图23）。

第六步：修复和关闭切口

- 双排的肩胛下肌修复
  - 将小结节内4根经骨缝线的双头穿过肩胛下肌的腱性部分行水平褥式缝合，这是内排固定（图24）。
  - 当肩胛下肌松解时将穿过的4根缝线穿过肱骨近端外侧的骨或软组织行单纯缝合，这是外排固定。

手术要点

- 缝线的处理可以通过手术钳来帮助进行。

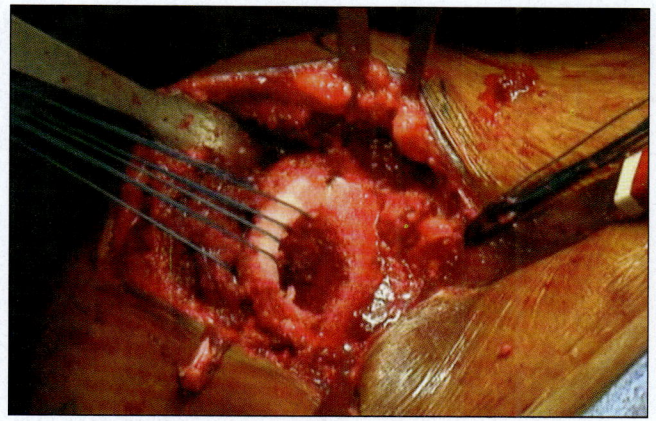

图22

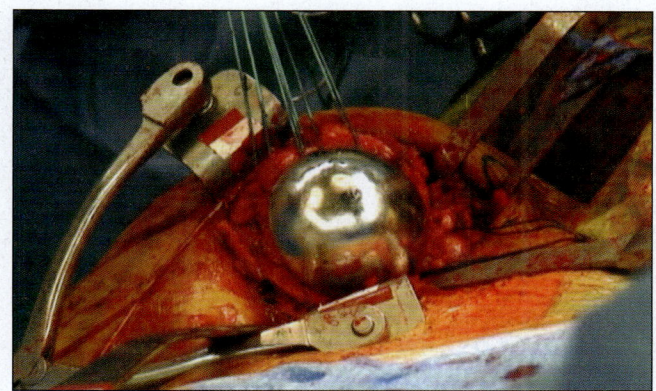

图23

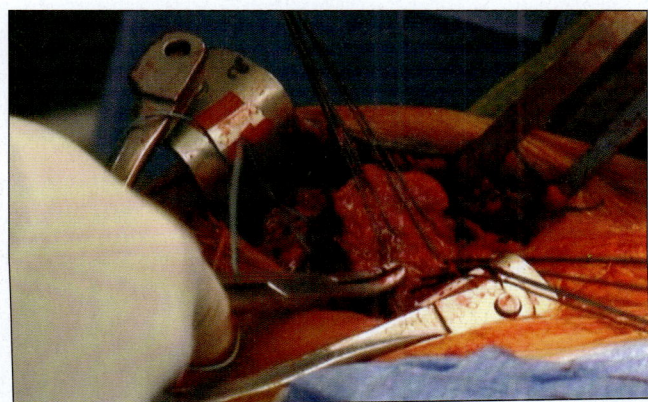

图24

器械 / 植入物

- 持针器
- 钳子
- 针
- 尖锥
- 粗的不可吸收缝线

- 将肩胛下肌和附着的骨块解剖复位到小结节，并用尖锥维持位置，直到所有的缝线均系紧。
■ 肱二头肌肌腱固定
- 将上臂保持 30° 外旋，用一根粗的不可吸收线关闭肩袖间隙。
- 找到肱二头肌肌腱，拆掉标记的缝线，用粗的不可吸收缝线行腱固定，将肱二头肌肌腱固定在肩袖的软组织上。
■ 关闭伤口
- 对伤口进行充分的冲洗和彻底止血。
- 进行标准的伤口关闭步骤，包括依次关闭三角肌胸大肌间隙、皮下和皮肤切口。
- 用无菌辅料覆盖，上肢以吊带固定。
- 术后行 X 线片检查以确认假体位置是否合适（图 25）。

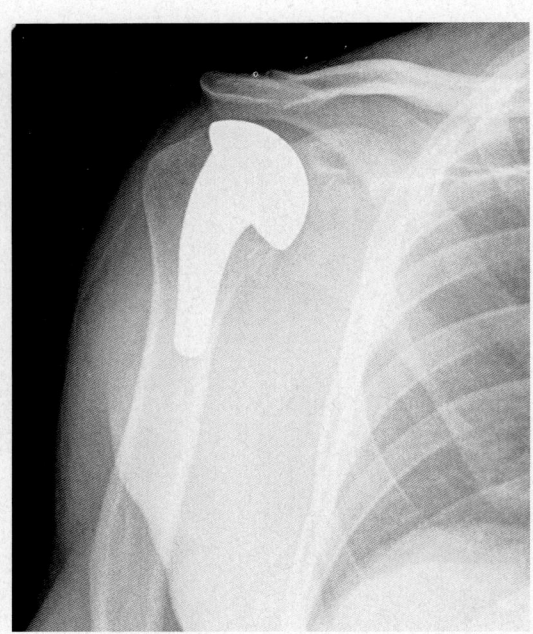

图25

手术要点
● 肩胛下肌的愈合可以通过腋位 X 线片上截骨处是否有骨痂形成判断。

注意事项
● 早期抗阻力锻炼或者过大的力量训练会导致肩胛下肌修复手术失败。

术后护理和预后

- 术后处理和通常的肩关节成形术相同,用吊带固定 4 周后开始被动活动锻炼。
- 手术后第 4 周开始全负荷的功能锻炼。
- 术后第 8 周开始抗阻力和力量练习。
- 术后 3～6 个月,患者可以完全恢复正常的活动状态。

证据

Krishnan SG,Reineck JR,Nowinski RJ,Harrison D,Burkhead WZ. Humeral hemiarthroplasty with biologic resurfacing of the glenoid for glenohumeral arthritis:surgical technique. J Bone Joint Surg [Am],2008,90(Suppl 2,Pt 1):9-19.
这篇文献全面描述了以前用的手术技术,即以跟腱异体移植而不是 Graftjacket 来重建肩胛盂面。

Krishnan SG,Nowinski RJ,Harrison D,Burkhead WZ. Humeral hemiarthroplasty with biologic resurfacing of the glenoid for glenohumeral arthritis:two to fifteen-year outcomes. J Bone Joint Surg [Am],2007,89:727-34.
在这项回顾性综述中,对 36 个肩行肱骨头半关节成形和肩胛盂面的软组织重建,并进行了至少 2 年的随访。评价指标有放射学结果,以及临床指标包括疼痛、活动和 ASES 评分。(Ⅳ级证据)

Burkhead WZ,Hutton KS. Biologic resurfacing of the glenoid with hemiarthroplasty of the shoulder. J Shoulder Elbow Surg,1995,4:263-70.
在这项回顾性综述中,对 6 例患者行肱骨头半关节成形术和肩胛盂关节面的软组织重建,并进行了 2 年的随访。手术采用了前方关节囊或阔筋膜进行了肩胛盂面的软组织重建。(Ⅳ级证据)

9 全肩关节成形术

Robert U. Hartzler, John W. Sperling, Robert H. Cofield

注意事项
- 肩袖病变。
- 神经性关节病。
- 盂肱关节不稳定。
- 活动性感染。
- 肩胛盂大块缺损。

争议
- 对盂肱关节疾病行半肩关节成形术有明确的手术指征，但与全肩关节成形术相比疼痛缓解不佳且有较高的翻修手术发生率（Rispoli 等，2006）。

治疗方案
- 非手术治疗：药物治疗中的黏弹性补充疗法或者糖皮质激素注射，以及活动矫正和物理疗法。
- 半肩关节成形术或反向全肩关节成形术可治疗因肩袖病变所致的盂肱关节疾病。
- 半肩关节成形术可用于治疗伴有肩胛盂大块缺损的肩关节病变。

适应证
- 对为了缓解疼痛且自愿接受术后活动受限及康复锻炼的患有盂肱关节病的患者可行全肩关节成形术。
- 常见病因包括原发性骨性关节炎、类风湿性关节炎和创伤后关节炎。其他病因包括严重的肱骨头坏死（伴有肩胛盂受累）和关节囊缝合术后关节病。

临床检查 / 影像学检查
- 标准的肩关节体格检查
  - 视诊：肌肉萎缩情况及先前的手术切口情况。
  - 进行主动关节活动度检查并视诊肩胛骨。
  - 被动关节活动度检查。
  - 抗阻力的肩关节外展、前屈、后伸、内旋及外旋。
- X 线检查
  - 正位 X 线片及内旋与外旋 40° 的斜位 X 线片。
  - 腋位 X 线片（图 1）。
- CT 检查
  - 当腋位 X 线片上显示肩胛盂受侵时，CT 检查可用于指导术前计划，它可以使骨缺损定量化并确定肩胛盂转位及磨损情况（图 2）。
  - 肱骨头及肩胛盂的三维重建有助于了解复杂病例的相关情况。

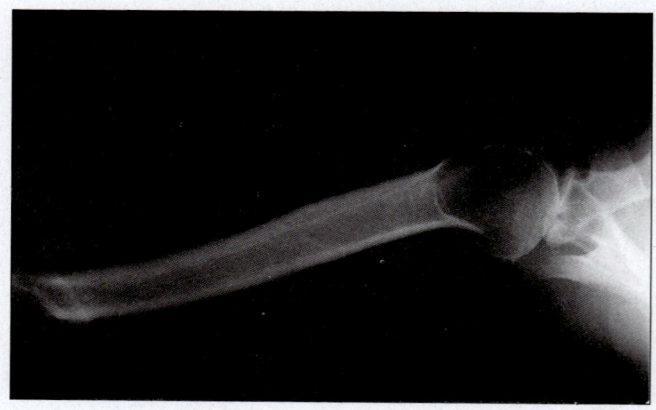

图1

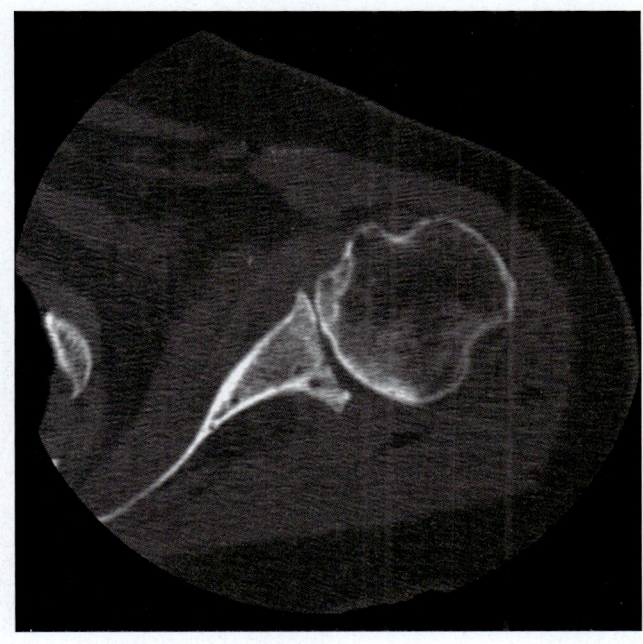

图2

外科解剖

- 重要的体表标志包括肩胛冈、肩峰和锁骨的前缘及外侧缘和喙突。
- 通过特征性的锁骨下三角形脂肪垫来辨别三角肌胸大肌间隙的近端（图3A）。头静脉则位于胸大肌中间的脂肪垫内（图3B）。
- 胸肩峰动脉的肩峰支及三角肌支在显露过程中将被烧灼掉。

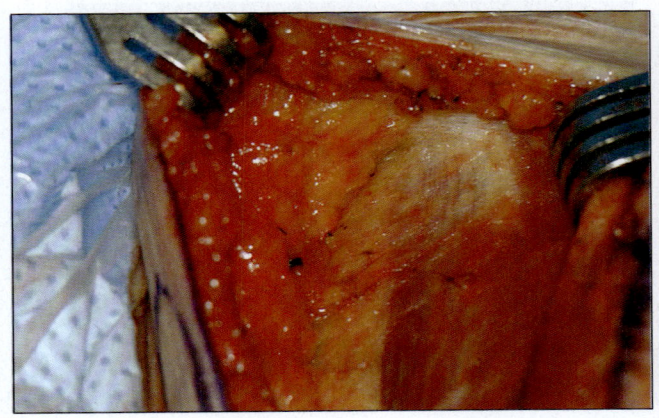

A

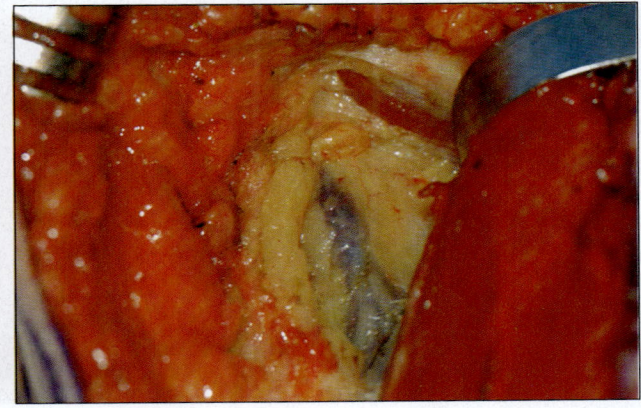

B

图3

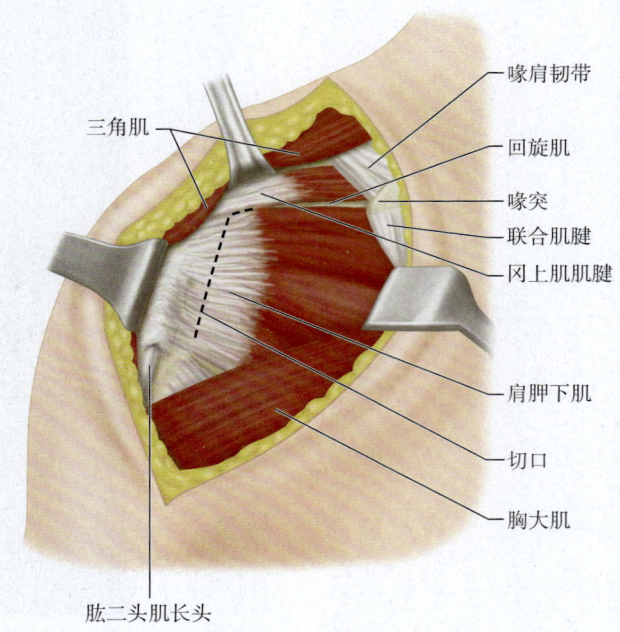

图4

- 肩袖间隙位于肩胛下肌肌腱下方（图4）。

手术要点

- 放置一条卷曲的手术巾于同侧肩胛骨的内侧缘。采用轻柔的被动活动以确定肩胛骨可活动。

体位

- 将患者置于沙滩椅位置，即将腰部抬高45°，腿部下倾30°（图5A、5B）。
- 应将手术台架空，使其稍微地离开手术侧肩部。
- 摆好体位后应在麻醉状态下检查并记录肩关节的活动度及稳定性。

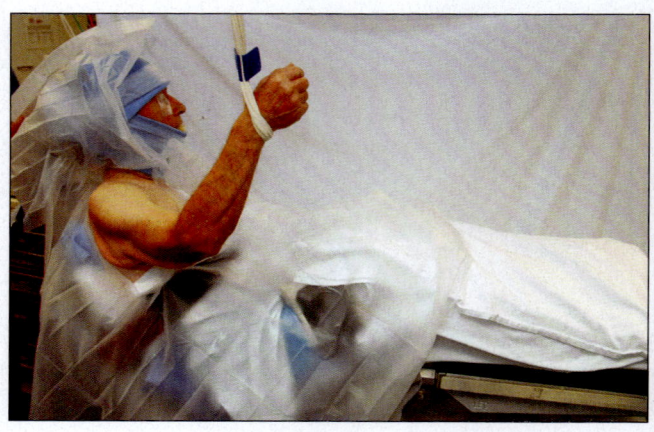
A

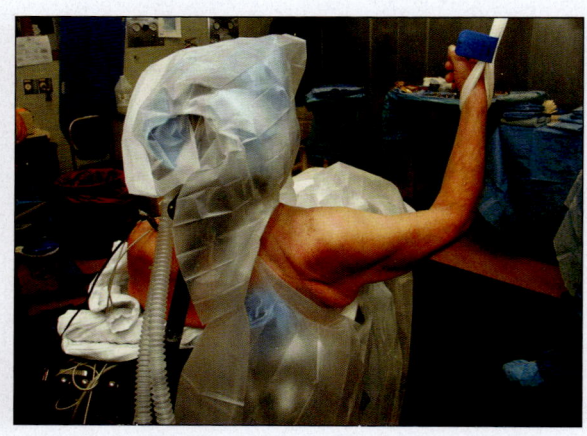
B

图5

器械

- 我们使用一个包裹过的 Mayo 支架在术中支撑维持上臂的体位。利用支持架可获得稳定的外展或前屈体位。

手术要点

- 将上肢外展 30° 以显露三角肌胸大肌间隙的远侧半部分。
- 在松解下方关节囊时，渐渐外旋处于外展位的上臂可以使关节囊紧张。

注意事项

- 当松解喙突基底部瘢痕时应当小心，因为腋神经及肌皮神经均与其紧邻。
- 当直接从骨面上松解下方关节囊时应在直视下保护腋神经。

入路 / 显露

- 应用标准的三角肌胸大肌间隙入路显露肩关节。
- 纵行切口越过喙突外侧 0.5～1cm 处，从锁骨远端的前部开始并延伸约 15cm（图 6）。
- 应当从锁骨下脂肪垫的近端开始分离三角肌胸大肌间隙。将头静脉保留在胸大肌内侧。
- 如有必要，可以通过将三角肌从其肱骨止点前方提拉或将其从其锁骨起点处剥离以扩大显露。
- 将锁胸筋膜从喙肩韧带近端处切开并向远端延伸。
- 辨别连接肌群与肩胛下肌间的平面。任何喙突基底部的瘢痕组织都需进行松解。
- 松解完肩峰下空间内的瘢痕组织后，再重新检查肩关节活动度。
- 辨认肩袖间隙。在确认保护好肱二头肌长头的同时，沿着间隙向外侧延伸开始松解肩胛下肌—前关节囊复合体。
- 在切口外上角画一条标志线（图 7）。在肩胛下肌肌腱内预留好标志线后进行松解，然后再切开。
- 我们松解肩胛下肌肌腱的技巧依靠麻醉下被动外旋肩关节。如果外旋小于 30°，可以直接从骨面上松解肌腱以便稍后将其内置。

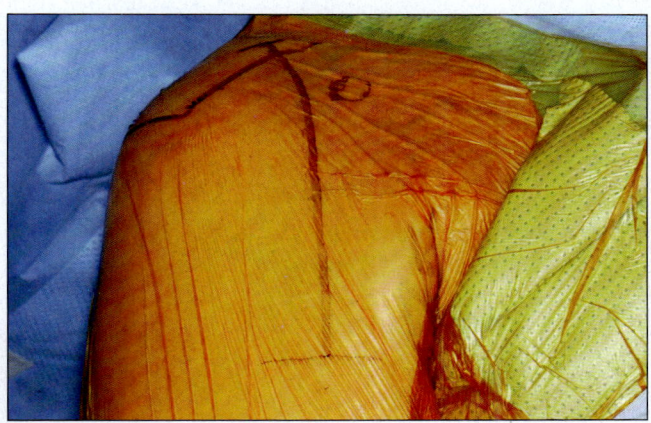

图 6

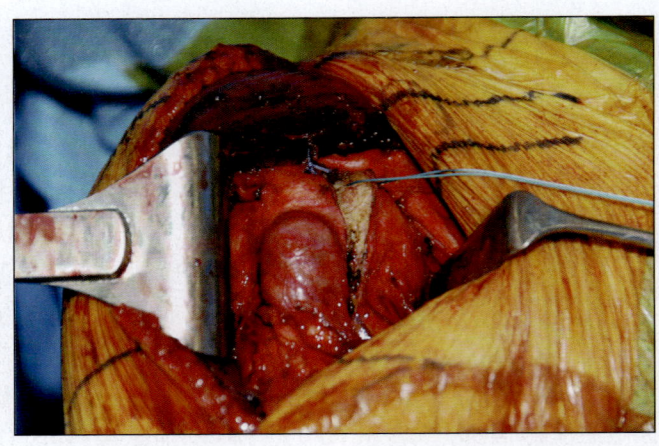

图7

争议

- 我们将头静脉置于内侧以减少其张力并降低医源性损伤的风险。有的人将其留在外侧,因为在三角肌侧发现有较多的分支(Radkowski 等,2006)。
- 一些学者提倡肱骨小结节截骨术(Scalise 等,2010)。

手术要点

- 使钻头进入肱骨髓腔,但仅用手摇钻进行扩髓。

注意事项

- 必须注意不能对肱骨体施加过大的压力以免导致其发生骨折。

如果外旋大于30°,可切断肌腱,稍后再行腱-腱修复。
- 将肩关节囊持续从骨面上向下松解至8点钟方位(左肩)。

手术步骤

第一步:肱骨准备

- 轻微地后伸并外展上肢,然后将其外旋,使肱骨头脱位。沿肱骨头的后下方放置一个骨撬有助于使其脱位(图8)。
- 仔细检查肩袖的两侧,因为必须在进行置换术前将撕裂的肩袖进行修补。

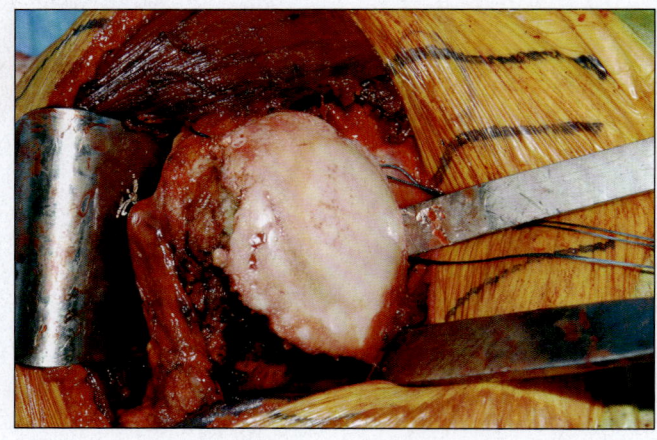

图8

器械

- 当切除肱骨头时使用 Darrach 拉钩有助于保护周围的软组织。

- 切除骨赘后,在肱骨头上方开孔(图9)。开孔位置为肱二头肌间隙近端偏后 1cm 及偏内 1cm 处。
- 然后使用圆形开髓钻准备肱骨髓腔,使用不同型号依次扩髓直至遇到坚强的阻力(图10)。
- 然后放置肱骨切除导向器,于肩袖止点上方 1mm 处切断。
  - 将肱骨后倾 30°~35° 后将其切断(图 11A 示 30° 后倾角)。
  - 已证实切除的高度与肩袖相关(图 11B)。
- 放置肱骨体试模(图 12 示 30° 后倾角)和肱骨头试模。

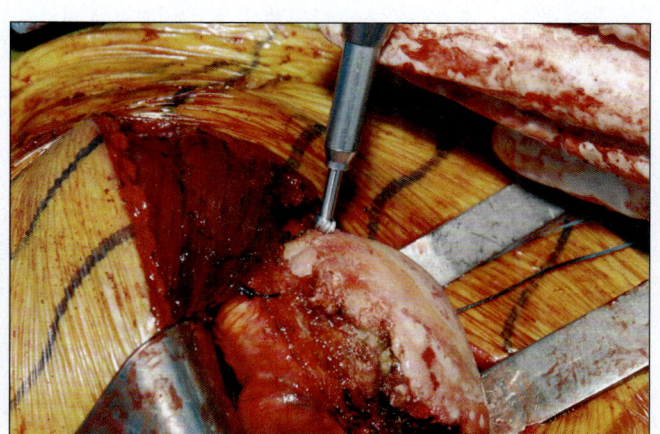

图9

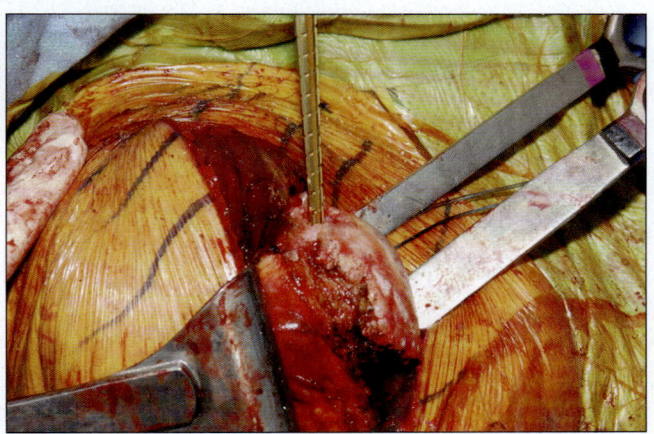

图10

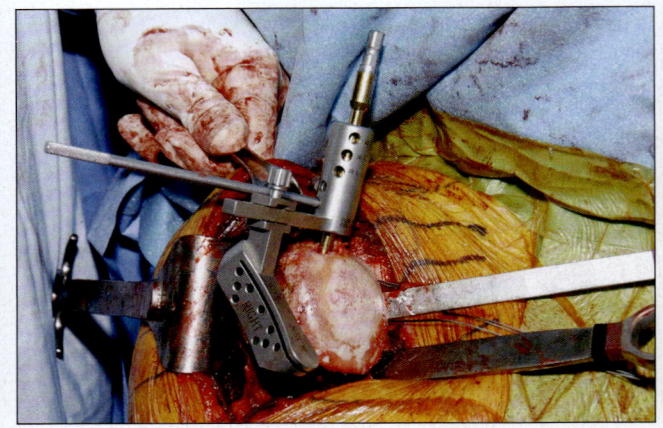
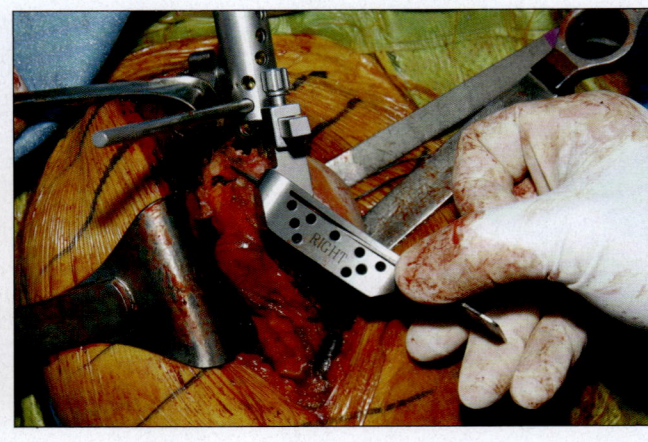

A

B

图11

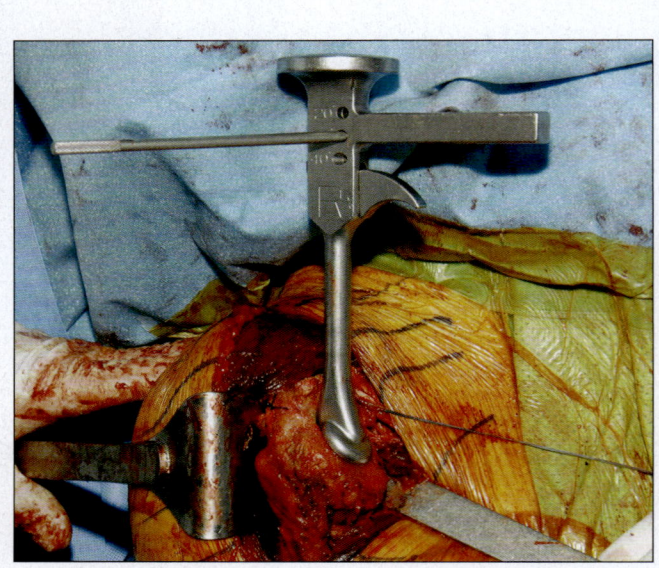

图12

手术要点

- 特别是在合并骨性关节炎的病例，肩胛盂后方磨损较常见。因此，对肩胛盂扩髓时常常必需指向前方。

注意事项

- 肩胛盂显露困难的常见原因有三角肌拉开不足、关节囊松解不够或肱骨骨赘切除不充分和肱骨头切除时撬起不足。
- 当行骨水泥黏合固定时，避免拉钩压迫肩胛盂组件。

- 应修剪任何超过肱骨试模头表面的骨赘或干骺端骨（图13）。
- 完成初步的肱骨头试模。处理试模的相关要求见第三步（图14）。

第二步：肩胛盂假体置换

- 保持肱骨柄试模于合适的位置，把Fukuda拉钩置于肩胛盂缘的后方将肱骨向后拉。将上肢外展70°～90°并轻微屈曲以显露肩胛盂（图15）。

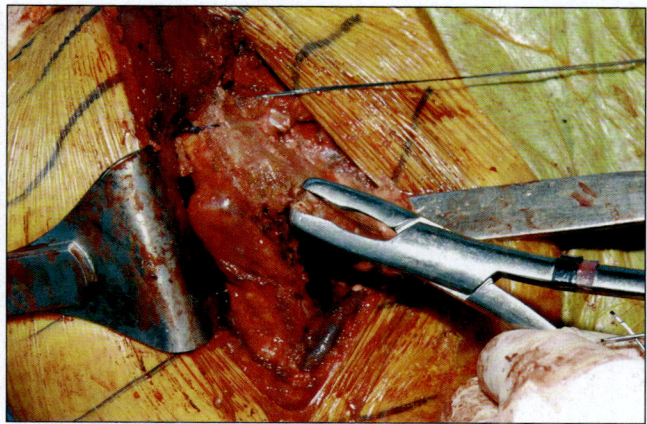

图13

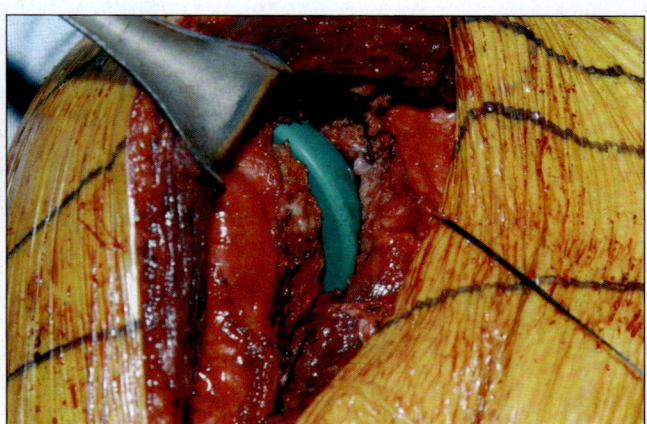

图14

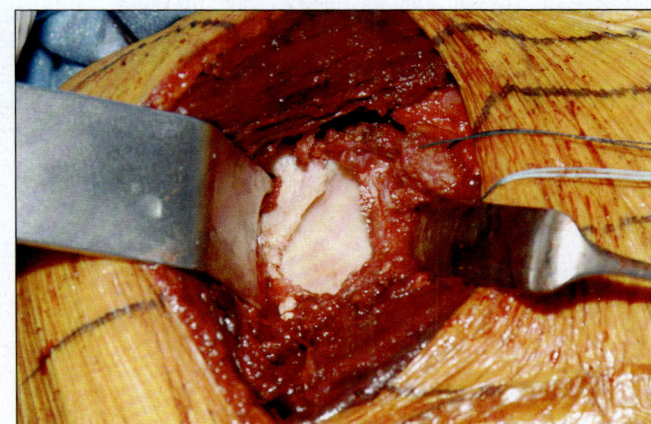

图15

器械／植入物

- 我们更倾向于使用全聚乙烯背面凸出的肩胛盂。外科医生更偏好在骨钉与骨脊组件间进行选择（Rahme 等，2009）。
- 对于肩胛盂骨缺损严重的病例，我们依然保留使用金属外臼的肩胛盂（Tammachote 等，2009）。

- 切除过度增生的滑膜并小心环形切除肩胛盂唇（图 16）。
- 将前关节囊从肩胛盂唇上切除，从上方开始并向前下方延伸直至接近 8 点钟（左肩）方位（图 17A）。
- 然后再用一把拉钩（如膝拉钩）放置于前肩胛盂唇处（图 17B）。
- 判定肩胛盂唇磨损类型及转位情况。标记肩胛盂的解剖中心（图 18），注意勿被骨赘所误导。如有条件，可行 CT 扫描再检查一下。
- 确定肩胛盂组件型号的大小。

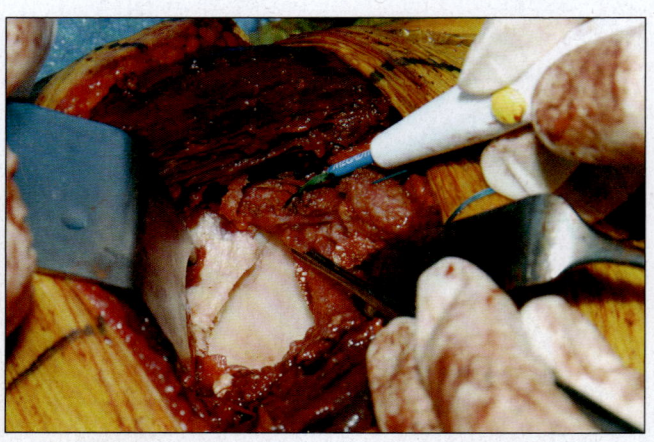

图 16

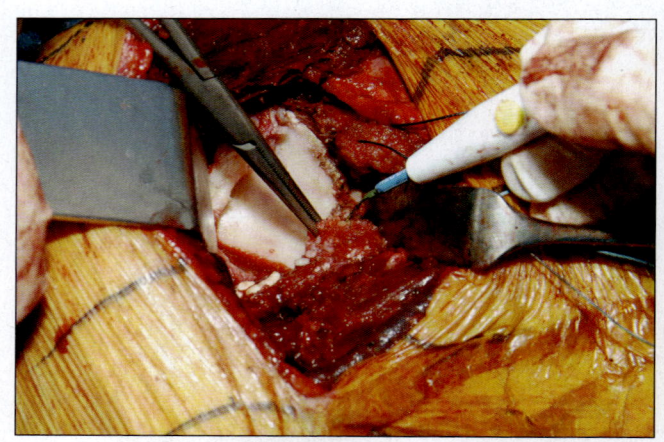

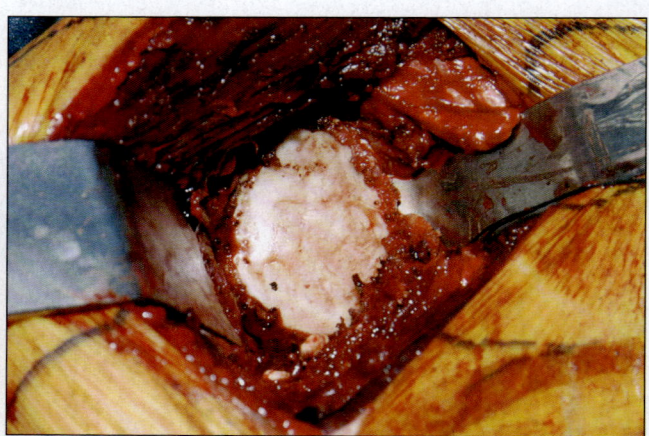

A　　　　　　　　　　　　　　　　B

图 17

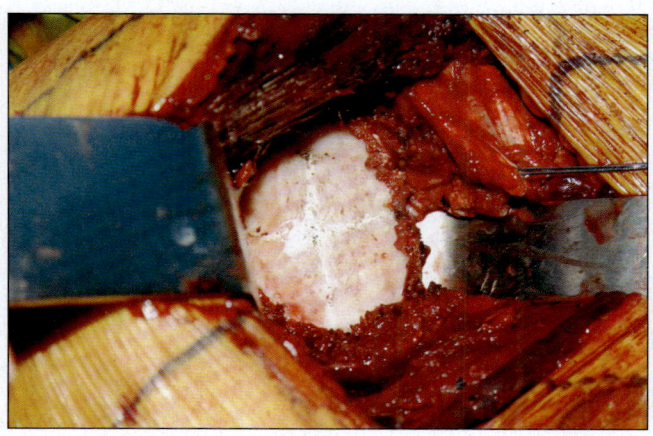

图18

争议

- 骨水泥的器械加压密封而非手指加压已表明可以改善聚乙烯肩胛盂组件周围的骨水泥覆盖情况（Nyffeler 等，2006）。一些学者推荐使用器械加压密封。

- 肩胛盂组件的安装已经被认为是肩关节成形术容易失效的一环。因此，在准备肩胛盂及使用骨水泥固定时必须严格注意其细节。
- 肩胛盂的准备
  - 用锥子或电钻锥出一个中心孔（图19）。如有必要可使用导向器核对其位置并定位。
  - 骨的准备必须精确。必须使用器械并准确地依次进行扩孔（图20A），保留一些软骨下骨（图20B）。
  - 根据骨缺损情况，扩孔钻需要扩向一个或更多的象限。
  - 准备肩胛盂以匹配骨脊或骨栓状组件。使用钻孔导向器（图21A）钻出栓孔（图21B）。使用钻子做一个倒凹的槽或柱子

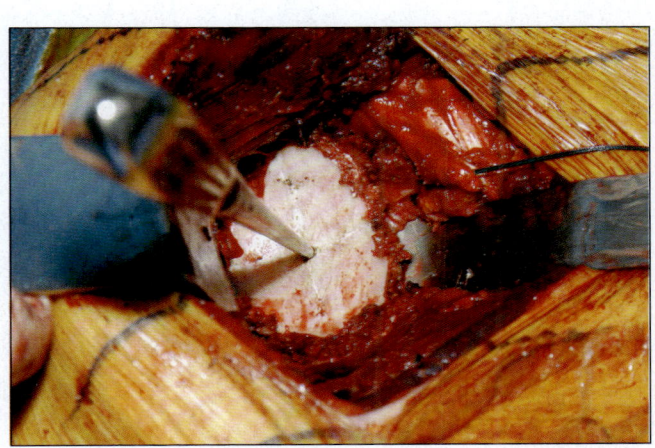

图19

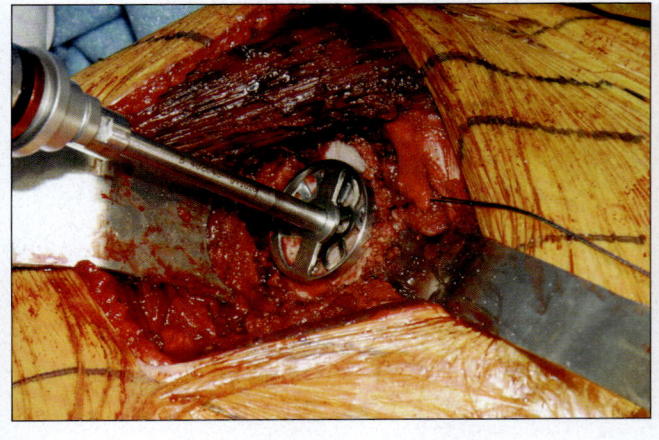

A

图20

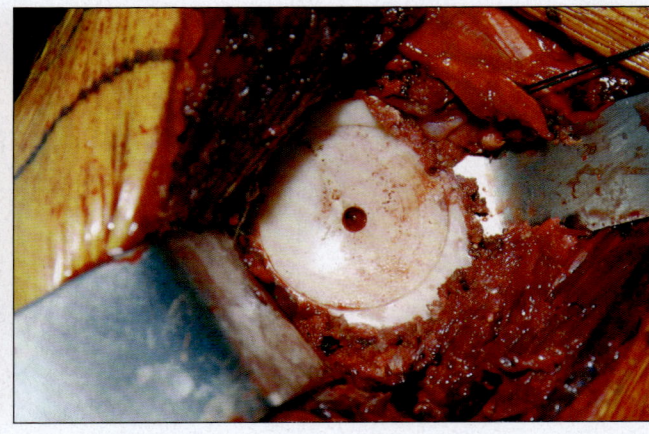

B

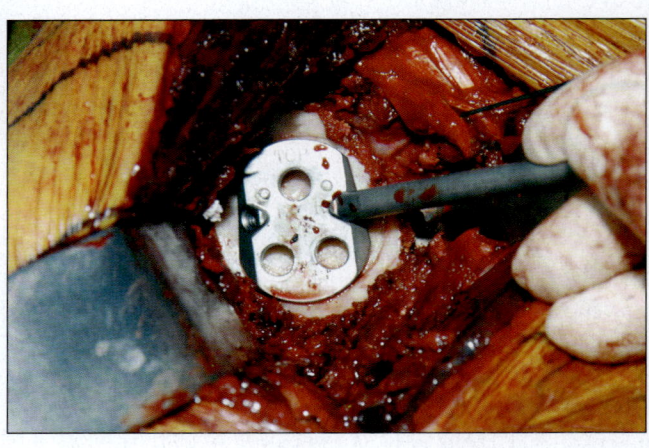

A

图21

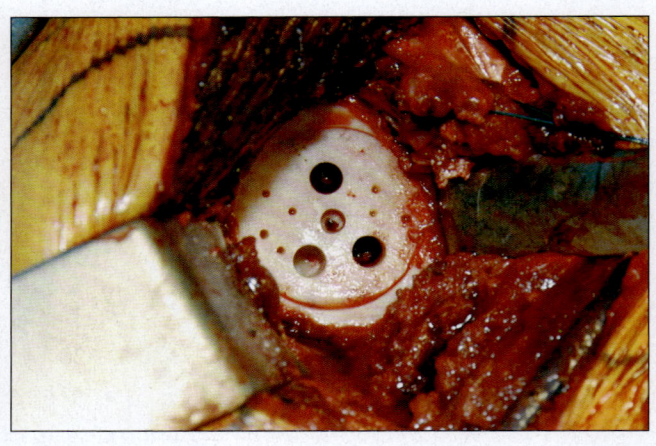

B

以便注入骨水泥固定。
- 放置肩胛盂试模（图22）。
- 肩胛盂骨水泥固定采用第三代技术
  - 使用脉冲灌洗器仔细将骨面冲洗干净，然后用海绵反复将其吸干（Edwards 等，2007；Mileti 等，2004）。
  - 将骨水泥真空搅拌以增加其强度（Mileti 等，2004）。
  - 将骨水泥倒入卡槽并用手指按压三次（Mileti 等，2004）。
  - 将肩胛盂假体嵌入骨水泥床内并使用器械维持其位置，同时去除多余的骨水泥。

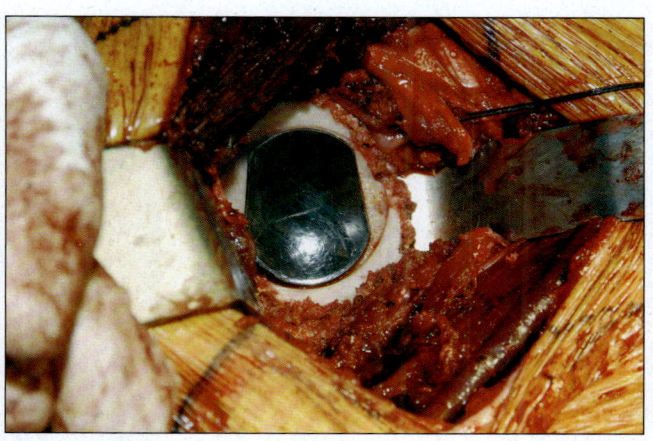

图22

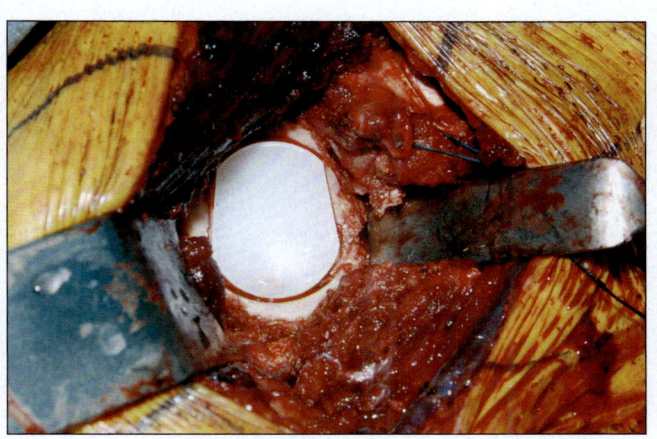

图23

- 图 23 示肩胛盂假体安装完毕后的情形。

第三步：软组织力量平衡并完成肱骨假体安装

- 根据肌腱修复需要在肱骨上钻孔和放置缝线。
- 将最终的肱骨柄假体嵌入合适的位置。
- 取出试模并平衡软组织，需兼顾稳定性和活动性（图24）。
- 肱骨头的假体选择主要依据患者的肱骨头型号大小、关节囊及肩袖松弛度和骨切除情况。
- 通常需要行前关节囊 - 肩胛下肌延长术以平衡松弛的后部结构。

手术要点

- 如果行腱 - 骨重建修复肩袖或肩胛下肌，则须在放置肱骨柄假体前每隔 5mm 钻出多个骨孔。
- 在安放最后的肱骨头假体前于上肢外旋位放置肩袖间隙缝线。

注意事项

- 为避免肱骨头假体过大，可将上肢置于预期最大旋转位核查已修复的肩胛下肌，此时应当无张力。
- 确保肩袖不能像帐篷一样向上支起。

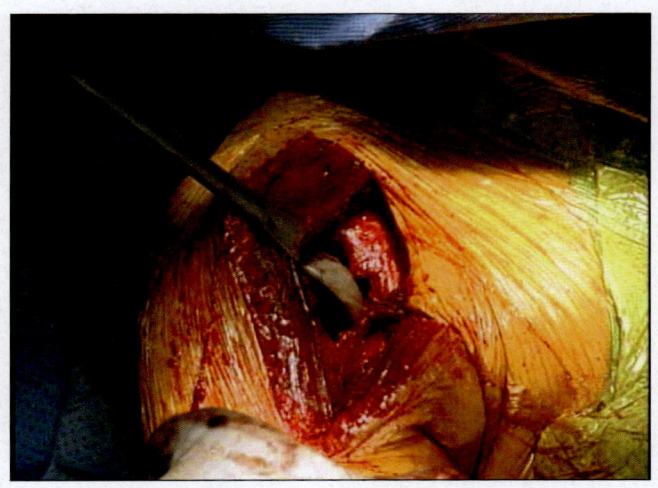

图24

器械/植入物
- 我们倾向于使用有近端可内生物柄的模块化肱骨组件。
- 使用带有偏心距或偏移距组件的各种不同型号的肱骨头。

- 在最后试模时，我们采用以下经验：
  - 应将肱骨头置于中立位并面对肩胛盂。
  - 当利用上部肩袖时，可最少内旋 90° 及抬高 150°，以此来标定软组织张力。
  - 应按照以下经验置换肱骨头：当上肢位于中立位时可显露一半肱骨头，当上肢外展 15°～20° 时可显示下四分之一。
  - 完成肩胛下肌修复。
- 将最终的肱骨头假体嵌入合适的位置（图 25）。

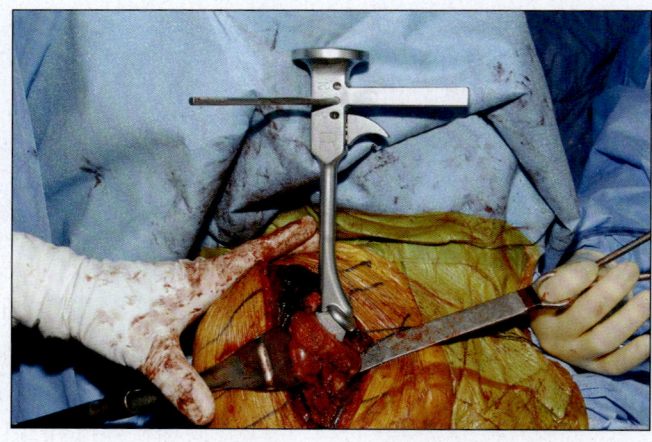

图25

> **争议**
> - 已表明骨水泥型肱骨假体在成功率上比非骨水泥型更佳（Cil 等，2009）。但是，我们对首次全肩关节成形术更倾向于使用非骨水泥型假体以方便其翻修，保证其长久耐用。

> **手术要点**
> - 将肩胛下肌肌腱内置 1cm 可使外旋增大 20°～30°

> **注意事项**
> - 根据我们的经验，许多病例前部结构修复失效是因为经过间隙且不包含垂直部分的实质裂开。因此，确保肩袖间隙被修复是关键。

第四步：将切开的关节及软组织闭合

- 先将肩袖间隙缝线系住以将其闭合。此步骤应在将上肢置于预期最大外旋位的情况下进行。
- 将肩胛下肌按照标记进行腱-腱或腱-骨修复。
- 在闭合关节后，核查肩关节最后的活动度。向前、向后及向下分别评估置换后的肱骨头活动度。在不施加压力的前提下获得肩关节的最大被动活动度并记录，因为这将用于指导术后康复锻炼。
- 如有必要，修复剥离的三角肌附着点，并按标准模式逐层关闭切口。

术后护理及预后

- 术后给患者放置一个肩关节固定器。
- 在术后第 1 天，根据术中确定的参数开始被动活动锻炼。
- 可于术后 4～6 周将滑轮操练及体操棍练习列入康复锻炼计划，随后进行轻柔的等长增力训练。
- 潜在的并发症包括活动频率降低、假体松动、肩关节不稳、肩袖撕裂、假体周围骨折、感染、假体断裂和三角肌力减退（Wirth 和 Rockwood，1996）。
- 患者可有疼痛缓解，并且肩关节活动度得到恢复，因为据报道超过 90% 的患者可获得短期的优异或满意疗效。有报道超过 90% 的行全肩关节成形术的患者长期存活率达到 10 年（Adams 等，2007）。

证据

Adams JE, Sperling JW, Schleck CD, Harmsen WS, Cofield RH. Outcomes of shoulder arthroplasty in Olmsted County, Minnesota: a population-based study. Clin Orthop Relat Res, 2007, (455): 176-82.
在这篇关于于社区人群的全肩关节成形术和半肩关节成形术的综述中，结果好于那些文献报道过的结果。在行最少 2 年的随访后，92% 的全肩关节成形术患者 Neer 分级为优异或满意，10 年存活率达 96%。[Ⅲ级证据（回顾性研究）]

Cil A, Veillette CJ, Sanchez-Sotelo J, Sperling JW, Schleck CD, Cofield RH. Survivorship of the humeral component in shoulder arthroplasty. J Shoulder Elbow Surg, 2009.
在 10 年的长期随访中，骨水泥型肱骨假体具有更长的生存期而没有翻修或移除（96.2% vs. 91.2%，HR，0.37；95% 可信区间，0.18～0.76；P=0.007）。[（Ⅲ级证据（回顾性研究）]

Edwards TB, Sabonghy EP, Elkousy H, et al. Glenoid component insertion in total shoulder arthroplasty: comparison of three techniques for drying the glenoid before cementation. J Shoulder Elbow Surg, 2007, 16: S107-10.

根据术后立即行肩胛盂 X 线穿透性检查的结果, 发现三种干燥技术间无差异 (包括盐水灌洗和海绵吸干)。另外两种方法比海绵吸干法昂贵 70 倍。[Ⅰ级证据 (前瞻性随机对照研究)]

Mileti J, Boardman ND 3rd, Sperling JW, Cofield RH, Torchia ME, O'Driscoll SW, Rowland CM. Radiographic analysis of polyethylene glenoid components using modern cementing techniques. J Shoulder Elbow Surg, 2004, 13: 492-8.

随着现代技术的应用, 包括肩胛盂骨脊松质骨的灌洗及干燥技术、骨水泥的真空调合减少了孔隙, 以及通过器械将骨水泥挤压于肩胛盂内, 87% 的患者最少或没有因低劣手术技术所致的立即出现的 X 线透光现象的发生。[Ⅲ级证据 (回顾性研究)]

Nyffeler RW, Meyer D, Sheikh R, Koller BJ, Gerber C. The effect of cementing technique on structural fixation of pegged glenoid components in total shoulder arthroplasty. J Shoulder Elbow Surg, 2006, 15: 106-11.

6 例患者在接受了骨水泥型聚乙烯肩胛盂组件之后行微型 CT 检查。3 例患者接受器械挤压骨水泥获得了 100% 完全骨栓骨水泥覆盖, 同时 3 例患者接受手指挤压, 但有 47% 的不完全覆盖率。(解剖研究)

Radkowski CA, Richards RS, Pietrobon R, Moorman CT 3rd. An anatomic study of the cephalic vein in the deltopectoral shoulder approach. Clin Orthop Relat Res, 2006, (442): 139-42.

在 40 具新鲜冰冻尸体标本中, 外侧分支数目明显多于内侧分支 (2.8 ± 1.7 vs. 1.3 ± 1.1, $P < 0.0001$)。在 38 具有头静脉的标本中, 27 个肩关节具有较多的外侧分支, 而 4 具标本具有较多的内侧分支 ($P < 0.0001$)。(解剖研究)

Rahme H, Mattsson P, Wikblad L, Nowak J, Larsson S. Stability of cemented in-line pegged glenoid compared with keeled glenoid components in total shoulder arthroplasty. J Bone Joint Surg [Am], 2009, 91: 1965-72.

在至少 2 年的随访研究中, 全聚乙烯骨水泥型肩胛盂组件骨栓性固定及骨脊性固定间在 X 线表现或临床表现上未发现明显差异。[Ⅰ级证据 (前瞻性随机对照研究)]

Rispoli DM, Sperling JW, Athwal GS, et al. Humeral head replacement for the treatment of osteoarthritis. J Bone Joint Surg [Am], 2006, 88: 2637-44.

在最少 5 年的随访中, 51 例患者中有 16 例持续存在中度或重度疼痛。51 例患者中有 9 例因疼痛性肩胛盂病变接受翻修手术。[Ⅲ级证据 (回顾性研究)]

Scalise JJ, Ciccone J, Iannotti JP. Clinical, radiographic, and ultrasonographic comparison of subscapuleris tenotomy and lesser tuberosity osteotomy for total shoulder arthroplasty. J Bone Joint Surg [Am], 2010, 92：1627-34.

在一篇短期回顾性综述中，作者发现肱骨小结节切除组较少出现异常腱性症状并具有较高的术后肩关节评分。（Ⅲ级证据）

Tammachote N，Sperling JW，Vathana T，Cofield RH，Harmsen WS，Schleck CD. Long-term results of cemented metal-backed glenoid components for osteoarthritis of the shoulder. J Bone Joint Surg [Am], 2009, 91：160-6.

在一项最少2年的随访研究中，对95例接受骨水泥型金属背部聚乙烯性肩胛盂组件的全肩关节成形术患者进行了回顾性研究，显示疼痛缓解，活动度及稳定性均较为满意。但是具有较高的肩胛盂假体周围透亮带的发生率（83%）。[（Ⅲ级证据（回顾性研究）]

Wirth MA，Rockwood CA，Jr. Complications of total shoulder-replacement arthroplasty. J Bone Joint Surg [Am], 1996, 78：603-16.

作者对41项研究进行了综述，其中32项研究报道了共1615个非限制性全肩关节成形术。总体来讲，这些研究的随访时间较短，仅有8项研究平均随访时间超过了4年。全肩关节成形术的并发症与本文术后康复及预期结果部分描述的一样。[Ⅲ级证据（回顾性研究）]

10 肩袖撕裂的关节成形术：开放手术治疗

Bryan Wall, Gilles Walch

注意事项

- 三角肌必须有功能。反肩关节成形术对于三角肌缺损的患者可导致功能较差和假体不稳定。
- 肩胛盂骨架必须充分支撑肩胛盂曲面。
- 患者必须没有明显的感染。

争议

- 年轻人、高要求的患者可能出现假体松动，对其应当谨慎进行手术治疗。
- 一些学者建议对上举功能良好和喙肩弓完整的患者应当行半肩关节成形术。

治疗方案

- 对于有较高功能需求的年轻患者可考虑行肩关节融合术。
- 肌腱转位术或肱二头肌切断术可能适用于不伴有显著肩关节退变的患者。

开放手术治疗

适应证

- 伴有无法修补的肩袖撕裂和肩关节退行性病变的老年患者出现严重的疼痛和功能障碍。
- 因假体松动、不稳定或骨缺损致全肩关节成形术或半肩关节成形术失败需要翻修。
- 不伴有肩关节炎的患者因严重肩袖撕裂导致严重的功能缺失（假麻痹性肩关节）。
- 原发性肩关节骨性关节炎伴有显著的骨缺损、不稳定或肩袖撕裂伴有 3 或 4 级脂肪性退变。
- 创伤后骨性关节炎伴有肱骨结节畸形愈合或不愈合。
- 肿瘤性功能重建。
- 类风湿性关节炎伴有肩袖功能不全。
- 老年患者的三部分或四部分肱骨头骨折。

临床检查/影像学检查

- 体格检查
  - Hornblower 征或垂臂试验阳性可以表明小圆肌缺损。小圆肌存在缺损可影响预后，因为这些患者术后功能较好。
  - 肌腹压迫试验和抬离试验常用于评估肩胛下肌的存在及功能。肩胛下肌功能不全可能与增加的不稳定发生率相关，并且可影响术后康复计划的制订。
- 影像学检查
  - 常规 X 线平片检查包括中立位的正位 X 线片，透视下行内旋位及外旋位 X 线片是为了看到肩峰下空间及适当的肩关节。腋位及肩胛骨 Y 形位 X 线片也需包括在内。
    - 近端肱骨形态学对于确定肱骨切断导向器的起点是较为重要的。图 1 显示了一名肩袖撕裂患者的正位 X 线片，提示

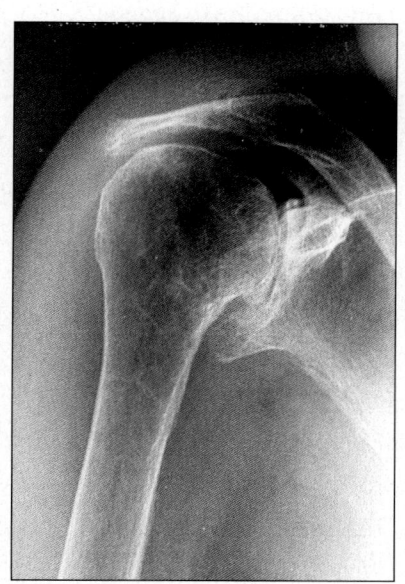

图1

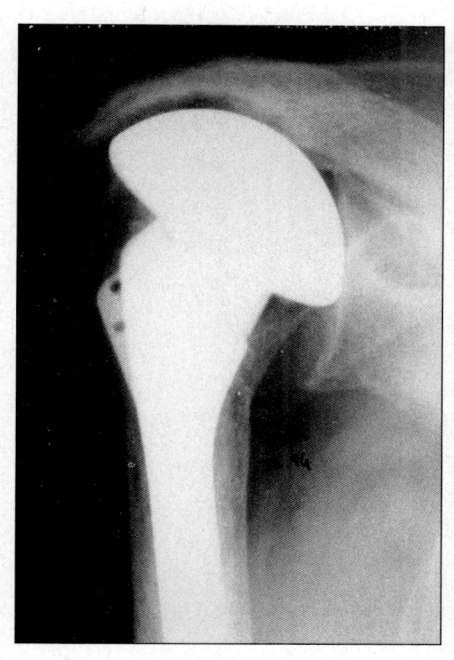

图2

近端肱骨移位及上方肩胛盂受侵。这对创伤后肩关节炎患者也是较为关键的,这些患者可能存在肱骨结节畸形愈合。
- ◆ 对翻修病例应当仔细评估其近端肱骨骨干以明确其适合肱骨假体安装。图2示一例半肩关节成形术失败患者的正位X线片,提示肱骨假体向近端移位。
- 假如肱骨骨缺损或骨性标致缺失,对比的X线片有助于保留适当的肱骨长度及三角肌张力。
- 肩关节CT检查有助于评估肩胛盂骨缺损状况,同样也适用于肩袖损伤。
  - 肩胛盂通常为上方或后方磨损。显著的骨缺损可能需要骨移植。
  - 脂肪浸润正如Goutallier分型描述的一样是呈阶段性的。
  - 肩胛下肌和小圆肌的完整或缺损可影响预后、手术方法和术后康复。
- MRI也可用来评估残留肩袖情况及肩胛盂骨床情况。但是很难通过MRI看清肩胛盂形态。

手术要点
• 保持上肢自由活动是考虑到手术过程中活动方便及有利于术野显露。
• 如果体位摆放合适,术中患者可经常将胳膊放在大腿上面而无需费力。

注意事项
• 将患者置于太靠手术台内侧可阻挡其上肢活动,并使近端肱骨显露及进入肱骨髓腔较为困难。

外科解剖

- 三角肌起于外侧锁骨和肩峰,止于肱骨三角肌粗隆(图3)。
- 胸大肌起于胸骨和内侧锁骨并广泛地止于近端肱骨。
- 头静脉走行于三角肌胸大肌间隙(图4),它具有较多的横支连接于三角肌。
- 臂丛神经血管结构位于结合腱内侧。
- 腋神经走行于肩胛下肌的下缘和肩胛盂下方,术中具有一定的风险。在术中应常规辨认出此神经。
- 喙肩韧带附着于喙突的外侧顶端并斜行穿过术区上部而延伸。
- 肱二头肌肌腱位于胸大肌止点深面。此肌为肩胛下肌止点外缘的标记。
- 肱骨血管的前旋支为一系列三支血管,其横行穿过肱骨颈,走行于胸大肌的深面及肩胛下肌的下方。

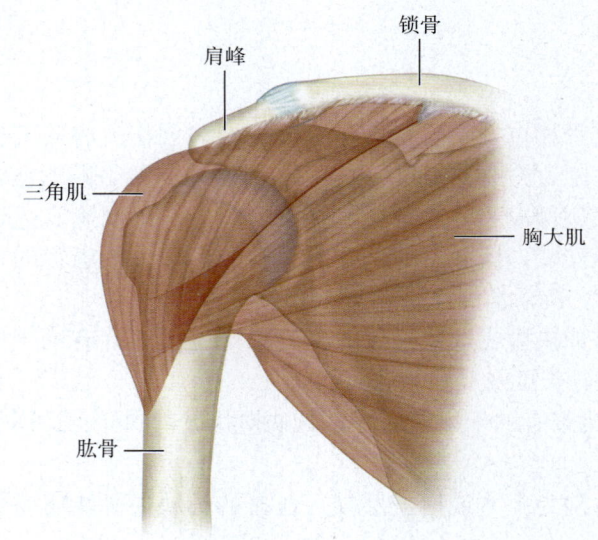

图3

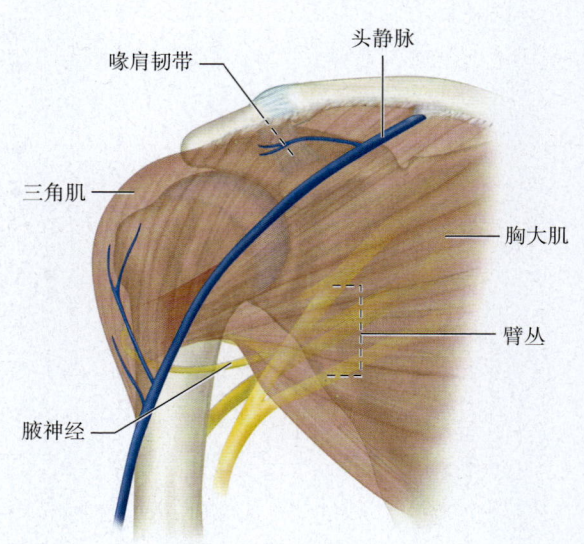

图4

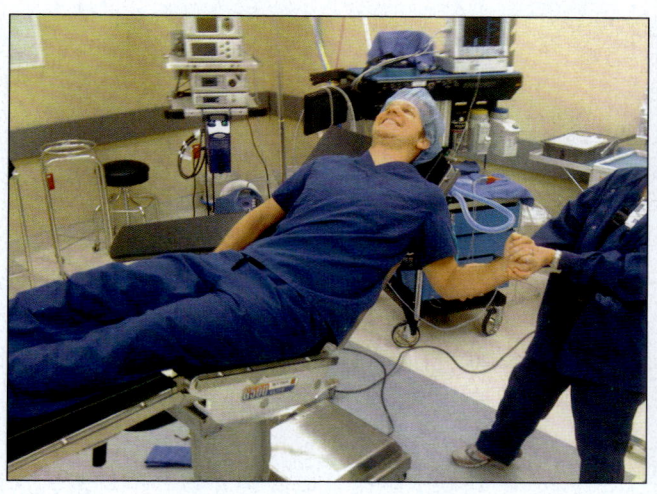 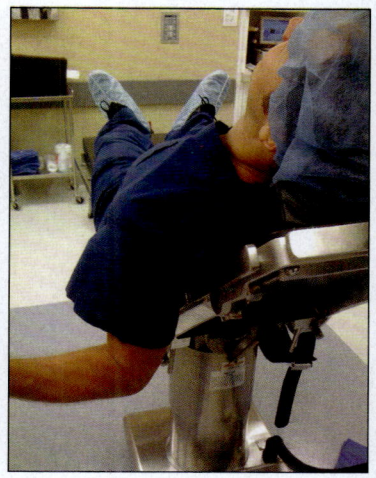

图5

体位

- 应用沙滩椅体位（图 5A）。
- 将受累肩关节恰好置于手术台的外缘（图 5B）。
- 放置体位时，应考虑到肱骨向下方过度伸展及肱骨头的脱位以方便进入肱骨髓腔。
- 应将肩关节用铺单包裹以便从前方进入锁骨外侧半及从后方进入肩胛骨外侧半。

入路／显露

- 可采用三角肌胸大肌入路或上外侧入路。我们更倾向于常规采用三角肌胸大肌入路，有如下原因：
  - 此入路较为常用且较熟悉。
  - 不必行任何部分三角肌的离断从而减少了损伤风险。
  - 手术切口显露可延长，如有必要可允许完全显露肱骨。
  - 放置假体肩胛盂曲面于肩胛盂表面下方较为容易。
- 对于三角肌胸大肌入路，切口起于喙突并向远端及外侧延伸，与肱骨中点成角，为 10～15cm。翻修手术病例需要更长的切口以显露近端肱骨骨干。

手术要点

- 在体形较大的患者，可使用较大的钝性手提式拉钩（Richardson 拉钩）置于结合腱的下方以改善术野。应立即更换较小的拉钩以避免延时牵拉所致的神经和血管并发症。

注意事项

- 不恰当松解附着于下肩胛盂的软组织将使肱骨头向后移位及肩胛盂准备困难。此松解步骤对于恰当的肩胛盂显露较为关键。

争议

- 可应用上外侧入路。它的术后关节脱位发生率较低。

- 大多数人的三角肌胸大肌间隙在其上部及内侧部较易辨认。两把小的手提式拉钩有助于显露它。一把应当放置于切口上部。第二把放置于切口的上内侧部。
- 将头静脉和三角肌一起牵开保留于外侧，这样可使出血量最少。
- 将一把 Hohmann 拉钩放置于喙突尖端的上方。将上肢外展并外旋将有助于此拉钩的放置。
- 然后将上肢恢复于完全外展并最小外旋。然后辨认胸大肌止点并游离其上部 1～2cm。
- 肱骨血管前旋支位于肩胛下肌下缘，且恰好位于胸大肌深面。可用双股可吸收缝线对其进行结扎。这些血管较脆易断，若不结扎，术中可造成出血。
- 将喙肩韧带从其喙突止点外侧切断，这将有助于促进肩胛盂的显露。当使用反肩关节假体时，此韧带不是必需的。
- 需要游离源于结合腱外侧头的筋膜，可使用一小的钝性拉钩放置于结合腱和喙肱肌的下方。这样便显露位于其下的肩胛下肌。
- 将上肢外展，于旋转中立位轻微前屈使结合腱放松。将结合腱牵开后，便可看到位于肩胛下肌内侧的腋神经。
- 将上肢外展并内旋可辨认肱二头肌肌腱。它位于胸大肌止点的内侧深面。如果它仍然完整，可使用一把剪刀垂直于肌腱并将其横断，这样便较容易进入肱二头肌肌腱鞘。
- 将上肢保持在同样位置，在喙突尖端后方辨认出肩胛下肌上缘。
- 于肩胛下肌肌腱上预留两根缝线，并于肌腱内侧约 1.5cm 处将其分开直至在肱骨小结节的止点。这一步应当依照肱骨解剖颈进行。使用手术刀将此肌腱上部切断。使用电刀将其下部切断以免出血过多。

- 放置一个肱骨头牵开器于关节内。将肱骨头向后方牵开。
- 贴近肩胛盂行关节囊切开术以松解肩胛下肌：
  - 辨认肩胛下肌肌腱上部（半管状）。将剪刀沿着肌腱上缘滑动松解所有喙突下的粘连组织。
  - 从上方开始钝性切开从关节囊和中间盂肱韧带下方的深部肌肉组织。同时钝性分离肩胛盂唇的下缘及内缘，这样中间的盂肱韧带及关节囊便得以松解显露。
  - 在横断面上尚可看到先前被横断的肩胛下肌下部的肌纤维。下方的盂肱韧带及关节囊恰好位于这些肌纤维的深面。将其游离并从上侧及内侧切断，回到肩胛盂平面。
- 肩胛下肌藏于肩胛下肌沟内。将一小块海绵置于其上方以保护此肌。
- 将一 Kölbel 拉钩置于肩胛下肌沟内。这样可牵开肩胛下肌、联合腱和神经、血管结构。
- 使用电刀分离肩胛盂下方的关节囊附着点。需要分离至 6 点钟方位，若为右肩则需分离至 7 点钟方位，或者若为左肩则需分离至 5 点钟方位。在骨性附着点平面直接游离松解并延伸至肩胛盂边缘内侧 2～3mm 处。

手术步骤

第一步

- 移除后方的肱骨头拉钩并使肱骨头向前方脱位将其显露以便为放置肱骨组件做准备。
- 使用一小而锐的 Hohmann 拉钩将后方保留的所有肩袖肌腱牵开。
- 如果肱二头肌肌腱尚保持完整，将其从肩胛盂止点水平切断。
- 插入髓内肱骨头切除导向器。
  - 肱骨头缺血坏死和畸形较为常见，所以术前 X 线片检查常用于帮助确定切除起始点。选择起点可提供进入髓腔最直接的

手术要点

- 最少的肱骨头切除将保留肱骨长度。这样可使假体放置后的三角肌张力最大。除了显著畸形之外，这个切断平面可预测通过最终假体的张力大小。

注意事项

- 在试用过假体试模后应从近端肱骨内将其取出。它们可阻碍肱骨头的适当后倾并干扰肩胛盂的显露。

争议

- 关于肱骨假体的适当后倾具有争议。建议的后倾角度为 0°～30°。到目前为止对于假体的适当位置尚无共同意见。

线路。这在不同患者之间有显著差异。
- 设置肱骨切断导向器，以最大程度地保留假体干骺端部的骨质。
- 在图6中，放置了髓内肱骨切断导向器并行最少的肱骨头切除。
- 最初的肱骨头切除厚度仅为几个毫米（图7）。

■ 使用一半球形动力铰刀将近端肱骨扩孔。
- 将铰刀扁平的后缘与肱骨切除平面平行放置。在扩孔过程中，将始终维持此平行关系。
- 扩孔直至铰刀的扁平缘与周围骨质齐平并于初始近端肱骨截骨平面平行（图8），除非近端肱骨本来就存在显著的骨缺损。

■ 使用手提式开髓钻将骨干扩髓。然后放置试模以评估肱骨准备适当并且与假体匹配。

■ 移除肱骨试模以便显露肩胛盂和做准备。

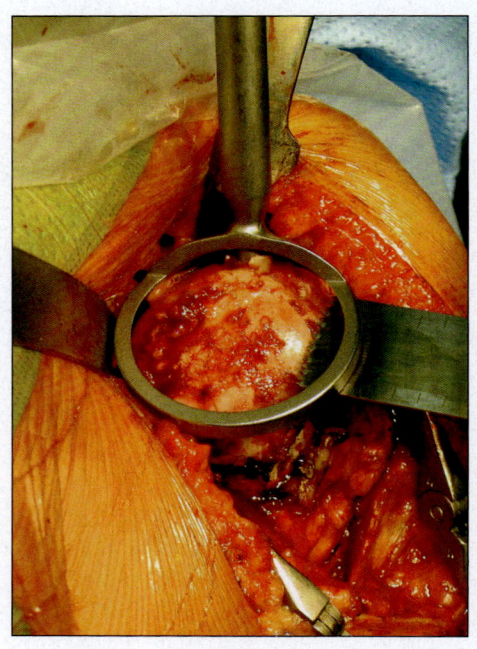

图6

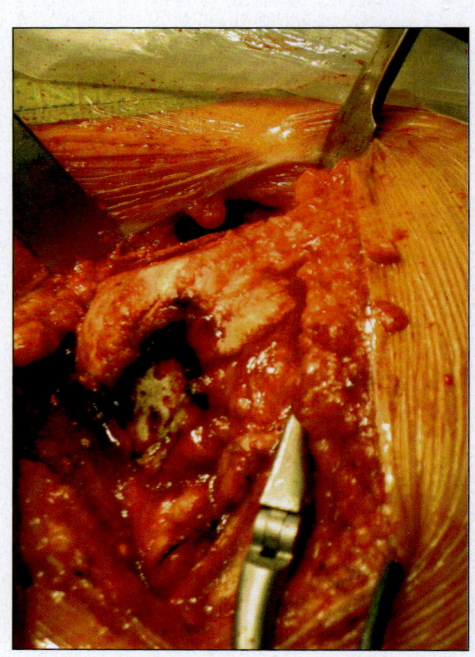

图7

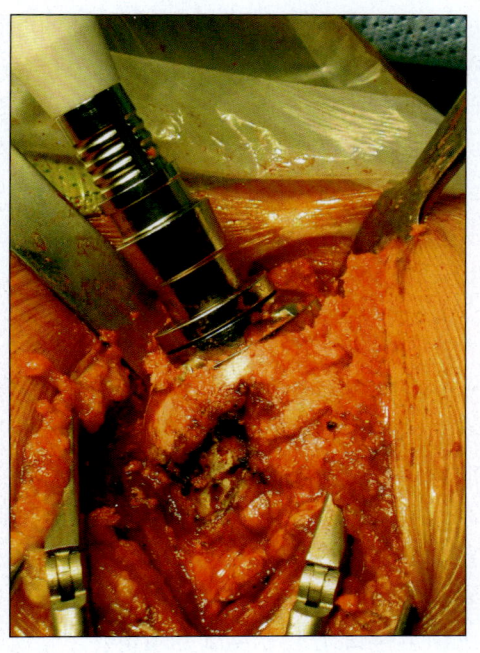
图8

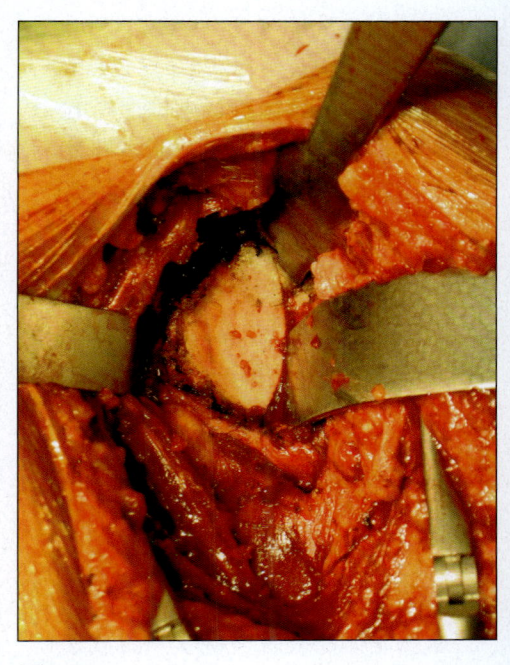
图9

手术要点
• 在试用过假体试模后应从近端肱骨内将其取出。它们可阻碍肱骨头的适当后倾并干扰肩胛盂的显露。
注意事项
• 避免关节球面向上倾斜是非常重要的，否则将显著影响植入物的强度并可导致假体早期松动。

第二步

- 重新将肱骨头牵开器插入关节内以开始准备肩胛盂，并将肱骨头向后牵开。
  - 将肱骨头适当向后牵开是关键。铰刀是准备肩胛盂所需的最大器械。如果软组织干扰铰刀和植入物的放置可额外加大对肱骨头向后或向下牵开。
  - 肱骨头牵开器常致肱骨干骺端的前部骨折（可控性骨折）。骨折对假体性植入物或固定无影响，仅可能于移除肱骨假体试模时发生。
  - 将一小的 Hohmann 拉钩放置于肩胛盂的顶端。
  - 图9中将一把拉钩放置于肩胛下肌沟的前方，将第二把拉钩放置于肩胛盂后缘，将近端肱骨向后牵开，将第三把拉钩放置于肩胛盂的上缘上方。
- 中心骨栓孔钻孔起点应当位于肩胛盂中心下方数毫米的中线上。应尽可能向下放置假体组件而不会危及植入物的固定。假体放置应向下倾斜约10°。

器械 / 植入物

- 如果存在显露困难,可供选择的不同型号的肱骨头牵开器将有助于显露。带有保险装置的专用牵开器可适应扩髓钻和专门设计的向下的牵开器。

手术要点

- 将螺钉成角分别拧入三个主要区域:喙突基底部、肩胛冈和肩胛翼。

注意事项

- 必须仔细确认无软组织干扰关节球面假体的放置。将牵开器放置于适当位置将帮助避免此类问题。

- 肱骨头可向前方推挤扩髓钻,导致扩髓钻的中心钉栓切断前方的导向孔,从而危及骨栓的固定。同样的过程也可引起肩胛盂组件的过度前倾。
- 如果铰刀被紧紧压向肩胛盂表面并启动,它所产生的较大扭矩可导致骨折。应当先启动铰刀,然后再逐渐压向肩胛盂表面,可减少扭矩的发生并降低肩胛盂骨折的风险。
- 使用合适型号的铰刀将肩胛盂扩孔。

第三步

- 应用嵌入装置将肩胛盂基座嵌入并用螺钉将其固定。
  - 图 10 中植入物有前后方位的加压孔。上方及下方的加压孔适用多方向锁定螺钉。
  - 大多数植入物具有可固定或可多方向锁定螺钉固定的特征。如有可能,先将 2 枚普通加压螺钉前后向置入,这样可确保基座牢固位于肩胛盂骨质下。
  - 然后再用锁定螺钉于上方及下方固定。
  - 尽可能采用双皮质固定所有螺钉。

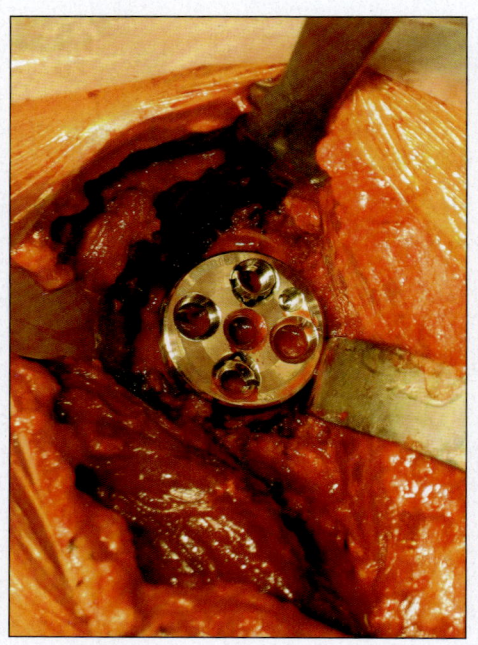

图10

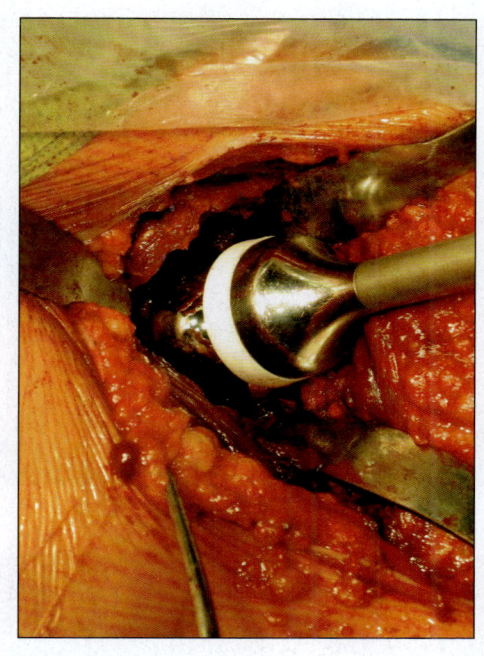

图11

- 将球面肩胛盂假体嵌在基座上（图11）。

第四步

- 移除肱骨头牵开器并将肱骨头向前方脱位。
- 如果尚有足够的肩胛下肌保留，则可为了稍后肩胛下肌的重新附着放置三根经骨不可吸收缝线。
- 使用后倾导向器将肱骨假体植入以复制初始肱骨切除所形成的模式。
- 试模可用于检验植入物的稳定性。一旦选定适当厚度的聚乙烯衬板，将其嵌入肱骨假体内。
- 线性牵拉上肢并向后推挤肱骨使假体复位。如果此步不能完成，则是由于三角肌张力过大，改变上肢位置有时可以帮助复位。由于肱骨假体位于肩胛盂假体的前方，所以将上肢内旋将减少肱骨假体杯的剖面以使肩胛盂假体对合而恰当复位。

手术要点

- 一旦肩关节复位，假体试模则非常难以去除。如果施行最少化切除肱骨头，那么6mm的聚乙烯杯常适用于确保适当的植入物张力。

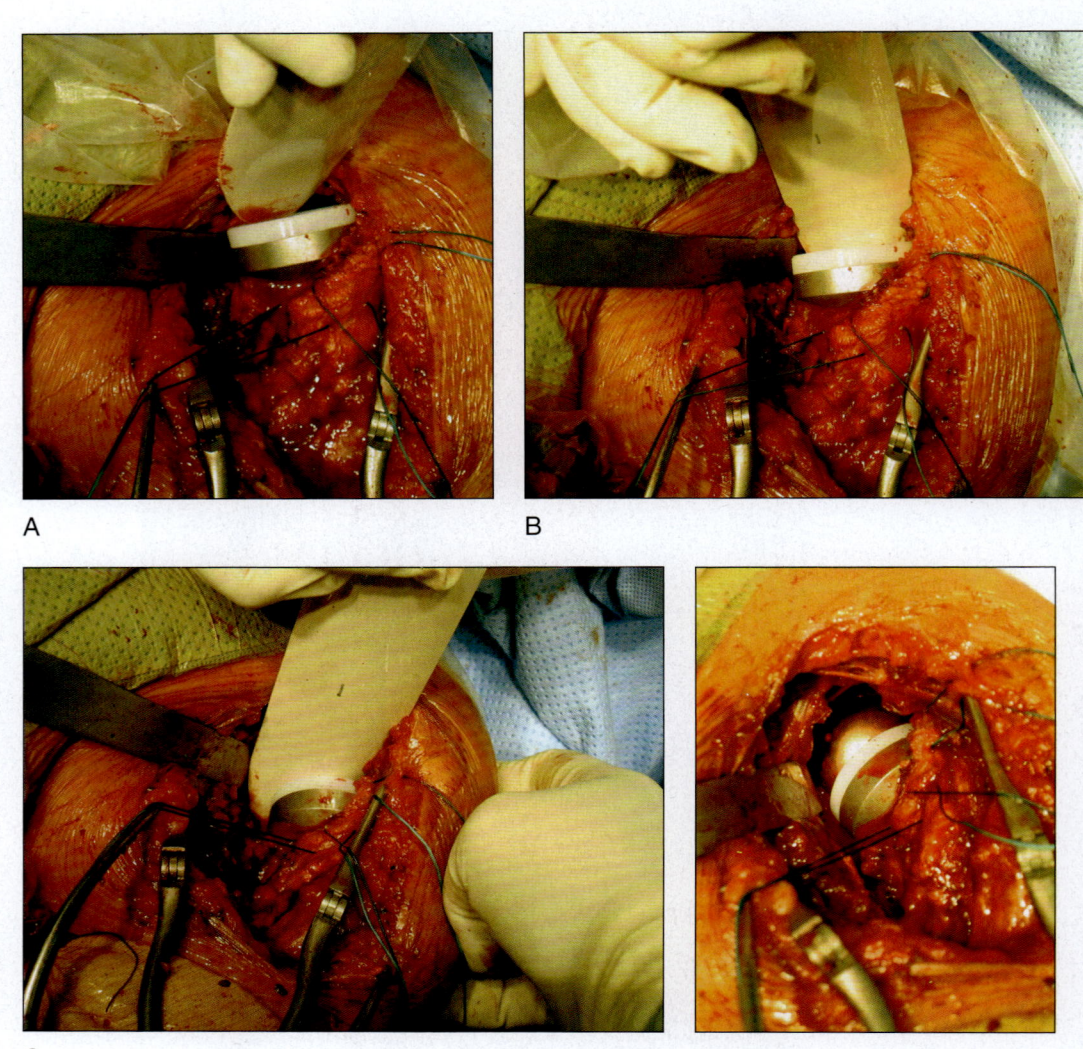

图12

器械/植入物

- 现在制造商为了使假体复位困难的病例更好地复位设计了专门的器械。

- 宽且扁平的器械,如骨刀可作为导轨去复位假体。将其放置于肩盂球面假体与肱骨杯面假体之间(图12A)。该器械被用来将肱骨假体撬向外侧,清除球面肩胛盂的阻碍(图12B)。然后将肱骨杯面假体沿着该器械的平坦表面滑向后方(图12C)。一旦杯面与球面对合,将该器械取出,同时仍将肱骨假体保留于其位置上,这样便使假体复位(图12D)。
- 复位后,将肩关节进行活动以确定没有显著的撞击症。
- 如果肱骨假体与肩胛盂假体间存在活塞运动,可将聚乙烯衬板更换为稍厚的型号。如果已经使用最厚的衬板,则可使用一个模块化间隔装置。

- 然后用先前放置的经骨缝线将肩胛下肌重新附着。如果由于肩胛下肌的张力致外旋能力显著减退，那么可将其松解以允许自由外旋。
- 放置引流管后，使用可吸收缝线和皮肤缝线闭合深层组织及切口。三角肌胸大肌不用常规闭合。

术后护理及预后

- 术后使用吊带将肩关节于内旋位固定 1 个月。
- 术后立即行被动活动训练及钟摆训练。
- 术后 1 个月在患者能忍受的前提下去除吊带并允许患者积极活动。
- 如有条件尽可能早开始水疗（通常为术后 2 周）。
- 患者预后结果受反向肩关节置换术及其他术前因素的影响。
  - 翻修病例结果较差且有较高的并发症发生率。
  - 典型病例将获得主动上举活动的显著改善。
  - 小圆肌完整的患者外旋功能改善较好。
  - 疼痛程度应当显著改善。

手术要点

- 对于翻修病例及伴有肩胛下肌缺损的患者应避免早期活动。这些患者可使用一吊带以允许手指、腕部及肘部进行活动。

并发症

- 常见的术后并发症包括：
  - 不稳定。
  - 感染。
  - 血肿。
  - 肩盂假体松动。
  - 肱骨假体松动。
  - 肩胛冈骨折。
  - 肱骨骨折。

证据

Boileau P，Chuinard C，Roussanne Y，Neyton L，Trojani C. Modified latissimus dorsi and teres major transfer through a single delto-pectoral approach for external rotation deficit of the shoulder: as an isolated procedure or with a reverse arthroplasty. J Shoulder Elbow Surg，2007，16：671-82.

这项研究表明使用单个切口技术连同反肩关节成形术一起行改良的背阔肌及大圆机转移术是可行的。对于小圆肌缺损的患者，它可以同时改善上举和外旋功能。（IV级证据）

Edwards TB，Williams MD，Labriola JE，Elkousy HA，Gartsman GM，O'Connor DP. Subscapularis insufficiency and the risk of shoulder dislocation after reverse shoulder arthroplasty. J Shoulder Elbow Surg，2009，18：892-6.

这项研究认为在肩胛下肌腱不能修复的情况下行反式全肩关节成形术可导致具有统计学上的显著的术后脱位风险。（IV级证据）

Humphrey CS，Kelly JD 2nd，Norris TR. Optimizing glenosphere position and fixation in reverse shoulder arthroplasty, Part Two: the three-column concept. J Shoulder Elbow Surg，2008，17：595-601.

作者描述了可被用于固定基座的肩胛骨的三个主柱。它们是喙突基底部、肩胛冈和肩胛翼，并且它们被考虑用于肩胛盂球面假体的最佳初始固定。

Lévigne C，Boileau P，Favard L，Garaud P，Molé D，Sirveaux

F, Walch G. Scapular notching in reverse shoulder arthroplasty. J Shoulder Elbow Surg, 2008, 17: 925-35.

这项研究表明肩胛盂假体基座的位置可以影响肩胛撞击的发生率，基座位置偏高且向上倾斜与较高的撞击发生率相关。（Ⅲ级证据）

Wall B, Nové-Josserand L, O'Connor DP, Edwards TB, Walch G. Reverse total shoulder arthroplasty: a review of results according to etiology. J Bone Joint Surg [Am], 2007, 89: 1476-85.

这项研究结果支持那些由多病因导致的复杂肩关节疾病应用反式全肩关节成形术，包括肩袖撕裂性关节疾病、严重肩袖撕裂、创伤后关节炎及翻修病例。（Ⅱ级证据）

11 开放性非限制性肩关节成形翻修术

David M. Lutton, Evan L. Flatow

适应证

- 开放性非限制性肩关节成形翻修术是较难的有挑战性的手术，需要系统化的处理方法以获得最佳结果。这一章关注用于若干病因的开放性翻修手术技术：
  - 肱骨头表面置换后肩胛盂病变（humeral head resurfacing, HHR）。
  - 肱骨头表面置换或全肩关节置换术后关节不稳定（肌腱断裂/假体位置不正）。
  - 切开复位内固定失败。
  - 假体松动（无菌性或感染性）。
  - 关节挛缩/关节僵直。
- 治疗的第一步是鉴别导致肩关节手术失败的原因。应当回顾所有记录，尤其是原始手术记录。应当行系列性 X 线片检查以发现渐进性假体周围透亮带或假体移位。
  - 重要的是一直要考虑到感染的可能性。盗汗、隐痛、按指南治疗后无缓解的疼痛和休息痛，及术后渗出史，均提示感染存在。需要特殊营养的微生物感染可有良好的体格检查结果，但有疼痛及渐进性关节僵直病史（Coste 等，2004）。

临床检查/影像学检查

病史

- 主诉：疼痛或功能缺失？
- 初始症状：创伤性或隐性？
- 原始手术记录对于翻修手术医生是必须的，它为外科的修复提供可避免可预测的并发症的路标。回顾记录以辨别：
  - 原始血管或神经损伤。
  - 可能需要显微外科手术以处理神经瘢痕组织。
  - 假体、相应的型号及所需取出器的型号等。

体格检查

- 红斑、硬结或波动感。
- 身体虚弱、跛行征象。
- 关节不稳定。
- 神经损伤。
- 关节活动度。

手术要点

- 在体格检查过程中，应当检查有无感染的体征和症状。
- 将肩关节内吸出样本进行实验室培养 2 周，因为需要特殊营养的微生物比文献报道正常完成的培养可能需要更长的时间，从而限制了全肩关节成形术后细胞计数的特殊应用。
- MRI
  - 在僵直肩关节内检查肩袖的完整度和肌肉的质量。在行肱骨头表面置换后翻修术的病例中，检查肩胛盂的模式及骨架情况。即使应用的是金属假体，一些中心也会利用特殊的 MRI 序列技术使成像最佳化（Sperling 等，2002）。早期辨别肩胛盂缺损及位置异常情况对于手术准备是必要的。
  - 光圈效应或严重的滑膜炎提示出现感染。

注意事项

- 即使合并明显的感染，微生物培养也会具有较高的假阴性率。

基础实验室检查

- 全血血细胞分类计数。
- 红细胞沉降率。
- C 反应蛋白。
- 通过关节镜进行肩关节吸引和/或组织活检对于辨别感染类型可能有用。培养具有相对的低灵敏度，因为混杂着不同菌群包括需要特殊营养的微生物（痤疮丙酸杆菌、葡萄球菌属）（Sperling 等，2001）。如果细胞计数较多则可诊断。

X 线平片检查

- 前后位 X 线片（AP），行肩关节、肩胛骨 Y 形及腋位的标准前后位 X 线片以发现假体位置不正、透亮带及移位。
  - 感染性或无菌性假体松动均可导致渐进性侵蚀和假体周围透亮带的形成。
  - 腋位片上可显示术后不稳定所致的关节半脱位或脱位。
- 如之前行肱骨头表面置换或全肩关节成形术，可以辨别假体位置异常。图 1 示一病例因行肱骨头表面置换术后假体高度异常需行翻修手术。假体高度异常可压迫肩袖并危及肌腱致其断裂。
- 在创伤后肩关节中，可以辨别干骺端组织，包括结节不愈合或畸形愈合。骨干组织出现骨折或假体松动。
- 肩胛盂假体失效是由假体松动（感染性或无菌性）、灾难性破坏或假体下沉所造成的。

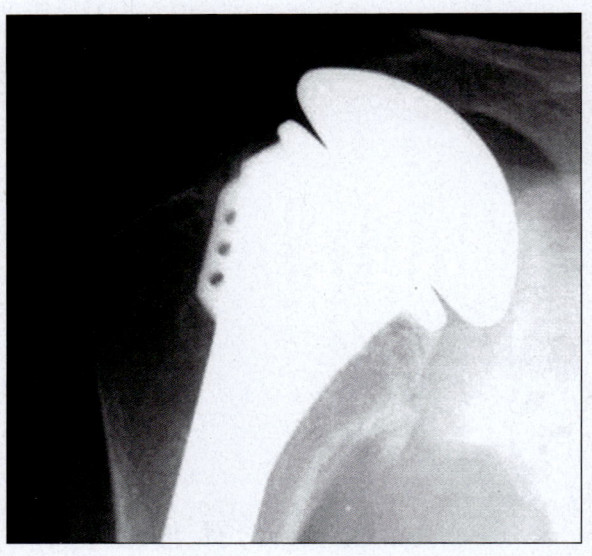

图1

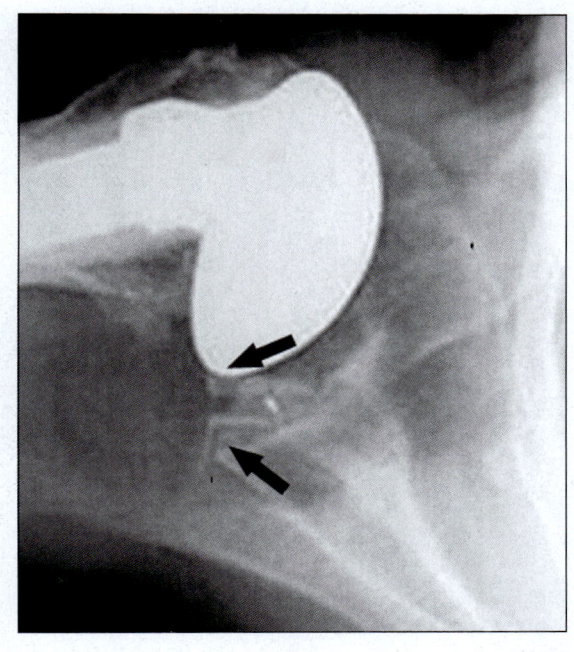

图2

治疗方案

- 老年患者的单纯肩胛盂假体松动或不愿接受开放性翻修手术的患者可于关节镜下将假体取出（O'Driscoll 等，2005）。
- 术前若于 MRI 上发现严重的关节盂后方磨损或显著的肱骨头向后半脱位，则可能需要行骨移植、后方组织折叠术和枪状吊带支具固定。
- 对于合并感染的肩关节，并非所有患者均需重新置换假体。虚弱、严重骨缺损及肩袖或软组织功能不全者均不适合重新置换假体。这些患者可选择行关节切除成形术，预计疼痛可以良好缓解但功能较差（Sperling 等，2001）。

- 图2 显示一位 60 岁的滑雪者摔倒后行的腋位 X 线片检查，示肩关节内肩胛盂假体松动并呈漂浮状态。本图显示了假体松动的情形，也体现了高质量腋位 X 线片的价值，因为这在前后位 X 线片上很难被辨别。箭头示肩胛盂假体已经从关节臼内脱出。
- 行肱骨头表面置换术失败的患者常出现肩胛盂病变，可见到渐进性关节间隙狭窄和肩胛盂磨损。
- 原发性肩关节前方不稳定行修复术后并发关节病变可出现显著的肩胛盂后方磨损和内旋受限性关节挛缩。

影像学检查

- MRI
  - 无显影剂的 MRI 可用于评估肩胛盂转位情况、骨基座情况和肩袖肌腱单元完整度。图 3 的 MRI 示保持冈上肌完整和肌肉优良特性的全肩关节成形术。
  - 特殊的 MRI 序列成像是有帮助的（Sperling 等，2002）。
- 结合锝 ^{99m} 和铟的核素扫描可用于评估感染情况。
- 肌电图或神经传导速度检测可用于评估神经功能障碍情况。

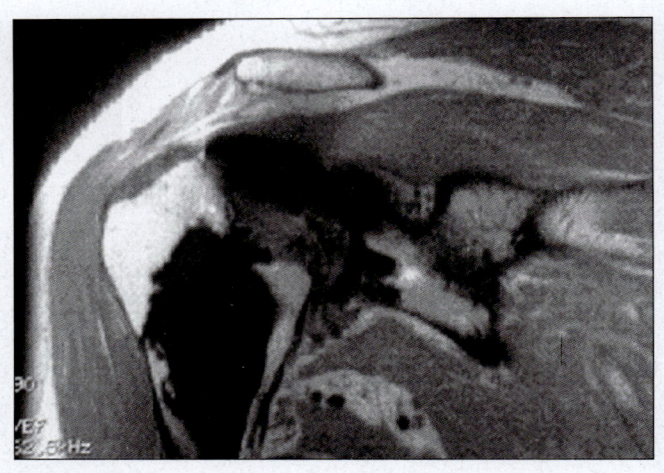

图3

外科解剖

- 尽管正常组织的结构已被破坏，行非限制性全肩关节置换翻修术时仍需辨认外科解剖以指导手术，这一点已在第 10 章讲解过。

体位

- 对行肩关节成形翻修手术的患者应将其置于髋关节屈曲 45° 并膝关节屈曲 30° 的沙滩椅位置。
  - 将头部置于用软垫包裹的支撑架上，同时于冠状面及矢状面均将颈部保持于中立位。
  - 将对侧上肢与躯体呈十字交叉状安全放置。
  - 于小腿处放置静脉血栓防治装置以降低深静脉血栓的发生率。

入路 / 显露

- 麻醉
  - 有两种基本的麻醉可供选择：全身麻醉或有镇静作用的区域阻滞麻醉，或者将两者联合应用。我们常规采用具有镇静作用的区域阻滞麻醉。
  - 理想状况下，应当采用非麻痹性麻醉，这在解剖分离或神经松解时有助于保护神经，因为电刀可局部刺激邻近的神经并引起相应的肌肉收缩。
- 两种基本的手术入路可用于肩关节成形翻修术：三角肌胸大肌入路和前上侧入路。本章详述了采用三角肌胸大肌入路的翻修手术。

手术要点

- 摆放体位及铺单时使肩关节后部空出，以便在需要时行附加切口。

- 对于大部分肩关节成形翻修术病例（限制性或非限制性），我们采用可延长的三角肌胸大肌入路。
- 两种情形适用于前上侧入路。如果先前采用过（在肩胛下肌肌腱单元完整、畸形最小化和柔顺的肩关节情况下），可探查已存在的间隙。另一种情形是，如果先前植入的表面置换帽仍然存在，上侧入路可提供足够的显露以放置肩胛盂假体。
- 当需要后方粘连松解或神经松解时可行额外的后侧入路。

三角肌胸大肌入路：浅部

- 皮肤开口自喙突外侧起始，这样可对皮下组织的牵拉损伤达到最小化。如有可能，可与先前的切口合并在一起。
- 放置两把自固定拉钩牵开皮肤及内外侧皮瓣。
- 于三角肌与胸大肌间的脂纹垫内辨认出头静脉。按照操作指南，我们向内侧游离头静脉并缝线结扎每一支中等大小的三角肌支；但是在翻修病例中，瘢痕可指示血管的走向。
- 如果间隙很难辨认，可于近端锁骨下三角内触压喙突，此三角由胸大肌外侧缘、三角肌内侧锁骨止点及锁骨构成。将精细的钝性分离与电灼协同应用，将此平面切开；一旦打开此间隙，胸大肌肌腱及三角肌肌腱便显而易见（图4）。

三角肌胸大肌入路：深部

- 深部组织分离由肱骨的干骺端—骨干区域开始，应用弯曲的 Mayo 剪刀或 Cobb 骨撬于三角肌下及肩峰下空间内锐性分离。
- 腋神经被保护在三角肌下方，因为正如它于距肩峰约 5cm 处缠绕肱骨一样，它可能被瘢痕组织包裹。

手术要点

- 成功的非限制性肩关节成形翻修术需要肱骨头位于肩胛盂的中心。肩袖必须完整或可经过修复以防止发生迅速出现的肩胛盂假体松动。它是因"摇摆木马"现象和边缘负载所致。
- 采用三角肌胸大肌入路是考虑到保留前三角肌，可显露肱骨和下肩胛盂，如有需要可行肌腱转移术。

注意事项

- 对于翻修病例在行三角肌下松解时，注意保护腋神经，因为它可能被瘢痕组织粘连于肱骨上。
- 神经和血管结构可能瘢痕粘连于肩胛下肌和带状肌。需要精细的游离以免组织损伤。

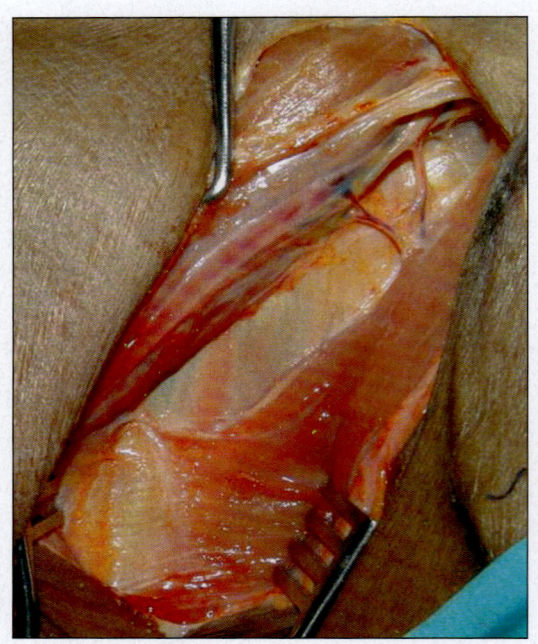

图4

- 辨认带状肌。胸大肌肌腹通常与联合腱相粘连。需要将其松解以允许完全活动。
- 轻微前屈上肢以使肌腱放松。
- 触压喙突,小心打开带状肌下间隙。锁胸筋膜可能仍有残留,必须将其从喙突尖端远侧将其切断。喙肩韧带保留完整,因为它是限制肱骨前上方移位的次要软组织结构。
- 带状肌常附着于肩胛下肌下方。
- 辨认腋神经,并行"牵拉试验"。
  - 图5示于尸体标本上演示牵拉试验(Flatow 和 Bigliani,1992)。箭头指向位于肱骨边缘的腋神经。
  - 如果腋神经被瘢痕组织深深包埋,需行神经松解术(超出了手术范围)。

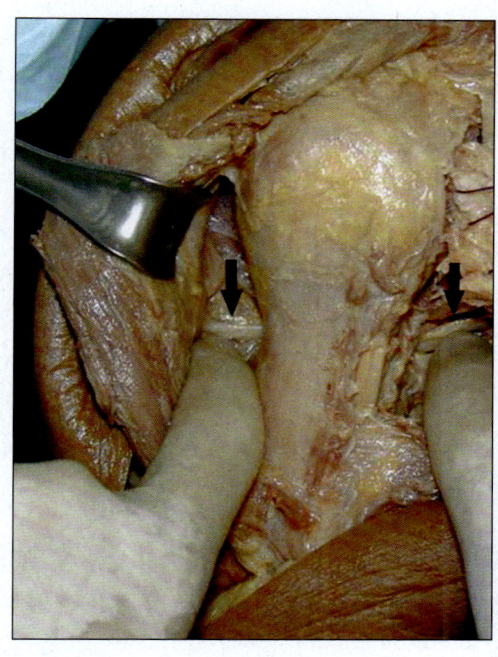

图5

手术要点

- 应假设每一例翻修病例都存在感染，除非冰冻切片示急性炎症为阴性。如果可能存在感染，应于抽取血培养并送病理检查后再行抗生素静脉应用。
- 辨认喙突对于安全分离是必须的。

注意事项

- 如果未确定准确的假体型号，那么在没有准确的取出器的情况下将位置不正的假体柄取出较为困难，或者假体柄位置良好，但若假体肱骨头和肩胛盂匹配不佳，则仍需要将假体柄进行非必要的取出。
- 手术医生必须准备好处理翻修病例中可能出现的各种情形的关节不稳定。未矫正的不稳定常导致严重后果。

- 将一深部拉钩置于带状肌的下面并向内侧轻柔拉开。过度牵拉可造成肌皮神经麻痹。
- 如果显露依然受限，可松解上方10cm的胸大肌肌腱（很少需要）。

手术步骤

第一步：手术入路

- 第1种情形：骨折固定术后翻修
  - 如果骨折固定失败有翻修手术的指征，那么取出所有的内固定物，清除纤维结缔组织，刮除螺钉孔内组织，将刮除组织送培养或冰冻切片行病理检查。
  - 将伤口彻底冲洗。
- 第2种情形：关节成形术后不稳定
  - 半肩关节成形术或全肩关节成形术后发生前向不稳定常是由于肩胛下肌功能缺失。如果为急性功能缺失，则可行肩胛下肌修复。沿着肩胛盂边缘，可于喙突下辨认出卷曲的肩胛下肌边缘。应当保持在喙突外侧进行分离以使神经和血管结构损伤的风险最小。轻柔牵拉放置于肩胛下肌上的缝线，并将其肌腱从喙突和肩胛盂边缘上逐渐剥离；这样便允许肌腱渐进性活动。

器械/植入物

- 开放性肩关节托架
- 电锯和电钻
- 通用的牵开器
- 骨凿样钻
- 骨水泥抽出器
- 高速魔钻
- 骨水泥调合器（超声）
- 长柄假体，钢缆
- 含抗生素骨水泥和骨水泥固定器械。

手术要点

- 对于骨性关节炎患者行原发性关节成形术，尽管我们提倡行肱骨小结节截骨术，但对于翻修病例，我们常规将肩胛下肌肌腱切断。

注意事项

- 肩胛下肌的"Z"形延长术常导致肩胛下肌功能低下。

- 慢性前向关节不稳定可有两种基本方法进行处理：关节囊韧带的异体移植重建或者喙突下胸大肌转移术（Klepps 等，2001）。我们一般喜欢采用后者。对于严重不稳定，特别是合并有肩袖缺损的病例应用反式肩关节假体则超出了本手术范围。
- 后向不稳定可能是由于后方肩袖功能缺失或更为常见的肱骨头或肩胛盂的过度后倾。
- 下方不稳定且腋神经保持完整的病例是极其罕见的，常由不恰当地保留肱骨高度致三角肌松弛所造成。
- 上方不稳定常由于肩袖功能缺失，且通常行反式全肩关节成形术进行处理。

第二步：关节切开术

- 划分肩胛下肌的界限。
  - 尝试辨认并缝线结扎沿着肩胛下肌下缘正常走行的血管带；但是这些血管可能已在先前的手术中被结扎。辨认肱骨头前旋支（图6，箭头所示）可分界出肩胛下肌下缘。

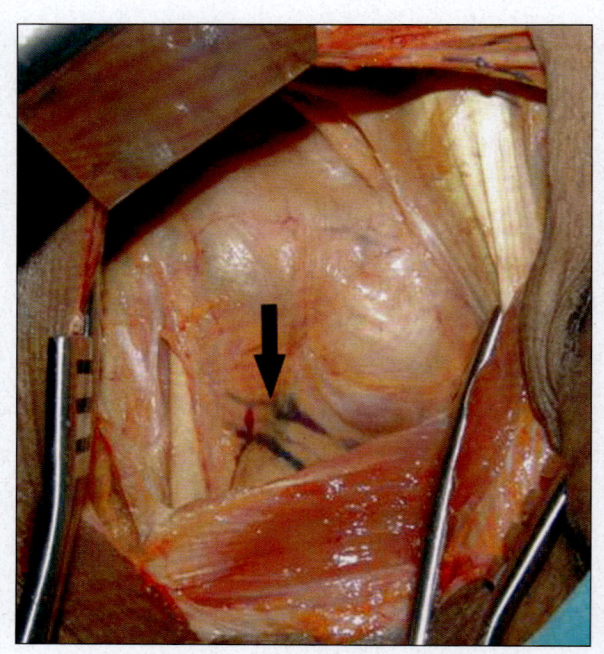

图6

- 用电刀尖端烧灼标记出肩胛下肌下界。
- 打开肱二头肌间沟及肩袖间隙。
- 将肱二头肌于肩胛盂上唇处切断，如果先前的手术未行此操作的话；然后在此基础上标记肱二头肌肌腱并将其固定于胸大肌上。
- 将关节内组织和积液送快速冰冻和固定切片及培养。
- 将上肢前屈和外旋。重新检查腋神经。

■ 沿着关节囊将肩胛下肌肌腱切断。
- 对于外旋超过中立位的患者，可将肩胛下肌肌腱于其止点内侧约 1cm 处分开，以便后期连同下关节囊一起修复肩袖组织。
- 对于合并严重内旋受限关节挛缩的患者，我们更喜欢直接将此肌腱从小结节上松解，并通过使其更加靠近肱骨颈内侧修复以获得额外的肌腱长度。
- 在肌腱的游离端放置标记缝线。

■ 将前下方的盂肱韧带从肱骨上松解游离。
- 将软组织连续地从肱骨上剥离，因为它是渐进性地进行前屈和外旋。

第三步：肱骨头假体的观察、显露及取出

■ 将肱骨头脱位。
- 外展肩关节，同时施加于肱骨头上一个由后向前的转移力。将上肢外旋至约 90°。
- 在轻柔外展肩关节的同时，放置一把 Browne 三角肌拉钩并将三角肌牵开。将一把 Darrach 拉钩沿着假体颈部放置，然后再用一把 Darrach 拉钩放置于喙突和肱骨之间。这样便将肱骨头或假体移至切口中央。

手术要点

- 与初始开放性肩关节手术一样，在将肱骨头脱位过程中，必须特别小心地保护三角肌。
- 定位肱骨假体应当使其后倾 20°~40°，并使其关节面高出肱骨大结节 5~7mm。

注意事项

- 在前下方盂肱韧带松解过程中，有损伤腋神经的风险。重新核查该神经的位置，并广泛冲洗伤口以防止使用电刀对其造成的热坏死。
- 防止对保留的肱骨假体的凸面的搔刮以确保摩尔斯锥子匹配良好。

手术要点

- 了解肱骨干固定的生物力学非常重要。无论固定技术如何，自然状态下骨水泥间或骨与假体接触表面间均呈微小的相互交错状态。取出假体需要破坏此种锁定状态。
- 用骨刀沿着最小阻力的路径截骨，因为必须十分小心不要将支柱骨剖掉从而导致较大的骨缺损或骨折。
- 截骨术的目标是拓宽骨水泥与骨干间的空隙以便使微型交错结合的组织解锁从而避免回缩。
- 没有必要取出全部的骨水泥，除非存在感染。

- 检查发现肱骨假体位置不良并将假体肱骨头移除。
  - 评估肱骨假体的转位及高度。如果位置不良，除翻修肱骨头外还需翻修肱骨柄。
  - 在之前安装了模块化肱骨假体的病例中，需要使用音叉骨针将假体肱骨头从肱骨柄的凸耳上移除。
  - 在为了显露肩胛盂的牵拉过程中将肱骨柄保留在原位以保护肱骨。如果保留肱骨柄，就跳过第4步。

第四步：取出肱骨假体

- 应用先前描述的技术将近端肱骨再次脱位。如果肩关节因感染而需翻修，那么必须取出肱骨柄假体。在无菌的条件下，需要评估肱骨柄是否松动。
  - 将假体及骨水泥周围的所有软组织环周去除。
  - 将专用或普通的假体取出器放置于肱骨处。
  - 轻柔打击取出器的把手以评估假体的微动性；如果没有丝毫移动，那么若假体位置良好且感染不是导致失败的原因，则可以保留肱骨假体。
- 将肱骨柄取出（如有必要）。
  - 用锤子击打普通的（或植入物专用的）取出器，将固定不牢固的假体取出（图7A）。

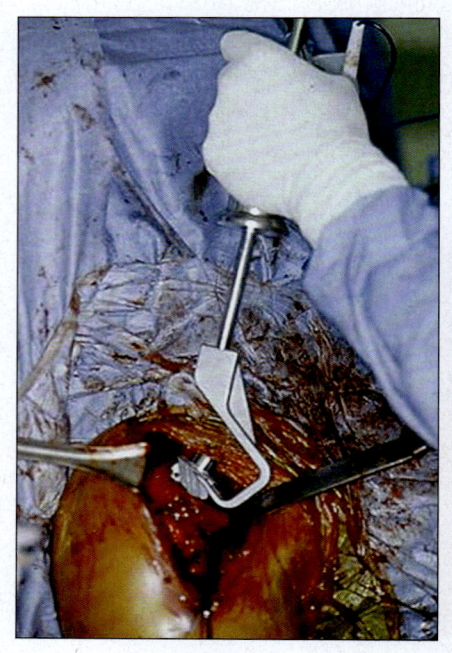
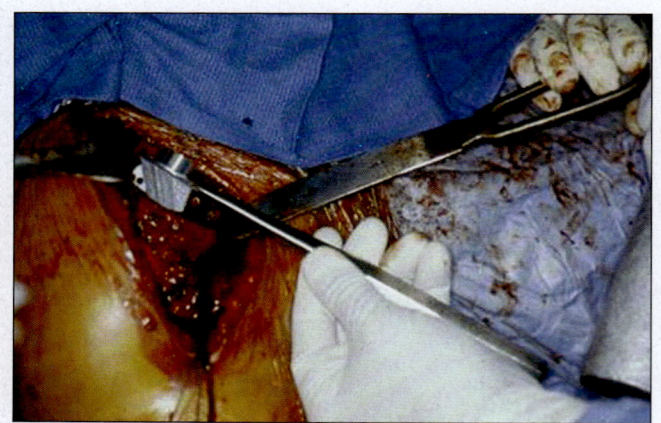

A　　　　　　　　　　　　B

图7

> **注意事项**
>
> - 肱骨头表面置换翻修术伴有后关节盂磨损和固定的半脱位（图7）是造成患者术后后方不稳定的因素。
> - 对固定良好的内生型肱骨柄行直接、强力的牵拉是有危险的，因为它可造成骨折和/或骨缺损。

- 或者可以将捣塞嵌入肱骨假体的内侧唇下方（图7B）。使用此技术的前提是肱骨假体与肱骨骨质之间必须存在小间隙；可用单纯咬骨钳或骨钻造出空隙。
- 如果肱骨假体未松动，可用能弯曲的骨刀游离水泥—骨界面的交错结构。骨刀仅应用于干骺端—骨干连接平面以使结节骨折的潜在风险最小。
- 肱骨柄一经最大程度的松弛，应尝试用捣塞或取出器将其取出。
- 如果假体依然固定良好，那么便需要行截骨术来移除假体。
- 切口可向远端延长至前方入路来处理肱骨。
- 在肱二头肌间沟后侧行有控制的截骨术。应在胸大肌与三角肌止点间将其向远端延伸，并于假体顶端近侧数厘米处停止，同时提前钻孔以防止骨折裂隙扩散。对于取出假体，行单纯纵行截骨已足够；但是如若不够，则必须行骨皮质开窗。
- 于截骨的近侧端及远侧端处将其横行切断，约为肱骨干周径的三分之一。
- 使用一宽骨刀或骨撬放置于纵行截骨内并轻柔地扭曲以使后基底铰链部开窗。
- 稍后用异体骨移植将其重建，同时应用2～3股钢缆可使重建更加优异。图8示肱骨干行截骨后利用环扎术将其修复重建。

- 取出骨水泥
  - 尽可能多地将骨水泥取出。骨水泥取出器、超声波碎石装置和带有长钻头的高速魔钻较为有用。
  - 如果肩关节是因感染而行翻修术，那么应当将骨水泥全部取出。

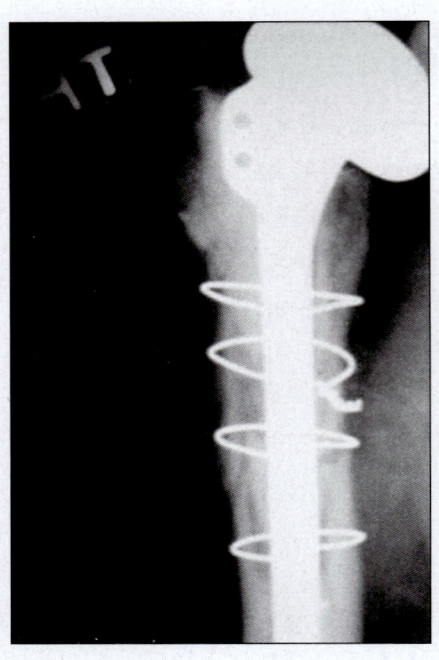

图8

注意事项

- Nagda 等（2007）已经描述了间歇性松弛臂丛和腋神经的重要性。在手术过程中应当放松数次；放松时将所有器械移除并将上肢放置于中立位是较为重要的。

第五步：肩胛盂显露、观察及取出

- 显露肩胛盂。
  - 将上肢外展并轻微前屈和外旋。
  - 在肩胛盂唇的后方放置一个 Fukuda 拉钩并将肱骨向后外侧牵拉。
- 松解肩胛下肌。
  - 将肩胛下肌从关节囊下方松解，并将瘢痕组织或残留的喙肱韧带松解。应当避免沿着肩胛下肌前界行上内侧游离，以防止损伤较小的肩胛下神经。
  - 松解完毕后，轻柔牵拉标记线应当可以拉出一束肌肉。这时肩胛下肌可能向内侧卷曲，然后沿着肩胛盂颈部的前方放置一个带短刺的肩胛盂拉钩。
- 将关节囊切开。
  - 用 Fukuda 拉钩将肱骨头向后外侧撬起，从而使下方关节囊紧张。
  - 从下方肩胛盂颈部连续切除下方关节囊；切除时必须极其小心，因为腋神经在此水平直接穿过关节囊和肩胛盂缘的下方。

- 若干情形提示可能需要差异性施行关节囊松解术或折叠术。
- 情形 1：伴有中心性肱骨头和肩胛盂显著磨损的肱骨头表面置换翻修术。
  - ◆ 需要行前下方关节囊松解。
- 情形 2：伴有显著后方肩胛盂磨损和腋位 X 线片上显示固定的肩关节向后半脱位的肱骨头表面置换翻修术。
  - ◆ 肩胛盂转位矫正不足可导致后方不稳定（图 9A），正如图 9B 中 X 线片上所看到的一样。肱骨过度后倾也可导致后方不稳定（图 9C）。
  - ◆ 关节囊松解仅限于前下方关节囊松解。
  - ◆ 后方关节囊过多可能需要行后方关节囊折叠术，并于术后将肩关节固定于枪状吊带支具内。

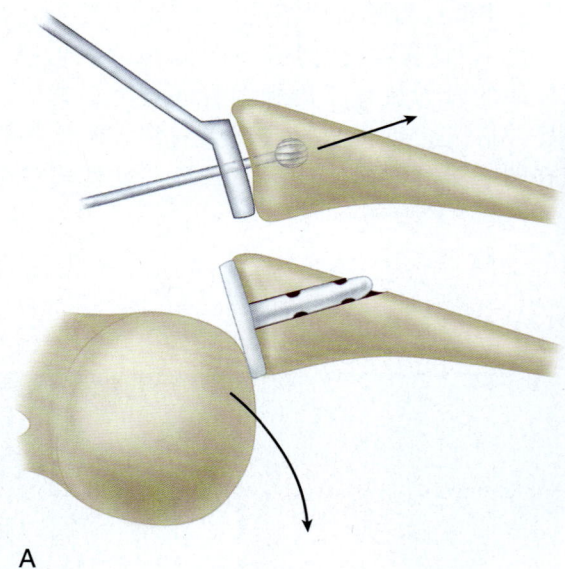

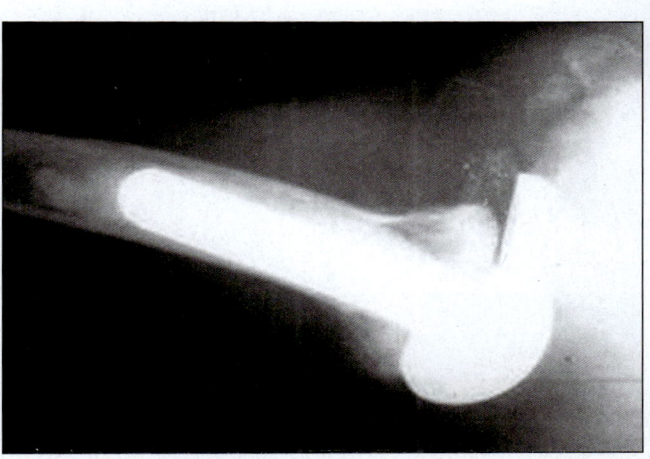

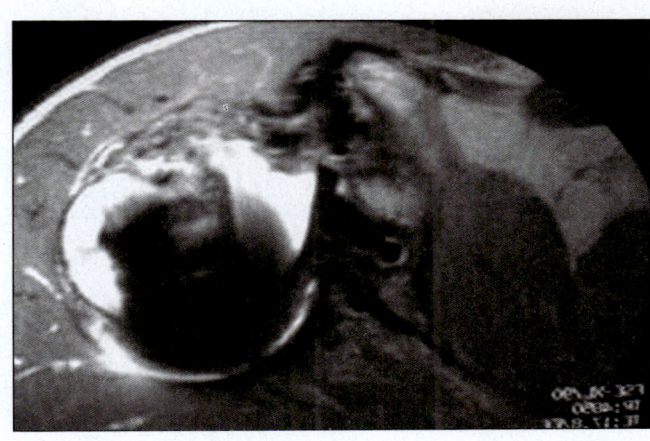

图9

- 情形3：创伤后关节病变和无菌性骨坏死
  - 这两种情况常伴随球形关节囊紧缩而出现，需要行全关节囊松解。
  - 将Fukuda拉钩移除并使用骨钩拉开，从而可使后方关节囊松解更容易。
- 检查肩胛盂。
  - 现在肱骨头表面置换术、后关节囊切除翻修术和骨折翻修术已经转换成标准的初始手术，手术医生可按照标准的初始手术技术进行治疗。
  - 在全肩关节成形术行翻修术时，应当检查肩胛盂假体。关节盂假体通常明显松弛，这样便可用Kocher钳将其轻松取出。如果肩胛盂假体明显松弛、磨损、位置不良或感染，那么必须将其进行翻修。
- 移除肩胛盂假体。
  - 与肱骨假体相似，肩胛盂假体可用骨刀使其松动，小心勿剥去正常骨组织以使骨缺损最小化（图10A、10B）。
  - 将一把较薄的骨刀放置于肩胛盂假体与位于其下的骨质间的界面处并嵌入。可将塑料或金属肩胛盂假体的骨栓或骨脊切断有助于将其取出。残留的骨栓、骨柱或骨水泥能被钻出来。

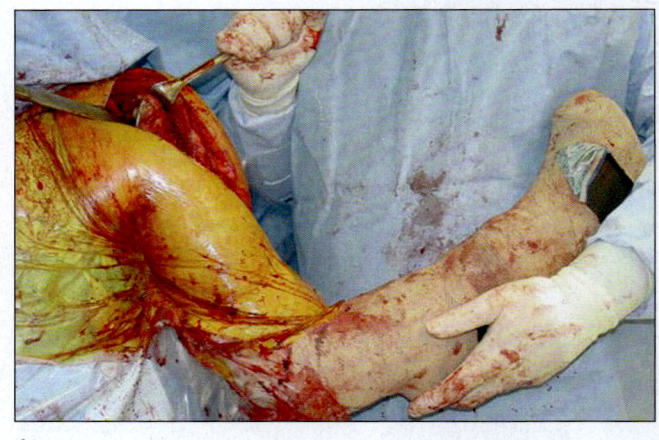

A

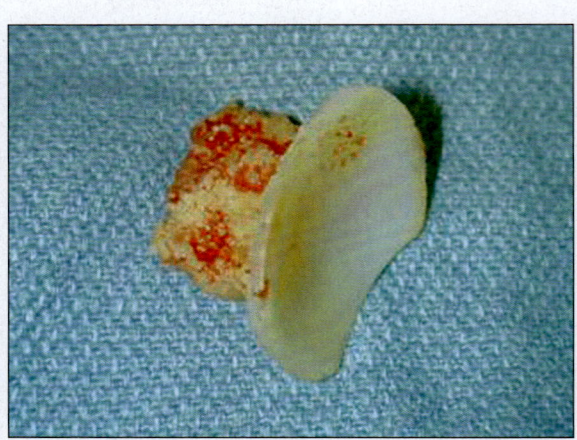

B

图10

第六步：肩胛盂翻修

- 对于无菌性翻修手术，需要评估解剖情况以制订翻修肩胛盂计划。
  - 检查肩胛盂骨缺损及转位情况。肩胛盂缺损分成"包含性"和"非包含性"缺损。
  - 包含性缺损是指具有骨皮质并可行骨移植柱嵌入及骨水泥固定的病例。将移植的松质骨嵌入缺损处；因为肩胛盂将提供外侧壁，所以此处不需要增补固定。
  - 非包含性缺损缺乏前壁或后壁，其目标是用皮质骨移植将关节盂转换成包含性缺损。这些缺损需要额外固定以使假体松动的发生率降至最低；可以应用锁定和生物可吸收性植入物固定。Norris 等（2007）已经描述了应用三面皮质髂嵴骨移植行一期骨移植的精巧技术。
- 重建肩胛盂的转位。
  - 如果存在充足的肩胛盂骨基座，可以使用电钻或扩髓钻重建中立位的肩胛盂转位。
  - 如果可成功施行肩胛盂骨移植，如使新骨固定于自然骨质内，那么便可植入新的肩胛盂假体。
  - 如果肩胛盂钉栓或钉嵴不能被放置于自然骨质内，那么手术应分期进行：通过骨移植修补肩胛盂，后期再植入肱骨假体并置换肩胛盂表面假体。
- 施行后关节囊折叠术（如有必要）。
  - 对过多的后关节囊需要行折叠术。
  - 如有必要，可在植入新肩胛盂假体前在后肩胛盂缘放置 2～3 个缝线锚钉。
  - 或者可以选择在植入肩胛盂假体后行荷包缝合。
- 植入新的肩胛盂假体。
  - 充分的骨水泥固定需要骨皮质包含有足够清洁的小梁骨。不管是自然骨质还是自然骨质并移植骨均可作为小梁骨架结构应用。可用脉冲灌洗器或加压气体将脂滴从骨内清除出去。骨水泥嵌入骨质内达到骨栓-骨水泥相互交错的状态，而没有骨水泥覆盖于肩胛盂的后面。优良的骨水泥固定技术可致骨水泥与骨质交错结合并深深浸入骨质内（图 11）。

手术要点

- 关节盂假体翻修是肩关节成形翻修术最具挑战性的部分。
- 为了保持软组织平衡，确定是否行后关节囊折叠术是必需的。这可应用荷包缝合技术或缝线锚钉而达到。
- 用于固定的骨水泥应当是标准的高黏滞度骨水泥；这样将有助于迫使残留的血液与脂滴从骨小梁内压出来（图 11）。
- 尽管我们不是常规应用排出孔，但是一些手术医生提倡钻一个喙突孔，在理论上可改善骨髓和血液从关节臼内的排出。
- 肩胛盂假体的翻修可能需要一个加长的钉栓（比标准长度长 10～15mm）以达到契合。

注意事项

- 稳定的肩胛盂假体固定需要将钉栓或钉嵴植入支柱骨内。

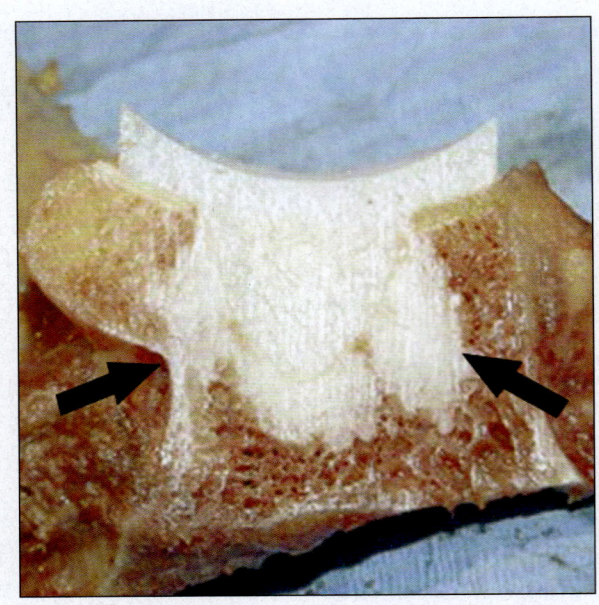

图11

手术要点

- 如果骨髓腔足够大能且够容纳植入物,那么可使用骨水泥限流器。这对类风湿性关节炎的患者较为重要,这些患者可能需要以后行肘关节成形术。
- 恰当的骨水泥固定技术需要足够的小梁骨与骨水泥交错结合。
- 平衡性良好的肩关节成形术能使上肢于冠状面上举并内旋60°,当行后方抽屉试验时,50%的患者可出现肱骨头向后半脱位,复位的肩胛下肌能使外展的上肢上举140°并外旋40°。

注意事项

- 肩胛下肌必须完好修复,并且术中在无加压情况下修复后所致的轻易活动会致术后外旋受限。肩胛下肌撕裂可以弱化翻修手术的效果。

- 一些新型假体设计减少了骨水泥的使用,具有某些内生型潜能。压配型肩胛盂假体要求骨缺损达到最少。关节窝应当由细碎的移植骨所填充,并使植入物坚固地锚钉在自然骨质内。
- 一经植入新的肩胛盂假体,在不撬剥肩胛盂的情况下将Fukuda拉钩轻柔地移除,并使肱骨头再脱位。

第七步:肱骨翻修

- 对于因感染而行的翻修手术,可植入一片经抗生素浸透过的垫片。
  - 利用冲击棒或Rush针作为坚硬的核心,构成一骨水泥间隔器,用含抗生素的骨水泥覆盖周围。
  - 当骨水泥仍然柔软时,将骨水泥柄与骨水泥肱骨球配对(壶腹样吸引器的橡皮尖端常可提供有效的塑形)。
  - 用电钻将骨水泥型假体进行良好的调谐。
  - 植入浸透抗生素的骨水泥间隔器,宽松地修复肩胛下肌并固定肱二头肌肌腱,闭合肩关节。所有缝线应当为单股可吸收缝线,以减少持续性感染的风险。

- 无菌性肱骨假体再植入术
  - 情形1：畸形愈合的关节骨折块
    - 如果因关节骨折畸形愈合行翻修术，那么有两种方法可供选择：肱骨头表面置换术或低位侧面/细的肱骨柄于轻微内翻或外翻位行骨水泥固定。
  - 情形2：肱骨头表面置换术和全肩关节成形翻修术
    - 检查肱骨确定是否需要行骨移植。仅保留皮质骨的宽敞的肱骨髓腔需嵌入移植骨。使用稠密的小梁骨作为嵌入的移植骨填充髓腔，在新的肱骨假体骨水泥固定后再行骨移植。
    - 固定肱骨柄可采用三种方式：骨水泥、压配式和骨质内生型。对于老年患者，我们专门采用浸透抗生素的骨水泥进行翻修。我们常选用骨质内生型假体治疗年轻患者。
    - 在骨水泥固定前，先将同样型号的试模插入肱骨内以确保最终的骨水泥型假体合适。
    - 移除试模，然后将翻修用假体以合适的后倾角行骨水泥固定。
    - 将肱骨头再次试模。将偏心的模块化肱骨头于最大的向后偏移距放置可以使后方软组织紧张，并降低了后向不稳定的发生率。
    - 最终的肱骨头假体被嵌入凸耳内。
    - 使用Krakow缝线穿过骨孔在一小钢板或内纽扣上打结系紧，将肩胛下肌重新附着修复（Smith 和 Nephew，Memphis，TN）。
    - 将肩关节置于最大外旋位闭合外侧肩袖间隙。
    - 重新评估外旋界限以指导理疗师了解术后外旋的极限范围。

第八步：闭合切口

- 在肩关节成形翻修术恢复初始肩关节成形术的形态后开始关闭切口。
  - 彻底止血。
  - 放置一个中号负压引流管。
  - 将三角肌胸大肌间隙宽松闭合。
  - 使用埋入式间断缝合关闭真皮层，然后闭合表皮层。

- 覆盖敷料并将上肢置于吊带内。
■ 于手术室内行肩关节前后位 X 线片检查，以进行关键的术后评估。

术后护理及预后

■ 患者术后可于医院康复观察约 48 小时。术后第 1 天即开始理疗，但是理疗方法应根据翻修病因不同而分别制订。
- 对于不需行后关节囊折叠术的患者，在开始第一阶段开始进行拉伸训练，根据术中所见确定拉伸终点及极限。我们采用肩胛骨水平被动上举训练，利用棍棒、滑轮装置和钟摆运动进行外旋训练。术后 6 周内禁止行主动内旋训练；但是允许患者被动内旋至贴近胸部。可以允许患者利用患肢进行日常活动，只要他们能坚持上述活动限制的话。
- 对于因关节不稳定而行翻修手术者，活动训练以不对修复的关节囊肌腱组织施压为限。
- 行后方关节囊折叠术者需要行枪状吊带支具固定，仅允许在支具平面于中立位或轻微外旋位进行上举活动。
- 无论何种病因，手、腕及肘关节的活动锻炼应于术后即开始以防止关节挛缩。
■ 患者应于术后 2 周来院复查伤口情况并确定患者严格坚持进行理疗和专业治疗。患者于术后 6 周再次复查以评估关节活动度，并开始行主动活动锻炼。然后开始第二阶段及第三阶段的拉伸训练，进行额外的轻微强化训练。术后 12 周再次复查以继续强化活动训练。然后分别于术后 6 个月、1 年和 2 年进行随访，然后于多年后再随访。

证据

Coste JS, et al. The management of infection in arthroplasty of the shoulder. J Bone Joint Surg [Br], 2004, 86: 65-9.
（Ⅱ级证据）

Debeer P, Plasschaert H, Stuyck J. Resection arthroplasty of the infected shoulder: a salvage procedure for the elderly patient. Acta Orthop Belg, 2006, 72: 126-30.
（Ⅳ级证据）

Flatow EL, Bigliani LU. Tips of the trade. Locating and protecting the axillary nerve in shoulder surgery: the tug test. Orthop Rev, 1992, 21: 503-5.
（Ⅳ级证据）

Klepps SJ, Goldfarb C, Flatow E, Galatz LM, Yamaguchi K. Anatomic evaluation of the subcoracoid pectoralis major transfer in human cadavers. J Shoulder Elbow Surg, 2001, 10: 453-9.
（Ⅳ级证据）

Nagda SH, et al. Neer Award 2005: Peripheral nerve function during shoulder arthroplasty using intraoperative nerve monitoring. J Shoulder Elbow Surg, 2007, 16 (3, Suppl 1): S2-8.
（Ⅳ级证据）

Norris TR, Kelly JDI, Humphrey CS. Management of glenoid bone defects in revision shoulder arthroplasty: a new application of the reverse total shoulder prosthesis. Tech Shoulder Elbow Surg, 2007, 8: 37-46.
（Ⅳ级证据）

O'Driscoll SW, Petrie RS, Torchia ME. Arthroscopic removal of the glenoid component for failed total shoulder arthroplasty: a report of five cases. J Bone Joint Surg [Am], 2005, 87: 858-63.
（Ⅳ级证据）

Sperling JW, et al. Infection after shoulder arthroplasty. Clin Orthop Relat Res, 2001, (382): 206-16.
（Ⅳ级证据）

Sperling JW, et al. Magnetic resonance imaging of painful shoulder arthroplasty. J Shoulder Elbow Surg, 2002, 11: 315-21.

在 Mount Sinai School of Medicine, New York, NY. 开展的工作。

图 4 和 6 经过了 Jessie McCarron, MD. 的允许。

图 9A 的使用获得了以下许可：Connor PM, Flatow EL. Surgical considerations of bony deficiency in total shoulder arthroplasty. In Warner JJP, Iannotti JP, Gerber C (eds). Complex and Revision Problems in Shoulder Surgery. Philadelphia: Lippincott-Raven, 1997:339-54.

第一部分　肩关节

不稳定

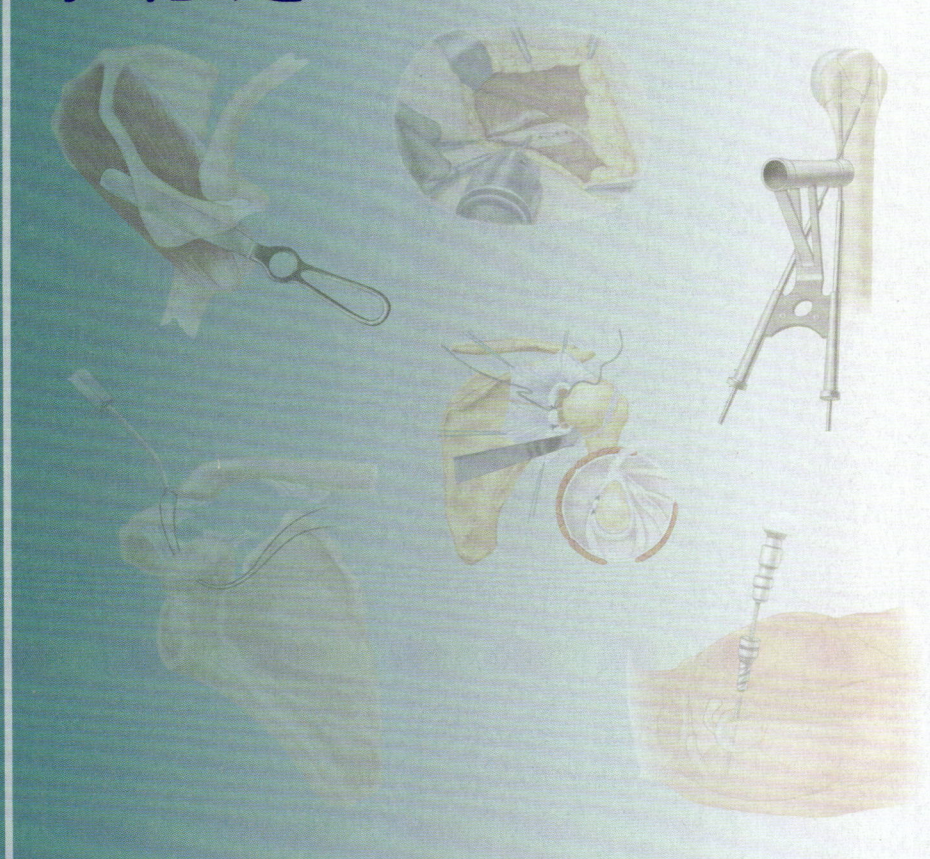

12 肩关节创伤性前方不稳定的关节镜下治疗

Matthew Denkers, Robert Hollinshead

注意事项

- 肩关节韧带松弛的患者多有非创伤性肩关节多向不稳定的经历，外科干预可作为保守治疗失败患者的选择。保守治疗包括以加强盂肱关节动力稳定装置和肩胛骨稳定来代偿韧带松弛的患者教育。
- 伴有明显肩胛盂缺损（即 > 25% 的前盂）的患者可能需要开放的喙突转移或植骨程序（Burkhart 和 DeBeer，2000）。

争议

- 基于存在复发的风险，年轻患者（Kirkley，1999）及高水平运动员可能会从首次出现的肩关节前方不稳定修复中获益，而老年患者则应在确定不稳定是复发性之后选择修复。
- 考虑到接触性运动员常参加导致高复发风险的运动，许多作者主张选择开放手术进行修复。
- 首次治疗失败需行翻修术的肩关节前方不稳定的患者应考虑选择开放手术。
- 如果存在需要治疗的巨大 Hill-Sachs 损伤导致的不稳定，则需考虑选择行开放手术。

适应证

- 愿意行术后渐进性功能锻炼的创伤性肩关节前方不稳定患者。

临床检查/影像学检查

- 除常规肩关节不稳定方面的标准检查，包括移位实验和恐惧征外（前方、下方和后方），评估整个肩关节以发现可能导致肩关节不稳定的损伤，如肩胛盂缘上唇从前向后的撕脱（superior labrum anterior and posterior，SLAP）缺损、肱二头肌长头肌腱损伤、肩袖损伤等也很重要。
- 应进行上肢完整的神经和血管检查以发现伴发损伤，如腋神经损伤最常伴有盂肱关节前方不稳定。

影像学研究

- 肩关节平片包括标准正侧位、穿肩胛位和腋位以评估骨性损伤的存在。
  - Hill-Sachs 损伤（图1）。
  - 骨性 Bankart 损伤（图2）。
- 特殊体位片（如 Stryker 位和 West Point 腋位）可获得可详细的评估信息。

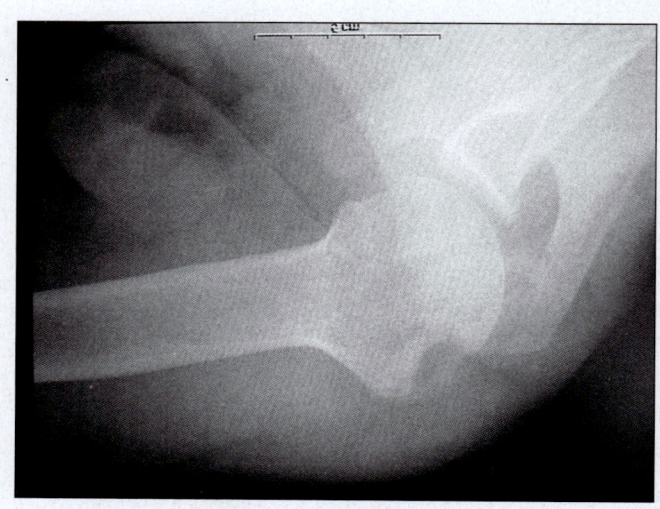

图1

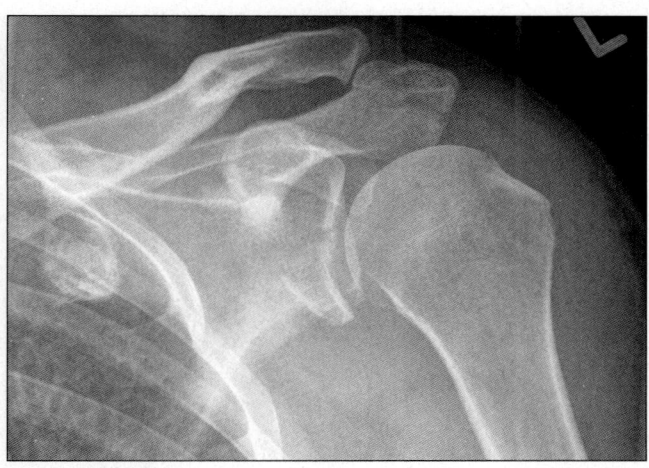

图2

- CT 检查，尤其是三维重建可证明肱骨头和肩胛盂骨性缺损的存在和范围，这可改变手术计划，甚至决定需要采用开放手术。
- MRI 对持续性疼痛或两次不稳定发作之间力量减弱的患者，以及初发脱位的老年患者和易患肩袖撕裂的患者有助于评价伴发损伤（如肩袖损伤、软骨损伤、SLAP 缺损等）（Neviaser 等，1993）。
- MRT 关节造影（图 3）已不再常规应用。一旦决定手术，所有

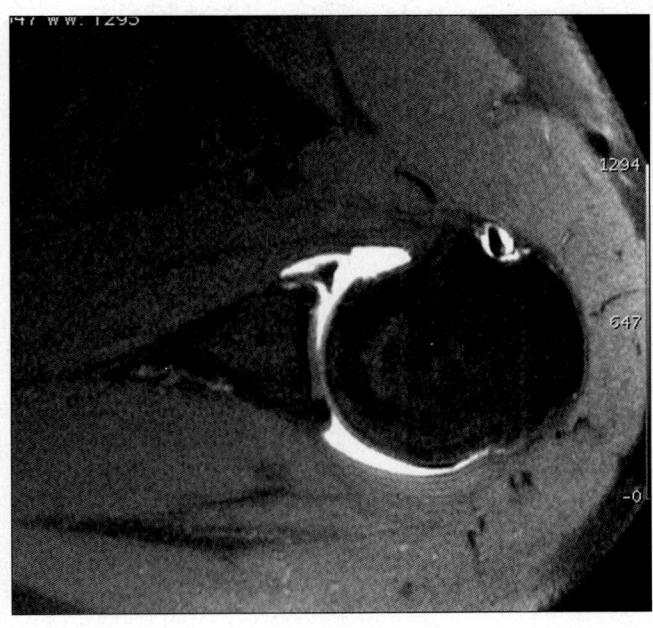

图3

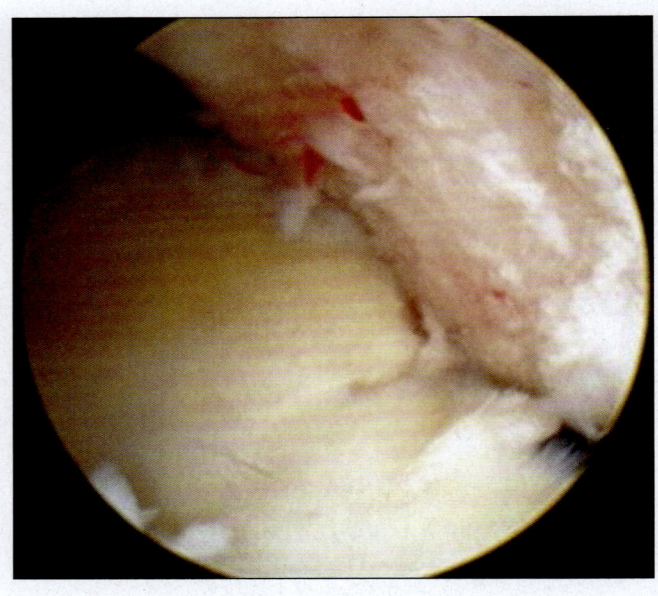

图4

治疗方案

- 对于初发脱位患者非手术治疗行外旋位固定已被证实有效（Itoi 等，2007）。
- 开放手术修复一直以来被认为是治疗肩关节前方不稳定的金标准，直到最近随着关节镜手术技术的进步，熟练的关节镜下修复效果已经接近开放手术的效果。

的盂唇和关节囊损伤都可在关节镜下手术时得到证实和治疗。

- 关节镜仍然是诊断肩关节前方不稳定及其合并症的金标准，它能探查不稳定的盂唇、关节窝和肱骨头骨性缺损，辨别韧带、关节囊和伴随的肌腱损伤，以及是否存在 Hill-Sachs 损伤（图4）。

外科解剖

- 肩胛盂唇、盂肱关节囊和韧带（图5）
  - 盂肱前下方韧带——主要限制关节在外展外旋位时向前方移位。
  - 盂肱中韧带——需认识到为 Buford 复合体的正常变异（图6）和局部缺乏盂唇。
  - 盂肱上韧带。
- 正常的盂肱关节像是一个梨形，关节中心部分裸露。翻转的梨形（图7）则表明存在明显的（如 > 25%）前下方骨性缺损，一般是骨性 Bankart 损伤或融合（Lo 等，2004）。
- 肱骨头在冈下肌肱骨大结节止点内侧有一个裸露区域（图 8A），应与 Hill-Sachs 损伤相鉴别（图 8B）。

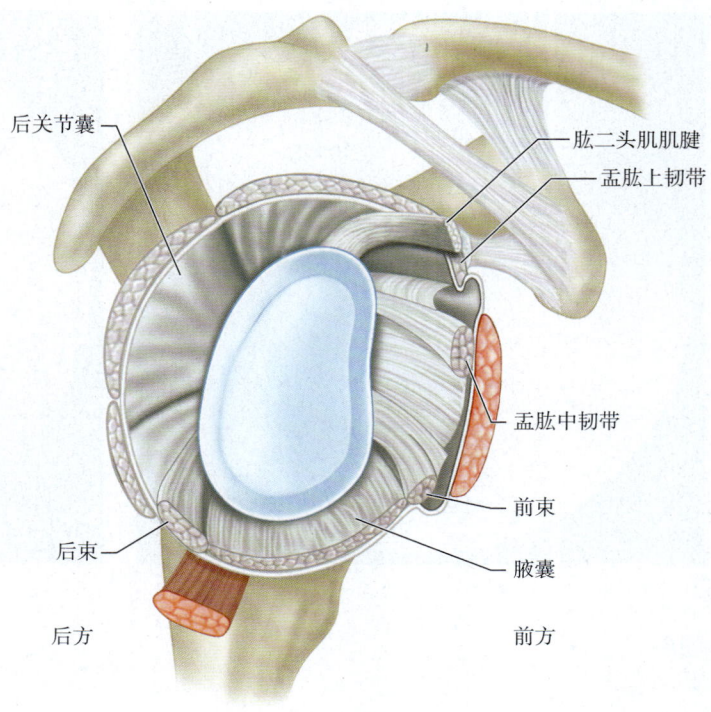

图5

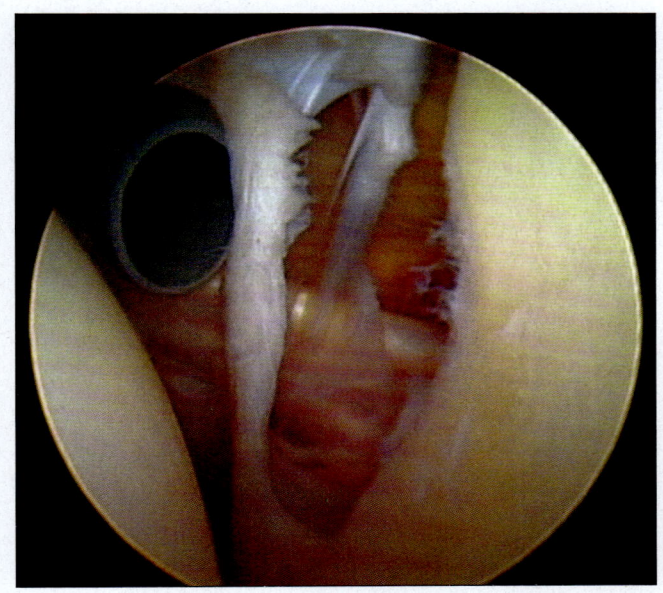

图6

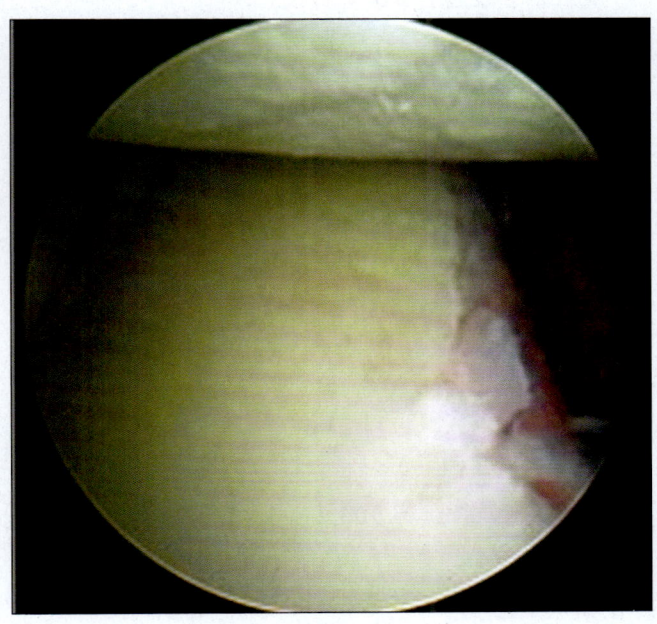

图7

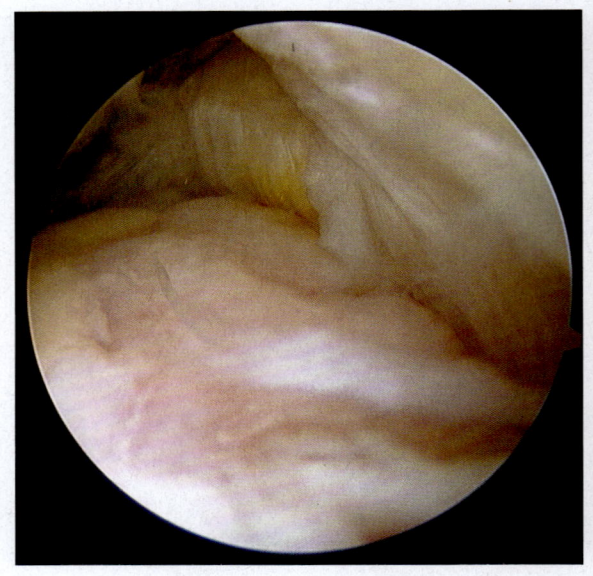 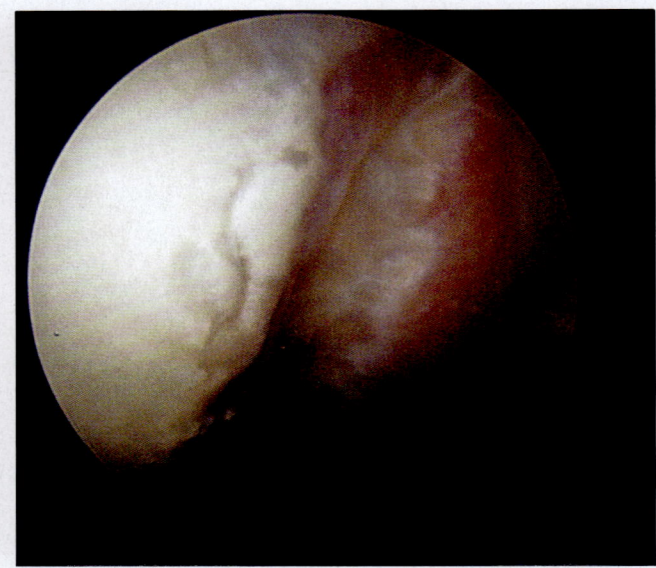

图8

手术要点

- 患者体位应尽量取直立以利于显露。
- 前后入路显露是最基本的。在沙滩椅体位，患肩应突出手术床边缘以利于后侧手术。
- 头部应维持在中立位并牵引上肢以避免臂丛神经损伤。

- 腋神经和臂丛神经。
  - 腋神经在关节囊下方或腋袋走行。
  - 臂丛神经应该不会在显露内侧盂唇缺损时遇到，除非通过内侧至喙突进行显露。

体位

- 应将患者放置于沙滩椅体位（图9）

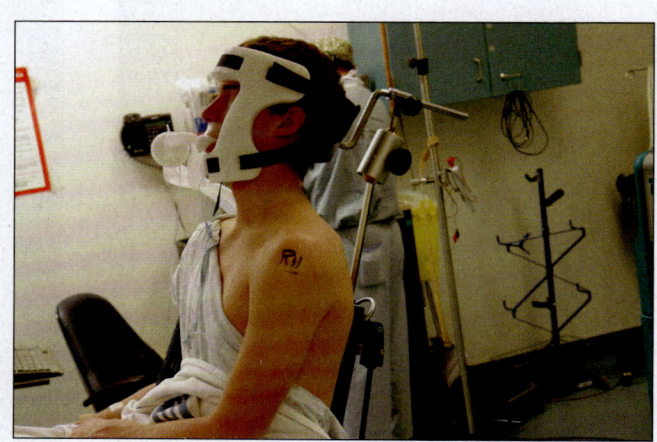

图9

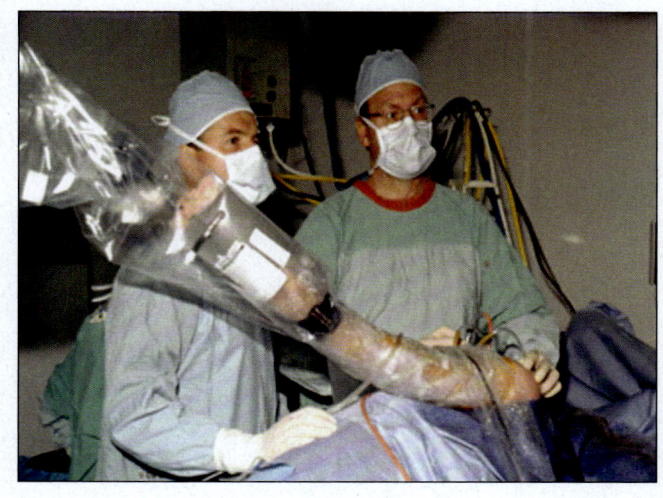

图10

注意事项

- 因前方入路器械操作紧靠手术布单下的气道和眼睛,应注意保护。
- 在麻醉诱导性低血压之后可发生脑部低血压(极少数病例可出现脑梗死),并因血压计被绑在小腿上和体位斜立而无法识别。监测血压时必须考虑到患者及体位因素(Papadonikolakis 等,2008)。

设备

- 可轻松摆出沙滩椅位的手术床和可提供更轻松到达前方入路的可拆卸面板。
- 充气或重力的动力滑轮臂杆以可安全地将上肢固定在不同的体位并提供纵向和侧方的牵引,将手术助手从这项职责中解脱出来。

- 当患者取仰卧位时,患者髋部应位于手术床折叠处,这样当手术体位更改为沙滩椅位时可获得稳定的斜立体位,以免引起脊柱前弯或不舒服的体位。
- 当患者轻轻地从仰卧变为半坐位时,应固定其头部,但不应将其坚固地固定在手术床上以避免颈椎牵拉损伤。取半坐位,应将面罩固定在头部中立位,以避免颈椎牵拉、屈曲或伸展。

争议

- 有人主张同时行半坐沙滩椅位和侧卧位。许多人发现半坐位可提供更符合解剖的盂肱关节垂直位置,这样跟关节镜下所见更相对应。侧卧位的支持者认为其可提供更方便的关节下方器械通道和前下方入路更方便的视野,使器械前后方入路更加自由(图10)。

入路 / 显露

- 双入路技术（图11）。
  - 后方入路在肩峰后外侧角内侧两指下方一拇指宽处的柔软的位置。
  - 前方入路位于肩胛下肌肌腱上方，在关节镜监视下应用腰椎穿刺针"由外入内"（outside-in）技术定位（图12A和12B）。正确的位置对于保证合适的入路角度和足够的盂肱关节下方显露以行锚钉固定是非常重要的。
- 选择性应用前下外侧入路（图13A～C）可用来提供一个盂肱

手术要点

- 退出操作由助手使用其上肢在胸壁和肱骨之间作为标尺完成（图14）。这样可提供侧方和后方牵引以增强盂肱关节和盂唇前下方的使用视野。

注意事项

- 随着手术进行和关节外软组织肿胀，皮肤入路将从原位置向外下侧移位。所以应将后方入路在开始时稍偏向内上侧。

器械

- 11号手术刀
- 18号腰椎穿刺针
- 对于前方入路，先插入一个小的套管针或转换棒，然后借助扩张器插入大的套管针。

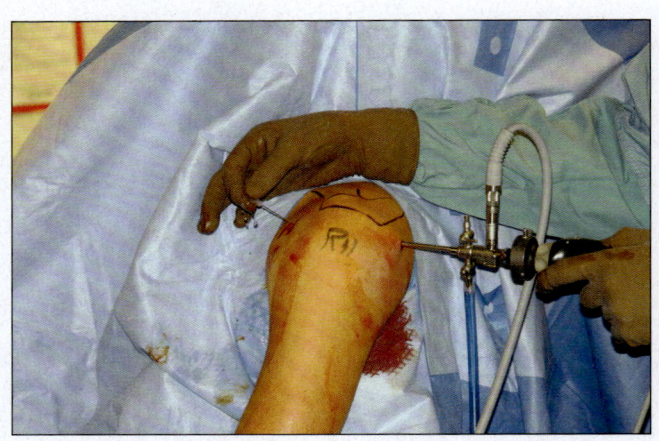

图11

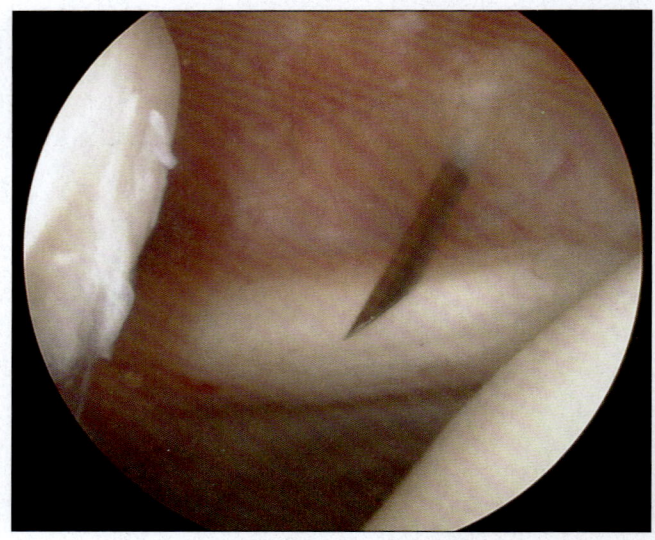

A

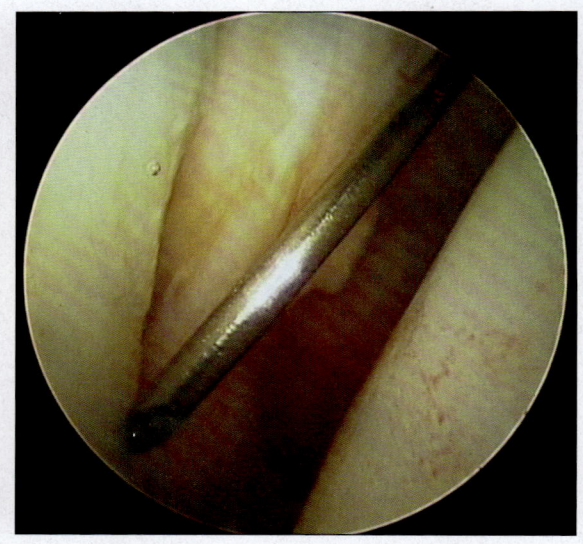

B

图12

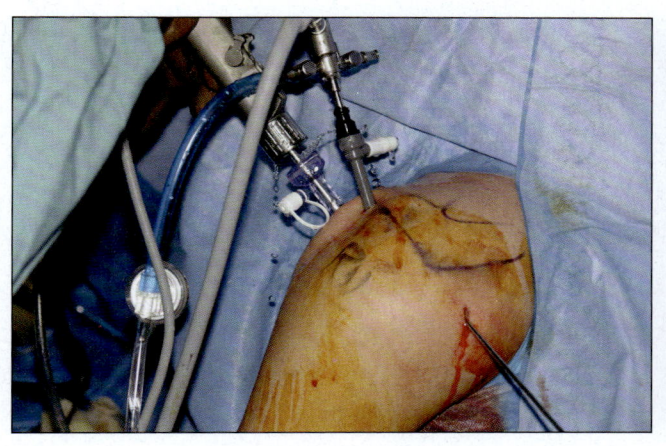
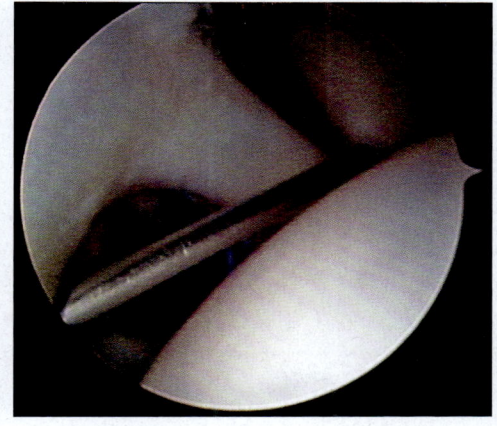
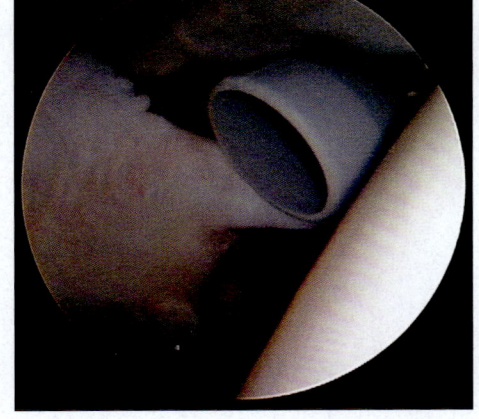

图13

> **争议**
> - 很少需要应用前下方或经肩胛下肌入路,但其可提供一个更直接的通路到盂肱关节下方以使置入锚钉更为安全,从而避免了钻孔切割或锚钉切除。

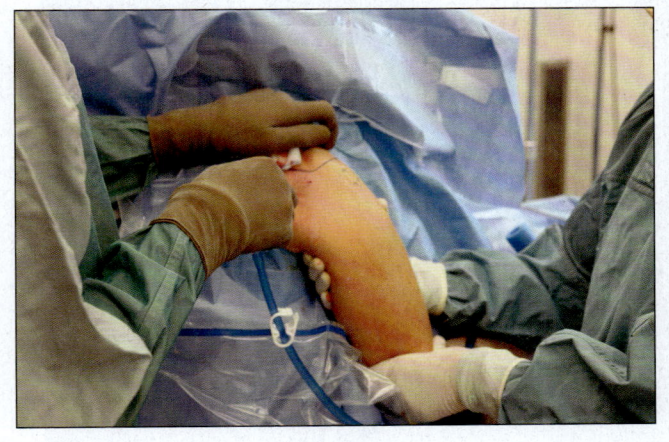

图14

关节的"en-face"视野并改善前下方盂肱关节和内侧盂唇的显露，同时使前后方入路均可用器械插入。

手术步骤

第一步：诊断性关节镜检查

- 采用诊断性关节镜检查来明确病变
  - 盂唇的 Bankart 损伤（图 15A 和 15B）
  - 骨性 Bankart 损伤（图 16）：需评估盂肱关节因磨损或骨块从盂唇分离导致的骨缺损的数量。
  - 前方盂唇韧带骨膜袖套装撕裂（anterior labroligamentous periosteal sleeve avulsion，ALPSA）（图 17A 和 17B，分别从后方和前方入路所见）伴随前盂唇内移并黏附于肩胛颈（图 17C），需要辛苦的转移（Neviaser，1993）。
  - Hill-Sachs 损伤：需要评估损伤大小并了解是否在功能性外展外旋位累及盂肱关节前缘。

手术要点

- 应在麻醉下检查以评估肩关节的稳定性，因为韧带松弛和不稳定方向的重要信息可改变术中决定。一定要注意轻柔地检查以避免完全脱位导致关节内出血，这将影响接下来的关节镜操作。

注意事项

- 很容易漏掉 ALPSA 损伤并将其误认为盂唇磨损，可考虑从后侧应用 70° 关节镜或从前方或前下外侧入路向内侧观察肩胛颈来确诊。
- 一定要探查全部上唇缺损导致的联合不稳定。
- 排除骨缺损、关节囊松弛或多向不稳定，因为这些病变可导致手术方式的完全改变。

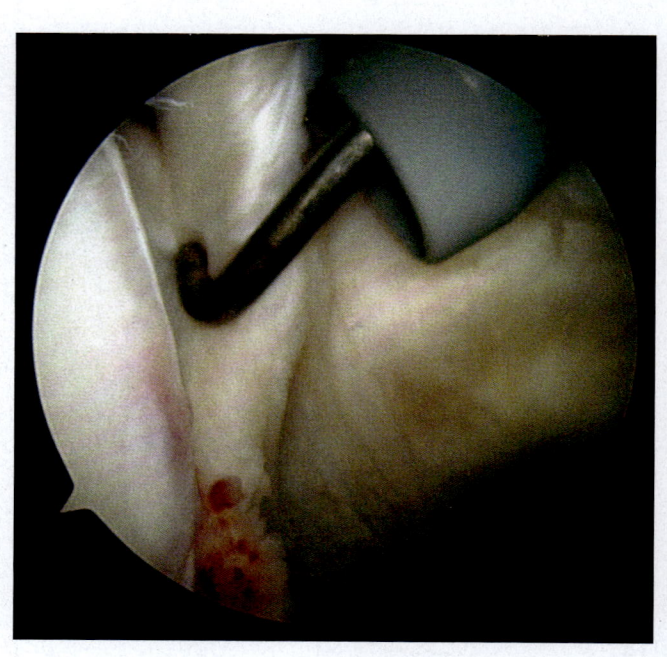
A

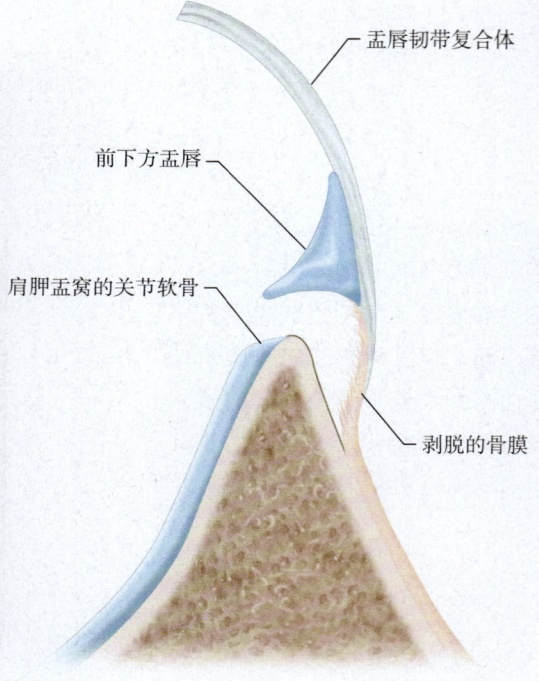
B

图15

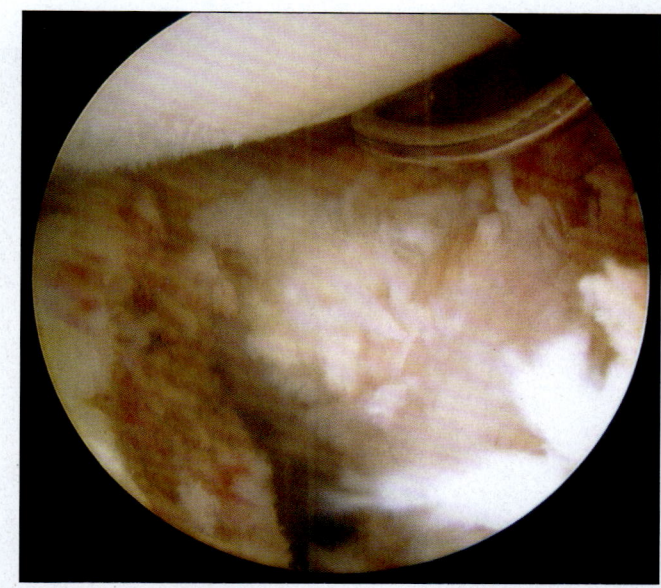

图16

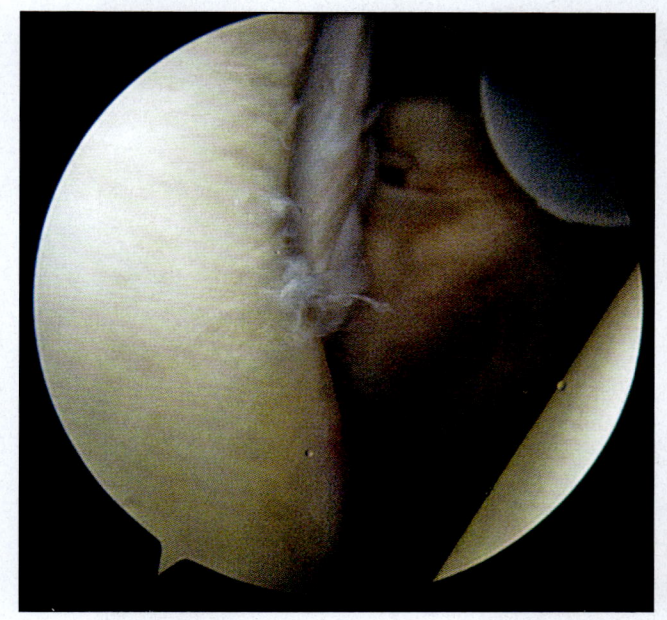

A

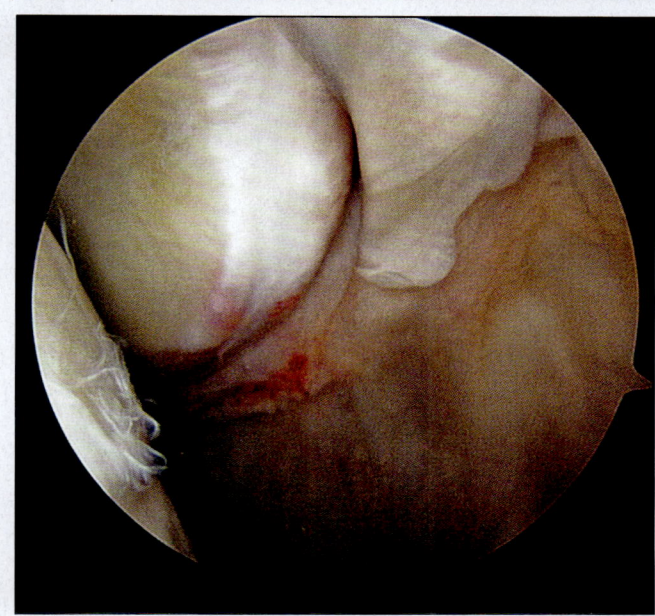

B

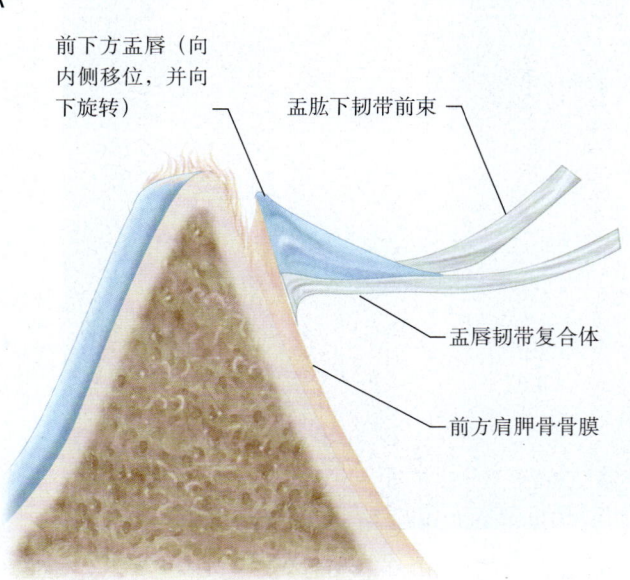

前下方盂唇（向内侧移位，并向下旋转）
盂肱下韧带前束
盂唇韧带复合体
前方肩胛骨骨膜

C

图17

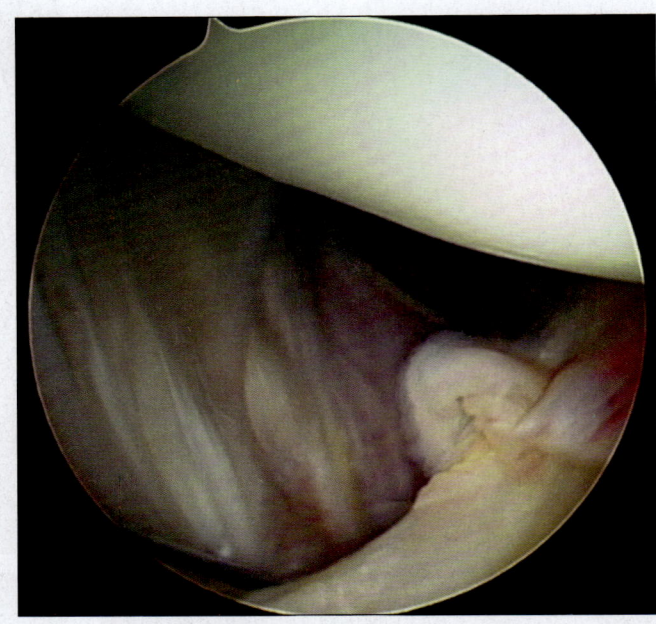

图18

- 盂肱韧带肱骨端撕裂（图18）：因其可能促成前方不稳定而需要识别（Wolf 等，1995）
- 后盂唇损伤或 SLAP 损伤。
- 盂肱关节前下韧带（anterior-inferior glenohumeral ligament, AIGHL）、盂肱关节内侧韧带（medial glenohumeral ligament, MGHL）或下方腋袋的松弛（图19）。

第二部：盂唇和关节窝准备

■ 准备工作非常重要，并且可能需要和修复工作一样长的时间。

器械／植入物

- 30°和70°关节镜。
- 探钩。

争议

- 过度松弛或多向不稳定可能需要肩袖间隙闭合或后关节囊折叠。

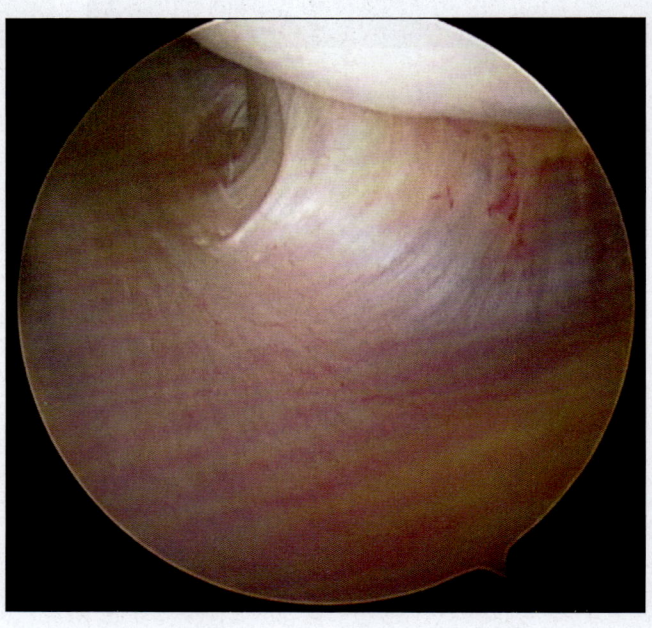

图19

手术要点

- 一定要充分松解盂唇以使之漂浮在关节窝边缘，这样接下来的修复工作可在无张力下进行。
- ALPSA 损伤可能会很难松解。保证足够的盂唇松解的一个视觉要点是看见关节窝和盂唇之间的肩胛下肌纤维。
- Bankart 锉刀圆滑的背部可在从后方入路时作为镜子观察关节窝骨的准备是否适当（图22）。

注意事项

- 盂唇可能是瘦长或浸软的，所以注意避免用 Bankart 锉刀游离盂唇时横切掉它。
- 清理盂肱关节前下方的所有软骨损伤。

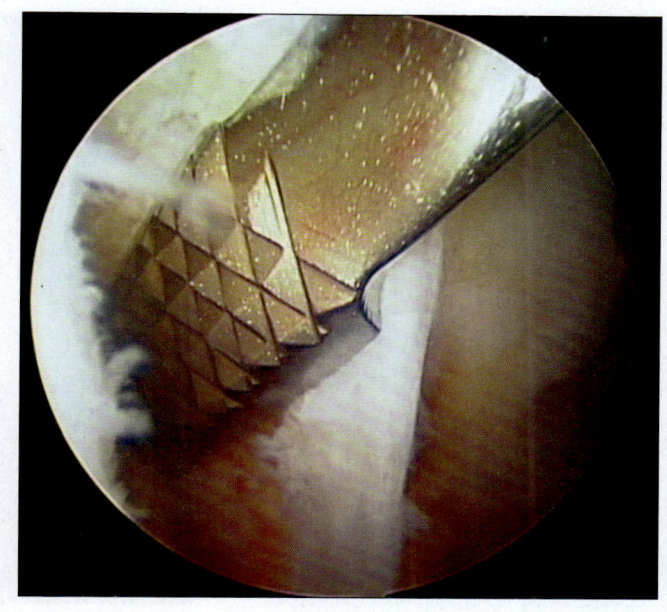

图20

- 在证实盂唇损伤后，应将其从肩胛颈上游离。Bankart 锉刀在初期盂唇动员中非常有用（图20），但可随后在盂唇和关节窝之间使用振荡剃刀。
- 一旦成功游离盂唇，将有一个空间来行关节窝骨床准备。用锉刀、剃刀或磨刀清理关节窝软骨面（图21A）直至露出新鲜的渗血骨面（图21B）。

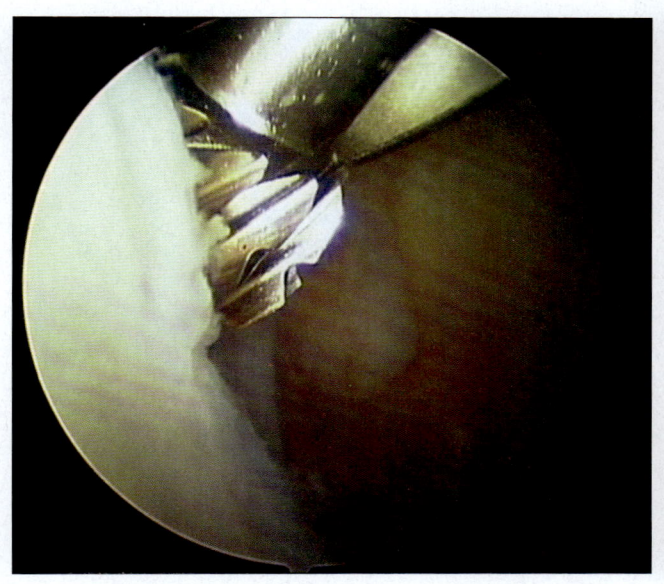

A

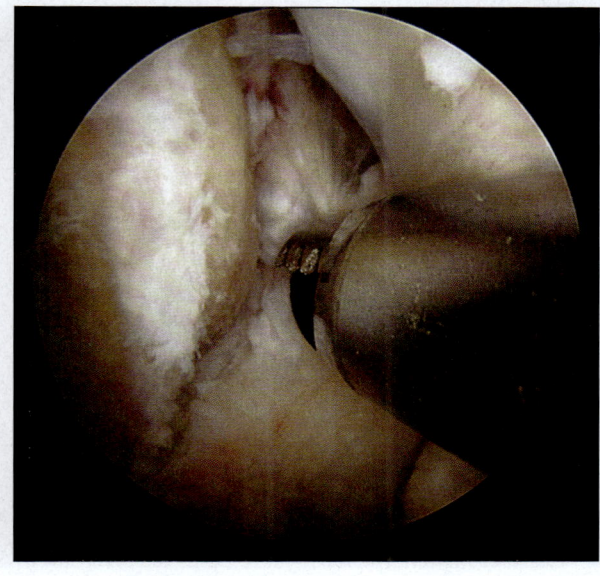

B

图21

器械 / 植入物

- Bankart 锉刀 / 钻头。
- 动力摆刀。
- 为最终骨床准备的小型球形或圆形磨刀。

争议

- 一些学者主张清除软骨表面2mm直至关节窝表面，而另一些人则仅仅清除软骨表面，但仍将锚钉放置在骨面上2mm。

器械 / 植入物

- 拧入式或嵌入式锚钉。
- 相对应的锥子、钻头或攻丝。
- 先缝合，再推入、敲打内固定物（作者推荐）。

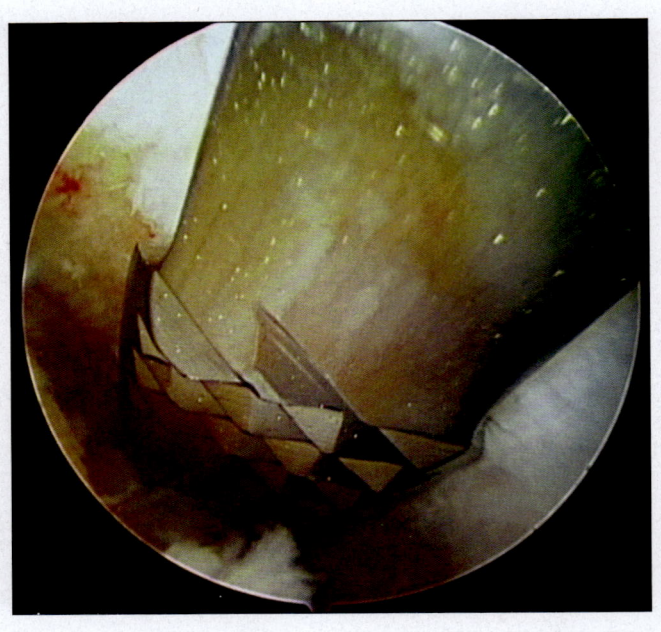

图22

第三步：锚钉置入

- 将锚钉恰当放置在盂肱关节软骨边缘很重要，这有助于再造软组织内侧缓冲。
- 锚钉位置一般在关节窝中点下方，锚钉头朝上（图23A和23B）。

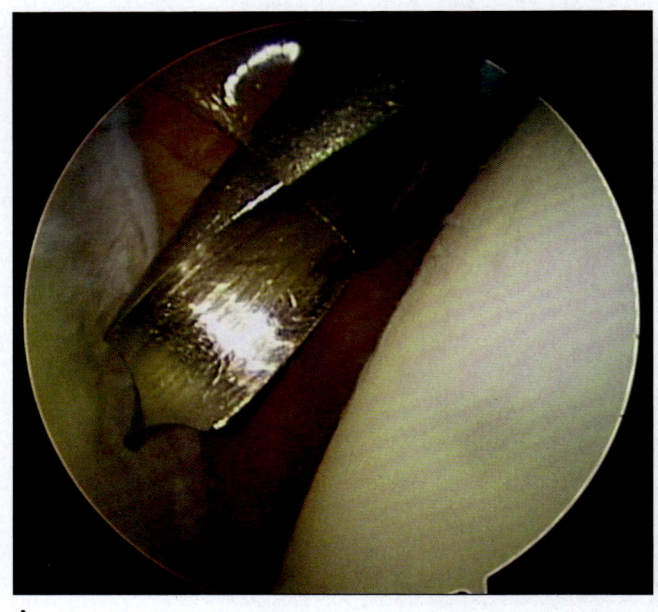

A

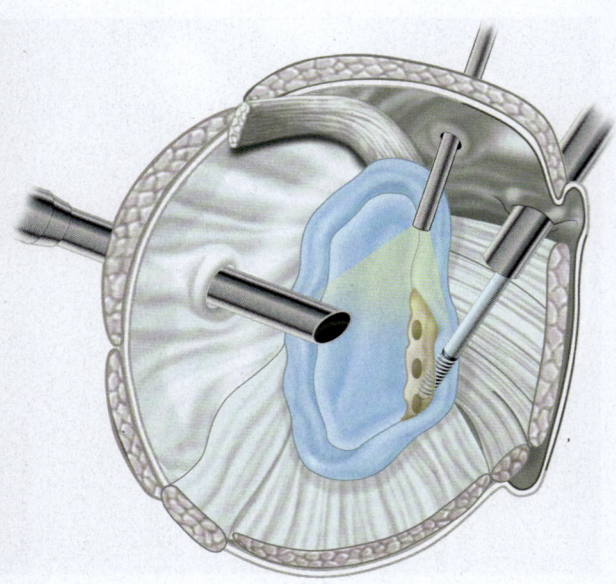

B

图23

> **手术要点**
>
> - 对于先置入锚钉技术，锚钉可双重装载，为可能需要的缝合提供保证。
> - 除了退出操作，锚钉空心钻孔引导器可用来以下方的软组织和后方的肱骨头为杠杆在两个平面上增强锚钉的插入角度，以获得进入关节面的适当入路。
>
> **注意事项**
>
> - 如将锚钉放置在肩胛颈边缘内侧将无法重造内侧软组织缓冲，并可能导致不满意的结果。
> - 如锚钉放置过近可能导致把持失败并出现骨性缺损。
> - 锚钉切出可通过插入一个更大型号的锚钉或选择另外一个新的锚钉入点解决。
> - 如出现缝合失败而锚钉仍在原位，可通过在原位置入另一个锚钉并可提供良好的抗拔出力量。

> **争议**
>
> - 内置物技术在持续发展，可提供许多不同的内置物供选择：
>   - 可吸收 vs. 不可吸收材料
>   - 拧入 vs. 推入锚钉
>   - 先置入锚钉 vs. 先缝合技术
>   - 打结 vs. 不打结

- 应用足够的锚钉以保证实现充分的稳定（一般 2～5 根锚钉）

第四步：缝合位置和打结

- 和锚钉位置一样，缝合也是按照从下向上的顺序进行。
- 顺行、逆行或者穿梭缝合均可，穿梭缝合是作者比较喜欢的方式。
- 确定 AIGHL 的数量以沿着盂唇缝合应基于以下几项因素：初始外旋的角度、组织质量、职业、活动量等，这些将有助于确定术后预期的外旋范围。
- 作者推荐先缝合技术
  - 将缝合钩放置在盂唇中（图 24A 和 24B）。
  - 在缝线通过盂唇并从前侧空心管取出后（图 25A-D），置入并推入锚钉至深部缝线，并插入之前钻好的锚钉孔中（图 26A 和 26B）。

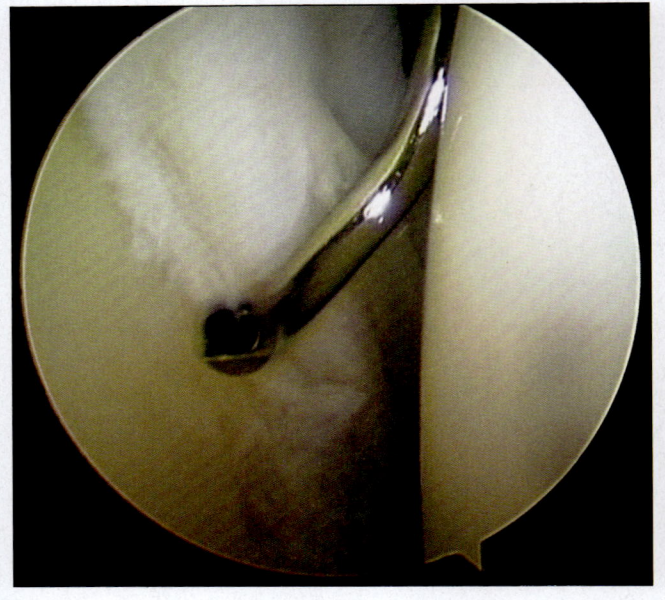
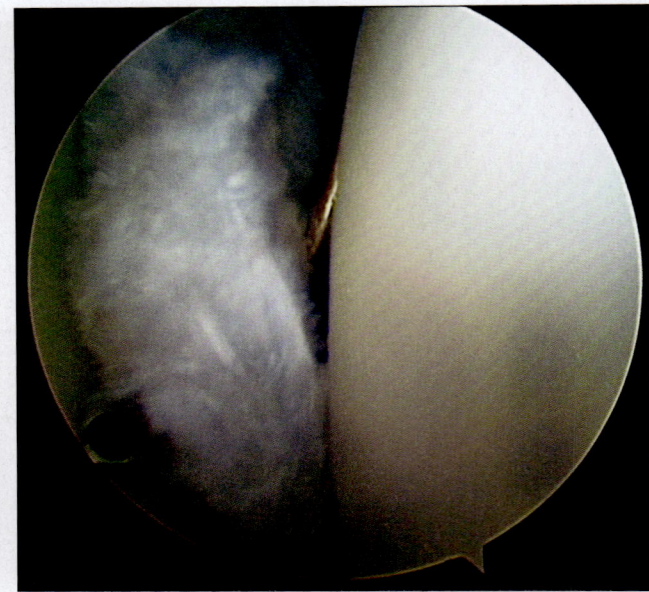

A   B

图24

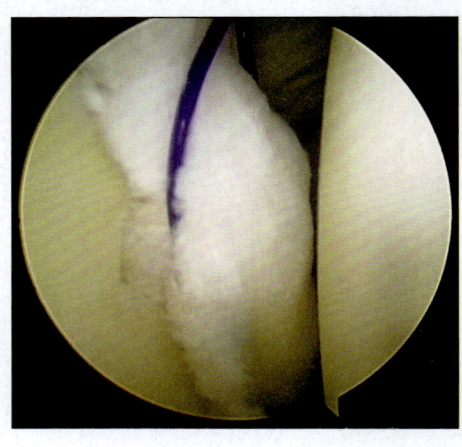
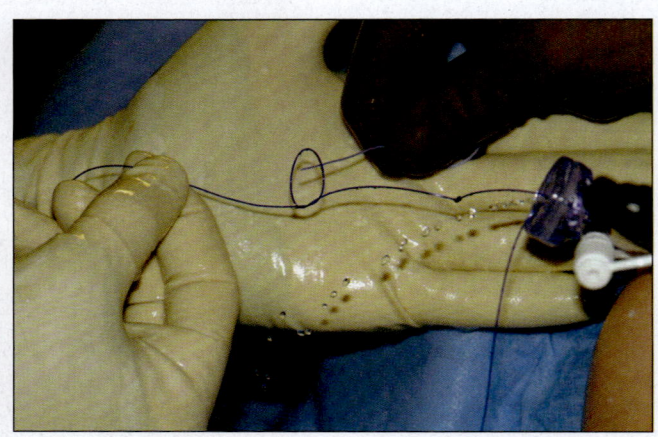

A   B

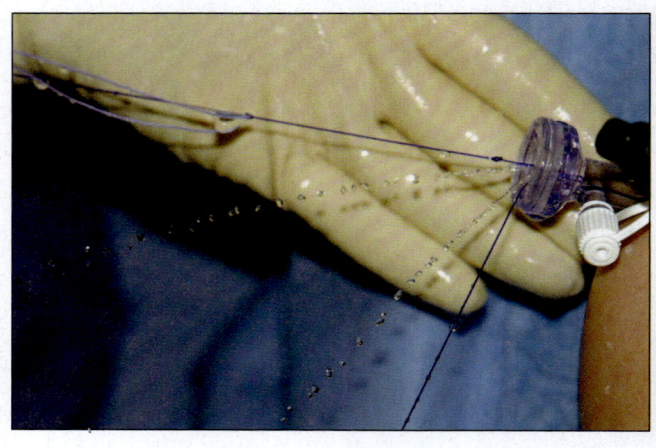
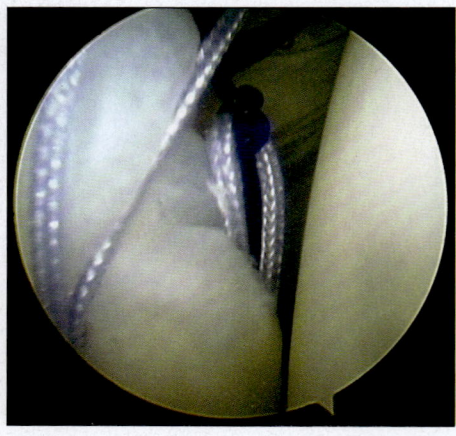

C   D

图25

手术要点

- 如使用钩状缝线穿过设备,为肩关节前侧选择适当的钩,反之亦然。
- 在首先置入锚钉技术中缝线位置应恰好在锚钉下方,或在首先缝合技术中缝线位于导向孔下方以获得由下向上的关节囊移位。
- 牵引线可使确定的缝线更容易、更精确地穿过锚钉下方以完成由下向上的关节囊移位。
- 如果之前的缝线没有打结可能会使之后的缝线更方便地穿过,使盂唇和关节窝之间的间隙保持开放并使缝线更容易缝合。
- 如果通过前下外侧入路观察,在前侧入路放置器械,后侧入路可用来放置缝线。
- 如果应用钩状缝线器械存在困难,可考虑改为顺行缝线通过器械。

注意事项

- 盂唇可能不太清晰、浸软或缺如,在这种情况下,就需要将缝线通过剩余的瘦长前方关节囊或盂肱中韧带,一定要注意以保持期望的外旋角度。
- 应慎重对防止外旋角度的过度限制。除最下方的锚钉外,应在每穿过一条缝线后就评估外旋角度以保证没有对外旋角度的过度限制。如果存在过紧的情况,最下方的缝线需重新穿过。
- 需同时通过空心套管取出缝线的两个线脚,以避免出现成环、扭曲或形成"软组织桥"。

器械/植入物

- 缝线穿过设备:顺行、逆行、穿梭。
- 缝线取回装置。
- 单孔打结推杆。
- 关节镜缝线剪。

争议

- 外旋限制的大小。
- 先缝合 vs. 先打锚钉技术。
- 静态打结滑 vs. 滑动打结。

- 取出锚钉插入器,拉紧线脚至锚钉并测试抗拔出力。
- 从外部打入止滑结(作者推荐 SMC 结),通过空心导管推入至盂唇上锚钉的位置(图 27A 和 27B),锁定这个结并用 2~3 个另外的反转半拉钩保护它。

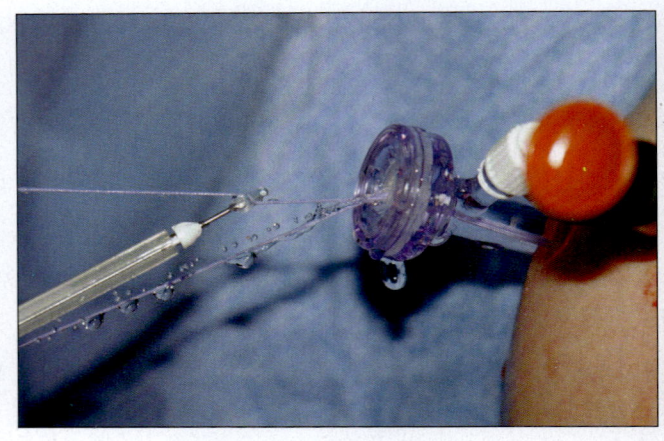
A

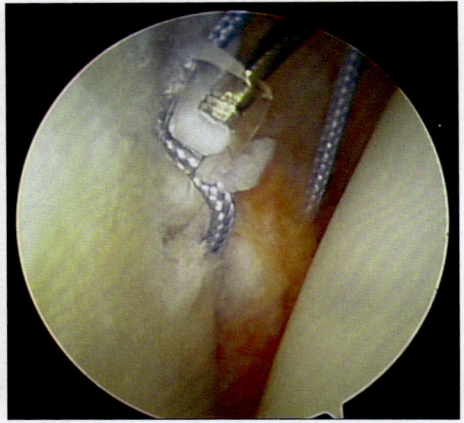
B

图26

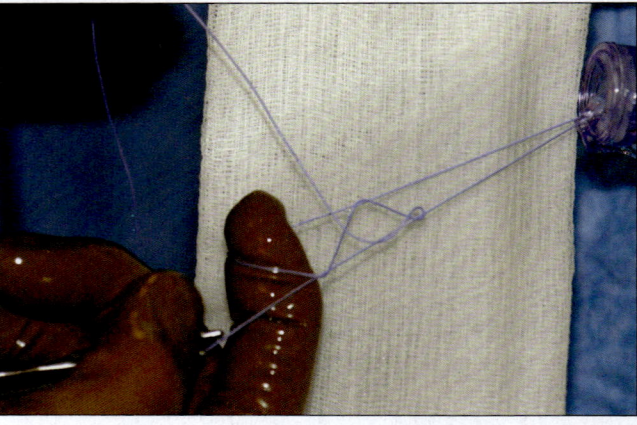
A

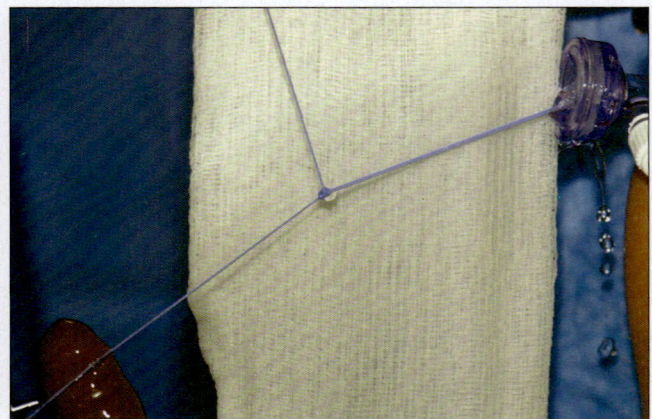
B

图27

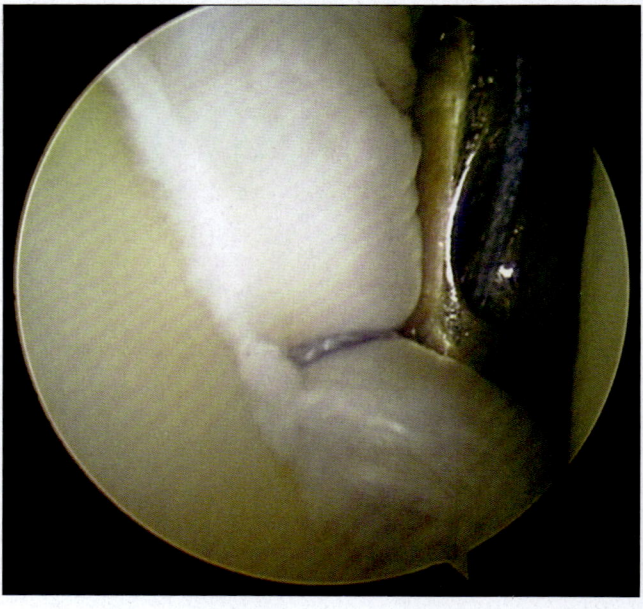
A

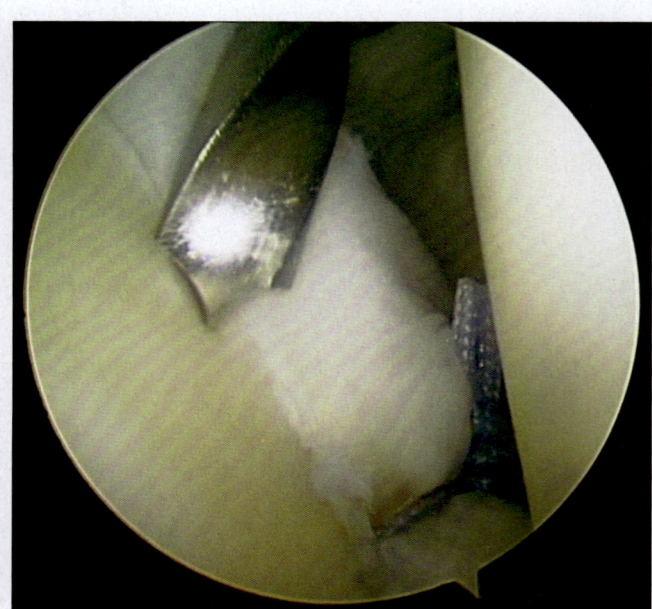
B

图28

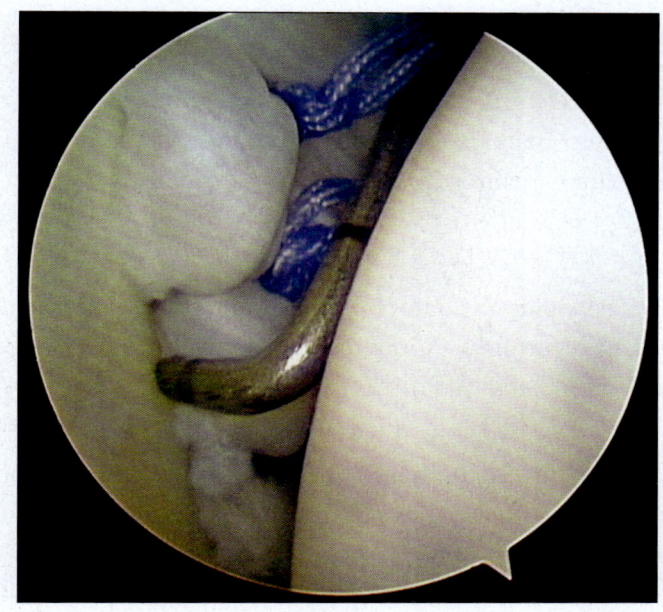

图29

> **手术要点**
> - 如果下方和后下方仍有韧带松弛,则考虑采用封闭肩袖间隙作为弥补。在创伤性肩关节前方不稳定患者中很少出现这种情况。

> **手术要点**
> - 预期总体功能、力量和稳定性在3个月内获得有效恢复,但是2年内不稳定的复发率仍高达10%,常是新发创伤的后果。

> **注意事项**
> - 如果制动时间过长,患者可能会出现不必要的活动度的限制。但是过早活动也要承担不稳定复发或修复失败的风险。
> - 恢复高风险活动(如足球、曲棍球、冰球、滑冰等)将有使复发率增高的风险。

- 在下一个锚钉点钻孔并重复上述过程。

第五步:最终评估
- 盂唇修复是稳定性的指针(图29)。
- 外科医师需评估肱骨头是否从术前的向前方移位回到其在关节窝的位置。
- 在关节镜监视下行外旋活动度检查,以确定安全区域并在术后建立限制标准。

术后护理和预后
- 最初2周在肩关节支具下行严格的术后制动。
- 应行同侧肘、腕和手部关节的活动度(range-of-motion,ROM)锻炼。
- 术后2~3周后加上肩关节轻柔的钟摆样锻炼。
- 术后4~5周开始行渐进性的ROM康复和力量练习。
- 术后3个月如果康复过程顺利可允许恢复体育活动。
- 术后6个月可恢复对抗性或高风险的运动。

证据

Burkhart SS, De Beer JF. Traumatic glenohumeral bone defects and their relationship to failure of arthroscopic Bankart repairs: significance of the inverted-pear glenoid and the humeral engaging Hill-Sachs lesions. Arthroscopy, 2000, 16: 677-94.
  本文包含 194 个病例，平均随访 27 个月。研究证实对于有典型的肱骨头骨质缺损的患者行关节镜修复后肩关节不稳定的复发率更高。（Ⅱ级证据）

Itoi E, Hatakeyama Y, Sato T, et al. Immobilization in external rotation after shoulder dislocation reduces the risk of recurrence. A randomized controlled trial. J Bone Joint Surg [Am], 2007, 89: 2124-31.
  作者随机选择了 198 例创伤性肩关节前脱位患者，并将其随机分成外旋位制动和内旋位制动，以不稳定复发率作为首要预后。治疗组之间的依从性差异降低了这项非双盲随机临床试验的可信度。

Kirkley A, Griffin S, Richards C, et al. Prospective randomized clinical trial comparing the effectiveness of immediate arthroscopic stabilization versus immobilization and rehabilitation in first traumatic anterior dislocations of the shoulder. Arthroscopy, 1999, 15: 507-14.
  这项研究依据创伤性前脱位指数将 40 例年轻患者随机分成非手术组和关节镜稳定组，以肩关节复发率和疾病特异性生活质量评分为主要观察结果。（临床证据等级Ⅰ级）

Lenters TR, Franta AK, Wolf FM, et al. Arthroscopic compared with open repairs for recurrent anterior shoulder instability. A systematic review and meta-analysis of the literature. J Bone Joint Surg [Am], 2007, 89: 244-54.
  这项 Meta 分析回顾了 18 项比较开放性肩关节稳定手术和不同关节镜下修复技术的质量差别的初步研究。（基于主要研究的质量）

Lo IKY, Parten PM, Burkhart SS. The inverted pear glenoid: an indicator of significant glenoid bone loss. Arthroscopy, 2004, 20: 169-74.
  在这篇文献中，肩胛盂骨性缺损在患者和尸体样本中被量化以体现受影响的肩胛盂的反梨形外观。（Ⅳ级证据）。

Mohtadi NG, Bitar IJ, Sasyniuk TM, et al. Arthroscopic versus open repair for traumatic anterior shoulder instability: a meta-analysis. Arthroscopy., 2005, 21 (6): 652-8.
  作者成功地进行了一项 11 个主要质量差异研究和关节镜技术差异的 Meta 分析 [Ⅲ级证据（基于初步研究的质量）]

Neviaser RJ, Neviaser TJ, Neviaser JS. Anterior dislocation of the shoulder and rotator cuff rupture. Clin Orthop Relat Res, 1993, 291: 103-6.
  作者研究了 37 例超过 40 岁伴有创伤性肩关节前脱位后肩袖损伤的患者，探索了肩袖损伤对于复发性肩关节不稳定的影响。（Ⅳ级证据）

Neviaser TJ. The anterior labroligamentous periosteal sleeve avulsion lesion: a cause of anterior instability of the shoulder. Arthroscopy, 1993, 9: 17-21.
  在这项系列研究中，作者描述了 ALPSA 的解剖学特点和重要性以及它对于外科修复后的反应。（Ⅳ级证据）

Papadonikolakis A, Wiesler ER, Olympio MA, Poehling GG. Avoiding catastrophic complications of stroke and death related to shoulder surgery in the sitting position. Arthroscopy, 2008, 24: 481-2.
  这些作者回顾了肩关节手术中半卧位患者可能出现的并发症并提出了预防建议。（Ⅴ级证据）

Wolf EM, Cheng JC, Dickson K. Humeral avulsion of glenohumeral ligaments as a cause of anterior shoulder instability. Arthroscopy, 1995, 11: 600-7.
  这项研究成功地证实和描述了盂肱下韧带肱骨端损伤为复发性肩关节前方不稳定的病因。作者对这 6 例患者开放手术和关节镜下修复进行了深入的研究。

13 肩关节前下方多方向不稳定的开放手术治疗

Katie B. Vadasdi, Chad J. Marion, Louis U. Bigliani

手术要点

- 自发性脱位患者的危险结果。
- 不能或不愿意完成术后物理康复治疗的患者。

争议

- 自发性不稳定
- 活动性感染
- 偏瘫或神经损害

治疗方法的选择

- 非手术治疗：物理治疗
- 关节镜下治疗
- 开放手术治疗：前下关节囊移位术

适应证

- 即使经过充分的非手术治疗仍有持续性疼痛和功能丧失。
- 翻修病例或伴有骨缺损的不稳定患者。

临床检查 / 影像学检查

- 检查对侧肩关节，了解患者正常肩关节的活动度和松弛度。
- 总体韧带松弛度：检查肘关节和掌指关节过伸程度（图 1A），拇指相对前臂外展（图 1B）以及髌骨滑动度。
- 同侧肩关节：
  - 活动度和力量检查
  - 神经和血管方面的检查
  - 激发试验：
    - 负荷 - 轴移试验：沿肱骨头轴向向盂肱关节加载负荷并向前后移位（前侧和后侧不稳定）。
    - 前方恐惧或摇转试验：将前臂外展 90° 并外旋，使肱骨头受到向前的力量，如果患者出现恐惧表情则为阳性（前方不稳定）。
    - 复位试验：在肱骨头前上方向后按压肱骨头，患者可出现症状缓解的表现（前方不稳定）。
    - 后方加压试验：将上肢屈曲 90° 并内旋，向后加压肱骨头，患者可出现疼痛或半脱位表现（后方不稳定）。
    - 沟槽征：向下牵引上肢（下方不稳定），在外旋位下出现持续的沟槽提示肩袖间隙的损伤。
- 影像
  - 平片：肩胛骨前后位、侧位和腋位；内旋前后位（Hill-Sachs 损伤）、Stryker 位（Hill-Sachs 损伤）；西点位（盂缘损伤）。
  - CT 检查：肩胛盂和肱骨头损伤。
  - MRI：盂唇、肩袖以及关节囊损伤。图 2 显示 MRI 关节造影提示下关节囊扩张。

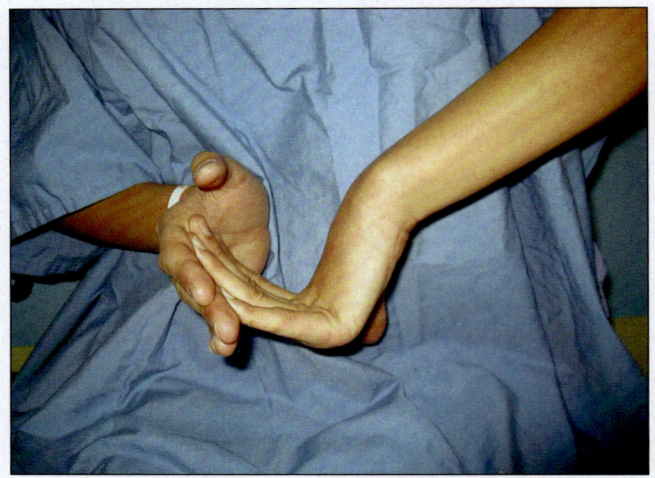

A

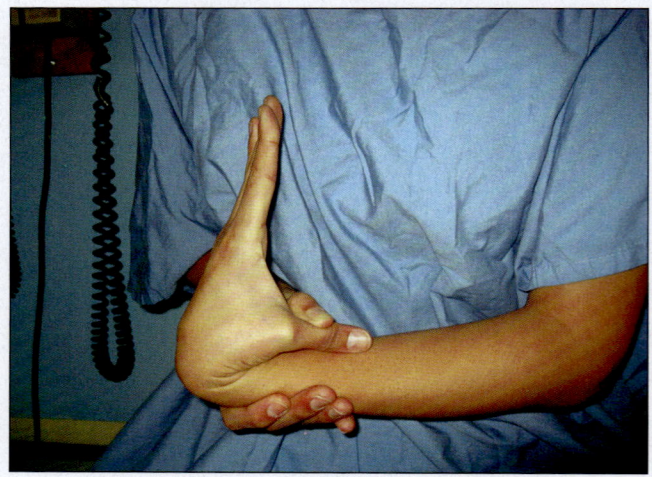

B

图1

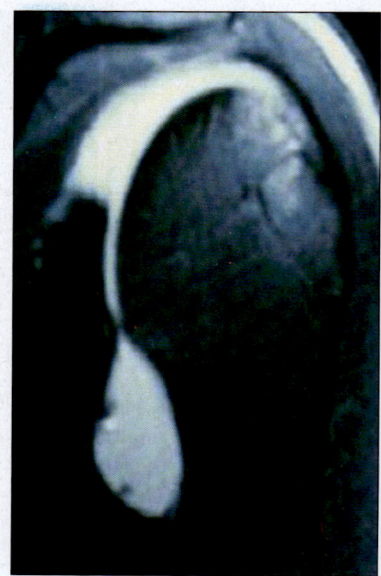

图2

外科解剖

- 三角肌胸大肌间隙
  - 必须在此间隙内找到头静脉，将其牵引到内侧或外侧并加以保护。
- 识别肩胛下肌上缘的肩袖间隙，其下缘有旋肱前动、静脉走行。
- 肩胛下肌下方和关节囊是分离的，在上方它们融合在一起。所以下方关节囊在肱骨颈上有两层附着。

体位

- 将患者摆成沙滩椅位，将头部抬高 30°。
- 将同侧上肢预先准备并将其自由悬吊。
- 将同侧肩部垫高以防止肱骨头外展。

切口／显露

- 约自喙突下 3cm 起始，沿腋前线做约 6cm 长的腋前切口（图 3）。
- 胸大肌三角肌切口显露：
  - 识别胸大肌三角肌间隙并标记。
  - 将头静脉随三角肌向外侧牵开（图 4）。
  - 如果需要进一步向下显露可沿胸大肌止点 0.5～1cm 处切断胸大肌并标记。
- 识别肩袖间隙和喙突。
- 沿带状肌外侧切开锁胸筋膜。
- 如需进一步向上显露可从前面楔形切开喙锁韧带（图 5）。
- 分离出带状肌、肩胛下肌内侧、三角肌以及肩袖外侧之间的间隙。
- 肩胛下肌的上缘即为肩袖间隙，下缘为并行的旋肱前动、静脉。
- 在距小结节止点内侧 1cm 处切断肩胛下肌肌腱（图 6）。

手术要点

- 应行麻醉下检查以确认常规检查所见。

注意事项

- 防止将手臂和肱骨头处于外展位，此举可降低前方结构的张力。

设备

- 短臂板。

手术要点

- 避免过度向内侧牵拉带状肌以免损伤肌皮神经。

争议

- 腋部切口较胸大肌三角肌切口更美观。

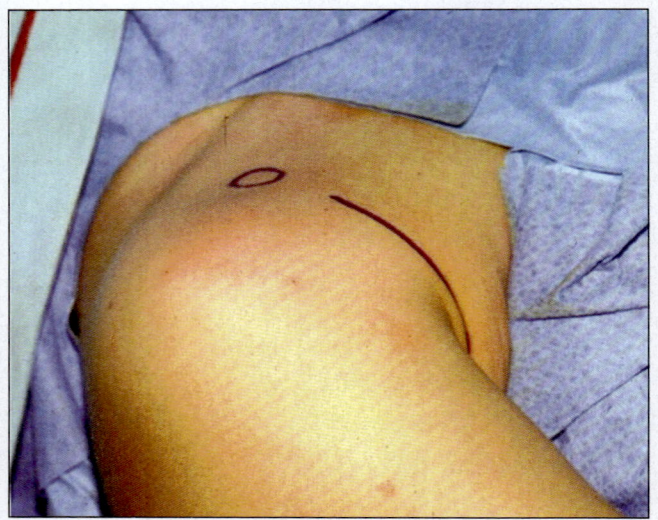

图3

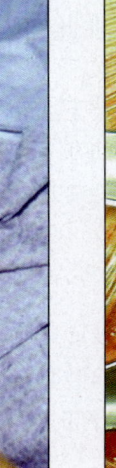

图5

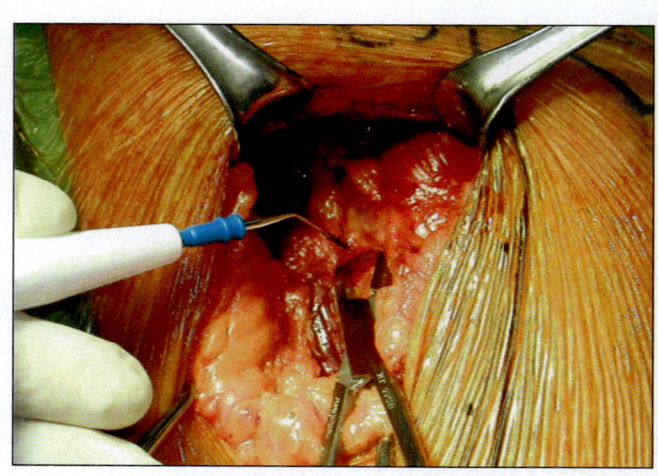

图4

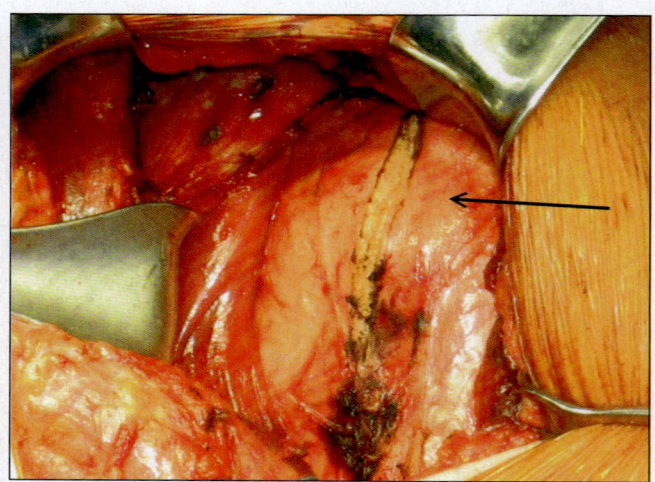

图6

手术要点
● 在上肢内收和外旋时注意保护腋动脉。
● 根据损伤的类型是前方不稳定还是多向不稳定切除相应大小的关节囊。
● 从肱骨颈上切除下关节囊的两侧附着。

手术步骤

第一步：切开关节囊

- 从关节囊上钝性分离肩胛下肌（图7）。
  - 肩胛下肌下方与关节囊是互相分离的结构，它们在上方向融合（图8，虚线箭头）。在图8中实线箭头指向肩胛下肌的深方。在下方两个结构互相分离的平面开始钝性分离（图8，虚线箭头），在两者融合的位置进行锐性分离。
  - 在游离缘标记肩胛下肌行牵引以进一步分离。
- 将上肢内收、外旋，通过"牵拉试验"识别腋神经，在切开肩胛下肌时将其保护起来。
- 将关节囊下缘用缝线标记以辅助闭合。从肩胛下肌残端内侧5mm处切开关节囊（图9）。从肩袖间隙往下方从肱骨颈上分离关节囊，在关节囊的游离缘缝线标记。将缝合放置于关节囊的游离缘（图10）。
- 下关节囊在肱骨颈上有两层附着（图11，箭头）。确保充分地分离这两层关节囊至肱骨颈。
- 根据不稳定的程度确定切开关节囊的范围。如有前方不稳定需切开前方关节囊，如有多向不稳定，则前方和下方的关节囊都需切开。
- 为了完成关节囊切开，术者需将一个手指伸入囊袋中并用标记线牵拉浅层关节囊（图12，①）。如切开足够的范围，囊袋将被阻塞，并将术者的手指逼出囊袋（图12，②）。
- 切断残留的关节囊上的肩胛下肌以达到最大限度的关节囊移位。

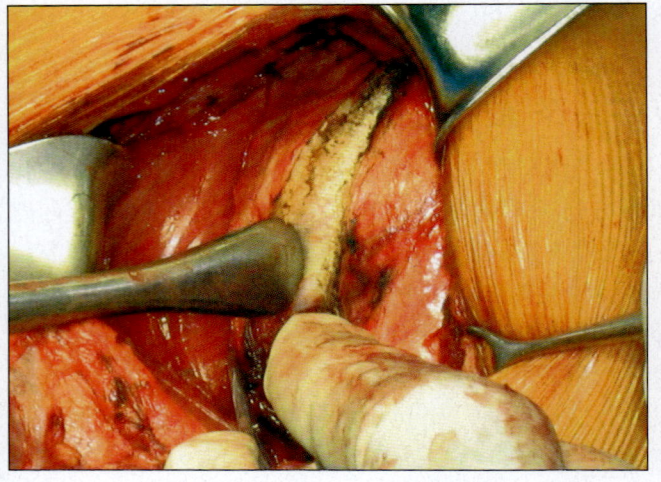

图7

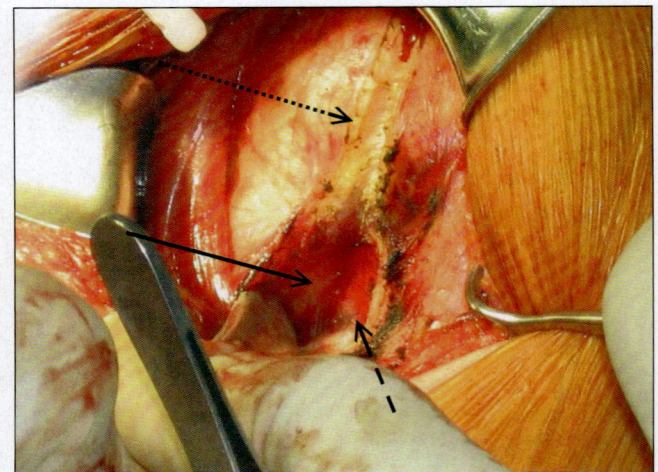

图8

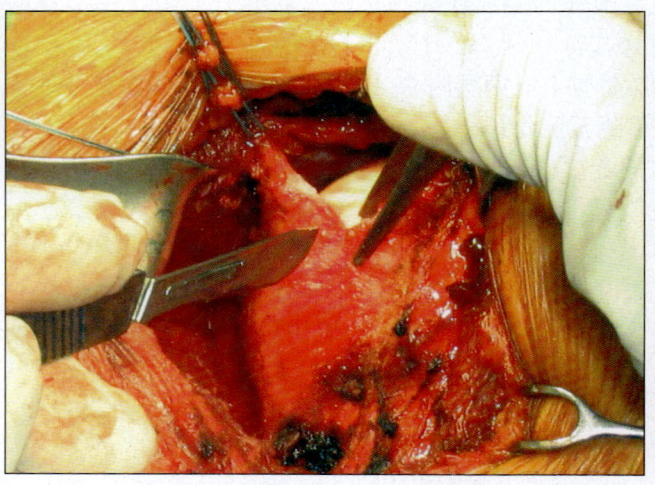

图9

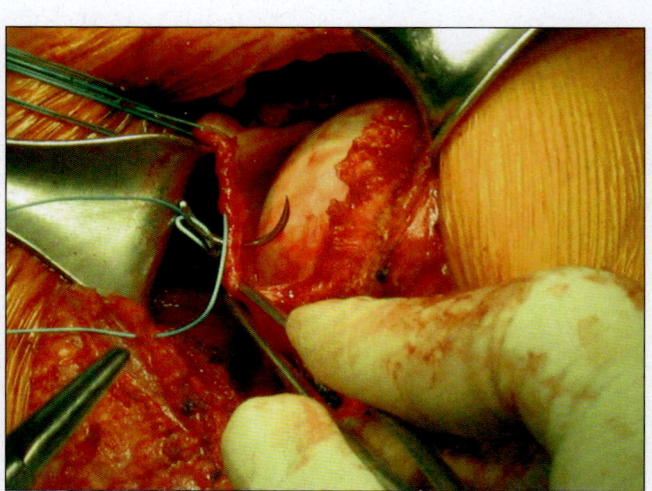

图10

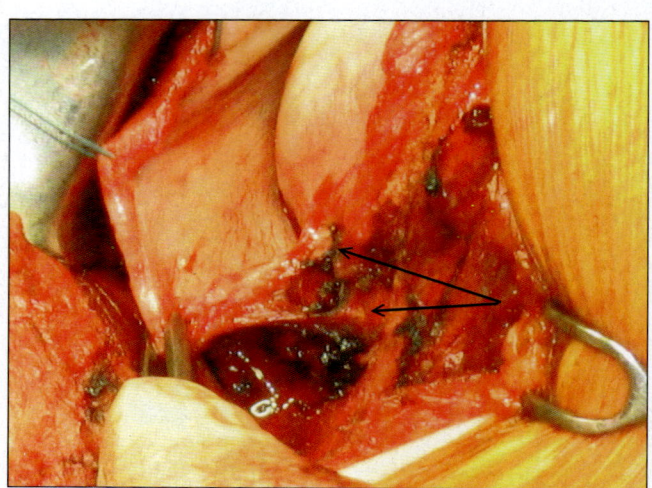

图11

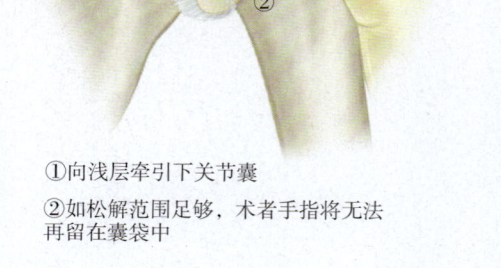

①向浅层牵引下关节囊
②如松解范围足够，术者手指将无法再留在囊袋中

图12

注意事项

- 不要将缝合锚或隧道置于关节窝的过于内侧，否则将得不到足够的支撑。

手术要点

- 从下方关节囊移位开始以减少下方囊袋。
- 保证下方关节囊与浅层附着以使移位最大化。

注意事项

- 一定要注意防止关节过度紧缩，特别是在有过顶运动的运动员。

第二步：关节窝显露

- 在盂肱关节中置入 Fukuda 牵开器以向后移动肱骨头，从而更好地显露关节窝和盂唇。
- 如果存在 Bankart 损伤，可在这时应用缝合锚或隧道修复之。
- 如果存在关节囊冗余并盂唇瘦长，可置入"桶针"（图 13A 和 13B）。
  - 将针从关节囊上方外侧穿入内侧，再从内侧穿到外侧。在关节囊外侧打结。
  - 卷边针可提供更好的前方支撑（图 14A 和 14B）
- 如果存在明显的下方囊袋，可水平切开盂肱中韧带和盂肱下韧带以实现重叠修复。

第三步：关节囊移位

- 将上肢外展 20°～30° 并外旋 20°～30° 以利于移位。在采用过顶运动的运动员中外展、外旋角度更大，而在大的 Hill-Sachs 损伤或骨性 Bankart 损伤患者角度较小。
- 将下方关节囊拉紧并将其重新附着于肱骨上的关节囊袖（图 15A 和 15B）。
- 在解剖学上修复肩胛下肌（图 16）。
  - 如果将关节囊水平切开，可将上方关节囊与下方重叠缝合以

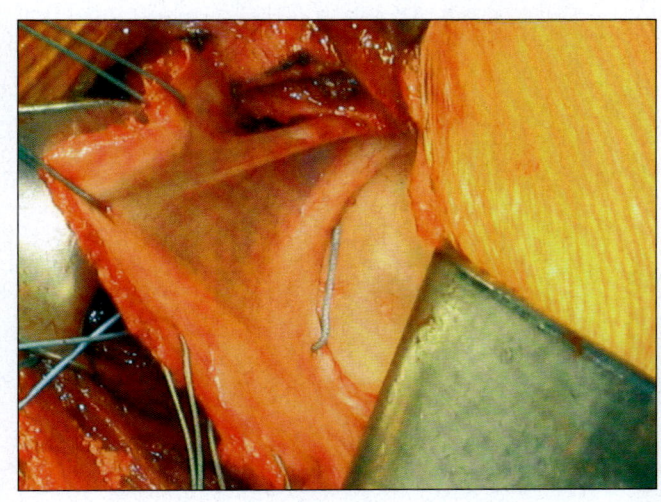
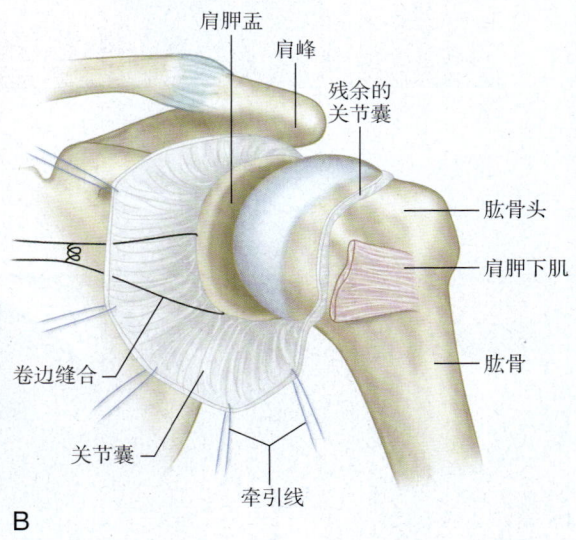

图 13

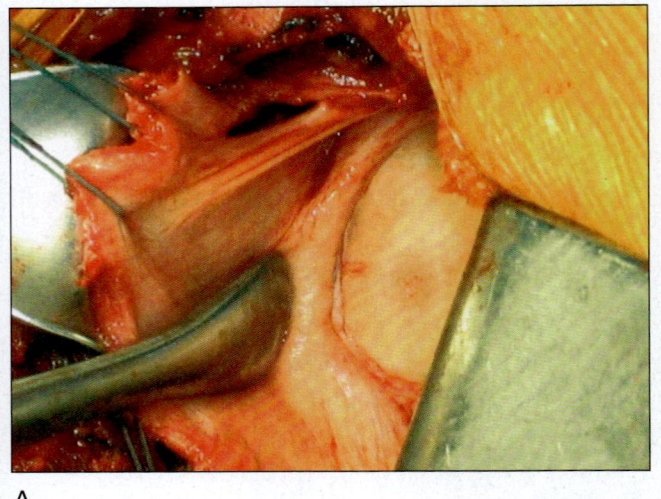
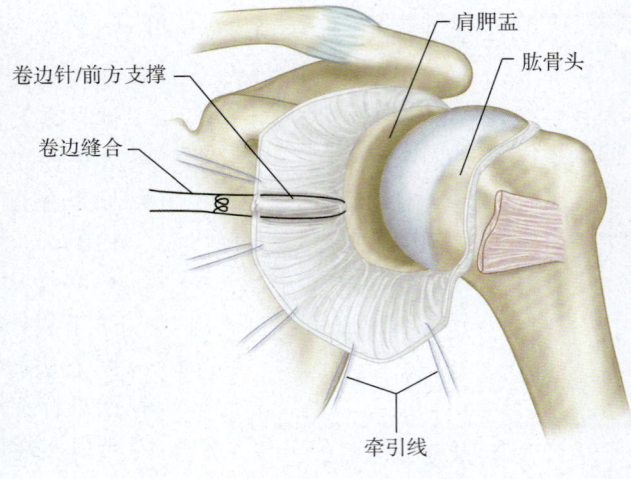

图14

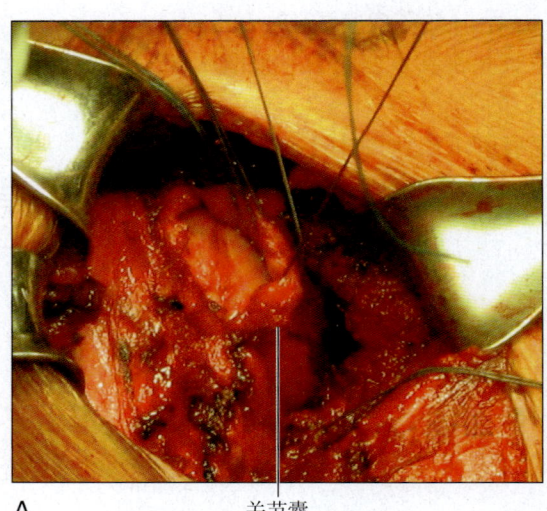
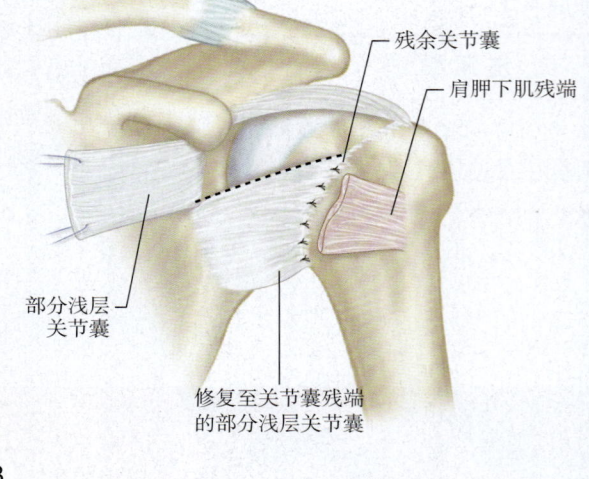

图15

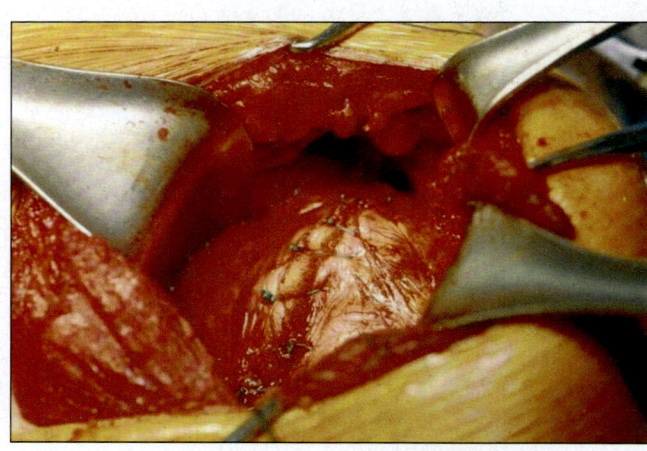
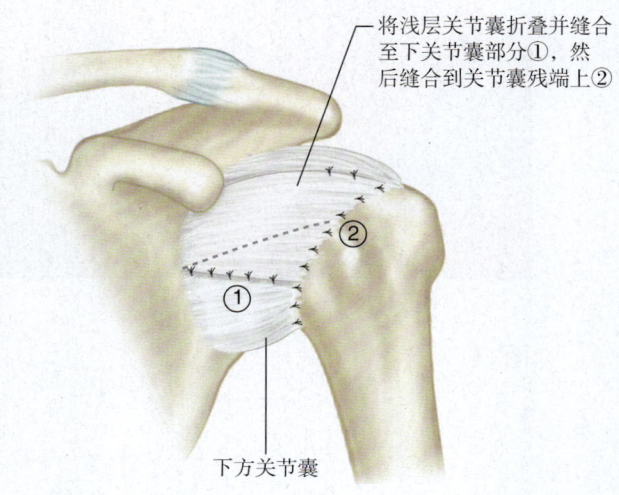

图16 　　　　　　　　　　　　　　　　图17

减小关节囊冗余（图17）。
- 然后将断端上缘重新附着在肱骨关节囊袖上。
- 如果外旋位沟槽征仍然为阳性，则修复肩袖间隙。

第四步：闭合

- 将肩胛下肌腱进行解剖学修复。
- 如果在显露时切断胸大肌需将其重新附着在止点上。
- 用可吸收线简单缝合三角肌胸大肌间隙。
- 用简单可吸收缝线缝合皮下层，用快速吸收缝线缝合皮肤。
- 用无菌纱布覆盖切口。

术后护理和预后

- 在手术室中将患者的肩部用吊带固定。术后需用吊带保护6周。
- 物理治疗锻炼可在10天内进行，从钟摆样活动开始。
- 10天内开始被动活动，从10天到2周前屈和外旋分别可达到100°和15°。
- 从第2～4周开始活动度可达到前屈140°、外旋30°。此时可开始轻柔的抗阻力练习。
- 从第4～6周开始活动度可增加到前屈165°、外旋40°，并增加抗阻力练习。
- 从第6周开始可达到完全的前屈并增加外旋。
- 从第3个月时达到完全外旋转。

证据

Ahmad CS, Freehill MQ, Blaine TA, et al. Anteromedial capsular redundancy and labral deficiency in shoulder instability. Am J Sports Med, 2003, 31: 247-52.
这项研究证实49%接受前下关节囊移位的患者中也有前内侧关节囊冗余，他们接受了卷边针治疗。接受卷边针治疗的前内侧关节囊冗余的患者大多缓解了术前的持续症状和反复的脱位，但其治疗结果与没有关节冗余的患者相似。（Ⅳ级证据）

Bankart A. The pathology and treatment of recurrent dislocation of the shoulder. Br Med J, 1938, 26: 23-9.
作者描述了前下肩胛盂唇撕裂基本损伤的解剖学，其附着于关节下韧带并伴发复发性肩关节不稳定。（Ⅳ级证据）

Bigliani LU, Kelkar R, Flatow EL, Pollock RG, Mow VC. Glenohumeral stability: biomechanical properties of passive and active stabilizers. Clin Orthop Relat Res, 1996, (330): 13-30.
生物力学研究证实盂肱下韧带在张力状态下具有黏性，从而支持前下关节囊作为盂肱关节前方主要的静态稳定装置的作用。前方不稳定可以是盂肱下韧带实质损伤（关节囊冗余）或止点损伤（Bankart损伤）的后果，在外科治疗中这两者都需评估并定位。

手术要点
- 根据术中所见组织和修复的质量决定术后活动度的限制范围。
- 应在监视下仔细进行术后康复，以免在渐进性地增加的活动度时影响修复效果。

注意事项
- 术后进行活动度的练习时必须要采用保护措施进行平衡，以促成完全的康复。如进展过快可能反而会损害修复和效果。

Bigliani LU, Kurzweil PR, Schwartzbach CC, et al. Inferior capsular shift procedure for anterior-inferior shoulder instability in athletes. Am J Sports Med, 1994, 22: 578-84.

在这项研究中对患有前下方不稳定行前下关节囊移位的患者中有 94% 有好或优的结果，并且 75% 的患者恢复了术前的活动水平，只有 2% 出现了再次脱位。(Ⅳ级证据)

Levine WN, Flatow EL. The pathophysiology of shoulder instability. Am J Sports Med, 2000, 28: 910-7.

这个关于肩关节不稳定的病理解剖的综述，认为最初的由盂唇分离造成的损伤伴有继发性的盂肱韧带弛力丧失。所以仅定位盂唇而不考虑关节囊的技术失败率更高。

Neer CS 2nd, Foster CR. Inferior capsular shift for involuntary inferior and multidirectional instability of the shoulder: a preliminary report. J Bone Joint Surg [Am], 1980, 62: 897-908.

在这项包含 36 例非自发性肩关节不稳定接受下关节囊移位的患者中，29/45 的肩关节没有既往不稳定手术史，2/3 随访超过 1 年，17 个肩关节随访超过 2 年，只有 1 例效果不满意。(Ⅳ级证据)

Pollock RG, Owens JM, Flatow EL, Bigliani LU. Operative results of the inferior capsular shift procedure for multidirectional instability of the shoulder. J Bone Joint Surg [Am], 2000, 82: 919-28.

在这项行下关节囊移位的 49 个肩关节中，平均随访时间为 61 个月，94% 的结果为优或好，6% 的结果为差。在随访中，96% 的肩关节是稳定的，92% 可行复杂运动，86% 可恢复体育活动。(Ⅳ级证据)

Townley CO. The capsular mechanism in recurrent dislocation of the shoulder. J Bone Joint Surg [Am], 1950, 32: 370-80.

作者基于外科病例和解剖提出了一个解剖学描述，认为关节囊延长和关节囊内侧附着点自肩胛盂前方分离是导致复发性肩关节脱位的主要原因。在 26 例经过外科手术治疗的肩关节中，没有出现复发脱位。共有 19 个肩关节，随访期为 6~24 个月，其中 17 例效果为优，2 例效果为良。(Ⅳ级证据)

14 肩关节前下方多方向不稳定的关节镜下治疗

Matthew Denkers, Robert Hollinshead

注意事项

- 自发性不稳定。
- 遗漏后方不稳定。
- 其他合并损伤（如上盂唇损伤、部分或全层肩袖撕裂）。

治疗方法的选择

- 指导下的肩袖和肩胛稳定装置的物理疗法。
- 开放性下关节囊紧缩术（基于肱骨或盂肱关节）——可能更适用于翻修患者。

适应证

- 复发性恐惧症状或保守治疗失败的肩关节不稳定患者。

临床检查／影像学检查

- 标准检查包括被动活动度检查以及对整体韧带松弛度的评估（包括对侧关节）。
  - 应仔细观察是否有代偿性翼状肩胛。
  - 在行不稳定性测试时，应注意区分恐惧和疼痛。
  - 行标准前后方负荷 - 轴移试验。
  - 将上肢内收行沟槽征检查（＞2cm 为阳性）是测量下关节囊松弛的特殊体征。图 1（箭头）显示了沟槽征阳性表现，也可行外旋位沟槽征检查了解肩袖间隙情况，如果沟槽没有减少则表明存在肩袖间隙损伤。
- X 线检查应包括前后位、内旋前后位、侧位和腋位（如西点位）。
- 如怀疑有骨性缺损，则应行 CT 检查以了解损伤范围。
- 行 MRI 关节造影评估伴发软组织损伤（如肩袖撕裂、肱二头肌病变、"隐匿的"肱二头肌损伤）。

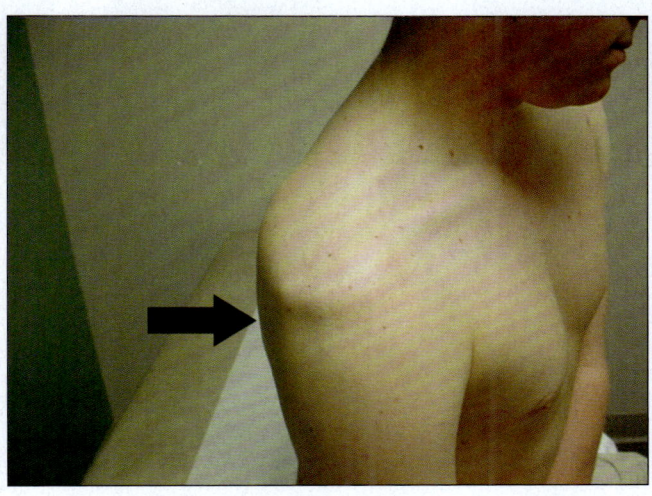

图 1

外科解剖

- 肩袖间隙是冈上肌和肩胛下肌的分界线，包括喙肩韧带的浅层和盂肱下韧带的关节部。
  - 可通过关节镜检查了解肩袖间隙是否增宽。盂肱上韧带可表现为与肱二头肌肌腱的距离增大，其常位于肱二头肌腱的后上方。
  - 注意图2中所示的盂肱上韧带与肱二头肌肌腱近端距离增宽。
- 盂肱下韧带复合体通过盂唇广泛地附在肩胛盂下方。
  - 对于多数病例，在前后韧带复合体之间有增宽的索条。
  - 如图3所示，盂肱下韧带（inferior glenohumeral ligament，IGHL）缺乏典型的盂唇移行区（箭头），而且越靠近内侧关节囊组织逐渐减少（H，肱骨头；G，肩胛盂）。
- 腋部神经和血管结构位于盂肱下韧带复合体的深部。

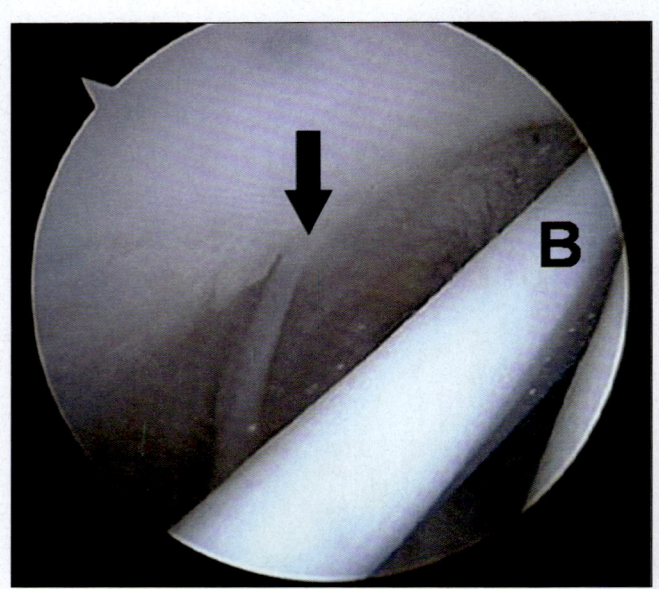

图2

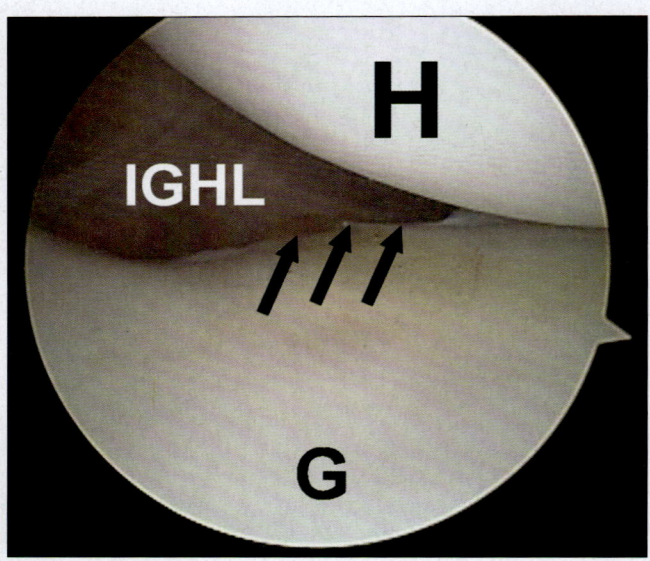

图3

手术要点

- 腋部皱褶可使肱骨相对于关节窝向侧方移位并有助于显露。

注意事项

- 不要遮盖喙突，否则可能影响前方入路的定位。

设备

- 30°关节镜
- 4个7mm空心套管（前上入路和后方入路可能使用5mm空心套管）

体位

- 将患者置于标准侧卧位，将患肢外展30°。
- 将患肢用10～15磅的牵引器牵引。
- 图4描述了患者取侧卧位时行手术的上肢。关节镜在后方入路(箭头所示)，前方入路在喙突外侧（黑点）（前入路，AS；前下入路，AI）。

入路／显露

- 标准的后方入路主要用来接近肩胛盂上方的盂肱关节。
- 用定位针建立前上入路。将定位针通过浅层的肩袖间隙达到盂肱上韧带水平，注意可能存在肩袖间隙闭合。
- 再次应用定位针建立肩胛下肌上方的前下入路。
  - 图5A显示喙突外侧的前上和前下入路外观（箭头）（A，肩峰；C，锁骨）。
  - 图5B显示在盂肱上韧带水平增宽的肩袖间隙前上或前下入路的关节内视图（箭头）（肱二头肌近端，B；盂肱关节，G）。
- 为了进行后方折叠，用定位针直接通过盂肱后韧带水平的关节囊建立后下入路。在皮肤表面后下入路位于标准后方入路的外侧。
- 图6显示所有需要的入路的外面观（前下，AI；前上，AS；后下，PI；后侧，P）。

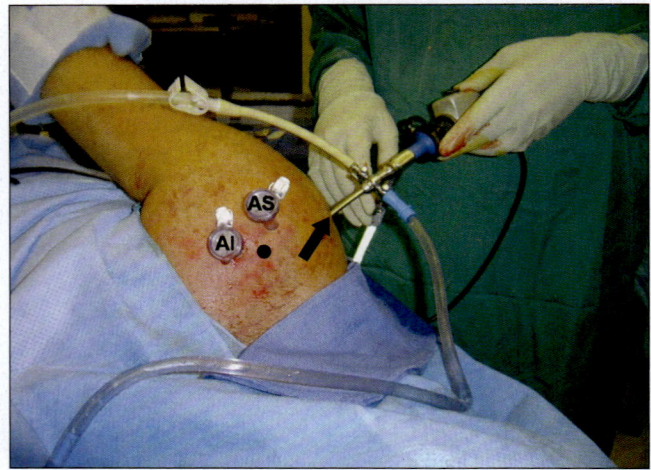

图4

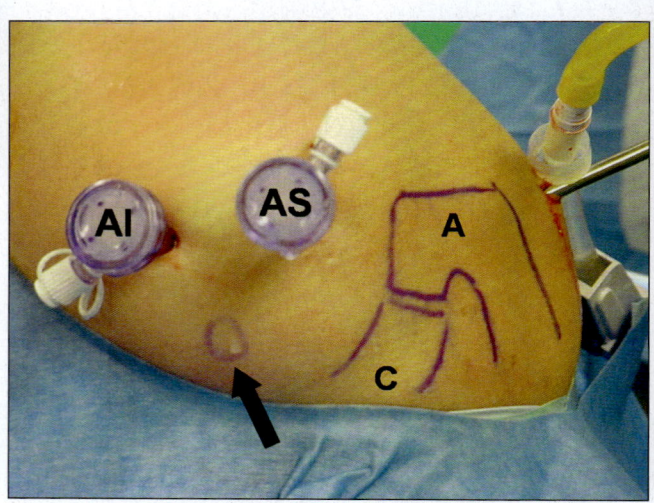

A

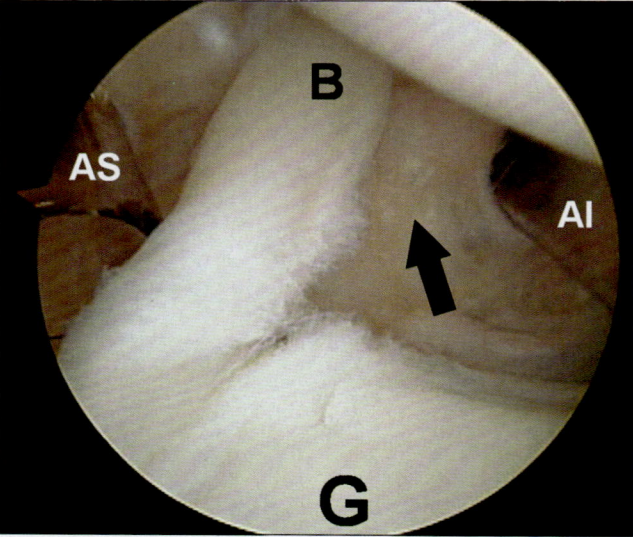

B

图5

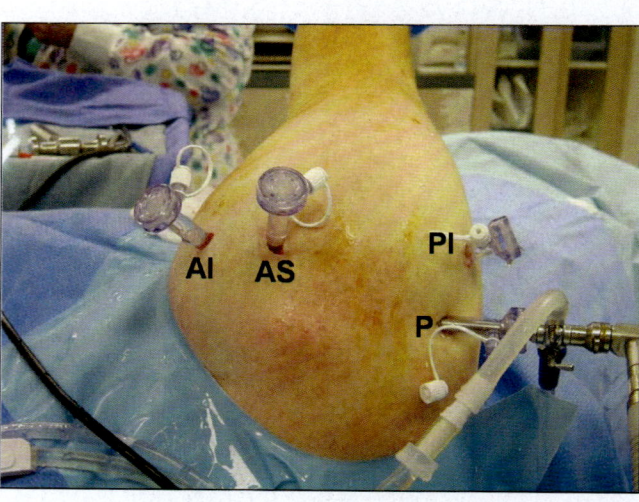

图6

手术要点

- 注意在行前方折叠时可将关节镜置于前上入路，而将后方入路用于缝合时，观察可能比较困难；但是由于关节腔较宽敞，典型的情况并非如此。

手术步骤

第一步

- 进行麻醉下检查（前方和后方负荷-轴移试验，沟槽征试验）。
- 从后方入路置入关节镜（盂肱关节下方）。一般在这种环境下通过征阳性率较高，关节镜很容易进入前下盂肱关节。
- 用定位针在盂肱下韧带水平建立前下入路。
  - 用定位针定位至盂肱下韧带水平肩袖间隙的上面（图7，肱骨头，H；肱二头肌肌腱近端，B）。
  - 将空心套管置入目标区域（图8）。
- 引入探针并行诊断性关节镜检查，评估软组织结构，包括肩袖、肱二头肌和上方盂唇。
- 用定位针建立肩胛下肌上方的前下入路（图9，S），试定位评估肩胛盂下方。
- 然后将空心套管置入目标区域（图10）。

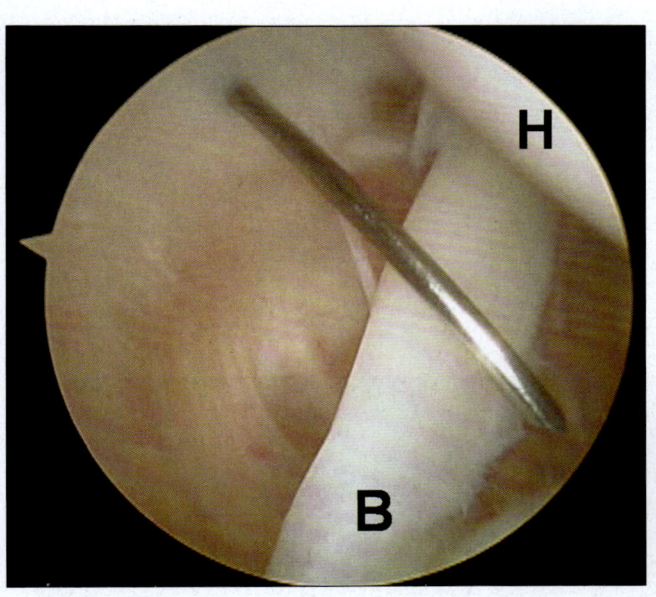

图7

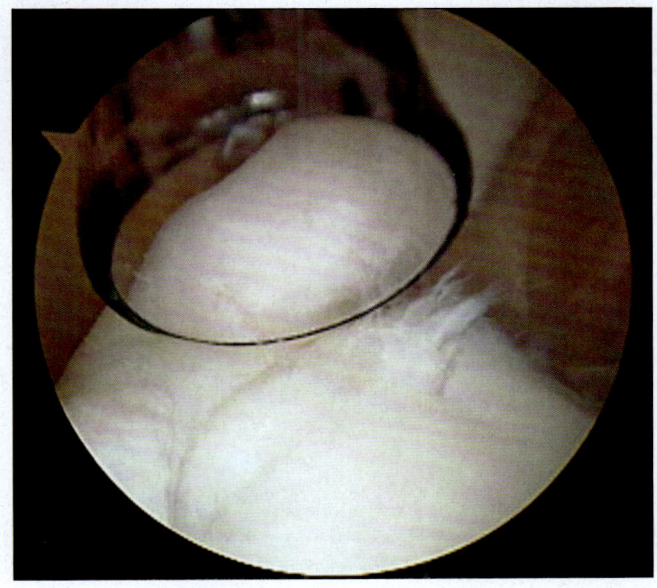

图8

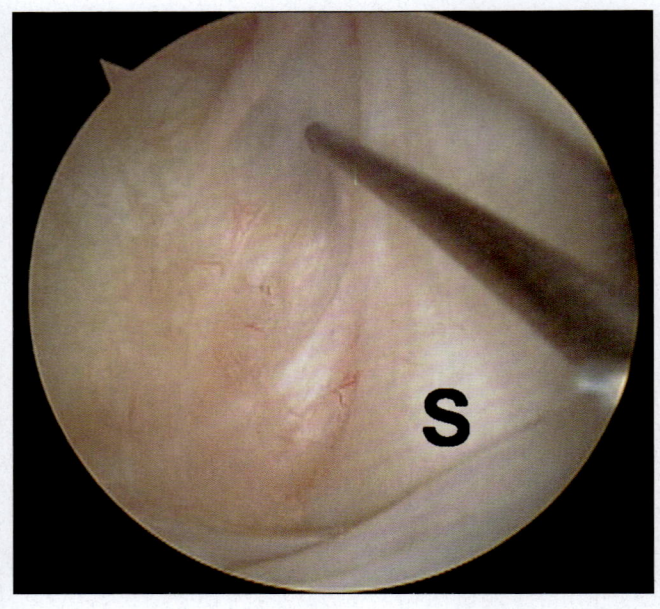
图9

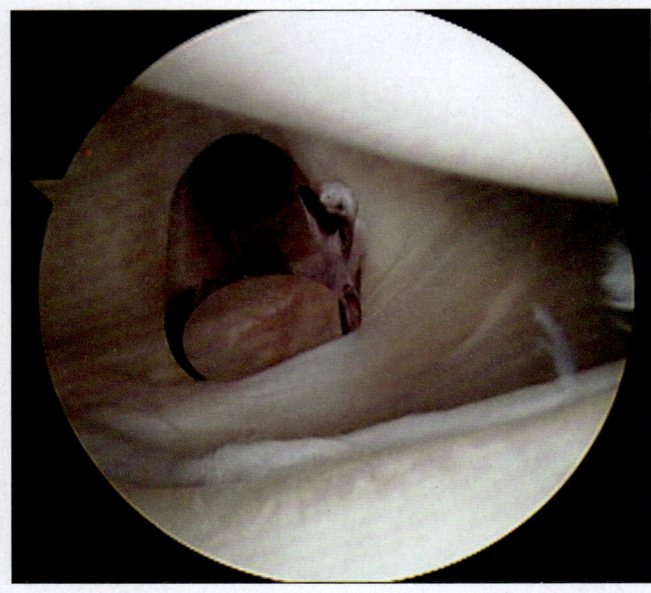
图10

器械 / 植入物

- 穿梭缝合器械（如45°和90°缝合套管和鸟嘴缝合抓紧器，Arthrex公司）
- 缝合锚
- 钩针和螃蟹爪设备
- 打结推杆

第二步：前方关节囊缝合术

- 通过前下入路行关节囊折叠，通过前上入路行穿梭缝合。
  - 将缝合锚置于接近3：30—4点和5点方位，将第一个缝合锚置于最下方的位置（图11A和11B）。

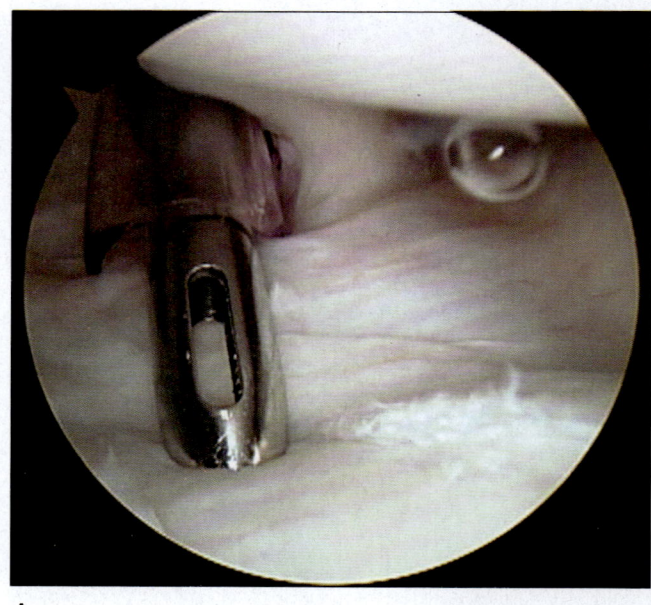

A

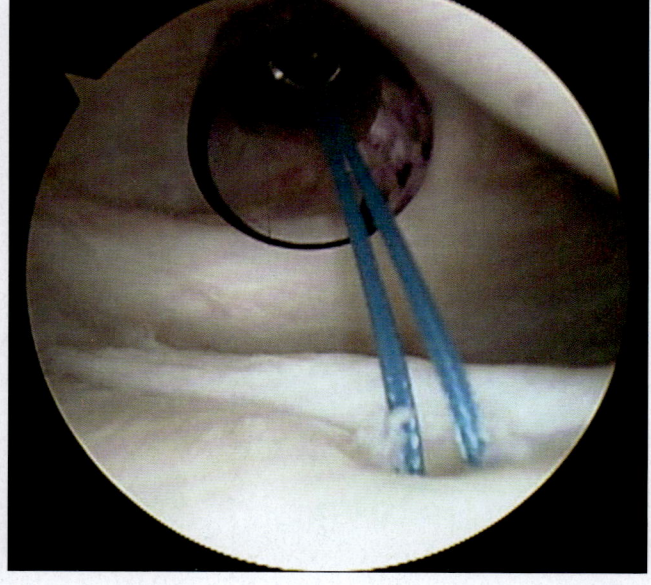

B

图11

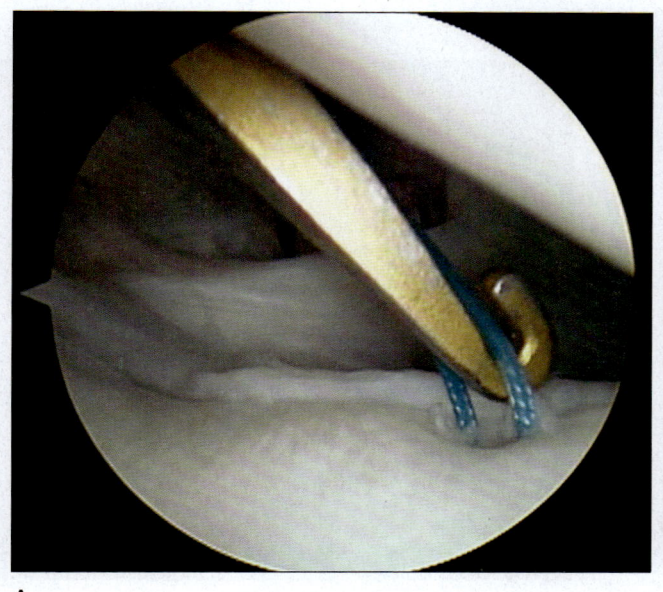
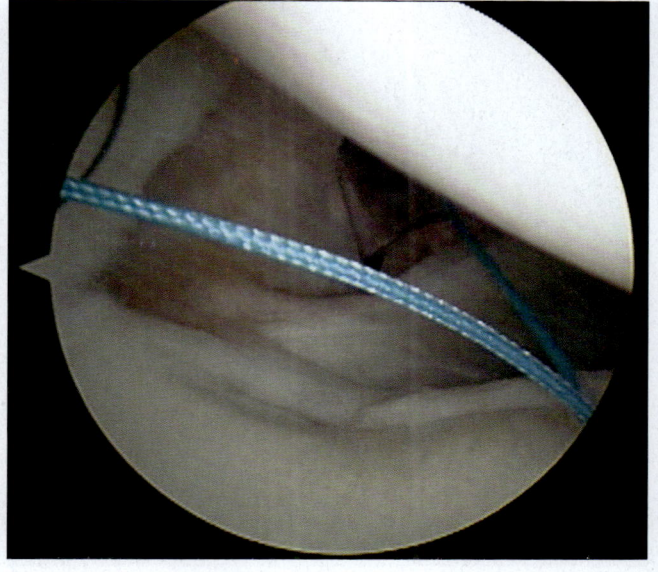

A B

图12

- 用钩针抓住最外侧的缝合线（图12A），并通过前上入路带出来（图12B）。
- 通过前下入路置入穿针设备来捕获前方盂肱下韧带（图13A和13B）。

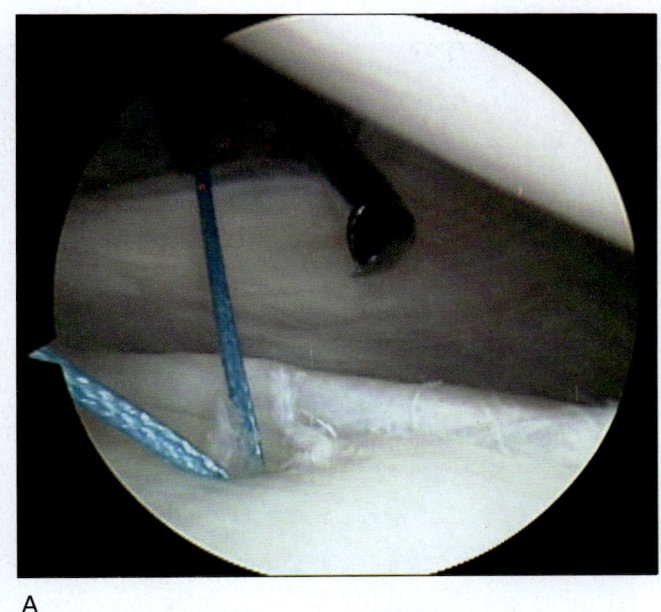
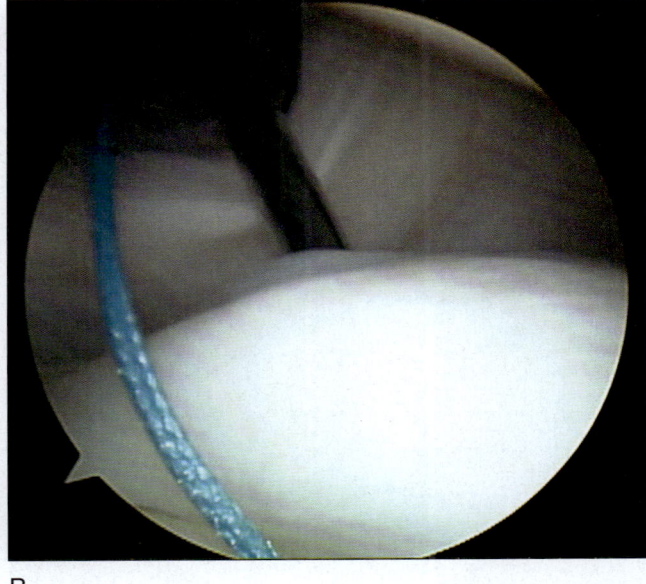

A B

图13

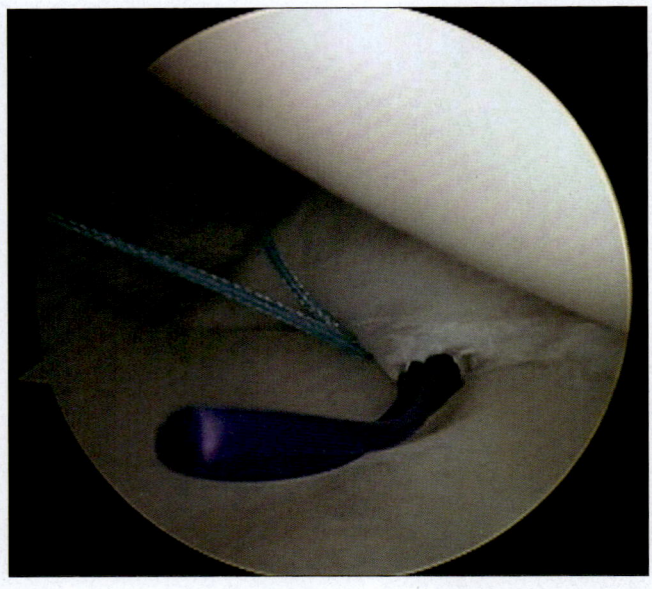

图14

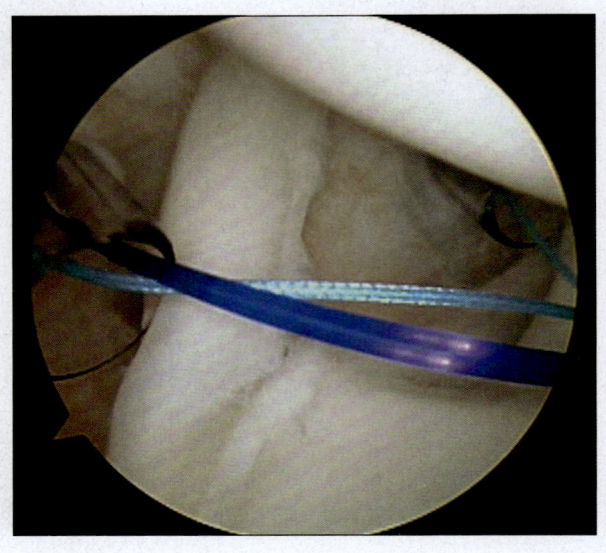

图15

- 将设备通过下方和内侧以使折叠进展到上方和外侧至相应的缝合锚（图14）。
- 将穿梭缝合环通过前上入路置入（图15）。
- 将缝合线穿过穿梭环从前上入路穿出后，将缝线再穿梭通过前下入路（图16）。将这根缝线作为"标点"，进行标准的关节镜下打结（图17）。

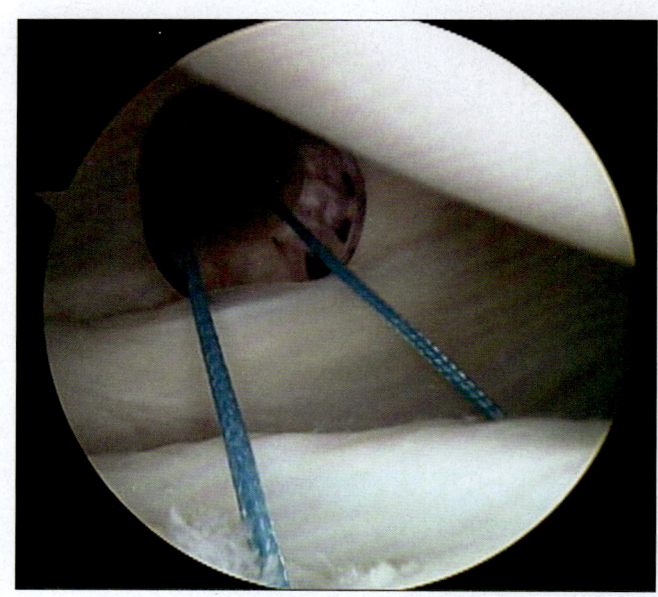

图16

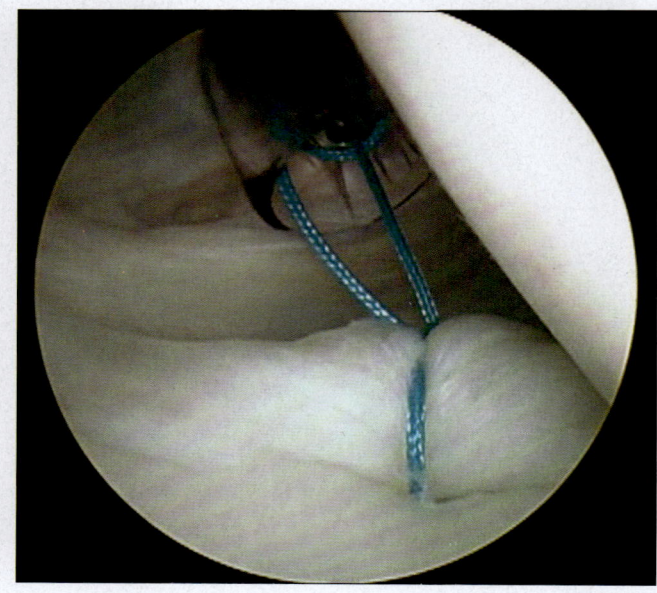

图17

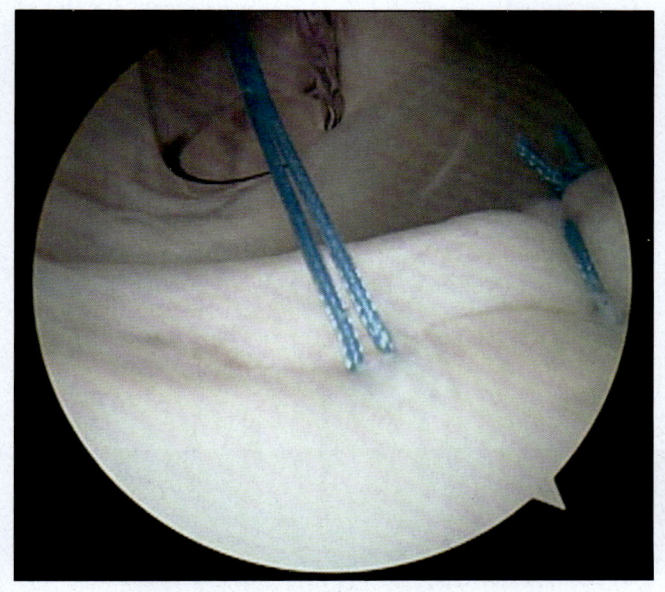

图18

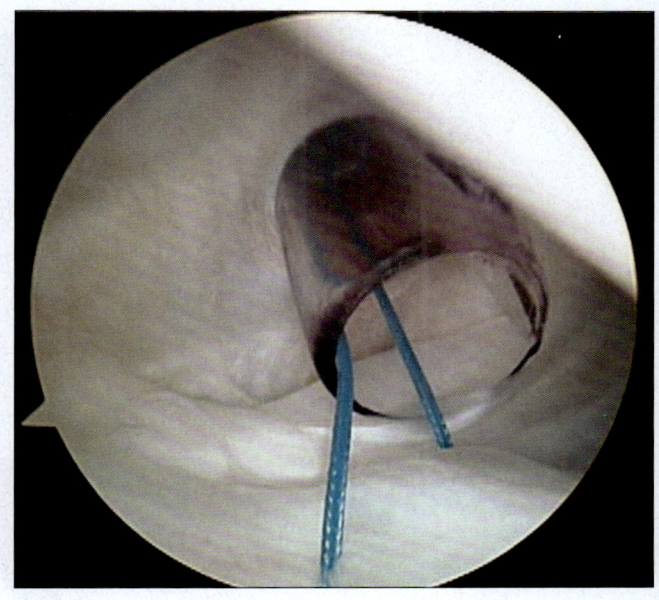

图19

- 置入第二根缝合锚以增强在 3：30—4 点方向的前下关节囊缝合（图 18）。
  - 再一次通过关节囊的下内方穿梭外侧线（以继续推进关节囊至缝合锚的上外方）（图 19）。
  - 行标准关节镜下打结。图 20A 和 20B 显示从后方和前上方入路所见的前下方关节囊缝合的结果。

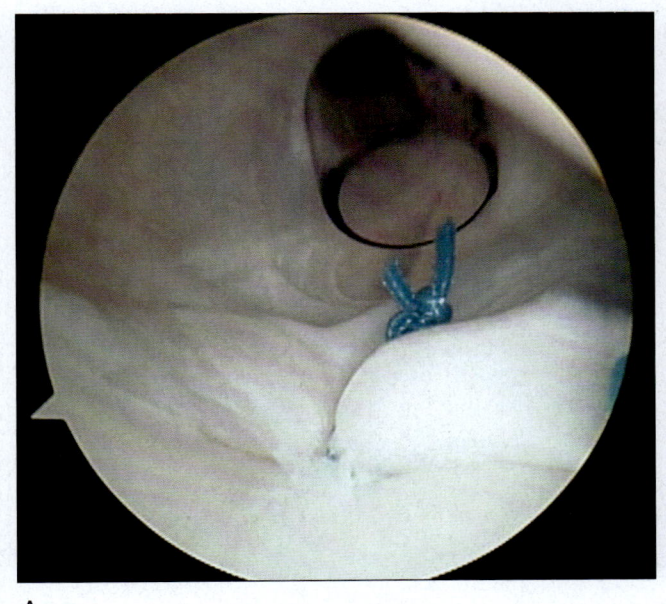

A

B

图20

第三步：后方关节囊缝合

- 为行后方折叠术，需从前上入路进入关节镜。
- 在盂肱下韧带后方水平建立后下入路，使其位于缝合锚的外上方。
  - 推荐应用定位针，如图21所示，位置在7点位盂肱下韧带后方。
  - 图22为后下入路定位针外面观（箭头）（后侧入路，P）。

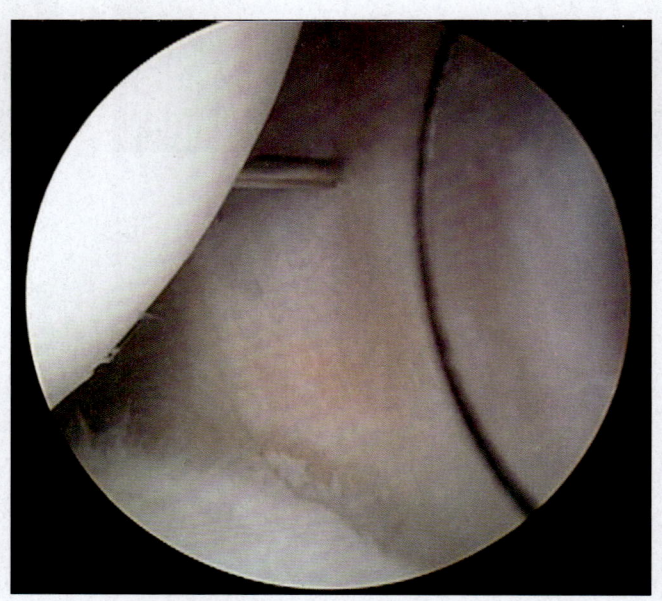

图21

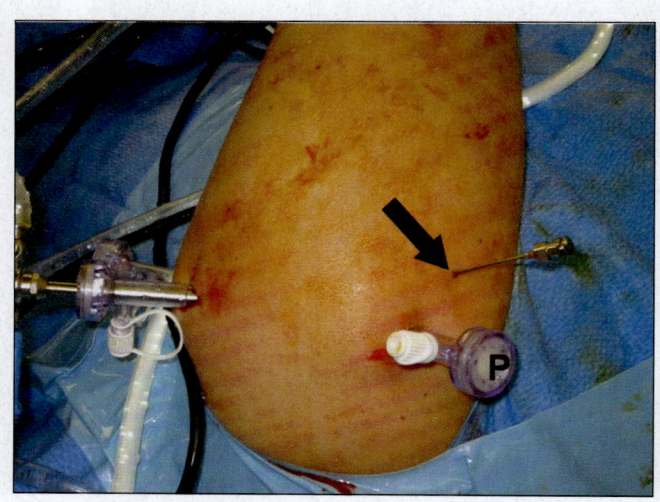

图22

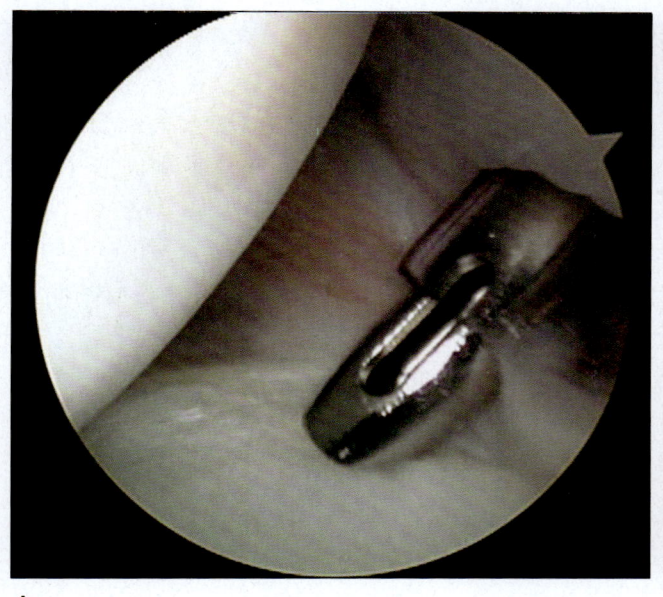
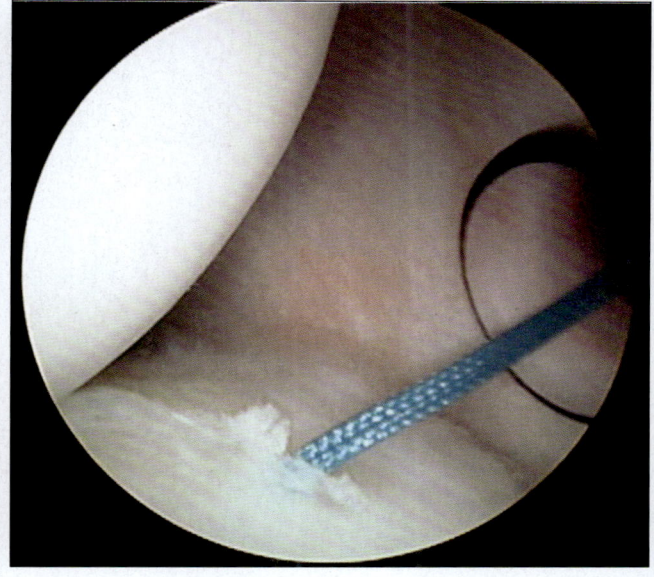

图23

- 通过后下入路在7点和8—8:30点位置通过缝合锚完成折叠。第一个缝合锚的位置应该更靠下方（图23A和23B）
- 后侧两个折叠术与前方两个折叠术相似（通过相似的对应套管使用相同的推线和穿梭缝合设备），此举可平衡下方关节囊缝合术（图24A和24B）。

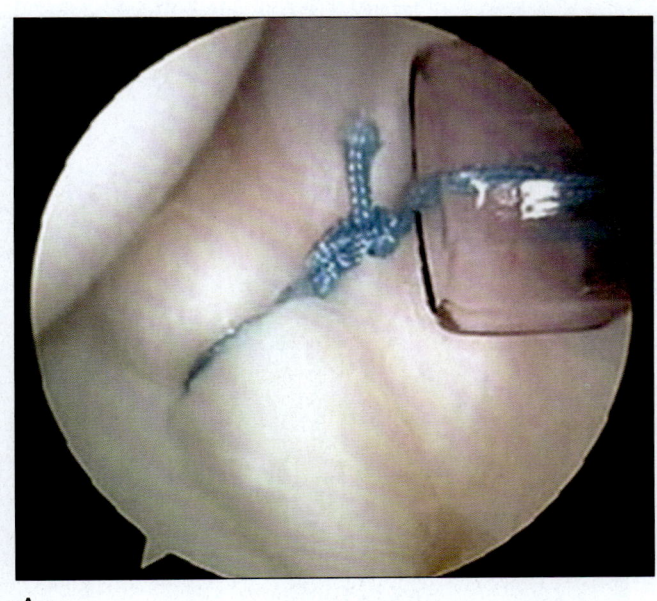
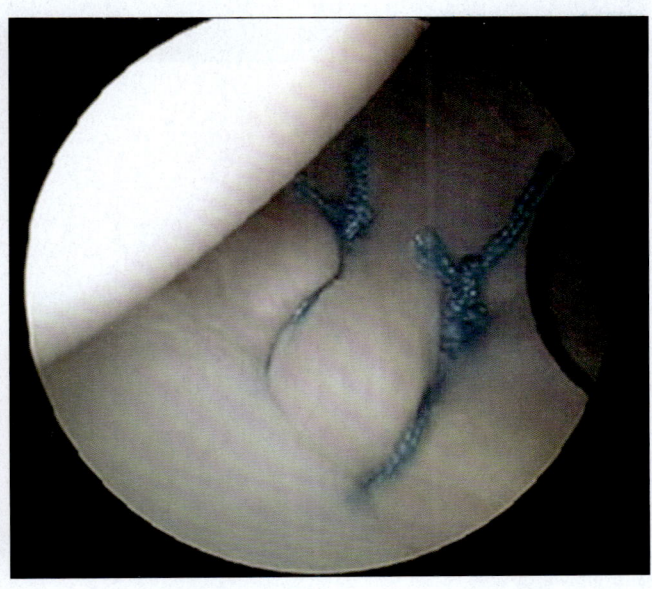

图24

> **手术要点**
>
> - 如果看起来或在触摸下感觉组织力量减弱则建议打非滑结,因为这种方式的创伤性更小。

第四步:肩袖间隙闭合

- 为行肩袖间隙闭合,需从后方入路插入关节镜。
- 通过前上入路无需使用缝合锚进行肩袖间隙折叠,将盂肱上韧带(superior glenohumeral ligament,SGHL)和盂肱中韧带(middle glenohumeral ligament,MGHL)重叠在一起。
  - 应用缝线牵引器进行肩袖间隙的端对端修复。
    - 图 25 显示通过 SGHL 和 MGHL 边对边折叠行肩袖间隙的闭合。
    - 注意,图 26 在闭合肩袖间隙之前已经在盂肱中韧带上打入了一个缝合锚。
  - 通过前下或后下入路进行穿梭缝合。

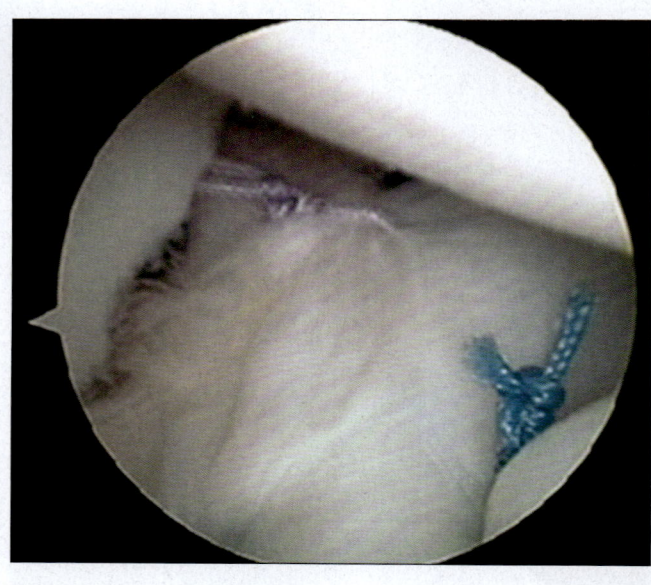

图25

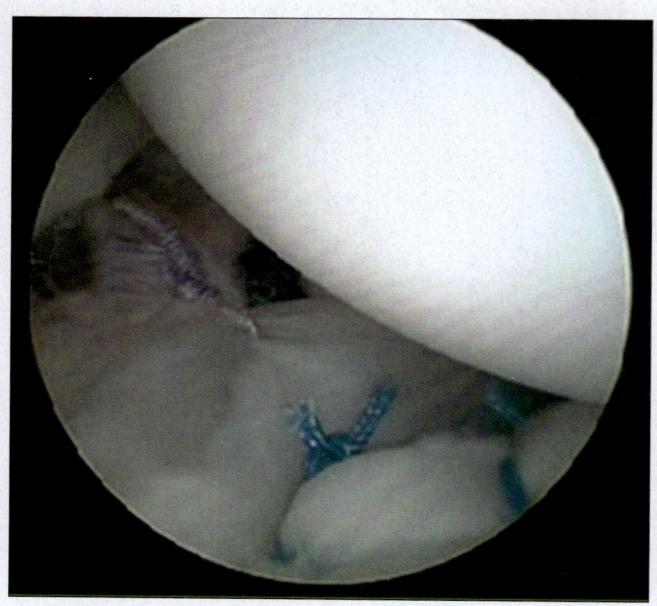

图26

- 肩袖间隙闭合的其他可选方式：
  - 通过前下入路进线抓住 MGHL（图 27）。通过钩针取回即时穿梭缝线（图 28A 和 28B）。
  - 将缝线穿引器可直接抓住缝线（如 BirdBeak 装置），然后通过 SGHL（图 29）。用打结器将缝线头带到直接穿引器（图 30），然后将缝线通过 SGHL 带回来。
  - 用钩针将即时穿梭线脚通过前下入路带回（图 31），然后可在关节镜下打结并行肩袖间隙折叠（图 32）。

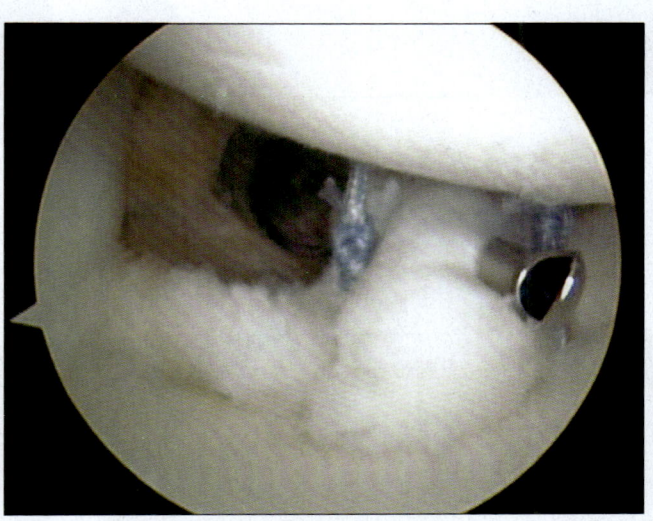

图27

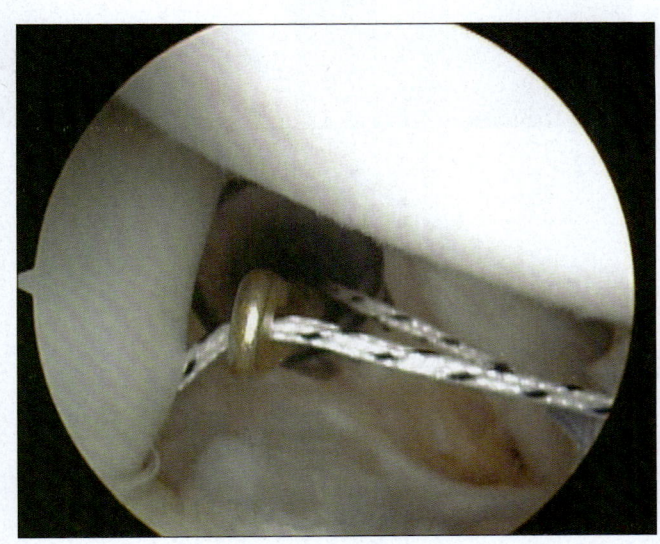

A B

图28

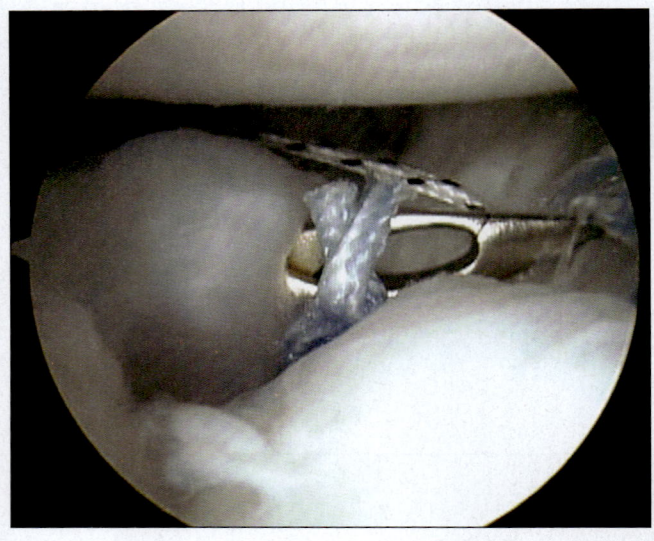
图29

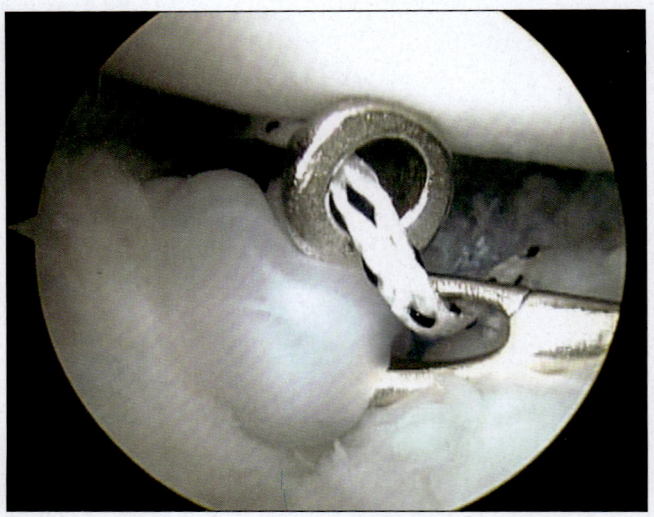
图30

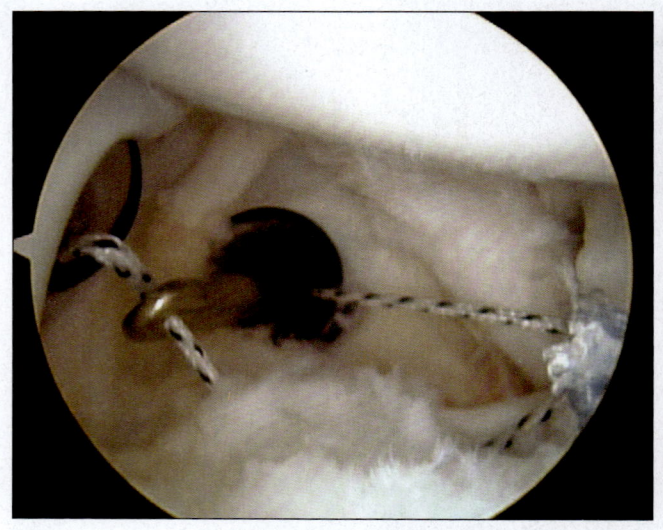
图31

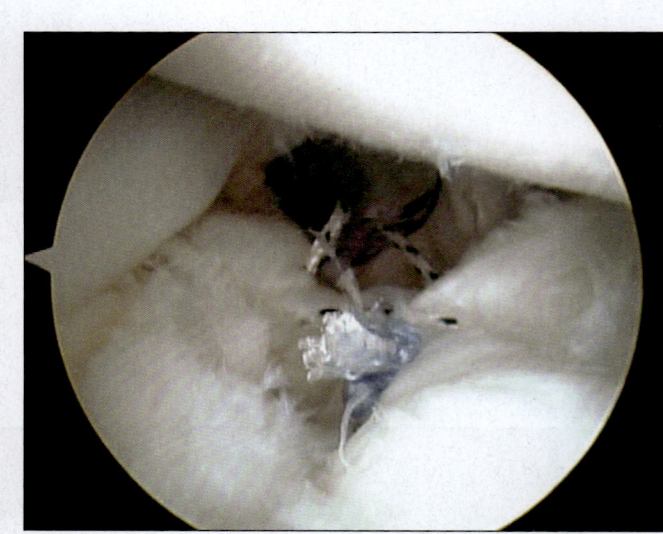
图32

术后护理和预后

- 肩部制动6周
  - 术后6～12周内不允许被动伸直，6～12周后可行渐进性限制锻炼，6个月内达到双侧对称性的活动度。
  - 至少6个月内不能参加体育活动（最好等到12个月），可在分级活动中先渐进性参与或行限定的体育活动适应性训练。

- 关于前下方多向不稳定的关节镜下关节囊缝合术的研究相对较少，研究结果相对乐观，满意度和重返体育活动的概率较高。需要进行更多的研究以帮助改善患者选择和决定在可重复的关节镜技术下最合适的折叠数量。

证据

Alpert JM, Verma H, Wysocki R, et al. Arthroscopic treatment of multidirectional shoulder instability with minimum 270 labral repair: minimum 2-year follow-up. Arthroscopy, 2008, 24: 704-11.
在这篇回顾性系列病例研究中，作者试图分析对多向不稳定伴盂唇撕裂行关节镜下稳定术和盂唇修复患者的治疗结果。13 例符合入组标准。在为期至少 2 年的随访中多数患者（85%）效果良好，2 例（15%）出现复发（半脱位或脱位）。作者提出肩袖间隙闭合的适应证仍在变化中。（Ⅳ级证据）

Cohen SB, Wiley W, Goradia VK, et al. Anterior capsulorrhaphy: an in vitro comparison of volume reduction. Arthroscopic plication versus open capsular shift. Arthroscopy, 2005, 21: 659-64.
作者比较了在尸体研究中关节镜下折叠术和开放侧方移位术后关节囊容量减少的情况。其中 7 例采取关节镜下折叠术，8 例采取移位术。折叠术组每个样本使用了 3 根缝合锚。最终折叠术组出现了 22.8% 的容量减少，而在移位术组这一数字为 49.9%。作者推荐对多向不稳定需行较大移位的患者行开放侧方移位术。但容量减少是否是解决不稳定所必需的措施仍不明确。

Gartsman GM, Roddey TS, Hammerman SM. Arthroscopic treatment of bidirectional glenohumeral instability: two- to five-year follow-up. J Shoulder Elbow Surg, 2001, 10: 28-36.
这项研究的目的是评估双向不稳定（下方伴前方或后方）行关节镜治疗的结果。在为期至少 2 年的随访中评估了 54 例患者。49 例（91%）效果评分为良或优，其中 40 例可重返体育活动，10 例评分掉入下一级，但是对一些患者进行了关节囊热缩术和肩袖间隙闭合术。患者常频繁出现额外损伤。这项研究是前瞻性的，但患者入选的标准是非随机或非双盲的。（Ⅳ级证据）

Tauro JC. Arthroscopic inferior capsular split and advancement for anterior and inferior shoulder instability: technique and results at 2- and 5-year follow-up. Arthroscopy, 2000, 16: 451-6.
作者前瞻性地评估了对 34 例肩关节前下不稳定行关节镜治疗的患者。5 例患者行肩胛盂横行缝合固定，其余行缝合锚固定。平均 Bankart 评分为 91.6 分（范围为 40～100）。30 例患者无复发、半脱位或脱位。28 例患者可重返体育活动或工作，其中 21 例可恢复到受伤前的水平。（Ⅳ级证据）

Treacy SH, Savoie FH 3rd, Field LD. Arthroscopic treatment of multidirectional instability. J Shoulder Elbow Surg, 1999, 8: 345-50.
作者回顾了对 25 例肩关节多向不稳定行关节镜下经肩盂固定的患者。在至少 2 年的随访中，平均 Bankart 评分为 95 分（范围为 50～100 分）。21 例（88%）患者 Neer 评分效果满意。3 例患者在关节囊缝合术后出现复发性不稳定。尽管 11 例患者在既有肩关节多向不稳定的基础上出现急性创伤，所有患者术前均有非创伤性不稳定病史。（Ⅳ级证据）

15 合并肩胛盂或肱骨骨缺损的盂肱前方不稳定：Latarjet 手术

Kristofer J. Jones, Christopher C. Dodson, Russell F. Warren

注意事项

- 在 Latarjet 术式这样的非解剖重建术治疗复发性肩关节不稳定取得了巨大成功的同时，人们却没有注意到导致前方不稳定的其他病变，如 Bankart 损伤、由前向后的上盂唇损伤，或前方关节囊缺损。
- Latarjet 手术的禁忌证是合并肩胛下肌撕裂和缺损的肩关节前方不稳定患者。

争议

- 长期研究证实 Latarjet 术后的患者有不同程度的外旋功能丢失。手术分离可能导致肩胛下肌内明显瘢痕形成，最终造成肌腱滑动减少，从而使外旋减少。外旋是过顶投掷动作环节中重要的运动，因而有些作者对投掷运动员采用这种手术方法产生质疑。

Latarjet 手术

适应证

- 任何治疗肱盂关节前方不稳定的手术方法的目标都是在恢复稳定的同时保护肱盂关节的活动度和力量，从而加快恢复功能性活动。
- 对于伴有肱盂关节前方不稳定的骨缺损，所应用的重建手术方法要根据对肱骨或肩胛盂骨缺损的术前评估而定。
- 在我们研究所，我们常规应用 Latarjet 术式治疗合并明显骨缺损的复发性盂肱前不稳定。其特定指征包括伴有前后和前方肩胛盂骨缺损分别超过 21% 和 25%（Bigliani 等，1998；Itoi 等，2000；Yamamoto 等，2009）。应用喙突移植恢复肩胛盂的深度和宽度，并通过联合腱产生下关节囊的动力增强作用。这一方法对于患有 Hill-Sachs 损伤的患者也有效，因为重建延长了盂弓，从而预防了肱骨病变的产生。

临床检查／影像学检查

- 初始查体应当针对不稳定方向的确认（前方、下方、后方或多方向）。不稳定的临床查体结果对于诊断非常重要。但是，通过常规查体确定是否有骨缺损往往很困难。
- 诱发试验
  - 恐惧试验是前方不稳定的经典诱发试验。位移试验是这一临床查体的延伸，用以增加对细微的前方不稳定进行恐惧试验的特异性。

治疗方案

- 在复发性肩关节前方不稳定的老年患者或低要求患者，如果肱骨头或肩胛盂前下骨缺损少于20%，如能够完成日常活动，对其可以采取保守治疗。
- 尽管关节镜稳定手术有很多优越性，但是仍然有一些禁忌证，包括肩胛盂或肱骨骨缺损需要骨性重建、关节囊缺损或不可修复的肩袖缺损（Millett 等，2005）。

- 负荷-轴移试验可以用来评估肱盂韧带前束的完整性和前方不稳定的程度。当在术中进行这项检查时，术者可能会感觉到脱位绞锁，这说明合并大块的骨缺损。
- Sulcus 征决定了下方不稳定的存在，牵拉试验可用来评估患者是否有后方不稳定。Sulcus 征表示对行肱骨纵向牵引时，在肱骨头和肩峰下表面之间存在巨大间隙（图1）。这项体征被认为可以作为多向不稳定的诊断。

■ 平片

- 在大多数病例，标准 X 线成像可以发现肩胛盂和肱骨骨缺损。前后位、内旋前后位和 Stryker notch 位（图2，箭头）可以用来评估患者是否存在 Hill-Sachs 损伤（肱骨前外侧压缩缺损）。
- 西点腋位像可以完全显示肩胛盂前下边缘的任何骨性缺损。

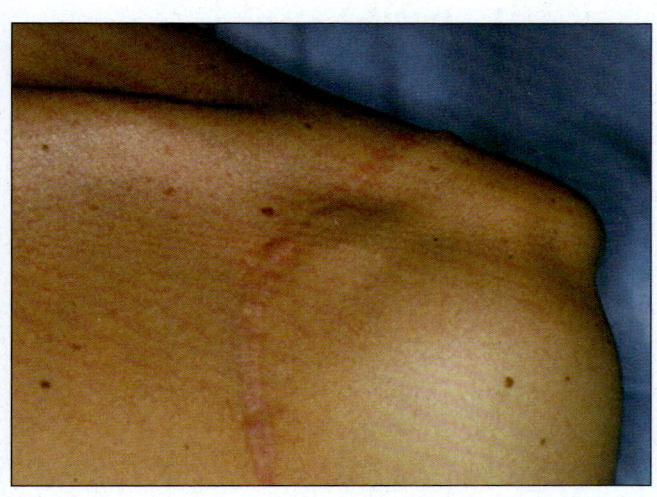

图1

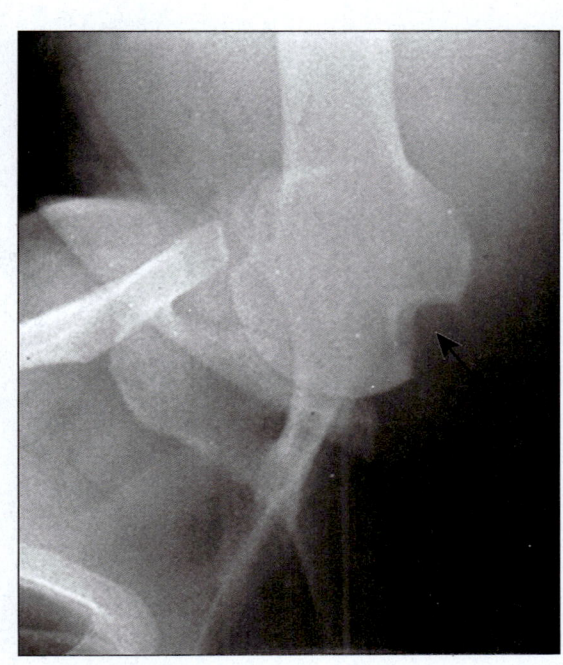

图2

治疗方案—续

- 除了 Latarjet 术式外，本章还详细描述了 Bristow 术式，它是另一种喙突移位手术，用以治疗关节盂下方骨缺损超过直径的 20% 或合并肱骨头骨缺损的肩关节前方不稳定患者（Helfet，1958）。
- 肩关节成形术或融合术对于合并肱盂关节退行性关节炎的不稳定患者是一种可靠的外科技术。

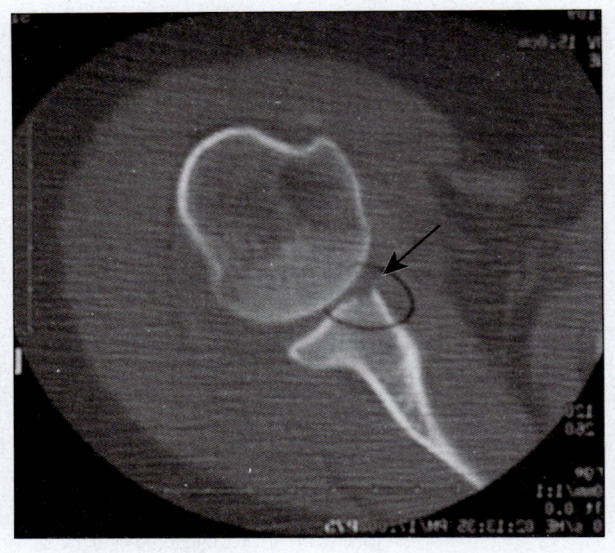

图3

- 如果术前计划需要精确量化肩胛盂或肱骨头缺失，CT 扫描及三维重建很有帮助。图3 为轴向 CT 扫描显示肩胛盂前方骨性缺损，伴有肱骨头半脱位（箭头）。
- MRI 有助于判断盂唇撕裂、软骨缺损、关节囊松弛，以及合并肩袖损伤。老年患者的创伤性肩关节不稳定可能合并肩袖撕裂（尤其是肩胛下肌），认识到这一点很重要（Neviaser 等，1993；Neviaser，1995）。在任何查体中如果发现肩袖病变，应该进一步行 MRI 检查进行评估。

外科解剖

- 喙突是肩胛骨上缘突起的骨性结构，朝向前方并向外侧弯曲。喙突位于锁骨外 1/4 下方，喙锁韧带连接锁骨的下表面。
  - 喙突是多个肌肉的附着处。胸小肌附着于喙突的上部。喙肱肌附着于喙突尖部的内侧，肱二头肌短头附着于尖部外侧。

喙肱肌和肱二头肌短头的腱性部分形成联合腱。
- 喙肩和喙肱韧带分别起自肩峰和肱骨，附着于喙突的外缘。
- 盂唇是环绕肩胛盂窝的纤维软骨结构，其功能是加深盂腔，进而稳定盂肱关节。
- 纤维关节囊包绕盂肱关节，在盂唇的边缘以外附着于肩胛盂的内侧。关节囊向外侧延伸附着于肱骨解剖颈。组成肩袖的肌腱（冈上肌、冈下肌、小圆肌和肩胛下肌）中的一部分加强和支持纤维囊。
- 肩胛下肌起自肩胛骨的前面，形成宽腱附着于肱骨小结节和关节囊的前方。其在解剖上形成腋窝后壁的重要部分。

体位

- 采用 Latarjet 术式时，将摆放患者于改良沙滩椅位。这种体位最主要的好处就是做完初始的关节镜诊断后，可以很容易地开始开放手术，防止在改变术式时重新摆放患者体位。
- 利用标准的手术台和三角泡沫枕头，将患者放置于 45° 侧卧位。手术台在髋部屈曲，头端抬起 30°。将手术床足端放低约 10°~15°。在此体位患者的胳膊可以屈曲、外展，并很容易旋转。

设备

- 标准手术台
- 带斜边的泡沫枕头

手术要点

- 研究证明肩胛盂下部的前后径平均为23mm（Burkhart等，2002）。肩胛盂骨的缺损量取决于对测量中心的裸露点的鉴别。
- 如图6所示，可以用探针确定关节盂前缘和后缘到裸露点的距离。比较这两个测量数据可以让手术医生量化前方骨缺损的百分比。

入路/显露

- 诊断性关节镜检采用标准前方、后方和前上肩关节入路，来确定和量化骨缺损，以及发现伴随的造成不稳定的病理改变。
  - 前方体表标志：肩峰、锁骨、肩锁关节和喙突。
  - 后方体表标志：后方肩峰和肩胛冈。
- 标准后方入路为"软点"，位于肩峰后外侧角下方2～3cm，内侧1cm处。"软点"代表冈下肌和小圆肌之间的间隙。如果入路太靠下，腋神经会有危险；如果入路过于靠上方和内侧，可能会损伤肩胛上神经和动脉。
- 建立后方通路后，将关节镜向后方放置，在视觉的帮助下制造前上方通路。这一入路建立在喙突外侧1cm和上方1cm处。
- 通过前上方路径可以容易看到肩胛盂缺损。图4为关节镜下图像，显示前方肩胛盂巨大的骨性缺损（箭头）。

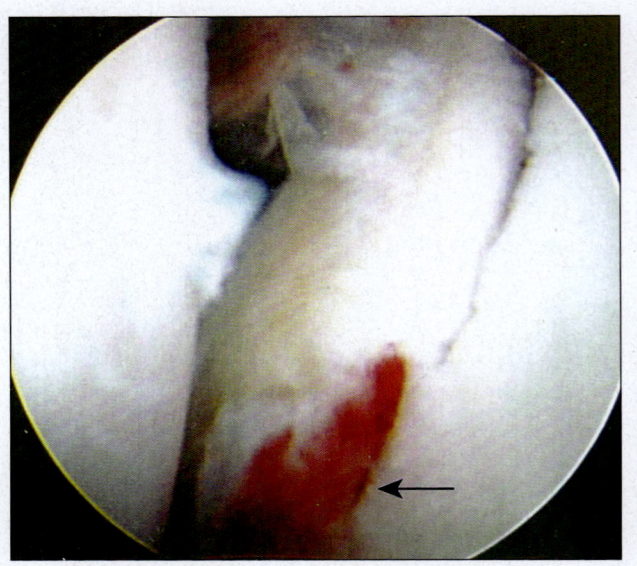

图4

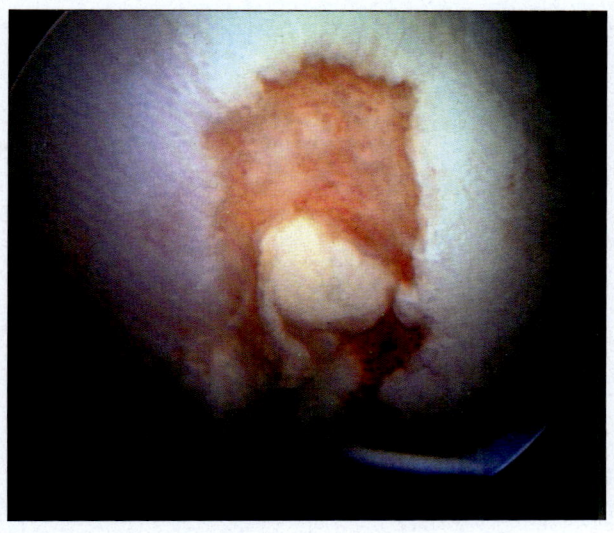

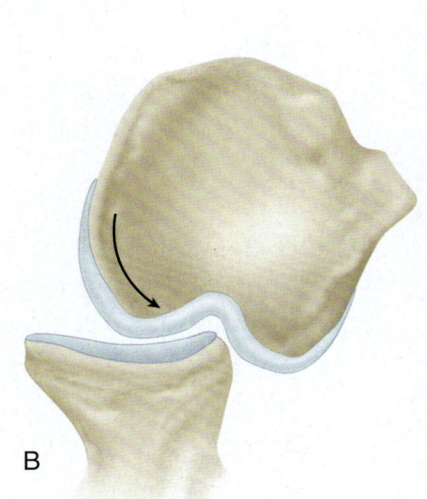

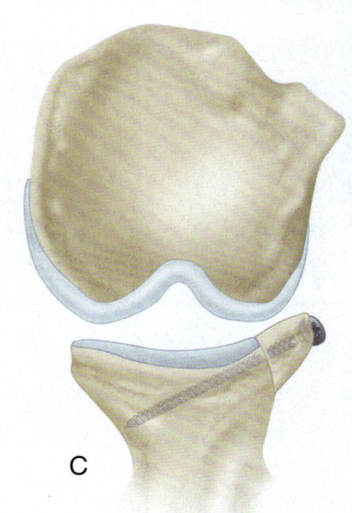

图5

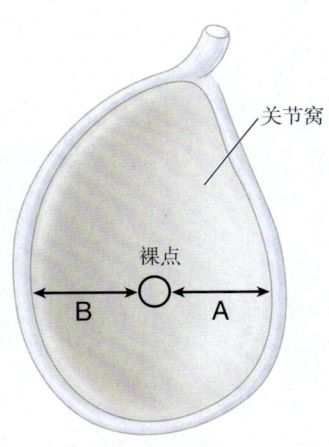

图6

- 为了评估巨大的 Hill-Sachs 病变（图 5A），可以利用后方和前上方路径来观察在"90-90"位（外展 90° 并外旋 90°）时，肱骨头缺损是否与肩胛盂边缘有接触。
- 应用喙突移植可以延长肩胛盂弓，防止肱骨头卡在肩胛盂边缘（图 5C）。
■ 在诊断性关节镜检后，利用标准三角肌胸大肌入路进行 Latarjet 手术操作。

手术要点

- 行喙突截骨前锐性分离喙突内侧缘而获得完全显露，这一点很重要，因为其后喙突内侧表面将被连接在肩胛盂颈部前方。

手术要点

- 应该在胸小肌止点和喙锁韧带附着处之间进行截骨。重要的是要保证喙锁韧带保存完整，避免使肩锁关节丧失稳定性。
- 我们倾向于取得至少 2～3cm 的喙突，以便于以后将其连接在肩胛盂颈部。
- 在整个手术过程中，要保持联合腱连接于喙突，从而保证移植物的血供（血管化的移植物）。

注意事项

- 在喙突截骨前要充分显露和保护肌皮神经。充分游离移植物对于避免肌皮神经损伤很重要，肌皮神经横跨喙肱肌，位于喙突附着点的远侧。

手术步骤

第一步

- 用画线笔标记切口，用利多卡因和 1% 肾上腺素局部皮肤注射。
- 采用标准的肩关节三角肌胸大肌入路，做 6～8cm 皮肤切口，从喙突向下延伸至腋窝皱襞。将头静脉仔细游离，拉向外侧，以保护其三角肌分支。
- 将切口切至胸锁筋膜水平，钝性分离显露喙突基底部，喙锁韧带止于此处。于喙突内侧方锐性剥离并掀起胸小肌，将喙肩韧带自外侧缘松解，以便于显露。

第二步

- 显露喙突内侧后，在喙锁韧带附着处以远部位使用摆锯小心地截骨，将钝性拉钩置于喙突下方和内侧，以保护内侧的神经和血管结构。
- 使用高速磨钻，于喙突内表面磨出一小片出血的松质骨区域，便于其与肩胛盂边缘前方的融合。

第三步

- 准备好移植骨块后，L 形切开肩胛下肌，显露盂肱关节。将肌肉的上半部分向远侧剥离，在前方关节囊将其处切断。用缝线标记这部分肌肉，并将其向内侧反折，易于充分显露。
- 而后将肩胛下肌的下方从关节囊处掀起。在肩胛盂边缘外侧 1cm 处行关节囊垂直切口，保留一部分结实的关节囊瓣，利于以后做关节囊盂唇修补。

器械 / 植入

- 除了小号摆锯，还可以选择 0.75 英寸锐利的骨刀进行喙突截骨。当使用骨刀时，必须加倍小心避免肩胛盂或肩胛骨骨折。骨刀应该由内向外成角，以避免损伤内侧的神经和血管结构。

手术要点

- 可以劈开肩胛下肌显露盂肱关节，从而避免了修复肌肉的需要，并保护了腱性附着部的完整性。
- 如果应用 L 形切口显露关节，必须保护肩胛下肌的下方，以利于术后早期主动外旋。

第四步

- 沿盂颈前方骨膜下剥离关节囊，找到骨缺损（图7）。然后用高速磨钻将肩胛盂颈和边缘去皮质，为移植物的固定制造出血的骨床。重要的是保证清除受区所有的纤维组织，以避免可能出现的移植物不愈合。
- 在肩胛盂边缘 3 点、4 点、5 点的位置插入缝合锚钉，准备以后重建关节囊盂唇附着处。
- 用 4.0mm 空心钉的导针将喙突移植物临时固定在肩胛盂边缘，出血的内侧表面与前下方肩胛盂去皮质处平齐贴放。原先的喙突尖部指向下方，所以移植物的弧形外表恰好平行于肩胛盂边缘。可以使用高速磨钻塑形移植块，保证贴合。
- 一旦方向和贴合满意，用 2 枚 4.0mm 空心钉一上一下固定移植物（图8A、8B）。注意喙突移植物通过增加肩胛盂下方直径恢复其"梨形"（图8C）。

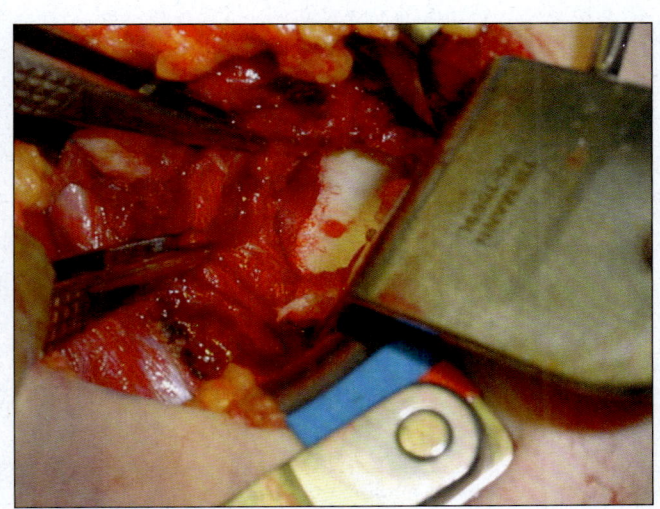

图7

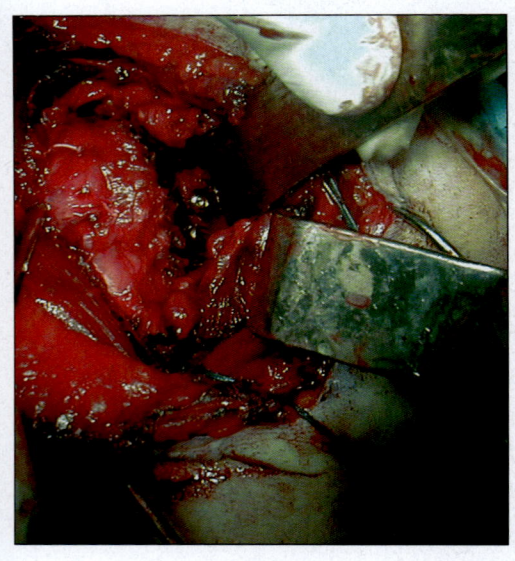

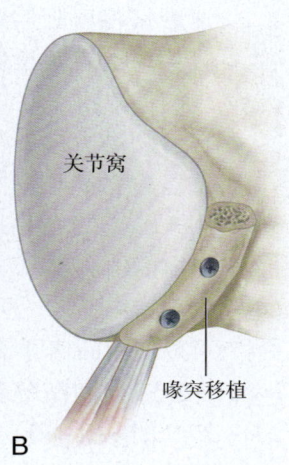

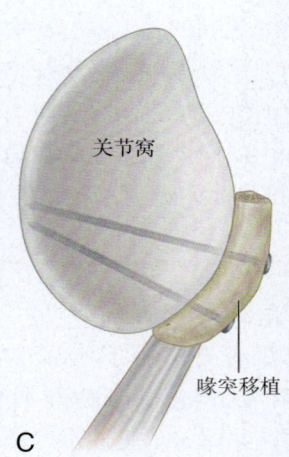

图8

第五步

- 利用预留的锚钉修复翻起的关节囊瓣至原肩胛盂边缘。接着将肩胛下肌重新缝合于初始显露时不可吸收线标记的外侧腱性止点。
- 用大量水冲洗伤口，止血。不必关闭三角肌胸大肌间隙，但要用可吸收线关闭浅筋膜和深层真皮。
- 肩部制动。

术后护理和预后

- 术后2周佩戴肩部制动支具。鼓励患者立即开始肩部活动，可以每天三次取下支具，以开始外旋至中立位的被动活动，并配合指导下的物理治疗。
- 术后2周解除肩部制动后，开始被动过顶运动。
- 术后6周，开始外旋伸展和阻力肩部运动。

手术要点

- 用双皮质钻具对喙突上下钻孔。当在上方钻眼时，钻头应在冈盂切迹下方钻出肩胛盂后壁，以防止医源性损伤肩胛上神经。
- 拧入螺钉时应加倍小心，空心钉过度拧紧会造成移植块骨折。

> **注意事项**
> - 移植骨块的明显内侧移位可能造成复发性脱位，因为其不能延伸肩胛盂的关节弓。而骨块过于靠外又会在盂肱关节运动时形成"骨性阻挡"，造成早期疼痛和骨关节炎（Burkart 和 De Beer，2000）。

> **注意事项**
> - 修复肩胛下肌时应保证喙突移植骨块周围肌肉和联合腱有充分的活动余地，以保护外旋功能。

- 3 个月时允许患者负重，6 个月时可期望恢复完全的体育运动（包括接触性运动项目）。
- 随访期间拍摄肩关节标准前后位和内旋前后位，监测植骨区是否骨性融合（图 9）。
- 观察 Latarjet 手术治疗复发性盂肱前方不稳定功能结果的长期随访研究显示，其对复发性脱位有着充满希望的结果。
  - 在 Allain 等（1998）的研究中，作者们发现 Latarjet 手术治疗的 52 例肩关节无一例再发脱位，平均随访时间为 14.3 年。但是同样研究证实在 34 例患者（58%）手术的肩部出现关节炎性改变。尽管大多数患者仅有 I 级关节炎征象，作者强调避免将喙突侧方固定于肩胛盂边缘，以防止这个潜在的并发症。

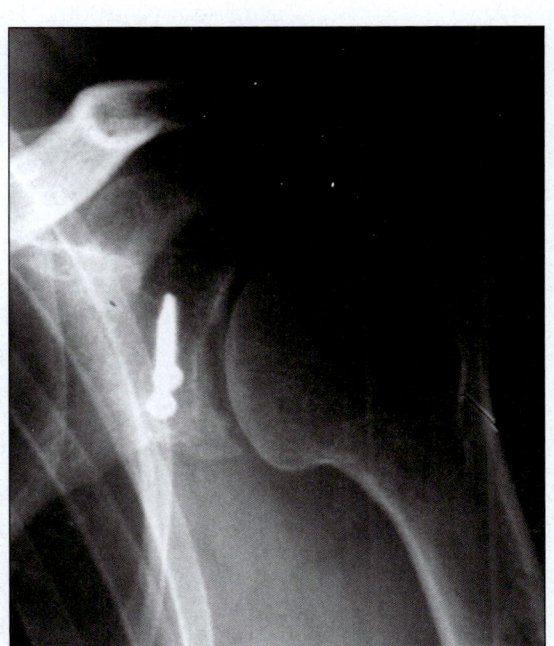

图9

证据

Allain J, Goutallier D, Glorion C. Long-term results of the Latarjet procedure for the treatment of anterior instability of the shoulder. J Bone Joint Surg [Am], 1998, 80: 841-52.
论文阐述了 Laterjet 术式治疗肩关节前方不稳定的长期随访结果。（Ⅳ级证据）

Bigliani LU, Newton PM, Steinmann SP, Connor PM, McLlveen SJ. Glenoid rim lesions associated with recurrent anterior dislocation of the shoulder. Am J Sports Med, 1998, 26: 41-5.
这篇文章阐述了前方骨缺损如何造成肩关节不稳定，并讨论了治疗方法。（Ⅳ级证据）

Burkhart SS, De Beer JF. Traumatic glenohumeral bone defects and their relationship to failure of arthroscopic Bankart repairs: significance of the inverted-pear glenoid and the humeral engaging Hill-Sachs lesion. Arthroscopy, 2000, 16: 677-94.
这篇文章描述了肩胛盂形态的重要性及其是如何导致肩关节不稳定的。（Ⅳ级证据）

Burkhart SS, Debeer JF, Tehrany AM, Parten PM. Quantifying glenoid bone loss arthroscopically in shoulder instability. Arthroscopy, 2002, 18: 488-91.
该论文讨论了关节镜下评估肩胛盂骨缺损的方法。（Ⅴ级证据）

Helfet AJ. Coracoid transplantation for recurring dislocation of the shoulder. J Bone Joint Surg [Br], 1958, 40: 198-202.
该技术性论文讨论了应用喙突作为骨性阻挡来治疗肩关节不稳定。（Ⅳ级证据）

Itoi E, Lee SB, Berglund LJ, Berge LL, An KN. The effect of a glenoid defect on anteroinferior stability of the shoulder after Bankart repair: a cadaveric study. J Bone Joint Surg [Am], 2000, 82: 35-46.
尸体研究评估了 Bankart 修复后肩胛盂骨缺损的作用。

Millett PJ, Clavert P, Warner JJ. Open operative treatment for anterior shoulder instability: when and why? J Bone Joint Surg [Am], 2005, 87: 419-32.
这是一篇很好的关于肩关节不稳定的开放治疗选择的综述文章。（Ⅴ级证据）

Neviaser RJ, Neviaser TJ, Neviaser JS. Anterior dislocation of the shoulder and rotator cuff rupture. Clin Orthop Relat Res, 1993, (291): 103-6.
这是关于肩关节前方不稳定伴随肩袖损伤的病例报道。（Ⅳ级证据）

Neviaser RJ, Neviaser TJ. Recurrent instability of the shoulder with onset after age 40. J Shoulder Elbow Surg, 1995, (4): 416-18.

Yamamoto N, Itoi E, Abe H, Kikuchi K, Seki N, Minagawa H, Tuoheti Y. Effect of an anterior glenoid defect on anterior shoulder stability: a cadaveric study. Am J Sports Med, 2009, 37 (5): 949-54.
这是一篇关于肩胛盂前方骨缺损，及其如何影响肩关节不稳定的尸体研究。

16 肩关节后下方多方向不稳定的开放手术治疗

George M. McCluskey III

注意事项

- Ehler-Danlos 综合征或马方综合征的患者避免手术治疗。
- 对于习惯性肩关节脱位，已经行选择性患肢肌肉紧缩术的患者避免手术治疗。
- 确诊有心理疾病的患者避免手术治疗。

适应证

- 症状性肩关节后方或后方-下方不稳定，综合保守治疗 3~6 个月，效果欠佳者。
- 症状性肩关节多方向不稳定，主要累及后方-下方结构，经综合保守治疗 6 个月以上，效果欠佳者。
- 多次尝试复位后，肱骨头仍然有持续性后方脱位（非中心性复位）。

临床检查及影像学检查

临床检查

- 通常同时检查双侧肩关节，因为肩关节多方向不稳定通常双侧同时发生。
- 通过不稳定撞击诱发试验和移动试验，确定症状性肩关节多方向不稳定的原发方向，如前后恐惧试验、再复位试验、急拉试验、轴向移位试验、负荷-轴移试验等。
- 将上肢前屈、内旋和内收位检查可以诱发肩关节"撞击"感。
- 双侧肩关节还可以通过沟槽征来评估，当上肢位于中立位和外旋位时，进行对比测量。
- 应该教会患者怎样识别肌肉性（习惯性）和体位性肩关节脱位。
- 对肩胛骨外翻的患者必须行全方位的神经检查，以区别存在原发性肩胛骨或后方多方向肩关节不稳定。

注意事项

- 大多数症状性肩关节多方向不稳定的患者患有双侧肩关节过度松弛。临床上重要的是要明确患者的症状是由于肱骨头相对于盂移动引起的，而不是在过度松弛的关节中所看到的肱骨头和盂无症状性移动。

影像学检查

- 平片
  - 肩关节前后位、腋位和肩胛骨 Y 位。
  - 评估肩关节肱骨头的反 Hill-Sachs 损伤、肩胛盂过度后屈、Bennett 损伤和反骨性 Bankart 损伤等。

治疗方案

- 保守治疗。
- 避免诱发性运动。
- 维持肩胛胸关节动态稳定。
- 加强锻炼肩袖、三角肌、肩胛带等稳定结构。
- 生物反馈和本体感受疗法。
- 关节镜下用全关节囊皱襞行后关节囊修复术,行或不行后 Bankart 损伤或盂唇修复。
- 对病理性增大的肩袖间隙临时关闭。
- 对于肩袖间隙损伤、后盂唇撕裂、关节囊后盂唇损伤(伴或不伴关节囊后盂唇病变),可以联合关节镜和开放手术治疗。
- 对肩胛盂唇缺陷或者肩胛盂扭转的患者可行开放性骨块阻挡,联合后下位关节囊移位手术治疗。
- 对于后关节囊缺陷,尤其是翻修的患者行开放性手术,移位跟腱来重建并加固后关节囊。

- MRI 检查。
  - 最好行造影剂增强检查。
  - 用于评估张开的松弛的关节囊、后 Bankart 损伤和后关节囊撕脱等。
- CT 检查
  - 是评估肩胛盂扭转程度及反向肱骨头 Hill-Sachs 损伤情况的最好方法。

外科解剖

- 图 1 显示了三角肌中 1/3 和后 1/3。三角肌后 1/3 起于肩胛冈外 1/3 和肩峰后部,并止于肱骨三角肌粗隆。三角肌中 1/3 起于肩峰外侧部分。三角肌沿肱骨外侧走行并止于三角肌粗隆。
- 肩袖后方由冈下肌和小圆肌组成。冈下肌是羽状肌,中间存在粗条纹或肌脊,将其分为顶和底两部分。这种肌脊常常被错认为冈下肌和小圆肌的分界线。较难区分冈下肌和小圆肌(图 2)。

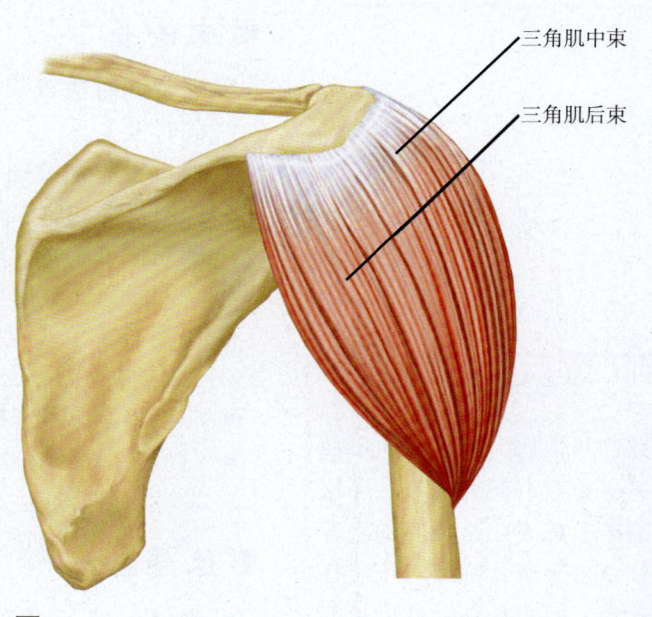

图1

- 冈下肌较大，起于肩胛骨冈下窝，止于肱骨大粗隆后侧。
- 小圆肌较小，位于冈下肌下方，起于肩胛骨外侧缘，由冈下肌下方止于肱骨大粗隆下部。

■ 四边孔内走行腋神经和旋肱后动脉。其边界是小圆肌、大圆肌、肱三头肌长头和肱骨外科颈（图3）。

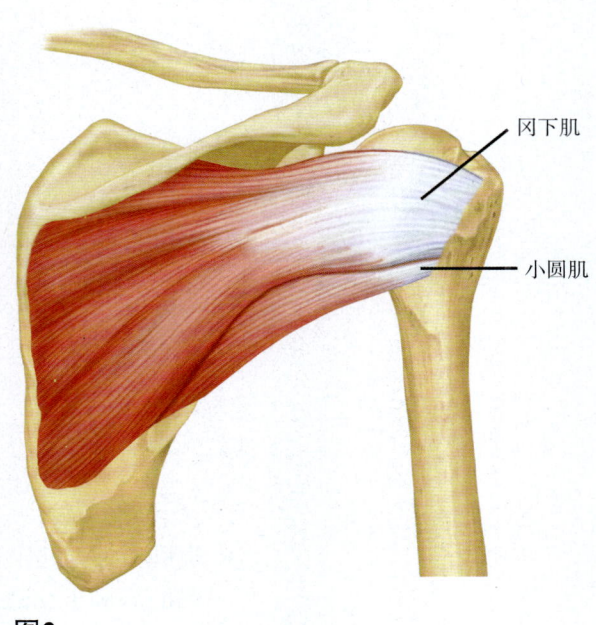

图2

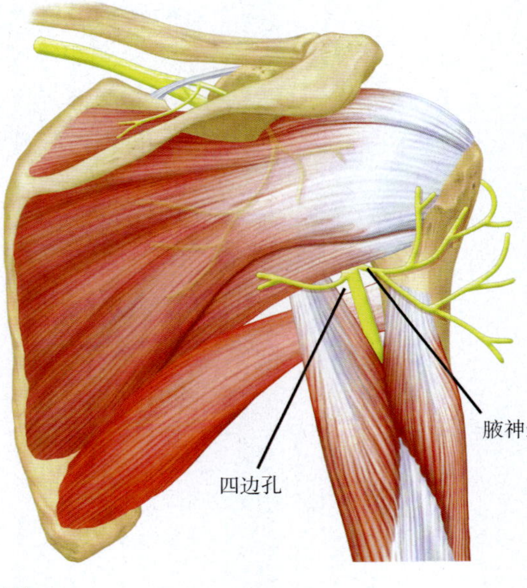

图3

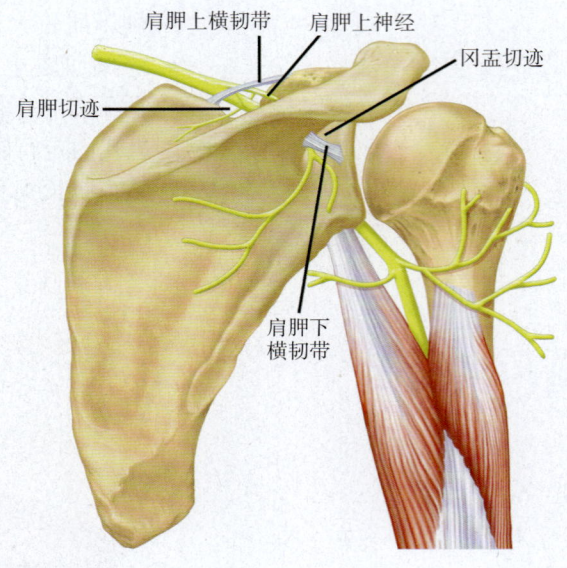

图4

- 肩胛上神经起于臂丛神经上干，走行于肩胛横韧带下方、喙突内侧的肩胛上切迹内（图4）。它先绕肩胛颈转行后支配冈上肌，再沿肩肩胛冈盂切迹走行，并发出分支支配冈下肌。由于该神经离肩关节盂唇中后方为1.2～2.5cm，用牵开器向内侧牵拉冈下肌时易损伤该神经。
- 不同于前关节囊，后关节囊除了细弱的下盂肱韧带后束以外，没有明显的盂肱韧带。该关节囊非常薄弱，由于冈下肌附着于大粗隆后方，往往混有该肌腱深部部分。
- 腋神经进入四边孔后，位于小圆肌下方，并分为后干和前干。后干支配小圆肌和三角肌后半部分；前干沿三角肌中1/3和后1/3的深部走行，距离肩峰外侧缘大约3～5cm。所以行外科手术时，易损伤腋神经。

手术要点

- 牵拉术肢以充分显露前后侧的肩关节和肩胛骨。术肢可以轻易地向各个方向移动，完成关节的收缩、显露和紧张关节囊等。

注意事项

- 在侧卧位时，由于过度牵拉、压迫等，有些神经特别容易受损。由于非手术侧上肢肘关节处于持续屈曲的体位，其尺神经也特别容易受损。另外，下肢腓侧与手术台直接接触，其神经也容易受损。因此，下肢与手术台之间要放一个软垫，以避免下肢压伤。

体位

- 在摆体位前，在麻醉下检查双侧肩关节不稳定的类型。
- 患者采用侧卧位，轻度反向Trendelenburg卧位，术肢向上，手臂用无菌单覆盖（图5A）。图5B显示腋后切口，以与此体位相适应。
  - 将患者置于膨胀垫上。充气后，使患者从中胸部到大腿中部进行定型。
  - 在屈曲位的非手术肢下放置一个腋卷，以保护臂丛神经免受损伤。
  - 将头部和颈部用泡沫垫来稳定和保护，眼睛用护眼罩来保护。
  - 所有的受压区均应放置软垫保护，包括非手术肢的尺神经和腓神经，以及下肢、足和足踝等部位。
  - 在双腿之间放置枕垫保护。
  - 在患者身上放置安全带、侧方稳定带等以将患者固定在手术

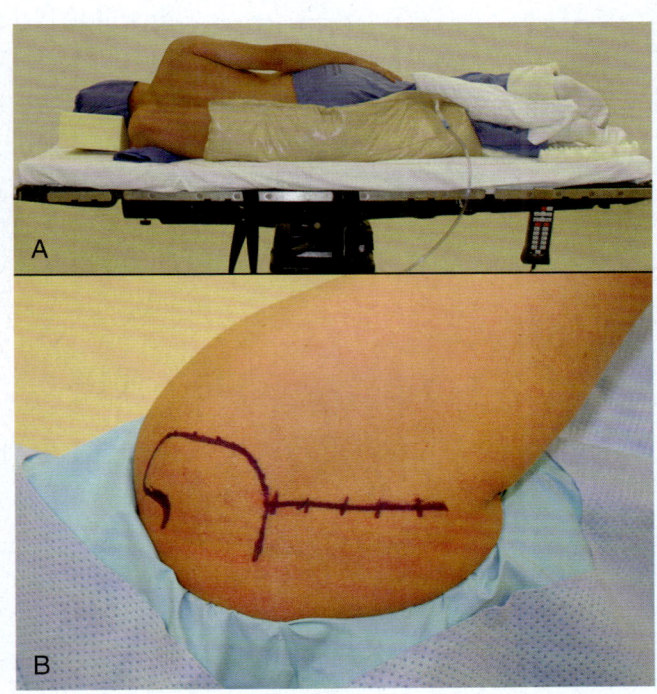

图5

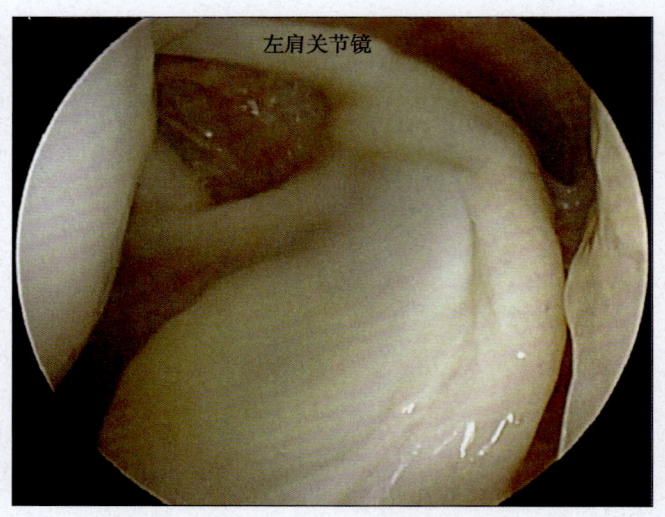

图6

台上并维持体位，并同时支撑膨胀带，避免其在手术过程中漏气。
- 摆好体位后，给患者盖上温毯。
■ 摆好体位并覆盖手术单后，在切开皮肤前，患者正好处于侧卧位，很容易进行诊断性关节镜检查。这就使术者能检查盂肱关节。如果需要，在行开放性后方修复前可以行关节镜修复。图6显示了左肩关节镜图片，显示了关节后半部分大量囊腔，并且下方"通过征"为阳性。

入路/显露

■ 从肩峰后正中切开，沿着腋后皱折处，做长约6～8英寸的后部垂直切口。该切口位于盂肱关节中间，包括关节镜后入口（图7）。
■ 沿皮肤切口5cm远的周围做环形皮下切开，以充分显露三角肌后部。
■ 切开三角肌
- 从肩峰后外侧角开始切开三角肌，并沿三角肌纤维纵行

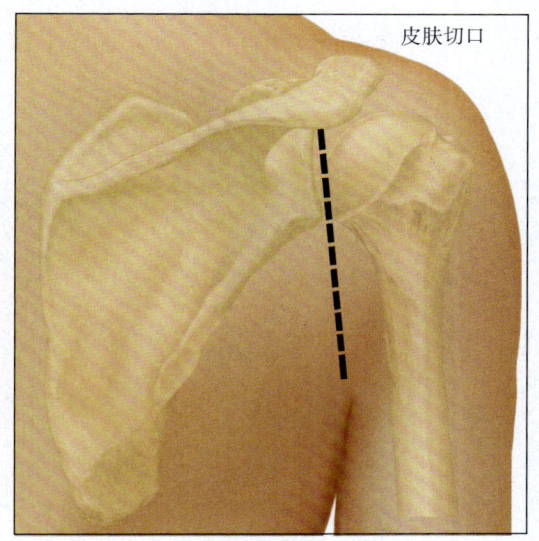

图7

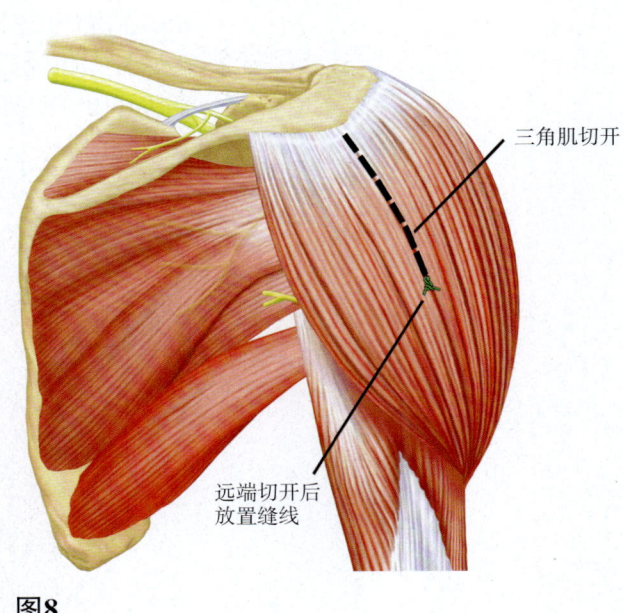

图8

切开约4cm（图8）。
- 缝合切口远端，以防止在切口牵拉等情况下再次延长，以避免损伤环绕三角肌表层深部的腋神经前支。
- 在三角肌切口处放置牵开器，以充分显露其下的冈下肌肌腱（图9）。

■ 识别下方的冈下肌。冈上肌和冈下肌的肌间隙在近端，冈下肌

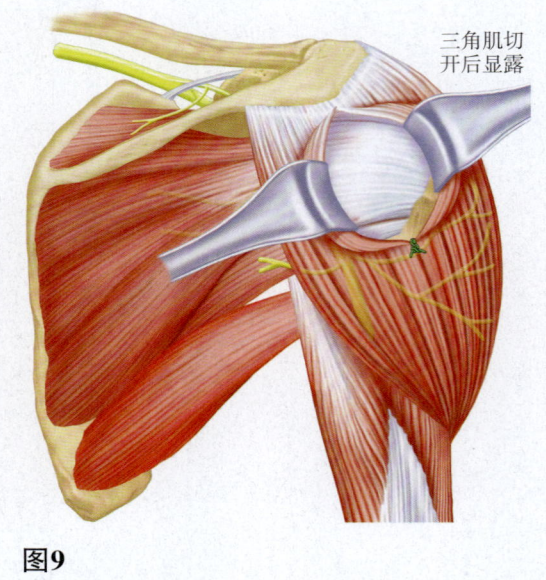

图9

和小圆肌的肌间隙在下方（图10）。
- 在肱骨大粗隆后方，在距离冈下肌肌腱附着处的内侧 1cm 处垂直切开冈下肌肌腱。联合应用钝性和锐性分离方法，在冈下肌肌

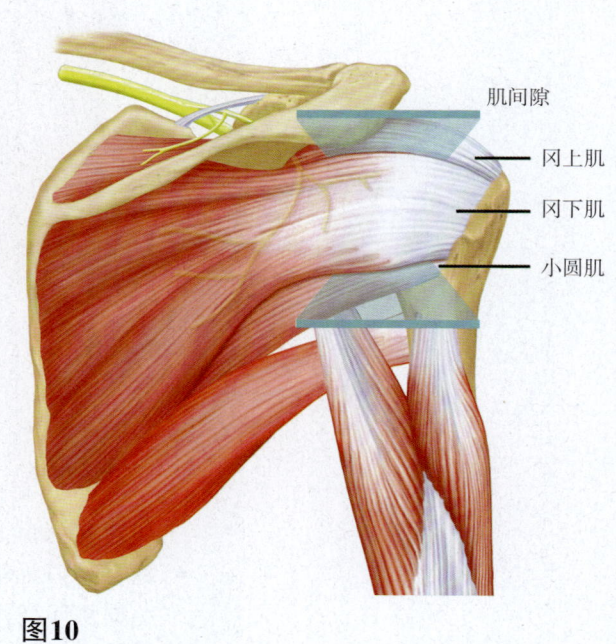

图10

腱和肌肉深部及潜在关节囊之间分离出一个平面。用缝线标记冈下肌肌腱，并仔细游离周围潜在多余的囊腔（图11）。

其他手术显露方法

- 在某些病例，应该从三角肌切开点近端部分的肩峰附着点处游离三角肌起点，大约是在肩峰后外侧角内外侧各有1cm处切开，以改善显露（图12）。
- 对于经验丰富的肩关节外科医生来说，可以从盂唇到肱骨大粗隆后侧面肌腱结合部纵行切开冈下肌中部，而不采用从后关节

手术要点

- 用Langer线缝合皮肤，以减少切口增厚和发生瘢痕的概率，以改善切口愈合的外观。
- 轻轻地牵开三角肌，通过旋转肱骨，可通过切口对肩袖、关节囊进行很好的观察。
- 将上肢置于内旋20°～30°位，从关节囊后部切开冈下肌肌腱和冈下肌。关节囊有些张力，使切口更易于完成，并使损伤关节囊或使其撕裂的风险更低。
- 可以使用钝性分离器轻柔地从关节囊下方切开冈下肌和冈下肌肌腱。

注意事项

- 从肱骨大结节上垂直松解冈下肌腱，以使内外侧有充分的软组织覆盖，以利于肌腱之间的安全修复以及完成关节囊转移术。
- 为了避免内旋受限，应该解剖修复冈下肌肌腱，并且修复时不能使其长度缩短。

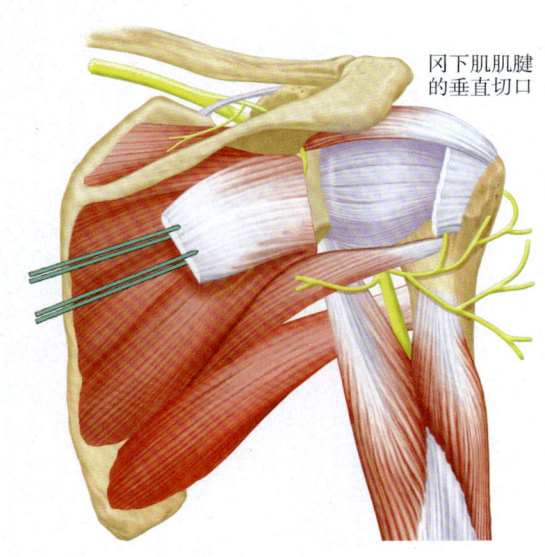

图11

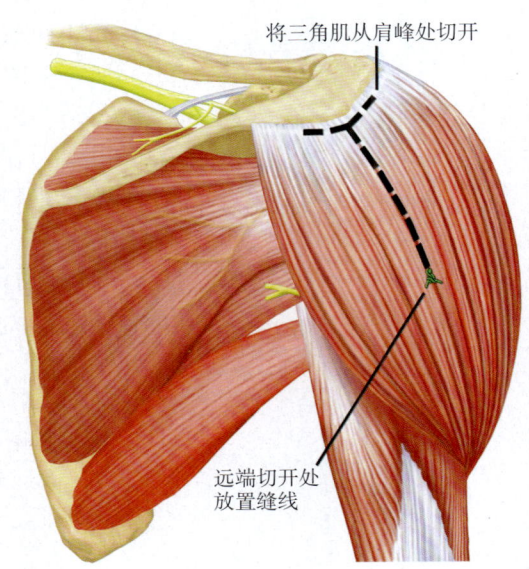

图12

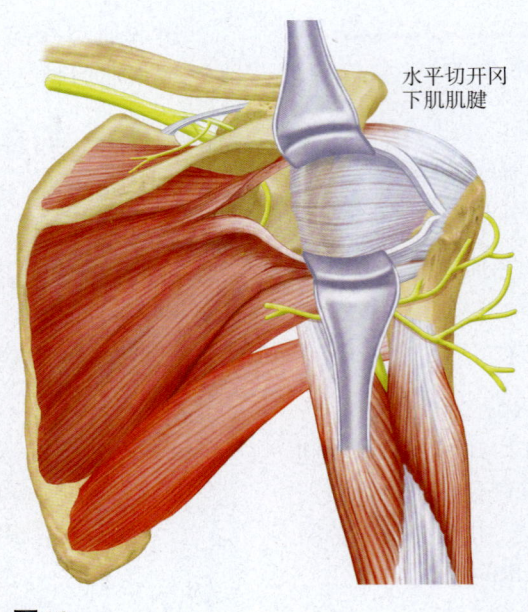

水平切开冈下肌肌腱

图13

囊与显结节交界处通过垂直切口游离肌腱（图13）。放置牵开器以充分暴露下方关节囊。

手术步骤

第一步

- 充分显露后，从附着部到距离肱骨颈1cm处由上到下垂直锐性切开关节囊（图14），外侧预留一小块软组织袖以利于关节囊转移时做缝合之用。
  - 在小圆肌上方钝性剥离并将其向下牵拉以保护四边孔内小圆肌下方的腋神经和旋肱后动脉。
  - 在适当牵拉及摆好体位后，将这种侧边关节囊切开术的切口沿着下方延伸，成四分之一圆形。
- 在从下后方及肱骨颈下方游离关节囊时，应该将上肢轻轻拉伸并内旋。
  - 将钝性Darrach牵开器置于关节囊内，并位于肩胛盂的肱骨颈周围。向内侧轻轻地打开牵开器，充分显露关节囊，并将其

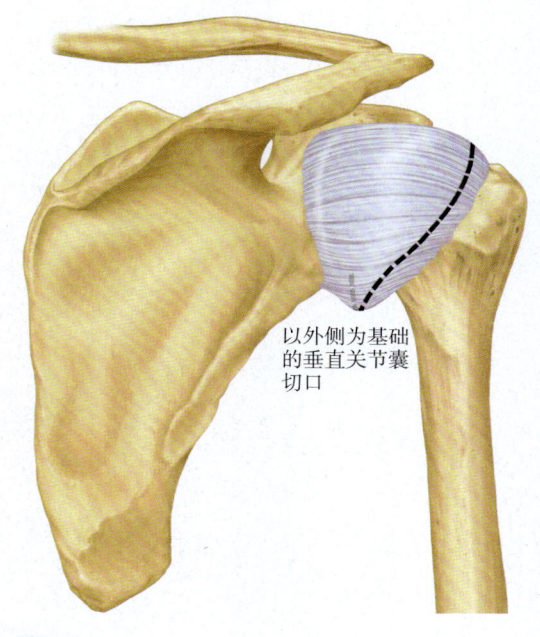

以外侧为基础的垂直关节囊切口

图14

从肱骨颈下方至6′点的位置及其周围到关节的前下四分之一的弧形部位游离出来(图15)。这将保证关节囊的动员和移位。
- 利用电凝刀在关节囊内游离其下方，或者用手术刀从骨面上将关节囊从骨附着处锐性分离。将刀面与骨面成角以利于保护神经和血管组织。

■ 垂直分离后，放置缝合线标记游离的关节囊边缘（图16）。这些缝线有助于关节囊上下切开线的划定。

■ 接下来，在关节囊肩胛盂中部由外向内横行切开关节囊。利用上、下关节囊切开线做一侧边 T 形关节囊切开（图17）。将关节囊内侧切缘延伸至肩胛盂唇。

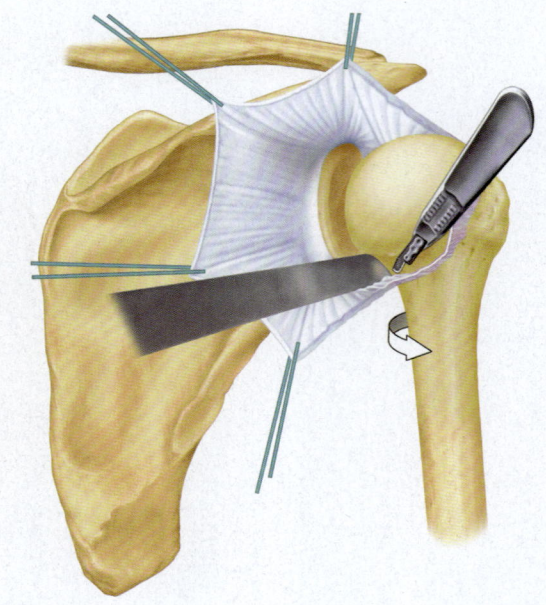

图15

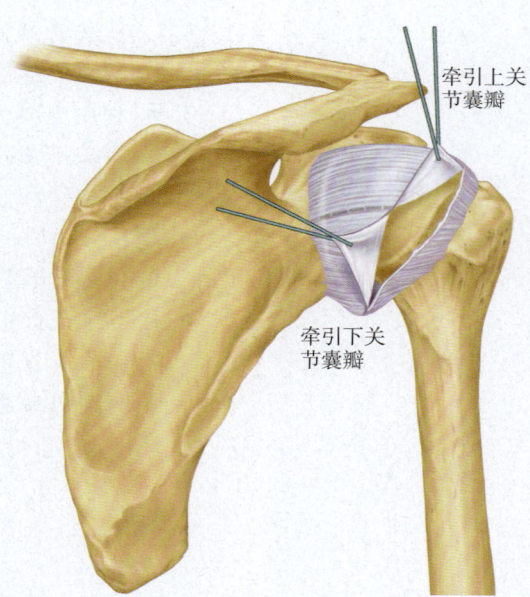

牵引上关节囊瓣

牵引下关节囊瓣

图16

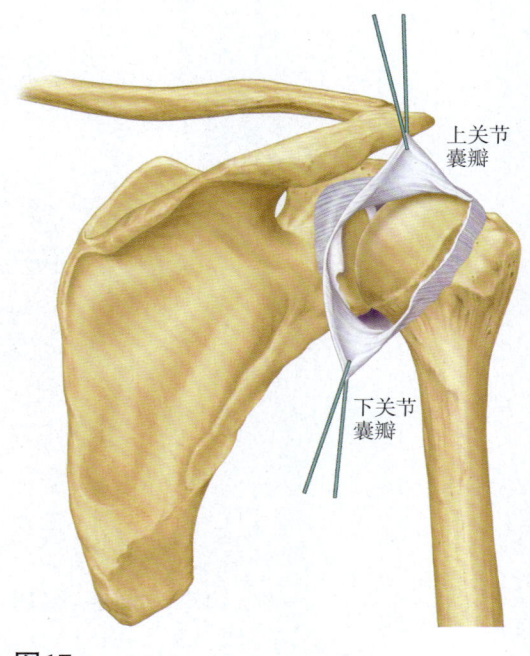

图17

第二步

- 检查盂肱关节以发现肩胛盂唇后方损伤、肩胛盂与肱骨面损伤和关节游离体等。开始时行诊断性关节镜检查术以利于外科医生判断关节损伤及其他状况。
- 如果存在反向 Bankart 损伤或者关节唇后方损伤，用缝线沿着关节后盂唇适当锚定缝合（图18）。将缝线沿着盂唇关节囊复合体进行常规缝合。

第三步

- 在外科医生评估完关节囊的松弛程度后，需要时可行关节囊移位术。将患者上肢置于外旋10°、中立屈伸、外展10°位。术者用示指在关节囊内沿着肱骨颈向上方侧方推动关节囊下方切开

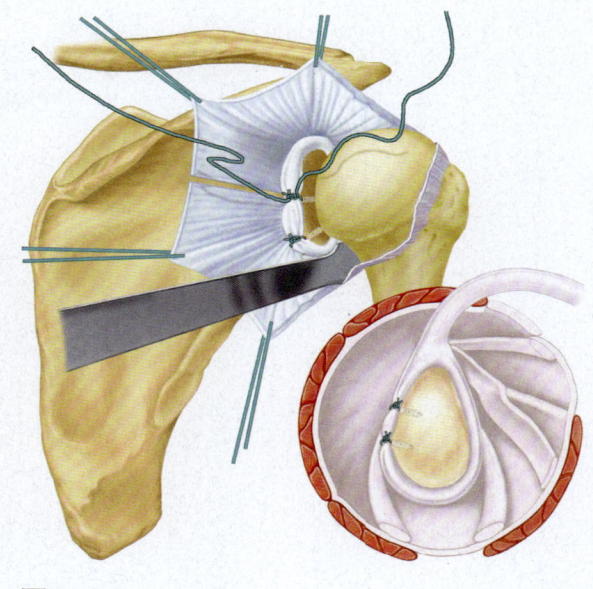

图18

线,直至关节囊附着点。随着多余的关节囊被清除,在关节囊下方切开线中的肌腱逐渐推动术者示指并逐渐移出下凹槽。
- 将患者上肢置于外旋10°、外展10°、中立屈伸位。沿着向下、向侧方的方向,移动关节囊上方切开线,用不可吸收缝合线将其缝合到附着于肱骨颈的外侧关节囊组织上(图19)。

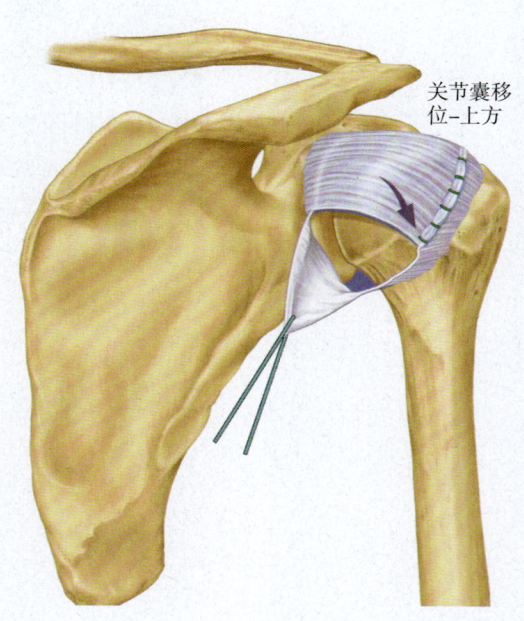

关节囊移位-上方

图19

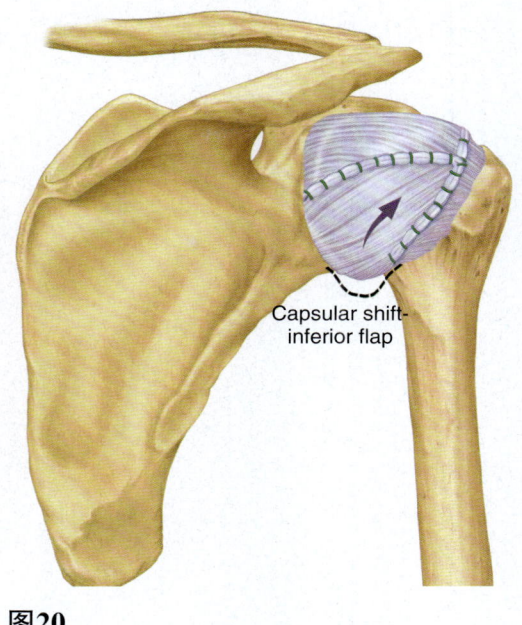

图20

- 将上肢固定于相似的位置上，向上、向外侧移动关节囊下方切开线，直至侧方的关节囊边缘组织，超过先前移动的关节囊切开线（图20），并将其缝合到肱骨残存的外侧关节囊组织上。整个过程应该适当地紧张关节囊下方切开线并去除关节囊残余物。这些残余物最初位于盂肱关节的后下方、下方和前下方等。
- 水平缝合关节囊上、下方切开线，并严密对合。

第四步

- 将上肢置于中立外展、屈伸、旋转位，将冈下肌肌腱缝合到肱骨大结节残存的肌腱的外侧部（图21）。然后用不可吸收1号线单纯间断缝合约5~8针即可修复。
- 用#1或#0缝线边对边修复劈开的三角肌（图22）。如果沿着肩峰后部分离近端三角肌，利用骨膜缝线将三角肌起点缝合到肩峰后部。

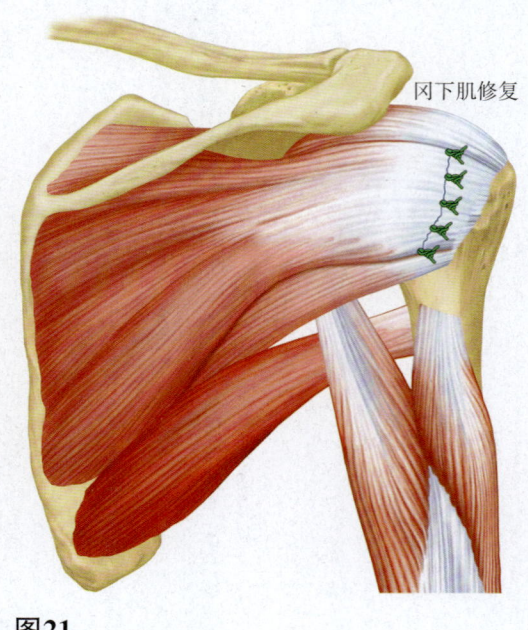

图21 冈下肌修复

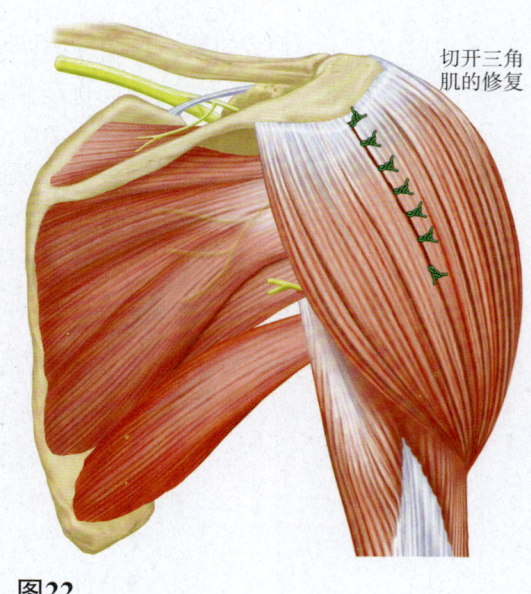

图22 切开三角肌的修复

备选方案

- 除了侧方关节囊移位术之外，外科医生可以在肩胛盂或关节内侧缘采用T关节囊移位术（图23A）。
- 另外，还可以采用H关节囊移位术，术者采用内侧-外侧垂直关节囊切口，结合在肩胛盂中部采用关节囊水平切口的方法（图23B）。

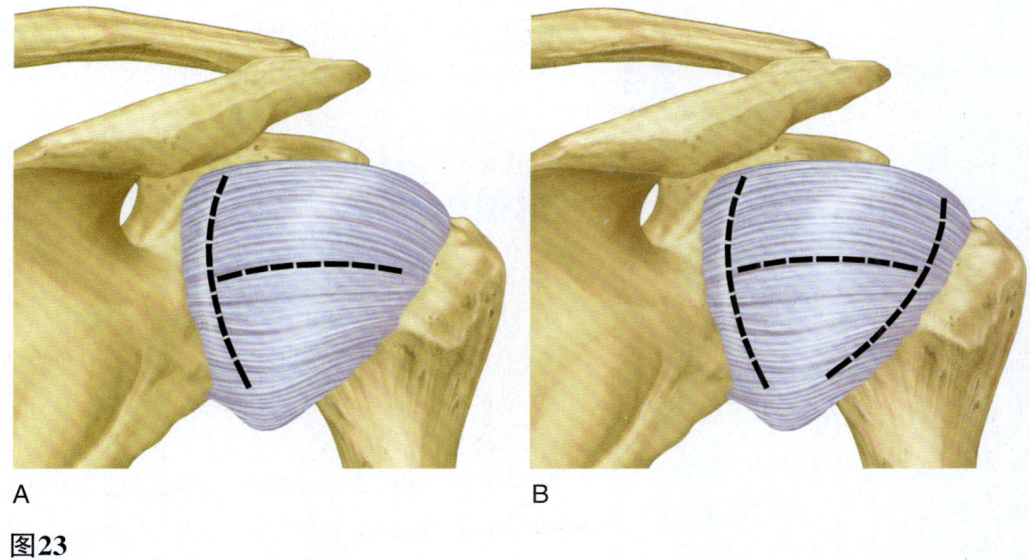

图23

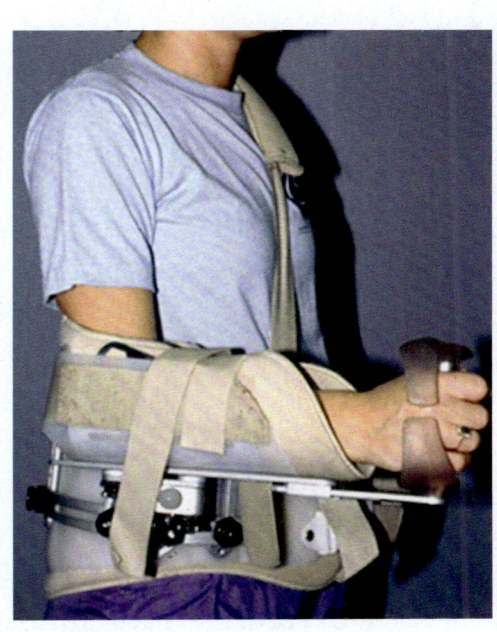

图24

术后护理和预后

- 术后用支具固定6周，以维持上肢中立旋转、屈伸、外展10°位（图24）。然后用吊带悬吊6～8周。之后上肢不再需要辅助支持。

注意事项

- 术后早期，6周内必需避免过度前屈、内旋和外展位。

并发症

- 复发性盂肱关节不稳定是开放性后关节囊移位多方向稳定术最常见的并发症。
- 可发生神经和血管损伤，包括损伤腋神经和肩胛上神经等。然而，只要术者熟练掌握解剖结构，手术操作仔细谨慎，小心轻柔地牵拉三角肌和冈下肌，这些并发症都是可以避免的。
- 由于手术时关节紧张过度、瘢痕形成、组织粘连等，致使发生术后关节僵硬和关节纤维化等。这些并发症在多方向不稳定及关节过度松弛的患者中并不最常见。如果出现，这些并发症会导致盂肱关节的长期退变。
- 感染。

- 术后第 1 天到术后 6 周内
  - 从支具和肩胛面，开始被动抬起上肢到最大 120°，被动外旋到最大 60°。内旋应该限制在 25° 以内。不赞同超过躯干的内旋动作。
  - 肘关节、腕关节、手部锻炼及耸肩动作等术后第 1 天即可开始。
- 术后第 6~12 周
  - 开始非极量等距力量运动锻炼。
  - 开始更进一步的被动运动，开始在各个平面上的主动辅助活动范围锻炼，以使在第 9 周达到全幅度运动。
  - 主动活动范围和力量运动锻炼从由腕关节水平开始，在可忍受的情况下，逐渐超过头部。
- 术后第 12 周
  - 开始更进一步的运动练习，除了涉及后部的直接力量运动。
- 术后 6 个月
  - 恢复涉及后方中度到较大程度的力量的体育运动和其他活动等。

证据

Bigliani LU, Pollock RG, McIlveen SJ, Endrizzi DP, Flatow EL. Shift of the posteroinferior aspect of the capsule for recurrent posterior glenohumeral instability. J Bone Joint Surg [Am], 1995, 77: 1011-20.
研究者评估了患有盂肱关节复发性后下半脱位或脱位的 34 名患者的 35 例肩关节，采用后方-下方关节囊前移位治疗的术后疗效。在进行最初修复的 24 例患者中，23 例效果良好。二次手术患者术后疗效不满意。（病例系列）

Fronek J, Warren RF, Bowen M. Posterior subluxation of the glenohumeral joint. J Bone Joint Surg [Am], 1989, 71: 205-16.
研究结果显示，对于盂肱关节后方半脱位患者，可以采用肌肉加强锻炼等保守治疗方法进行治疗。对于保守治疗效果不佳或者功能严重受损的患者可以行后方关节囊缝合术。（病例系列）

Fuchs B, Jost B, Gerber C. Posterior-inferior capsular shift for the treatment of recurrent, voluntary posterior subluxation of the shoulder. J Bone Joint Surg [Am], 2000, 82: 16-25.
本研究显示盂肱关节后方复发性半脱位的 26 个肩关节（24 名患者）手术治疗后，中期疗效令人满意。（病例系列）

Hawkins RJ, Janda DH. Posterior instability of the glenohumeral joint: a technique of repair. Am J Sports Med, 1996, 24: 275-8.
本研究显示对于存在盂肱关节复发性后方不稳定的患者行关节囊肌腱后方紧缩术治疗，术后疼痛及活动度明显改善。然而，4 例患者存在日常活动轻微功能障碍；6 例患者正常工作时出现肩关节疲劳；4 例患者从事体育运动时候存在困难。（病例系列）

Misamore GW, Facibene WA. Posterior capsulorrhaphy for the treatment of traumatic recurrent posterior subluxations of the shoulder in athletes. J Shoulder Elbow Surg, 2000, 9: 403-8.
本研究显示关节囊后方缝合术治疗创伤性盂肱关节后方半脱位，术后疗效很好或极好（好评率 13/14）。（病例系列）

Murrell GA, Warren RF. The surgical treatment of posterior shoulder instability. Clin Sports Med, 1995, 14: 903-15.
本文显示，作者发现用脱离盂唇再缝合、后方入路关节囊褶皱术等方法治疗肩关节后方不稳定，术后成功率很高。（综述）

Neer CS 2nd, Foster CR. Inferior capsular shift for involuntary inferior and multidirectional instability of the shoulder: a preliminary report. J Bone Joint Surg [Am], 1980, 62: 897-908.
本文发现，在不损伤关节面的情况下，通过单切口行关节囊下方移位术，以纠正肩关节多方向不稳定，术后效果很好。术后共随访到 40 例患者中的 17 例，平均随访时间大于 2 年。（病例系列）

Pollock RG, Bigliani LU. Recurrent posterior shoulder instability: diagnosis and treatment. Clin Orthop Relat Res, 1993, (291): 85-96.
本文显示，详细的病史和仔细的体格检查是诊断肩关节后方复发性不稳定的关键因素。但是在手术治疗方面意见不一。作者指出，最常见的发现是关节囊松弛，并且最常见的治疗方法是后方-下方关节囊移位术，用后方骨块进行修复。（综述）

Robinson CM, Aderinto J. Recurrent posterior shoulder instability. J Bone Joint Surg [Am], 2005, 87: 883-92.
本文作者指出与保守治疗相比，用特定手术治疗肩关节后方复发性不稳定，疗效更好。（综述）

Tibone JE, Bradley JP. The treatment of posterior subluxation in athletes. Clin Orthop Relat Res, 1993, (291): 124-37.
本文作者指出，手术治疗方法不同，对于肩关节后方不稳定的少数运动员，保守治疗后疗效并不理想。用后方关节囊缝合术方法治疗的 40 名运动员，术后失败率为 40%。失败原因为韧带松弛和难以识别的肩关节多方向不稳定。竞技程度越剧烈的运动员，术后疗效越差。（病例系列）

Wolf BR, Strickland S, Williams RJ, Allen AA, Altchek DW, Warren RF. Open posterior stabilization for recurrent posterior glenohumeral instability. J Shoulder Elbow Surg, 2005, 14: 157-64.
本文显示开放性肩关节稳定术治疗肩关节后方不稳定，没有引起关节炎表现。相对于其他患者来说，手术时软骨损伤的患者，术后 37 年后，手术满意率更低，评分更差。（病例系列）

17 后下方多方向肩关节不稳定的关节镜下治疗

Chad J. Marion, Katie B. Vadasdi, Christopher S. Ahmad

注意事项

- 患者不能完成足够的物理治疗。
- 患者不愿意或者不能参加术后物理治疗。
- 患者虽有精神疾病但是愿意治疗。

争议

- 除了患有结缔组织疾病和肩过度松弛症之外，已经有患有精神疾病的志愿者手术失败风险增高的报道。然而，如果选择合适的患者，则可以明显提高手术成功率。

适应证

- 肩关节持续性疼痛、肩关节不稳或者肩关节感觉异常，经保守治疗失败者。

临床检查/影像学检查

体格检查

- 韧带松弛的大体检查包括拇指外展并腕关节掌侧屈曲（图1A）、手指掌指关节过伸和肘关节过伸等。
- 肩关节前方不稳的激发试验，包括恐惧试验、复位试验和释放试验（图1B）等。
- 肩关节后方不稳的检查包括以下试验：
  - 后抽屉试验
    - 患者取仰卧位，检查者与患者肩部平齐。检查左肩时，检查者抓住患者前臂近端，屈肘120°，肩部外展80°～120°，前屈20°位。检查者用右手示指和中指上提肩胛冈将肩胛骨提起。将拇指置于喙突侧面，以便于试验时，拇指尺侧接触喙突。
    - 检查者轻轻地用左手内旋上臂，并屈曲至80°，同时，右手拇指向后移动肱骨。随着检查者沿着喙突侧面移动，可引起肩关节后脱位。
  - 后方负荷-轴移试验
    - 患者取坐位，检查者位于其身后，与待检查肩位于同侧。检查右肩患者时，检查者用左手握住并稳定肩胛骨。然后，用右手握住肱骨近端，施加力量使肱骨头贴近肩胛盂，然后施加一个向后方的力量，观察肱骨头在肩胛盂中的移位程度。
    - 分级为：0级，肱骨头无或有轻微移位；1级，肱骨头移位并骑跨于盂唇后缘；2级，肱骨头越过盂唇后缘，但可自己

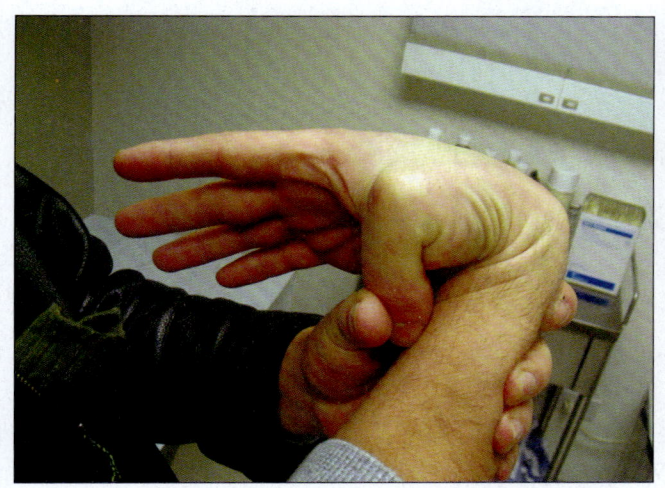
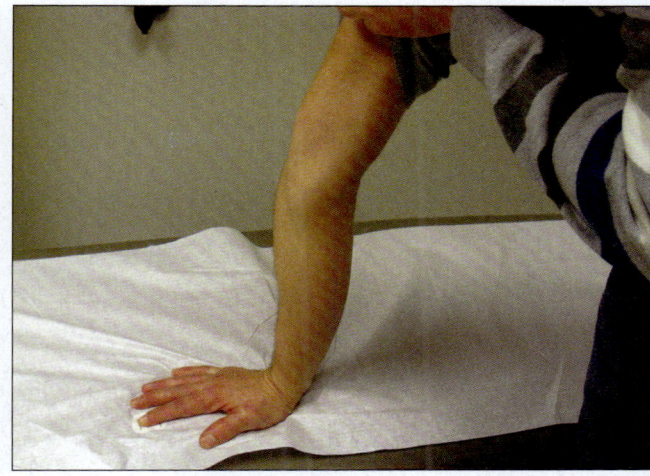

A

B

图1

恢复；3级，肱骨头后脱位，外力去除后，不能自行恢复。
- 改良的后方负荷-轴移试验：患者取仰卧位，将待检查肩置于桌边中立位。抓住前臂的手轴向施力，将肱骨头向肩胛盂压迫，然后施加一个向后方的不同程度旋转和抬高的力量。移位程度的评价分级同后方负荷-轴移试验。
- 后方应力试验：患者取仰卧位，前臂屈曲90°，并内旋位。检查者一手沿上臂施加轴向负荷，另一只手置于患者后背起稳定作用。当可触及或可观察到肱骨头越过盂唇后缘的半脱位时，为阳性结果。
- 急拉试验：患者取正坐位，将上臂屈曲90°并内旋，肘关节屈曲90°位。检查者一只手稳定患者肩部，另一只手沿上臂施加一个轴向牵引力。如果急性牵拉后，肩关节后半脱位或脱位肱骨头复位，则为阳性结果。
■ 沟槽试验：患者取坐位，放松肩部肌肉，检查者一手固定肩胛骨，一手在患者肘部施加向下的力，如果肩峰与肱骨大结节出现横沟，并以厘米为计算单位。测量值＞2cm 者为阳性。阳性结果说明存在肩关节多向性不稳定（multidirectional instability，MDI）。内旋转时复位失败，表明肩袖间隙功能不全。然而，外展位时，沟槽没有明显减少，表明下囊袋多余。

影像学检查

- 平片
  - 盂肱关节内旋和外旋时候的前后位、肩胛骨 Y 位和腋位。
  - 平片通常是正常的，但是应该评估肱骨头或肩胛盂的缺损，磨损及反应骨。
  - 应该测量肩胛盂后倾的程度，如果骨质多余，则需要开放性手术楔形切除多余骨质。
- MRI
  - MRI 关节检查能很好地观察盂唇、盂肱韧带及肩袖。
    - 图 2A 是轴向 MRI 关节片，显示后盂唇分离（箭头）。
    - 图 2B 是 MRI 关节片，显示患有 MDI 的患者关节囊扩张。
- 对于 MDI 和后方不稳定的患者来说，肩胛盂上唇分离和/或关节囊多余是最常见的发现。然而 MRI 关节片可能完全正常。

麻醉下的体格检查

- 麻醉下的体格检查（examination under anesthesia，EUA）在决定肩关节松弛的方向方面敏感性为 100%，特异性为 93%（lofield 等，1993）。
- EUA 发现盂肱关节移位增加时，应该与对侧肩关节相对比。应该与病史、体格检查相结合，不一定提示总是存在肩关节不稳定。

治疗方案

- 保守治疗：肩关节多方向不稳定和后方不稳定的初步治疗是一段时间的物理治疗。如果疼痛症状明显，可以制动一段时间并口服非甾体类抗炎药。

- 对于肩关节后方不稳定的患者来说，如果存在明显骨缺损，可采用切开关节囊下方移位术、骨移植术或骨移位术来治疗。

- 关节镜治疗已经减少了开放手术的比例，而且目前关节镜治疗与开放手术疗效相当。

- 关节镜技术包括多手术入口和经皮穿刺技术。我们更倾向于经皮穿刺技术，因为它更有利于放置锚钉和缝线缝合，这可最大程度地减少肩袖间隙和肩袖并发症的发生。

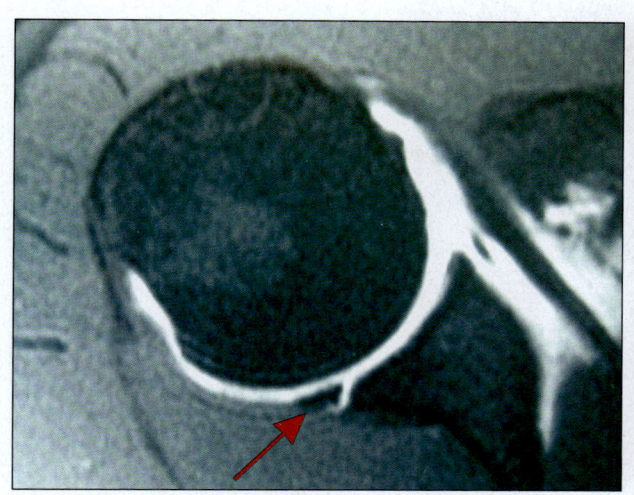
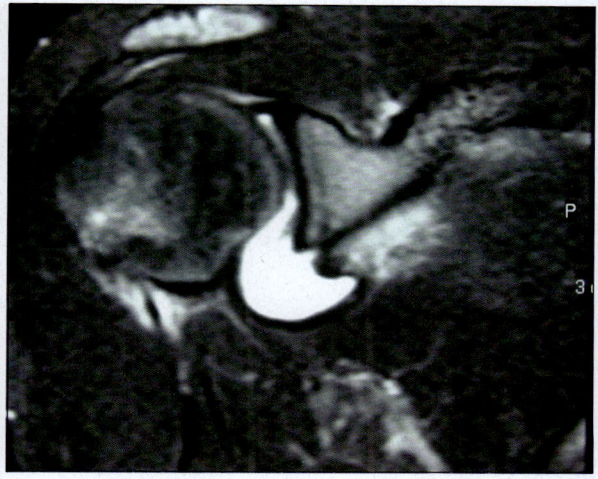

A　　　　　　　　　　　　　　　B

图2

外科解剖

- 如右肩关节矢状位（图 3）所示，用关节镜治疗 MDI 时，相关结构包括肩胛盂上唇、盂肱上韧带、盂肱中韧带、肩胛下肌、冈下肌、肱二头肌肌腱、肩袖间隙，以及腋神经。
- MDI 的典型特征包括大的向下扩展的关节囊袋，肩袖间隙增宽；而肩关节后方不稳定的典型特征包括上盂唇后方撕裂（图 2A）和后方扩展的关节囊。

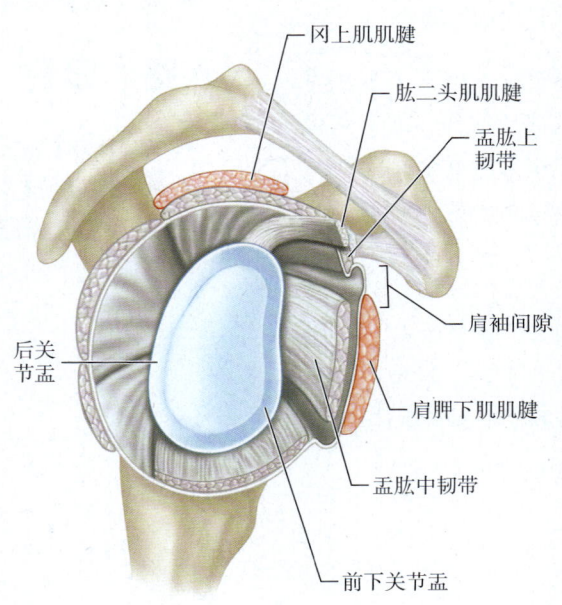

图3

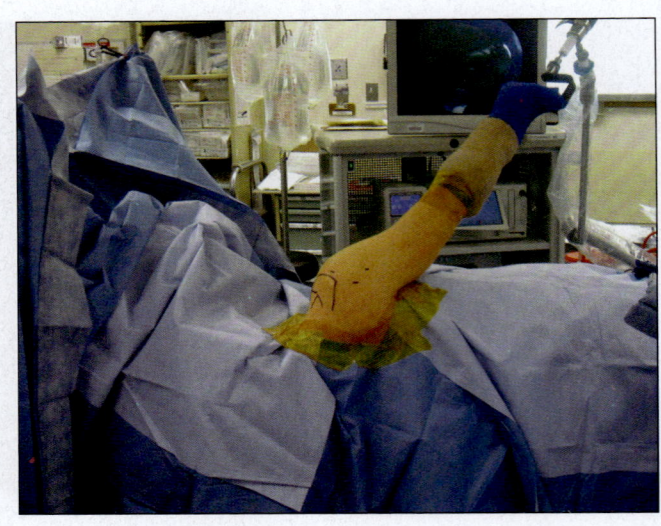

图4

体位

- 手术时最常用侧卧位或者沙滩椅体位。
- 我们更倾向于采用侧卧牵引位（图4），因为这种体位改善了前后下盂唇的视角，使观察更为便利。
- 用沙垫固定患者，将所有的隆起部位用软垫垫起，腋部加腋垫。
- 将手术床置于反 Trendelenberg 30°位，并向后倾斜 10°，使肩胛盂与地板平行。
- 将上臂外展 40°、上抬 10°并牵引。

入路/显露

- 标出传统标记，包括肩峰、锁骨和喙突。
- 将后方可视入路（图 5A）置于肩峰的后侧角 2cm 以下，该入路位于传统入路的稍侧方，更有利于后方盂唇的显露和测量。
- 在直视下通过肩袖间隙建立前方入路（图 5B）。用脊髓穿刺针作为探针，准确定位并探及上唇及肩胛盂。

手术要点

- 将肱骨头从肩胛盂移开时，术肩腋部肿块使操作空间加大。
- 摆放患者体位时，应该利于术者站于患者头部，以更容易探及肩关节后面。将摄像机放置于前方。

注意事项

- 避免过度牵引上臂，因为这可以导致臂丛神经损伤。通常来说，10 磅的牵引力既安全又有效。

设备

- 液压（图4）或者体重悬吊侧卧设备，可以旋转、牵拉患肢，并使其可在各个平面自由运动。

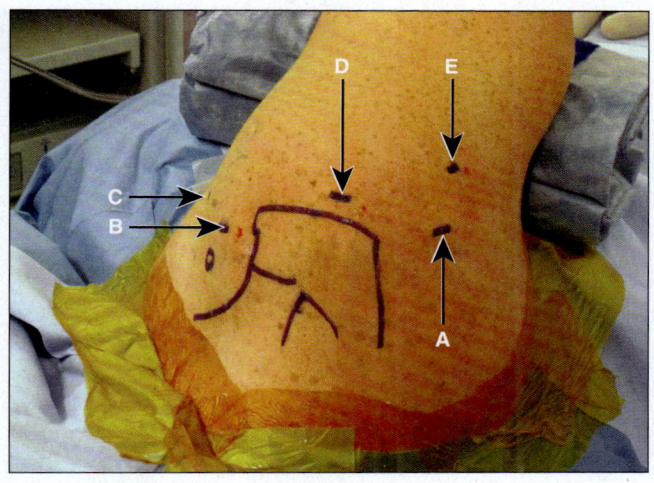

图5

争议

- 沙滩椅体位 *vs*. 侧卧位

手术要点

- 后方观察入路位应该较平常更为靠侧面,以利于观察和测量肩胛盂唇后方复合体。
- 使用脊髓穿刺针作为引导以确定入路定位穿刺。
- 准确的置管是非常有必要的,并可以通过用脊髓穿刺针作为探针观察间隙间的入点并判断盂唇上的最佳进针角度。
- 如果在后方操作但后方入路不是很理想的话,应该在直视下从前方入路重新定位。

- 在以下三个位置建立经皮进入前、上和后方盂唇的通路:
  - 前下入路(图5C),大约距离喙突下方3cm,侧方2cm。
  - Wilmington 出口(图5D),位于肩峰后1/3的外侧。
  - 后下入路(图5E),恰巧位于后方可视入路的下方和侧方。

手术步骤

第一步

- 建立后方可视入路,并行诊断性关节镜检查术。
  - 仔细检查前、上、下盂唇以及所有的关节侧的肩袖损伤。
  - 对于存在 MDI 的患者来说,肱骨头通常向下半脱位。"通过征"往往呈阳性。
- 用脊髓穿刺针作为探针,通过间隙检查前下盂唇和上盂唇。
- 在间隙间做手术切口并植入套管,通过套管置入探针,以探查盂唇是否完整。

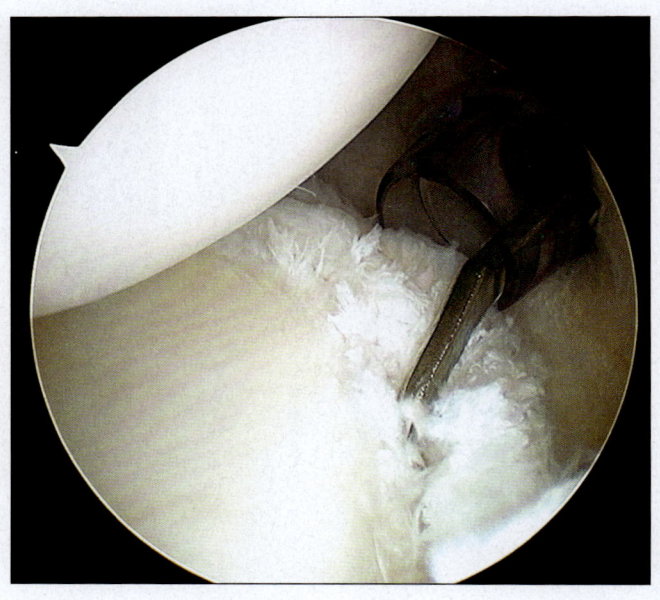

图6

注意事项

- 在做前下方经皮穿刺入口时要特别小心，因为如果偏向腋侧，有损伤腋侧血管和神经的危险。

手术要点

- 仔细探查整个盂唇以确定是否存在撕脱或撕裂等，在进行修复前制订全部的计划。
- 应该从前入口来观察和评估后盂唇。

- 接下来，通过前方套管置入关节镜以评估后方关节囊盂唇复合体及前下方盂唇骨质增生，并确定前盂唇韧带骨膜袖剥脱伤。图6显示前方可视入路位可见后盂唇撕裂。
- 从前方入路位行关节镜检查时，需要在后入路位置入7mm的套管并做开关用。

第二步

- 对所有在第一步检查中需要修复的盂唇组织进行松解，并且刮擦盂唇表面组织以促进愈合。
  - 用关节镜起子（图6）充分抬高并松解撕裂的盂唇，以便于使其解剖复位，并刮擦肩胛盂颈（图7）。
  - 接下来由套管置入松解刮刀并清理肩胛盂颈（图8）。
- 图9提示后盂唇伴内侧瘢痕，松解后可以进行修复。

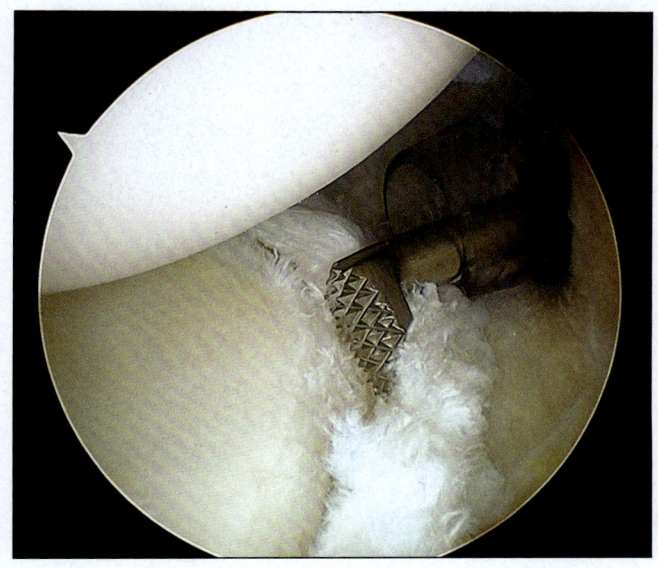

图7

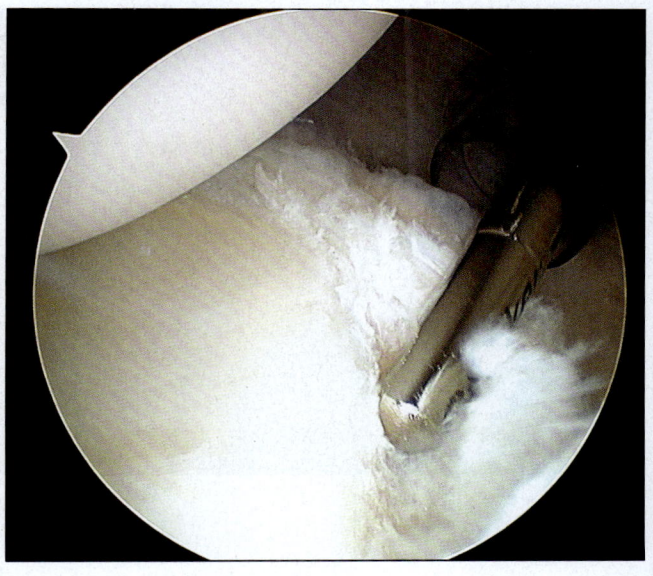

图8

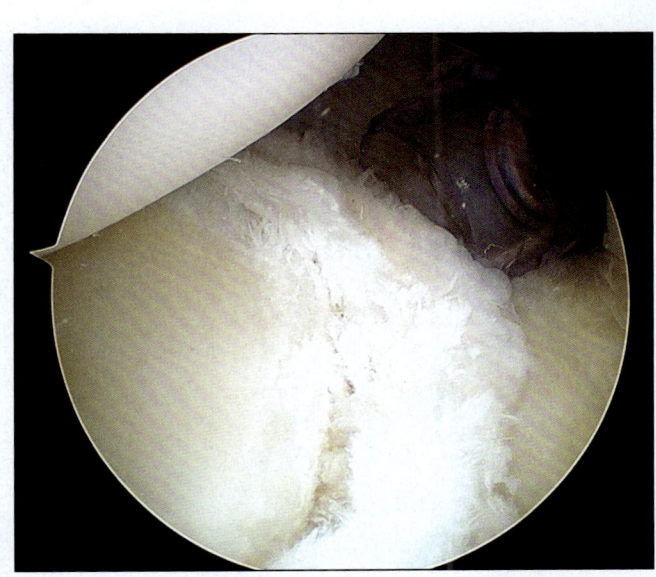

图9

手术要点

- 如前盂唇存在病变，一般通过后方入路进行观察。一般通过前方入路进行工具操作。反之，则通过前方入路进行观察，并通过后方入路进行操作。

第三步

- 现在做的是放置后方的缝线锚钉和通过缝线。我们更倾向于经皮穿刺技术放置锚钉，穿过缝线。
  - 骨髓穿刺针大约距离后外侧肩峰下方3cm、侧面1cm处进针，并根据情况随时调整，以最佳的位置锚定盂唇缘。
  - 做一个3mm的刺口，通过前方入路在直接观察下通过后关节囊，伸入3mm钝头引导钻。

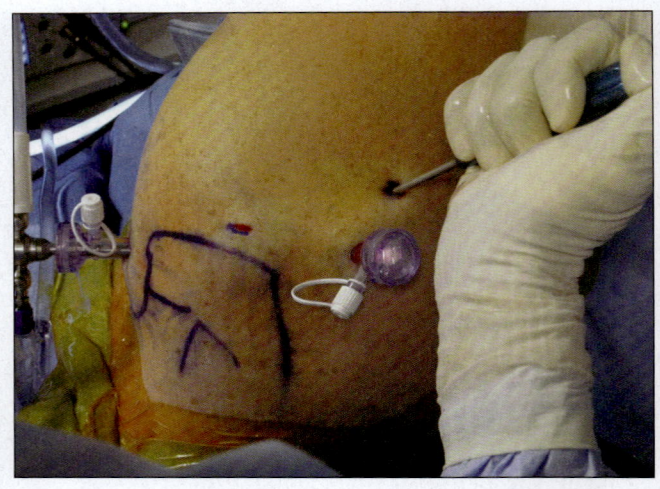
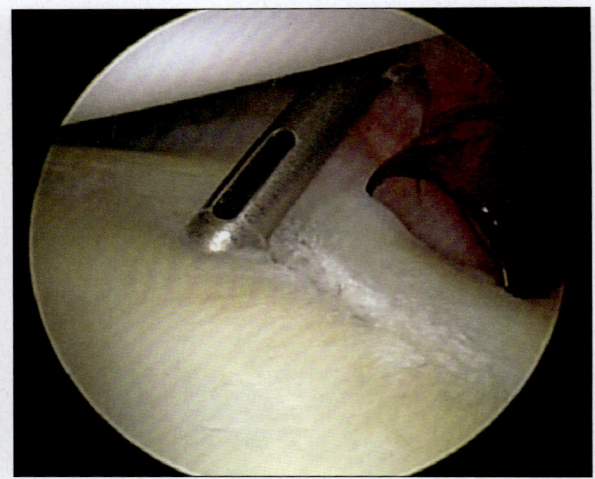

图10

器械/植入物

- 我们倾向于在肩胛盂内使用 4.0mm 剃刀。
- 90°"靴形"锉刀能够更好地处理后下盂唇（图7）。

手术要点

- 修复顺序应该为：
  - 第一步，建立后方的缝合锚钉位置和缝线通道。
  - 第二步，建立前方的缝合锚钉位置和前方的缝线通道，以及前方的打结。
  - 第三步，后方打结。
  - 第四步，如果肩袖间隙不完整，则缝合肩袖间隙。

- 图10A 显示的是经皮放置引导钻，以及锚钉穿刺入肩胛盂颈所需的角度。
- 图10B 显示引导钻最下方锚钉的关节镜图。
- 去除钝的外科套针，将引导钻放置在关节表面边缘。
- 在引导下钻孔，并放置 2.4mm 锚钉，拖拽缝线以确定锚钉是否安全牢固。
- 从后部套管中取出最靠近盂唇的缝合线。
- 引导弧形过线器通过由导向钻在关节囊后方建立的同一个经皮孔道（图11）。

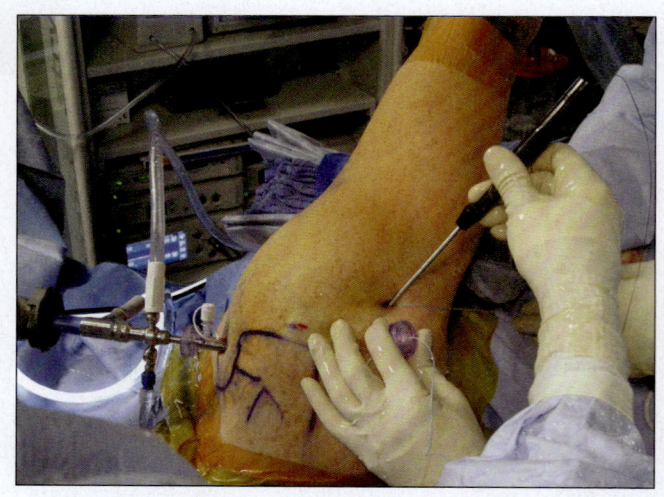

图11

器械 / 植入物

- 在肩胛盂中，我们更倾向于使用 2.4mm 双头可吸收锚钉。
- 7.0mm 套管更有利于缝线抓持和探查。
- 无齿环形持针器用来收回缝线和线梭。

- 如果需要对组织进行重叠，线道由关节囊进出，大约在锚钉后下方 1cm，然后在锚钉水平穿过盂唇。
  - 这种收紧技术有助于关节囊来回移动。
- 将线梭置入关节内，并从后套管中取回。图 12 提示线道通过后关节囊进入，穿过下关节囊，并在上盂唇下锚钉水平表面研磨，然后从后方套管取回缝线。
- 将缝线通过套管外面线环进行穿梭缝合，然后在经皮穿刺点外收回缝线。图 13 显示缝线先经过关节囊和盂唇，然后经皮通过后外侧出口穿出。

■ 应该从最下方（6 点）上放置锚钉，穿过缝线，并且之间间隔约为 5～8mm。

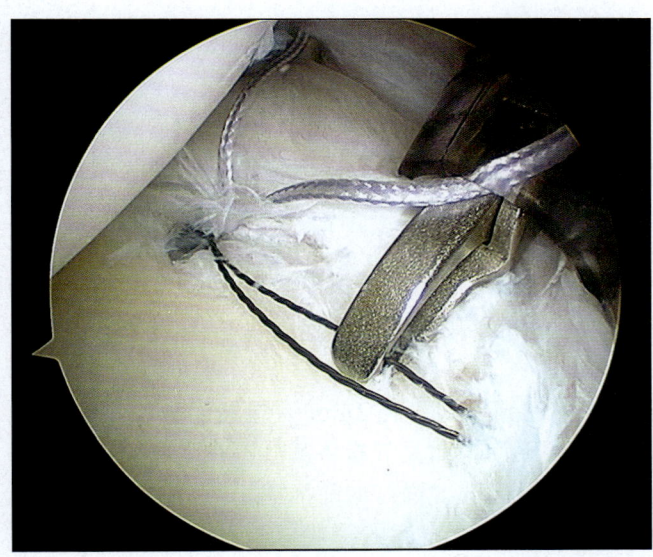

图12

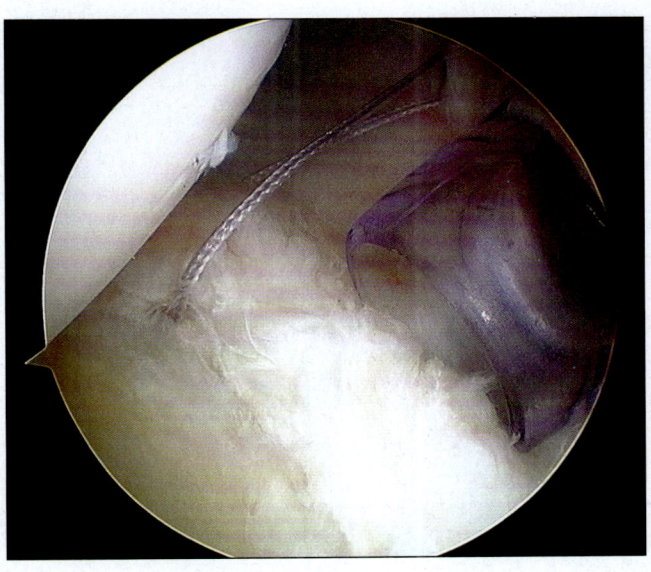

图13

> **争议**
>
> - 如果使用附属的后外侧套管，那么非经皮穿刺方法也是可行的。然而，我们发现经皮穿刺技术对软组织创伤小，锚钉置入、缝线通过更准确。

> **注意事项**
>
> - 应将钝的外科用套针通过前外侧经皮穿刺入口，并将其小心进入腋部，以避免损伤深部的神经和血管组织。

- 在关节镜下通过缝合肢穿过组织作为支撑，将盂唇定位于肩胛盂上进行打结，并保持线结远离关节面。图 14 显示用来打结的第二个缝合锚钉。注意：在第一颗缝合锚钉打入后，后方的关节囊盂唇的缓冲器作用明显加强。
- 在 MDI 手术中，将缝线留于经皮穿刺出口并且不打结，这样有利于对前方结构有最佳的手术视野和手术操作空间。
  - 如果盂唇较大，且与肩胛盂边缘相连，关节囊盂唇褶皱可不用缝线锚钉固定。
- 如果存在孤立性关节盂后方不稳定，可由下向上缝合。由后方套管取出缝线并打结。
- 缝线锚钉的数量取决于发现的病变程度，一直置入锚钉直到可探查到盂唇并且较为安全为止。

第四步

- 在做 MDI 手术时，放置前方的缝线锚钉，缝线由下向上通过，继而打结。
  - 将关节镜放在后方进入后面的套管中，并能更好地观察前方结构。
  - 再者，我们更倾向于采用经皮穿刺技术放置前方缝线锚钉及通过缝线。
  - 将脊髓穿刺针由下方约 4cm 处并稍外侧引入前方套管，确定放置最前下方的锚钉的理想角度，通常位于右肩下方 5~6 点钟位置。
  - 做一个 3mm 大小的穿刺口，在 3mm 引导钻引导下用钝的外科用套针通过肩胛下韧带和关节囊将其放置在盂唇表面。
  - 使用钻头时要有引导，放置锚钉如前描述。
  - 通过前方的套管收回置入盂唇的缝线，继而将缝线穿过器穿过由引导钻在前关节囊建立的同一个小缺损。
  - 将缝线穿过器进入锚钉下方的关节囊盂唇复合体，在盂唇和

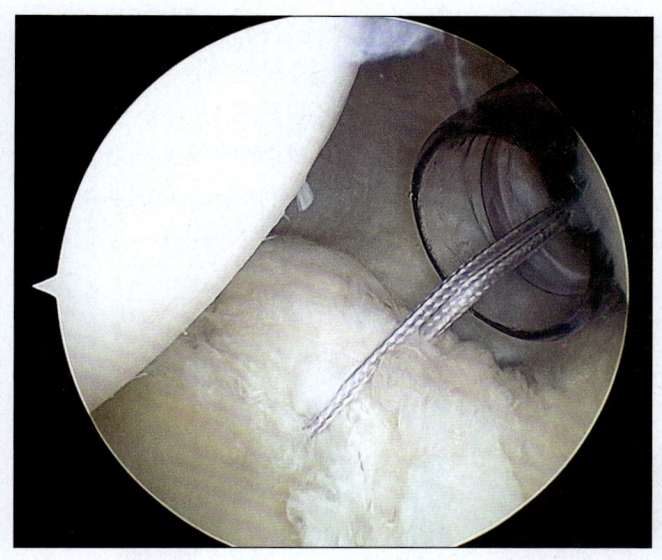

图17

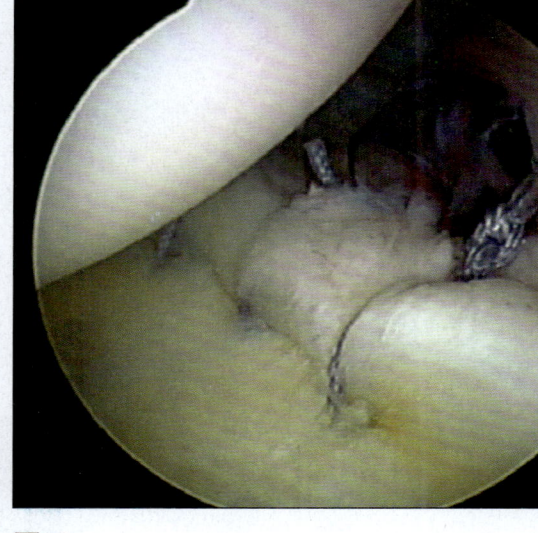

图18

关节盂之间，在锚钉位置或稍下方位置穿过，以使前方移位。
- 将穿梭线在盂唇下方穿过，在前方套管中收回。将缝线通过穿梭线圈，继而用缝线穿过器从前下方经皮穿刺出口中将其拖出。
- 将缝线通过前方套管收回并打结。随着后方的锚钉打入，努力使缝线穿过盂唇，并远离关节表面打结。
- 切断缝线，继续重复上述步骤，使用相同的经皮穿刺切口，一般共使用3或4枚锚钉。

第五步
- 通常将关节镜放回前方入路。如果之前没有打结的话，在后方打结，并从下向上切断（图15）。

第六步
- 通过后方入路仔细检查肩袖间隙。如果间隙过宽，并且沟槽征为阳性，肩关节外旋时间隙没有减小，可以选择缝合肩袖间隙。
- 通过前入路置入锉刀以磨损间隙组织。
- 用缝线穿过器通过肩胛下肌腱或盂肱中韧带上缘，置入长的单丝缝线，然后通过前方的套管除去缝线。

手术要点
- 可以发现盂肱上韧带与肩胛下肌肌腱相毗邻。
- 如果需要，第二针可以以相同的方式置入。

注意事项
- 最后，外旋肩关节以确定缝合是否过紧而限制运动。

- 将前方的套管在关节囊外收回，将穿刺缝合持针器在肩胛下肌肌腱附着肱骨位置内侧 1cm 处通过盂肱上韧带放入。
- 将置入的抓线器收回线脚并将其拉出通道，图 16 显示置入的抓线器通过盂肱上韧带收回已经穿过盂肱中韧带的单丝缝线。
- 在这一位置，打结单行缝线并在上肢外旋位切断，或把非可吸收性编织缝线与单行缝线打结，并通过间隙穿梭，在这一位置打结并切断。
  - 图 17 提示非可吸收编织缝线通过间隙打结。
  - 图 18 显示打紧缝线后关闭肩袖间隙。

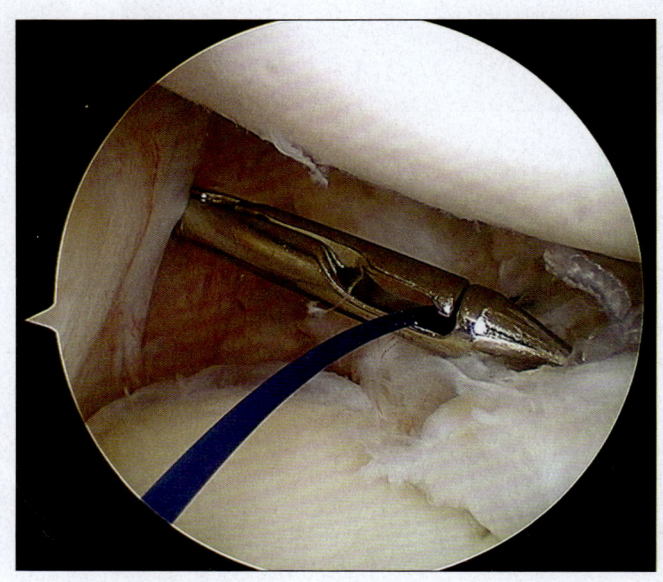

图16

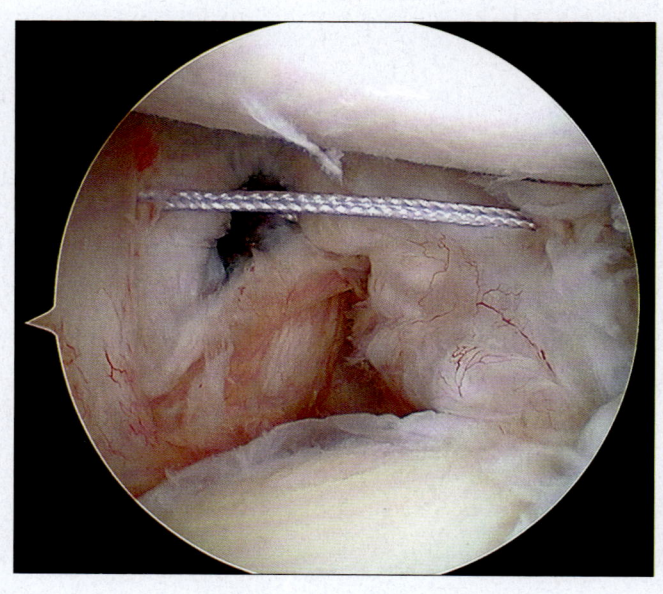

图17

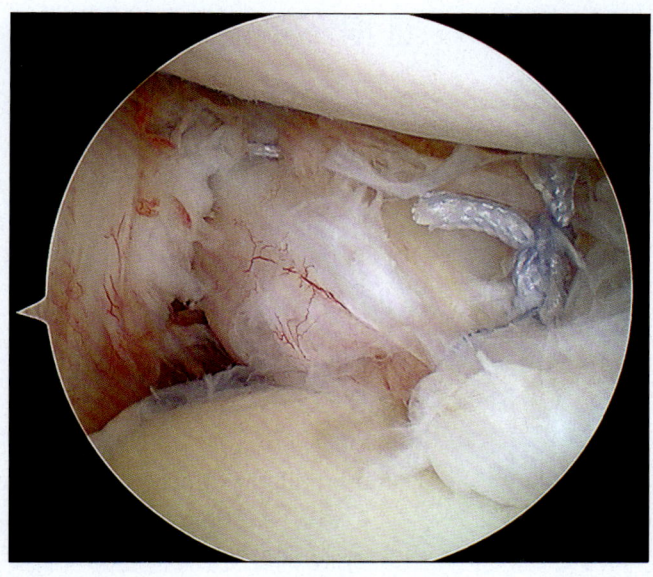

图 18

术后护理和预后

- 建议肩关节后方不稳定的患者术后 3～6 周内，以及 MDI 患者术后 6 周内，置上臂于外展中立稍微外旋位，并用吊带固定制动。
- 用吊带悬吊制动肘关节和腕关节，但是允许手部活动。
- 3 周时，可以开始轻柔的旋转练习，旋转限制一直到 6 周为止。
- 6 周后，开始进行性肌力增强练习。
- 6 个月后，患者可以达到完好的肌力和活动范围，可以重新逐渐恢复体育锻炼。
- 对于伴有后方不稳定的患者，应该加强外旋练习和肌力练习。
- 潜在的并发症包括患者术后功能锻炼不充分而导致的关节僵硬；或者如果患者活动过早或术后制动不充分而导致修复失败。

证据

Bradley JP, Baker CL 3rd, Kline AJ, et al. Arthroscopic capsulolabral reconstruction for posterior instability of the shoulder: a prospective study of 100 shoulders. Am J Sports Med, 2006, 34: 1061-71.

作者报道在术后第 27 个月时，89% 患者恢复体育运动，同时 71 例存在肩关节后方复发性不稳定患者，行肩关节镜下盂唇重建术，89% 患者术后疗效很好或者极好。

Cofield RH, Nessler JP, Weinstabl R. Diagnosis of shoulder instability by examination under anesthesia. Clin Orthop Relat Res, 1993, Jun (291): 45-53.

D'Alessandro DF, Bradley JP, Fleischli JE, et al. Prospective evaluation of thermal capsulorraphy for shoulder instability: indications and results, two- to five-year follow-up. Am J Sports Med, 2004, 32: 21-33.

对 84 例肩关节不稳定患者行肩关节囊热缝合术，平均随访时间为 38 个月，33 例非常满意（39%），20 例满意（24%），31 例不满意（37%）。

Duncan R, Savoie FH 3rd. Arthroscopic inferior capsular shift for multidirectional instability of the shoulder: a preliminary report. Arthroscopy, 1993, 9: 24-7.

本文首先报道了对 10 例肩关节多方向不稳定患者行关节囊修复术。术后进行 1～3 年随访，根据 Neer 分型，所有患者对手术满意，平均得分 90 分（75～95 分）。

Gartsman GM, Roddey TS, Hammerman SM. Arthroscopic treatment of multidirectional glenohumeral instability: 2-to 5-year follow-up. Arthroscopy, 2001, 17: 236-43.

作者提出用缝线锚钉、关节囊褶皱术、旋肌间隙闭合术治疗 47 例肩关节多方向不稳定，术后随访 35 个月。94% 的患者术后疗效很好或者极好，存在 2% 的复发率。平均外旋 88.2°。85% 的患者自由参加体育运动。

Lichtenberg S, Habermeyer P, Magosch P, et al. Arthroscopic treatment of posterior shoulder instability. Op Orthop Traumatol, 2007, 19: 115-32.

在这项前瞻性研究中，作者术后随访了 11 例肩关节，除了关节囊褶皱术外，还通过盂唇移位和锚钉缝合固定等修复盂唇损伤。术后 33 个月，Rowe 评分为 95/100，1 例出现创伤性再脱位，还有 1 例出现复发性半脱位。

McIntyre LF, Caspari RB, Savoie FH 3rd. The arthroscopic treatment of multidirectional shoulder instability: two-year results of a multiple suture technique. Arthroscopy, 1997, 13: 418-25.

作者报道了采用关节镜下关节囊移位术治疗 19 例患者，术后平均随访时间 34 个月。95% 患者术后疗效很好或极好，没有活动度损失；有 5% 的复发率，89% 的运动员重新恢复到原来的运动。

Treacy SH, Savoie FH 3rd, Field LD. Arthroscopic treatment of multidirectional instability. J Shoulder Elbow Surg, 1999, 8: 345-50.

在这个报道中作者对 25 例患者随访 60 个月，根据 Neer 分型，88% 患者对手术满意，同时存在 12% 的复发率，96% 的患者活动度完全恢复，没有患者损失外旋活动度。

18 习惯性肩关节前脱位的开放性 Bankart 手术

Peter S. Vezeridis, Bertram Zarins

注意事项

- 肩胛盂唇前方的大块骨折一般需要进行骨移植。
- 特别是 Bristow 法修复失败后，由于改变了手术视野，使手术显露更加困难。

争议

- 开放性 Bankart 治疗术是盂肱关节稳定性治疗的金标准，但用关节镜进行修复，既容易操作，在成功率方面又和开放性手术非常相近。

治疗方案

- 用关节镜来修复 Bankart 损伤是比较常用的方法，但如果没有太多需要修复的受损关节囊或盂唇的话，开放性手术可能是更好的选择。
- 如果存在大的盂唇前部骨折，可以采用开放性 Bristow 或 Latarjet 修复术进行治疗。

适应证

- 以下原因导致的习惯性盂肱关节前脱位不能通过关节镜进行修复
  - 前部关节囊缺损。
  - 肩胛盂唇前方骨折。
  - 关节镜手术或开放性 Bankart 损伤修复失败。
  - 之前开放性手术失败，如果没有 Bankart 损伤的记录。

临床检查 / 影像学检查

- 将上臂外展或外旋时体格检查可以发现，恐惧试验阳性。
- 平片：肩关节前后位或腋位片常显示盂唇前部模糊，提示骨折（骨性 Bankart 损伤）和 / 或肱骨头 Hill-Sachs 损伤。
- CT 对比扫描显示前方盂唇从盂唇处撕脱（Bankart 损伤）（图 1）。
- MRI 对比图像证实前方盂唇从盂唇处撕脱（Bankart 损伤），关节囊反折入关节窝颈部（图 2）。

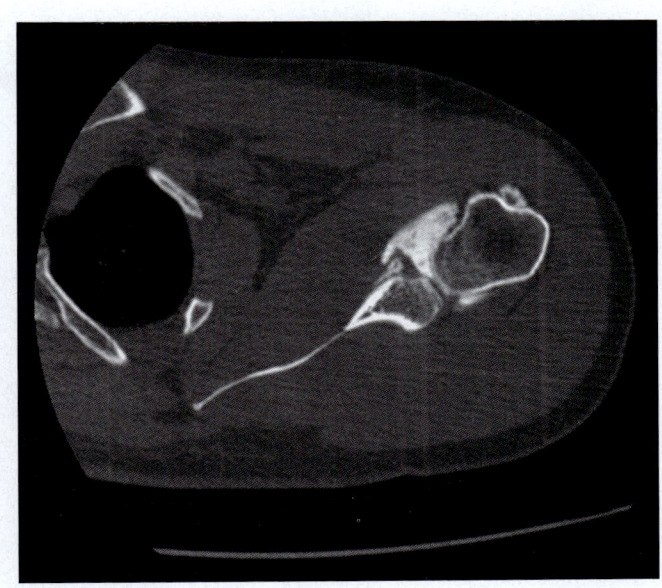

图1

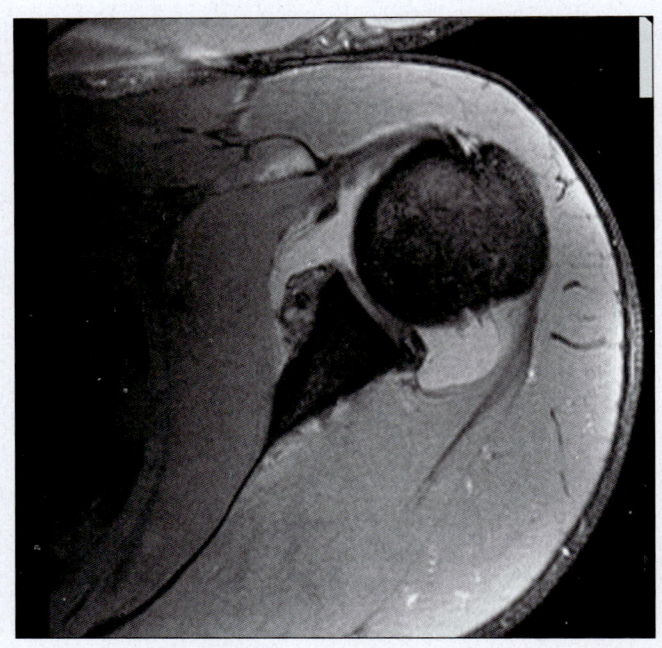

图2

- 关节镜发现前部关节囊存在缺失或部分缺损（前部盂肱韧带撕开）。在图3中，图2中的患者肩部关节镜图像显示前部肩关节囊缺失。关节镜修复比较困难，开放性Bankart修复术可以稳定肩关节。

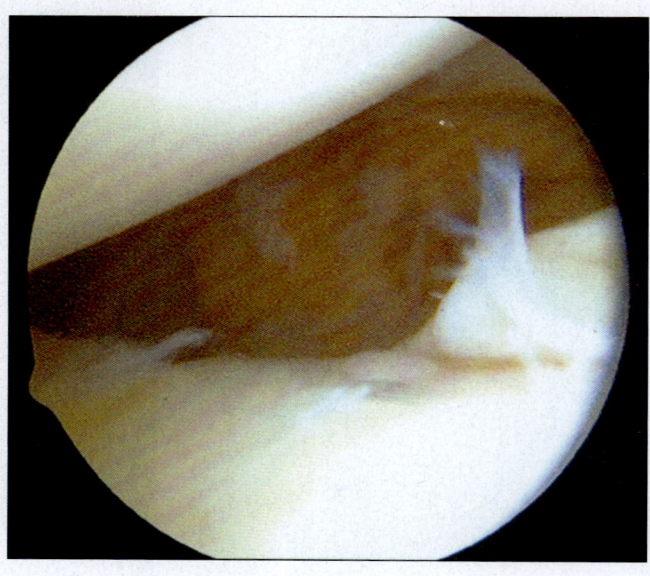

图3

手术要点
• 朝着患者头部向上旋转臂板直到靠近手术台，这样患者的肘部可以倚靠在臂板上，医生也能在手术台旁边进行操作。

注意事项
• 不要在肩胛骨下方放置沙袋或其他衬垫物，否则会使肱骨头上抬，致使手术显露困难。

外科解剖

- 将头静脉和三角肌一起向侧面牵拉，以增加三角肌胸大肌间隙。
- 肌皮神经在联合肌腱的内侧。在联合肌腱的中间做分离操作或使用拉钩牵拉肌腱时，容易损伤肌皮神经。
- 腋神经靠近并位于肩关节下方（6点钟方向）。
- 肩胛下肌肌腱的下缘以血管束为界。
- 肩胛下肌肌腱和关节囊在接近肱骨时融为一层，需要将其锐性分离开，但分离时候注意保持各自的厚度。

体位

- 患者取仰卧位。
- 肩胛骨下不要放置衬垫物。
- 在手术台平患者肘部位置连接一块臂板。
- 在臂板上方、肘部下方放置衬垫以升高臂部，使肱骨头后倾（图4）。

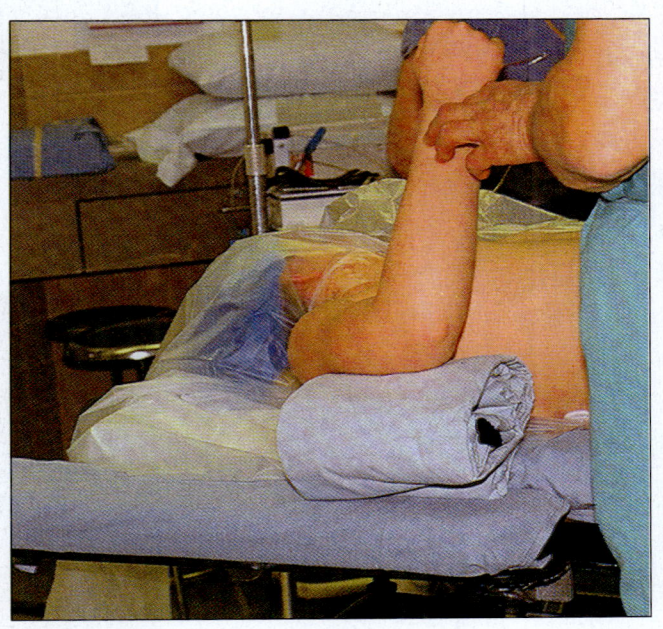

图4

手术要点

- 在铺无菌单前,用皮肤标记笔在腋窝前皱褶处做交叉标记(以有利于在缝合时对合皮肤边缘)。
- 将无菌单一直盖住肩部(包括腋窝),以使肩部在手术过程中可以自由活动。
- 切口朝着腋窝方向以利于美观。
- 头静脉沿着三角肌胸大肌间隙走行。
- 寻找联合肌腱边缘时,要寻找肌腱侧方邻近的喙肱肌细长的边缘。

注意事项

- 分离皮瓣时,尽量止于浅层筋膜。当露出肌肉组织时,说明进入过深并且已经穿过深层筋膜组织。
- 当在分离三角肌胸大肌间隙深部组织以寻找联合肌腱时,避免过于从内侧分离。应该保持从喙突侧方进入。
- 联合肌腱的侧缘是肌肉组织(喙肱肌)而非腱性组织。如果三角肌胸大肌间隙深部有肌肉垂直走行,可能是喙肱肌(前提是它不是三角肌或胸大肌)。不要从喙肱肌和联合肌腱之间进行分离。
- 手术中保持肌肉处于松弛状态,肌肉麻痹通常容易导致手术失败。

入路 / 显露

- 内收上臂以定位腋窝褶皱,用皮肤标记笔做叉号标记。关闭切口时循此标记缝合皮肤切口。标记完毕后用无菌单覆盖皮肤(图5示,左肩)。
- 平行于腋窝前褶皱做皮肤切口。
- 在皮肤浅筋膜组织中切开皮瓣。
- 在皮肤浅筋膜组织中分离皮瓣,保持深筋膜组织完整。皮肤浅筋膜中脂肪线是三角肌胸大肌间隙的标志(图6;注意骨钳)。

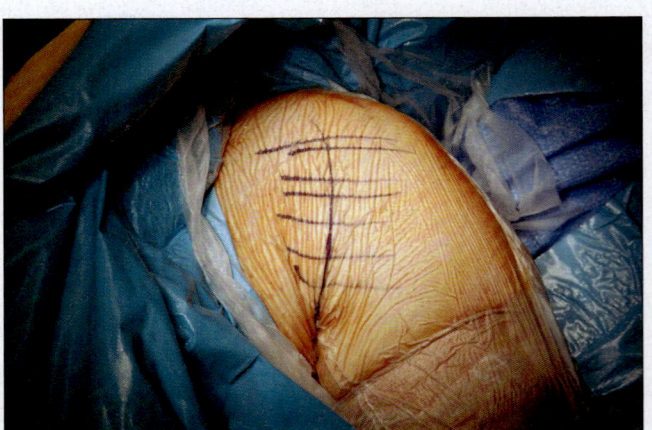

图5

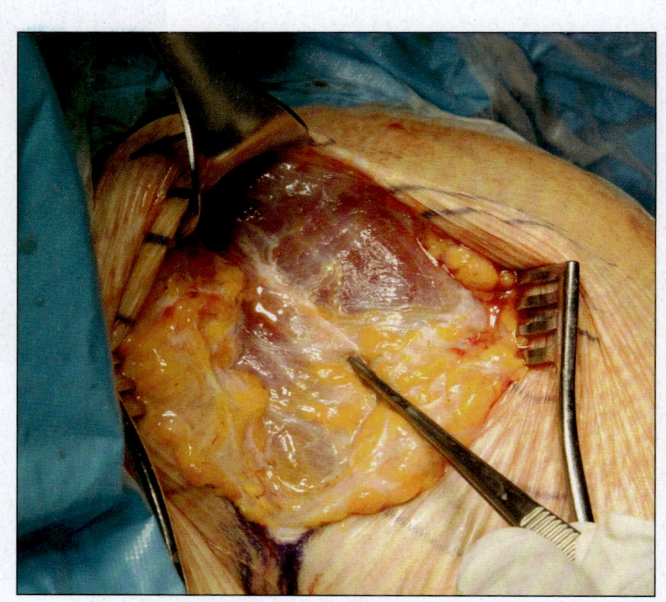

图6

设备

- 头灯
- Köllel 自持性牵开器（Link, USA）
- Rowe 单钉牵开器（Kirwan, USA）
- 弯针（在腋窝边缘穿孔）和槌子
- 5号 Mayo 针（平滑，套管针）
- 2号 Orthocord 或 FiberWire 缝线

- 切开深筋膜，有一层平行脂肪组织，这是三角肌胸大肌间隙。
- 锐性分离以发现三角肌胸肌间隙，然后钝性分离周围组织。找到头静脉，连同三角肌一起向它们拉向外侧（如图7所示拉向右边），扩大三角肌胸大肌间隙。在图7中，注意用骨钳将胸大肌推向内侧，以显露头静脉。
- 插入 Kölbel 自持性牵开器，将三角肌和头静脉拉向外侧（如图8所示拉向右边），将胸大肌拉向内侧（如图8所示拉向左边）。
- 找到联合肌腱的侧缘（注意图8中的骨钳，联合肌腱在骨钳左边），通过把 Kölbel 牵开器的一边放置在联合肌腱的下边，连同胸大肌一起拉向内侧（如图8所示拉向左边）。

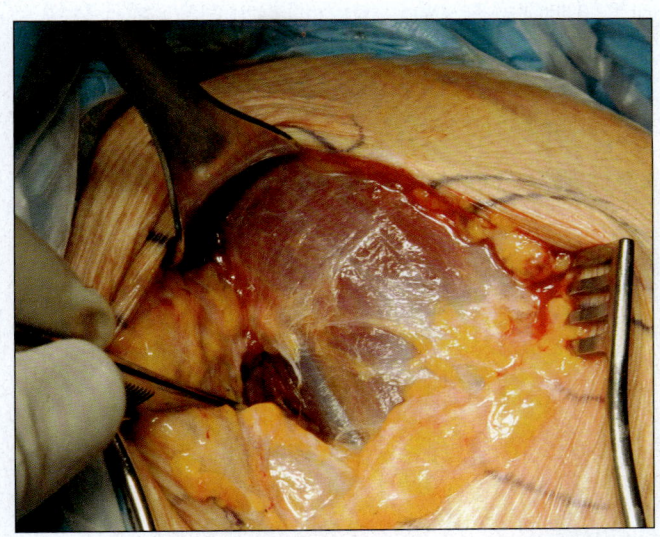

图7

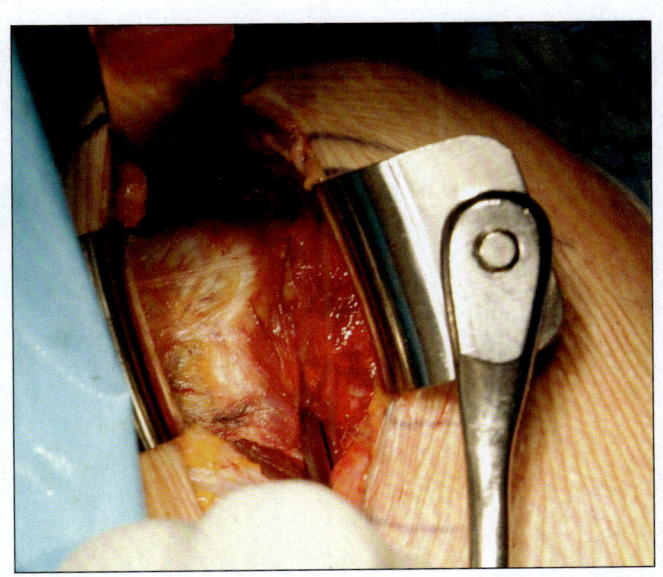

图8

手术要点

- 当分离肩胛下肌肌腱时，必须小心谨慎地用长柄 15 号刀片在附近吸引和烧灼。这一步十分精细。
- 分离时注意肩胛下肌腱纤维的方向。肌纤维是横向的。但接触到关节囊时，肌纤维就不是横向走行了。停止在这一层，不要再深入分离了。
- 如果需要更多地显露下关节囊，在肩胛下肌远端纵向延长切口，以形成 T 形切口。

手术步骤

第一步

- 在正常情况下，冈上肌肌腱前缘和肩胛下肌肌腱上缘之间有一个间隙。在肩关节正常运动时，此间隙可使这两条肌腱通过喙突的任何一边。
- 当肱骨头向前下方脱位时，间隙可以扩大（撕裂）（图9）。间隙撕裂时，可以触到关节囊上半部分（在肩胛下肌肌腱上缘）。在图 9 中，注意骨钳指向肩袖间隙。将成角的 Gelpi 牵开器放置在间隙中以利于手术显露。
- 如果可触到肩袖间隙撕裂（比如，间隙向侧方延伸至肱骨头），应该使用 0 Vicryl 或类似缝线做一个或者两个 8 字缝合，以修复撕裂组织。撕裂靠近内侧太远，则不应该修复。
- 从肱二头肌肌间沟和肩胛下肌肌腱进入肱骨头处之间的中线处纵行切开肩胛下肌肌腱（图10）。切口向远端延长，锐性分离穿

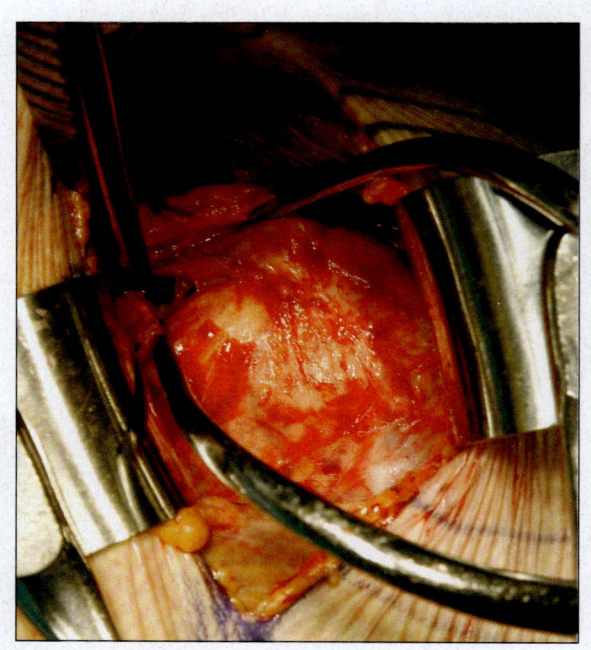

图9

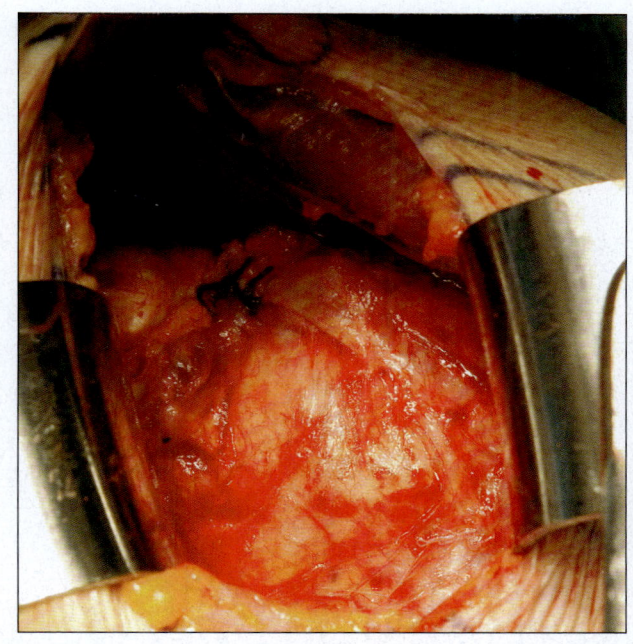

图10

过 3/4 肩胛下肌肌腱，但不要分离下方的肩关节囊。切口大约是联合肌腱和关节囊一半的厚度。在肩胛下肌肌腱上 3/4 和下 1/4 交界处水平延长切口，以形成 L 形切口（图11）。

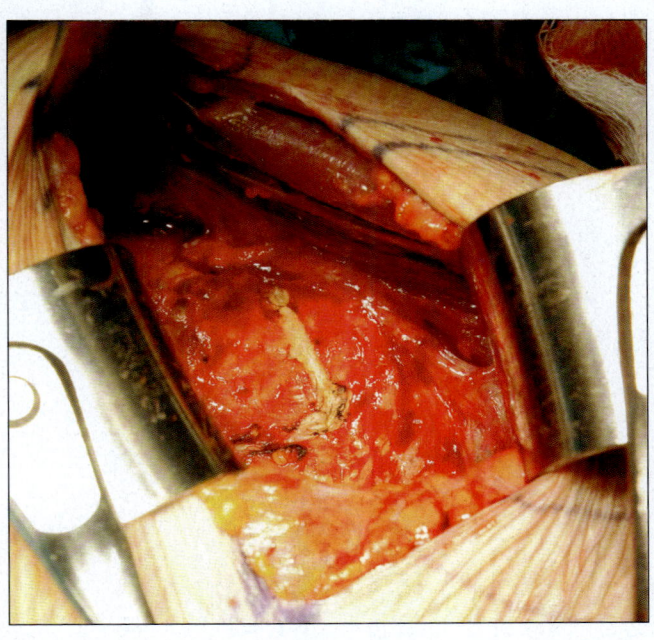

图11

注意事项
• 当从关节囊前部分离肩胛下肌肌腱时，如果分离太深而切开了关节囊，立即缝合关节囊切口。并注意分离时应在浅筋膜层，而不要分离过深。 • 正常情况下在肩胛下肌上界和冈上肌前缘之间有一个间隙。此间隙使冈上肌肌腱向上通过，而当举起手臂过肩时，肩胛下肌肌腱通过喙突下面。关闭此间隙会限制肩部活动，仅在此间隙向侧方延伸直到肱骨头时，才是不正常的，需要将其缝合关闭。

- 肩胛下肌肌腱在进入关节囊时和关节囊侧方融合。肩胛下肌肌腱此时有横向纤维，而关节囊也有相同的组织。
- 在内侧，靠近肩胛盂唇处，易于分离这两种组织。通过关节囊可以触诊到肩胛盂唇。

■ 使用15号刀片锐性分离肩胛下肌肌腱和下面的肩关节囊前缘(图11)。在中间处分离比较容易，此处肩胛下肌肌腱不再和关节囊粘附。

■ 在关节囊深部可以触到关节唇前缘。

■ 使用Cobb牵开器可以把剩余的肩胛下肌从关节囊拉开。

■ 在剩余1/4肩胛下肌肌腱和关节囊中间向下继续分离，直到腋窝襞。

■ 从下方肩关节囊下方游离肩胛下肌肌腱，并在其下方插入单峰牵开器（图12）。

第二步

■ 在关节囊前面中部横向切开关节囊（如在盂肱关节中部），并向

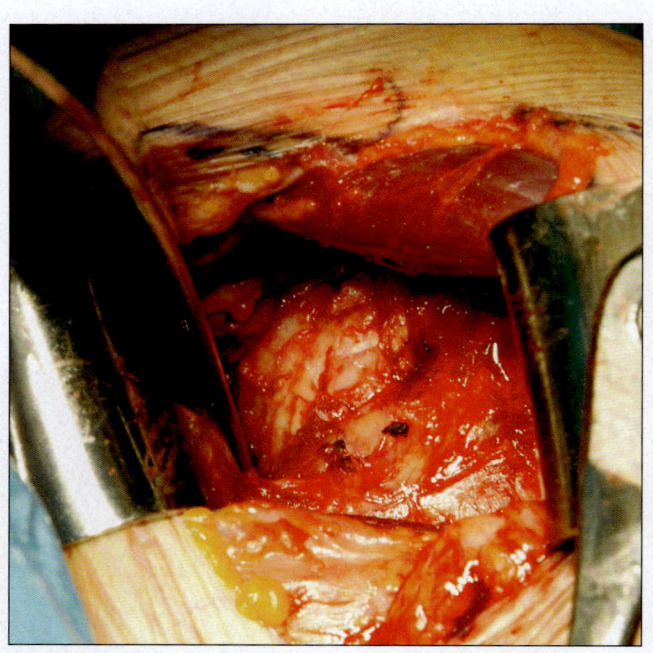

图12

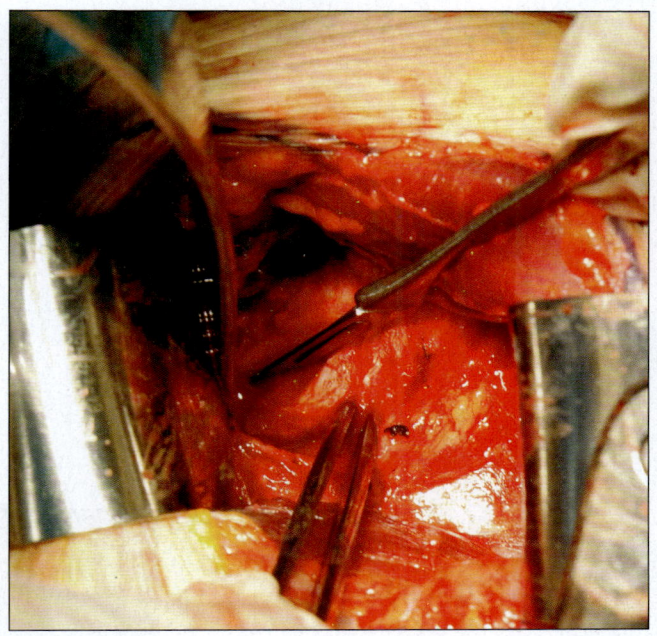

图13

中间延伸，直到距肩胛盂唇 0.5cm 处（图13）。
- 在关节唇侧面 0.5cm 处做一纵向切口并在关节囊上留有一条与肩胛盂唇相连的 5mm 的边缘，形成 T 形切口。
- 在 T 形切口的拐角处用 0 Vicryl 或类似缝线做标记，以备后面牵拉或寻找用（图14）。游离端用直角钳夹住。

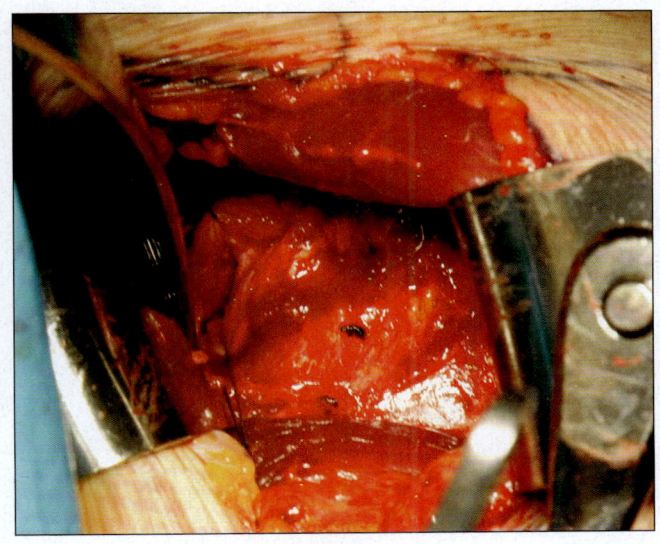

图14

- 插入肱骨头牵开器（Fukuda 或 Rowe 肱骨头牵开器），将肱骨头牵向一侧，显露盂肱关节（图 15）。
- 在分离的前方肩胛盂唇的下面重新放置单峰牵开器并将其撑起（图 16）。在图 16 中，注意牵拉关节囊转角处的缝线。使用单峰牵引器将中间的囊瓣牵向两边，显露肩胛盂唇。

第三步

- 使用 Cobb 抬高器向下刮除前方关节唇（Bankart 损伤），直到骨质渗血。

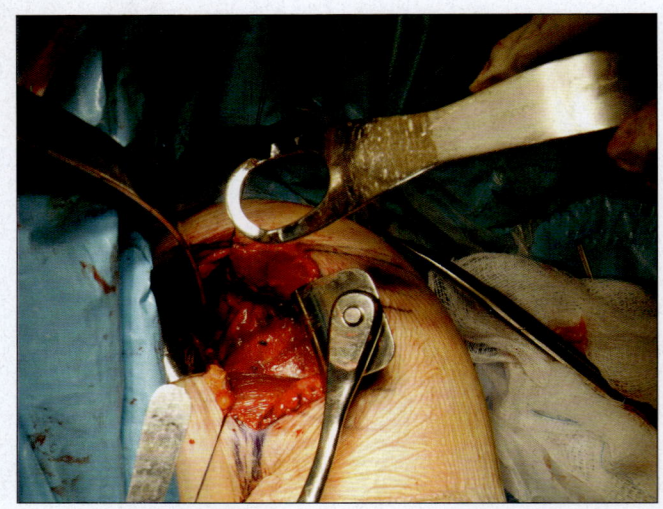

图15

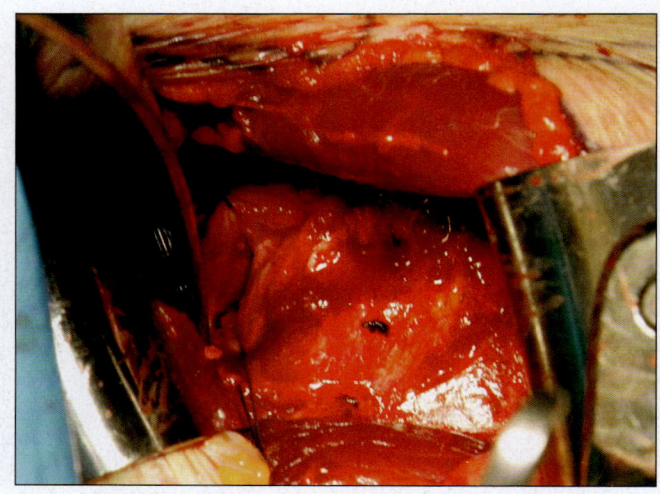

图16

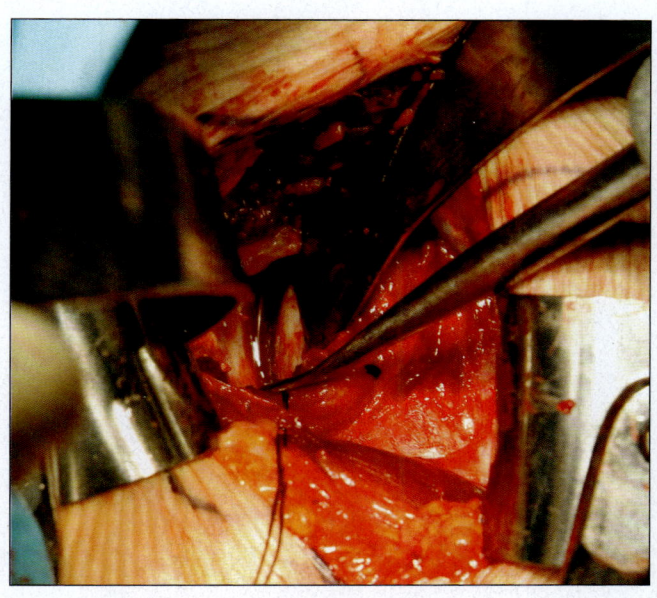

图17

手术要点

- 首先横行切开关节囊，观察盂肱关节内部，判断到距盂唇的距离。
- 使用骨钳（如直角钳）牵拉事先放置的作为标识的缝线，将 T 形关节囊切口一角牵向一边，以利于后面探查。

注意事项

- 做垂直切口时，不要离盂唇太近，否则就没有内侧关节囊囊瓣用来修复。
- 做垂直切口时，也不要离盂唇太远，否则当将关节囊重新缝合到盂唇上时，肩关节外旋就会明显受限。

器械 / 植入物

- 使用 Fukuda 或 Rowe 肱骨头牵开器来显露关节。

- 在右肩肩胛盂唇前方 2、4、6 点的位置用弧形针穿三个孔（弧形针道，左肩是在 10、8、6 点处，如图 17 所示）。
- 用弧形针带着 2 号 FiberWire 或 Orthocord 缝线穿过各孔，用止血钳夹住缝线的游离端。
  - 使用小而坚硬的锥形针（如 5 号 Mayo 针）带着缝线穿过已经做好的通过盂唇的弧形针道（图 18A）。
  - 图 18B 显示缝线将肩关节囊的两角拉向两侧（已经忽略肱骨头牵开器），有三条缝线穿过事先由前方盂唇处钻好的骨针道 [在图 18 以及下面的图中，孔（弧形针道）被标记为 A、B 和 C（从上到下），从其中穿过的两根缝线依次标为 A 和 A′，B 和 B′，C 和 C′]。

第四步

- 撤除肱骨头牵开器。
- 撤除用来标记关节囊切口一角的直角钳。
- 牵拉低位的直角钳可以显露关节囊的下半部分。

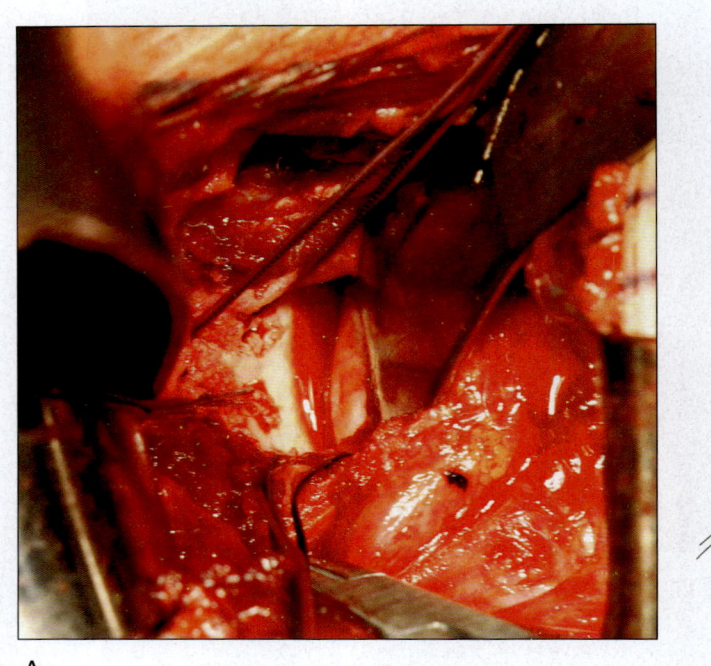
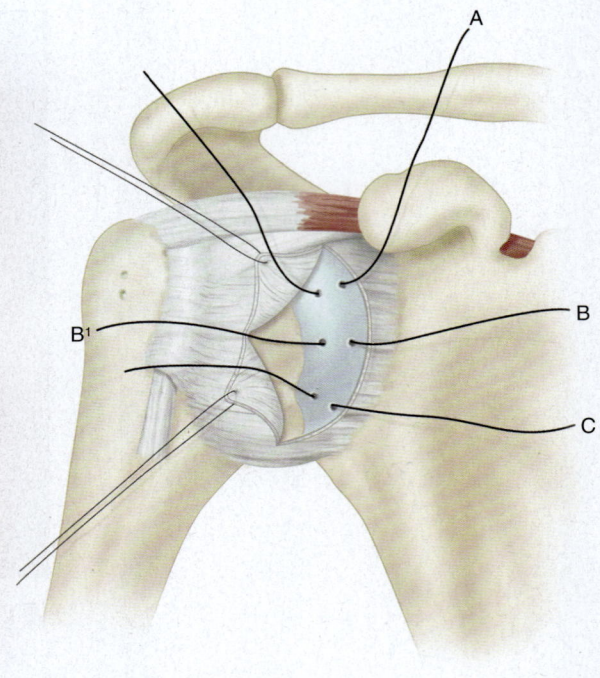

A

B

图18

- 尽可能从最远处（6点钟位置）穿过最下面骨针道（C）的缝线，穿过下方关节囊的游离缘。
- 将从中间针道（B）穿过的缝线，穿过关节囊下方囊瓣的一角。
- 将每条缝线（C和B）各自打结。在图19中，低位的两条缝线（B和C）从关节囊的下半穿过并打结。只有一条缝线（C）在打结后剪断，其他缝线都未剪断，以留作后用。

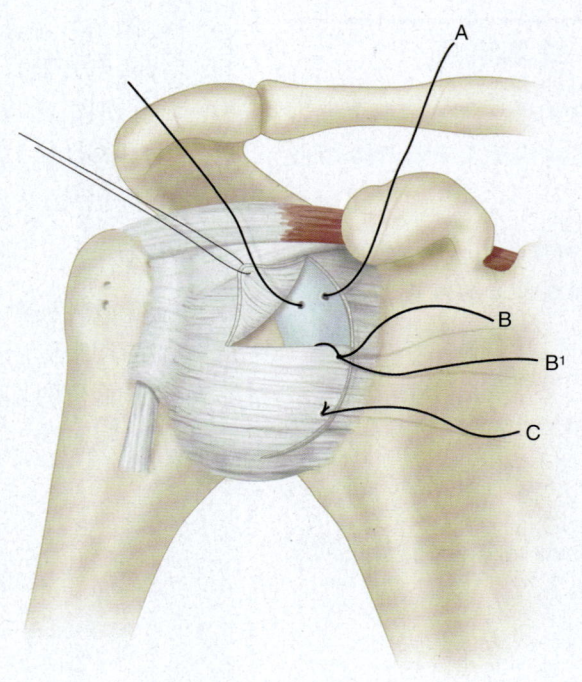

图19

- 将穿过中间骨隧道并被打结的缝线穿过关节囊上部的一角。
- 将通过最上边骨道的缝线（A）尽可能近地穿过上面关节囊的边缘（在 11 点和 1 点钟的位置）。
- 将缝线 B 和 A 打结，然后将关节囊的上半部重叠在前面缝合的下半部的上面（图 20）。剪断缝线 A 的一条。可以安全地以重叠方式将关节囊缝合到前面盂唇上。
- 前面已经留好打了结的四条长缝线（A、B、B′ 和 C）。这时可用来将关节囊的内侧缝合到修补的组织上并加强修复效果（图 21）。
- 这四条缝线穿过关节囊的中半部分（和肩胛盂的颈部相连），将缝线 A 和 B 打结，将 B′ 和 C 打结。修复完毕（图 22）。
- 用 0 Vicryl 缝线间断 8 字缝合关节囊横行切口。
- 使用 0 Vicryl 缝线重新用 8 字缝合的方法重建肩胛下肌肌腱附着点（图 23）。

手术要点

- 在盂唇打孔时，首先用小型舟状凿在前方肩胛盂颈部骨皮层内打孔。用弯钉从肩胛盂颈部一侧和关节侧凿深并使孔道汇合。
- 尝试将最下边的孔钻在最下方（6 点的位置）。
- 不要使用单根的强力缝线如 2 号 Orthocord 或 FiberWire 线，而要使用两根弱力的线如 0 Vicryl 线，这样可以增加强度，并且在第一根线断的时候，仍可作为备用。

注意事项

- 如果前面盂唇上的孔太靠近边缘，可能会穿透边缘。而太远又会使针难以通过骨道。
- 最下方（6 点钟位置）的骨比较脆弱，所以小心不要将其弄碎。

器械 / 植入物

- 弯手钻和 / 或持钩可以用来完成前方盂唇的钻孔。
- 标记夹住通过骨针道缝线（A、B、C）的止血钳，以便于区分。

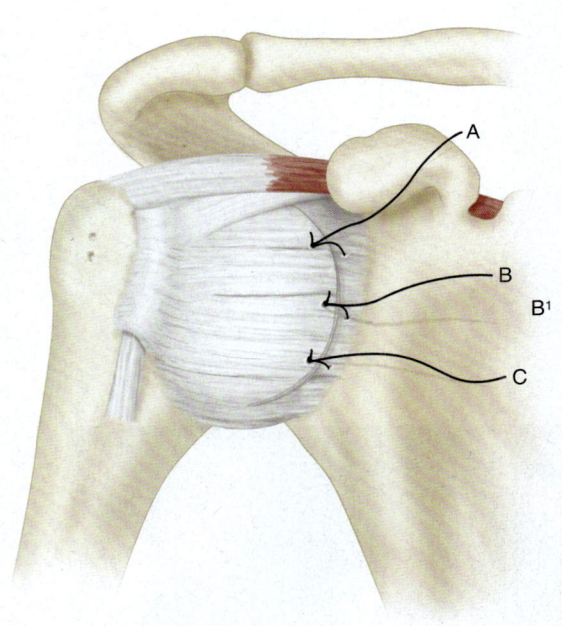

图 20

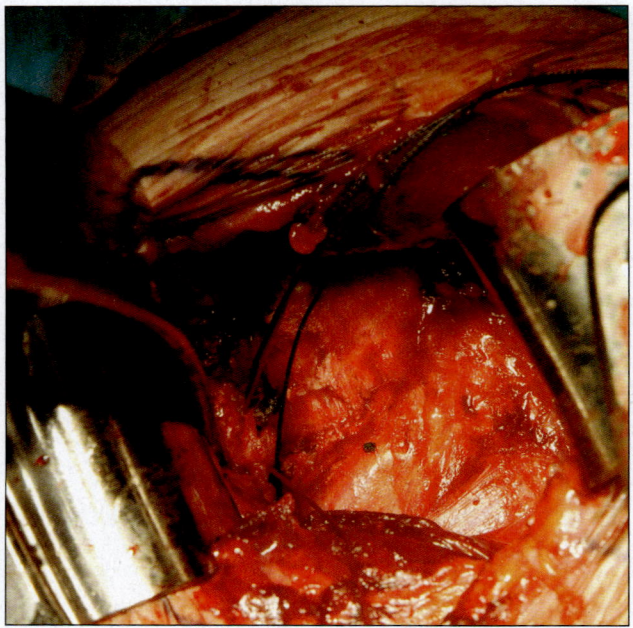

图21

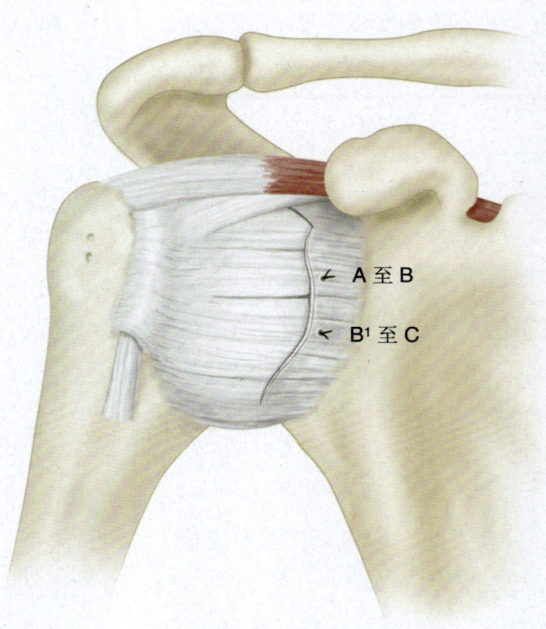

图22

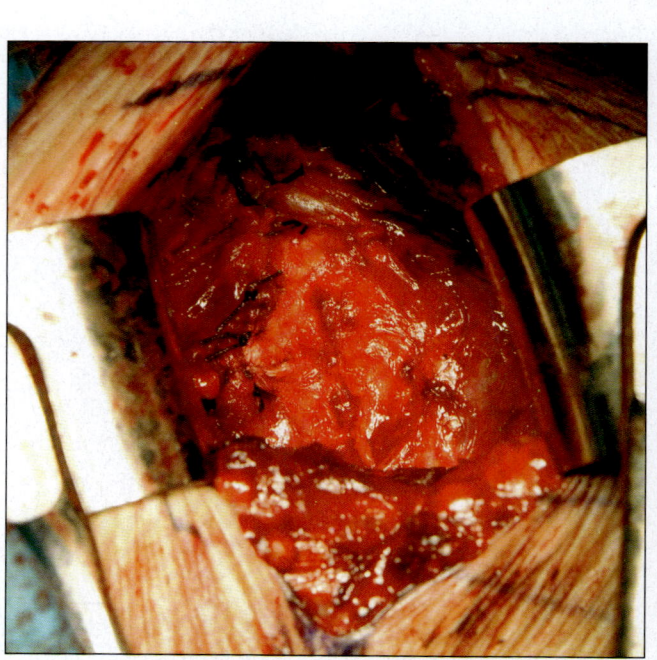

图23

争议

- 除了在骨的前方盂唇处打孔外，可以用缝线锚钉将缝线锚定到骨上。尽管放置缝线锚钉比钻孔容易，但锚钉只是在缝线打结后将关节囊进行点固定，而隧道有更广的固定面。笔者的经验是缝线锚钉比骨针道更容易导致失败。

- 在三角肌胸大肌间隙处修复深筋膜。
- 关闭切口各层。

术后护理和预后

- 使用吊带。
- 手术后第一天或第二天开始做钟摆运动。
- 如果患者感觉情况尚可，可以撤掉吊带，但必须保持肘部在身体冠状面之前约6周。

证据

Bottoni CR, Smith EL, Berkowitz MJ, Towle RB, Moore JH. Arthroscopic versus open shoulder stabilization for recurrent anterior instability: a prospective randomized clinical trial. Am J Sports Med, 2006, 34: 1730-7.

这项前瞻性随机对照试验比较了29例使用缝线锚钉接受开放Bankart修复手术的患者和32例接受关节镜Bankart修复的患者。32个月后随访，两组手术效果没有明显差别。然而，接受开放Bankart固定的患者在肩关节活动上更加受限。两组的客观评估都相同。作者得出结论,开放性和关节镜Bankart修复的临床结果基本相同。（Ⅰ级证据）

Fabbriciani C, Milano G, Demontis A, Fadda S, Ziranu F, Mulas PD. Arthroscopic versus open treatment of Bankart lesion of the shoulder: a prospective randomized study. Arthroscopy, 2004, 20: 456-62.

这项前瞻性随机对照试验比较了30例使用缝线锚钉接受开放Bankart修复手术的患者和30例接受关节镜Bankart修复的患者。所有修复都使用金属缝线锚钉。2年后随访，两组手术都没有失败的病例，术后评分分值相近。接受开放性手术的患者活动度更加受限。

Freedman KB, Smith AP, Romeo AA, Cole BJ, Bach BR Jr. Open Bankart repair versus arthroscopic repair with transglenoid sutures or bioabsorbable tacks for recurrent anterior instability of the shoulder: a meta-analysis. Am J Sports Med, 2004, 32: 1520-7.

对6项研究的Meta分析比较了使用穿过关节唇缝线、生物可吸收缝

手术要点

- 打结关节囊修复缝线时，将手臂内旋。

器械/植入物

- 如果带有Fiberwire或Orthocord的针大小不符，不能穿过骨针道，使用5号Mayo针（小、平滑并坚硬的套管针）。

争议

- 要使用一对缝线，如0 Vicryl缝线通过盂唇的每个孔，而不是使用一根强力缝线（2号Orthocord或Fiberwire）。
- 缝合肩袖间隙会限制肩关节运动，而且只有在肩袖撕裂时，才应该缝合，而不应该缝合正常肩袖间隙（如，缝合正常间隙的扩张部分）

手术要点

- 保持手臂在身体前方，可以做早期功能锻炼。

线或者缝线锚钉的 Bankart 修复和关节镜修复。使用穿过关节唇缝线或生物可吸收缝线的关节镜 Bankart 修复手术后关节不稳定性的发生率更高（20.3%），而开放性 Bankart 手术只有 10.3%。更多接受开放性手术的患者（88%）的手术后评分更高，而接受关节镜修复的患者是 71%。（Ⅱ级证据）

Hobby J, Griffin D, Dunbar M, Boileau P. Is arthroscopic surgery for stabilisation of chronic shoulder instability as effective as open surgery? A systematic review and meta-analysis of 62 studies including 3044 arthroscopic operations. J Bone Joint Surg [Br], 2007, 89: 1188-96.

对 62 例的 Meta 分析发现使用 U 形钉或穿过关节唇的缝线的关节镜 Bankart 修复的稳定性比起开放性 Bankart 修复，使用缝线锚钉或生物可吸收缝线的关节镜 Bankart 修复失败率更高。2 年后随访开放修复和使用缝线锚钉或可吸收缝线的关节镜修复，它们的失败率相当。（Ⅰ级证据）

Hovelius LK, Sandström BC, Rösmark DL, Saebö M, Sundgren KH, Malmqvist BG. Long-term results with the Bankart and Bristow-Latarjet procedures: recurrent shoulder instability and arthropathy. J Shoulder Elbow Surg, 2001, 10: 445-52.

该回顾性综述评估了 24 例患者中 26 个肩部接受经骨缝线的开放性 Bankart 固定术后 17.5 年的随访结果。1 例患者因为术后关节不稳定接受二次手术，所有患者都没有阳性结果。17 例患者十分满意，7 例患者满意，1 例患者不满意。作者的结论是他们的研究结果和开放性 Bankart 修复金标准的意见是一致的。

Lenters TR, Franta AK, Wolf FM, Leopold SS, Matsen FA 3rd. Arthroscopic compared with open repairs for recurrent anterior shoulder instability: a systematic review and meta-analysis of the literature. J Bone Joint Surg [Am], 2007, 89: 244-54.

对 18 项研究进行 Meta 分析表明与关节镜修复相比，开放性 Bankart 修复在预防复发性以及恢复工作和/或运动上更加有效。比较术后评分，关节镜修复在术后关节功能恢复上更好。（Ⅱ级证据）

Pelet S, Jolles BM, Farron A. Bankart repair for recurrent anterior glenohumeral instability: results at twenty-nine years' follow-up. J Shoulder Elbow Surg, 2006, 15: 203-7.

30 例使用穿骨缝线接受开放性 Bankart 修复的患者接受了平均 29 年的随访。所有患者都恢复到了受伤前的活动水平。3 例患者（10%）有术后错位，其中 1 例接受了二次手术。作者的结论是开放性 Bankart 手术有可依赖的长期盂肱关节稳定。

Rhee YG, Ha JH, Cho NS. Anterior shoulder stabilization in collision athletes: arthroscopic versus open Bankart repair. Am J Sports Med, 2006, 34: 979-85.

在一项群体研究中，46 例撞伤的运动员中的 48 个肩部接受了开放性 Bankart 经骨固定手术（32 例）或关节镜修复（16 例）。在平均 72 个月的随访后发现，接受关节镜修复手术的成功率（失败率为 25%）低于接受开放性手术（失败率为 12.5%）。作者建议对撞伤运动员前部肩关节不稳的患者实行开放性 Bankart 手术。

Rowe CR，Patel D，Southmayd WW. The Bankart procedure：a long-term end-result study. J Bone Joint Surg [Am]，1984，66：159-68.

使用穿骨缝线 Bankart 开放修复治疗 145 例肩部的结果显示平均 6 年有 5 例复发。98% 的患者觉得结果好或很好。作者得出结论，大部分接受开放性 Bankart 手术修复的患者术后不必制动，可预计早期活动和功能的恢复，运动员也可恢复活动。

Rowe CR，Zarins B，Ciullo JV. Recurrent anterior dislocation of the shoulder after surgical repair：apparent causes of failure and treatment. J Bone Joint Surg [Am]，1984，66：159-68.

这些病例包括 39 例外科修复失败后治疗复发性肩部前方错位的患者。对 24 例使用穿骨缝线进行开放性 Bankart 二次修复。在至少 2 年的随访中，10 例患者觉得结果很好，12 例患者认为好，2 例患者认为不好。术后关节不稳的复发率为 8%。

第一部分　肩关节

肱二头肌肌腱

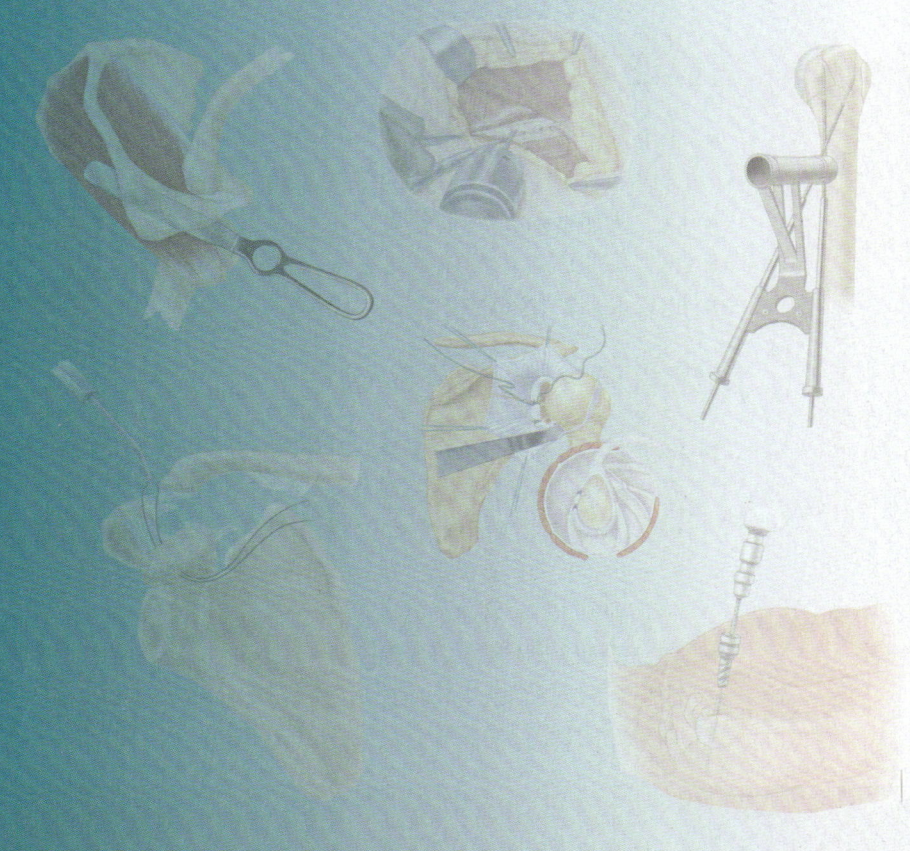

19 小切口肱二头肌肌腱固定术

Andrew S. Neviaser, Robert J. Neviaser

注意事项

- 没有认识到肱二头肌长头是撞击过程中一个重要的组成部分。

争议

- 有些人认为，肱二头肌长头能让肱骨头下降；然而，肌电图研究显示，当肘部没有运动时，肱二头肌没有活动，这就明确了，肱二头肌是在肘部而不是在肩部发挥作用。

适应证

- 非手术治疗失败是撞击综合征治疗的一部分，包括肩峰下注射和对肩袖和肱二头肌进行的伸展和肌力的治疗性练习。
- 肱二头肌肌腱炎或腱鞘炎。
- 肱二头肌肌腱半脱位/脱位。
- 肱二头肌肌腱变性。

临床检查／影像学检查

- 由于肱二头肌是撞击过程的一部分，评估肩袖是必需的。通过以下试验来判断肩袖是否累及：
  - 撞击征：抬高手臂，同时固定肩胛骨（图1A）。
  - 手掌向下外展试验：使肩部位于外展和内旋位，撞击固定的肩胛骨（图1B）。
- 肱二头肌抗阻试验（Speed征）：是通过让患者在向前的平面上抬高上肢对抗阻力，而肘部伸直（图2A）。结合结节间或肱二头肌沟处的触诊压痛可确定诊断（图2B）。

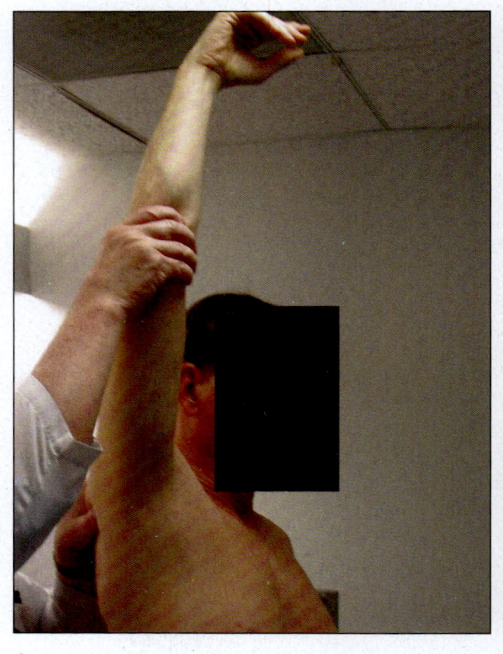
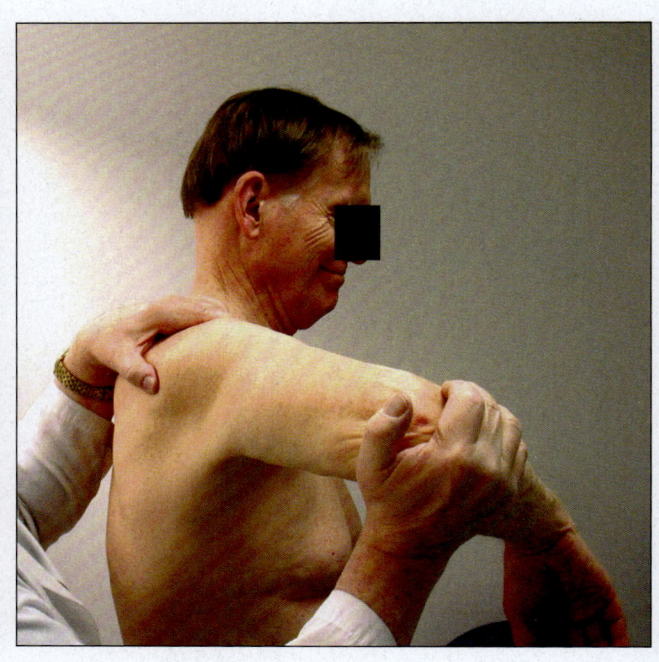

A B

图1

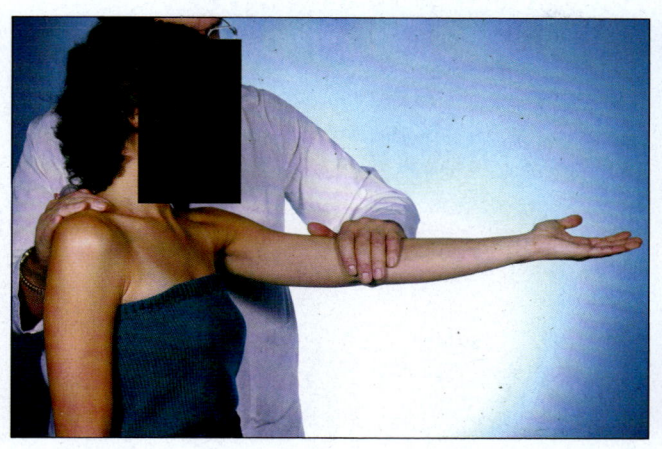
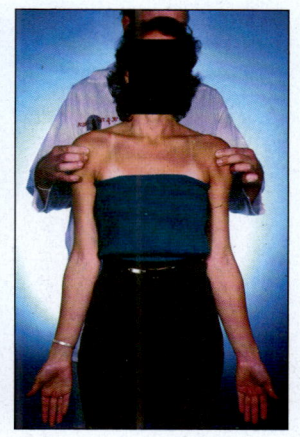

图2

治疗方案

- 除了上述非手术疗法,也可以实施肱二头肌肌腱切断术。在比较接受了肌腱切断术和肌腱固定术的患者后,我们发现行肌腱切断术的患者出现症状的概率明显要高,包括在屈肘和旋后时肌肉痉挛,以及手臂上难看的凸起(即大力水手征)(图3)。因此,肌腱切断术一般仅适用于久坐、低要求的患者。

- X线常常是没有用的,但通常要进行拍摄以排除其他病理情况。
- MRI是为了评估肩袖的损伤,但偶尔会显示在轴位上半脱位/脱位的肱二头肌。然而,肱二头肌肌腱炎是一种临床诊断,而不是基于影像的诊断。

外科解剖

- 肱二头肌是双头肌肉。短头起自喙突,而长头起自盂上结节。
- 长头位于盂肱关节内,并在冈上肌肌腱的下方、肩袖间隙的后方穿过。

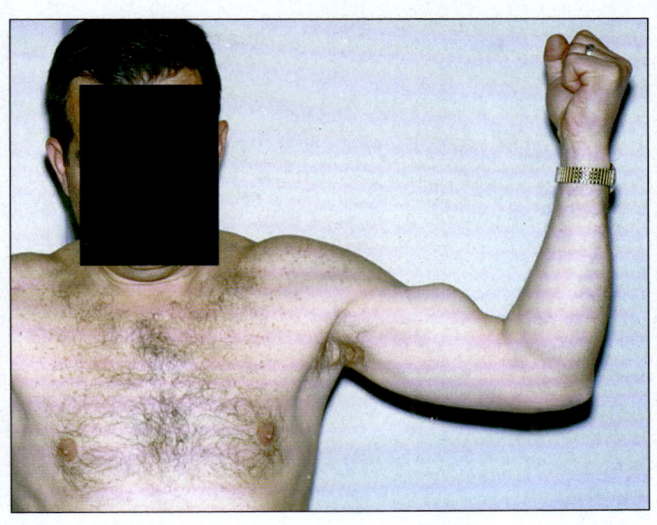

图3

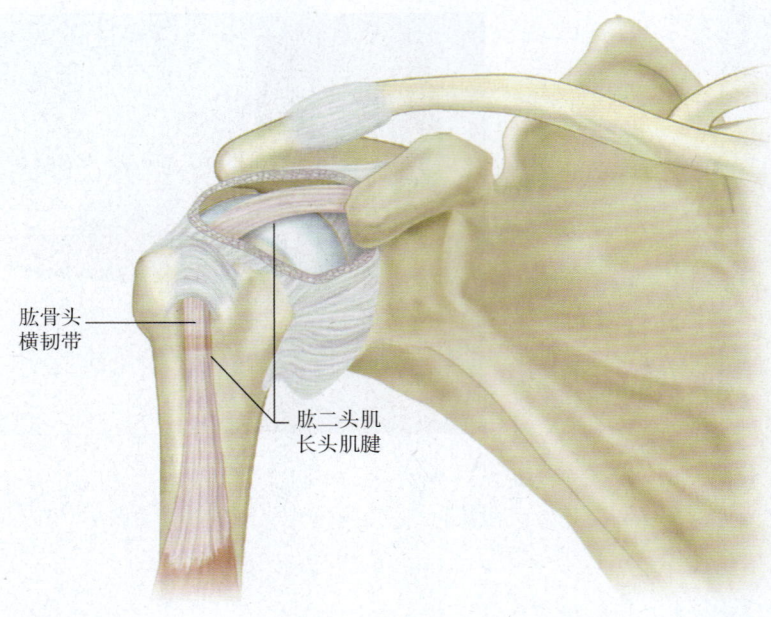

图4

- 它在肱骨的大、小结节之间的结节间沟内穿出关节，而位于肱骨头横韧带的下方（图4）。

体位

- 患者的体位是坐位，手臂无需铺单，而肩膀、肩胛骨的大部分以及前胸的上部都要显露（图5A 和 5B）。
- 要将患者的头部固定在头部休息位。

手术要点

- 一定要保证肩部的后方和肩胛骨充分的显露，因为需要建立后方的关节镜通道。

设备

- 一张能使患者采用坐位和前后入路的手术床。

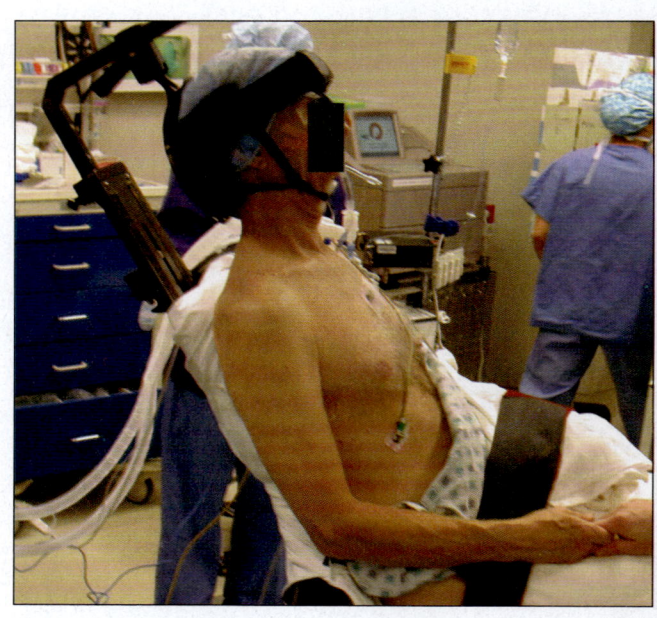
A

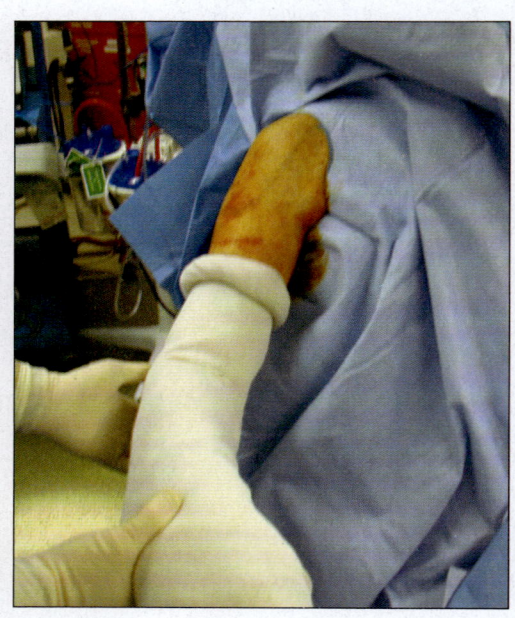
B

图5

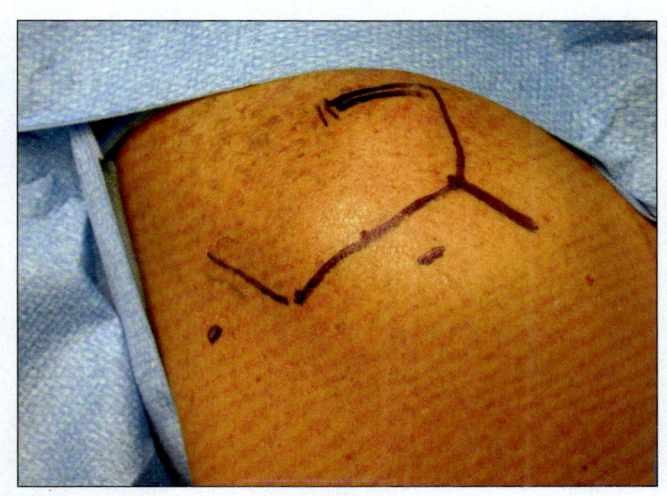

图6

入路 / 显露

> **手术要点**
> - 小切口过于靠外或靠内都会限制接近肱二头肌肌腱。

- 标记通道和皮肤切口（图6）。
- 由于关节镜减压要先于肌腱固定术，故首先建立后方的可视入路。
- 从内向外建立前方的入路。
- 外侧入路大约在肩峰前中三分之一连接处，与锁骨的后缘平齐。
- 在肩峰前外侧角处，从肩峰的远端行1.5～2m的垂直小切口。

手术步骤

第一步

> **手术要点**
> - 由于肱二头肌肌腱炎是一种临床诊断，关节内的部分可能表现不显著。在其他时候，也会有这部分肌腱的改变（图7）。

- 通过一个套管和钝性的套管针从后方进入关节。
- 从后方将关节镜插入关节内，并观察关节内结构。直接观察到肱二头肌长头的关节内部分（图7）。
- 将转换棒放入套管中，从内向外穿过肩袖间隙以建立前方的通道（图8A）。将含有转换棒的套管继续向前穿出皮肤，然后将另一套管越过它并进入关节腔内（图8B）。

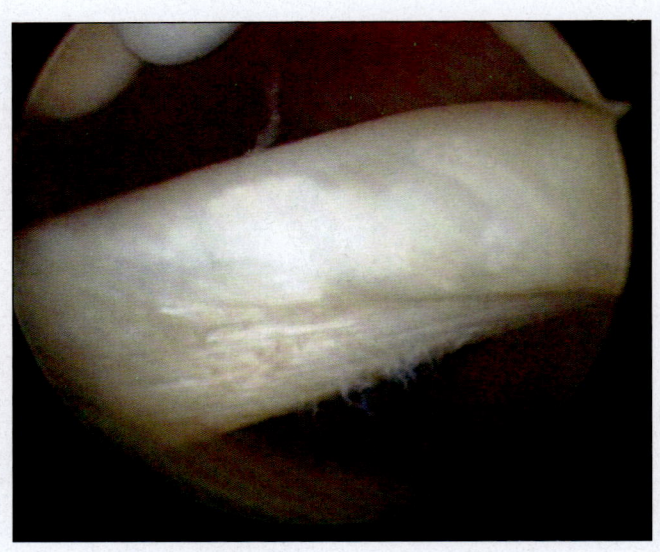

图7

第二步

- 通过前方套管插入刨刀，然后对任何磨损或其他发现进行修整。
- 将关节镜从关节内退出，用套管针替代套管内的摄像头，并重新定位到肩峰下间隙。然后用镜头替换套管针。
- 通过外侧入路插入刨刀，并对滑囊进行充分清理以显露肩峰下间隙和喙肩韧带。
- 如本书其他章节，进行关节镜下减压（见第32章）。在完成这项工作以后，将关节镜再次放入关节内。

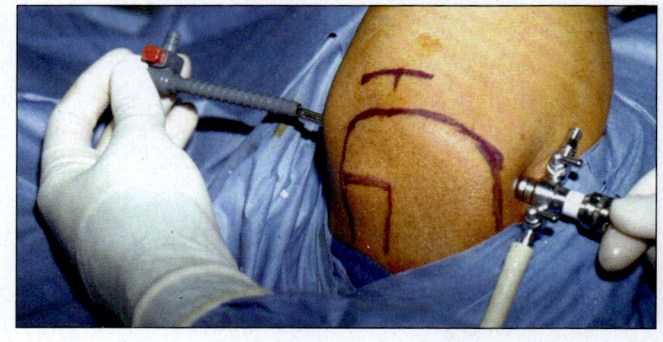

A   B

图8

手术要点

- 在将缝线穿过肱骨头横韧带和肌腱以后，如果对固定是否牢靠有疑问，可在韧带上缘行垂直切口，在关节内将其松解之前，用一把钳子轻轻牵拉肌腱。

注意事项

- 如果韧带和肌腱中的缝线从肌腱上掉了下来，它会缩回到手臂中邻近其关节内发出的位置，进行肌腱切断术是有效的。

第三步

- 在肩峰的前外角行 1.5～2 cm 的小切口。通过该切口沿着三角肌的纤维将三角肌分离。对两边分离的三角肌都要进行剥离，并将滑囊切开、固定，并与三角肌一起牵开。
- 通过直视和触诊，在横肱韧带以下的结节间沟中辨认肱二头肌长头肌肌腱。用三根 8 号的不可吸收的 #1 缝线穿过横肱韧带和肌腱（图9）。
- 然后注意将关节镜退回到关节内肱二头肌在盂上结节的起点。使用关节镜咬钳（图 10A）或关节镜电刀（图 10B）从肌腱起点稍远的位置上将其切断。
- 回到小切口，在横肱韧带上缘行垂直切口，位置恰在肌腱固定线最近端的稍微靠上一点儿（图 11A）。通过切口将弯钳伸进去，

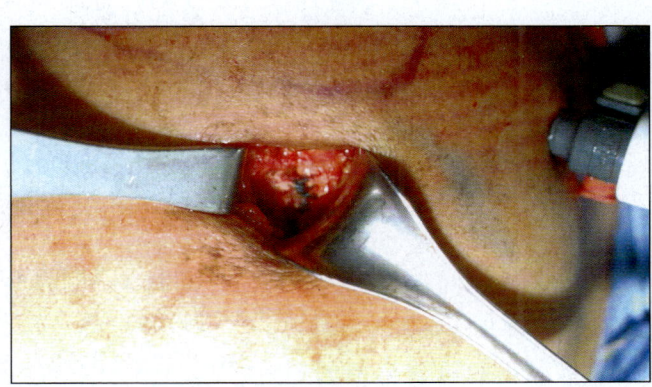

图9

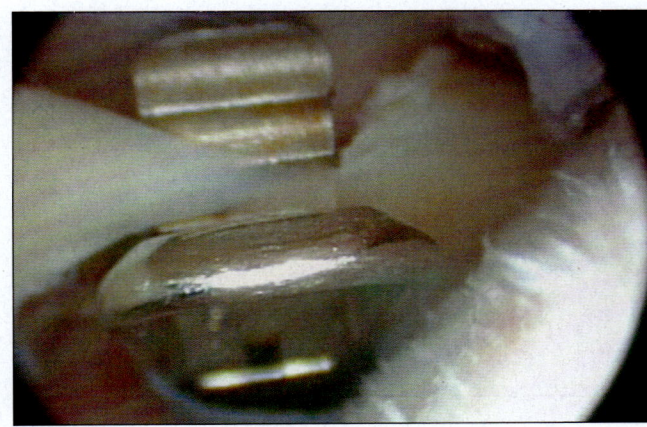

A

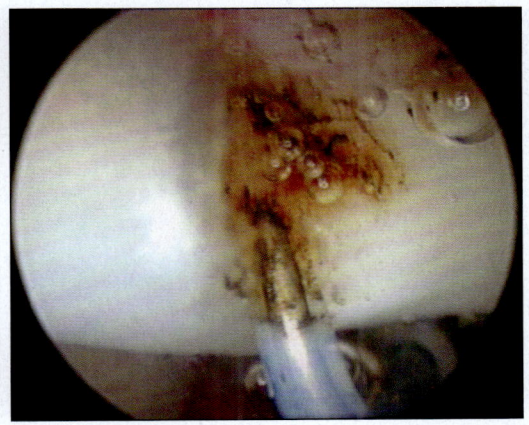

B

图10

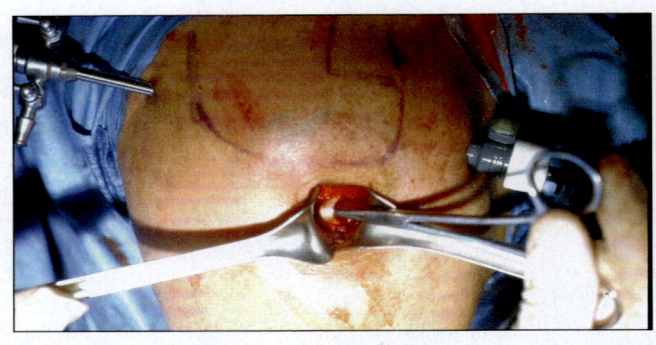
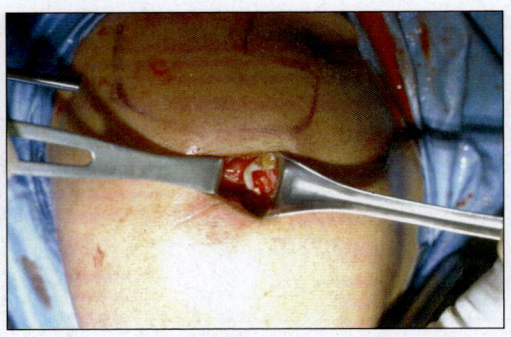

A　　　　　　　　　　　　　　　B

图11

争议

- 有些人更愿意行肌腱切断术而不是肌腱固定术。但我们发现，活动的人们在用肱二头肌发力时，就会出现肌肉的痉挛。

手术要点

- 如在12周之前就开始加强活动则有很高的将固定的肌腱拉出的风险。

夹住肱二头肌肌腱，将其从关节中拉出来（图11B）。然后切断这部分肌腱。

- 使用两根不可吸收缝线来修复分离的三角肌，并将结埋在深层，分离处的皮肤用皮内缝合。用单根缝线将通道关闭，并盖上无菌敷料。

术后护理和预后

- 将手术一侧的手臂用固定器固定。2~3天后，更换敷料并开始被动练习。
- 当患者仰卧时，去掉脖子上的带子，而用另一只手或者在其他人的帮助下，在肘伸直位下，将手术侧的手臂被动地从开始的位置抬高到90°（图12）。此外，在一侧肘部弯曲至90°，将肢体外

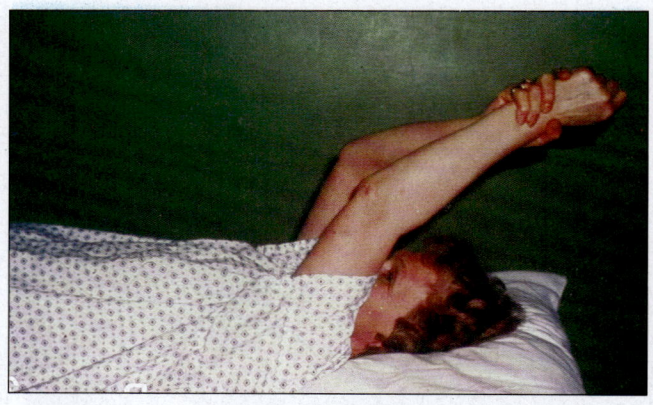

图12

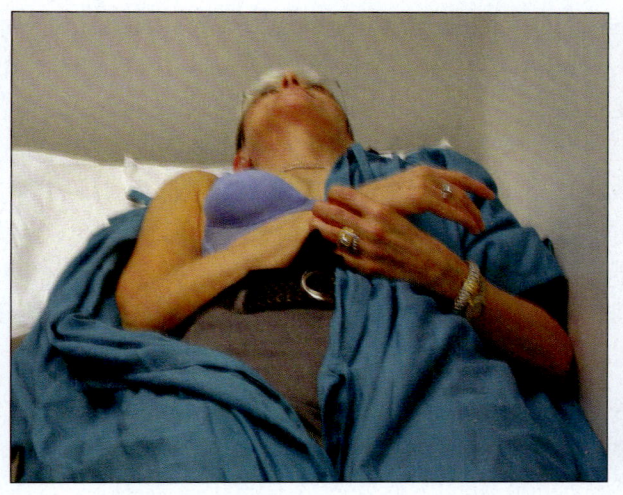 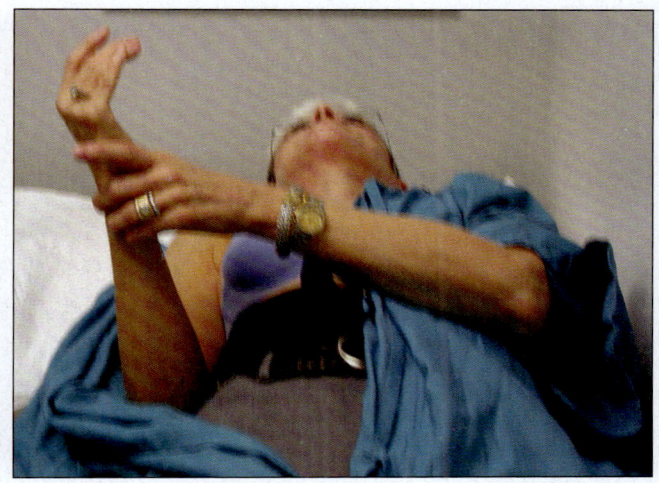

A B

图13

旋（图 13A 和 13B）。这些练习每天要做 3 遍，每遍重复 6～8 次。在练习的间歇时间要保持肢体固定。
- 4 周后停止固定，出门和睡觉期间换用简单的吊带，并正式开始康复/物理治疗计划。这个阶段是针对恢复运动，但要严格避免负重下加强活动、橡皮带、UBE 或其他机器。在 12 周时加上力量运动。

证据

Neviaser TJ, Neviaser RJ, Neviaser JS, Neviaser JS. The four-in-one arthroplasty for the painful arc syndrome. Clin Orthop Relat Res, 1982,（163）:107–12.

在这项研究中，89 例有痛弧综合征临床症状的患者，通过关节镜和外科治疗时被证明合并有肱二头肌腱鞘炎。集四种功能于一身的关节镜可进行以下操作：①喙肩韧带切除，②肩锁关节成形术，③肩峰前下区域的切除，④肱二头肌长头的转移和腱固定。手术对肩峰弓进行减压，并通过腱固定术去除肱二头肌腱鞘炎。几乎无一例外，术后康复在 4～5 个月内疼痛得到了缓解，平均随访时间为 2～8 年。（Ⅳ级证据）

Post M, Benca P. Primary tendinitis of the long head of the biceps. Clin Orthop Relat Res. 1989;（246）:117–25.

在这项研究中，17 例患有慢性肩痛的患者，有证据显示患有单纯肱二头肌腱炎，并累及了关节外囊、肱二头肌长头的结节间部分，在保守治疗失败后选择了手术治疗。患者被认为具有原发的肱二头肌肌腱炎，并继发于其他肩部疾病。对 13 名患者进行了腱固定术，而对 4 名患者将其肱二头肌长头转移至联合腱的起点处。总体而言，行肱二头肌长头腱固定和转移术的两组患者优良率为 94%。（Ⅳ级证据）

Wolf RS, Zheng N, Weichel D. Long head biceps tenotomy versus tenodesis: a cadaveric biomechanical analysis. Arthroscopy. 2005; 21: 182–5.

在一项尸体研究中，与腱固定术相比，肱二头肌切断术使远端的肱二头肌长头肌腱移位的风险显著增加，并明显降低负重能力。与轻柔、无阻力的主动活动相类似的循环负荷会导致在平均 35 个循环后标本中的 40% 失败。基于这些结果，作者建议，肌腱切除术后有可能发生远端肱二头肌肌腱移位所造成的整容畸形和合并的功能障碍时，就要考虑进行肱二头肌肌腱固定术。

Yamaguchi K, Riew KD, Galatz LM, Syme JA, Neviaser RJ. Biceps activity during shoulder motion: an electromyographic analysis. Clin Orthop Relat Res. 1997; (336): 122–9.

对 33 例患者的 44 个肩部进行了肌电图检查。13 例患者中的 14 个肩关节显示有肩袖撕裂。通过病史和体检发现其余志愿者具有正常而完整的肩袖。对肱二头肌长头、肱桡肌（控制肘关节）和冈上肌（控制肩关节）的肌电图反应进行记录。通过使用绷带将前臂固定于旋转中立位和 100° 伸直位以将肘关节相关的肱二头肌运动减少到最少。采用盲法对正常肩袖和肩袖有缺陷的患者进行分析。肌电图的标准化是对 10 次肩关节相对于肩胛骨平面的运动中最大肌肉收缩的百分比。正常的肩关节在所有主动活动的范围内都表现出显著的冈上肌的活动（20% ~ 50% 最大肌肉收缩）。遵循模式的反应显示肩关节的稳定。相比之下，在每个正常的肩关节中，肱二头肌和肱桡肌的活动都不明显（1.7% ~ 3.6% 最大肌肉收缩），并没有遵循模式反应。在肩袖撕裂的患者中，肱二头肌的活动较低（1.6% ~ 4.4% 最大肌肉收缩）。鉴于这些结果，任何在肩关节活动中的肱二头肌长头的功能都不涉及主动收缩。

20 关节镜下肱二头肌肌腱固定术

Pascal Boileau, Jason Old

注意事项

- 康复治疗无效的巨大肩袖撕裂所致真性假瘫是单独进行肱二头肌长头肌腱腱固定术的禁忌证。真性假瘫可以通过"落臂试验"时疼痛性抬臂丧失来分辨。
- 当肌腱纤细,磨损至即将撕裂时,应行腱切断术。

争议

- 我们常规在所有肩袖修补手术中进行镜下腱固定术。

治疗方案

- 休息、物理治疗和镇痛治疗可对腱鞘炎有效。
- 局部封闭有诊断和治疗作用,但应在影像技术引导下注射入肱二头肌腱沟以提高精确性。
- 很多情况下LHBT病理状态的原因是机械性的,当有症状时,需要手术介入。

适应证

- 可以在治疗病理性肱二头肌长头肌腱(long head of the biceps tendon,LHBT)时采用,包括:
  - 腱鞘炎。
  - 半脱位或脱位。
  - 肱二头肌长头肌腱在盂肱关节处由于肥大导致的卡压,产生"沙漏状肱二头肌肌腱"(图1)。
  - Ⅱ型或Ⅳ型上盂唇从前至后损伤(superior labrum anterior-posterior,SLAP)
- 可能存在的三种主要的临床情况是:
  - 巨大且不可修复的肩袖撕裂合并病理性LHBT。
  - 合并存在关节镜下或小切口肩袖修补。
  - 年轻运动员中孤立的LHBT损伤。

临床检查/影像学检查

- LHBT病理很少是孤立存在的,因此病史的采集和体检应同时着重于常见的相关疾病的检查,如肩袖撕裂和不稳定。
- 肱二头肌腱沟处的双侧对比触诊常有意义,肱二头肌腱沟在10°内旋时最容易触及。在LHBT脱位时,压痛点在更内侧。
- 当患者不能主动抬臂时,区分肩关节真性假瘫和疼痛性抬臂丧失是重要的。真性假瘫的肩关节是无功能的,表现为试图抬臂时

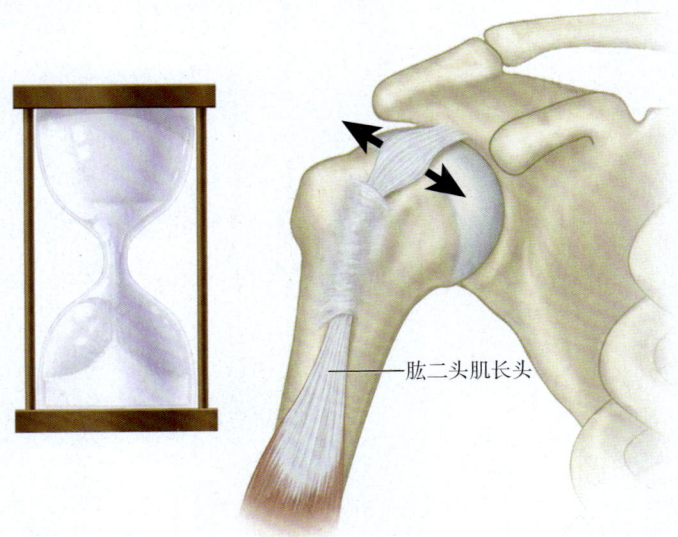

图1

出现无效的耸肩动作，孤立的 LHBT 手术操作将对此无效。而疼痛性抬臂丧失的肩关节是有功能的，但由于疼痛导致主动抬臂受限，肱二头肌长头肌腱切断或腱固定术常能获得良好的疗效。"落臂试验"可以帮助鉴别这两种病理情况。检查者将患者手臂放至水平线以上（90°～120°）。真性假瘫的患者将不能主动维持手臂于该位置，无论患者如何努力，手臂仍会垂落。

- 我们也发现 Speed 试验可以有效地诊断肱二头肌肌腱病变。
- 和 LHBT 相关的病变主要位于肩关节前部，但疼痛也可以位于肩胛角后方。
- 肌腱自发性断裂常伴随着肌腱回缩和典型的"鼓眼"畸形。肌腱发生脱位或半脱位时，肌腹可以变薄，表现出"假鼓眼"征。
- 肥大及卡压导致的沙漏状肱二头肌临床表现为主动和被动抬臂终末期 10°～20° 的缺失，而肩关节旋转没有受限，这一点可以和冻结肩鉴别。
- 标准的系列影像学检查可以鉴别相关的畸形。
- 我们也发现对比研究（CT 造影或 MRI 造影）有助于术前帮助诊断肱二头肌腱和肩袖的病变。图 2 中 CT 造影显示了 LHBT（箭头）脱位至肩胛下肌表面。

外科解剖

- LHBT 起源于盂唇和盂上结节。
- 肱二头肌腱沟在大小结节间垂直下行，当肱骨位于旋转中立位时，腱沟位于肩胛盂平面前方约 30° 位。
- LHBT 在肱二头肌腱沟内的稳定性取决于肱二头肌肌腱滑车（图 3A），后者由以下结构组成：
  - 上盂肱韧带（superior glenohumeral ligament，SGHL）
  - 喙肱韧带（coracohumeral ligament，CHL）
  - 盂肱关节囊

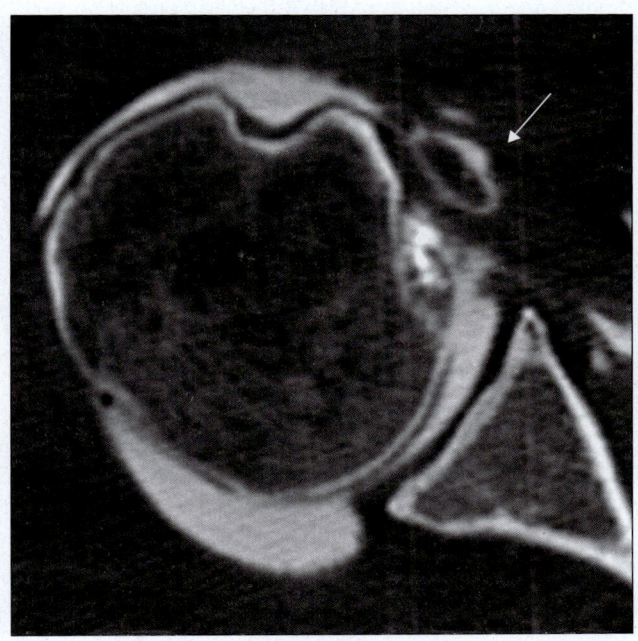

图2

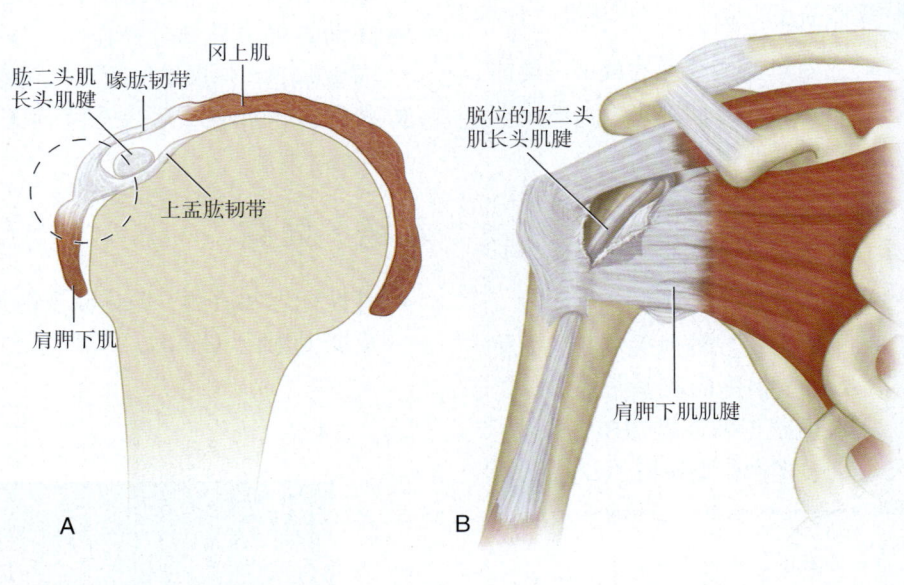

图3

- 肩胛下肌肌腱和冈上肌肌腱
- 肩胛下肌是 LHBT 内侧半脱位的主要限制性结构。肩胛下肌部分或全厚撕裂是 LHBT 内侧半脱位或脱位的特征性相关病变（图3）。
- 肱横韧带在 LHBT 的稳定性中不起重要作用。
- 旋肱前动脉及其伴行的两支静脉，即"三姐妹"结构，在肩胛下肌止点远端水平穿过肱二头肌肌腱沟底部，而其升支沿着腱沟外侧缘走行。应尽可能保留这些血管。

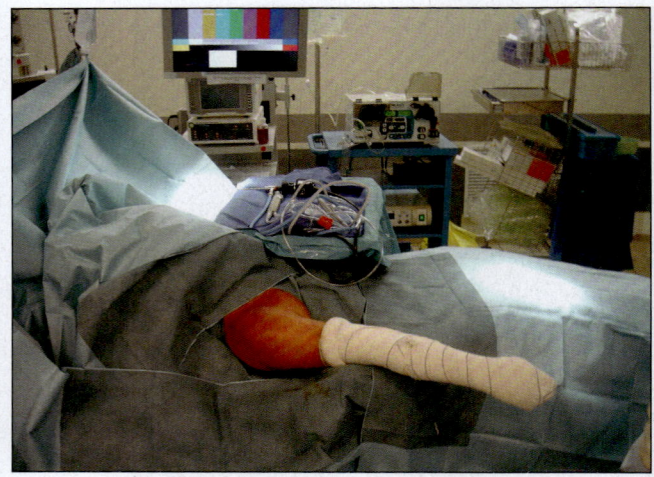
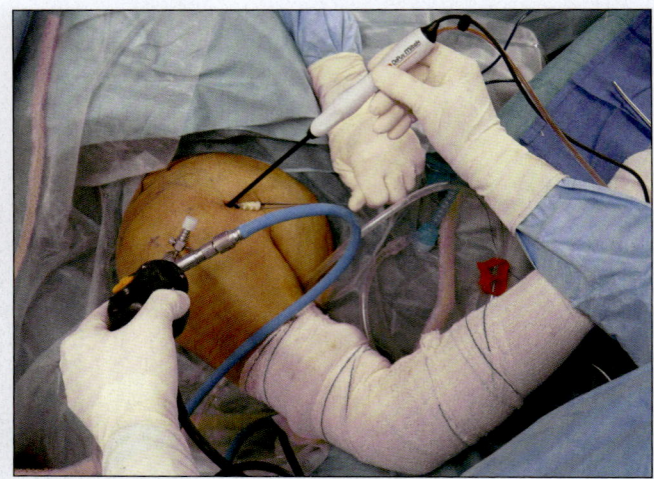

A　　　　　　　　　　　　　　　B

图4

手术要点

- 我们描述的体位有如下优点：
  - 三角肌前侧纤维的放松可使前方三角肌下间隙更大，从而获得更好的视野。
  - 术中可以旋转和抬高肩关节，使关节镜下动态检查肱二头肌长头腱及滑车系统成为可能。
  - 术中可以屈伸肘关节，从而使LHBT根据需要紧张或放松，有助于正确重建LHBT张力，使手术操作更容易。

体位

- 做此手术时应使患者处于没有牵引的半沙滩椅位（图4A）。
- 在前方关节外部分操作时，应使肩关节放置于约30°前屈、30°内旋和30°外展的位置（关节融合体位）（图4B）。
- 将肘关节放置于轻度高于肩关节的支架上，而将手自然放置于Mayo支架。

入路／显露

- 骨性标志和后侧、前内侧及前外侧切口的定位用"二指规则"在皮肤上标记（图5）。

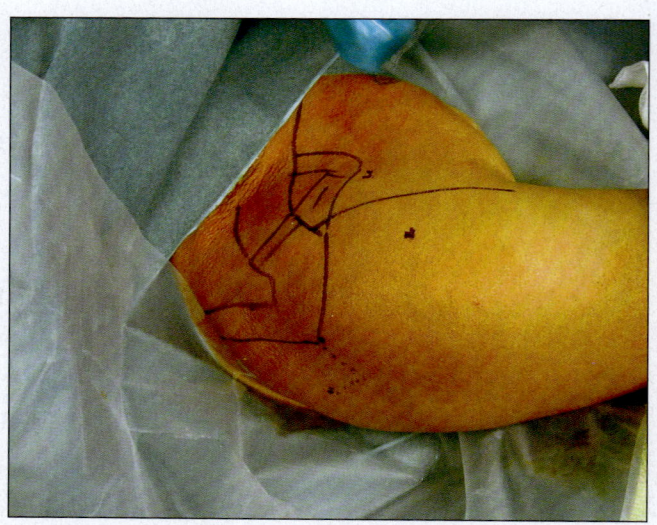

图5

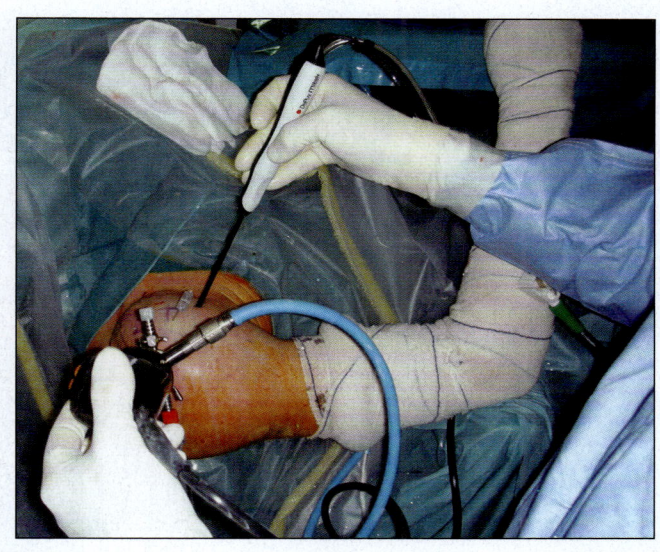

图6

设备
- 将上臂放置于经典的U形膝关节支架或肢体定位器上，如 Spider 上臂定位器（Tenet Medical, Canada）。

争议
- 侧卧位也可以用于关节镜下 LHBT 腱固定术，但我们认为侧卧位缺乏沙滩椅位的灵活性。

- 经典的后侧入路在肩峰后外角下 2cm 及内侧 2cm。
- 2 个前侧入路（前方及前外侧）在肱二头肌腱沟的两侧 1.5cm 处，距离肩峰前角远端 3cm。
- 将后侧及前外侧入路作为观察入路，将前侧入路作为工作入路。在操作的关节外部分，前内侧入路作为工作入路，前外侧入路作为可视入路（图6）。

手术步骤

第一步：盂肱关节探查和 LHBT 腱切断术

- 盂肱关节的诊断性关节镜探查用 30°关节镜通过后方入路进行。
- 肱二头肌长头肌腱的动态检查按以下试验进行：
  - Hourglass 试验：将肩关节旋转至中立位，肘关节伸直，在肩胛骨平面上举肩关节（图7A）。阳性表现为肥大的肌腱卡在关节处，不能在腱沟内滑动，限制了肩关节上举（图7B）。

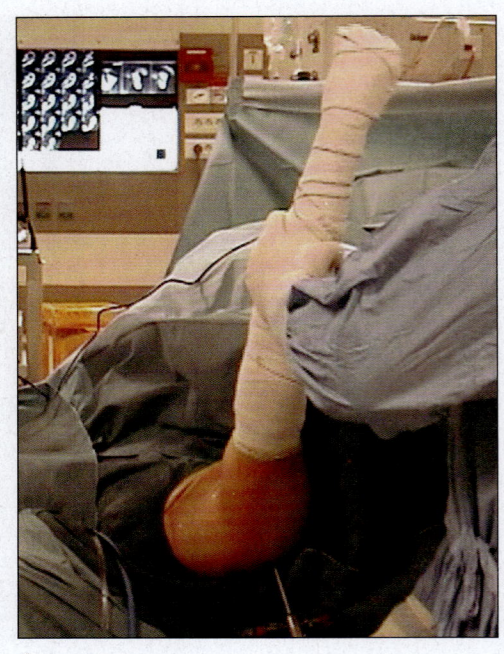

手术要点

- 为了确保有足够的空间来进行三角操作，我们采用"二指规则"来定位和建立入路。前方入路位于肩峰前角下方二指处，两切口之间距离二指宽（LHBT两侧各一指）。

注意事项

- 创建前侧入路时避免偏上，否则三角肌下间隙会变小。三角肌下间隙组织富含血管，容易出血从而影响手术视野。

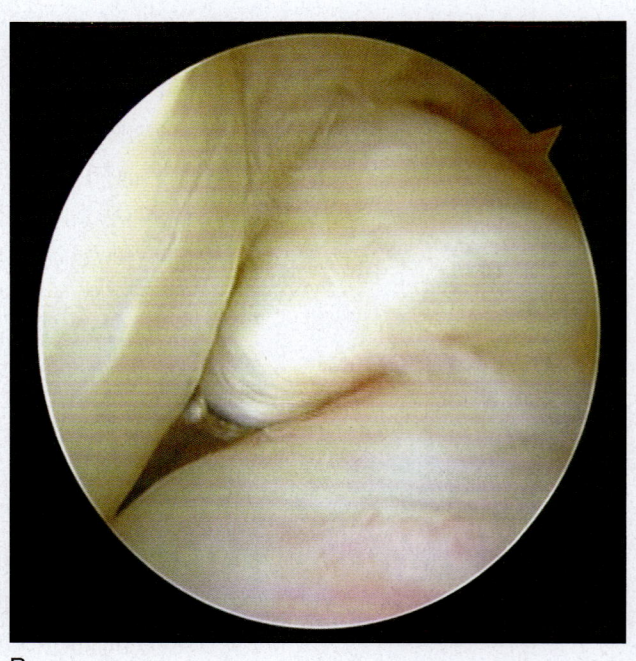

图7

- Swinging试验：肩关节在内收位时将其内、外旋转，观察LHBT稳定性。外旋时内侧半脱位提示肩胛下肌肌腱部分或全层撕裂，而外旋时外侧半脱位提示冈上肌关节腔面部分撕裂（关节腔面部分冈上肌肌腱撕脱或关节侧冈上肌肌腱部分撕脱裂损伤）或全撕裂。

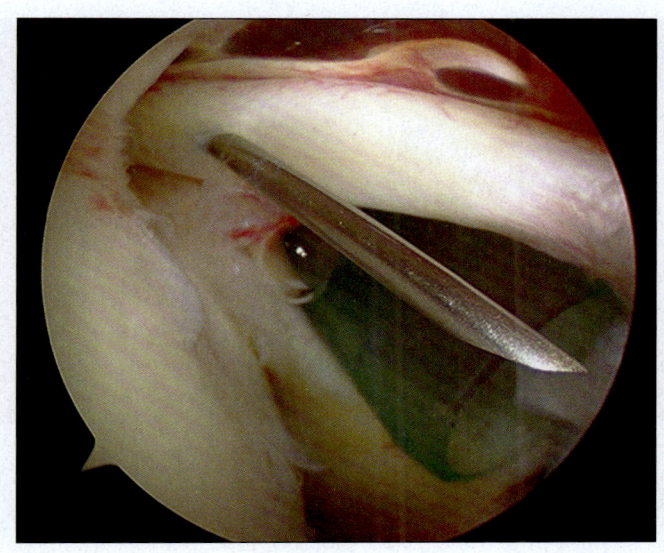

图8

- 前侧入路采用内-外技术建立，将穿刺锥在喙突外侧远端1cm处穿过肩袖间隙，此位置正好位于肩胛下肌肌腱上方。
- 肱二头肌肌腱病变常见于结节间沟部分，利用探针将这部分肌腱牵拉入关节腔是很重要的。
- 如果计划做腱固定术，用一根脊髓穿刺针在关节内肱二头肌肌腱沟入口处横穿LHBT以避免肌腱回缩出关节腔（图8）。然后利用手术刀、蓝钳或电刀在LHBT肩胛盂止点处切断肌腱。
- 如果计划做简单的腱切断术，就没有必要放置脊髓穿刺针，可以让LHBT回缩出关节腔。

第二步：辨别并打开肱二头肌腱沟

- 通过前外侧入路置入关节镜。
- 拔出前方鞘管，置入钝性穿刺锥以重新定位该入路至前方三角肌下间隙。
- 从前内侧鞘管置入钝性穿刺锥来感觉肱二头肌腱沟对应的"软点"，该"软点"位于大结节外侧部分的内侧。
- 用穿刺锥轻柔地将"蛛网状"纤维组织推离肱横韧带，但不要损伤邻近血管。
- 看到肱横韧带的白色纤维及沿肱二头肌腱沟外侧部分走行的血管有助于肱二头肌腱沟的定位。

手术要点

- 沙漏状肱二头肌肌腱在肘关节和肩关节伸直时不能滑出关节腔。在这种"自发腱固定术"患者中，我们简单地切断LHBT关节内部分。

注意事项

- LHBT脱位后如果在肩胛下肌肌腱前方被肩胛盂内侧纤维组织包绕，有时可以和肌腱撕裂混淆。应注意显露肩胛盂结节和喙突基底部来避免遗漏脱位的LHBT，否则可能导致疼痛持续存在。

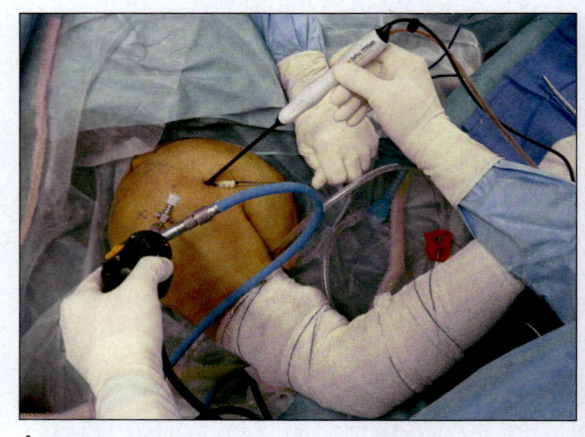 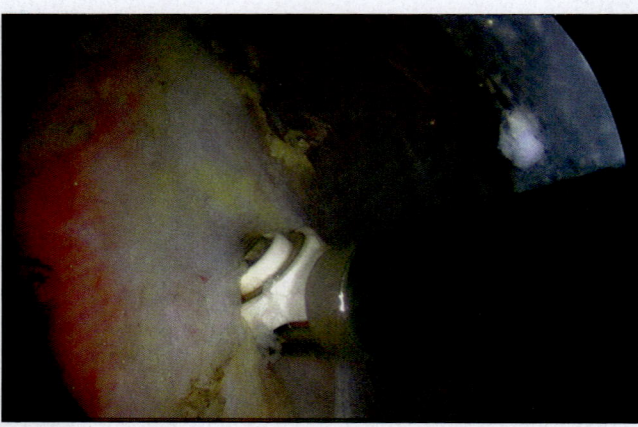

图9

- 当关节镜通过前外侧入路置入前方三角肌间隙后，辨别肱二头肌腱沟并用电刀切开（图9A）。肱二头肌腱沟前方的滑囊用刨削或 Mitek 公司的 VAPR 射频（Mitek Products, Sommerville, NJ）切除（图9B）。
- 由于腱沟两侧均有血管存在，因此采用钩状电刀纵向切开肱横韧带。
- 一旦腱沟开放，探查 LHBT，小心地用刨削系统行滑膜切除，松解粘连。

第三步：将肱二头肌肌腱牵拉出体外并准备

- 一旦打开肱二头肌腱沟，夹住 LHBT，移除脊髓穿刺针，缓慢伸直肘关节。我们可以夹住 LHBT 最近端，将肌腱从前内侧入路牵拉出体外（图10）。

手术要点

- 外置 LHBT 时应当心避免扭转肌腱。

注意事项

- 由于冲洗液外渗引起的肿胀可导致不能或难以将肌腱牵拉出体外，应尽可能保持冲洗液压力在 30mmHg 以下。如果同时有其他关节镜下操作，应首先做腱固定术。

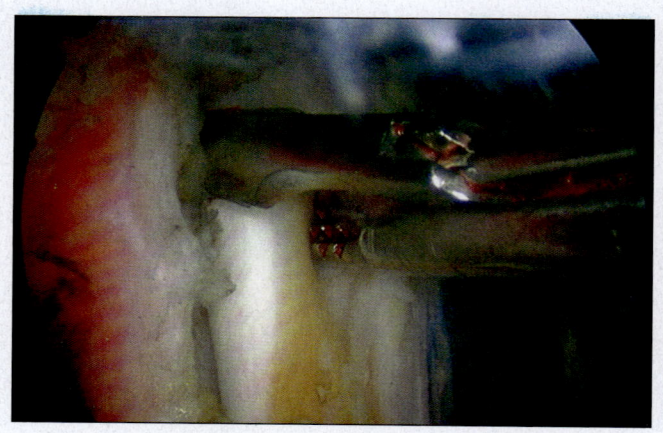

图10

- 用两把无创性血管钳从近端至远端依次夹住 LHBT，极力将 LHBT 牵拉出体外（图 11）。在屈肘位时，应牵拉出 4～5cm 肌腱。整理肌腱时，用血管钳夹住肌腱使其保持在体外。
- 清理残留的滑膜，如果需要的话，沿肌腱纤维方向修整肌腱，使对折后的肌腱直径达到 8mm。
- 将肌腱用 2 号 Ethibond 缝线（Ethicon，USA）和 1 号 PDS 缝线（Ethicon，USA）对折缝合。
- 肌腱末端用 1 号可吸收线（Vicryl，Ethicon，USA）（图 12）对折缝合，使其长度为 2cm 左右。在对折肌腱末端的前面做标记。
  - 将 PDS 缝线在肌腱环的末端打结，将线结的一支剪短而另一支尽可能留长。PDS 缝线稍后将用于引导挤压螺钉和起子进入肱骨隧道。
  - 2 号 Ethibond 缝线不打结穿过肌腱环。稍后用其牵拉肌腱进入骨隧道，当肌腱固定后再将其移除。
- 用前交叉韧带移植物测量器测量对折肌腱的直径。
- 对折肌腱的直径决定了肱骨骨隧道的直径，一般为 7mm 或 8mm。

第四步：作肱骨骨隧道

- 用刨削系统或 VAPR 清理肱二头肌腱沟的纤维组织。
- 当腱沟充分显露后，就可以定位骨隧道。理想的隧道位于腱沟入口远端约 10mm 处，可以防止前上部分和肩峰弓的撞击。在实际操作中这个位置大约在腱沟上限和三姐妹结构之间的中点。
- 用尖锥做肱骨隧道的导向孔。将一根导针放置在腱沟内关节入口下约 1cm 的位置（图 13A）。导针方向与肱骨垂直，与肩峰外缘平行，向对侧钻至肱骨后皮质（图 13B）。

手术要点

- 在重叠的肌腱前部做的标记可以作为定位及判断进入隧道的深度。
- 应从"三姐妹结构"上方的入口处开始显露腱沟。不要损伤"三姐妹结构"或在腱沟内外侧走行的血管以避免出血。

注意事项

- 需要慎重决定骨隧道的位置，这将决定下一步中穿肱骨 Beath 针的出口。如果针的出口过于偏下，理论上有可能损伤腋神经，尽管我们从未遇见过这种并发症。

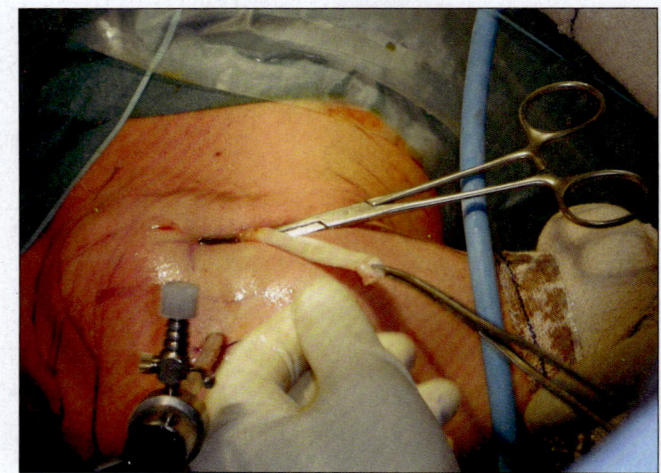

图11

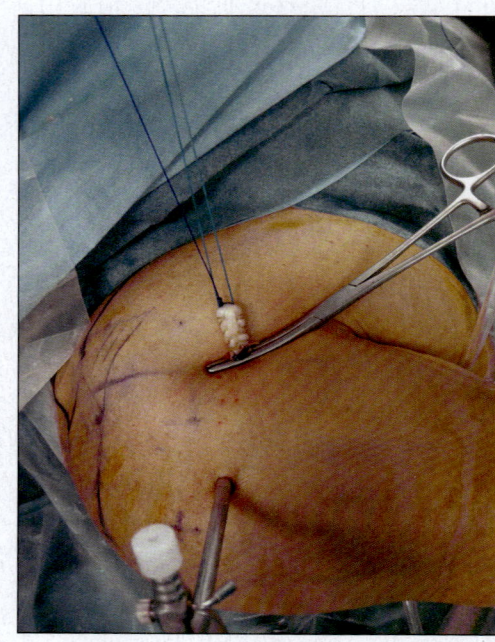

图12

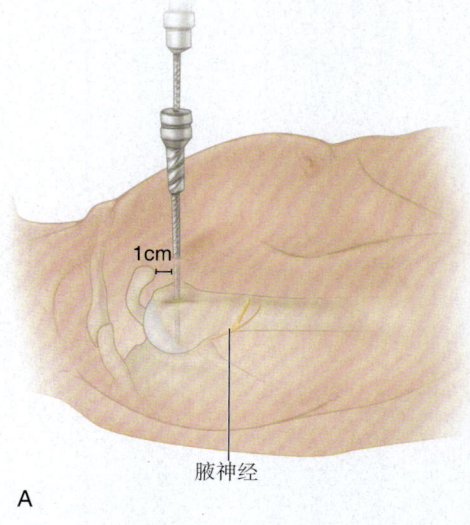

A
1cm
腋神经

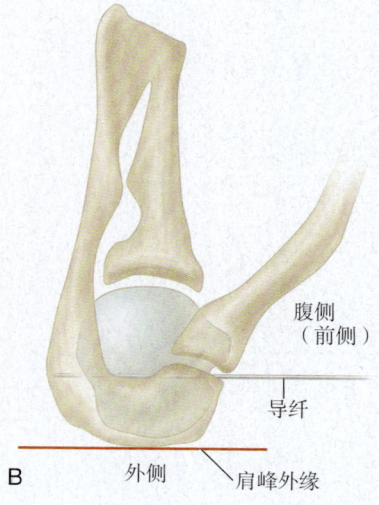

B
外侧   肩峰外缘
腹侧（前侧）
导纤

图13

- 以该导针为引导，用 7mm 或 8mm 直径扩孔钻扩大隧道（取决于对折肌腱的直径），深度为 25mm（图 14A 和 14B）。所得到的骨隧道即垂直于肱骨且平行于肩峰。
- 在移除钻头后，通过前内侧入路以刨削、VAPR 及骨性刨削清理骨隧道入口边缘使其平滑，同时清理可能导致阻挡或磨损肌腱的骨屑或骨赘（图 15）。

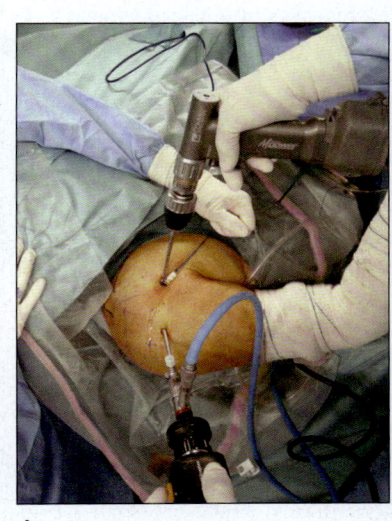

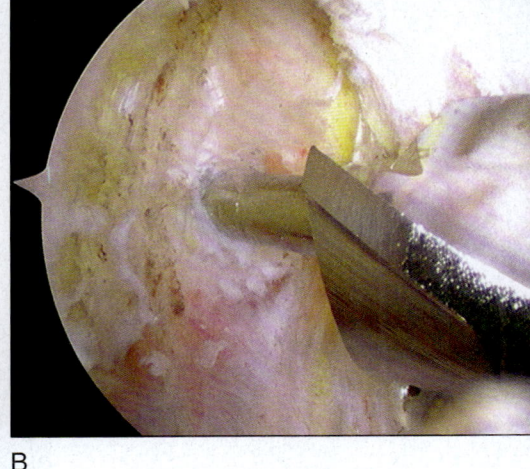

图14

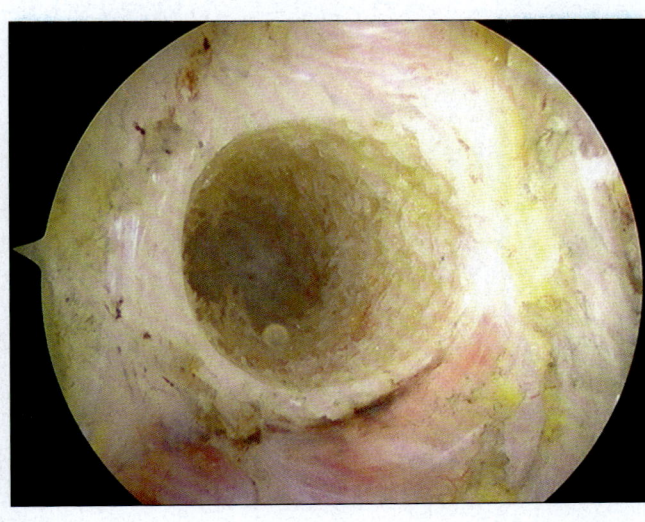

图15

第五步：穿过穿肱骨导针

- 将 Beath 针穿过前方鞘管进入肱骨骨隧道。为了使针保持中心位置，我们将扩孔器反向放入骨隧道，在放置完针后将扩孔器移除（图 16）。
- Beath 针应垂直于肱骨，并平行于肩峰外缘以避免损伤腋神经。
  - 将 Beath 针穿过肱骨后缘以拉出牵引线（图 17）。
  - 将 Beath 针在肩峰后外角约下方 2cm 及内侧 2cm 处穿出皮肤。

器械／植入物

- 放置肌腱时采用 Beath 针牵引技术。Beath 针常用于 ACL 重建，在针尾有孔眼以供穿线。

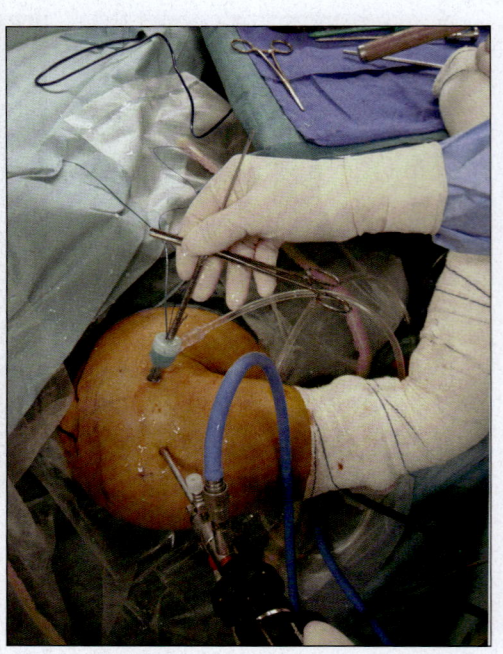

图16

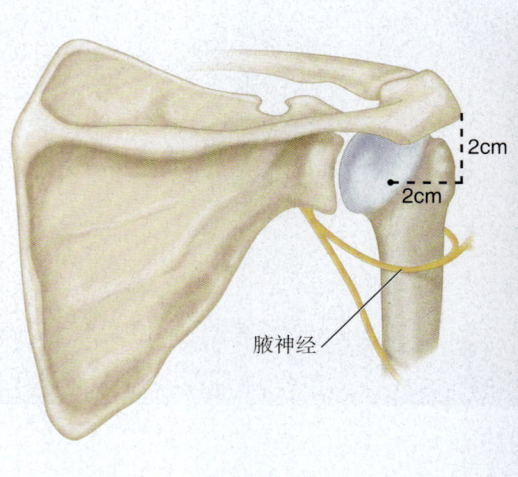

A

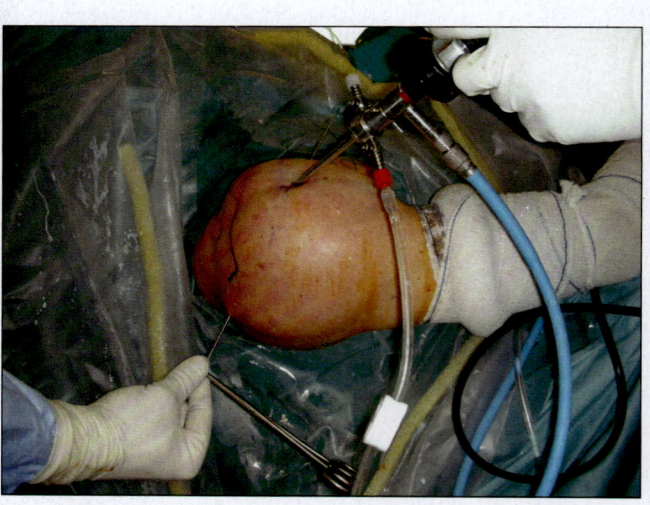

B

图17

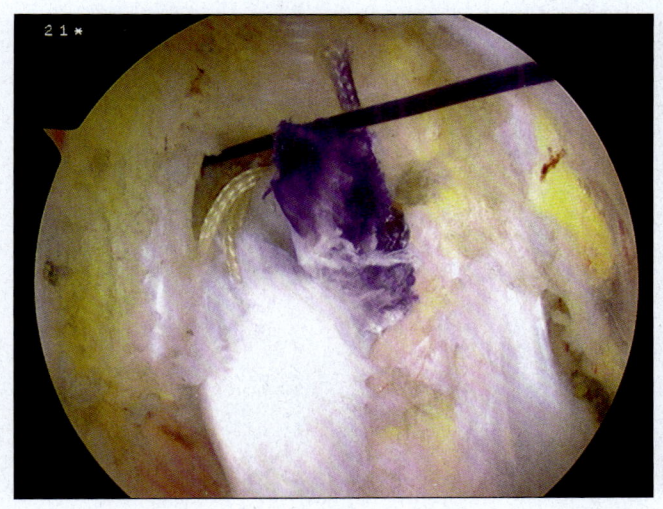

图18

- Ethibond 缝线的两端均从孔眼穿过，针和缝线从肱骨穿过。PDS 缝线不穿过肱骨，该缝线将引导螺钉和起子进入骨隧道。
- 再次检查肌腱有无扭转，如有必要，可以用探针或抓钳调整肌腱位置。
- 缝线用于将对折后的肱二头肌肌腱环牵拉入肱骨骨隧道（图18）。在肌腱对折部分基底部的标记用于确认止点深度和位置是否正确。该标记应正好在骨隧道内。

第六步：挤压螺钉固定

- 肌腱采用 8.5 20mm 可吸收螺钉固定。一般我们采用的挤压螺钉直径比骨隧道直径大 0.5mm。
- 在去除鞘管后，将螺钉穿在 PDS 线上，引至对折腱上方（图19）。在肘关节屈曲 90° 位时，将螺钉置于肌腱上方并挤入骨隧道（图20）。
- 当螺钉头端进入肌腱和骨隧道间隙后，伸直肘关节保持肌腱张力。这可以防止螺钉挤入时肌腱发生扭转。
- 在螺钉完全挤入后，切断缝线。在屈位（图21A）和伸拉时（图21B）用探针检查肌腱张力和固定强度。

器械／植入物

- 我们采用聚乳酸（polylactic acid, PLA98）可吸收螺钉（Tenoscrew, Phusis；Tornier, USA）。选用这种螺钉的原因是该螺钉的钝性螺纹不损伤肌腱，同时，该螺钉吸收缓慢，炎性反应小。

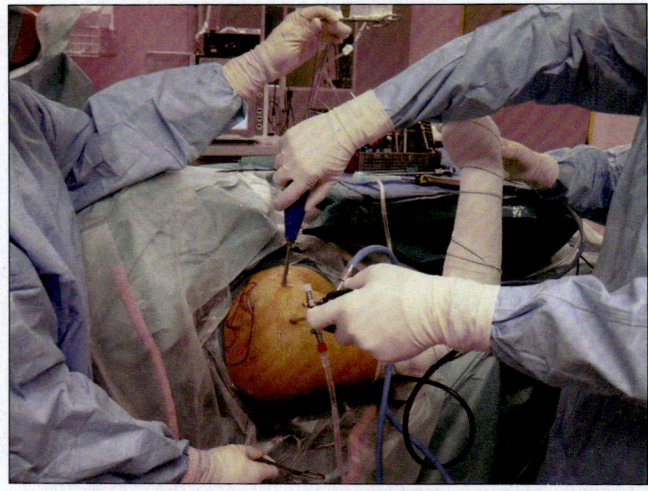

图19

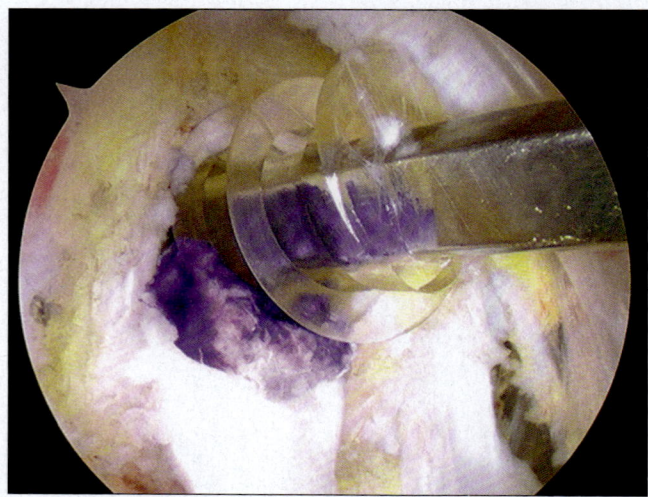

图20

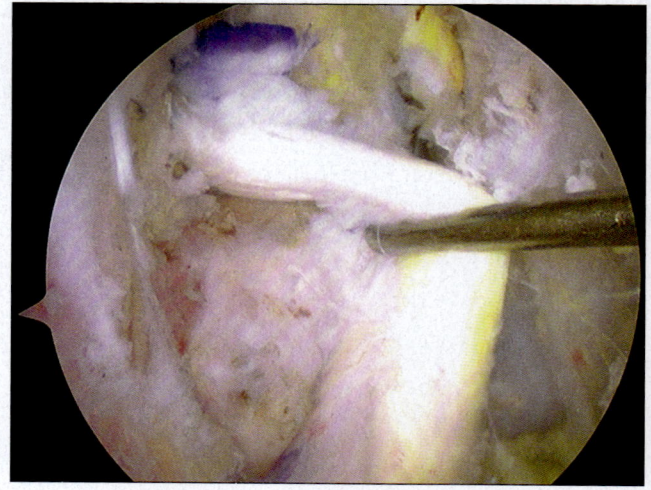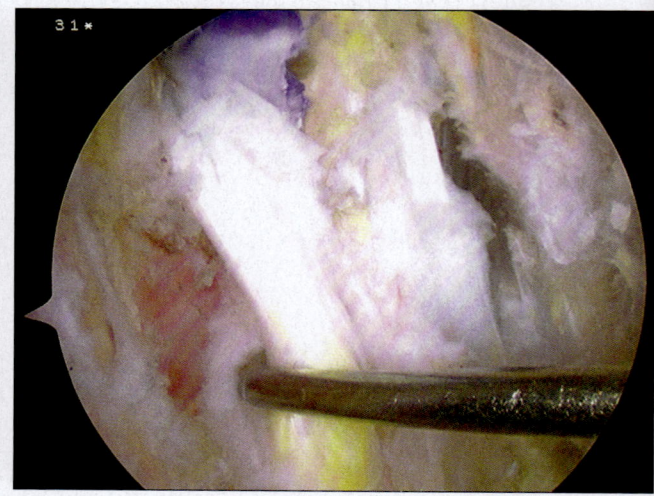

A　　　　　　　　　　　　　　　　　B

图21

术后护理和预后

- 术后可将手臂舒适地放置于吊带中。
- 可以在术后立即开始钟摆练习。上举的重量不能超过 5 磅，但鼓励患者在可承受范围内使用手臂进行日常活动。

证据

Boileau P, Baque F, Valerio L, Ahrens P, Chuinard C, Trojani C. Isolated arthroscopic biceps tenotomy or tenodesis improves symptoms in patients with massive irreparable rotator cuff tears. J Bone Joint Surg [Am], 2007; 89: 747-57.
在这项回顾性研究中，对 68 例肩袖不可修复撕裂的患者给予关节镜下肱二头肌肌腱切断术或腱固定术治疗。平均随访 35 个月，患者满意率为 78%。平均 Constant 评分从 46.3 分改善至 66.5 分。在腱切断术患者组和腱固定术患者组之间的结果没有显著性差异。（Ⅳ级证据）

Walch G, Edwards TB, Boulahia A, Nove-Josserand L, Neyton L, Szabo I. Arthroscopic tenotomy of the long head of the biceps in the treatment of rotator cuff tears: clinical and radiographic results of 307 cases. J Shoulder Elbow Surg, 2005, 14: 238-46.
在这项回顾性研究中，对 307 例肩袖不可修复撕裂的患者给予关节镜下肱二头肌肌腱切断术。平均随访 57 个月，87% 的患者对疗效满意或非常满意。平均 Constant 评分从 48.4 分改善至 67.6 分。肩袖的脂肪浸润对最终功能评分呈负相关性。（Ⅳ级证据）

Walch G, Nove-Josserand L, Boileau P, Levigne C. Subluxations and dislocations of the tendon of the long head of the biceps. J Shoulder Elbow Surg, 1998, 7: 100-8.
在这项包括 445 例肩袖撕裂患者的回顾性研究中，71 例患者（16%）存在 LHBT 内侧移位（25 例半脱位，46 例脱位）。在 69 例（97%）患者中伴随肩胛下肌腱撕裂。（Ⅳ级证据）

21 SLAP损伤：盂唇和肱二头肌肌腱起点的关节镜下重建

Samuel A. Taylor, Mark C. Drakos, Jack T. Shonkwiler, Stephen J. O'Brien

注意事项

- 有SLAP损伤的患者常常会合并有其他病损和其他疼痛诱发因素（如肱二头肌肌腱病损）。
- 术后不能或者不愿意严格按照计划进行康复训练的患者不是手术干预治疗的最佳对象。
- 对年老体弱者应慎重，因为术后很容易发生肩关节僵硬。

适应证

- 有症状的肱二头肌肌腱根部盂唇复合体损伤，保守治疗无效并且能够配合进行较长时间康复训练的运动员或其他功能要求较高的患者是该手术的适应证人群。

临床检查／影像学检查

- 病史中的病因可能有：上臂外展前屈时摔倒、受到急性的牵拉损伤或者过顶运动员的反复微小创伤。上盂唇前部和后部（superior labruin anterior-posterior，SLAP）损伤的症状可能各不相同，并且没有特异性，包括过顶运动时的一些机械性症状（如弹响声）和肩关节内或肩关节后方的深部隐痛。
- 全面的肩关节查体是非常必要的，因为我们需要考虑到很多其他相关疾病并与之进行鉴别。例如，外旋力弱可能是由于盂唇囊肿压迫了肩胛上神经所致，这在盂唇撕裂中是比较常见的（图1）。
- 为了诊断SLAP损伤，人们已经提出了几种临床检查方法，其原理都是通过牵张肱二头肌肌腱-盂唇复合体来诱发相应的症状。

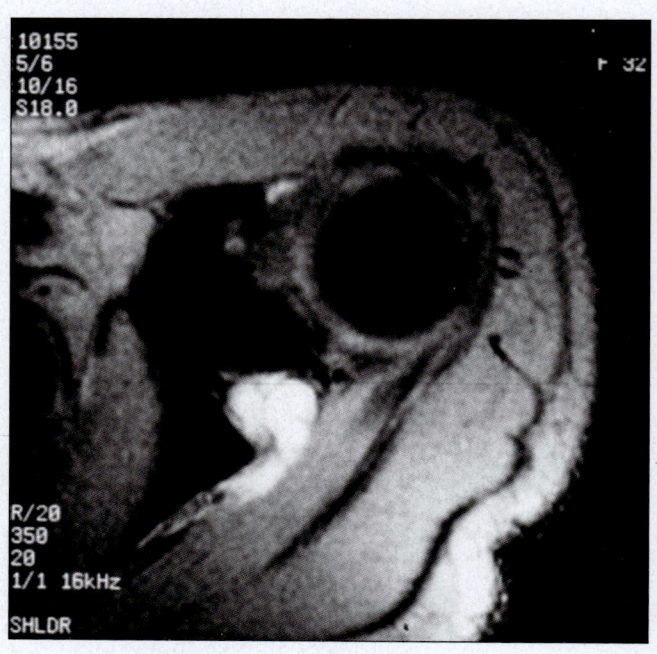

图1

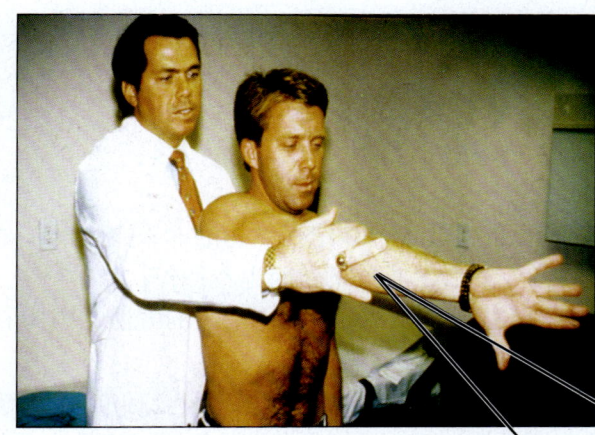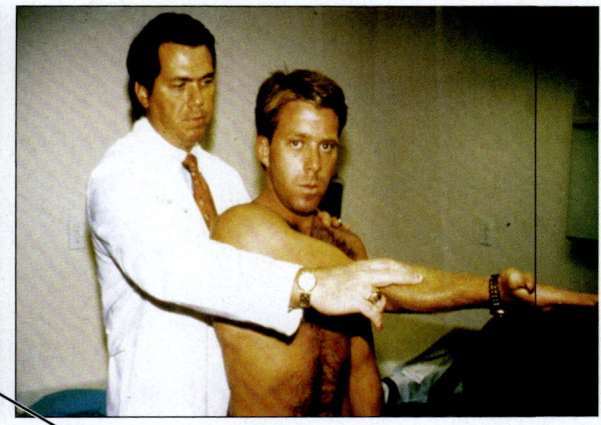
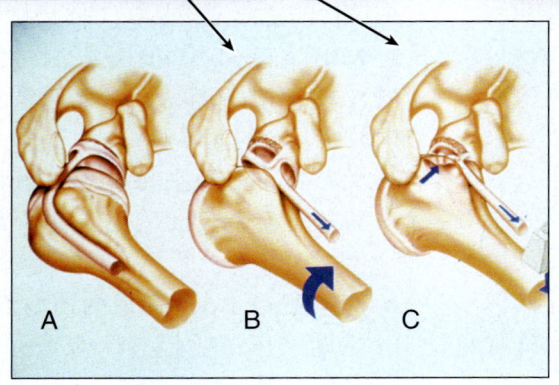

图2

争议

- 用于诊断SLAP损伤症状的临床检查方法通常敏感性较高，特异性较低。
- SLAP损伤的疼痛产生机制仍存在争议，常常会过度诊断。
- 关节镜检查是诊断SLAP损伤最可靠的方法。
- 影像学发现必需和病史、体格检查结合起来。如果做不到这一点，将会导致治疗方案的制订有失偏颇，患者将会受到慢性疼痛的折磨以及严重的功能受限等后果，而这些后果是源于粘连性关节囊炎和反射性交感神经营养不良等。

- 主动加压试验（O'Brien征）：肘关节伸直，肩关节前屈至90°并内收10°~15°（图2）。检查者对患肢施加向下的压力，分别检查极度旋前和极度旋后两个位置。如果极度旋前时诱发肩关节内深部疼痛而旋后位时疼痛减轻则为O'Brien征阳性。
- 疼痛诱发试验（Mimori）：患者取坐位，将肘关节伸直，肩关节外展90°~100°。与O'Brien征相似，分别将上臂充分旋前和旋后并施加压力，如果旋前位诱发疼痛而旋后位缓解则为阳性。
- 挤压旋转试验（Andrews和Gidumal）：肩关节外展90°，肘关节也屈曲90°。检查者对肱骨头和肩胛盂间施加轴向压力的同时，被动内旋和外旋肱骨，如果诱发出疼痛或机械症状，则为挤压旋转试验阳性。

治疗方案

- 物理疗法常常对 SLAP 损伤无效，但是可能对其他相关诊断引起的症状有所改善。
- 关节腔内注射是一种非常有效的诊断和治疗方法。
- 限制活动和适当休息可能对缓解症状有帮助，但这只是暂时的。
- 是否需要手术干预取决于 SLAP 损伤的稳定性。例如，稳定的 I 型 SLAP 损伤的治疗可以无需内固定，而仅需要盂唇的清创和/或肩胛盂上部的去皮质术。而不稳定的 SLAP 损伤需要内固定并恢复其正常解剖。
- SLAP 损伤经常会合并肱二头肌肌腱的病损，这需要同时予以处理。手术处理检查方法包括肱二头肌肌腱切断术、肌腱固定术或肌腱移位术等。

- X 线片
  - 需要拍摄前后位、侧位和肩胛骨 Y 位相。
  - X 线片并不能显示单纯的 SLAP 损伤，但是对排除和发现合并的其他肩关节病变有帮助。
- MRI
  - MRI 是一种评价盂肱关节软组织结构的非常有用的工具，当然对盂唇撕裂和 SLAP 损伤的诊断也不例外。
  - MRI 关节造影是诊断 SLAP 损伤更常用的方法，因为它受操作者的影响更小。
- 肩关节镜检查是诊断和治疗 SLAP 损伤的"金标准"。诊断性关节镜检的适应证包括：①体格检查有 SLAP 损伤的阳性表现，并且 MRI 支持 SLAP 损伤。②慢性病程（> 6 个月），体格检查有 SLAP 损伤的阳性表现，而影像学表现模棱两可（如在盂唇下孔区域有冗余的盂唇组织）。
  - 关节镜下的静态和动态检查是必需的。我们应始终警惕各种可能的鉴别诊断，并注意查找其他的疼痛根源，包括肩袖病变、关节炎、肱二头肌肌腱病变等。
  - 应按照 O'Brien 和他的同事们所描述的方法，进行关节镜下主动挤压试验检查。检查方法如下：术中将患肩置于前屈 90°、外展 10°～15°。经后方标准观察入路在关节内直视下，被动内旋和外旋上臂。在有 SLAP 损伤的情况下，会看到撕裂的肌腱附着部向下和向内移位。有时关节镜下显示肱二头肌肌腱附着部完好；然而，在行关节镜下主动挤压试验时，可能会发现肱二头肌长头肌腱的近端被卡压（图 3A 和 3B），揭示了患者症状产生的真正原因。

外科解剖

- 上盂唇是一个三角纤维软骨结构并围绕在肩胛盂表面。盂唇的功

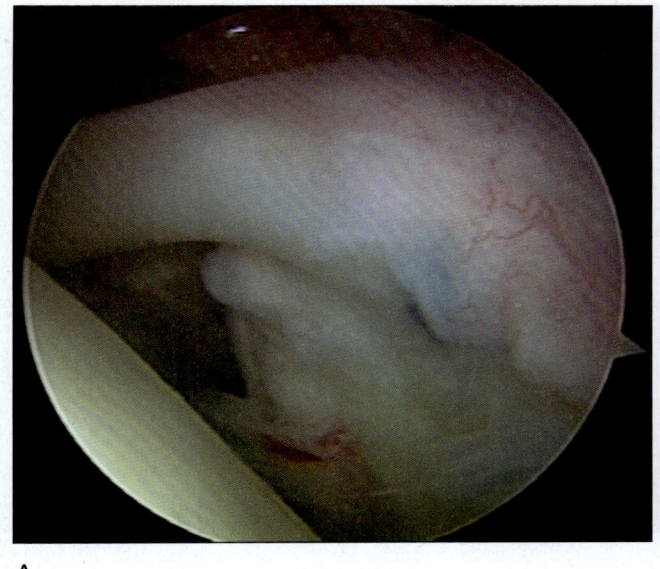
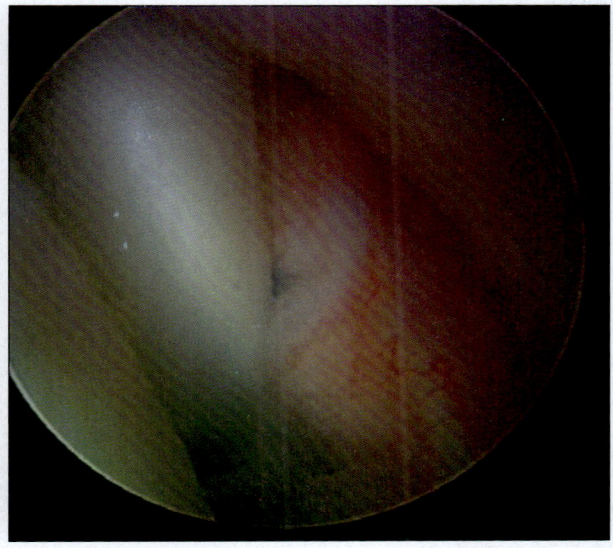

A B

图3

能是加深盂窝以增加肱骨头的稳定性（图4）。所以它是盂肱关节一个重要的静力稳定结构。

- 肱二头肌肌腱－盂唇复合体在肩胛盂上方的正常附着点有着很大的解剖变异。肱二头肌肌腱可附着于上盂唇本身，也可附着于盂上结节。另外，前上盂唇的附着也有很大的变异，如Buford复合体或盂唇下孔等（见下）。

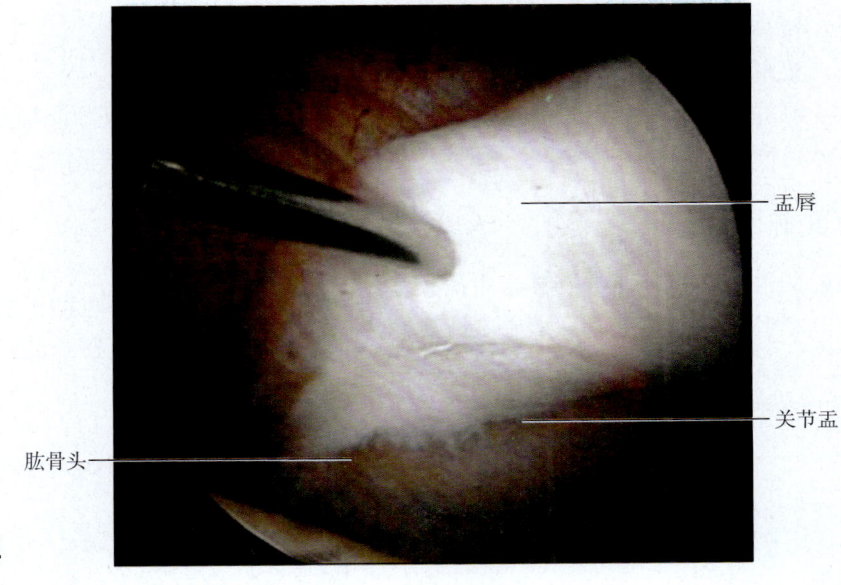

盂唇

关节盂

肱骨头

图4

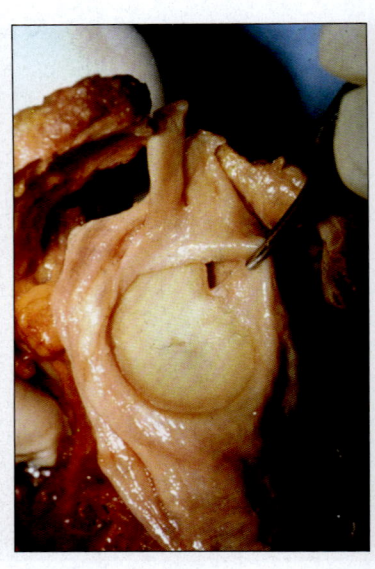 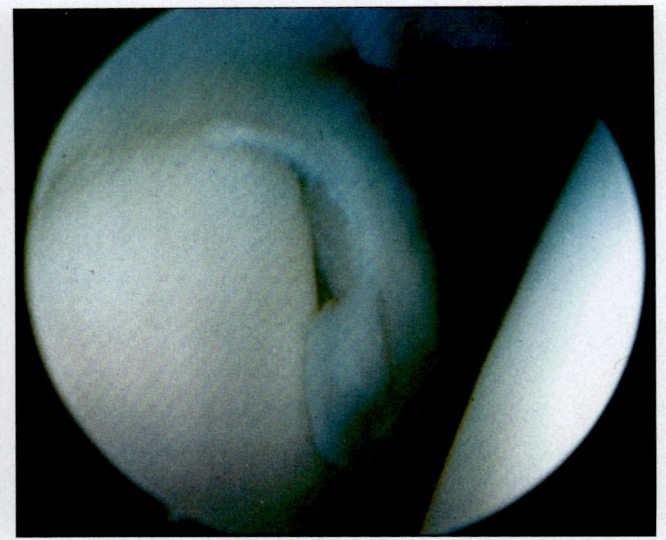

A　　　　　　　　　　　　B

图5

手术要点

- 沙滩椅位有好几个不可替代的优点，包括更接近解剖位置、对麻醉师和手术室护士等更舒适方便、必要时若转为切开手术会非常方便、重力作用可自然对盂肱关节产生牵引作用。

注意事项

- 对肱二头肌肌腱-盂唇复合体正常变异的不正确处理将会导致明显的肩关节外旋角度丢失、冻结肩和/或慢性疼痛。

设备

- 患肢术中需使用一些装置来摆放其位置，但该装置在术中不能妨碍上臂的活动，并能将固定维持多种体位。

- 临床常见的与肱二头肌肌腱锚定点有关的解剖变异有：
  - 盂唇下孔。
  - 盂唇下孔和腱索样盂肱中韧带（middle glenohumeral ligament，MGHL）（图5A和5B）。
  - 前上盂唇缺如。
  - Buford复合体—：腱索样MGHL伴前上盂唇缺如（图6A-C）
  - 肱二头肌肌腱-盂唇以不同的方式附着于肩胛盂上部。
- 肱二头肌长头肌腱的关节内部分常常是与SLAP损伤同时存在的需要鉴别的另一种产生疼痛的原因。如果不认识和处理肱二头肌肌腱病变将会导致持续性疼痛和功能障碍（如肱二头肌肌腱钳闭、肱二头肌软骨软化，图7）。

体位

- 可使用侧卧位或沙滩椅位（推荐使用；图8），采用沙滩椅位时前、后方入路都非常容易操作。

入路/显露

- 恰当的入路选择有助于手术修补、减少医源性软骨损伤和缩短手术时间。术者应在术前摸清和标记出体表解剖标志，如锁骨、肩峰和喙突等。

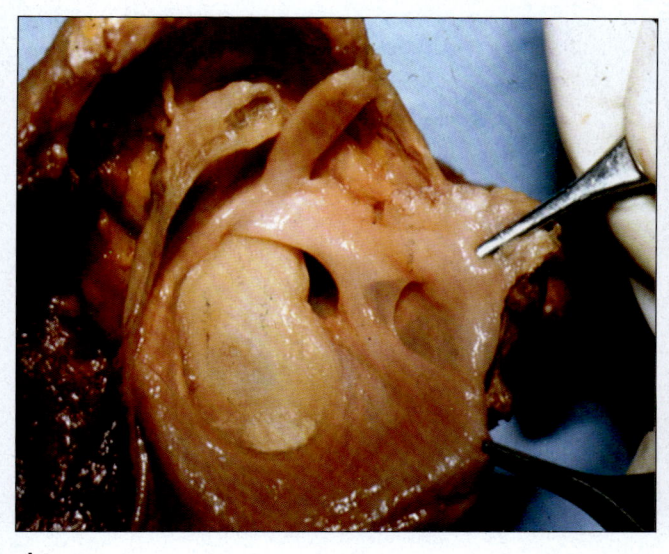
A

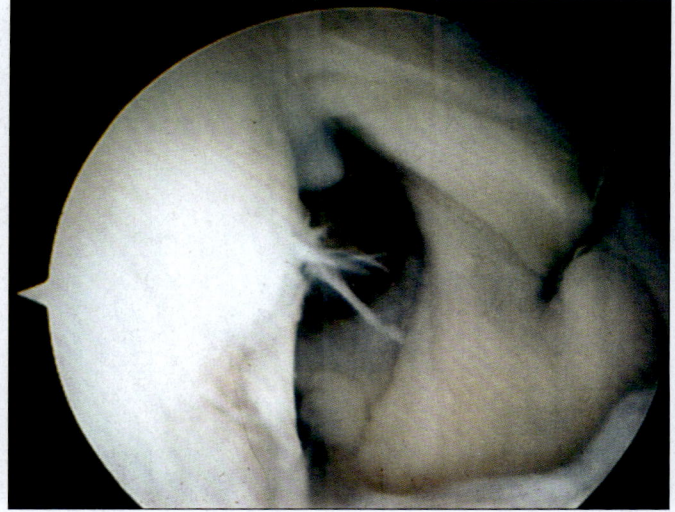
B

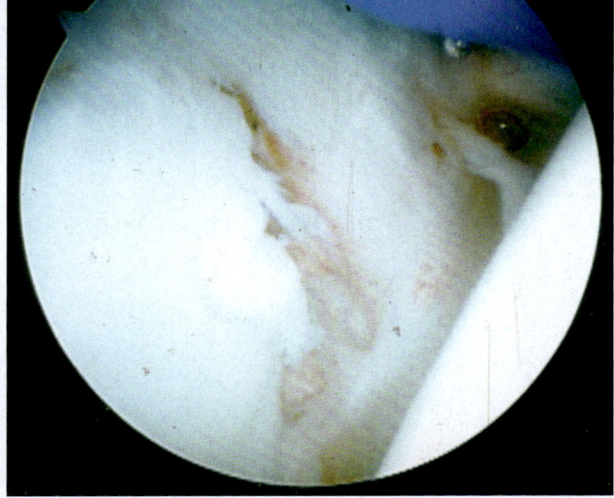
C

图6

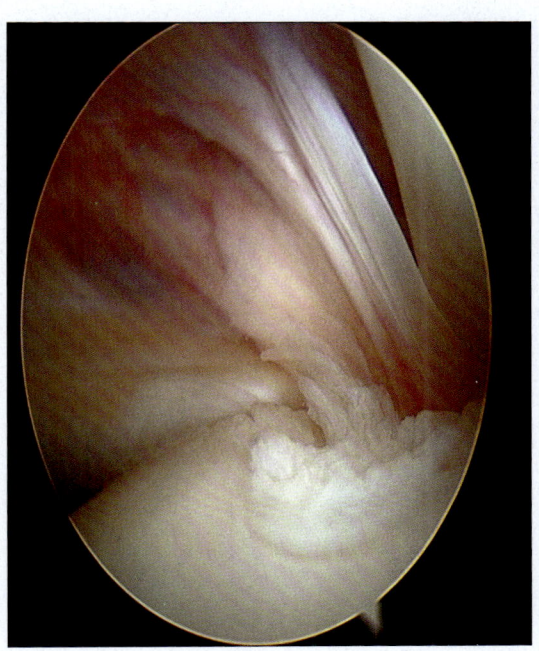

图7

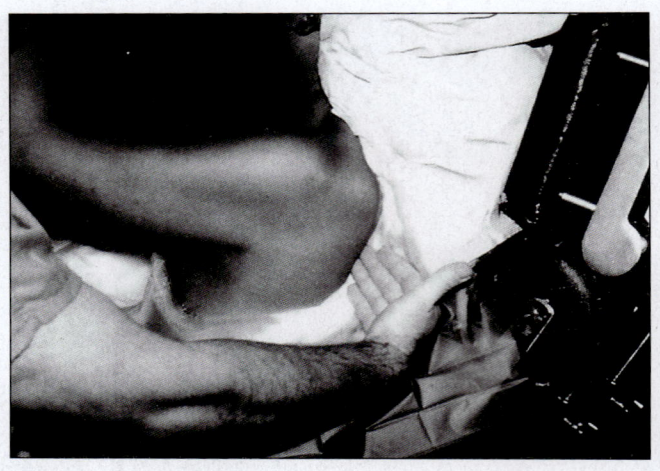

图8

- 用 11 号刀片做一小切口建立标准的后方入路。该入路大约位于肩峰后外侧角内侧 1cm、下方 2cm 处。用钝头闭孔器将鞘管置入盂肱关节腔内（图 9）。
- 双前侧入路（O'Brien）
  - 在关节镜监视下，用硬膜针定位，自喙突的上外侧刺入，恰从肱二头肌肌腱上方处的肩袖间隙穿入关节腔内，沿此方向

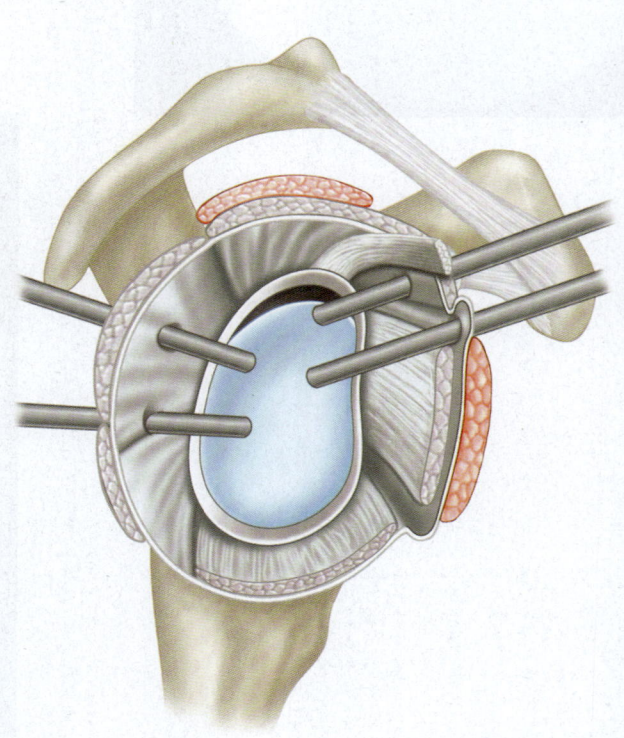

图9

建立前上入路。该入路的放置位置至关重要，缝合锚钉的放置将通过该入路，一定要特别注意。在理想情况下，该入路应以大约45°矢状角指向盂上结节（图9）。

- 采用由内到外的定位技术，在前上入路下方2cm，恰在肩胛下肌肌腱上缘上方的肩袖间隙内建立一个前盂中入路（图9）。

■ 穿肩袖入路（O'Brien）是处理SLAP病变后侧延伸部分的一把利器。在关节镜直视下用硬膜针定位该入路（图10）。这可以保证到后上方盂唇准确的进入角度，并尽可能减小对肩袖的损伤（图9）。

■ 其他入路
- Wilmington入路位于肩峰后外侧角的前下方1cm处。
- Neviaser入路（冈上入路）位于冈上窝的外角处，并使用硬膜针定位。

手术要点

- 如果一个入路放置得不理想，导致局部过于拥挤或者角度不好，则需重新建立入路。这样可以控制手术时间并以最佳的角度和位置植入缝合锚钉。
- 尽量使这两个前方入路（前上和前下入路）距离远一些，这样可以提高该入路的易用性，以利于手术修补操作。

注意事项

- 如果前侧入路放置得太靠内、靠外或靠下都会妨碍术者对上部盂唇进行处理和操作。

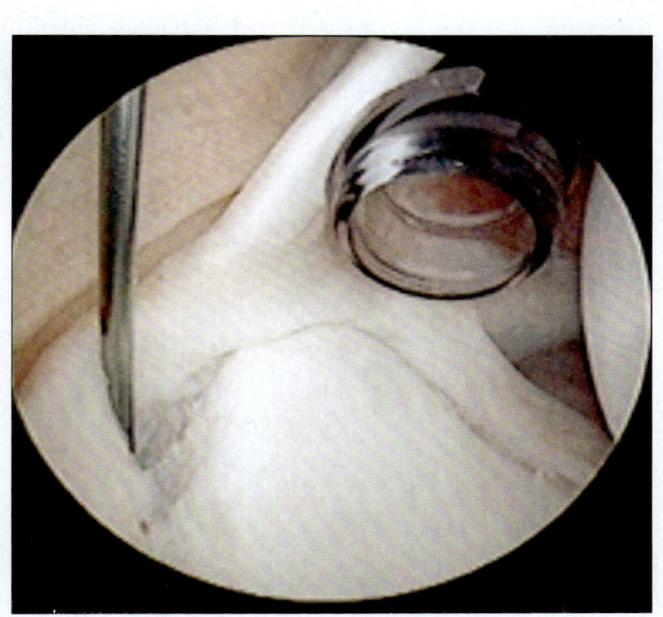

图10

手术要点
• 应特别注意肱二头肌长头肌腱的关节内部分，不论是与肌腱锚定部位相邻还是远离的部分，都应该重视，因为该部分在临床上是非常常见的病变部位，也是活动时疼痛产生的好发根源。

注意事项
• 如果未对并存病变正确处理将导致患者的满意度不理想。

手术步骤

第一步

- 首先必须进行全关节内的诊断性检查评估，前方和后方结构都要进行检查，包括盂肱下韧带复合体、全周盂唇、肩袖止点、肩袖间隙、可能存在的骨性病损、肱二头肌肌腱锚定点和肱二头肌长头肌腱的关节内部分。由后方入路观察。从前方入路放入探钩可以对肱二头肌肌腱的锚定点进行仔细检查。
- 应进行关节镜下主动挤压实验。方法如下：经后方入路在直视下，将肘关节伸直，上臂前屈90°，接着内收10°～15°，最后内旋。此时肱二头肌肌腱、肱二头肌肌腱的锚定点和上盂唇被拉向内下方。如果存在不稳定的SLAP损伤，损伤的盂唇部分可能会被夹在肩胛盂和盂唇之间。肱二头肌肌腱不稳定则可能会导致肱二头肌肌腱卡压于关节间隙内，外旋上臂则会解除卡压。值得注意的是，应在建立前侧入路前进行该检查，否则前方入路将会改变肱二头肌的位置和形状。
- 进行稳定性评估。
  - 动态推移：术者在关节镜的直视下将肱骨头作机械性前后推移测试。
  - "直通征"（图11）：关节镜下的直通征是指能够在盂肱下韧带复合体的前束水平直接将关节镜从后方经肱骨头和肩胛盂窝

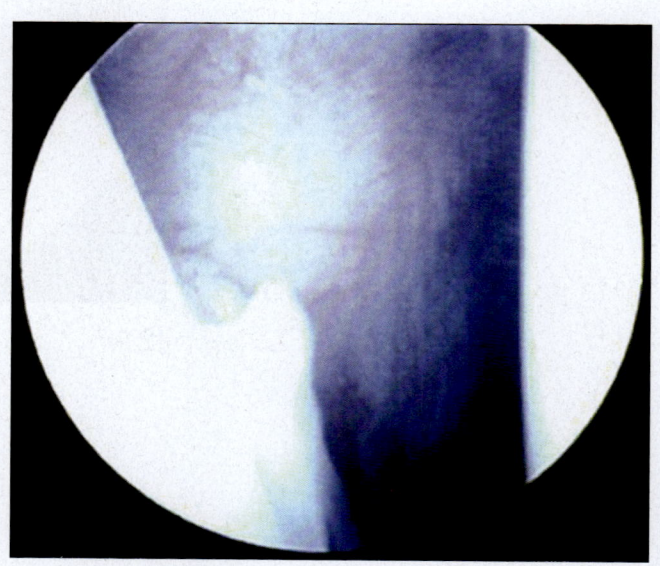

图11

之间的间隙穿到前方。该征有助于评估盂肱关节的松弛度。它一直被认为是一种敏感性高但特异性不高的稳定性检查。
- Bankart 损伤好发于肱骨头的前脱位，可能伴有或者不伴有骨性损伤。指的是将前下方盂唇连同下盂肱韧带复合体的前束一起剥离下来。该病变降低了前束的张力，所以该韧带维持肱骨头和肩胛盂窝对应解剖关系的能力也得以削弱。

第二步

- 鉴别正常解剖和病变。
- 肱二头肌肌腱锚定点的损伤最早在1985年被 Andrews 等人发表文章描述。之后 Snyder 等人在1990年证明了上盂唇撕裂是一种临床常见病，并将其命名为上盂唇前后（superior labrum anterior-posterior，SLAP）撕裂并将其分类。其他作者则增加了一些额外的子分类；然而任何分类方法中与临床最密切相关的部分就是肱二头肌肌腱的锚定点是否稳定。下图是 Snyder 的原始分类表（图12）。

> **手术要点**
> - 对于稳定的 SLAP 损伤（Ⅰ型和Ⅲ型）仅需清创处理即可。
> - 对于不稳定的 SLAP 损伤（Ⅱ型和Ⅳ型）则必须将其重新附着于其肩胛盂侧的附着点（见第三步）。
>
> **注意事项**
> - 不能混淆正常的解剖变异和病理性 SLAP 损伤。

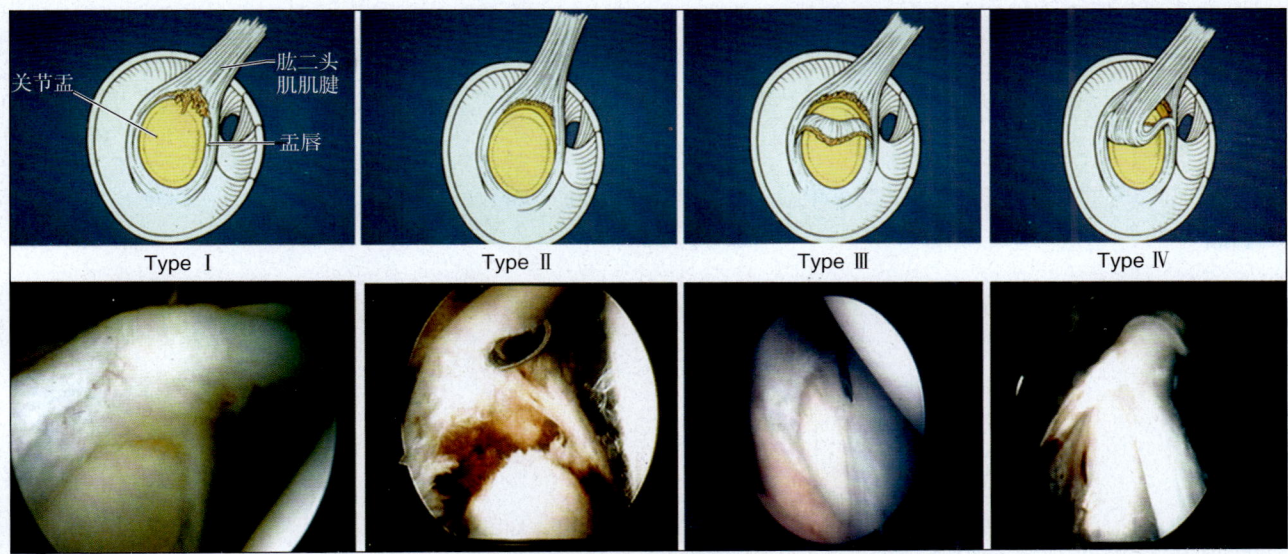

图12

手术要点

- 修补肱二头肌肌腱锚定点后应进行系统的动态检查，尤其注意牵张修补处的位置。通过这样的检查可以指导术后的康复治疗进度和如何限制关节的活动范围。
- 通过标准后入路放置刨刀有利于接近和清创肱二头肌肌腱锚定点的后方部分。
- 确定锚钉的位置后，向外、向后调整开口器手柄的位置，以使进钉方向更垂直于肩胛盂上部的骨表面（图14）。

注意事项

- 如果开口时进入角度不正确或处理操作过于粗鲁则可导致损坏关节面或穿入肩胛盂颈内。
- 修补肱二头肌肌腱的锚定点时需注意不要使其张力过大或固定过紧，否则将导致术后疼痛。

- Ⅰ型（稳定）：上盂唇磨损和部分退变。这种病损往往表示一种慢性重复性损伤机制。其临床相关性目前存在争议。肱二头肌肌腱锚定点仍然完整。
- Ⅱ型（不稳定）：上盂唇和肱二头肌肌腱锚定点从上方肩胛盂剥离下来。这种病损是最常见的 SLAP 损伤，并且需要手术修补。
- Ⅲ型（稳定）：盂唇的桶柄样撕裂而肱二头肌肌腱锚定点完整。
- Ⅳ型（不稳定）：盂唇的桶柄样撕裂累及了肱二头肌肌腱的附着部。

第三步

- 用刨刀清创盂唇下方的纤维组织。
- 使用球形头磨钻或刨刀打磨肩胛盂上缘，使肱二头肌肌腱锚钉点下方部分去皮质化，直至有渗血的松质骨外露（图13）。
- 经前上入路通过关节镜用开口器建立一个缝合锚钉的定位孔（图14）。
- 缝合锚钉的数量和植入位置由预期修补需要而定。
  - 对于单锚钉双缝线修补固定法需要将锚钉植入在肱二头肌肌

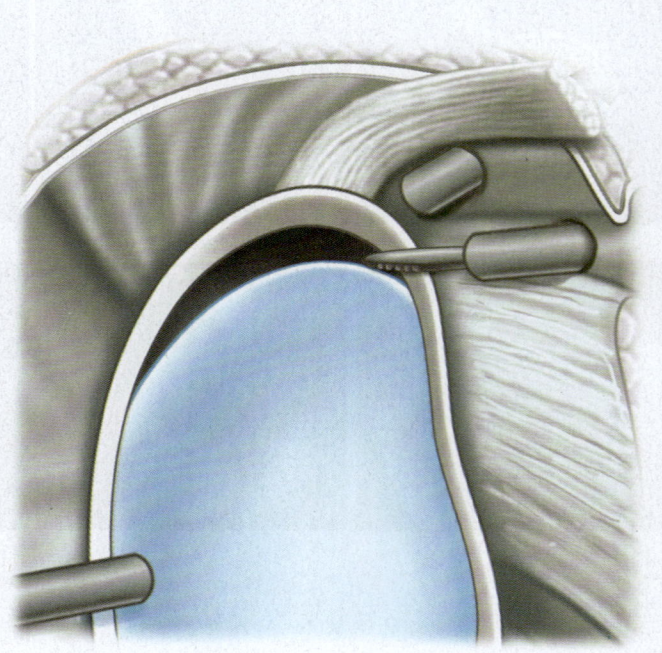

图13

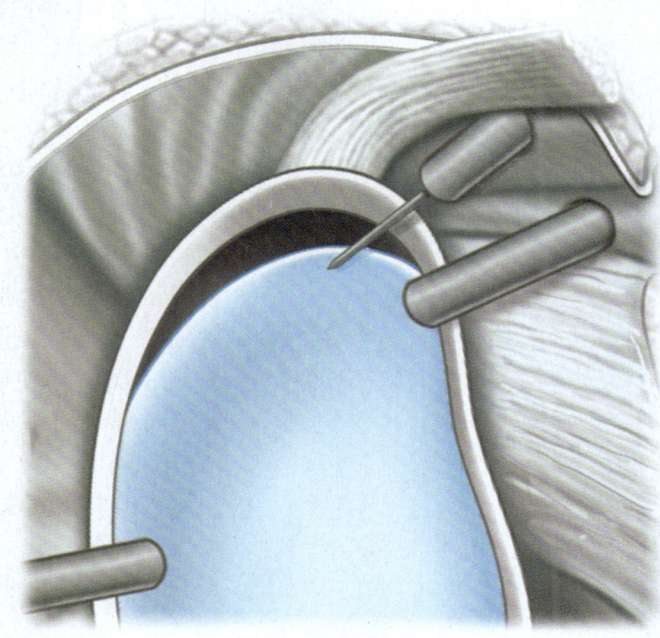

图14

腱锚定点的正下方,这样可以在肱二头肌肌腱起点的前后方各穿一根缝线固定。

- 对于双锚钉双缝线修补固定法则使用穿肩袖入路(我们推荐的方法),锚钉的放置位置应恰在肱二头肌肌腱起点的一前一后。
- 对于多缝合锚钉修补法多用于SLAP损伤不对称的向前或向后延伸的情况。在处理向后延伸的SLAP撕裂时穿肩袖入路

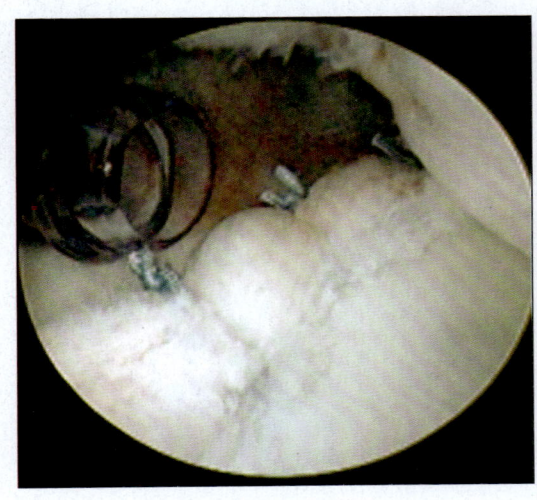

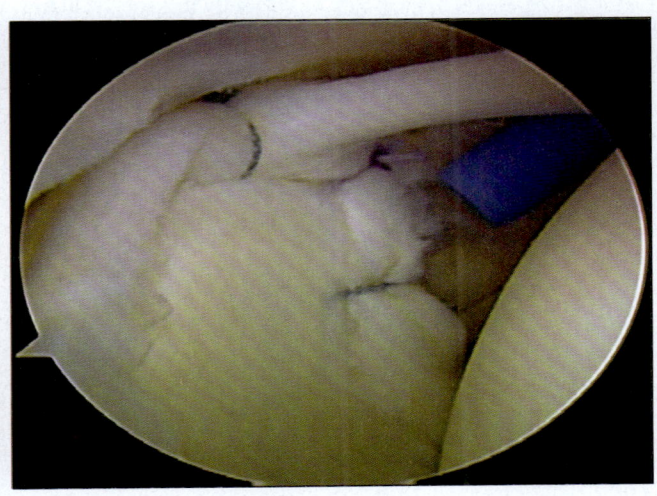

图15

尤其有用。图 15A 显示了一个巨大的向后延伸的 SLAP 损伤，使用穿肩袖入路和 3 枚缝合锚钉修补（图 15B）。

- 将需要的缝合锚钉打入或拧入定位孔，并确保其达到合适的深度。
- 通过轻轻地牵拉尾线检查锚钉的稳定性。
- 将尾线通过前盂中入路拉出。
- 通过前上入路将针式穿引过线器穿过肱二头肌肌腱锚定点，并将缝线从前盂中入路拉出。再将另一过线器从前方穿过肱二头肌肌腱锚定点，并将缝线从前盂中入路拉出。
  - 图 16A 显示使用单锚钉双缝线修补时的缝线穿引。
  - 图 16B 显示使用穿肩袖入路的双锚钉双缝线修补时的缝线穿引。
- 将后方的两支缝线都从前上入路拉出，将穿过盂唇的缝线作为滑动支，镜下打滑动锁定结固定，剪除多余的缝线。
  - 图 17A 显示使用单锚钉双缝线修补时打结后的后方缝线。

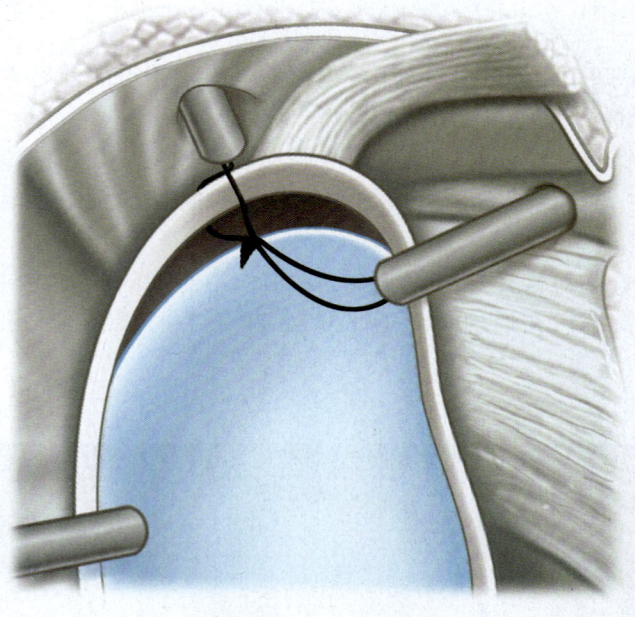 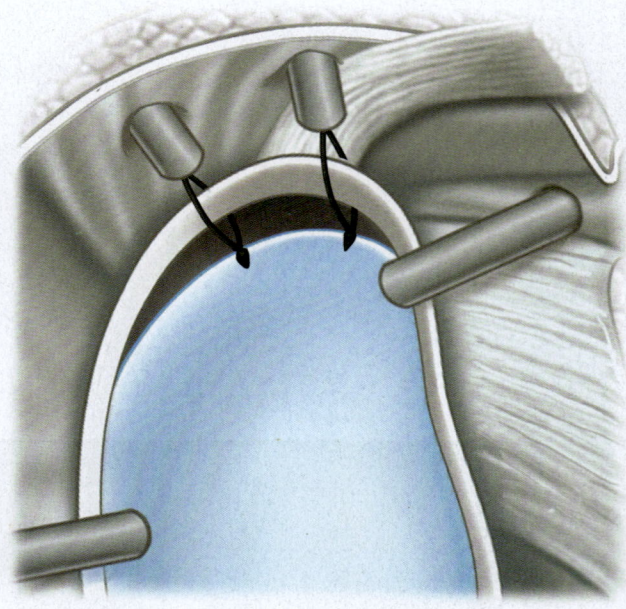

A　　　　　　　　　　　　　　B

图16

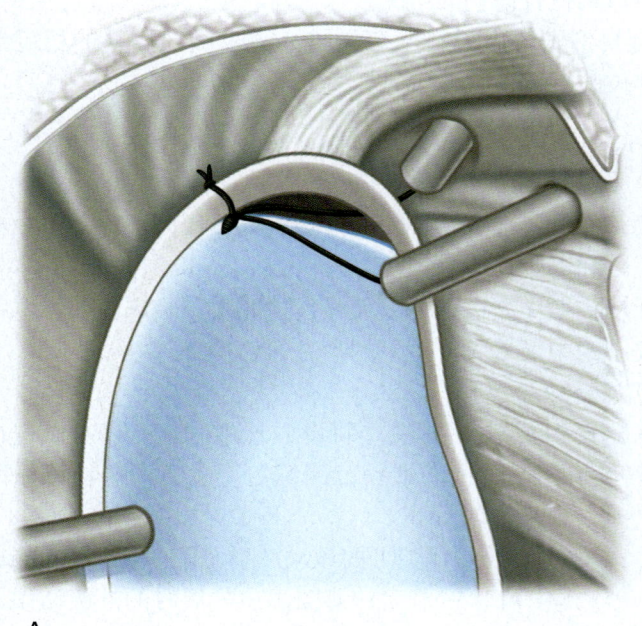
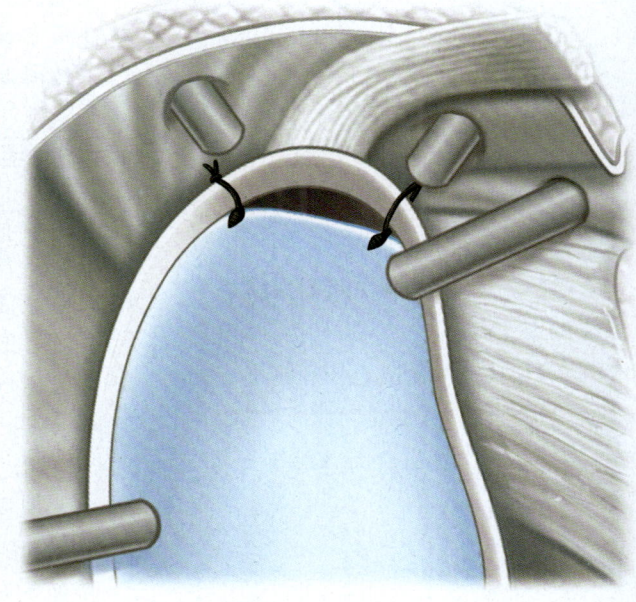

图17

- 图 17B 显示使用穿肩袖入路的双锚钉双缝线修补时打结后的后方缝线。
- 重复以上操作将前侧缝线穿引打结。图 18A 显示使用单锚钉双缝线修补，图 18B 显示使用穿肩袖入路的双锚钉双缝线修补。

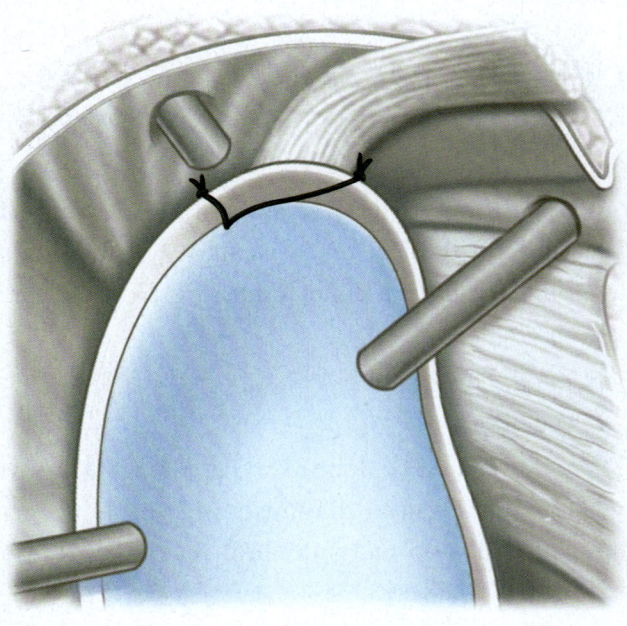
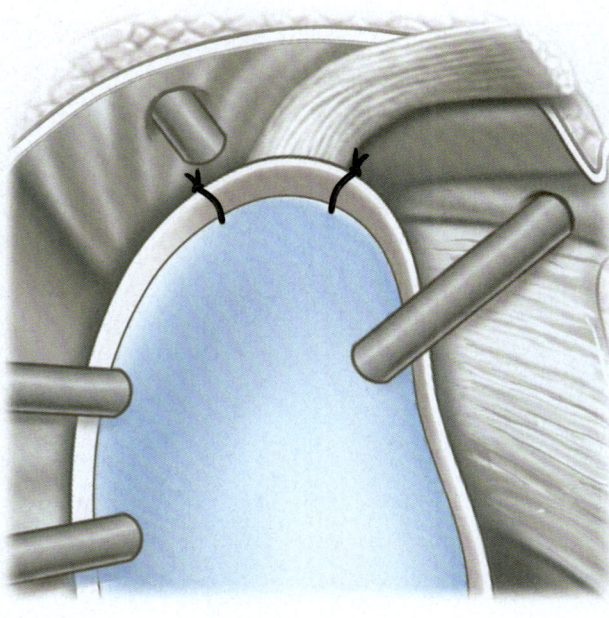

图18

- 使用关节内探钩检查修补的情况。
- 在关节镜直视下进行肩关节全范围的活动来确定修补的稳定性以及薄弱体位。

> **手术要点**
>
> - 在康复训练的被动活动范围练习阶段，患者应在练习间期保持患肢的悬吊制动，以利于修补的SLAP损伤区域的愈合瘢痕形成。

术后护理和预后

- 除了常见的可能并发症外，特殊的不良后果包括内植物拔出和移位、修补失败和滑膜反应。
- 术后恢复活动应循序渐进并因人而异，这取决于临床检查，更重要的是取决于术中最后关节镜下的动态评估检查。
- 一般指导方案如下：
  - Ⅰ期（0～3周）：术后即刻，将患肢悬吊固定，仅可以进行手指、腕关节和肘关节的活动范围练习。患肩的制动可以明显减轻疼痛、肿胀和炎症。
  - Ⅱ期（1～3周）：开始保护下的被动活动范围练习和Codman练习（取决于术中情况）。患者应避免患肩外展时的外旋动作，因为该动作可以牵张修复的肱二头肌肌腱锚定点。
  - Ⅲ期（3～6周）：去除吊带，在可耐受情况下逐渐增加活动范围练习。
  - Ⅳ期（6～16周）：患者开始主动活动范围练习并逐步开始抗阻训练。
  - Ⅴ期（16周）：开始逐步恢复体育活动。

证据

Andrews JR, Carson WG Jr, McLeod WD. Glenoid labrum tears related to the long head of the biceps. AJSM, 1985, 13（5）：337-41.

这是最早的一项观察研究，对73名棒球投手进行关节镜检查。该文中描述了肱二头肌肌腱盂唇复合体的病变，后被Snyder命名为SLAP损伤并进行了分类。

Cooper DE, Arnoczky SP, O'Brien SJ, Warren RF, DiCarlo E, Allen AA. Anatomy, histology, and vascularity of the glenoid labrum: an anatomical study. J Bone Joint Surg [Am], 1992, 74: 46-52.

这项尸体研究洞察了盂唇和肱二头肌肌腱复合体的解剖和组织形态学结构。

Jin W, Ryu KN, Kwon SH, Rhee YG, Yang DM. MR arthrography in the differential diagnosis of type II superior labral anteroposterior lesion and sublabral recess. AJR Am J Roentgenol, 2006, 187: 887-93.

该研究评价了使用MRI关节造影术在鉴别Ⅱ型SLAP损伤和盂唇下隐窝的意义。

O'Brien SJ, Allen AA, Coleman SH, Drakos MC. The trans-rotator cuff approach to SLAP lesions: technical aspects for repair and a clinical follow-up of 31 patients at a minimum of 2 years. Arthroscopy, 2002, 18: 372-7.

该文章提出了在 31 例 SLAP 损伤修补中使用穿肩袖入路。

O'Brien SJ, Pagnani MJ, Fealy S, McGlynn SR, Wilson JB. The active compression test: a new and effective test for diagnosing labral tears and acromioclavicular joint abnormality. Am J Sports Med, 1998, 26: 610-3.

作者提出了一种新的检查方法，用以评价有盂唇病变或肩锁关节病变的患者。

Snyder, SJ, Karzel RP, Del Pizzo W, Ferkel RD, Friedman MJ. SLAP lesions of the shoulder. Arthroscopy, 1990, 6: 274-9.

这篇具有划时代意义的文章提出了上盂唇损伤（SLAP 损伤）的分类方法。

Verma NN, Drakos M, O'Brien SJ. The arthroscopic active compression test. Arthroscopy, 2005, 21: 634.

该文章是对 O'Brien 征的关节镜下引申，可以在关节镜直视下观察肱二头肌肌腱在盂肱关节内的卡压现象。

Williams MM, Snyder SJ, Buford D Jr. The Buford complex—the "cord-like" middle glenohumeral ligament and absent anterosuperior labrum complex: a normal anatomic capsulolabral variant. Arthroscopy, 1994, 10: 586.

该研究描述了一种正常的解剖变异。

22 伴有肱骨头骨缺损的不稳定性肩关节的治疗

Anthony Miniaci, Robert G. Najarian

注意事项

- 盂肱关节前方不稳定的患者如果是由于肱骨头骨缺损（尤其是盂唇的缺损）所致，即便是进行了 Bankart 损伤的修补也还会出现持续的肩关节不稳定。
- 手术禁忌证包括：进展性盂肱关节炎、感染以及无法修复的肩袖缺损。

争议

- 如果在手术前就发现 Hill-Sachs 损伤在肩关节处于外展、外旋的功能位时与前下肩胛盂咬合，那么要将对于此损伤的处理纳入肩关节不稳定手术的一部分。
- 如果患者有再次脱位的危险因素（例如复发性前方不稳定伴有 Hill-Sachs 损伤的癫痫患者），肱骨头的骨性缺损也要在不稳定手术中进行处理。

适应证

- 异体植骨解剖重建肱骨头缺损的手术指征是：有盂肱关节前方不稳定表现，或者患者在巨大的 Hill-Sachs 损伤中出现疼痛弹响及交锁。
- 这个过程主要是用于第一次软组织稳定性重建失败后的第二次手术。

临床检查/影像学检查

- 对于伴有肱骨头骨缺损的肩关节进行系统检查前首先关注有无以往的手术瘢痕。
- 其他检查包括
  - 详细评估肩关节主动和被动活动范围。
  - 检查肩袖的完整性和肌力，并与对侧比较。
  - 肩关节在前方、后方和下方关节囊松弛度的详细检查。
- 对于有 Hill-Sachs 损伤的患者，要将上臂处于多个不同体位进行恐惧试验。伴有明显 Hill-Sachs 损伤的患者常在外展、外旋小于 90° 时出现恐惧试验阳性。
- 平片
  - 前后位（内旋与外旋位）、盂肱关节真前后位、腋位和 Stryker 位。
  - 平片常常低估 Hill-Sachs 损伤的严重程度。图 1 所示为一位肩关节前方不稳定患者 Hill-Sachs 损伤在前后位（图 1A）和腋位（图 1B）的表现。
- CT
  - 对所有患者都进行术前 CT 轴位扫描，可更加准确地评价骨性结构、形态和 Hill-Sachs 损伤所致的关节面弧度的改变。
  - 在进行轴位 CT 扫描片时，由于 Hill-Sachs 损伤的长轴与扫描轴不同，所以容易低估损伤的程度。

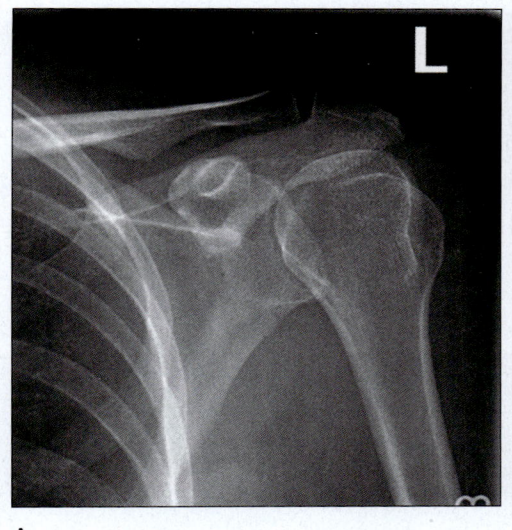
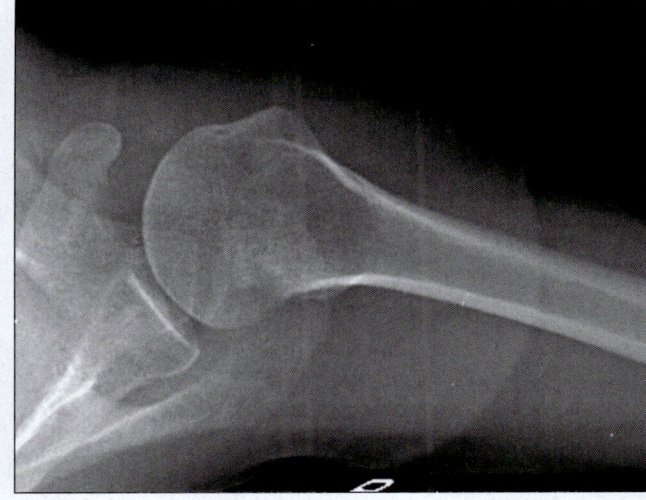

图1

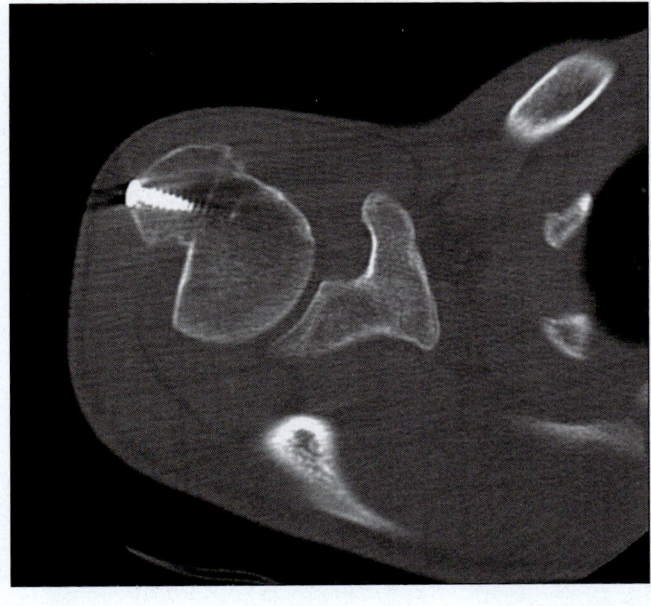
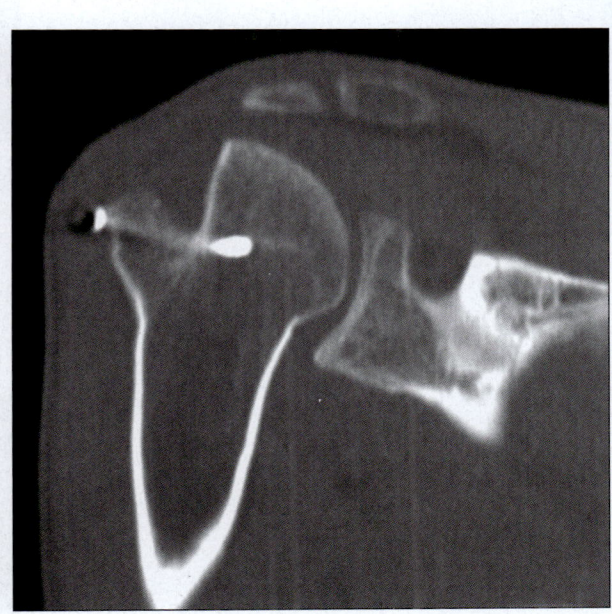

图2

- 图2 显示复发性肩关节脱位患者的轴位（图2A）和冠状位（图2B）CT影像。肱骨头后上方可见一个大的咬合性 Hill-Sachs 损伤。注意患者曾经接受过大结节骨折切开复位、2 枚螺钉固定。

治疗方案

- 以往的治疗指南认为肱骨头骨缺损小于关节面25%且没有临床不稳定表现的病例可以选择保守治疗。

- 对于累及肱骨头关节面25%~40%的咬合性骨缺损的手术治疗方法文献报道并不一致。手术方法包括切开的前路手术，如关节囊紧缩，通过限制外旋达到避免肱骨头骨缺损与肩胛盂咬合；肱骨近端旋转截骨术；将冈下肌肌腱转移至骨缺损区，可以行关节外操作，也可以在关节镜下进行冈下肌肌腱骨缺损区填充；在肱骨头骨缺损区进行骨性填充，如髂骨移植或异体股骨头骨软骨移植；对于严重骨缺损（缺损累及关节面大于45%），建议进行半肩或者全肩关节成形，对于陈旧性脱位尤其建议进行关节成形。

- 三维CT重建有助于更清晰地评价骨缺损的大小和位置，也有助于估计关节面受累的程度。

■ MRI

- MRI用于评估合并软组织损伤的情况，也有助于骨缺损的评价。轴位MRI扫描不仅可以确定Hill-Sachs损伤的位置，也可以明确肩关节前脱位所致的软组织损伤（图3和4）。

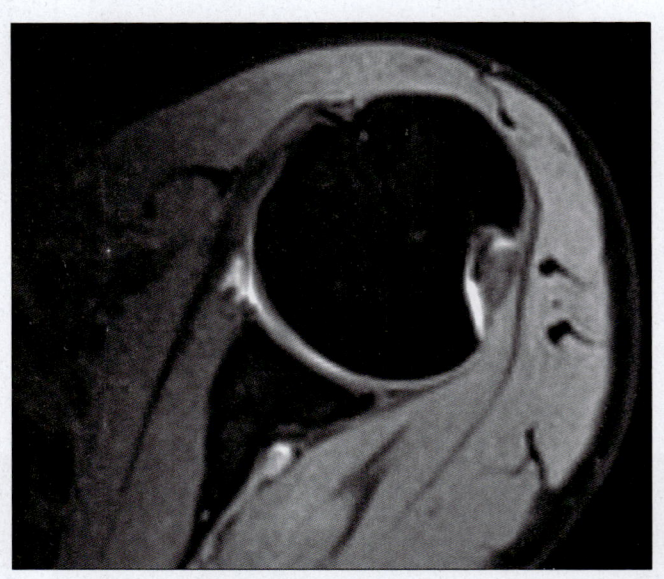

图3

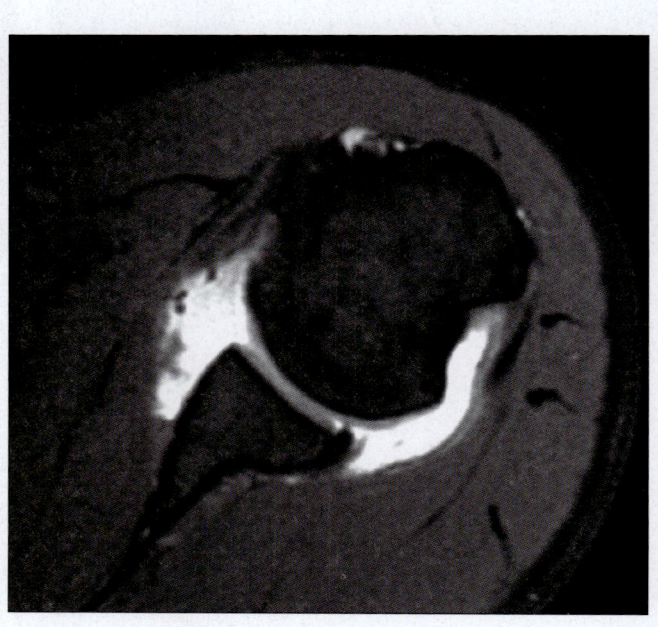

图4

- 如果试图评价骨缺损在肩关节不稳定中的影响，可以选择动态肩关节外展、外旋位 MRI 检查。
■ 如果进行异体肱骨头重建骨缺损，选择术前 CT 扫描（平扫或者三维重建）和 / 或 MRI 可以准确评价骨缺损的大小。带放大率标记尺的平片也有助于术前评估。
■ 要想选择合适大小的异体肱骨头移植，需要术者和骨库之间具有有效的沟通和操作流程。

外科解剖

■ 选用延长的三角肌胸大肌间隙入路。
■ 解剖标志包括
  - 肩峰的前、外侧和后缘
  - 喙突
  - 锁骨远端
  - 肩锁关节
  - 三角肌胸大肌间隙
■ 浅层显露
  - 找到头静脉，并且尽量保留。
  - 神经支配界面在三角肌（腋神经）和胸大肌（胸前内侧和外侧神经）之间。
  - 向外牵拉三角肌，向内侧牵拉胸大肌显露出深部的联合腱。
■ 深层显露
  - 将联合肌腱拉向内侧，注意保护肌皮神经。肌皮神经在喙突以远 5～8cm 处从内侧进入喙肱肌体部。
  - 旋肱前动脉从肩胛下肌下缘经过，可以用做辨认肩胛下肌下缘的标志。
  - 在肩胛盂水平，腋神经位于旋肱前动脉深部、肩胛下肌表面。
  - 纵向切断肩胛下肌肌腱并保留 0.5cm 的止点，将肌腱断端使用缝线牵引以备修复。

手术要点

- 麻醉下检查（examination under anesthesia，EUA）有助于评价不稳定发生的体位和严重程度，也有助于判断在肩关节功能活动范围内是否存在咬合性肱骨头骨缺损。另外，也有利于医生判断患者在手术床上的体位下肩关节的最大活动范围，并检查患者固定的可靠性。
- 不管是选择匹配的异体移植物还是表面假体置换来重建肱骨头骨性缺损，有些医生会在术中进行透视以判断重建的效果。如果术中准备透视，手术团队需要确保患者的体位对获得良好的透视没有影响。建议在患者固定好体位后进行尝试性透视，然后再消毒铺单。

注意事项

- 患肢需要全部消毒，要确保肩关节有足够的活动范围以方便显露肱骨头骨缺损。

- 锐性分离肩胛下肌肌腱和关节囊直至肩胛颈。
- 通过钝性分离进一步显露下方关节囊。
- 对于肱骨头骨软骨缺损的显露详见"入路/显露"部分。

体位

- 气管内插管全麻成功后，患者取头侧抬高30°~45°度的改良沙滩椅体位。
- 将患侧肩关节悬于手术床外，确保术中可以获得所需要的最大程度的外旋和后伸活动。
- 根据术者要求选择是否进行肌间沟神经阻滞。
- 此时可以进行麻醉下检查。
- 在切开手术前可以进行诊断性关节镜检查。
  - 图5显示在对一例复发性肩关节脱位患者进行诊断性肩关节镜检查时发现的肩胛盂软骨损伤和前下盂唇损伤。

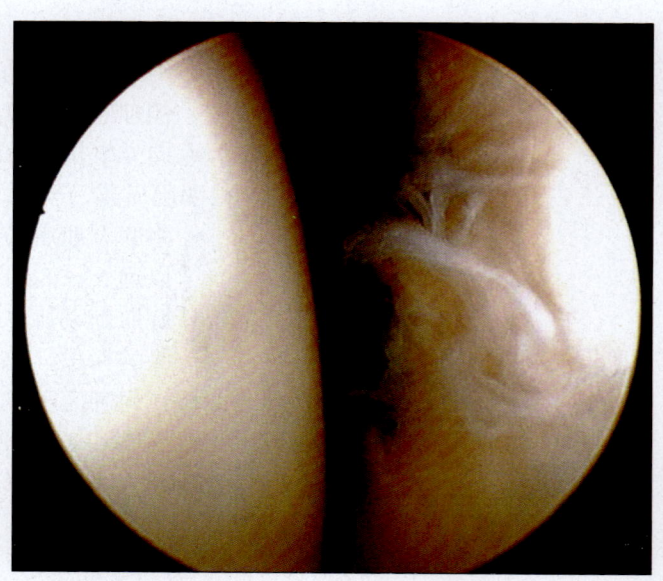

图5

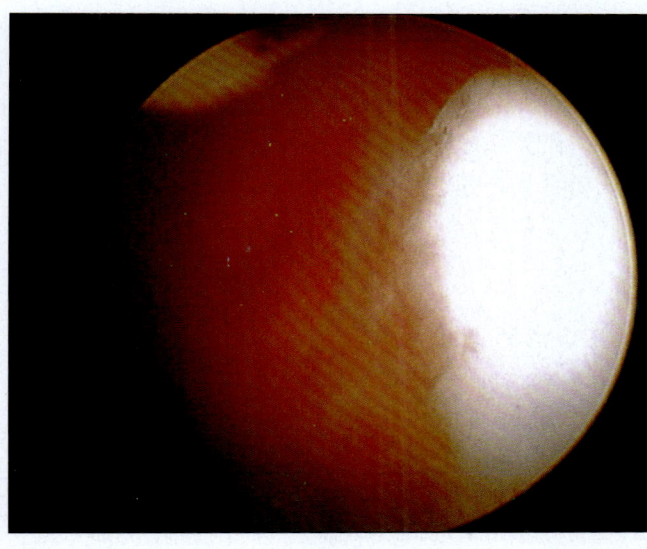

图6

争议

- 在切开手术前进行诊断性关节镜检查有助于评价软组织和软骨损伤，以及肱骨头骨缺损在各个体位时的大小、位置和特点。

手术要点

- 腋神经在肩胛盂平面位于旋肱前动脉深层、肩胛下肌浅层，如果必要，可以使用橡皮条保护腋神经。
- 如果存在Bankart损伤，需要将肩胛下肌肌腱与关节囊分离至肩胛颈水平。
- 掀起冈上肌肌腱覆盖肱二头肌长头肌腱的滑膜扩张部有助于改善肱骨头的外旋，可以获得显露肱骨头骨缺损更好的视野。

注意事项

- 为获得更好的显露，从解剖颈处松解前下关节囊是非常重要的，松解时要紧贴骨面进行以免损伤腋神经。

- 图6所示大的Hill-Sachs损伤在肩关节外展、外旋90°时与肩胛盂前下缘咬合。

入路/显露

- 将患者固定在沙滩椅体位，选择三角肌胸大肌入路。
- 切口从喙突尖沿三角肌胸大肌间隙走行，长6～10cm。
- 显露三角肌胸大肌间隙，将头静脉拉向外侧。将头静脉拉向外侧有助于保留三角肌的静脉回流。如果术中误伤头静脉，应及时结扎然后再进行深层解剖。
- 使用钝性多方向自动拉钩牵开三角肌和胸大肌。
- 找到联合腱外侧缘并将其拉向内侧以显露下方的肩胛下肌。钝性拉钩有助于将联合腱拉向内侧并避免损伤肌皮神经。

> **争议**
> - 前关节囊和肩胛下肌肌腱可以不必分离而是作为一体将其掀起。但我们认为将二者分离开更有利于显露肱骨头和进行关节囊盂唇的修复。
> - 新近有作者提出，对于复发性前方不稳定伴有肱骨头骨缺损的患者可以先进行关节镜下 Bankart 修复，然后经后入路进行有限切开处理肱骨头骨缺损（Kropf 和 Sekiya，2007）。如果进行异体移植物重建，我们仍然认为三角肌胸大肌入路是标准入路，也是最熟悉的入路。

- 需要清理肩胛下肌肌腱表面的滑膜。找到标志肩胛下肌下缘的旋肱前动脉。使用 90° 血管钳分离此动脉，必要时可以进行结扎。
- 将肩胛下肌肌腱断端使用缝线牵引，并作为最终的修复缝线。纵向切断肩胛下肌腱并需要保留 0.5～1cm 止点。切开肩胛下肌腱后，外旋肱骨头有助于保护腋神经。
- 在肩胛下肌和关节囊之间进行锐性分离，直至肩胛颈水平。下方关节囊继续使用中号剥离子进行钝性分离。
- 沿垂直肩胛下肌走行切开关节囊，蒂部位于外侧。
- 然后将前下关节囊在关节内通过钝性分离使之离开肱骨外科颈。
- 向盂肱关节内放入肱骨头拉钩（如 Fukuda 拉钩），检查肩胛盂和前下方盂唇关节囊的病变。
- 如果发现 Bankart 损伤，通过骨洞或者锚钉修复，缝线先不要打结，待肱骨头骨缺损重建完成后再打结。
- 取出肱骨头拉钩，将肱骨头尽量外旋显露 Hill-Sachs 损伤。
- 分别在肩胛下肌深层和后上肩袖关节侧的解剖颈处放置平窄的拉钩，将骨缺损充分显露以利于重建。

手术步骤

第一步

- 显露好肱骨头骨缺损后，使用窄片电锯将缺损区修整成楔形，暴

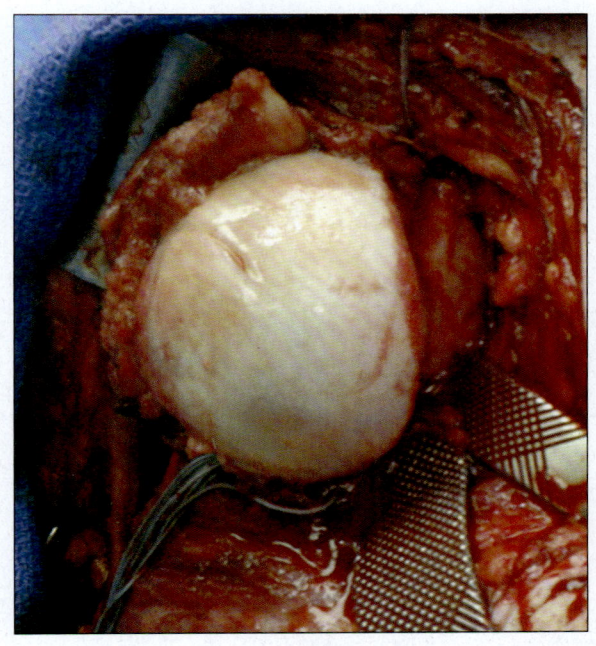

图7

露出渗血的软骨下骨骨床,以便放置和固定异体骨(图7)。要将肱骨头骨缺损的形态与异体骨的形态匹配,以获得异体骨的压配植入(图8)。

- 然后测量骨缺损的大小。图9显示骨缺损测量的底(x)、高度(y)、长度(z)和外部周径(c)。将移植物按照测量结果进行雕琢。

> **手术要点**
>
> - 要将骨缺损的底和侧壁打磨平整,这样移植物填充后才能获得最佳的解剖恢复和提高愈合率。一般在通过电锯处理后再用骨锉手动处理。

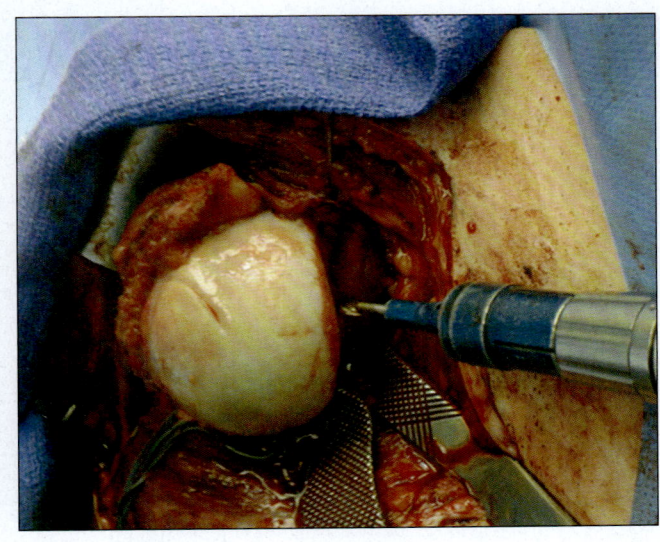

图8

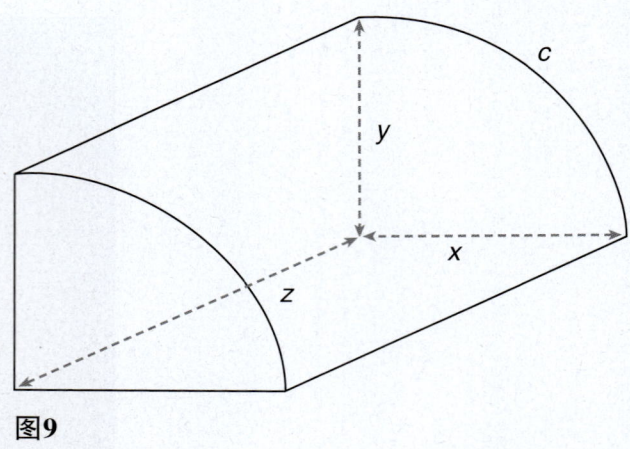

图9

第二步

- 按照肱骨头骨缺损的位置和大小在异体肱骨头相应位置标记好（图10）。
- 同样进行异体肱骨头楔形截骨，大小要比测量的数值大 2～3mm（图11）。
- 将异体移植物放到骨缺损区并通过电锯修整大小。修整时要注意将移植物的三个平面都进行合适的处理。

手术要点

- 最好是将移植物处理得比骨缺损稍大一点，这样将移植物打入后可保持稳定，如果移植物小就没有好的补救方法。如果移植物边缘不整齐，可在打入移植物后在空隙内进行植骨（图13）。

注意事项

- 对移植物一个平面进行调整的同时会影响到另外两个平面的大小，如果意识不到这一点，就容易导致移植物大小与骨缺损不匹配。

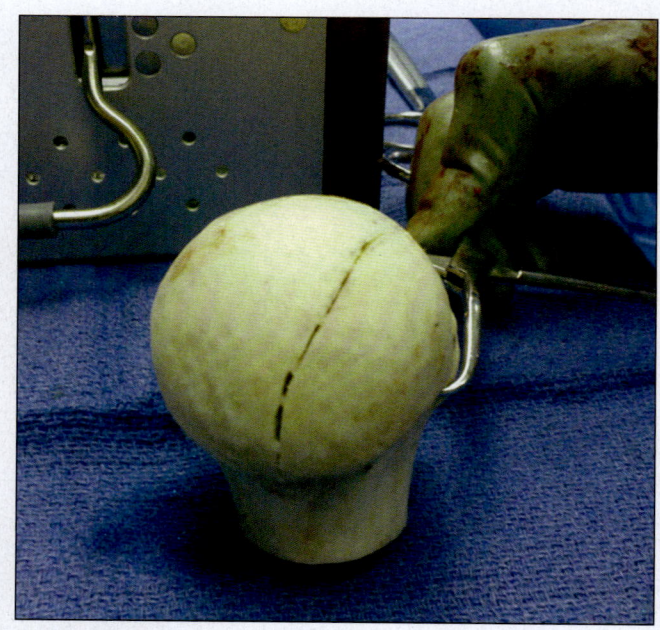

图10

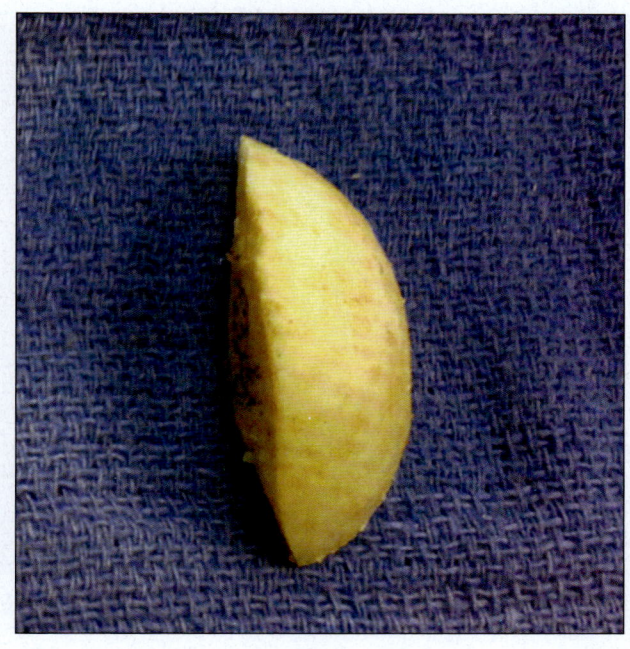

图11

争议

- 可以选用无头双螺纹加压螺钉固定移植物。不管怎样，要保证螺钉头埋入关节软骨下方。术中活动肩关节确保螺钉头的埋入无误。

- 最终将移植物各个平面完全修整好，包括底部、高度、长度和外缘周径。

第三步

- 将异体移植物修整合适后打入骨缺损区，保证关节面平整。
- 先使用 2~3 枚直径为 0.045 英寸的克氏针将移植物临时固定（图12）。

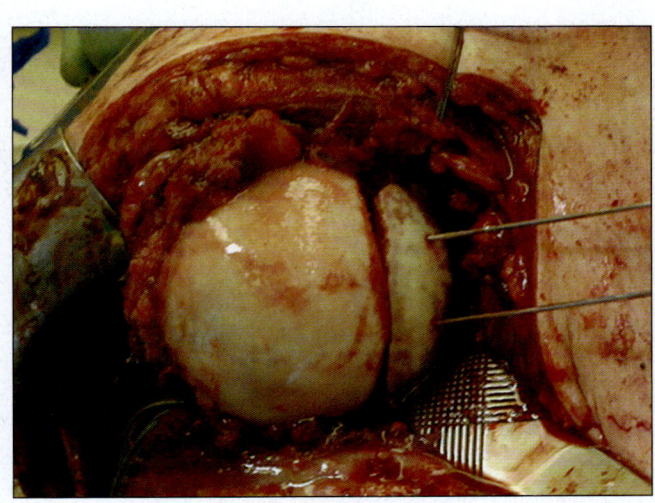

图12

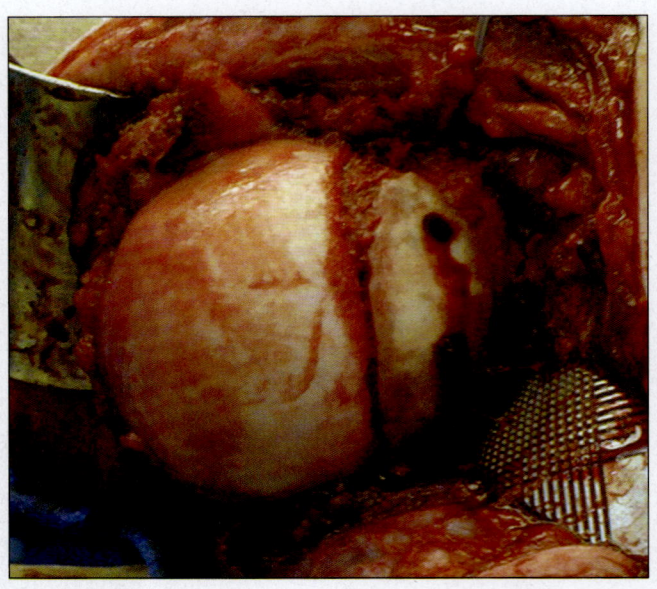

图13

- 依次将克氏针更换为3.5mm全螺纹皮质骨螺钉，并将螺钉以拉力螺钉的方式拧入。将螺钉头埋入关节软骨下。图13显示术中异体移植物通过2枚螺钉固定。

第四步

- 用大量生理盐水冲洗关节腔，术中活动肩关节确保重建后的肱骨头光滑、匹配度良好。
- 用可吸收线缝合关节囊，将之前预置的用于缝合关节囊盂唇的缝线打结。
- 将肩胛下肌肌腱解剖复位，使用不可吸收线缝合，注意不要缩短肌腱。
- 将联合腱、三角肌、胸大肌复回原位，不需要关闭三角肌胸大肌间隙。
- 用2-0可吸收线关闭皮下筋膜层，4-0可吸收线连续皮内缝合。

术后护理和预后

- 术后患肩即刻用颈腕吊带保护。
- 术后即可在可以耐受的范围内进行关节被动活动。
- 由于肩胛下肌在术中被切断,术后 6 周内不要做主动和抗阻力的内旋动作。6 周后可以开始进行外旋牵拉训练和内旋肌力训练。
- 术后 6 周和 6 个月进行肩关节拍片检查。图 14 显示了咬合性 Hill-Sachs 损伤获得了解剖性异体移植物重建。术后 6 个月进行 CT 检查评价骨愈合强度和移植物是否已经与受体融合。
- 患者如想恢复运动或者高强度的过顶活动,必须等到术后 6 个月以后,并且有影像学证据显示已经愈合牢固。
- 预后
  - 以往发表的关于异体移植重建肱骨头骨缺损的报道多是病例报道或者小样本病例,随访时间在 2 ~ 5 年。
  - 在最大一组关于解剖性异体重建肱骨头骨缺损的报道中,异体重建手术用于对以往肩关节稳定手术失败病例的翻修,结

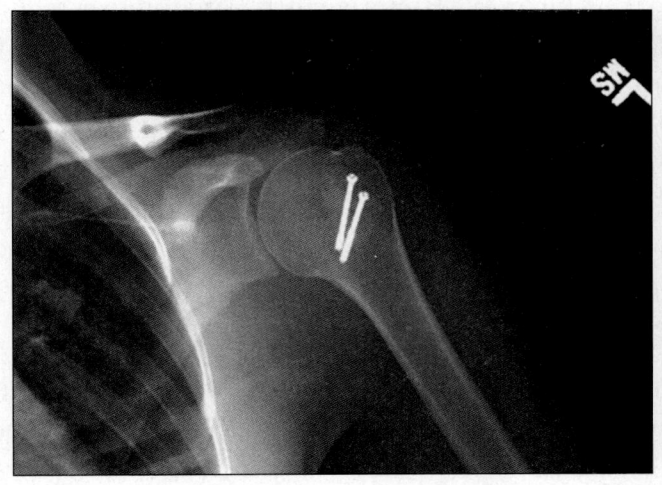

图14

果显示此术式是有效的（Miniaci 和 Gish, 2004）。平均随访50 个月，患者获得肩关节稳定的改善、恐惧感消失、主观满意度高、可以恢复近乎正常的功能而没有不稳定事件发生。
- 近期关于肩关节后脱位所致的反 Hill-Sachs 损伤进行异体解剖重建的病例报道也获得良好的结果，患者的主观满意度和功能评分都较好。

■ 并发症
- 异体肱骨头重建的并发症包括：随访期内出现移植物部分塌陷，早期关节炎表现，关节绞锁、半脱位仍有发生，以及极度外旋时内植物的并发症（取出螺钉后症状缓解）。
- 虽然肱骨头骨缺损不是临床常见问题，但它确实是一部分严重不稳定患者的原因。异体解剖重建骨缺损是一个可以选择的、疗效良好的治疗方法。

证据

目前的文献尚无对于各种肱骨头骨缺损治疗方法的前瞻性、随机对照的临床或者生物力学 I 级研究。多数都是少量病例的报告和短期的随访。

Bock P, Kluger R, Hintermann B. Anatomical reconstruction for reverse Hill-Sachs lesions after posterior locked shoulder dislocation fracture: a case series of six patients. Arch Orthop Trauma Surg, 2007, 127: 543-8.
此组病例报告了 6 例创伤性脱位后合并反向 Hill-Sachs 损伤，从受伤至诊断的时间间隔从 5 天到 180 天不等。治疗方法都是抬起塌陷的关节面，再进行植骨，再将软骨通过锚钉固定于关节表面。平均随访 63 个月，结果 2 例评价为优，4 例为良好。在最后的随访时，没有再次脱位或者移植物塌陷的发生。（IV级证据）

Burkhart SS, De Beer JF. Traumatic glenohumeral bone defects and their relationship to failure of arthroscopic Bankart repairs: significance of the inverted-pear glenoid and the humeral engaging Hill-Sachs lesion. Arthroscopy, 2000, 16: 677-94.
本研究分析了一组连续 194 例关节镜下通过缝合锚技术 Bankart 修复的病例，目的是寻找与复发有关的危险因素。平均随访 27 个月。有 101 例患者为接触性运动员。作者发现肩胛盂侧或者肱骨头有显著的骨缺损。作者发现 14 例复发性脱位和 7 例复发性半脱位。在这 21 例复发性不稳定病例中，14 例有明显骨性缺损。173 例没有明显骨性缺损，复发 7 例（复发率 4%）；21 例有显著骨缺损，复发 14 例（复发率 67%）。对于没有明显骨缺损的接触性运动员，复发率为 6.5%；对于有明显骨缺损的接触性运动员，复发率为 89%。作者认为，如果没有明显骨缺损，关节镜下 Bankart 修复与开放手术效果相同。对没有骨缺损的接触性运动员可以选择关节镜手术治疗。但对于有明显骨缺损的接触性运动员，需要选择开放手术并治疗骨缺损。

Gerber C, Lambert SM. Allograft reconstruction of segmental defects of the humeral head for the treatment of chronic locked posterior dislocation of the shoulder. J Bone Joint Surg [Am], 1996, 78: 376-82.

作者报道了一组连续 4 个陈旧性肩关节后脱位伴超过肱骨头 40% 的骨缺损患者进行异体肱骨头重建的病例。平均随访 68 个月，关节稳定。3 例患者没有或者仅有轻微疼痛，日常功能轻微受限，对结果满意。第 4 例患者在术后 6 年后因为出现剩余部分肱骨头缺血性坏死而出现轻度疼痛，功能影响明显，但在术后 6 年内没有症状。（Ⅳ级证据）

Kropf EJ, Sekiya JK. Osteoarticular allograft transplantation for large humeral head defects in glenohumeral instability. Arthroscopy, 2007, 23: 322.e1-5.

此病例报告了对于合并肱骨头骨缺损的肩关节前方不稳定、且患者有很高功能要求的病例提出一种新的治疗方法。此患者在一次创伤性前脱位后一直存在不稳定的症状，通过关节镜治疗前方盂唇韧带损伤，通过后入路有限切开显露肱骨头后上骨缺损并通过一个异体骨软骨块填充骨缺损。

Martinez AA, Calvo A, Domingo J, Cuenca J, Herrera A, Malillos M. Allograft reconstruction of segmental defects of the humeral head associated with posterior dislocations of the shoulder. Injury. 2008; 39: 319-22.

本研究关注了 6 例肱骨头后脱位并累及超过 40% 关节的肱骨头缺损的手术效果。脱位至手术时间间隔 7～8 周。对全部肱骨头骨缺损都采用异体肱骨头重建，平均随访 63 个月。4 例患者主观评分改善。2 例临床结果差，最后复查 X 线片显示肱骨头变扁并塌陷。（Ⅳ级证据）

Miniaci A, Gish MW. Management of anterior glenohumeral instability associated with large Hill-Sachs defects. Tech Shoulder Elbow Surg. 2004; 5: 170-5.

这是一篇关于异体重建修复肱骨头严重骨缺损的最多一组病例的综述，对于 18 例肱骨头缺损超过 25% 且以往关节稳定手术失败的患者进行了前述手术治疗。对患者进行术前术后评估，包括病史、体格检查、放射学检查（包括平片）、周围 CT 扫描和 MRI 检查，并采用确切的评分系统进行评价（Constant-Murley 评分，Western Ontario Shoulder Instability Index 和 Short Form-36）。平均 50 个月的随访结果显示，全部患者肩关节稳定性改善，没有恐惧感，主观满意度高，基本恢复正常功能并没有再次脱位事件的发生。（Ⅳ级证据）

Yagishita K, Thomas BJ. Use of allograft for large Hill-Sachs lesion associated with anterior glenohumeral dislocation: a case report. Injury. 2002; 33: 791-4.

此文报道了1例对右侧盂肱关节陈旧性前脱位并肱骨头后上骨缺损采用异体移植物重建。将预先保存的异体股骨头按照缺损形态处理后打入骨缺损区，不需要额外固定。术后2年，按照作者的说法，患肩使用正常，未出现并发症，X线片显示移植物与受体融合，没有塌陷。（Ⅳ级证据）

第一部分 肩关节

锁 骨

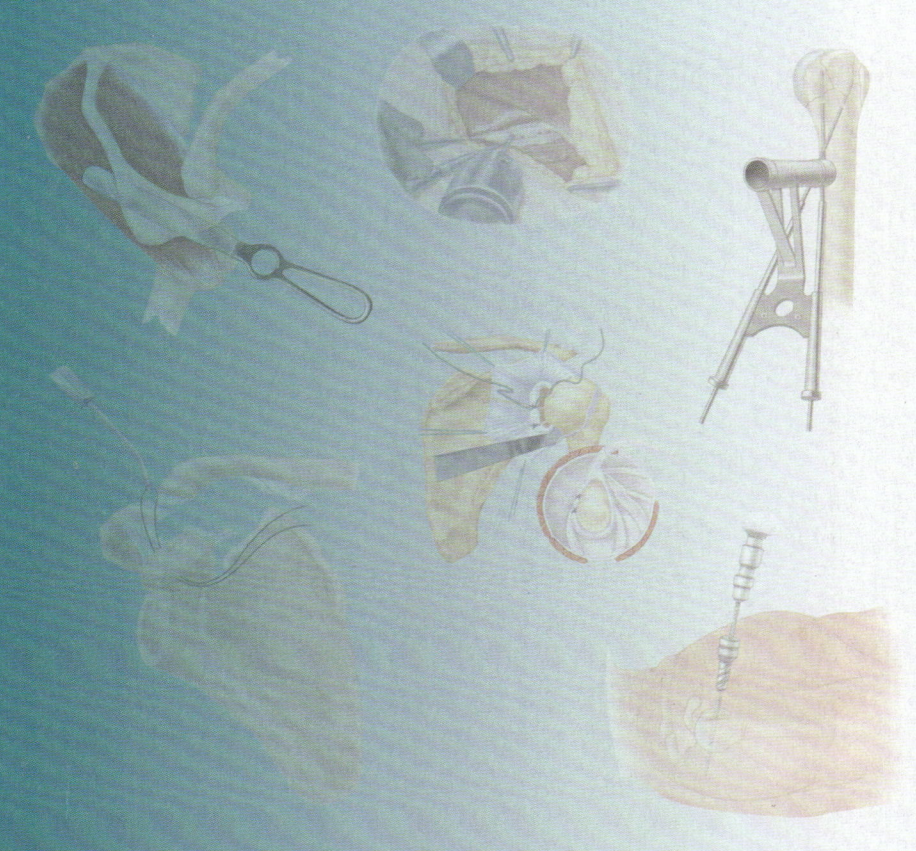

23 锁骨远端切除术

Bradley S. Raphael, Anne M. Kelly, Seth Sherman, Edward V. Craig

注意事项

- Ⅲ～Ⅴ级肩锁关节分离的患者不是该手术的适应证（图1；Ⅲ级），因为该手术可能会导致患者的症状加重，对于这部分患者在锁骨远端切除的同时需要行重建手术。

争议

- 如果同时伴有关节内病变（如盂唇病变）所产生的重叠症状时，不能进行关节内病变的检查。

治疗选择

- 非手术治疗：糖皮质激素注射可以缓解症状，但与注射者的水平有关。由于肩锁关节位置表浅，糖皮质激素可能导致表皮变色或脂肪萎缩。物理治疗、冰敷、抗炎、改变运动方式等可缓解症状，但是如果6个月之后如果患者的症状仍持续，需要考虑手术治疗。
- 关节镜下进行锁骨远端切除的同时可以检查肩关节，获取盂唇、肱二头肌肌腱、肩袖等部位的病理，且术后美观。并且切开手术时间较短，费用明显较低，但两者都能收到较好的效果。

适应证

- 锁骨远端骨折。
- 肩锁关节炎。
- 关节镜下治疗肥大性骨关节炎因手术时间较长造成的软组织损伤加重。
- 锁骨远端骨溶解。
- 不完全肩锁关节脱位有临床症状或存在早期退行性病变。
- 如果症状是由于肩锁关节不稳引起的，需要同时重建喙锁韧带。

临床检查／影像检查

- 病史
  - 上肩部疼痛：多见于有受伤史的青壮年，其次为六七十岁的老年患者的退行性病变。
  - 患肩既往创伤史：即使较轻程度的肩锁关节分离也能导致42%的患者发生退行性变（Bergfeld等，1978）。
  - 肩锁关节挤压或旋转的动作能加重症状，例如打高尔夫球、举重、进行过顶运动、睡觉等。
- 查体
  - 肩锁关节压痛，激发试验包括交叉内收应力试验（图2）、肩锁关节抗阻力伸展、主动挤压（Chronopoulous等，2004），这些需要与对侧肢体比较。
  - 注意不对称的骨性解剖、斜方肌紧张。
  - 疼痛可以类似于撞击或神经系统及盂唇和肩袖病变。然而，肩锁关节疼痛通常为肩锁关节正上方局限性疼痛。
  - 如果注射得当，封闭可以同时起到诊断和治疗的作用，但是注射过程中可能疼痛较剧烈，并且不易掌握合适的位置。非

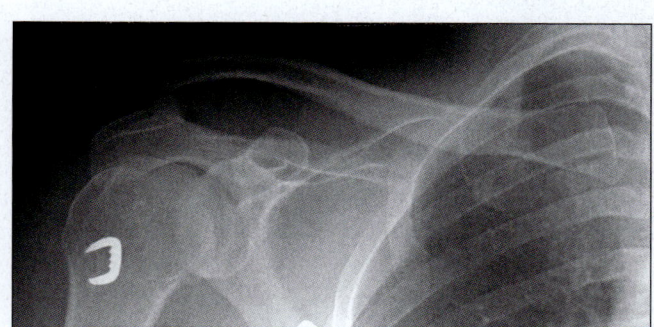

图1

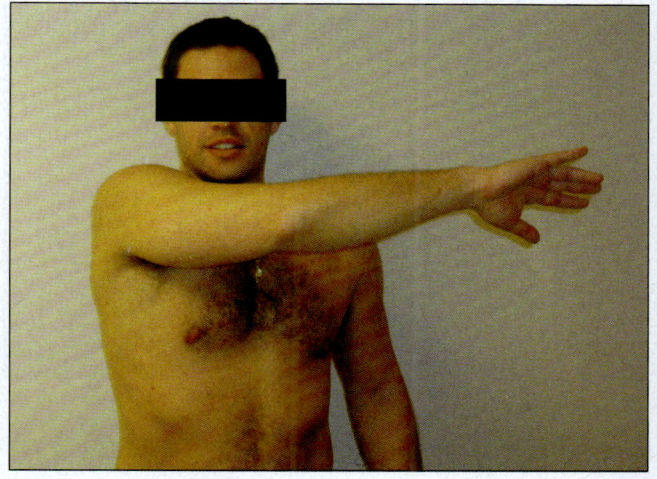

图2

常重要的一点,是需要区别注射到肩锁关节还是诊断性地注射到肩峰下间隙。因此,封闭时需要用小针头。
- 影像学检查
  - 需要照 Zanca 位相(图 3),即前后位相向头部倾斜 10°～15°,并且电压下降一半(Zanca,1971)。
  - 影像学上的关节炎证据包括肩锁关节半脱位(图 4)、硬化、关节间隙狭窄和骨赘形成。
  - 影像学上退变的表现与临床表现并不完全相符。

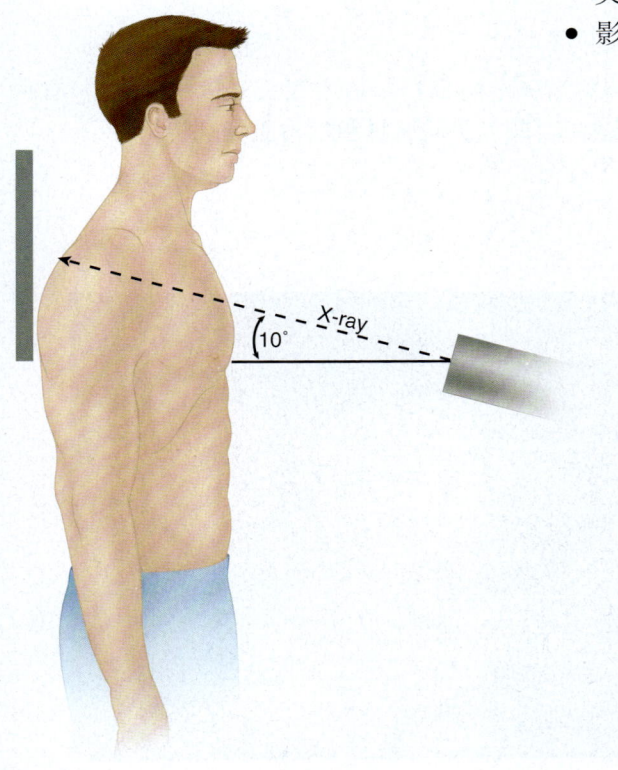

图3

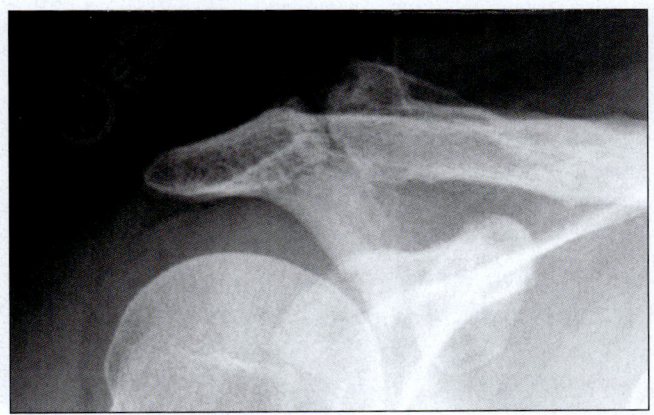

图4

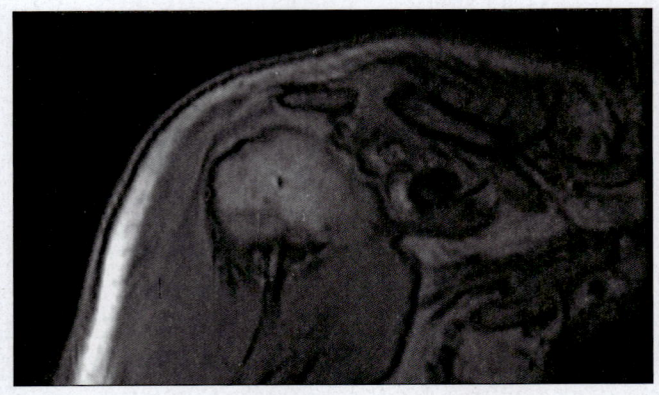
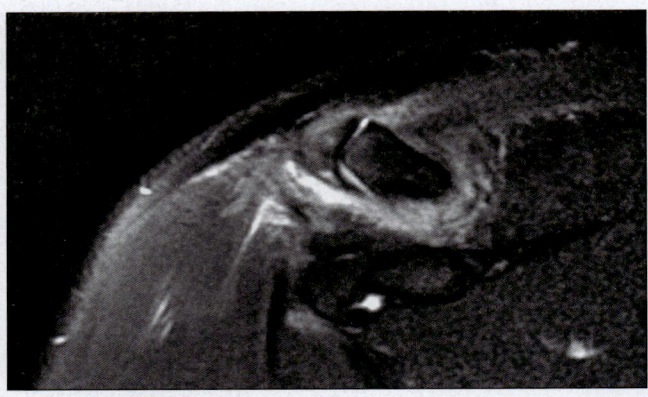

图5

- MRI
  - MRI 对于肩锁关节炎有较高的敏感度，但特异性不高。
    - 图 5A 是一张肩锁关节炎伴临床症状的 MRI 片，可以看到肩锁关节囊肿胀。
    - 图 5B 是无临床症状的肩锁关节炎的 MRI 片，可见关节内水肿。
  - 有报道指出无症状的患者中有 75% 有影像学退行性变的表现（Needell 等，1996）。

外科解剖

- 图 6 所示为尸体的肩关节解剖：包括肩锁关节囊（完整）、肩胛下肌和肌腱（完整）、肱二头肌肌腱和三角肌（翻转）。

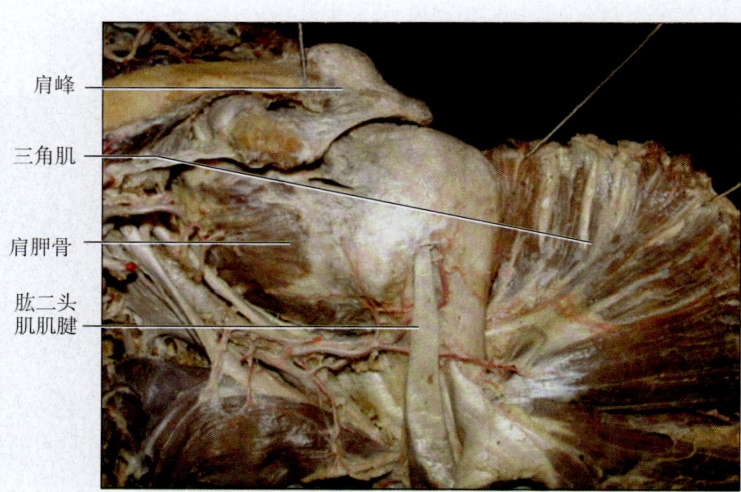

图6

- 锁骨远端与肩峰共同构成肩锁关节，可进行三个方向上的运动：绕锁骨远端的转动、肩峰的倾斜、肩峰的前后滑动。
- 关节面最初为透明软骨，但随着年龄增长可以变为纤维软骨。
- 成人肩锁关节的平均大小为 9mm × 19mm（Bosworth，1949）。
- 肩锁关节具有动态（三角肌和斜方肌）和静态稳定性（肩锁和喙锁韧带）（图 7A）。
  - 肩锁韧带控制水平稳定性，而且它是日常活动中最重要的稳定装置。
  - 喙锁韧带较肩锁韧带更为强韧，提供垂直稳定性（图 7B）。斜方韧带在锁骨远端切除术的切除方位的内侧，需要保留以避免关节不稳定。

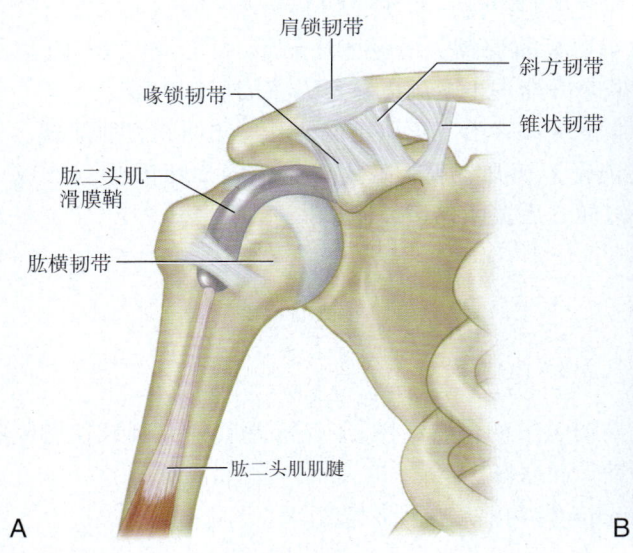
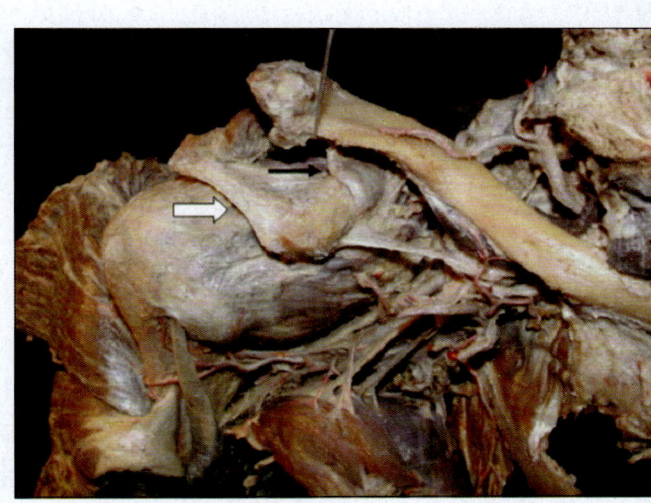

图7

手术要点
• 消毒范围尽量包括锁骨内侧。

体位

- 取沙滩椅位,头部抬高 20°～30°。
- 将头部以环状海绵头围或床架上的头架固定。
- 手术区域备皮。
- 术前预防性使用抗生素。
- 整个上肢需要无菌。
  - 麻醉后检查上肢,并固定上肢。
  - 充分显露手术区域
- 标记喙突(图 8,黑箭头)和肩锁关节(图 8,白箭头)。

注意事项
• 避免太靠前或靠后,否则会造成关闭时软组织覆盖困难。

入路 / 显露

- 麻醉成功后检查关节活动度和稳定性。
- 在肩锁关节处行一垂直切口,长约 3～4cm(图 9)。
- 拉开皮肤和皮下组织。
- 分离软组织以显露肩锁关节并术中触诊(图 10)。图 10 显示了术中用皮肤牵开器皮下分离以显示完整的肩锁关节。
- 行锁骨骨膜下剥离,沿三角肌走向切开三角肌斜方肌筋膜。
- 用电刀在锁骨上切开骨膜,从肩锁关节内 2cm 开始,形成一个组织瓣,以便之后关闭伤口。

注意事项
• 切除约 10mm 的锁骨以防影响关节稳定,切除 10mm 以上的患者常常预后不佳。
• 避免肩锁关节的不稳定。

操作

第一步

- 用针确认肩锁关节的位置。图 11 显示硬膜外穿刺针在肩锁关节内,显露锁骨和肩峰。
- 用细 Hohmann 拉钩前后位保护软组织。

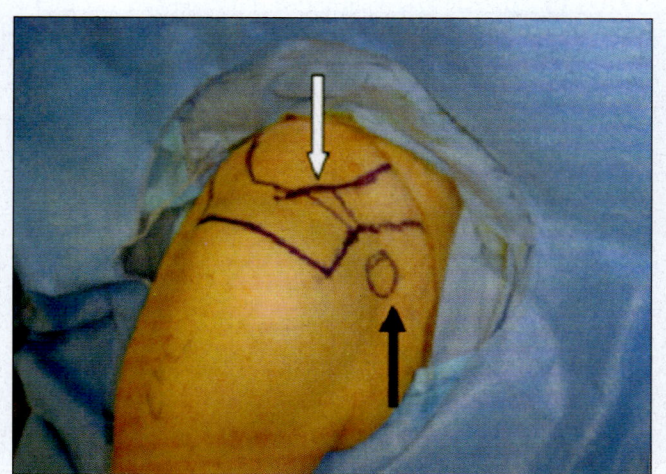

图8

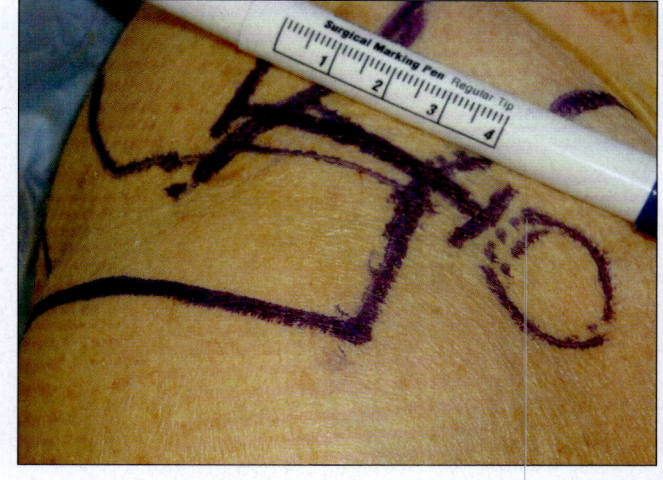

图9

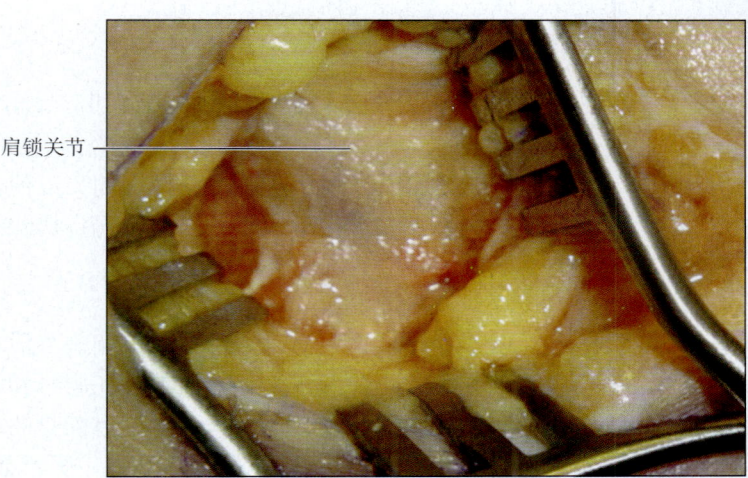

肩锁关节

图10

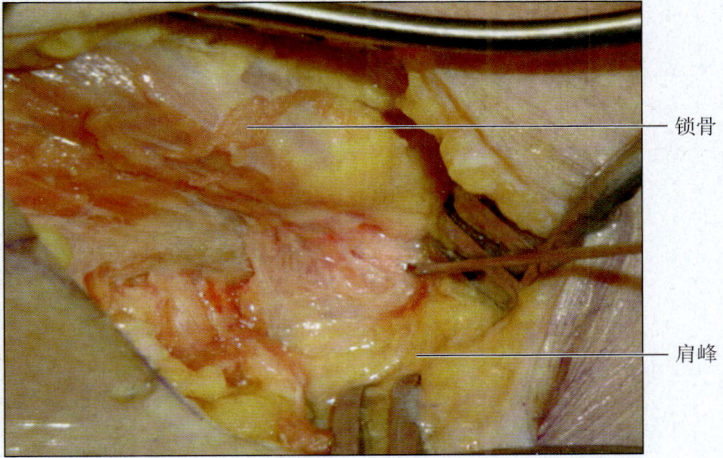

锁骨

肩峰

图11

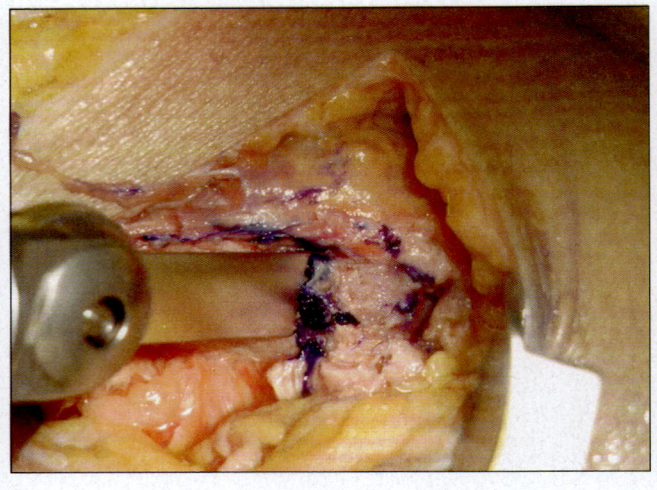
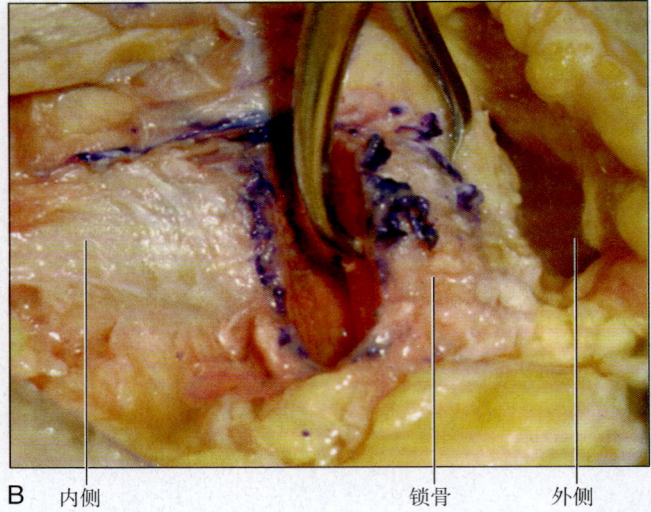

A　　　　　　　　　　　　　　　B　内侧　　　　锁骨　　外侧

图12

争议

- 对骨折患者行锁骨远端切除术的预后不佳。
- 近期有研究提出切除范围缩小为5mm以避免肩锁关节不稳定（Branch等，1996）。

手术要点

- 该技术简单、时间短，小切口使术后更美观。
- 将患肢交叉内收时切除范围应能容纳术者的示指。

- 用摆锯切除锁骨远端10mm。在图12A中，将锯片放在事先标记好的距锁骨远端关节面10mm处的蓝线上。注意轻度向外倾斜摆锯的刃以使锁骨远端切除后为一楔形。
- 用巾钳夹持切除的远端（图12B）。

第二步

- 术中检查关节活动度，包括进行交叉内收活动，用手指触摸以确认不存在肩峰和锁骨的接触。
- 用骨蜡对锁骨的创面止血。
- 图13是一张尸体标本鸟瞰相的锁骨远端切除术后（10mm）（C，锁骨；A，肩峰；D，三角肌）。注意完整的斜方韧带（T）。

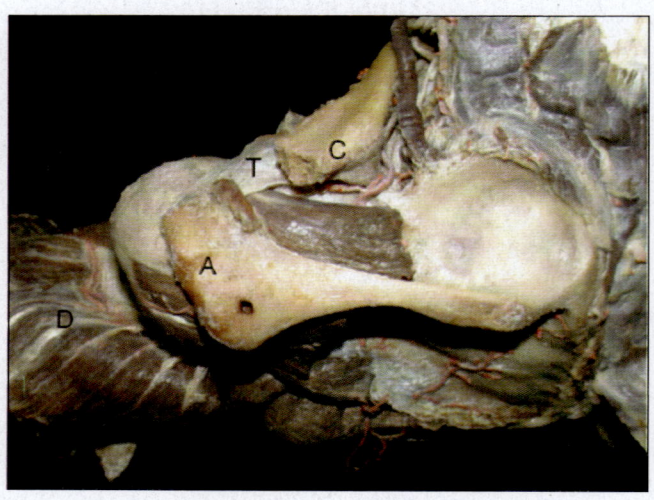

图13

术后护理和预后

- 锁骨远端切除术通常是门诊手术。患者可以使用吊带与冰敷，并带消炎药、短期止痛药物出院回家。
- 术后即可以开始肘腕关节活动。
- 肩关节主动的钟摆活动可以从术后 7 天开始。
- 术后 2～3 周可以拆除吊带，开始肩关节全活动度的活动。
- 康复包括主动和被动活动，从术后 10～14 天拆线后开始，在患者忍耐范围之内即可。物理治疗的目的包括主动和被动活动范围，其中应注意肩袖、斜方肌和三角肌的力量。患者大约 5～7 天后可以重新开始工作。
- 患者 3 个月后可开始体育活动。

证据

Alford W, Bach B. Open distal clavicle resection. Oper Techn Sports Med, 2004, 12: 9-17.
作者描述了开放手术切除锁骨远端的方法、病史、影像和术后康复。

Bergfeld JA, Andrish JT, Clancy WG. Evaluation of the acromioclavicular joint following first- and second-degree sprains. Am J Sports Med, 1978, 6: 153-9.
该回顾性研究分析了 133 名肩锁关节分离的患者，随访时间最少 6 个月，他们或多或少遗留某些症状。

Bosworth BM. Complete acromioclavicular dislocation. N Engl J Med, 1949, 241: 221-5.
在这篇早期的文献中作者分析了肩锁关节脱位的解剖、病因、病理和治疗。

Branch TP, Burdette HL, Shahriari AS. The role fo the acromioclavicular ligaments and the effect of distal clavicle resection. Am J Sports Med, 1996, 24: 293-7.
这篇尸体的生物力学文献研究了肩锁韧带控制肩胛骨旋转的机制。

Chronopoulos E, Gill HS, Freehill MT, Petersen SA, McFarland EG. Complications after open distal clavicle excision. Clin Orthop Relat Res, 2008, (466): 646-51.
该研究回顾地性分析了 42 例锁骨远端切除术后患者的并发症，包括肩锁关节敏感度、瘢痕、感染和僵硬，较之前的文献报道的并发症发生率为高。（Ⅳ级证据）

Chronopoulos E, Kim TK, Park HB, Ashenbrenner D, McFarland EG. Diagnostic value of physical tests for isolated chronic acromioclavicular lesions. Am J Sports Med, 2004, 32: 655-61.
该回顾性对照研究分析了 35 例锁骨远端切除术后的患者激发试验的技巧，并评价了该物理检查的价值。

Eskola A, Santavirta S, Viljakka HT, Wirta J, Partio TE, Hoikka V. The results of operative resection of the lateral end of the clavicle. J Bone Joint Surg [Am], 1996, 78: 584-7.

该回顾性研究分析了 73 例锁骨远端切除术后的患者的预后。平均随访 9 年，患者根据病因分为 3 组，分别为创伤性分离、骨折、关节炎。作者研究了这组患者的疼痛、力量、活动度及与病因的相关性和切除范围。骨折患者预后较差。

Freedman BA, Javernick MA, O'Brien FP, Ross AE, Doukas WC. Arthroscopic versus open distal clavicle excision: comparative results at six months and one year from a randomized, prospective clinical trial. J Shoulder Elbow Surg, 2007, 16: 413-8.

该前瞻性随机研究比较了采用关节镜下和开放锁骨远端治疗顽固性肩锁关节疼痛的预后，预后指标包括术后 6 个月和 12 个月的 ASES 评分、疼痛评分、Short Form-36 以及主观满意度。

Horvath F, Kery L. Degenerative deformations of the acromioclavicular joint in the elderly. Arch Gerontol Geriatr, 1984, 3: 259-65.

作者对大量老年患者进行了影像学和物理检查，提出了发病率受年龄、地区和关节炎症状的影响。

Mumford EB. Acromioclavicular dislocation: a new operative treatment. J Bone Joint Surg, 1941, 13: 799-802.

该文章描述了锁骨远端切除术的手术技巧。

Needell SD, Zlatkin MB, Sher JS, Murphy BJ, Uribe JW. MR imaging of the rotator cuff: peritendinous and bone abnormalities in an asymptomatic population. AJR Am J Roentgenol, 1996, 166: 863-7.

该研究分析了 100 例无症状的自愿者的肩关节 MRI，指出四分之三的肩关节有肩锁关节炎的表现，且并不与临床疼痛和筋膜疾病相关。

Rabalais RD, McCarty E. Surgical treatment of symptomatic acromioclavicular joint problems: a systematic review. Clin Orthop Relat Res, 2007, (455): 30-7.

该作者通过文献回顾对开放手术、直接关节镜下切除和间接关节镜下切除锁骨远端进行了比较。

Zanca P. Shoulder pain: involvement of the acromioclavicular joint. (Analysis of 1,000 cases). Am J Roentgenol Radium Ther Nucl Med, 1971, 112: 493-506.

该影像学研究描述了肩锁关节平片的"金标准"。

24 关节镜下锁骨远端切除术

Jeffrey D. Watson, Anand M. Murthi

适应证

- 保守治疗无效的有症状的肩锁关节疼痛患者。
- 伴随有关节炎、创伤性关节炎、锁骨远端溶骨、肩锁关节滑囊炎等病理情况（Flatow 等，1995；Gartsman，1993；Snyder 等，1995；Zawadsky 等，2000）

临床检查 / 影像学检查

- 肩锁关节的检查相对较直接，因为其位置表浅，症状通常较局限。
  - 检查需要从整个上肢带骨开始，注意水肿、畸形和皮肤特点。
  - 常见症状为压痛，可触及肥大的骨赘。上举 90° 交叉内收试验常能引起疼痛。疼痛和症状必须在肩锁关节再现。局部注射麻醉药物后疼痛减轻能证实局部的病理状态。
- 平片
  - 肩关节系列片包括前后位、盂肱关节前后位、出口位和腋位片。
  - Zanca 位片是检查肩锁关节较理想的平片，这是一种改良的前后位相摄片，照射方向与头部倾斜 15°，照射剂量减少一半（图 1）。

> **治疗选择**
>
> - 非手术治疗可以采用非甾体消炎药、休息、调整运动方式和物理治疗。
> - 开放式切除锁骨远端。
> - 关节镜下锁骨远端切除术。
>   - 间接入路（Kay 等，2003；Levine 等，1998；Martin 等，2001）
>   - 直接入路（Flatow 等，1995；Levine 等，2006）

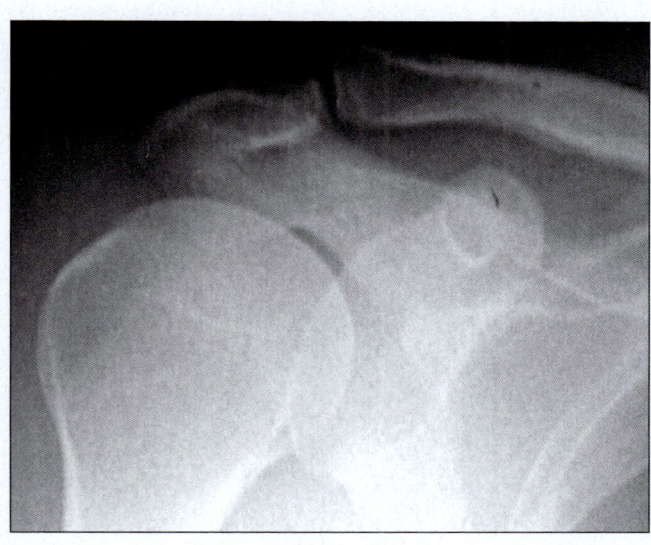

图1

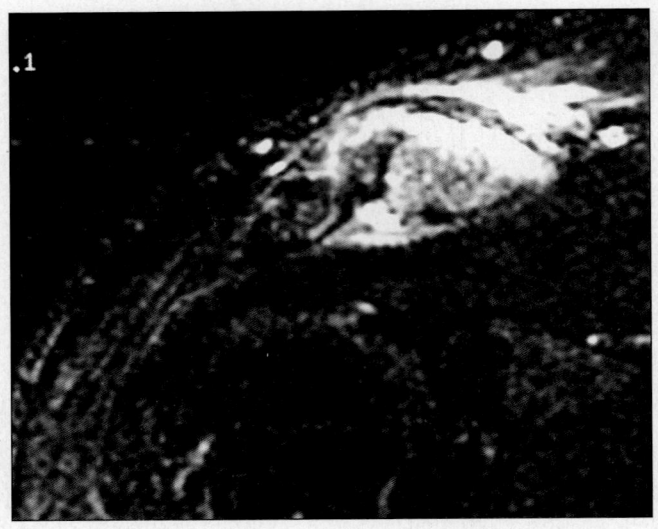

图2

- 在正常人群的老龄化过程中也可以出现肩锁关节的退行性变，所以影像学表现必须与临床检查相符。
- MRI
  - 评价肩锁关节并不需要高级成像技术，T2加权像通常会显示锁骨远端甚至肩峰水肿信号（图2）。
  - 与平片相同，MRI结果也常常与临床表现不符。
  - MRI的优点是能在术前对肩袖和其他肩关节的结构进行评价，还能发现锁骨骨赘，可在术中一并处理。

外科解剖

- 锁骨远端和肩峰内侧面形成肩锁关节。
- 纤维软骨盘存在于覆盖锁骨远端和肩峰关节面的透明软骨之间。关节盘和软骨的退行性变是肩锁关节出现症状的解剖病因之一。
- 关节囊韧带位于前、后、上、下，提供了肩锁关节的稳定

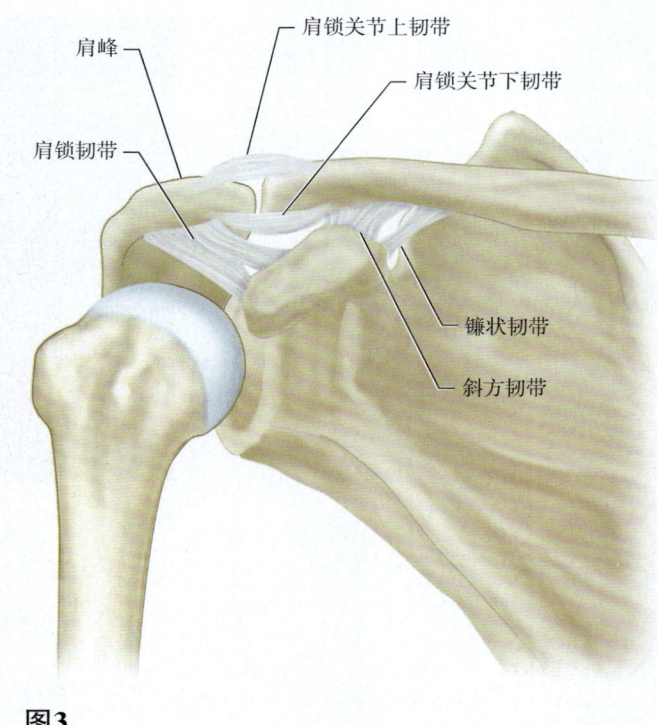

图3

性（图3）。在直接或间接切除锁骨时，如果切除这些韧带的上部、后部和/或下部可导致肩锁关节的水平不稳定。

体位

- 患者取沙滩椅位（坐位），保持术肩和术肢处于悬挂状态（图4）。

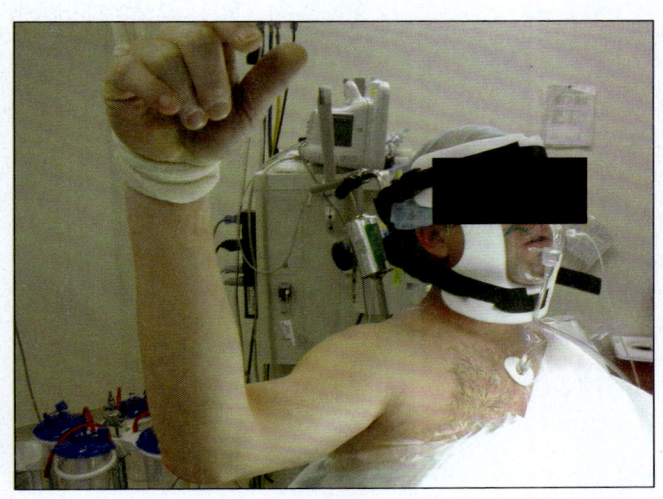

图4

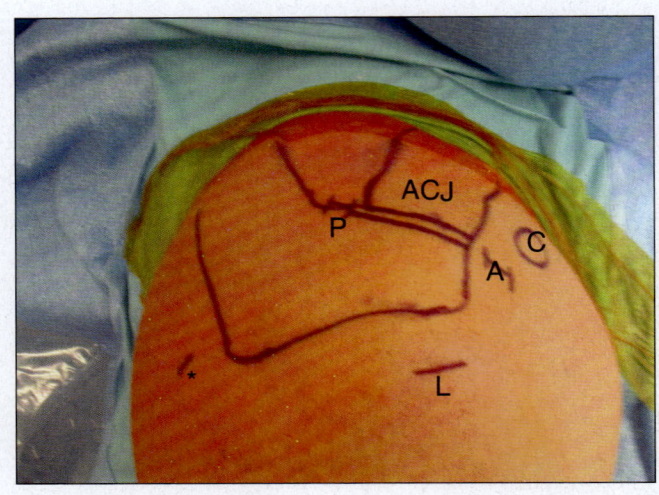

图5

- 固定患手和前臂。
- 可以用上肢固定器，但须调整到合适的角度，如屈曲-伸展、内收-外展和内旋-外旋。
- 标记肩关节的骨性解剖（图5）。将肩锁关节的前后界作为通道位置（图5：A，前通道；L，外侧肩峰通道；P，肩锁关节后通道）。
- 该手术也可在侧卧位进行。

入路/显露

直接入路

- 前、后通道的切口平行于肩锁关节间隙标线。
- 如果由于关节炎导致关节间隙狭窄，可以使用一根或两根18号针确定关节间隙。
- 一旦关节间隙确定，肩锁关节前后韧带可以用带钝芯的套筒打开。

间接入路

- 创建一个标准的后侧通道可以看到盂肱关节和肩峰下间隙。

手术要点

- 使用直接入路时，肩锁关节间隙的准确定位很重要，可使用18号针穿刺肩锁关节，根据针头的位置即可在体外确定关节间隙。

注意事项

- 在直接入路时应注意切口只通过皮肤，以避免损伤肩锁关节上、下韧带。

> **手术要点**
> - 对于显露困难的病例,可以先尝试使用小的、2.7mm 的镜子和磨钻。
> - 略微切除肩峰内侧可以使肩锁关节的视野更清楚。

> **注意事项**
> - 注意保护肩锁关节上、下韧带的完整性以避免水平不稳。

> **器械**
> - 通常使用标准的 4.0mm、30° 关节镜,准备 2.7mm 镜以防显露困难。如果有空间可以用套管(此情况较少见)。
> - 清除碎片及骨性关节面需要关节镜射频刀,4.5mm 全径,和/或刨刀。用 4.0~5.0mm 圆钻或桶钻来切除锁骨远端,用关节镜骨磨刀磨去断面棱角。优质的关节镜泵可以帮助术中止血和冲洗。

> **手术要点**
> - 桶钻(通常为 4~5mm)可用来估计切除范围。

- 前方通道在肩锁关节间隙的下方。
- 外侧肩峰下通道在肩峰前缘的后方 1cm,可以从后侧通道看到外侧口,用针确认其位置。

操作:直接入路

第一步

- 将关节镜先插入后侧入路,可在该入路观察穿刺套筒从前方入路置入。
- 保护套筒可排除一些软组织的干扰以使关节间隙视野清晰。锁骨远端和关节面内侧可用射频刀显露,可以将关节面清理至骨膜下,必须要注意的是保护肩锁关节的上、下韧带。

第二步

- 桶钻可以从肩锁关节前方入路进入,男性患者可切除 6~8mm,女性约 4~7mm。
- 肩锁关节的骨性切除可以从后方入路从前向后和从下到上切除。

第三步

- 完成锁骨远端前方切除后,将关节镜换到前方入路以改善视野。由于锁骨远端的倾斜角度的问题,后方切除较前方多。
- 所有的切面需要磨光(图 6)。
- 切除范围可以用钳子或者探针来测量。
- 术前、术后需要在 Zanca 位相摄片确认切除范围(图 7)。

手术要点

- 需要从两个入路中观察切除范围，尤其是上方和后方。

注意事项

- 避免留有肩峰上骨脊（突出）。
- 避免后方切除不足，以防撞击痛。

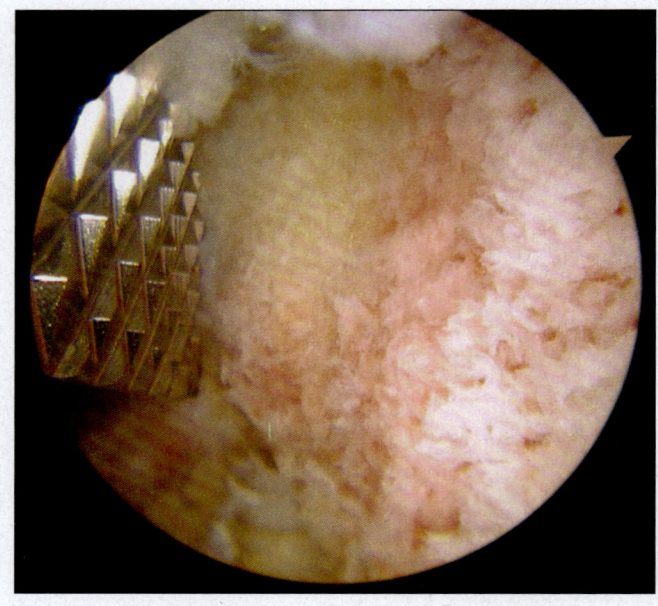

图6

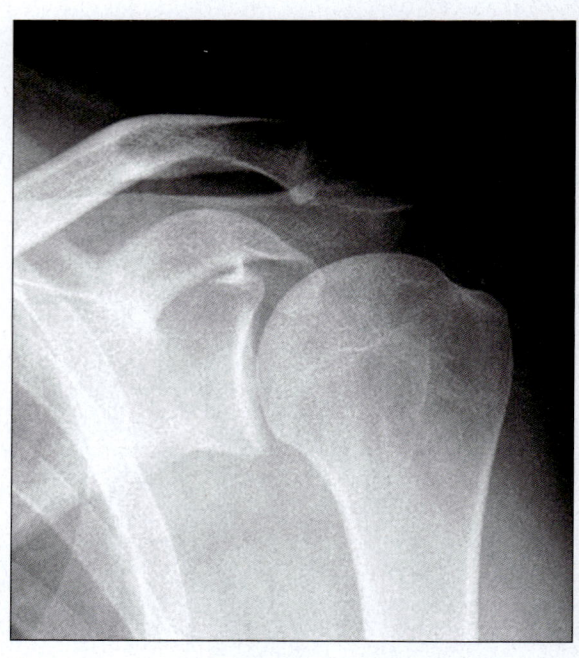 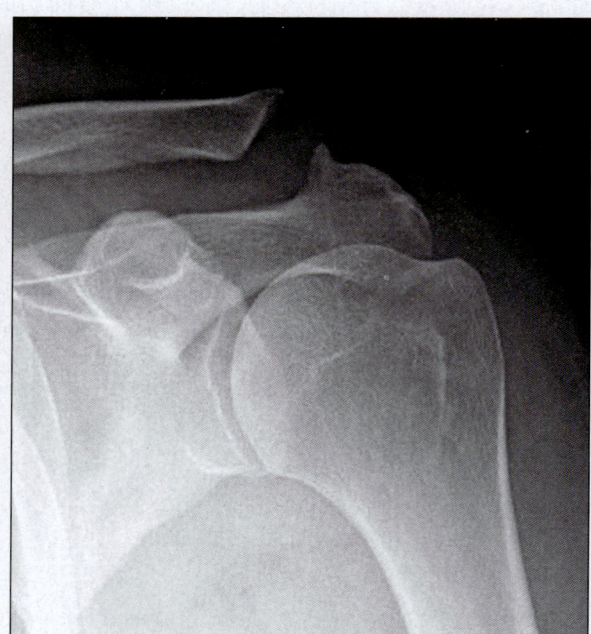

A　　　　　　　　　　　　　　B

图7

手术要点

- 为了使锁骨远端的视野清晰,除了肩峰下滑囊切除术外,常常还需要适度切除内侧肩峰关节面。

手术要点

- 为了能使关节镜设备顺利进入关节内,尤其是进入关节上部,需要充分松解肩锁前韧带和关节囊。
- 显露、切除等操作需要从所有入路进行确认。

器械

- 间接入路所需器械与直接入路相同。

操作:间接入路

第一步

- 盂肱关节的诊断和治疗需要在处理肩峰下间隙之前进行。
- 肩峰下滑囊切除时可以用刨刀和射频刀。内侧滑囊需要清理到能辨认肩锁关节为止。

第二步

- 可将关节镜置于后侧通道,将射频刀置于前方通道,骨膜下分离锁骨远端和内侧肩峰(从后方和下方观察)。
- 一旦确认锁骨远端和肩峰之间的间隙,将桶钻从前方入路置于其中,切除范围与前述相同。
- 在切除至中部时将关节镜换至外侧通道,有利于切除锁骨远端后方。

术后护理和预后

- 用吊带固定至舒适的位置,保持伤口干燥、清洁。
- 指导患者进行钟摆运动和患手、腕、肘的运动,直至术后首次查房。
- 术后 7~10 天可以拆除吊带,加大肩关节活动范围,术后 6 周后可以开始交叉内收屈曲。
- 术后 6 周开始全范围和肩袖力量锻炼。
- 术后 12 周可以开始全功能训练。
- 有报道指出关节镜下锁骨远端切除术和开放效果相似(Flatow 等,1995;Levine 等,1998)。

- 关节镜下切除术后的并发症包括切除不完全、过度、医源性不稳、异位骨化和感染。

证据

Flatow EL, Duralde XA, Nicholson GP, Pollock RG, Bigliani LU. Arthroscopic resection of the distal clavicle with a superior approach. J Shoulder Elbow Surg, 1995, 4: 41-50.
该研究回顾了41例患者，随访时间平均31周，术后评价指标包括疼痛和功能。[Ⅳ级证据（病例系列）]

Gartsman GM. Arthroscopic resection of the acromioclavicular joint. Am J Sports Med, 1993, 21: 71-7.
该研究回顾性研究了20例患者，随访2年，术后评价疼痛、日常生活、工作和运动恢复情况。[Ⅳ级证据（病例系列）]

Kay SP, Dragoo JL, Lee R. Long-term results of arthroscopic resection of the distal clavicle with concomitant subacromial decompression. Arthroscopy, 2003, 19: 805-9.
该研究回顾性研究了20例患者，平均随访6年，术后用UCLA和Constant评分进行了评价 [Ⅳ级证据（病例系列）]

Levine WN, Barron OA, Yamaguchi K, Pollock RG, Flatow EL, Bigliani LU. Arthroscopic distal clavicle resection from a bursal approach. Arthroscopy, 1998, 14: 52-6.
该研究回顾性地研究了24例滑囊入路的患者，平均随访32.5个月，主要考查疼痛评分，还尝试研究与预后相关的技术因素。[Ⅳ级证据（病例系列）]

Levine WN, Soong M, Ahmad CS, Blaine TA, Bigliani LU. Arthroscopic distal clavicle resection: a comparison of bursal and direct approaches. Arthroscopy, 2006, 22: 516-20.
该研究回顾性比较了24例滑囊入路的关节镜锁骨远端切除术的患者和42例直接入路的患者，平均随访6年，术后评价疼痛评分和美国肩肘外科评分。[Ⅳ级证据（病例系列）]

Martin SD, Baumgarten TE, Andrews JR. Arthroscopic resection of the distal aspect of the clavicle with concomitant subacromial decompression. J Bone Joint Surg [Am]. 2001; 83: 328-35.
该研究回顾性地分析了对31例患者共32个肩关节行锁骨远端切除术及肩峰下减压术，平均随访4年10个月，术后评价疼痛、临床检查和功能检查。[Ⅳ级证据（病例系列）]

Snyder SJ, Banas MP, Karzel RP. The arthroscopic Mumford Procedure: an analysis of the results. Arthroscopy, 1995, 11: 157-64.
该回顾性研究包括50例行关节镜下锁骨远端切除术的患者，平均随访2年，术后评价物理检查和ULCA评分。[Ⅳ级证据（病例系列）]

Zawadsky M, Marra G, Wiater JM, Levine WN, Pollock RG, Flatow EL, Bigliani LU. Osteolysis of the distal clavicle: long-term results of arthroscopic resection. Arthroscopy, 2000, 16: 600-5.

该研究回顾性地分析了对37例患者共41侧肩关节进行关节镜下治疗锁骨远端溶骨的病例，平均随访6.2年，术后评价疼痛和功能评分。

25 急性和慢性肩锁关节脱位的开放手术治疗

Andrew Green

注意事项

- 急性损伤
  - 皮肤擦伤——需等待愈合
  - 依从性差的患者
- 慢性损伤
  - 依从性差的患者

争议

- Ⅲ型急性损伤是否需修复存在争议，有手术和非手术治疗两种观点。急性损伤的手术治疗虽能恢复正常的解剖结构，但较易出现并发症。

适应证

- 急性损伤
  - 一些特殊的Ⅲ型损伤的患者，包括重体力劳动者（抬举、搬运）以及体育活动较多的运动员。
  - 大多数Ⅳ、Ⅴ和Ⅵ型损伤的患者，除非生理或心理方面有手术禁忌证。
- 慢性损伤
  - 伴有症状性锁骨远端前后不稳定的Ⅱ型损伤的患者。
  - 伴有症状性喙锁不稳定的Ⅲ、Ⅳ和Ⅴ型损伤的患者。

临床检查／影像学检查

体格检查

- 评估肩部外观。
- 确定锁骨远端与肩峰的相对位置。在Ⅳ型脱位的患者中，锁骨位于肩峰后方，并嵌插入斜方肌中。
- 评估肩关节的主动和被动活动情况，在陈旧性脱位重建手术之前先处理盂肱关节的僵硬。
- 评估肩周肌力，包括三角肌和肩袖的肌力。应考虑到偶有伴发肩袖病变的可能。
- 应仔细进行神经和血管的检查。

影像学检查

- 普通X线平片
  - 用标准肩关节前后位片评估盂肱关节，并检查有无肩袖病损的骨性表现（图1A）。
  - 腋位相可以显示Ⅳ型损伤中锁骨的后向移位（图1B）。
  - 凭借肩胛骨出口位或Y位相，可以评估肩峰的解剖结构。如发现有骨赘，则可进行肩峰成形术。
  - 应行双侧肩锁关节前后位相检查（Zanca位相：X线向头侧倾斜10°～15°），以评估肩锁关节位置和有无关节炎表现，并对比双侧喙锁间关系（图2）。

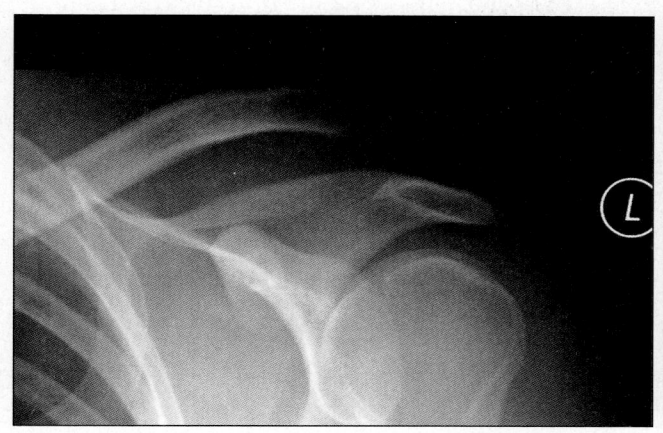
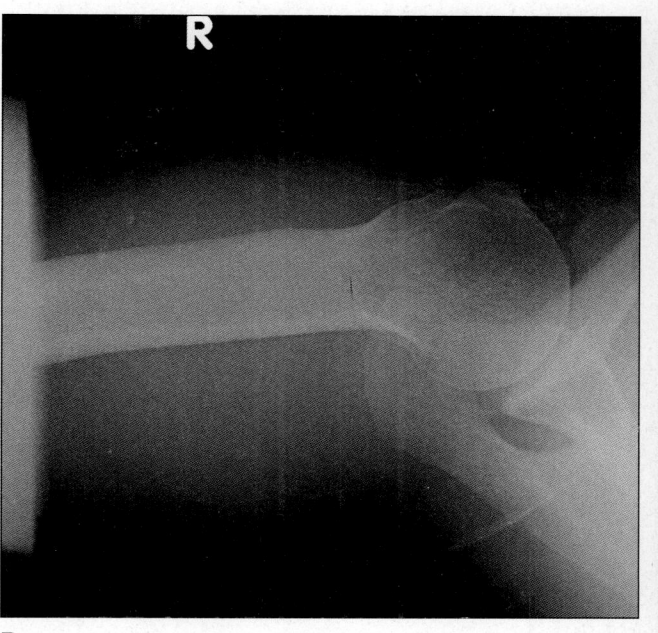

图1

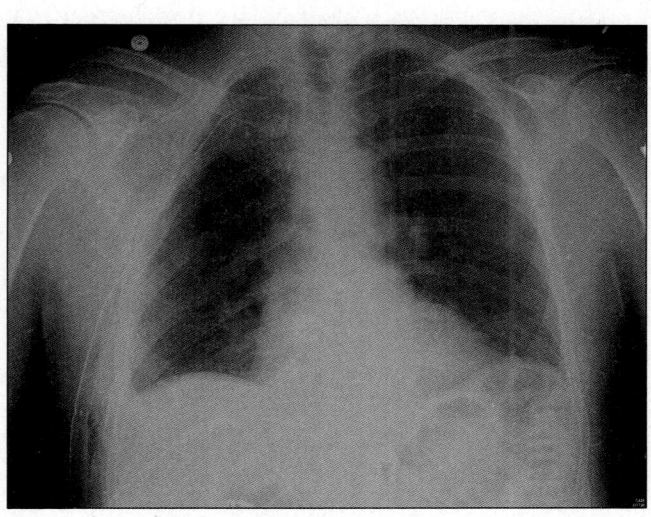

图2

- 如果评估结果怀疑有肩袖或盂肱关节内病变则应考虑使用更高级的影像学检查方法。
  - 可使用MRI评估慢性损伤患者的肩袖情况。

外科解剖

- 锁骨
  - 喙锁韧带附着于锁骨远端的下表面，位于锁骨中外三分之一交界处的外侧。

> **治疗方案**
>
> - 急性损伤
>   - 配合理疗的非手术治疗方案，主要包括早期肩关节活动范围练习、肩胛带和肩袖肌力训练。可使用短期（2～3周）吊带支撑或固定以获得舒适感，但不应使用Kenny-Howard支具类固定。
>   - 手术治疗方法包括：喙锁韧带缝合修补、经肩锁关节克氏针固定、喙锁间螺钉固定、Weaver-Dunn肩锁韧带移位术和肩锁关节钩钢板固定术等。
> - 慢性损伤
>   - 采用一些其他手术方法，包括肌腱移植行喙锁韧带重建、联合肌腱转移或Weaver-Dunn法重建术等，所有方法均需行喙锁间固定来加强。

- 锁骨远端构成肩锁关节的内侧关节面。
■ 肩峰
- 肩峰构成肩锁关节的外侧关节面，肩锁关节囊和肩锁韧带连于其上。
- 肩峰前侧也是喙肩韧带的附着部位，这在Weaver-Dunn重建术中会用到。
■ 肩锁关节
- 肩锁关节的方向多种多样，有竖直型的，也有从下内方斜向上外方的。在极少数情况下锁骨位于肩峰的下方。
- 肩锁韧带
  - 肩锁后韧带是限制肩锁关节后向移位的重要结构。
  - 肩锁上韧带对肩锁关节向后移位的约束力较小。
  - 肩锁下韧带有限制肩锁关节向前移位的作用。
- 关节内软骨盘是肩锁关节内的一个纤维软骨结构。它的实际功能尚未知晓，并且关节盘伴随年龄增加明显退化。
■ 喙锁韧带
- 锥状韧带和楔形韧带是一组短而坚固的韧带，将锁骨连接到喙突的基底部。
- 锥状韧带结构稍偏内侧，在锁骨远端（中外三分之一处）底面与锥状结节相连。
- 楔状韧带更靠外侧，与锁骨底面的楔状线相连。
■ 在Ⅲ、Ⅳ、Ⅴ、Ⅵ型损伤中肩锁韧带和喙锁韧带的断裂如图3所示。
■ 肌肉解剖：斜方肌、胸大肌、前侧三角肌与锁骨远端和肩峰相连，对保持肩锁关节的动态稳定起到一定的作用。

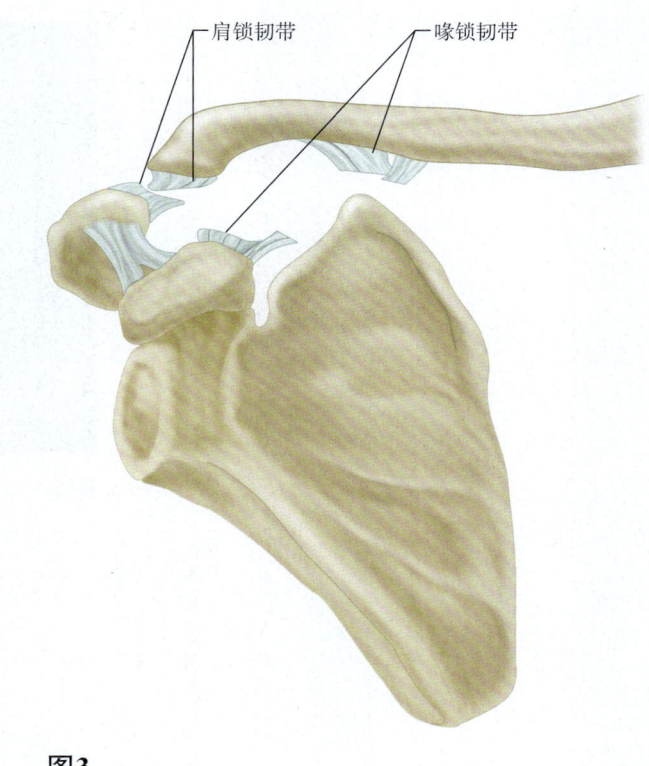

图3

手术要点

- 铺巾时颈部尽可能高,胸部尽可能靠下,以留出足够的手术野。
- 手术铺巾时将患肢游离。
- 摆放体位时注意不影响透视,以备不时之需。

注意事项

- 颈部保持在旋转和屈伸的中立位,以保护颈椎和防止臂丛神经损伤。

设备

- 带关节的无菌上肢固定器。
- 可调式带关节头枕。
- 侧托。

- 神经解剖:喙锁韧带的外科重建时需注意毗邻的近端臂丛神经、肩胛上神经和肌皮神经等。
- 血管解剖:在锁骨远端走行的胸肩峰动脉分支可能会在解剖和显露喙突基底部时出血。

体位

- 将患者置于沙滩椅位,显露手术区,用记号笔标记骨性标志和皮肤切口(图4)。
- 使颈椎保持在中立位,将头固定于可调头枕上。
- 手术过程中使用带关节的可调式上肢固定器支撑和调整上肢位置(图4)。
- 在胸部侧方放置侧托,以防止患者从手术床缘跌落。

入路 / 显露

- 采用上方手术入路。
- 在锁骨远端末端上方沿 Langer 线做切口,从锁骨后侧开始延伸至喙突(图5)。

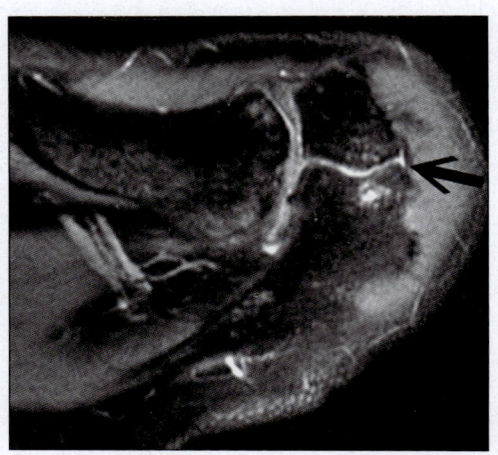

图4

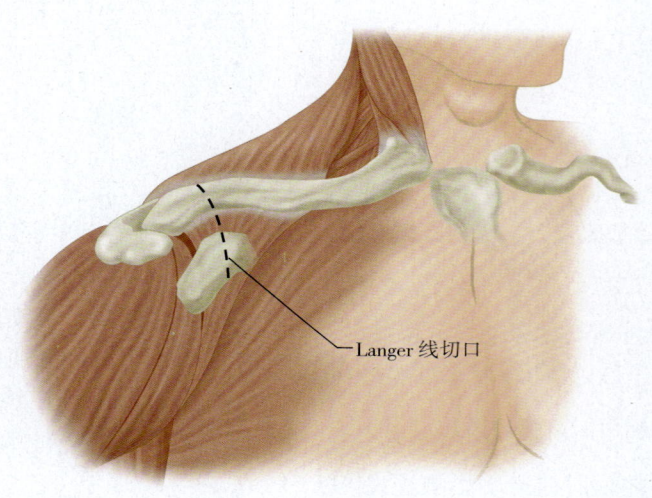

图5

手术要点
- 沿 Langer 线做切口可以使伤口愈合后更加美观。

注意事项
- 切口太靠近外侧会限制锁骨的显露。
- 切口太靠近内侧会限制肩峰的显露。
- 跨越 Langer 线与锁骨平行的纵向切口可导致严重的瘢痕形成。

手术步骤

第一步：皮肤切开和组织分离
- 沿 Langer 线进行切开分离。
- 分离皮下组织并使用电刀止血。
- 将皮肤和皮下组织向内、外侧剥离，扩大显露范围，以显露锁骨远端 3～4cm 及肩峰内侧。

器械 / 植入物

- 使用自动牵开器牵开皮肤和皮下组织。

手术要点

- 充分地松解关节囊和软组织，以利于锁骨远端与喙突间的解剖复位。
- 保留前侧和后侧肩锁韧带的肩峰侧止点。

注意事项

- 切除锁骨远端过多时，会因肩锁韧带过度松解而导致肩锁关节失去稳定性。

器械 / 植入物

- 用电锯、骨刀或骨凿行锁骨远端切除。

争议

- 关于锁骨远端是否需要切除存在争议。Weaver-Dunn 喙肩韧带转移术需要切除锁骨远端以实现韧带的重新附着。单纯喙锁韧带重建不需要切除锁骨远端。保留远端锁骨可以使肩锁韧带修复得更好，并使肩锁关节获得更好的稳定性。锁骨远端的切除有利于复位并可防止肩锁关节炎的发生。

第二步：肩锁关节显露

- 将肩锁关节囊和肩锁韧带从锁骨远端剥离下来。
- 清创纤维软骨盘。
- 评估关节炎状况，伴有关节炎的慢性损伤病例应考虑切除锁骨远端（8～10mm）。

第三步：喙锁间显露

- 行骨膜下剥离，将三角肌前部起点从锁骨远端游离下来。
- 行骨膜下剥离，将肩锁关节囊从锁骨远端剥离下来。
- 向前拉开三角肌。
- 外科医生必须仔细辨认三角肌深部的脂肪组织，并电凝其中的血管止血。
- 钝性分离至喙突基底部。
- 部分松解喙肩韧带在喙突附着处的后半部分。
- 继续在喙突内侧进行钝性分离，操作始终在胸小肌附着处后侧和肩胛上切迹的前侧进行。

第四步：慢性损伤重建的移植肌腱准备

- 用自体或异体半腱肌肌腱，准备直径为 6～7mm 的移植肌腱。
- 对移植肌腱进行预张处理。
- 预置缝线用以牵引移植肌腱环绕喙突并穿过锁骨钻孔。

手术要点

- 在三角肌前部深层的间隙层面内寻找喙突的基底部。
- 在喙突内外侧及下方进行钝性分离，创造一个可使缝线和肌腱移植物穿梭的空间。

注意事项

- 在喙突基底周围的分离操作可能会损伤神经。应避免在联合肌腱后方向远侧进行剥离，也要避免向内侧剥离至肩胛上切迹。

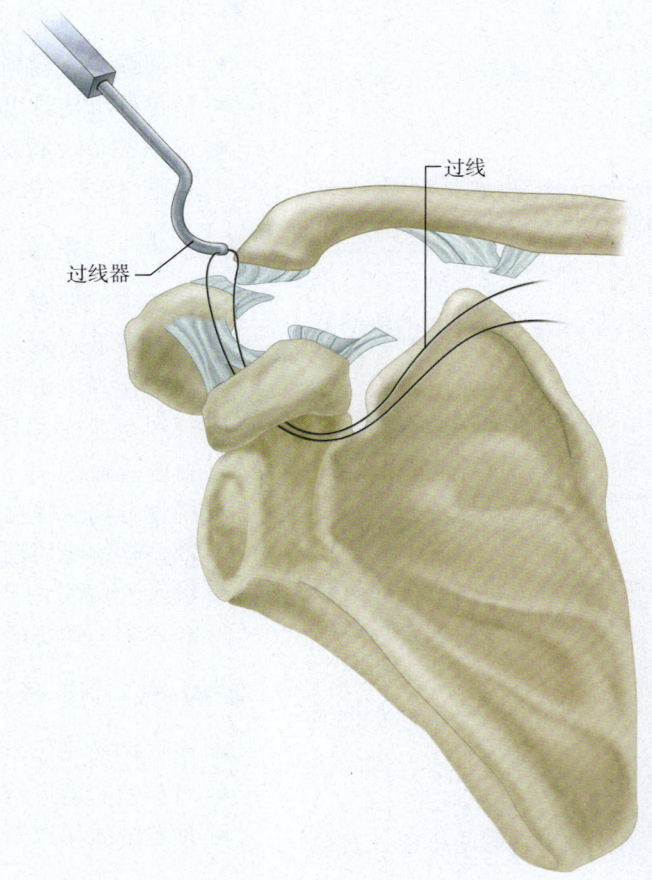

图6

器械 / 植入物
- 喙突内侧和前侧使用直角牵开器：以便能看清喙突基底部的内侧。

争议
- 自体或异体肌腱
- 异体肌腱
  - 没有取腱处的继发问题。
  - 可根据所需尺寸大小选择不同的肌腱。
  - 缩短手术时间。
- 自体肌腱
  - 不存在疾病传播或处理组织后肌腱强度削弱等问题。

注意事项
- 紧贴喙突下表面对软组织进行钝性剥离和扩张，可以保护神经和血管结构。

器械 / 植入物
- 弯曲的缝线穿引器——可重复使用的产钩和一次性过线器。

第五步：固定缝线和移植肌腱的穿梭

- 急性损伤修复
  - 将一个弯曲的缝线穿引器由外向内放置在喙突深面，并用其引入一根2号带袢编织缝线，用以穿梭喙锁间的固定缝线（图6）。
  - 将固定缝线从喙突下方穿过。
- 慢性损伤重建
  - 将一个弯曲的缝线穿引器由外向内放置在喙突深面，并用其引入一根2号带袢编织缝线，用以穿梭喙锁间的固定缝线和移植肌腱（图6）。
  - 将固定缝线和移植肌腱从喙突下方穿过。

第六步：锁骨钻孔

- 急性损伤修复
  - 将上一步操作中穿引的缝线绕喙突沿垂直方向牵拉并使之与

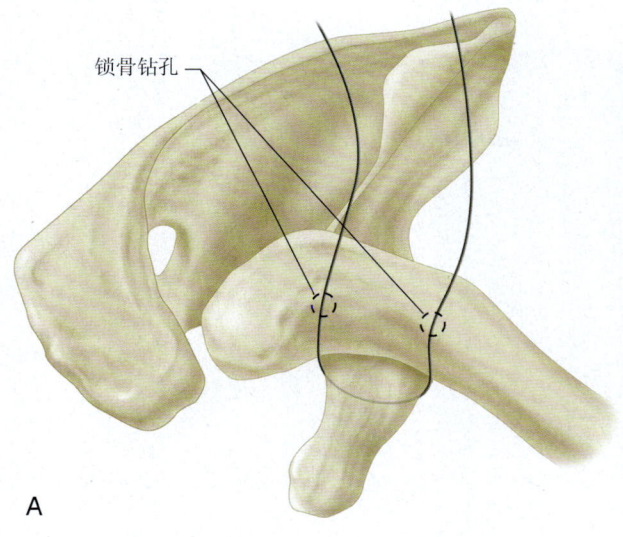
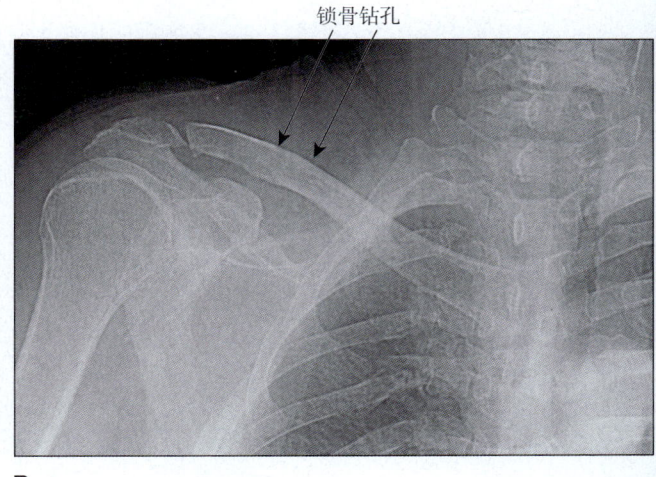

图7

争议

- 将肌腱环绕在喙突周围或下面，或是直接用界面螺钉固定于喙突。
  - 直接固定于喙突会削弱喙突的强度，可能会导致骨折。
  - 直接固定于喙突可使移植肌腱在喙突的附着点更接近其解剖位置。
  - 环绕喙突的缝线可导致切割和骨折。

器械/植入物

- 使用动力钻或圆头锉在锁骨上钻孔，使缝线和移植肌腱可以穿过。

器械/植入物

- 使用弯曲的缝线穿引器使缝线和移植肌腱从喙突基底部下方穿过。

锁骨平行，以标记锁骨钻孔的位置（图7）。需将锁骨复位至肩峰处以便使钻孔不会太偏外侧。
- 单纯缝线修复可使用 3.5mm 钻头钻孔。
- 慢性损伤重建
  - 将上一步操作中穿引的缝线绕喙突沿垂直方向牵拉并使之与锁骨平行，以标注锁骨钻孔的位置（图7）。确保将锁骨复位至肩峰处，以便钻孔不会太偏外侧。
  - 对于直径 6～7mm 的移植肌腱可使用 6mm 钻头钻孔。

第七步：喙锁间固定

- 急性损伤修复
  - 穿引喙锁间固定缝线（不可吸收的 5 号或 5mm 线束）。将一根缝线的两端分别穿过内、外侧锁骨钻孔并向上牵拉。将另一根缝线的内侧端穿过内侧锁骨钻孔，而另外一端从锁骨前侧穿出。
  - 用尖锥在锁骨远端向下施压并在肘部对上臂向上施压，以保持锁骨复位至肩峰处，然后将缝线打结（图8）。
- 慢性损伤重建
  - 用穿引缝线捆绑肌腱末端。
  - 向上牵拉肌腱末端使其穿过锁骨钻孔。穿过内侧孔的一端应更长些，从外侧孔穿出一端的长度需能够与内侧孔重叠。

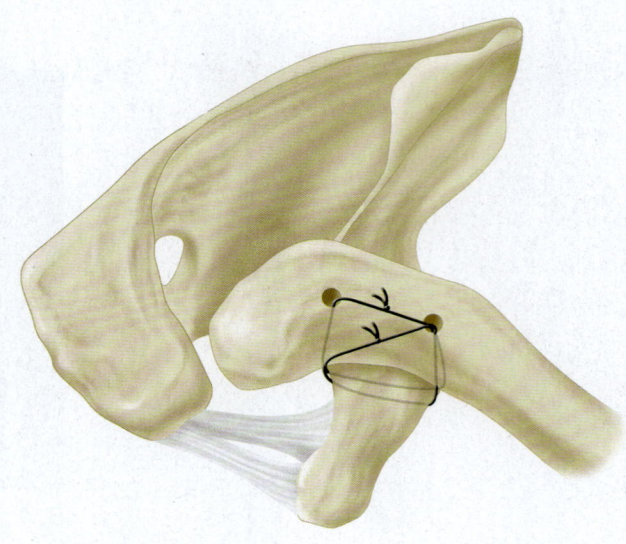

图8

争议

- 喙锁间的固定有很多种方法，如粗缝线、喙锁间螺钉、经肩锁关节螺钉或克氏针或钩钢板等。

- 接着穿引喙锁间缝线。将一根缝线的两端分别穿过内、外侧锁骨钻孔并向上牵拉。将另一根缝线的内侧端穿过内侧锁骨钻孔，而将另外一端从锁骨前侧穿出。
- 用尖锥在锁骨远端向下施压并在肘部对上臂向上施压，以保持锁骨复位至肩峰处，然后将缝线打结（图8）。在锁骨下面和喙突基底部之间应几乎没有间隙。
- 将移植肌腱两端在两个锁骨孔间打结，并用缝线将其侧侧缝合固定（图9）。
- 将移植肌腱较长的内侧一端跨过肩锁关节，并穿过肩峰内侧的肩锁关节囊组织，以加强肩锁韧带的修复（图9）。

第八步：三角斜方肌和肩锁关节的修复

- 用不可吸收缝线将三角斜方肌筋膜缝合于锁骨上方。
- 在肩锁关节上方修复肩锁韧带和关节囊，在慢性损伤重建中还应同时固定向外侧延长的移植肌腱。

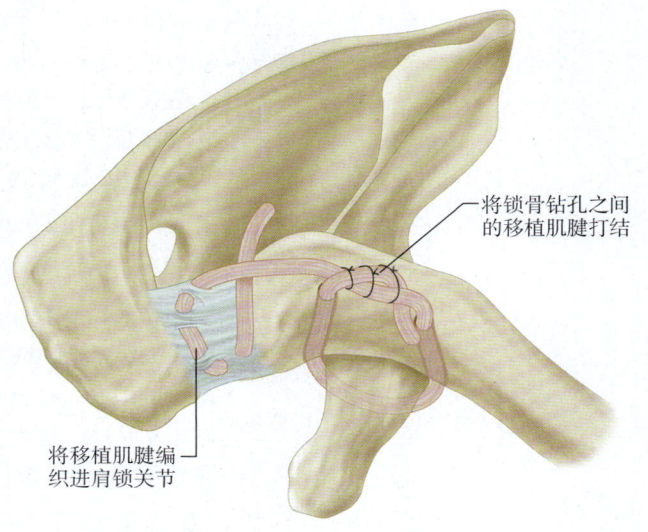

将锁骨钻孔之间的移植肌腱打结

将移植肌腱编织进肩锁关节

图9

手术要点

- 避免将手臂置于无支撑保护的位置。

注意事项

- 过于激进的早期康复可能会导致修复或重建的减弱或失败。

术后护理和预后

- 使用吊带、绷带或外展支具（小软垫）固定和支撑手臂 6 周。2 周内不可进行肩关节活动。
- 2 周后可以开始仰卧位进行自我辅助的被动外旋练习，以及在肩胛骨平面行 90° 前屈练习。术后 6 周开始全范围内的被动和主动辅助下的活动练习。进行 6 周的三角肌等长练习和胸部以下范围内的肩袖活动练习。术后 12 周逐渐开始抗阻训练。

证据

Ceccarelli E, Bondi R, Alviti R, et al. Treatment of acute grade Ⅲ acromioclavicular dislocation: a lack of evidence. J Orthopaed Traumatol, 2008, 9: 105-8.

作者回顾了所有治疗急性Ⅲ型肩锁关节脱位的文献，发现文献数量不足以进行 Meta 分析。然而，他们发现报道的非手术和手术治疗的临床结果相近，并且手术治疗的并发症更多。所以，他们得出结论：非手术治疗是一种有效方法。（Ⅲ级证据）

Deshmukh A, Wilson D, Zilberfarb J, Perlmutter G. Stability of acromioclavicular joint reconstruction. Am J Sports Med, 2004, 32: 1492.

作者对 6 种不同的肩锁关节重建技术的肩锁关节松弛度进行了生物力学测试比较。测试采用完整的肩关节尸体标本，并人为地模拟了Ⅲ型肩锁关节的脱位损伤和重建。Weaver-Dunn 重建术的稳定性最差，测试过程中其前后向和上下方向的位移最大，失败时的作用负荷最小。没有一种方法能够完全恢复肩锁关节的稳定性。加强技术可以接近但仍不能完全恢复肩锁关节的稳定性。他们没有评价 Weaver-Dunn 重建法的加强后的效果。

Dimakopoulos P, Panagopoulos A, Syggelos S, et al. Double-loop suture repair for acute acromioclavicular joint disruption. Am J Sports Med, 2006, 34: 1112-9.

作者报道了双环缝线技术治疗急性Ⅲ型和Ⅴ型肩锁关节脱位的临床效果。共38例，34例获得随访，平均随访时间33.2个月（18～59个月）。并发症很少见。仅有2例出现复位的轻度丢失（小于锁骨高度的一半）。平均Constant-Murley评分为93.5分（73～100分）。（Ⅳ证据）

LaPrade R, Wickum D, Griffith D, Ludewig P. Kinematic evaluation of the modified Weaver-Dunn acromioclavicular joint reconstruction. Am J Sports Med, 2008, 36: 2216-21.

在本研究中，作者使用电磁追踪技术分别测量和分析完整尸体标本、Ⅲ型肩锁关节脱位和改良Weaver-Dunn重建术后的肩锁关节的运动。重建技术可以基本恢复肩锁关节的微动和沿长轴方向的旋转。Weaver-Dunn重建法可导致锁骨轻度的前向或后向移位。

Lee SJ, Keefer EP, McHugh HP, et al. Cyclical loading of coracoclavicular ligament reconstructions. Am J Sports Med, 2008, 36: 1990.

作者使用5具尸体标本比较了无加强的Weaver-Dunn重建、缝线加强（一根5号Ethibond）的Weaver-Dunn重建和半腱肌肌腱移植加强法等肩锁关节重建方法。循环负荷测试由低到高进行。所有的无加强的Weaver-Dunn重建法均在低负荷时就失败了。加强的Weaver-Dunn重建法没有一例在低负荷时失败，但均在高负荷时失败。半腱肌肌腱移植加强法在低至高负荷条件下均无失败。

Nicholas SJ, Lee SJ, Mullaney MJ, et al. Clinical outcomes of coracoclavicular ligament reconstructions using tendon grafts. Am J Sports Med, 2007, 35: 1912-7.

作者报道了9例采用异体半腱肌肌腱移植重建治疗Ⅴ型肩锁关节脱位的结果。均无复位的丢失。将肌腱移植物和一根5mm的Mersilene带（Ethicon, Somerville, NJ）一起绕过喙突下方，经锁骨上一个单孔穿出。用双外科结法打结固定肌腱，再用边对边法缝合加强。临床结果显示ASES评分、简单肩关节评分和宾夕法尼亚肩关节评分评价均取得了很高的分值，也没有复位丢失的病例。（Ⅳ证据）

Tauber M, Gordon K, Koller H, et al. Semitendinosus tendon graft versus a modified Weaver-Dunn procedure for acromioclavicular joint reconstruction in chronic cases. Am J Sports Med, 2009, 37: 181-90.

在本研究中，作者比较了连续12例的慢性Ⅲ～Ⅴ型肩锁关节脱位患者的手术治疗结果，其手术方法采用加强的Weaver-Dunn重建法或者加强的自体半腱肌肌腱重建法。术后疗效采用ASES评分和Constant评分进行评价，结果显示半腱肌肌腱重建组效果更佳。作者发现临床评分和应力下的移位量两者间存在显著的相关性（$P < 0.05$）。半腱肌肌腱重建组的喙锁间距较另一组明显为小（$P = 0.027$）。（Ⅲ级证据）

26 半腱肌移植重建胸锁关节

Alfred A. Mansour III, John E. Kuhn

注意事项

- 非创伤性自发胸锁关节不稳可能是手术治疗的禁忌证。
- 在患有结缔组织疾病的患者中进行软组织重建可能会失败，如 Ehlers-Danlos 综合征（又称先天性结缔组织发育不全综合征）或马方综合征患者。
- 固定、移位的慢性胸锁关节前脱位患者可能症状轻微，通常不需要手术治疗。

争议

- 对于反复创伤性自发胸锁关节半脱位的患者，如果非手术治疗失败，同时症状明显，可从手术治疗中受益。

适应证

- 急性难复性后脱位。
- 慢性后脱位。
- 活动受限、物理治疗和非手术治疗不满意的有症状和功能受限的难复性前脱位。

临床检查 / 影像学检查

- 胸锁关节疼痛为查体的主要特点，手臂活动时加重，特别以胸前内收时为著。
- 查体的阳性发现还基于不稳定的方向
  - 前向脱位 / 不稳定：锁骨中段突起，于胸骨前面可触及。
  - 后脱位 / 不稳定：胸骨角更易触及，典型的表现为锁骨内段凹陷。同时可能伴随纵隔中血管和 / 或呼吸系统压迫的体征，包括面部或手臂静脉出血、呼吸困难和吞咽困难。

治疗方案

- 急性期脱位
  - 麻醉下行闭合复位，吊带固定6周后开始物理治疗，12周后恢复活动。
  - 若闭合复位失败，将锁骨保持在脱位位置，用吊带固定患肢6周后开始物理治疗，12周后恢复活动。
  - 非手术治疗包括休息、8字绷带或吊带和活动锻炼。闭合复位后通常要固定6周。

- 急性后脱位
  - 麻醉下行闭合复位，同时可行胸外科手术（脱位的锁骨可能掩盖纵隔血管的损伤）。复位成功后8字绷带固定6周，然后进行6周的物理治疗。
  - 对于闭合复位失败的病例应该进行切开复位，同时进行韧带的修复或重建。

- 慢性后脱位
  - 建议进行切开复位和重建，因为其迟发性并发症可影响纵隔结构。

- 其他关于胸锁关节重建的技术已经被描述，其包括：
  - Burrows 技术（锁骨下肌肌腱固定术）。
  - Rockwood 技术（内侧锁骨切除、肋锁韧带重建）。

- 平片的微小价值
  - "意外新发现位"是前后位上向头侧倾斜40°使投照中心位于胸骨角。对于前脱位,与正常锁骨相比,患侧锁骨向假想水平线的上方移位;对后方脱位,与正常锁骨相比,患侧锁骨向假想水平线的下方移位(图1)。
- 最可靠的影像学依据为CT。与平片相比,CT对微小的半脱位检测更敏感(图2)。CT在内侧锁骨骨折和关节损伤的鉴别中也很重要。

外科解剖

- 胸锁关节的韧带(图3)
  - 肋锁韧带:起于第一肋骨的前内侧,止于内侧锁骨的下表面,靠近锁骨头的关节缘。其在上举和旋转运动中提供稳定性。
  - 锁骨间韧带:连接锁骨内上方和韧带关节囊及胸骨上方。其

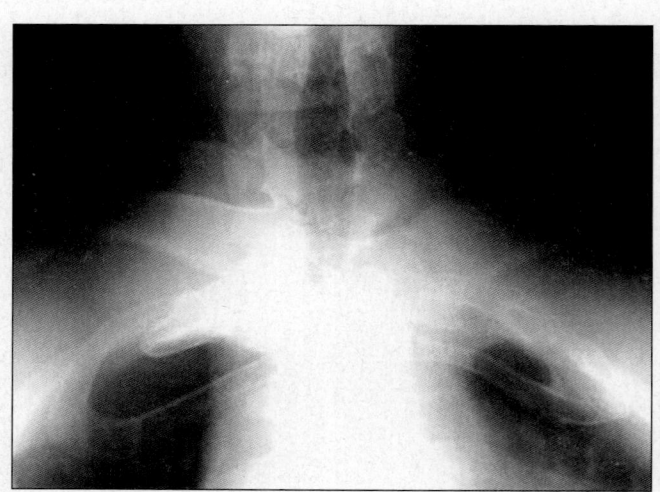

图1

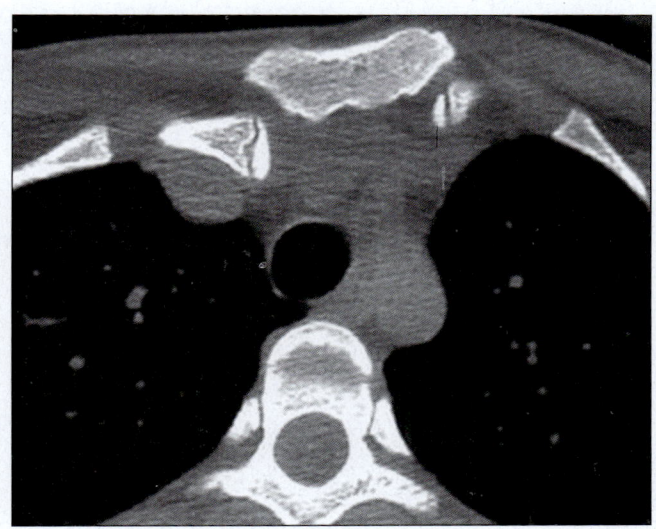

图2

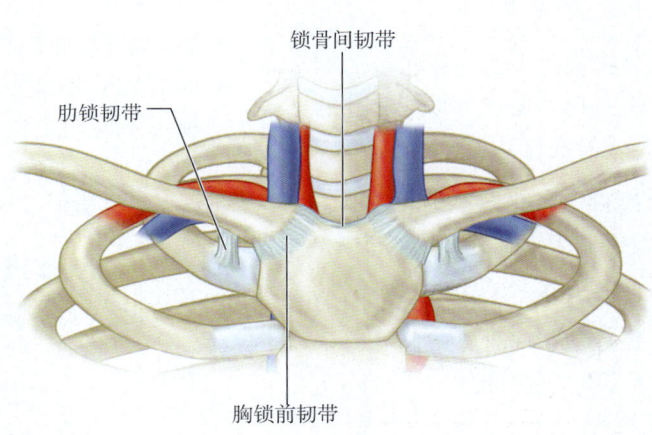

锁骨间韧带
肋锁韧带
胸锁前韧带

图3

功能为对抗内侧锁骨的下方移位。
- 关节囊韧带：也称为胸锁前后韧带，由关节囊增厚而成。其功能为对抗近端锁骨上旋，同时使远端锁骨下旋。后关节囊限制前方和后方移位，前关节囊限制前方移位。
■ 胸骨后的危险结构包括大血管，特别是位于胸锁关节正后方的头臂动静脉（图4）。在重建过程中如果不注意，这些结构特别容易受损。

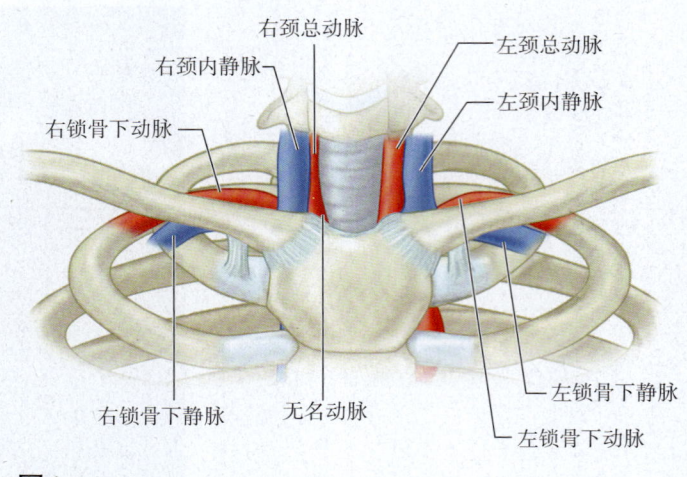

图4

手术要点

- 广泛显露胸骨下结构是很有必要的,需要找到通往颈部或胸腔的通道。
- 对手臂和肩部进行术前准备以使其术中可以活动来帮助复位。
- 对于后向不稳定,要用一小团毛巾放到脊柱和肩胛骨之间。对于前向不稳定不需如此。

体位

- 患者采取仰卧位。患肢和整个胸部及颈部都要进行消毒(图5)。
- 同侧的下肢也要进行消毒以获取半腱肌。为了不影响移植物的获取可不使用止血带。

入路/显露

- 沿从胸锁关节到中线的Langer线取曲线切口。
- 将皮肤及皮下组织提起做全厚皮瓣。

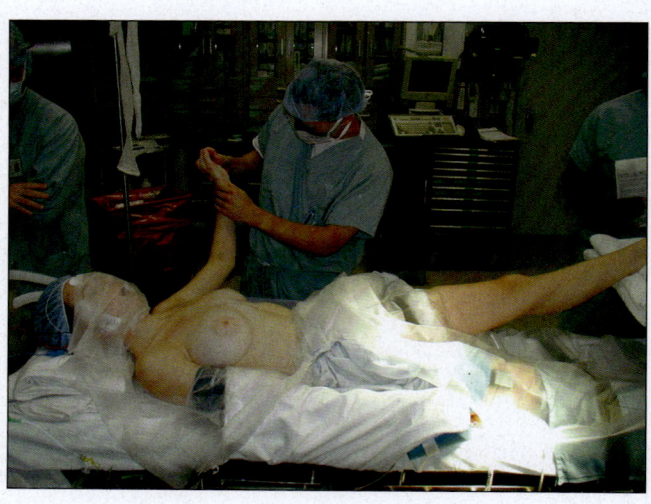

图5

手术要点

- 用纱布条或持骨钳牵拉锁骨并向前推,同时辅助患肢的牵拉可以帮助后脱位的复位。
- 可能需要从锁骨上剥离胸大肌内侧以保证复位所需的活动度。
- 在前后位平面上内侧锁骨头往往比想象得深。
- 一旦锁骨发生骨折就很少有不移位的。所以在 CT 上一定要注意看内侧锁骨的后方皮质是否在解剖位置上。

注意事项

- 切勿将胸锁乳突肌的头从锁骨或胸骨上分离,如果受到损伤,一定要修复。
- 在切除关节上的瘢痕组织时可能会破坏后方关节囊,这样会容易损伤大血管。

争议

- 近端锁骨切除可能会导致复位困难;然而,失去内在的骨性稳定会对重建造成额外的压力,并可能导致失败。

- 颈阔肌沿皮肤切口切开,并做头侧和尾侧皮瓣分离。
- 定位胸锁乳突肌的头和胸骨窝。
- 平行于锁骨将关节囊切开,并小心地将其从胸骨柄和锁骨上提起(图6)。

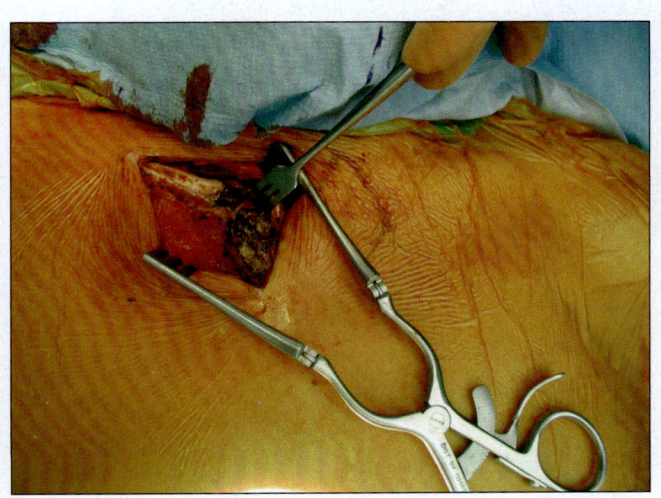
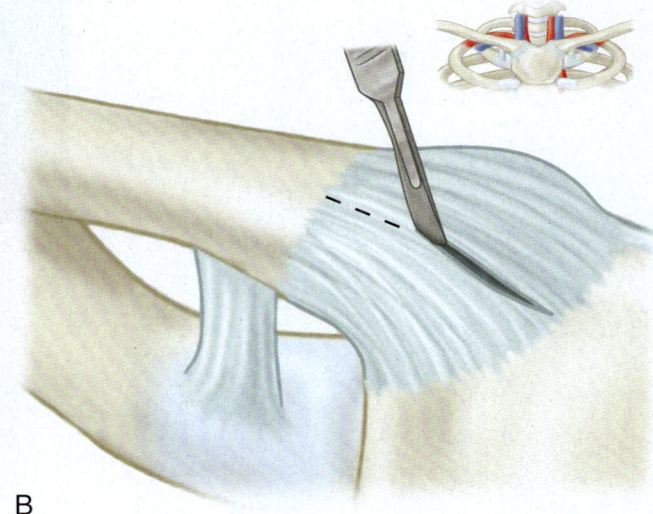

A B

图6

手术要点
● 辨别韧带并去除其粘连束后，用力牵拉韧带会有弹性感觉。
● 用前交叉韧带移植物的牵拉装置来牵拉移植物，这样会减少移植后移植物的伸长。

注意事项
● 不能充分松解筋膜，会影响移植物的获取，可能使移植物断裂，从而导致移植物长度不够。

器械 / 植入物

● 无论开放式还是封闭式都要保证移植物有足够的直径。

争议

● 也有使用异体半腱肌移植的，但是目前还没有研究直接将其与同自体肌腱移植作比较。

- 在保护关节囊和韧带的同时小心地将关节囊上的瘢痕组织切除。

手术步骤

第一步：获取自体移植半腱肌

- 半腱肌的获取可以在手术过程中的任何时间来进行，但是在手术开始时获取可以在进行其他手术步骤时对肌腱进行牵拉，同时本步骤可由助手完成。
- 在膝关节内侧远端大约 5cm 前内侧脊鹅足上方取 3～4cm 的垂直切口。显露缝匠肌筋膜。医生可触及股薄肌肌腱，将缝匠肌筋膜连同其肌腱从股薄肌下缘直线分离。
- 半腱肌位于股薄肌的深面下方，将所有的筋膜束松解。可能会碰到很多朝向内侧腓肠肌或缝匠肌筋膜的筋膜束，如果不完全松解，获取移植物就会有可能很困难。
- 肌腱是通过末端开口的取腱器取下的，这与前交叉韧带重建相似。之后将移植物末端从胫骨上取下备用。
- 用弧形 Mayo 剪刀或骨膜起子将肌肉从肌腱近端剔除。每股移植肌腱的末端都用 2# 不可吸收缝线打结固定，缝线尾端游离（图7）。

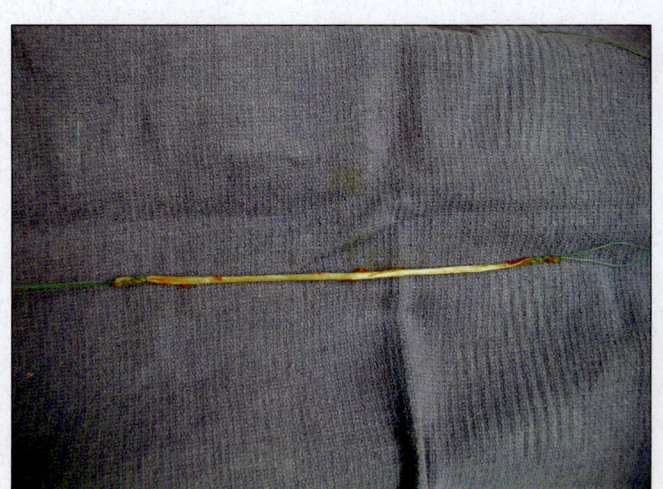

图7

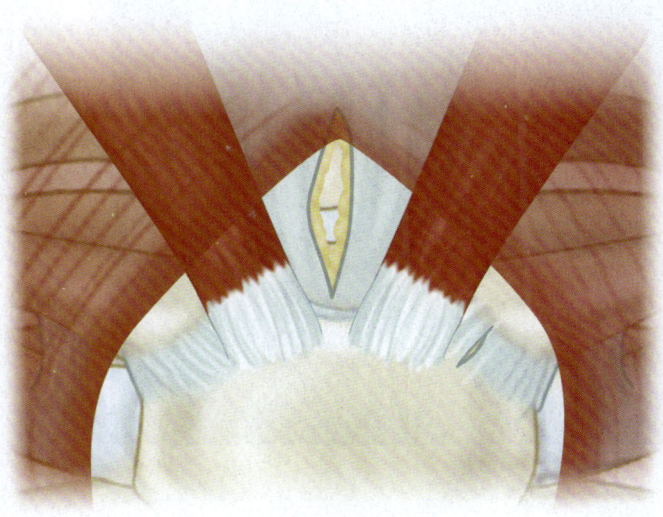

图8

- 修复鹅足筋膜，将伤口分层缝合。

第二步：在保护大血管的条件下显露胸骨后组织

- 此步骤常常由胸外科医生完成。
- 在胸骨窝颈阔肌上取一个3～4cm的垂直切口（图8）（此入路常用于纵隔镜检查术）。
- 将胸骨后组织从胸骨和内侧锁骨的后面钝性分离，用手指分离至表面无软组织。
- 然后将一可变形条形拉钩放于胸锁关节后，直接放到胸骨柄后，从而在制造移植通道时保护纵隔内的结构和血管（图9）。

手术要点

- 许多骨科医生对手术中至关重要的胸骨后解剖不熟悉。所以找一个可以帮助你的胸外科医生是很重要的。

注意事项

- 锐性分离胸骨深部组织很可能会损失头臂血管，所以要尽量避免。
- 胸骨后及内侧锁骨的软组织一定要切除以建立移植通道。

器械/移植物

- 使用可塑形条状拉钩或相似器械以保护胸骨后结构。

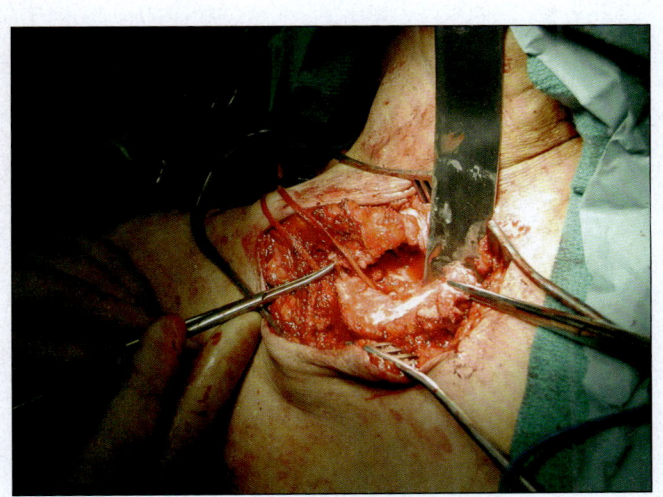

图9

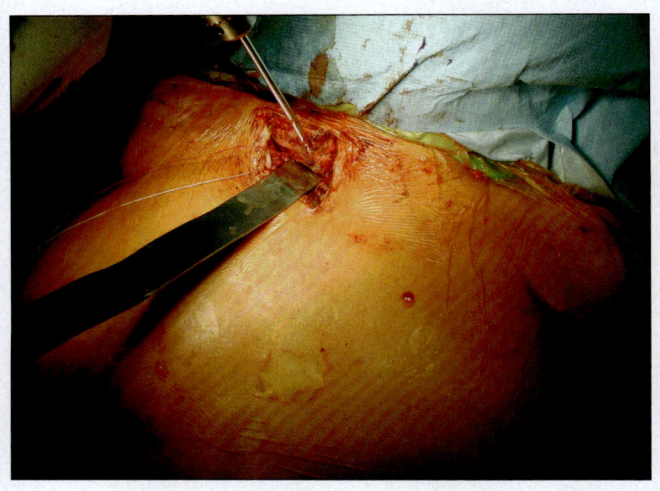
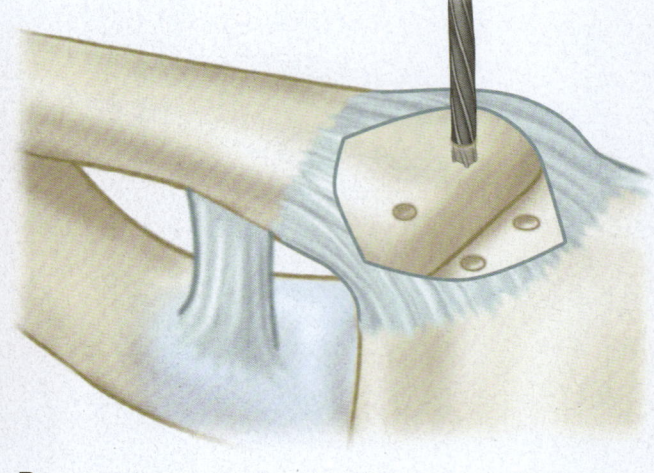

图10

器械/植入物

- 制作通道时使用1/4英寸钻头和电钻。
- 需要一个小直刮匙来完成或加大通道以使移植物容易通过。

第三步：制作锁骨内端和胸骨通道

- 在锁骨关节面的软骨下板后用1/4英寸电钻制作2个平行的洞（图10A）。
- 同样在胸骨柄上制作2个洞（图10B）。
- 然后，钻透部分后侧皮质，插入刮匙轻轻地完成这个洞。

手术要点

- 一定要在锁骨复位之前确定钻孔的位置。两孔之间一定尽可能地保持平行以防止当移植物固定时造成的旋转。
- 当钻要穿透胸骨柄的后面时，放一个手指于胸骨的后面来防止钻头突然穿透。当感觉要钻透的时候，后面皮质的洞可以用刮匙来完成。
- 后面一定要放一个条形拉钩以防止钻头钻入纵隔的深部。

注意事项

- 钻头要慢慢深入以防钻入纵隔。
- 用手指或拉钩保护胸骨后血管。

第四步：移植物通道

- 顺过移植物
  - 用 Hewson 缝合穿入器或自制的光滑线袢从隧道的前口送到后口。
  - 将线的末端定位于胸锁关节的深部，从肩胛切迹上的切口顺出。
  - 用一个 2 号不可吸收缝线制成的线袢穿过隧道以使移植物穿过。
  - 在剩下的 3 个隧道中重复相同步骤，但每个隧道都要制作单独的线袢（图 11A 和 11B）。
  - 移植物的末端借助预先放置好的线环穿过每一个骨洞。
  - 移植物缝线的游离端借线袢抓持以使移植物通过隧道（图 12A 和 12B）。
- 移植物通过所有隧道后就会形成一端为平行、另一端为 8 字形（图 13），如果能使移植物穿过隧道，那么这个结构会更加稳定，这样会使在不稳定侧有平行的 2 支。
- 前向不稳定型的移植物隧道
  - 第一次穿入是通过胸骨柄下方的孔由浅入深。
  - 第二次穿入是通过锁骨上面的孔由深面穿出。
  - 第三次穿入是通过胸骨柄上方的孔由浅入深。

手术要点

- 如果移植物较粗难以通过隧道，可以用刮匙加宽隧道。
- 在固定移植物之前修复关节囊（前和/或后）
- 多余的移植材料可以放回去作为其他肢体的移植物。

注意事项

- 避免过度拉伸移植物，否则会限制关节活动，造成锁骨旋转不良，可能会导致肩胛翼僵硬。

器械/植入物

- 在移植物通过隧道的过程中使用 Hewson 缝合穿入器会使此过程变得简便。

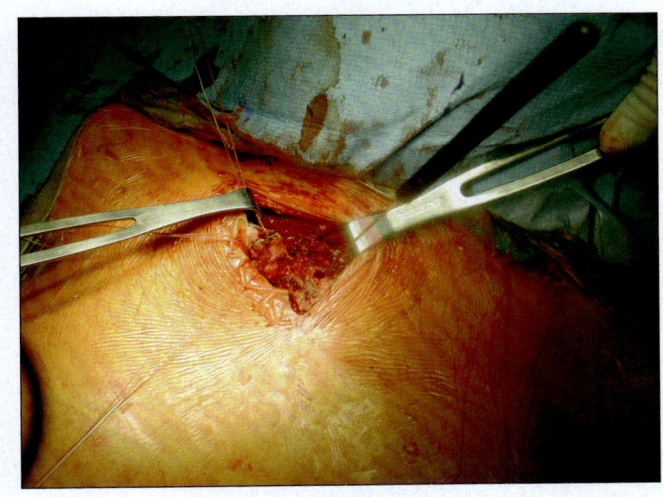

A

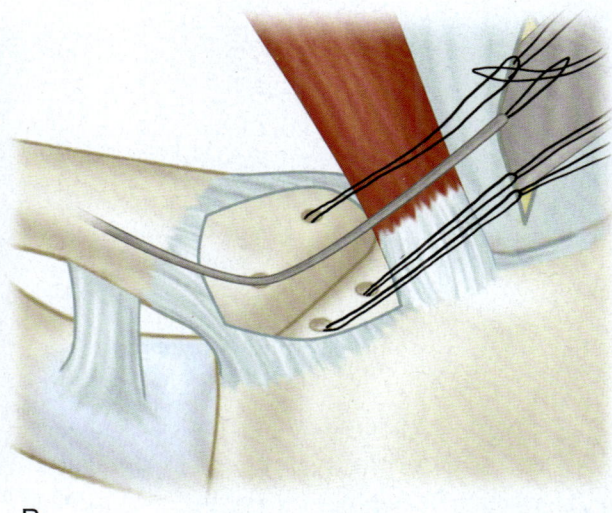

B

图 11

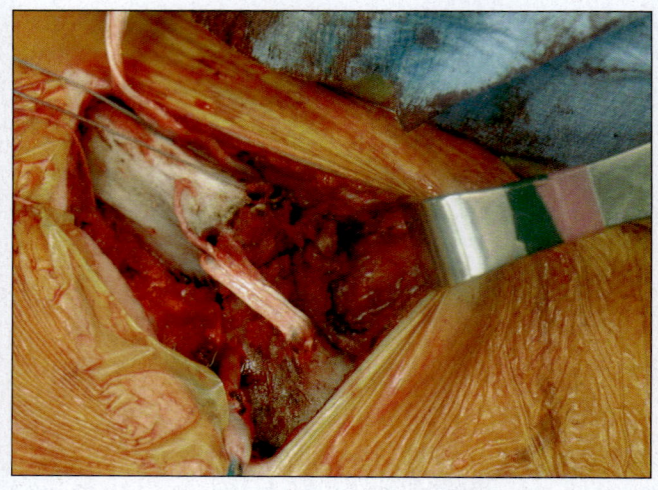

A

图12

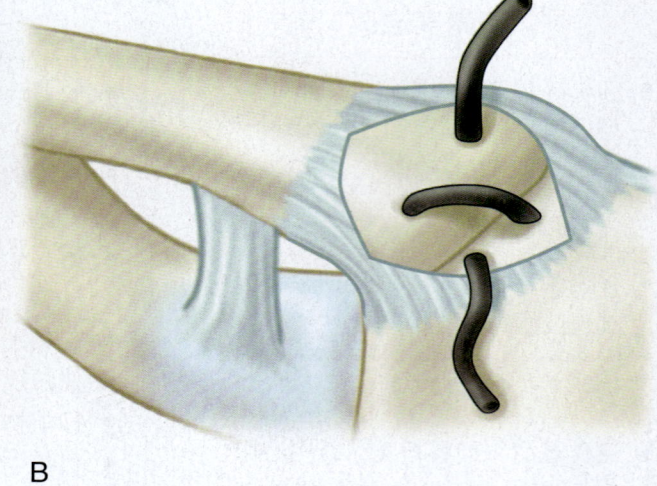

B

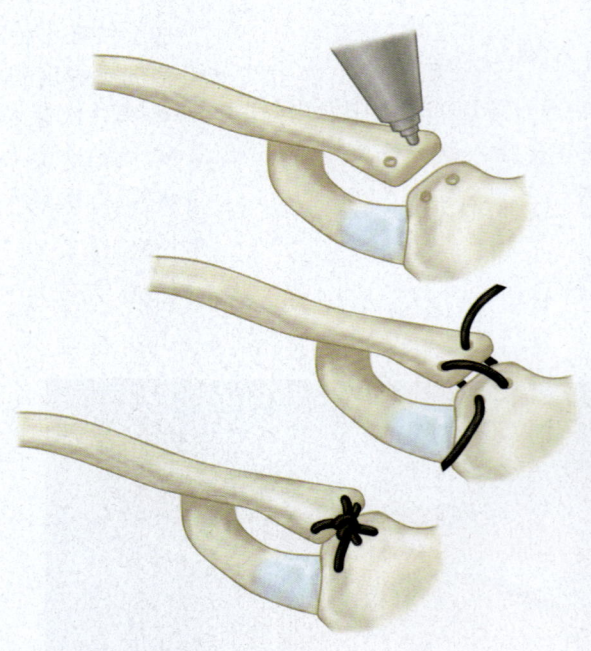

图13

争议

- 对于严重不稳定病例，第二根移植物（如掌长肌肌腱）可能会被用来制作成袢围绕在第一肋骨和锁骨上。分离第一肋骨周边组织是极其危险的，因为乳内动脉就行于此。胸外科医生可以帮助完成移植物对第一肋骨的围绕。

- 最后一次穿入是通过锁骨下方的孔由深面穿出。
- 移植物两端打结并用2号不可吸收缝线缝合。
■ 后向不稳定型的移植物通道
- 第一次穿入是通过胸骨柄下方的孔由浅入深。
- 第二次穿入是通过锁骨下面的孔由深面穿出。
- 第三次穿入是通过胸骨柄上方的孔由浅入深。

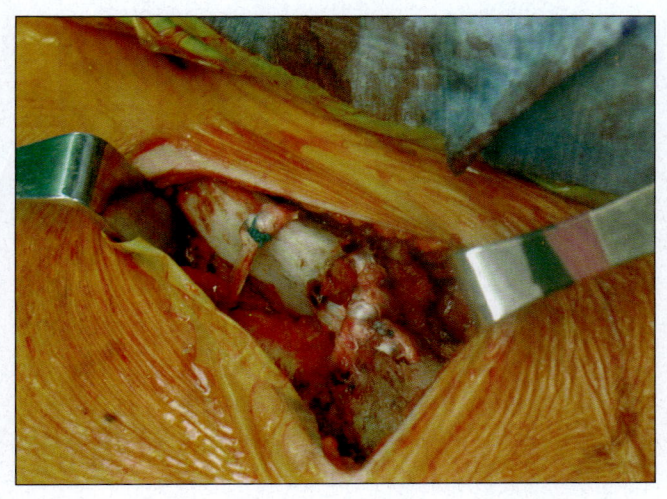
A

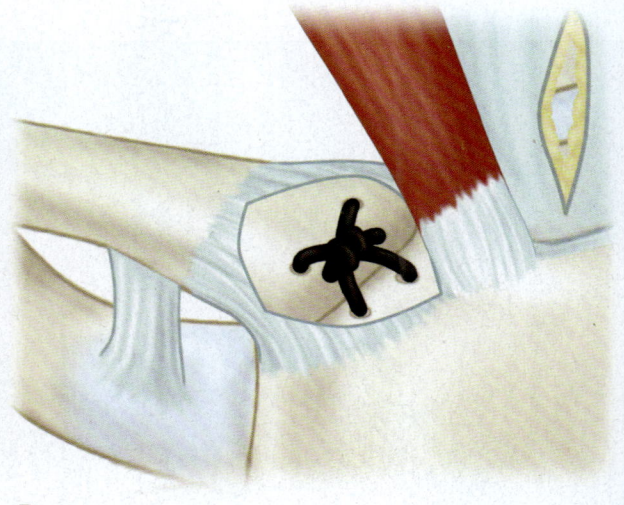
B

图14

- 穿过移植物之后，原先的前关节囊（尽可能包括后关节囊）可以用 2# 不可吸收性缝合线修复。缝线锚钉很好地契合在软骨面边缘的内端锁骨上。这样可以加大关节囊修复效果。
- 移植物两端打结并用 2# 不可吸收缝线缝合（图14）。

第五步：缝合伤口

- 用大量生理盐水冲洗伤口。
- 如果显露过程中切断了胸锁乳突肌，一定将胸锁乳突肌的胸骨端在胸骨柄上通过锚钉解剖修复。
- 用 0# 可吸收缝线将颈阔肌在重建关节上缝合（图15）。
- 缝合皮下组织和皮肤（图16）。
- 对于后向不稳定病例要用"8"字绷带以保持肩关节后伸。前向不稳定者使用标准前臂吊带。

术后护理和预后

- 手臂固定 4~6 周（后向不稳定病例用"8"字绷带，前向不稳定者使用标准前臂吊带）。

手术要点
- 严密闭合关节囊和胸锁乳突肌重新连结是缝合的关键。

器械/植入物
- 如果修复胸锁乳突肌可能需要消毒缝合用锚钉。

手术要点
- 全身韧带松弛的患者恢复起来会比较缓慢。

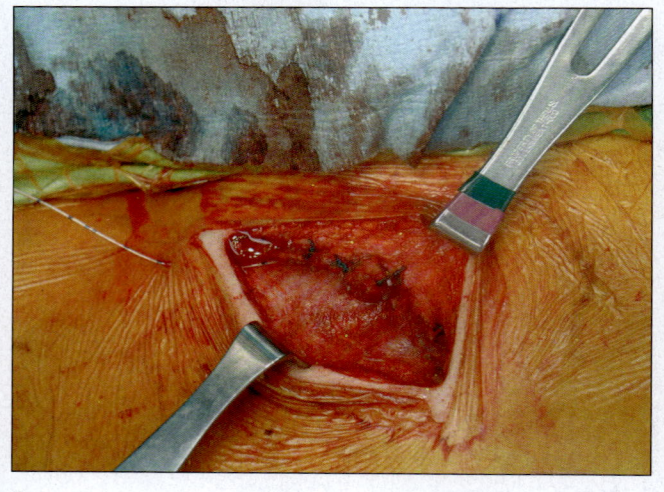
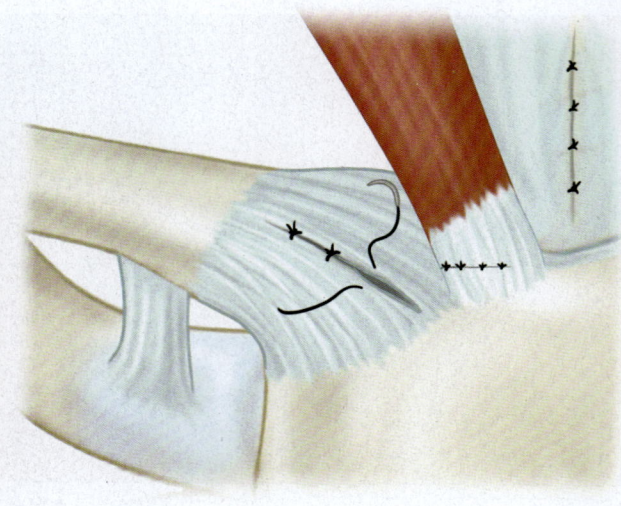

图15

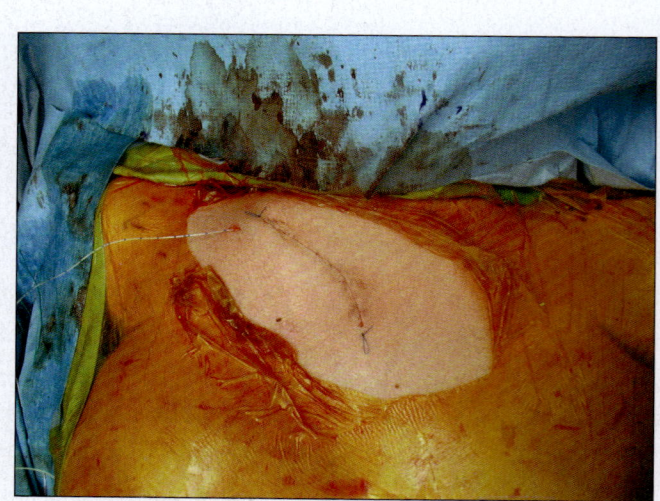

图16

- 术后6周，患者仰卧位开始肩关节被动活动，接下来进行主动活动。2～4周后，垫高后背开始主动活动至术后8～10周，这时开始直立位练习。
- 8周后开始主动活动。术后8～12周预期能全范围活动。
- 术后12周开始肩关节力量练习。
- 大多数患者可以恢复稳定的胸锁关节，对治疗效果满意。
- 一些患者可出现术后并发症，包括感染、活动范围变小和通过隧道的骨折。

证据

这并不是常见损伤。因此，我们也许永远不会看到对不同治疗策略的随机对照研究，临床决策将会基于相对低等级的循证医学证据。

Bae DS, Kocher MS, Waters PM, Micheli LM, Griffey M, Dichtel L. Chronic recurrent anterior sternoclavicular joint instability: results of surgical management. J Pediatr Orthop, 2006, 26: 71-4.

在这篇回顾性病例研究中，对慢性胸锁关节不稳定的患者以重建方式进行手术治疗，平均随访 55 个月并对功能进行了评估。

Castropil W, Ramadan LB, Bitar AC, Schor B, de Oliveira D'Elia C. Sternoclavicular dislocation—reconstruction with semitendinosus tendon autograft: a case report. Knee Surg Sports Traumatol Arthrosc, 2008, 16: 865-8.

作者报道了对 1 例年轻运动员慢性创伤性胸锁关节脱位以半腱肌行 "8" 字方式重建并随访 1 年。

Spencer EE, Kuhn JE. Biomechanical analysis of reconstructions for sternoclavicular joint instability. J Bone Joint Surg [Am]. 2004; 86: 98-108.

本文用尸体模型比较了三种不同胸锁关节重建技术的生物力学：髓内韧带重建、锁骨下肌腱重建和半腱肌腱 "8" 字移植。本文并对固定强度和失败载荷进行了评估。

第一部分 肩关节
创 伤

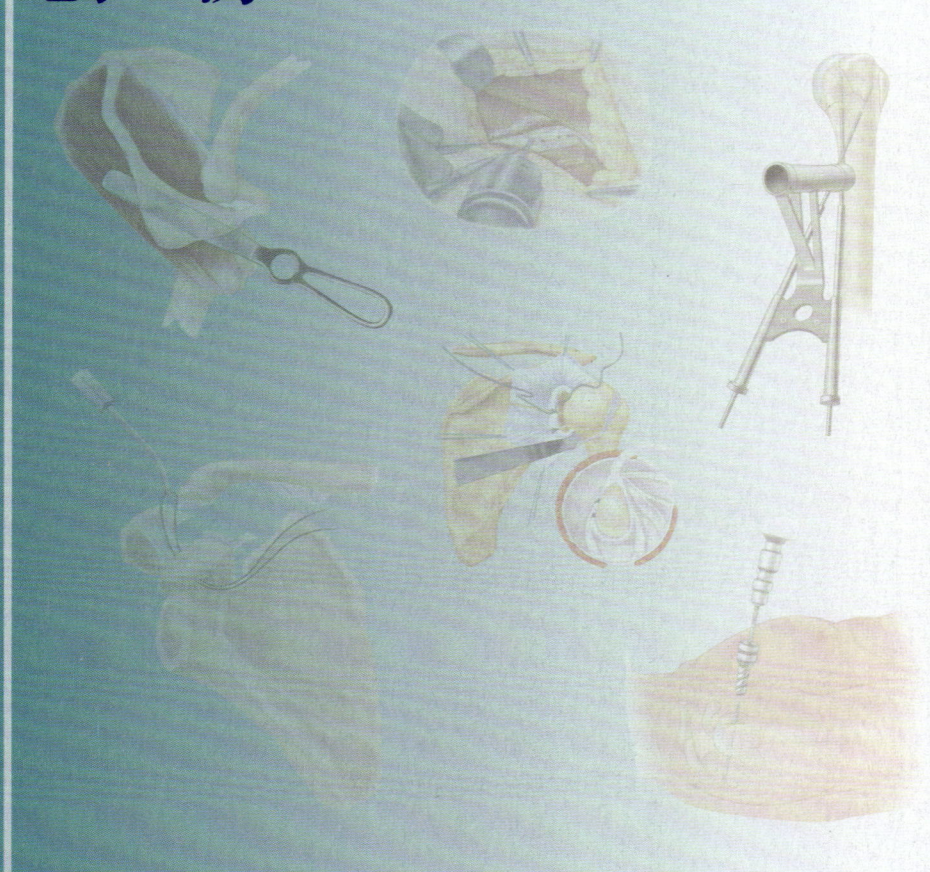

27 急性锁骨中段骨折的切开复位和内固定

Nata Parnes, Jesse B. Jupiter

手术注意

- 患者和医生都应熟知：大部分骨折患者非手术治疗都可以愈合并获得良好的功能（Nordqvist 等，1998）。手术治疗会面临一些风险，如骨折不愈合（Jupiter 和 Leffert，1987）和畸形愈合（Chan 等，1999），如果有必要需行二次手术修复。

争议

- 最近有学者对漂浮肩手术治疗的必要性提出质疑，但是对于肩关节功能要求较高的患者还是应该考虑手术治疗。

治疗方案

- 非手术治疗：通常，急性期使用吊带或"8"字绷带。无论哪种方法都要基于患者的舒适度给予 2～6 周的固定。
- 除接骨板手术外其他的锁骨骨折的固定技术会在此讨论（髓内针固定技术）。

适应证

- 主要目的是恢复肩关节功能至创伤前水平。
- 手术治疗的适应证包括开放骨折、肩胛-胸廓分离、骨折合并皮肤损伤或合并神经、血管损伤（Lange 和 Noel，1993）。
- 相对手术适应证包括：多系统创伤患者（锁骨固定会对其康复有益）、漂浮肩、严重粉碎的骨折、移位大于锁骨宽度的骨折、中段骨折片移位的骨折、缩短大于 2cm 的骨折［加拿大矫形创伤协会（Canadian Orthopaedic Trauma Society），2007；Hill 等，1997］。

临床检查/影像学检查

- 典型的体征包括畸形、压痛和骨擦音；图 1 显示了左侧锁骨中段骨折的查体发现。
- 另外，要检查整个上肢、胸部和脊柱以评估伴随损伤。
  - 这包括可能的肋骨骨折、气胸、血胸、神经和血管损伤以及其他肩关节附带骨和上肢骨折或脱位。
  - 如果是高能量损伤造成的骨折，应该进行完整的全身查体以防漏诊伴随的损伤。

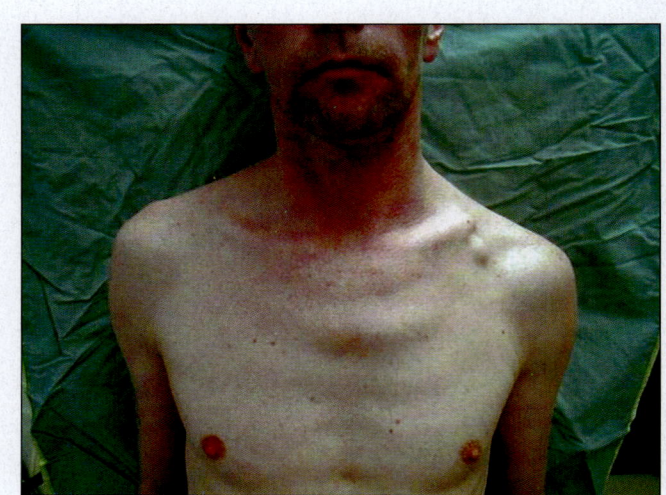

图1

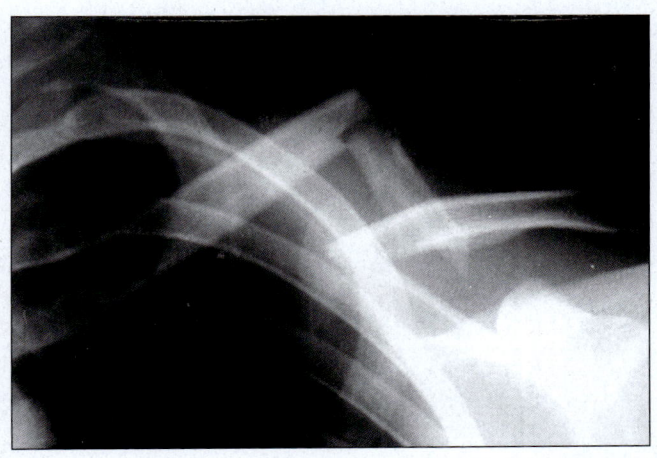

图2

- 拍摄前后位和头侧 45° X 线片
  - 平片的范围应该足够大以评估肩锁关节、胸锁关节和其余的肩关节附带骨及上肺野。
  - 平片可以显示骨折类型、粉碎程度、移位程度及缩短或分离移位（图2）。在所有移位的骨折类型中远端移位大于 2cm 和移位无骨连接，特别是有横向骨折片者强烈提示需要长期愈合过程（Hill 等，1997）。
  - 将患者置于肩关节外展 135°、中线头侧成角 25° 的外展前凸位，这对锁骨内固定评估很有帮助。

外科解剖

- 锁骨相对位于皮下，只有肩胛上神经穿过。
- 内外 1/3 连接处是锁骨最细的部分（图3），锁骨只有此区域缺乏肌肉和附着韧带的保护，因此该区易发生骨折，特别是在轴向应力下（Huang 等，2007）。
- 锁骨附着肌肉可以造成可预见的骨折畸形。
  - 近端骨折块被胸锁乳突肌拉向后上方。

手术要点

- 头部和颈部应该从术区倾斜出去。
- 肩胛下垫垫来辅助复位。

注意事项

- 在摆体位和骨折复位操作过程中一定小心以防止臂丛神经的过度牵拉。

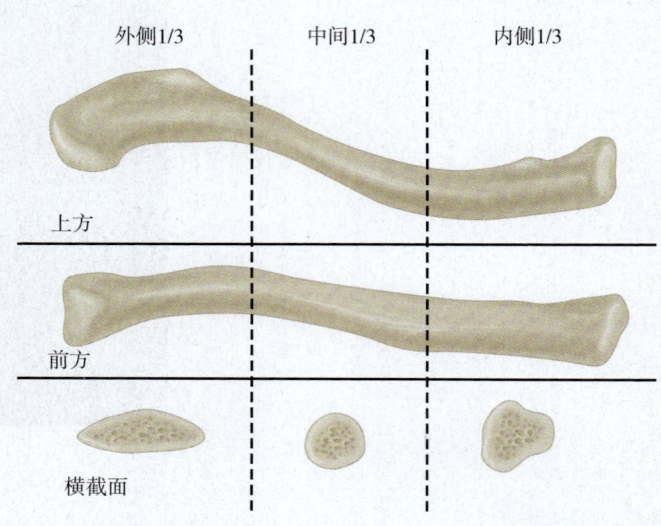

图3

- 由于上肢重力及附着于肱骨上胸肌的影响，骨折远端向前凹陷，向下旋转。
- 锁骨与臂丛神经、锁骨下动静脉和肺尖的关系密切。所以在术中要对上述结构小心保护。

体位

- 患者取仰卧、半坐位（沙滩椅位）。消毒手臂以帮助术中牵拉和辅助复位（图4）。
- 如果预计需要植骨，髂骨脊区域也应消毒铺巾。

设备
- 固定于患侧手术台边缘的手臂支架可以帮助固定上肢，对抗骨折复位和固定过程中重力的影响。

手术要点
- 在向上牵拉后位于骨折下方的皮肤上取手术切口，这样可以防止伤口与锁骨接骨板接触，可以使美容效果更好，伤口并发症更少。

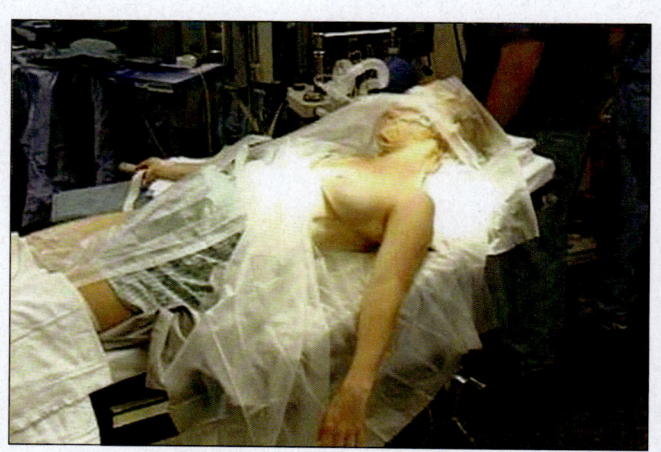

图4

争议

- 皮肤切口可以平行或垂直于锁骨纵轴。据说垂直切口能获得更美容的瘢痕。笔者使用过这两种手术切口,未发现瘢痕有明显差异。

入路/显露

- 取纵轴皮肤切口,平行于锁骨纵轴,位于锁骨下(图5)。
- 对穿越锁骨上表面的神经应加以保护(图6)以减少胸壁麻木和潜在的神经瘤疼痛风险(Jupiter 和 Leibman, 2007)。

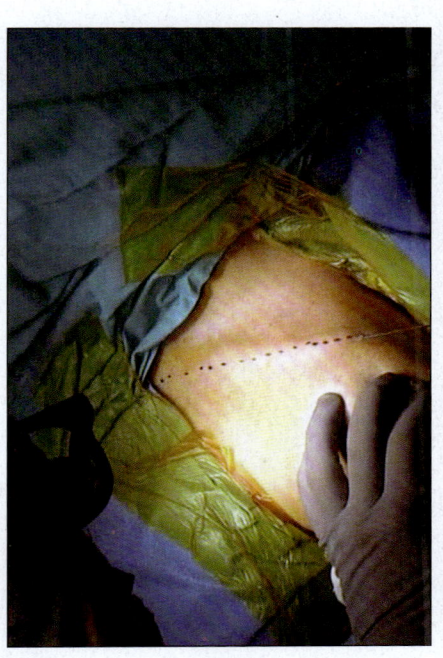

图5

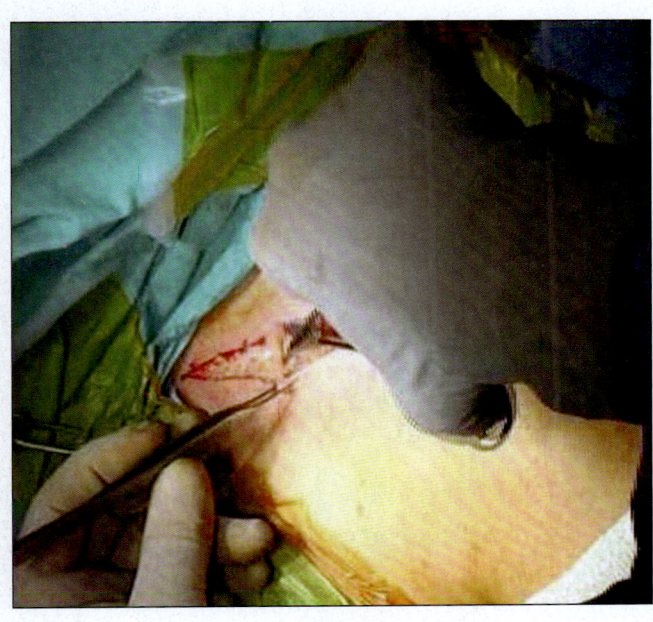

图6

手术要点

- 在靠近臂丛近端和锁骨下血管时建议使用振荡钻头。
- 对于多骨折片的粉碎骨折病例，最好使用桥接钢板，这样比将骨折块解剖复位成功概率更大。
- 当骨折块间有血管分布，且没有骨间隙，就不需要植骨。

注意事项

- 半管型钢板强度不够，不应该使用。
- 重建钢板更容易贴合，已被成功应用于临床。但是，已经有几例不愈合的情况出现，因此不是作者的首选。
- 对于急性的非骨质疏松的锁骨骨折并不需要锁定钢板。因为锁定钢板较传统钢板无明显优势，且花费更高。

手术步骤

第一步

- 建议尽可能少地分离软组织。
- 显露骨折部位时尽可能少地剥离骨膜及附着肌肉组织以保护骨折的血运（图7）。

第二步

- 剥离锁骨骨膜并使用持骨器夹持骨折断端可获得骨折复位。然而这样会损害锁骨的血运。
- 我们更喜欢使用临时外固定架或小的拉钩来辅助逐步恢复骨折的复位（图8）。

第三步

- 理想的固定是用3.5mm有限接触动力加压接骨板（LC-DCP，Synthes，Paoli，PA）或者相似强度的接骨板，每侧至少固定6个皮质（Mullaji 和 Jupiter，1994）。

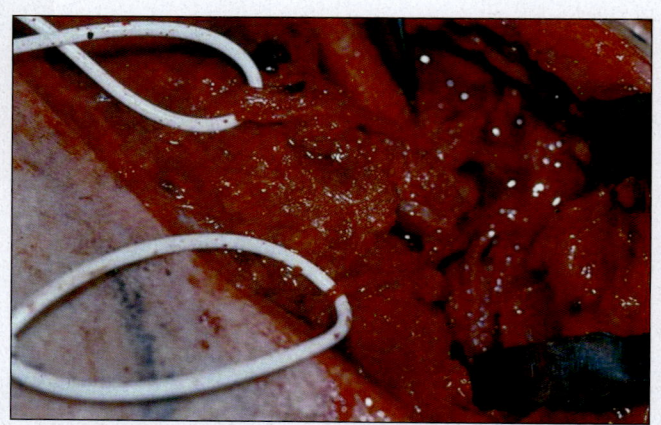

图7

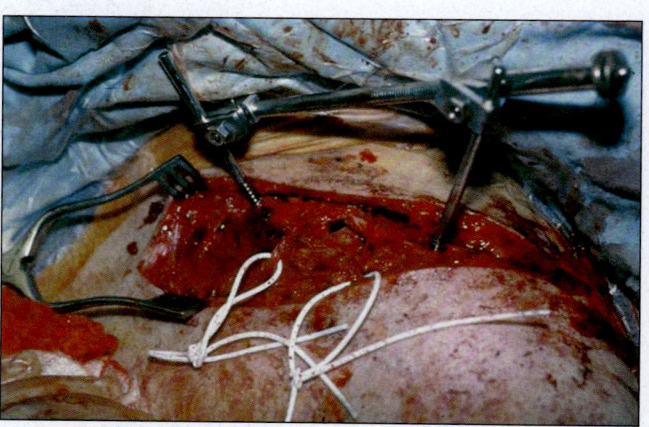

图8

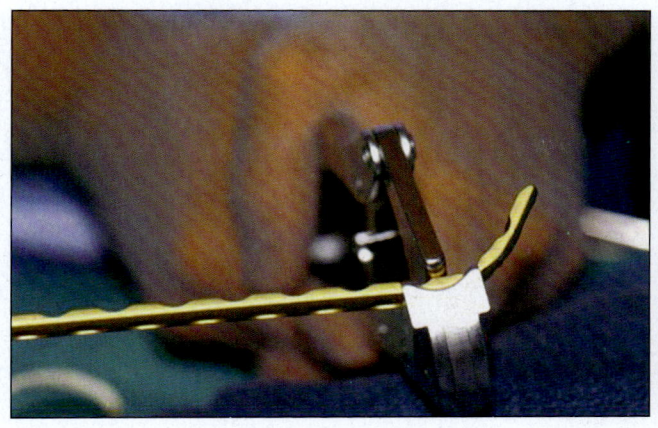
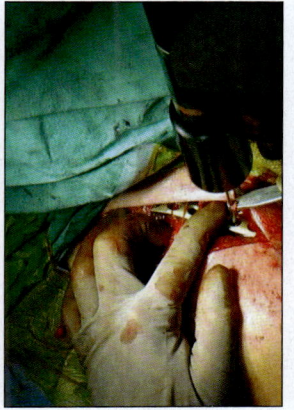

图9

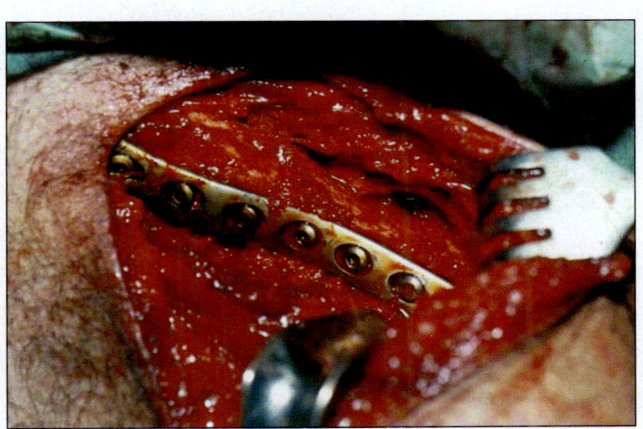

图10

争议

- 可将接骨板放置于锁骨的前上方或前下方。对前下方来说，尽管有很少的生物力学证据，但是可以避开锁骨下血管和肺进行直向钻孔。同时可以使接骨板避开切口。从理论上讲，这个位置的接骨板造成的皮肤刺激症状更少，从而需要取出接骨板的可能性更小。但是，与前上方相比，前下方放置接骨板需要剥离的软组织更多，贴附的难度更大（Collinge 等，2006）。

- 这种接骨板的外形与锁骨的解剖形状相匹配（图9A）。
- 每个较大的骨折块至少要用3枚螺钉（图9B）。
- 放置骨折断端间螺钉（如果骨折类型允许）会大大增加固定的稳定性。
- 图10显示了使用前下位置接骨板对锁骨骨折的最后固定。
- 解剖接骨板最近有了长足的进步且临床证实有效。可塑性髓内钉对于横向移位的骨折也被证明是有效的。

第四步

- 反复冲洗伤口，仔细止血。

- 修复接骨板上筋膜，闭合伤口。推荐使用钉皮器闭合伤口。

术后护理和预后

- 在充分稳固的固定下，可以允许肩关节不受严格限制的活动，但是前6周肩关节上举不能过头。一旦提示骨折愈合，可以逐渐进行力量练习。
- 术后4个月通常可以允许恢复职业运动和娱乐性活动。
- 对于大多数病例不需要取出接骨板。如果患者要求取出，我们建议最少要等伤后12个月，最好是18个月，并视接骨板下骨皮质愈合情况而定。
- 当长度和对线良好时绝大多数锁骨骨折可以顺利愈合。预期可得到良好的美观和功能效果。一旦骨折不愈合或明显畸形愈合，治疗满意度会降低。
- 据报道此手术的并发症为再骨折，其原因有：过早地恢复全幅度活动、过早地取出接骨板、骨折不愈合和畸形愈合（Jupiter 和 Leffert，1987；Chan 等，1999）。

> **手术要点**
> - 锁骨旋转相对较小，除非肱骨上举超过90°，因此早期康复锻炼中应避免肩关节过度活动，这样可以显著限制锁骨骨折部位的旋转。

证据

Canadian Orthopaedic Trauma Society. Nonoperative treatment compared with plate fixation of displaced midshaft clavicular fractures: a multicenter, randomized clinical trial. J Bone Joint Surg [Am], 2007, 89: 1-10.
在这个多中心前瞻性的临床研究中，对132例锁骨中段移位骨折的患者随机分为使用接骨板固定的手术治疗组和吊带固定的非手术治疗组。随访1年，手术治疗的功能更好，畸形愈合和不愈合率更低，愈合时间更短。然而，手术组的并发症发生率和再手术率也较高。

Chan KY, Jupiter JB, Leffert RD, Marti R. Clavicle malunion. J Shoulder Elbow Surg, 1999, 8: 287-90.
此研究报道了肩带骨的功能不良导致的锁骨骨折愈合不良。经过截骨术、重新对合和接骨板内固定术后，每个患者的功能状态都有改善。

Collinge C, Devinney S, Herscovici D, DiPasquale T, Sanders R. Anterior-inferior plate fixation of middle-third fractures and nonunions of the clavicle. J Orthop Trauma, 2006, 20: 680-6.
此序贯研究包括对锁骨内1/3骨折和骨折不愈合使用前下方3.5mm接骨板治疗的58例患者。平均随访49个月（最短随访超过24个月），并发症很低。

Hill JM, McGuire MH, Crosby LA. Closed treatment of displaced middle third fractures of the clavicle gives poor results. J Bone Joint Surg Br, 1997, 79: 537-9.
此研究评估了242例经保守治疗的成人锁骨骨折。此研究显示短缩超过20mm与骨折不愈合及愈合不良明显相关。

Huang JI, Toogood P, Chen MR, Wilber JH, Cooperman DR. Clavicular anatomy and the applicability of precontoured plates. J Bone Joint Surg [Am], 2007, 89: 2260-5.

在这个放射学解剖学研究中，分析了100对锁骨。用数码模型软件证实了锁骨上弓的位置及其重要性。使用 Adobe Photoshop 技术，预塑性的锁定钢板可以自由地随着锁骨变换和旋转来判断贴合的质量及找到最佳的贴合位置。

Jupiter JB, Leffert RD. Non-union of the clavicle: associated complications and surgical management. J Bone Joint Surg [Am], 1987, 69: 753-60.

此研究详细阐述了作者早年对锁骨骨折不愈合的治疗经验，同时包括23例平均随访2年的手术治疗的结果。

Jupiter JB, Leibman MI. Supraclavicular nerve entrapment due to clavicular fracture callus. J Shoulder Elbow Surg, 2007, 16: e13-4.

此病例报道描述了锁骨上神经的解剖及损伤原因。

Lange RH, Noel SH. Traumatic lateral scapular displacement: an expanded spectrum of associated neurovascular injury. J Orthop Trauma, 1993, 7: 361-6.

这篇文章报道了4例对影像学表现满意的肩胛—胸廓分离患者的处理，并提出了神经、血管状况的范围。

Mullaji AB, Jupiter JB. Low-contact dynamic compression plating of the clavicle. Injury, 1994, 25: 41-5.

这篇文章描述了作者使用LC-DCP接骨板对9例锁骨骨折的治疗经验。平均随访17个月，均获得愈合。

Nordqvist A, Petersson CJ, Redlund-Johnell I. Mid-clavicle fractures in adults: end result study after conservative treatment. J Orthop Trauma, 1998, 12: 572-6.

这篇回顾性研究评估了225例锁骨中段骨折经保守治疗受伤后17年的临床和影像学疗效。

Van Noort A, te Slaa RL, Marti RK, van der Werken C. The floating shoulder: a multicentre study. J Bone Joint Surg [Br], 2001, 83: 795-8.

这篇回顾性研究总结了荷兰79位外科医生治疗46例漂浮肩患者的疗效。

28 锁骨骨折的髓内针固定

Jason D. Doppelt, Robert J. Neviaser

注意事项

- 手术治疗移位的锁骨骨折往往能取得更好的疗效（加拿大创伤骨科协会，Canadian Orthopaedic Trauma Society）但是目前对不可接受的移位程度还没有共识。

争议

- 对畸形愈合或不愈合的骨折进行手术治疗往往能取得较好的疗效，这就对骨折是否应该早期手术干预引起争论。

治疗方案

- 用吊带对患肢进行的简单固定。
- 8字绷带。
- 经皮可塑形髓内针（未广泛应用）。
- 使用髓内针或板钉系统的切开复位内固定。

手术要点

- 确保在不影响手术入路的情况下获得足够清楚的影像。

设备

- 如果没有助手辅助，可以使用充气手臂固定器

适应证

- 开放骨折或闭合骨折，但皮肤过度牵拉有可能会变成开放骨折。
- 神经和血管损伤。
- 显著移位的急性骨折或短缩超过 1.5～2.0cm。
- 对于某些双上肢损伤的患者，给予骨折固定以利于康复。
- 有不愈合征兆的骨折。

临床检查 / 影像学检查

- 一张头侧偏斜 15° 的前后位 X 线片通常就足够（图1）。
- 向尾侧倾斜 15° 的前后位 X 线片能帮助确定缩短移位的程度（Sharr 和 Mohammed, 2003）。
- 很少使用 CT，但是 CT 可以帮助评估骨折的愈合。

体位

- 患者取坐位，上肢自然下垂，这样方便对外侧骨折块的操作。

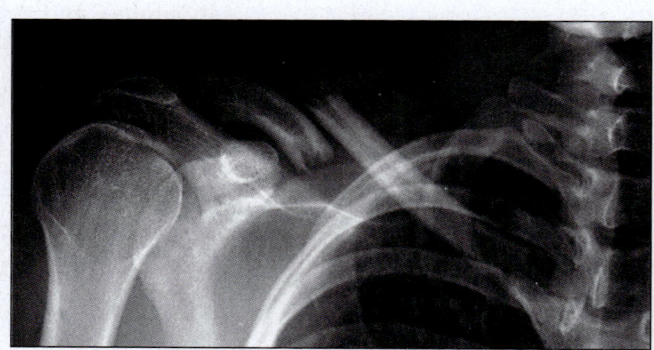

图1

手术要点

- 在同一个解剖层面上分离，这样可随后完整缝合筋膜。
- 侧方切口应该位于后方锁骨的中央，因为内植物的起点是后侧皮质。

注意事项

- 锁骨上神经从分离层面穿过，应该加以保护。
- 除非在骨折的末端，其他部位应避免骨膜剥离。

争议

- 一些人取骨折部位处的纵行切口，分开颈阔肌以保护锁骨上神经（Ring 和 Holovacs，2005）。
- 可选的髓内针有很多种，包括 Knowles 髓内针、Hagie 髓内针、Rockwood 锁骨髓内针和克氏针。我们倾向于使用 Knowles 髓内针，因为它能产生骨折端加压作用，但是这样会造成沿着髓内针的纵轴错位，但这种风险很低。另外，当选择合适的后侧皮质入点时，其凸起很小。

手术要点

- 适当活动上肢有助于侧方骨片和内侧骨片的对合。

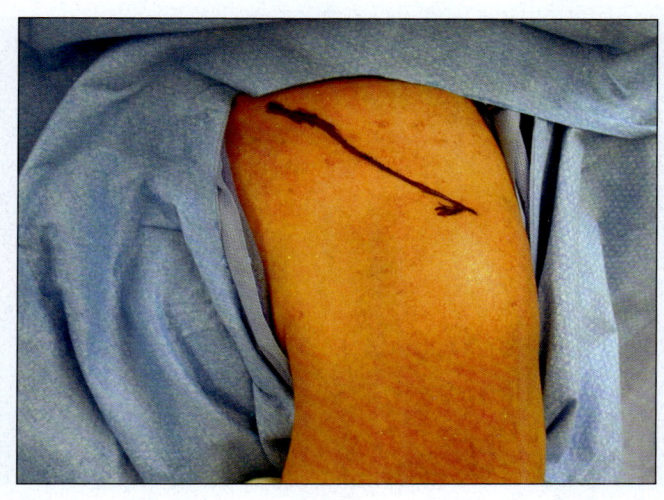

图2

入路 / 显露

- 取沿锁骨的前方切开，中点位于骨折部位（图2）。
- 髓内针的入点可以通过侧方牵拉同一切口以实现显露，或通过锁骨侧后方凸起处另取切口实现，这取决于骨折部位位于锁骨的内端还是外端。

手术步骤

第一步

- 充分显露骨折部位后，尝试对骨折进行临时固定。
- 对于急性骨折病例，皮质间的嵌合能保证骨折的解剖复位。
- 对于高度粉碎性和不连续的骨折，恢复锁骨的长度很困难。在这种情况下，术前测量对侧锁骨会很有帮助。

第二步

- 分离骨折端，用 4.0mm 空心钻从中央和侧方预钻髓内通道以辅助髓内针器械的穿过（图3A）。
- 钻头导针先通过通道，钻头顺着导针进入并超过大约 1cm。

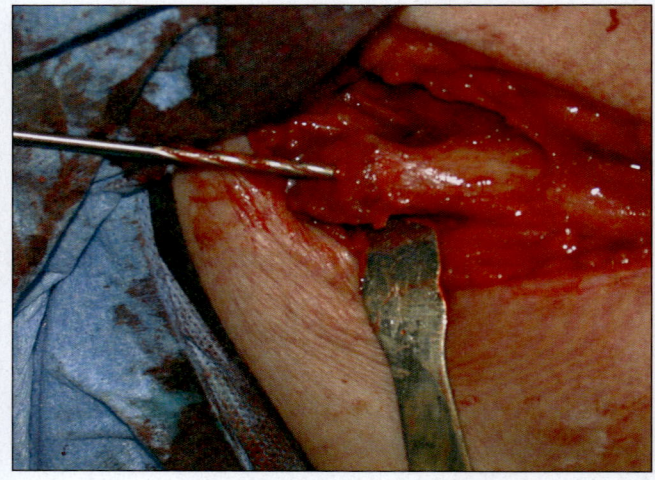 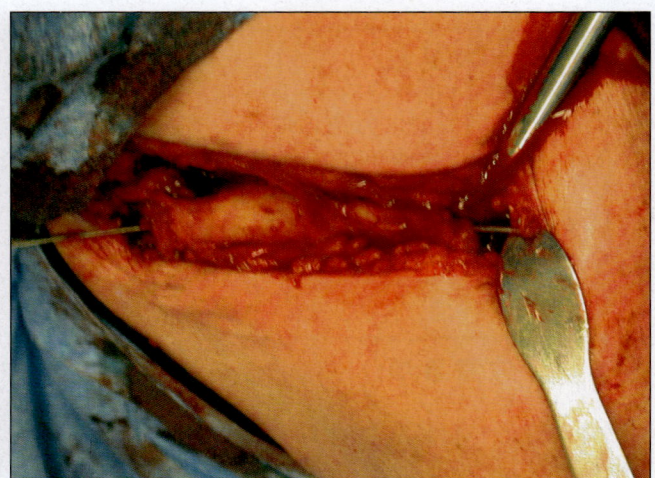

A B

图3

第三步

- 导针从骨折部位穿过逆向打入并从远侧锁骨的后外侧，也就是肩锁关节的稍内侧穿出（图3B）。
- 然后将空心钻顺着导针建立 Knowles 针的外侧入点，顺着骨干继续前进大约 1cm。
- Knowles 针进入外侧入点，并顺着外层骨折块缓慢前进，直到从骨折块末端出现（图4）。

注意事项

- 向内侧钻孔的时候一定要小心，以防穿透皮质。
- 过度用力牵拉骨折端可能是引起术后臂丛神经麻痹的一个原因。

器械/植入物

- 一定注意内固定物的长度。
  - 短的髓内针会并发内侧骨折固定不充分，就像如果并不是所有的髓内针都穿过骨折部位，就会造成骨折部位的移位。
  - 如果髓内针过长就会穿透前内侧皮质，这样就出现硬物凸起带来的症状。

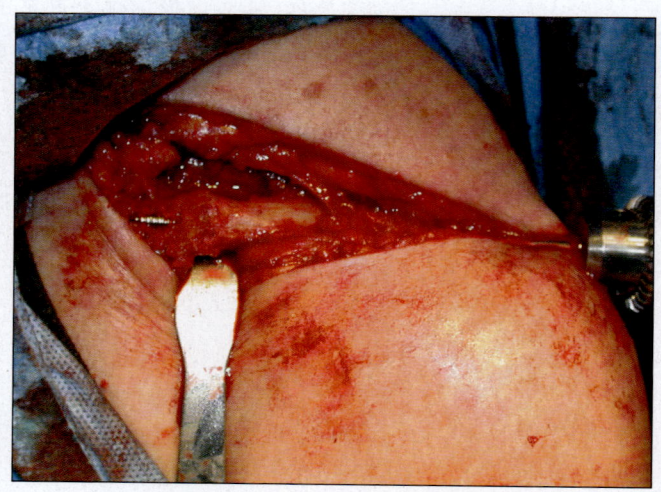

图4

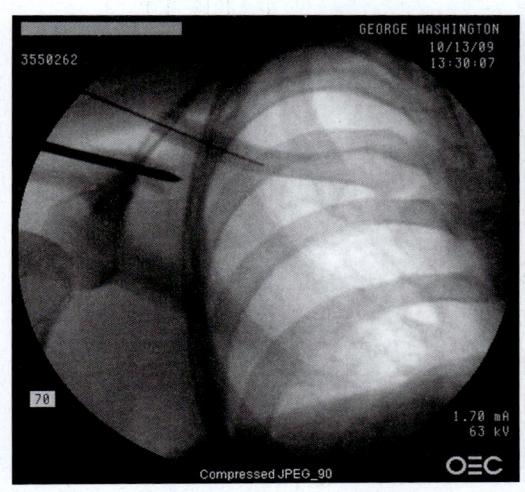 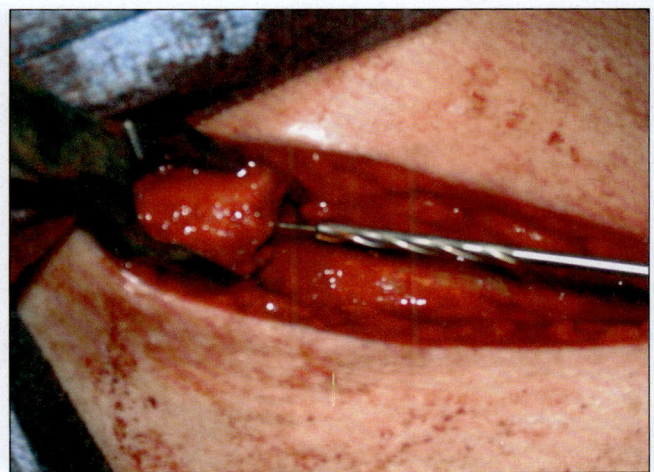

图5

第四步

- 同样方法用导针（图5A）和4.0mm空心钻准备内侧骨折（图5B）。
- 将Knowles髓内针的尖端插入位于内侧骨折块上的钻孔入点，然后对骨折开始复位（图6）。
- 然后将Knowles髓内针进入内侧骨折端。
  - 起初，由于髓内针末端带有螺纹，它看上去会造成骨折的移位，但是一旦其完全进入内侧骨折端，骨折断端的对合会非常满意。
  - 将髓内针一直前进到其轮毂位于外侧骨折后方皮质（图7A和7B）。

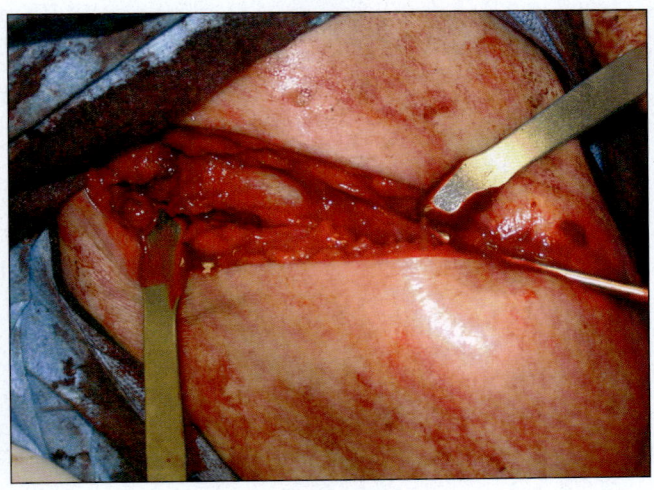

图6

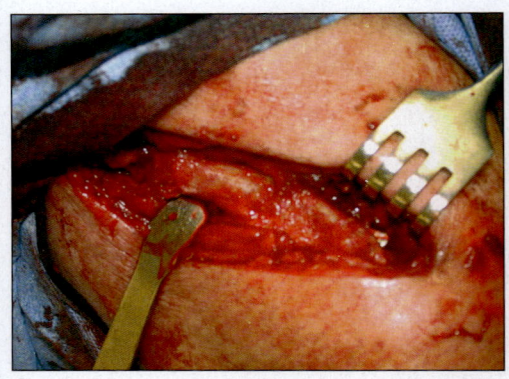
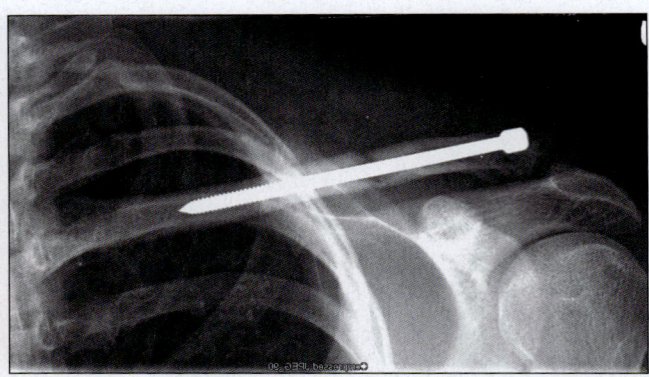

图7

注意事项
- 开始的6周内不允许患肩抬高超过40°,以防骨折部位的移动。

争议
- 有些学者提倡更长的固定时间,然而,如果用Knowles髓内针获得了坚强的固定,那么固定时间就应该减少。
- 因为内固定物凸起并不是常见问题,所以不需要常规取出内固定。

术后护理和预后

- 患侧上肢用支具固定6周。应该经常活动肘关节、腕关节、手指以防僵直。
- 术后2周,肩关节开始旋转练习,此时保持肘关节贴着胸壁,在30°~40°范围内前屈、后伸和外展,以最大限度地减少僵直,但是不要超过以上所述的范围,否则会造成骨折端固定松动,不利于愈合。

证据

Anderson K, Jensen PO, Lauritzen J. Treatment of clavicular fractures: figure of eight bandage versus a simple sling. Acta Orthop Scand, 1987, 58: 71-4.
这个前瞻性的随机对照研究对61例患者进行了3个月的随访。两种内固定物在功能和美观上没有显著性差异。简单的吊带会引起不舒服。(Ⅱ级证据)

Canadian Orthopaedic Trauma Society. Nonoperative treatment compared with plate fixation of displaced midshaft clavicular fractures. J Bone Joint Surg [Am], 2007, 89: 1-10.
此多中心随机对照研究对132例移位骨折的病例进行了随访。用改良的Constant肩关节评分和DASH评分对切开复位接骨板内固定疗效进行评估。非手术治疗组平均愈合时间更长,总的不愈合病例更多。然而作者并没有能对移位程度做清楚的量化。(Ⅰ级证据)

Chu CM, Wang SJ, Lin LC. Fixation of mid-third clavicular fractures with Knowles pins. Acta Orthop Scand, 2002, 73: 134-9.
这个研究对78例患者使用了3.8mm的Knowles髓内针进行固定,随访期2~7年。只有1例患者不愈合。2例患者出现内侧皮质破坏,引起内固定凸起,需要翻修手术。1例内固定不充分,后来换成更长的Knowles髓内针。没有病例出现髓内针移位或断裂。(Ⅴ级证据)

Keener JD, Dahners LE. Percutaneous pinning of displaced midshaft clavicle fractures. Tech Shoulder Elbow Surg, 2006, 7: 175-81.
: 此研究中讲述了用弹性钛钉顺行经皮固定的外科技术。随访了 21 名患者。其中有 10 例患者需要切开以使内植物通过骨折端。有 3 例出现畸形愈合，但是仅 1 例需要翻修手术。6 例患者由于髓内针部位的皮肤刺激症状而取出了内固定。没有病例出现髓内针移位。（Ⅳ级证据）

Neviaser RJ, Neviaser JS, Neviaser TJ, Neviaser JS. A simple technique for internal fixation of the clavicle: a long term evaluation. Clin Orthop Relat Res. 1975, (109): 103-7.
: 对 11 名内 1/3 骨折并行 Knowles 髓内针固定的患者进行了 1～20 年的随访。所有的骨折愈合顺利。没有出现术中或术后并发症。没有髓内针移位病例，没有内固定需要取出。（Ⅳ级证据）

Ring D, Holovacs T. Brachial plexus palsy after intramedullary fixation of a clavicular fracture: a report of three cases. J Bone Joint Surg [Am]. 2005, 87: 1834-7.
: 在这个研究中，22 例患者使用了 Rockwood 锁骨髓内针固定。3 例患者在术后检查中出现臂丛神经麻痹。未进行手术探查，3 例患者均得到完全或接近完全的恢复。扩髓过程中的过度牵拉可能是其原因。（Ⅳ级证据）

Sharr JRP, Mohammed KD. Optimizing the radiographic technique in claviclar fractures. J Shoulder Elbow Surg, 2003, 12: 170-2.
: 影像学评估了 50 例锁骨骨折的病例。作者提出尾侧倾斜 15° 的后前位比标准的头侧倾斜的前后位平片能更精确地检查骨折部位的短缩。（Ⅳ级证据）

Strauss EJ, Egol KA, France MA, Koval KJ. Complications of intramedullary Hagie pin fixation for acute midshaft clavicle fractures. J Shoulder Elbow Surg, 2007, 16: 280-4.
: 在这个研究中 Hagie 髓内针固定合并症的发生率为 50%。3 例出现皮肤问题，其中 2 例为硬物凸起引起，1 例为骨折部位持续疼痛。作者得出结论 Hagie 髓内针不应该应用于锁骨骨折。（Ⅳ级证据）

29 两部分肱骨近端骨折的开放手术治疗

Gerald R. Williams, Jr.

注意事项

- 大结节向上方移位（0.5mm）比向后方移位（1.0cm）更难以接受。
- 小结节碎片若包含部分真正的关节面，其移位即使小于1cm，仍有可能影响内旋。

争议

- 一些研究显示，用移位作为骨折分类的方法并不可靠，即便是二维CT扫描也一样。
- 充分的X线影像和手术医生的经验非常重要。
- 三维CT扫描可能有所帮助。

治疗方案

- 切开复位内固定。
- 闭合复位经皮固定。
- 关节镜辅助复位内固定。

适应证

- 外科颈骨折移位≥1cm或45°成角畸形。
- 大结节或小结节骨折移位≥1cm。
- 没有内科手术禁忌证。

临床检查/影像学检查

- 查体应着重关注于合并损伤的确定以及神经和血管完整性的检查。
    - 合并损伤包括
        - 同侧上肢损伤/骨折
        - 肋骨骨折
        - 脸部/头部损伤
        - 下肢损伤
    - 神经损伤还没有受到足够重视，但可出现在高达82%的移位性骨折中。
- 感觉检查并不可靠。
- 运动功能应该根据每一条神经逐一检查并详细记录（如腋神经、肌皮神经、桡神经、正中神经和尺神经等）。
- 血管损伤通常出现在旋肱血管近端，在腋动脉的第二段。
    - 损伤通常为内膜撕裂并继发血栓形成。
    - 因为锁骨下动脉的第三段和腋动脉的第三段间存在很大的交通侧支，可能造成与腋动脉阻塞相关的体征（如桡动脉搏动减弱）不显著，即便腋动脉已完全闭塞。
- 必要的X线照片应包括肩胛平面的前后位、穿肩胛位或Y位和腋位相，即创伤系列片。
    - 评估肱骨近端骨折时需要至少两个直交平面的X线影像。在图1中，两部分肱骨近端骨折的前后位相（图1A）相比于腋位相（图1B）所显示的移位要小得多。
    - 应特别注意肱骨头外翻压缩的骨折块同时合并有大结节移位

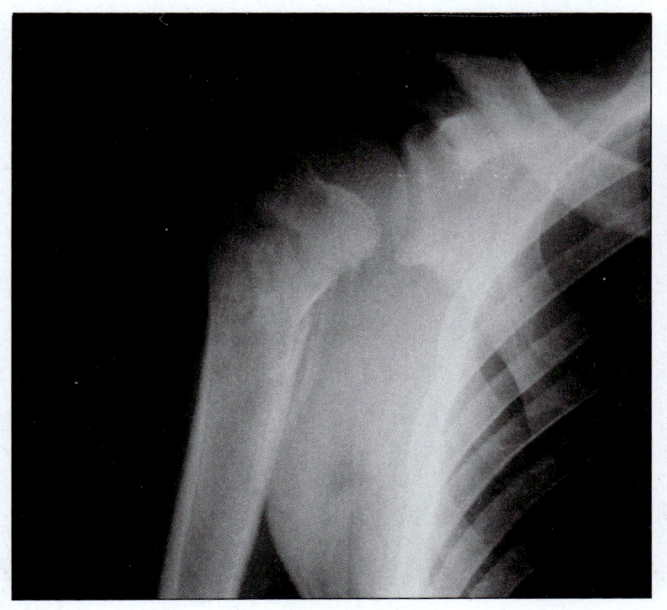
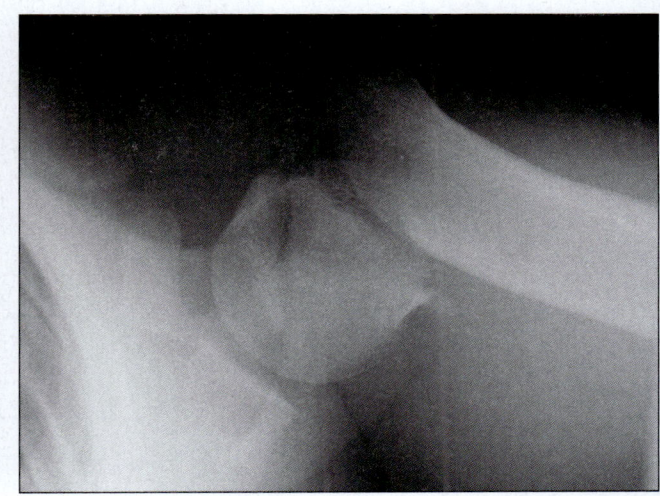

图1

- 或完全没有大结节移位。
- CT 扫描适用于量化结节移位，或当不能摄取满意的腋位相时，用于排除关节脱位。
- 动脉造影只适用于有不对称脉搏的移位性外科颈骨折。
  - 腋动脉闭塞可发生于移位性外科颈骨折，即便体征不明显。图 2A 中的骨折看起来肢体远端外观正常，仅仅桡动脉脉搏有所减弱。

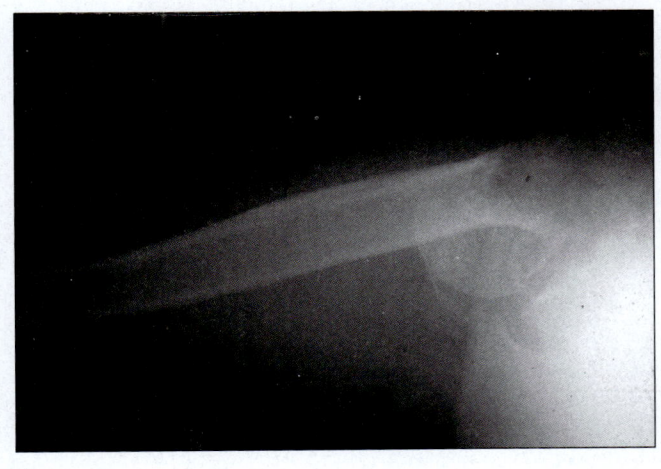
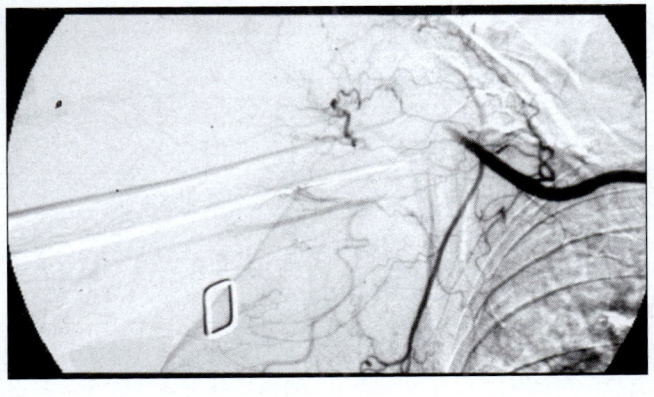

图2

- 动脉造影（图2B）显示腋动脉完全闭塞。

外科解剖

骨性结构

- 肱骨颈干角平均为135°（范围120°～145°）。
- 肱骨头外翻压缩能够造成大结节移位的假象或夸大大结节移位。
- 应避免肱骨头在没有复位的情况下固定大结节。
- 大结节顶端比肱骨头最高点平均低8mm ± 3.2 mm。在大结节骨折复位过程中应恢复这一解剖关系。
- 典型的大结节骨折线位于结节间沟后方大约5mm处。

软组织：肌肉、肌腱和韧带

- 后上方肩袖肌肉（冈上肌、冈下肌和小圆肌）通过宽广的肌腱附

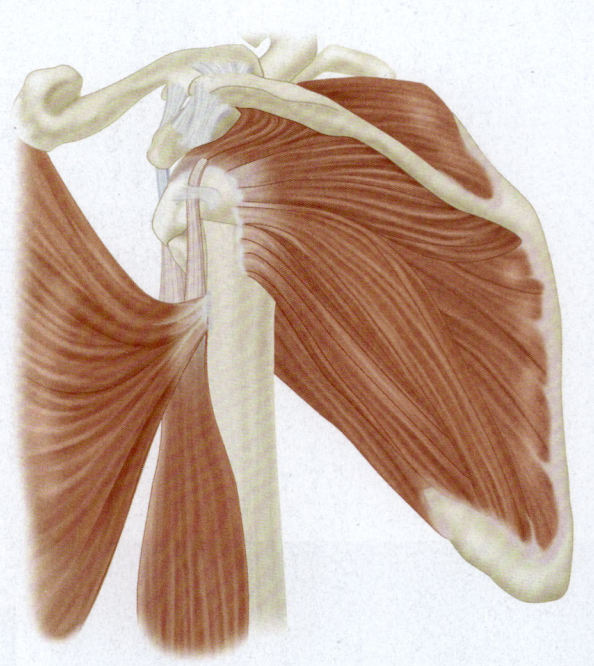

图3

着（图3）止于大结节。肩胛下肌则以类似的方式止于小结节。
- 这些肌肉止点附着可导致大结节骨折向后方和上方移位，小结节骨折则向内侧移位，而外科颈骨折则会出现近侧骨折端的外展。
■ 可使用结实的不可吸收缝线来借助肩袖肌腱来加强内固定。
■ 肩袖间隙位于前侧肩胛下肌和后侧冈上肌之间。
■ 伴有严重后方移位的大结节骨折可导致冈上肌前侧三分之一部分或肩袖间隙的纵行撕裂。
■ 肱二头肌长头肌腱位于胸大肌肌腱的深部，结节间沟内。
- 在切开复位内固定术中，找出肱二头肌长头肌腱可辅助确认大结节或小结节的骨折线。
- 在外科颈骨折的开放手术过程中，肱二头肌长头肌腱在骨折部位可能会被损伤或嵌夹。
■ 胸大肌肌腱止于结节间沟的外侧缘，当外科颈骨折时会对肱骨干产生一个向前向内的应力而导致相应的畸形（图3）。
- 使用钢板固定外科颈骨折时，钢板应放置在胸大肌止点后方约5mm，近端肱骨干的外侧面。
■ 三角肌在肱骨干的止点部分非常宽大。外科颈骨折时，可将止点前侧的一小部分松解以使钢板的远端部分贴合。
■ 由喙肱肌和肱二头肌肌腱短头组成的联合肌腱起于喙突尖部，止于肱骨干的内侧面。应避免过度向内侧牵拉该肌腱，尤其存在臂丛神经合并损伤的表现或已经确认肌皮神经从较高位置穿过的情况下，更应避免（见下）。

软组织：神经和血管

■ 邻近肱骨近端的神经和血管结构包括臂丛神经及其外围分支（最引人注意的是腋神经）、腋动脉和腋静脉（图4）。

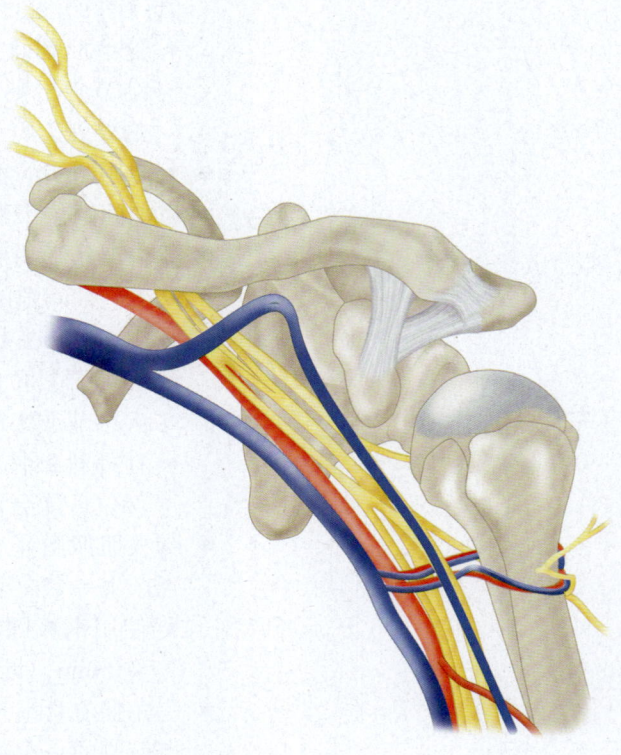

图4

- 臂丛神经主干的若干条分支在胸小肌肌腱后方汇合成内束、外束和后束。束的命名取决于它们与腋动脉第二部分的关系。
- 在胸小肌远侧，后束发出其末支中的一支：腋神经。
  - 腋神经横越肩胛下肌的前面到达盂肱关节下方，再穿过四边孔进入腋窝后方，并在那里分成前支和后支。
  - 腋神经的后支支配小圆肌和后侧三角肌的一部分，并提供盂肱关节和一部分后方皮肤的感觉。
  - 腋神经的前支在肱骨外科颈水平，肩峰外缘以远约4.5～5.0cm处，横越三角肌深面。腋神经的前支支配三角肌后份的一部分、三角肌中份以及三角肌前份。它还提供一部分三角肌表面皮肤的感觉。
- 肌皮神经是臂丛神经外侧束的一条末支，它穿过联合肌腱，支配肱肌和肱二头肌。
  - 肌皮神经自联合肌腱的深面穿过，其位置平均距喙突尖以远约5cm处。但这个穿过位置的个体差异很大，有的可能距喙突尖仅有1~2cm。
- 腋动脉起始于第一肋骨，止于大圆肌。
- 旋肱前和旋肱后血管是腋动脉第三部分的第一分支。
  - 旋肱后动脉和腋神经一起穿越四边孔，通过后内侧肱骨距进入肱骨头。这些血管的损伤可增加肱骨头缺血性坏死的可能。
  - 旋肱前动脉横越肩胛下肌下部的前面，跨越结节间沟，发出升支。这条分支从结节间沟后方2~3mm处上行，形成为肱骨头大部提供血运的弓状动脉。弓状动脉分支或升支远侧部分的损伤可增加肱骨头缺血性坏死的发生率。

体位

- 取躯干上抬约30°~45°的半坐卧位或沙滩椅位，可用于经三角肌胸大肌入路的切开复位内固定术，治疗两部分外科颈或小结节骨折（图5）。注意机械手臂固定器（箭头），可帮助保持手臂的位置。
- 躯干上抬约70°~80°的半坐位，可用于经上方入路治疗两部分大结节骨折（图6）。注意使C形臂从上方进入手术野，也可以从手术台的对侧引入。

手术要点

- 无论采取哪种体位，均需屈曲髋和膝关节以减轻坐骨神经的张力。
- 可以使用机械挤压靴防止静脉迂曲扩张。
- 应将整个肩胛带放置于手术台外，以便可以自由地使用C形臂透视。

注意事项

- 将头部和颈部固定在中立位以避免牵张颈部和臂丛神经。
- 避免下肢外周神经和骨性突起的压迫。
- 在准备和铺单前应检查确保透视野充分。

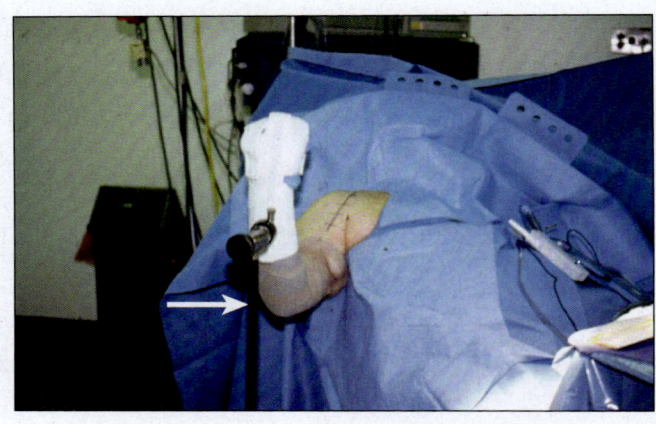

图5

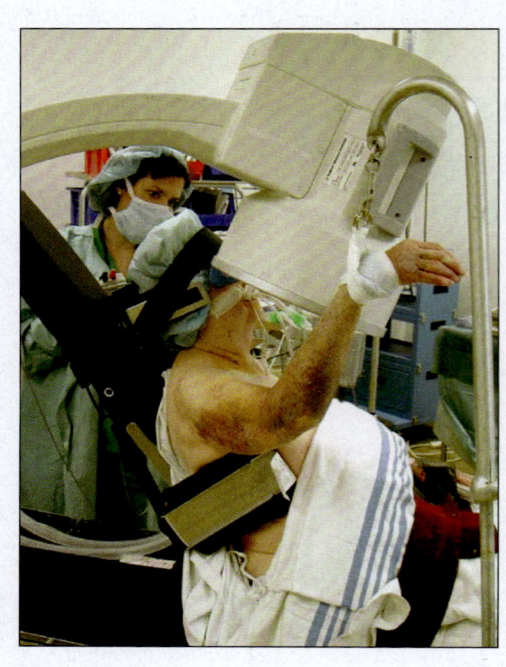

图6

设备

- 在肩关节后方带有可下翻拆除组件的特制手术台将非常有用。
- 对每一病例术中均需使用C形臂和影像增强器。
- 机械手臂固定器或带衬垫的Mayo托盘可辅助保持骨折的复位,尤其在两部分外科颈骨折的手术治疗时。

争议

- 可以将C形臂从上方引入手术野,也可以从患者的侧方引入,或从手术床对侧引入均可。若从手术床的对侧引入则需要使用上文提到的特制较窄的手术床。
- 如果C形臂从上方引入,则麻醉师也需相应地移开位置。

- 两部分外科颈骨折
  - 半坐卧位(沙滩椅)位:三角肌胸大肌入路、上外侧入路或经皮穿针闭合复位。
- 两部分大结节骨折
  - 半坐位:上方入路、闭合复位或关节镜辅助入路。
  - 半坐卧位(沙滩椅位):三角肌胸大肌入路。
- 两部分小结节骨折
  - 半坐位:闭合或关节镜辅助入路。

- 半坐卧位（沙滩椅）位：三角肌胸大肌入路。

入路 / 显露

- 三角肌胸大肌入路（图 7）可用于外科颈骨折和小结节骨折的切开复位内固定治疗。一些外科医生还使用该入路行大结节骨折的切开复位内固定治疗。
- 上方入路（图 8）最常用做两部分大结节骨折的切开复位内固定治疗。

> **注意事项**
>
> - 两部分外科颈骨折
>   - 闭合复位和经皮穿钉固定技术仅适用于骨质良好且内侧没有粉碎骨折的患者。前外侧钉(从大结节到内侧外科颈)会从距腋神经 5mm 范围内穿出，并可能会与肩峰碰撞摩擦。
>   - 切开复位内固定术中使用上外侧三角肌劈开这一不可延展入路时，固定可能会受到腋神经的限制。
> - 两部分大结节骨折
>   - 采用上方入路进行切开复位内固定术时，可能出现三角肌裂开。这一入路也可能因为腋神经而在切口远端受到限制。

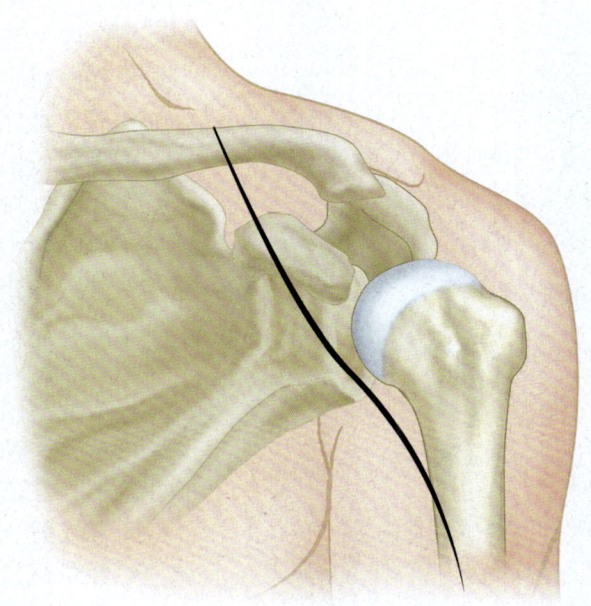

图7

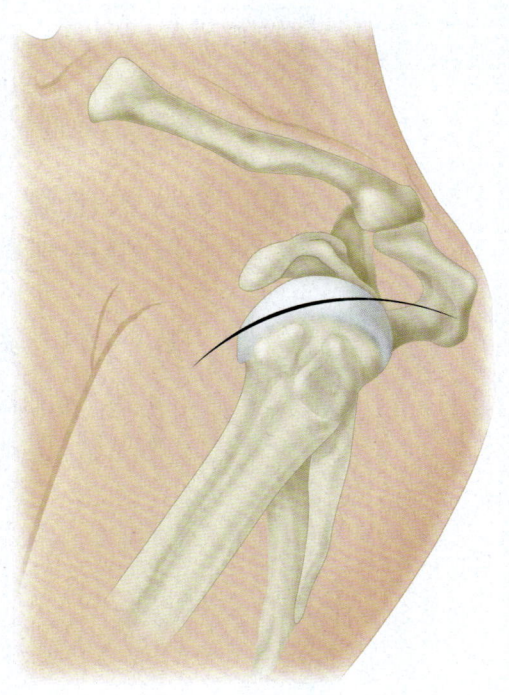

图8

器械

- 闭合复位经皮固定
  - 直径 2mm 末端有螺纹的克氏针。
  - 空心钉器械包（4.0～4.5 mm）。
- 关节镜辅助治疗
  - 缝合锚钉。
  - 空心钉器械包（4.0～4.5mm）。

争议

- 两部分外科颈骨折
  - 上外侧三角肌劈开入路 vs. 三角肌胸大肌入路。
  - 髓内钉 vs. 钢板。
- 两部分大结节骨折
  - 上方入路 vs. 三角肌胸大肌入路。

争议

- 也可将头静脉同胸大肌一起向内侧牵拉，以减小术中牵拉三角肌时所引起的创伤。
- 大部分汇入头静脉的分支都来自三角肌，因此如果要向内侧牵拉头静脉，必须结扎这些分支。

- 两部分外科颈骨折
  - 用经皮穿钉闭合复位
    - 应准备两根前外侧、反向、末端有螺纹的克氏针。
    - 可分离至骨表面或使用导向鞘管。
  - 切开复位内固定术——三角肌胸大肌入路（最为常用）
    - 这是一个可延展且不横过腋神经的入路。
    - 将手臂用手臂固定器固定于前屈 20°～30°、旋转中立、外展 40°～45° 位置以放松三角肌和胸大肌。
  - 切开复位内固定术——三角肌分离入路
- 两部分大结节骨折
  - 闭合或关节镜辅助下复位和经皮固定
    - 轻微移位。
    - 骨质量好。
    - 外科医生经验丰富。
  - 切开复位内固定术——上方入路（最为常用）
    - 该入路十分有利于保证后方术野清晰和骨折的复位。
    - 外科医生可能需要像切开肩袖修补一样切断部分前侧三角肌起点。
  - 切开复位内固定术——三角肌胸大肌入路
    - 应使用冈上肌肌腱牵引缝线控制骨折块。
    - 这是一种可延展入路。
- 两部分小结节骨折
  - 闭合或关节镜辅助下复位并经皮固定
    - 轻微移位。
    - 骨质量好。
    - 外科医生经验丰富。
  - 切开复位内固定术——三角肌胸大肌入路（最为常用）
    - 可延展入路。
    - 保留旋肱前血管。
    - 肱二头肌肌腱固定术。

手术步骤：经三角肌胸大肌入路应用锁定钢板行切开复位内固定术治疗外科颈骨折

第一步：表层切开

- 在三角肌胸大肌处做 10～12cm 的皮肤切口。
- 找到三角肌胸大肌间隙。

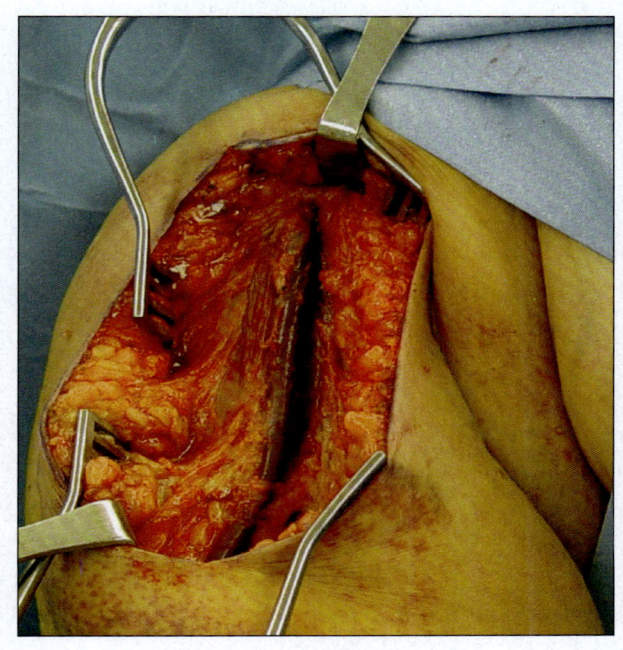

图9

手术要点

- 正常的解剖平面和标志可能会由于急性骨折的出血而导致模糊不清。
  - 尽早确认肱二头肌长头肌腱可以帮助确认骨折块以及大结节的外表面和肩袖止点。
  - 找到胸大肌在肱骨附着处就可很容易找到肱二头肌肌腱。肱二头肌肌腱就在胸大肌肌腱附着部位的深面。
- 当显露肱骨干远端时，可以掀起三角肌附着处前侧的一小部分（0.5~1.0cm），从而为钢板的远端部分提供足够的空间。

注意事项

- 避免过度解剖结节间沟上部分的后侧，因为可能会导致弓状动脉损伤。
- 若发现肌皮神经在较高的位置穿过联合肌腱（2~2.5cm内）时，应限制牵拉联合肌腱，尤其是使用自动牵开器时更应小心。

- 头静脉标志着三角肌胸大肌间隙的位置，最常用的方法是将其与三角肌一起向外侧牵拉（图9）。

第二步：深层切开

- 从喙肱肌和肱二头肌短头组成的联合肌腱的外侧切开胸锁筋膜。
- 确认腋神经，确定肌皮神经是否自较高的位置穿过联合肌腱。
- 向内侧拉开联合肌腱，向外侧拉开三角肌。
- 在三角肌和胸大肌附着处之间显露远端肱骨干，以便放置钢板。
- 找到肱二头肌长头肌腱，并将其移出结节间沟。再将肱二头肌长头肌腱缝合固定在胸大肌上，然后将肌腱从固定部位的近端切断。

争议

- 若选用上外侧三角肌劈开入路，三角肌的牵开困难是争论点之一。
- 上臂外展不仅有助于骨折的复位，还可有助于牵开三角肌。
- 三角肌胸大肌入路具有延展性，相比于上外侧入路其通用性更强。

手术要点

- 最重要的步骤就是以正确的高度，在三角肌和胸大肌附着处之间的肱骨干的中间，暂时把钢板固定在远端骨折端。可通过调校定位针在肱骨头内的位置来确定正确的高度。
- 如果骨折特别不稳定，在暂时将钢板固定于骨干后，可将用于控制近侧断端部分的肩袖缝线穿过钢板并用钳子夹住，以提供临时固定。
  - 然后可将导针穿过钢板近端部分进入肱骨头。
  - 当所有的近端锁定螺钉或螺栓都放置好以后再将缝线打结。

注意事项

- 当将钢板用一枚螺钉临时固定在骨折远端，用导针临时固定在骨折近端时，确认复位是否满意非常重要。直到正位和侧位复位均令人满意后，方可继续打入近端锁定螺钉或螺栓。
- 当打入近端锁定螺钉或螺栓时，如有可能应尽量避免穿透肱骨头。螺钉或螺栓的长度应短于软骨下表面 5mm，以尽可能减少术中或术后穿透肱骨头的可能。

第三步：临时复位和固定

- 将上臂外展，从而将骨折远端向近端靠拢，复位骨折。
  - 在肩袖肌腱与骨连接处分别从前方、上方和后方穿入高强度的不可吸收缝线以控制近端骨折块。
  - 使用骨膜起子"引导"复位。
  - 使用机械手臂固定器或带衬垫的 Mayo 托盘来维持位置。
- 使用 C 形臂从两个平面方向确认复位。
- 在肱骨远折端三角肌和胸大肌附着处之间的肱骨干中心处（前后）放置合适尺寸的钢板。
  - 钢板的前缘应该位于结节间沟的外侧缘后方 5mm 处。
  - 钢板的正确放置高度取决于近端锁定螺钉的角度，这一高度需要使用 C 形臂进行估测。
  - 用手或骨折复位钳将钢板临时固定在肱骨干上。
  - 将导针穿过钢板近端孔打入肱骨头，从两个平面用 C 形臂确认它的位置。
  - 将一枚螺钉打入钢板远端部分的孔内，最好打在椭圆孔中，以便根据需要进行上下调整。
  - 再次用 C 形臂从两个方向确认骨折复位情况和钢板螺钉的放置位置。图 10 显示钢板用一枚螺钉临时固定在骨干上，并用

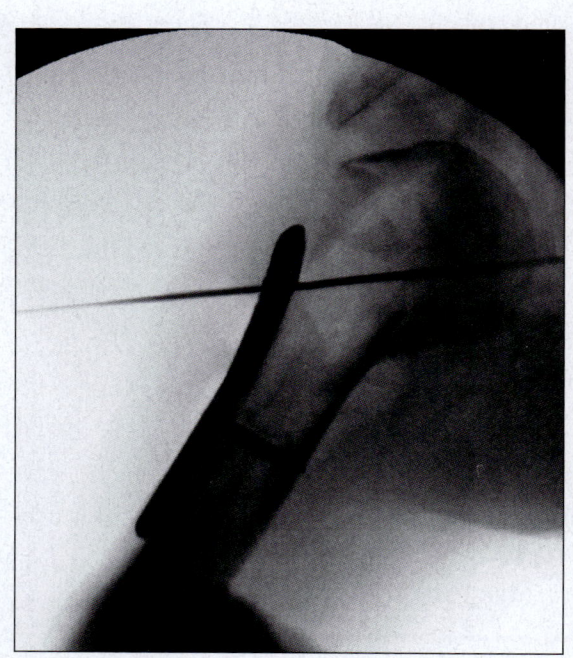

图10

器械 / 植入物

- 市场上有许多肱骨近端锁定钢板可用。无论使用哪一种内植物，都应该熟悉它的手术使用细节。
- 在本手术中使用的内植物（S3 钢板；Depuy, Warsaw, IN）在近端锁定螺钉或螺栓置入时试图模仿肱骨的 135° 颈干角。
- 螺栓的光滑轮廓和钝尖可以降低穿透肱骨头的可能性。
- 钢板远端的螺钉也可被锁定在钢板上，但通常没有这个必要。

争议

- 关于近端锁定螺钉需要多长存在争议。术中发生穿透往往不易察觉，且即便术中螺钉未穿出关节面，术后仍有可能发生穿透关节面。由此，一些手术医生推荐置入非常短的螺钉。但这可能存在螺钉没有固定到肱骨头软骨下骨的缺点，而往往这一部分又是近折端内唯一的骨质较好的部分。

一枚导针穿过钢板的近端部分固定在肱骨头上。
- 锁定螺钉或螺栓打入肱骨头之前，复位位置很容易发生变化。
  - 最常见的错误是术后残留内翻畸形和/或顶点向前成角畸形。
  - 如果复位情况在前后位和侧位均不满意，则需移除导针，改变复位位置，然后再重新打入导针。
  - 轻微旋松钢板远端的螺钉，尤其是当将螺钉放置在椭圆孔中时，可以在调整复位时提供更高的自由度。

第四步：最后固定

- 打入近端锁定螺钉或螺栓，用 C 形臂确认其长度合适。
- 在钢板远端部分也打入所需螺钉。
- 将之前放置的缝线穿过钢板孔进行加强固定。
- 用 C 形臂进行最终确认。在图 11 中，用数枚发散分布的锁定栓将肱骨头固定到钢板上，用双皮层螺钉将钢板固定在肱骨干上。注意肩袖到钢板间的固定缝线。

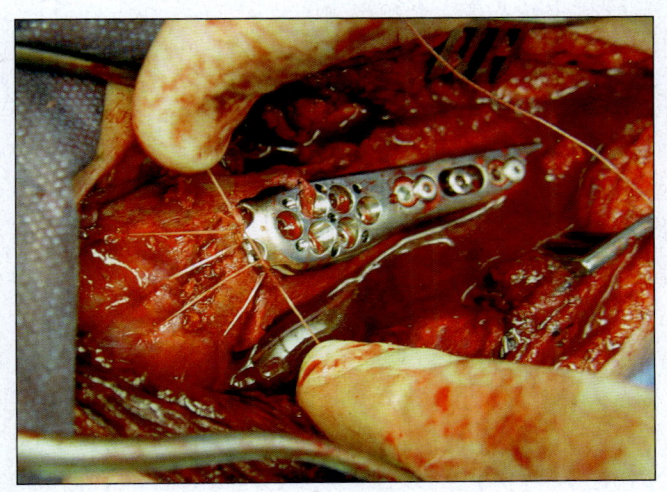

图11

手术步骤：经上方入路行切开复位内固定术治疗大结节骨折

第一步：表层切开

- 沿 Langer 线作一与肩峰外缘平行的皮肤切口，长约 6～8cm。
- 将全层皮瓣游离向内侧显露至肩锁关节，向外侧显露近侧三角肌。

第二步：深层切开

- 在三角肌前部和中部之间沿缝隙劈开三角肌，起于肩峰外缘，向远端延伸 3.5～4.0cm。
  - 为避免损伤腋神经，三角肌劈开不应长于 4～5cm（图12）。
  - 外科医生可以像切开肩袖修补术那样松解部分前侧三角肌以改善术野。
- 向前侧拉开三角肌前部，向后拉开三角肌中部。
- 切除部分滑囊以清楚显露大结节骨折块。

手术要点

- 可以在三角肌劈开处远端放置保护性缝线，以限制切口向远端延伸而损伤腋神经。
- 在大多数情况下，完整的骨膜套袖或冈上肌肌腱可以防止大结节严重移位。可以通过内旋和外旋上臂来清楚地显露整个骨折断端。
- 对于更严重的移位情况，可以通过从肩峰上松解前侧三角肌来改善视野。

注意事项

- 必须将三角肌劈开范围限制在距离肩峰外侧缘远侧 4.5cm 内，以避免腋神经损伤。在一些情况下这可能会限制骨折最远端的显露。
- 如果前侧三角肌的任何一部分被松解，应该在三角肌侧保留良好的肌腱组织袖，以保证可以牢固地修复回肩峰骨质上去。

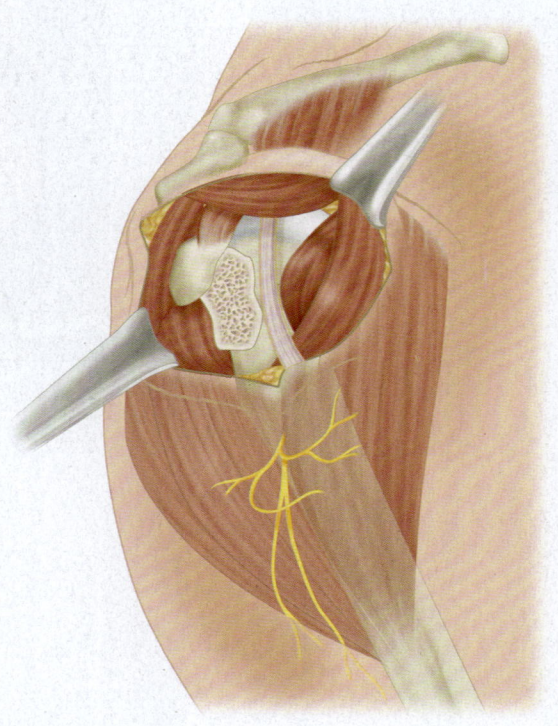

图12

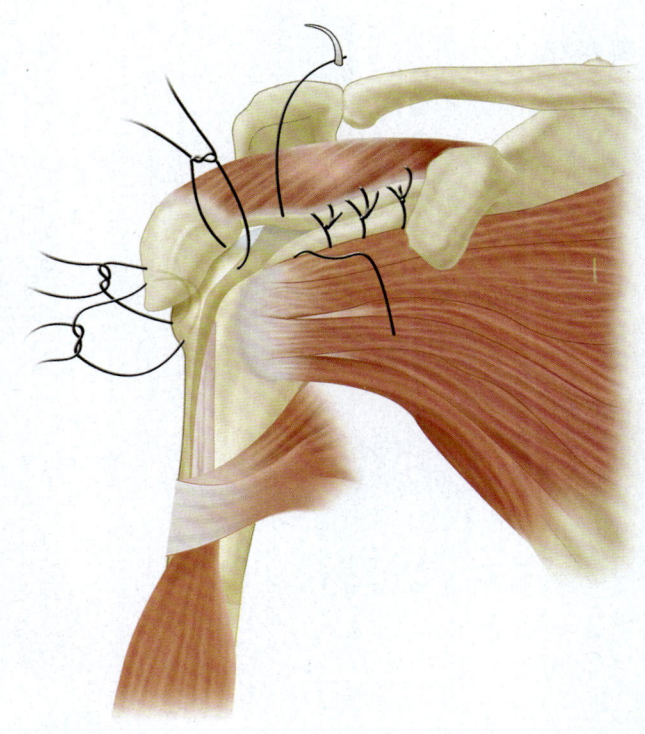

图13

手术要点

- 如果骨折碎块较大且向远端延伸较远,可以在第一条牵引缝线的后下方放置第二条牵引缝线。这样可以更好地控制骨折块的近端和远端部分。
- 空心螺钉的导针应该与外侧皮质和骨折线垂直,以便使植入的螺钉产生垂直加压效果。

注意事项

- 导针如果放置得过近可导致2枚螺钉间的皮质骨折、2枚螺钉上的垫圈间相互干扰或重叠,并且骨折块的旋转稳定性较差。
- 确认导针被放置在肱骨头软骨下骨内,而没有穿入关节腔。
- 确认肱骨头处于正常解剖位而没有被压缩成外翻畸形。

第三步:临时复位和固定

- 在冈上肌肌腱的腱骨结合处、骨折的前缘穿入高强度的不可吸收缝线(图13)。
- 利用缝线、旋转上臂和骨膜起子使骨折复位。
- 用4.0mm或4.5mm空心螺钉的导针将骨折临时固定。
  - 导针应放置在骨折块前缘后方约1.0~1.5cm处,与外侧皮质垂直,腱骨结合处以远约1.0~1.5cm。
  - 向内侧打入导针,直到感觉到较硬的肱骨头的软骨下骨。
  - 使用C形臂分别进行正位和侧位的位置确认。
  - 将第二枚导针平行放置在第一枚导针的后侧约1.5~2.0cm、远侧1~1.5cm处。
  - 使用C形臂再次确认复位满意,导针放置位置和深度恰当。

器械/植入物

- 有多种空心螺钉系统可使用。
- 导针末端应带有螺纹。
- 自攻螺钉更佳。

争议

- 因为骨质较差，在骨折应该用缝线而不是螺钉固定这一问题上存在争议。在大多数情况下，肱骨头软骨下骨的骨质足可以用螺钉固定。上方缝线联合螺钉可以提高固定强度。

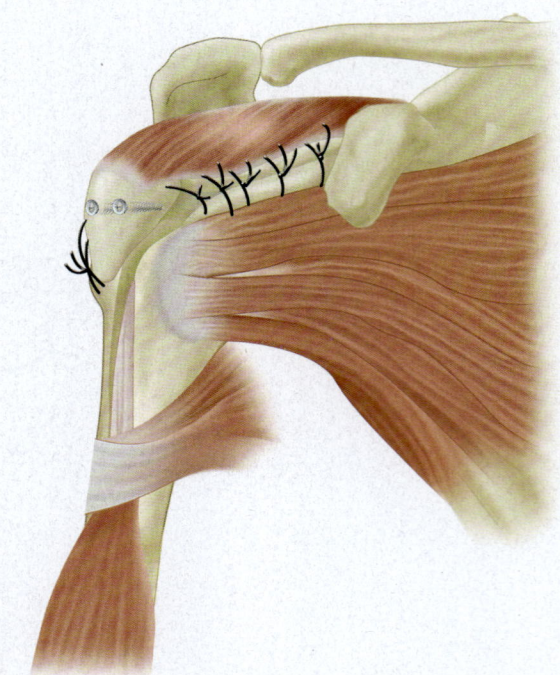

图14

手术要点

- 通常使用大角针可以轻松地将骨折块间缝线的深支通过骨折床，经结节间沟深面，从肱骨外侧皮质穿出。
  - 如果外侧皮质骨太过坚硬，缝针不能穿透，则可在外侧皮质上钻孔，再使用缝线穿引器将缝线穿引过。

注意事项

- 应保留旋肱前血管。
- 避免在解剖颈区域使用较大的缝合锚钉，因为骨折床和解剖颈之间的皮质缘较窄，仅为0.5～1.0cm。

第四步：最后固定和三角肌关闭

- 选择2枚长短合适的带有垫圈的空心螺钉沿导针拧入（图14）。
- 将已穿入缝线的一支尾线穿过骨折线前侧大结节的腱骨结合部。
- 最后用X线透视确认。
- 修复三角肌裂口，若三角肌前侧已作松解，则需将其重新固定到肩峰上。

手术步骤：经三角肌胸大肌间隙入路行切开复位内固定术治疗小结节骨折

第一步：表层切开

- 在三角肌胸大肌间隙处作6～8cm切口
- 将头静脉和三角肌一起向外侧牵开，将胸大肌向内侧牵开。

第二步：深层切开

- 在联合肌腱外侧切开胸锁筋膜。

争议

- 也可能会使用螺钉固定。如果将螺钉放置在与骨折线垂直的位置，那么在相对较软的干骺端骨组织内可能会需要双皮质固定，因为螺钉通常都会从肱骨头软骨下骨的外侧穿出。

- 确认腋神经，确定肌皮神经是否自较高位置穿过联合肌腱。
- 向内侧拉开联合肌腱，向外侧拉开三角肌。
- 在胸大肌附着处上方找到肱二头肌长头肌腱，切开腱鞘和肩袖间隙至盂上结节。
- 将肱二头肌长头肌腱缝合固定在胸大肌止点上缘，然后将肌腱从近端切断。
- 确认小结节骨折块，保留旋肱前血管。

第三步：临时复位和固定

- 将三根高强度的不可吸收缝线分别由上而下，从肩胛下肌肌腱深面穿过腱骨结合部到浅面（图15）。
  - 这样，这三条缝线中有一条在小结节浅面，还有一条在小结节深面。
- 向内侧牵拉小结节，显露肱骨解剖颈。
- 在外科颈部位放置2枚缝合锚钉，分别靠近小结节骨折床或足印的上部和下部（图16）。
  - 将缝合锚的尾线按照褥式缝合的方法，由深至浅穿过肩胛下

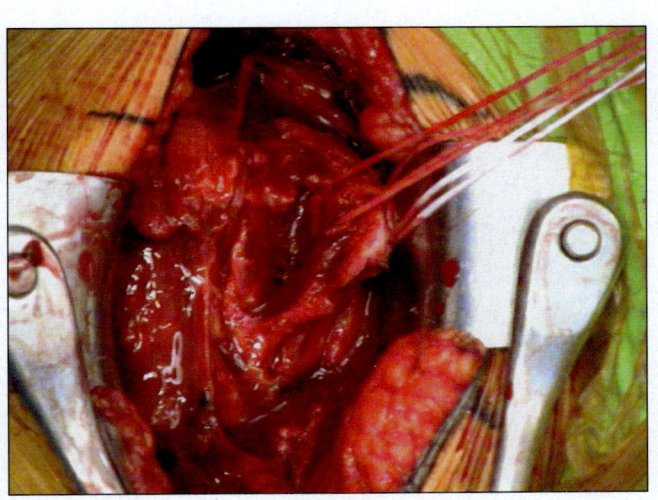

图15

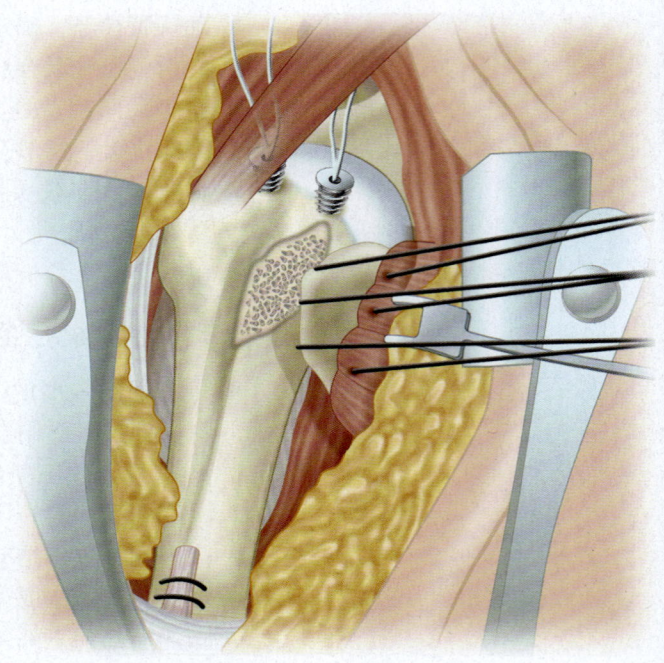

图16

　　肌肌腱的腱骨结合处，缝穿部位在已放置好的不可吸收缝线的内侧少许。
- 将之前放置好的三条缝线的深面分支穿入肱骨干骺端骨折表面的外侧部分，穿过结节间沟深面，从结节间沟后方的外侧皮质穿出。通常可使用大角针即可完成该操作。
- 当三条缝线的深面分支都穿引完成后，分别与其对端夹在一起。

第四步：最后固定

- 使用三组缝线固定小结节（图17）。
  - 在肩袖间隙使用单纯软组织对软组织的结节缝合(虚线箭头)。
  - 将三根骨折断端间的缝线环绕小结节并穿过骨折床，在结节间沟表面打结固定（白色箭头）。
  - 来自解剖颈部缝合锚的两根内侧缝线（黑色箭头）。
- 用手将小结节维持复位，用一条不可吸收缝线将肩袖间隙外侧关闭。先将肩袖间隙的缝线打结，以使小结节保持在复位位置。

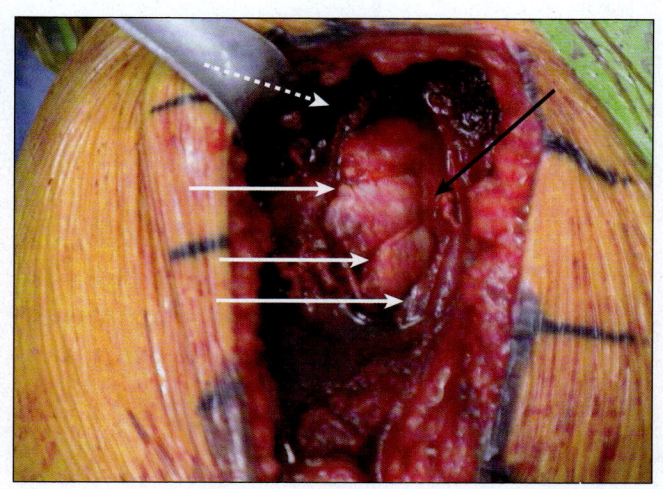

图17

手术要点

- 术后康复进展的速度部分取决于术中骨折稳定性。
  - 在第一次术后访视（7~10天）和术后6周时的评估访视中间可对患者进行一次访视，以监控其康复进展。
  - 如果患者依从性好且活动范围在按预期恢复，则术后头6周内的被动锻炼可以在家中进行。
- 在术后头6周内仔细检查神经损伤情况。
- 密切随访内固定物位置和骨折复位情况。

注意事项

- 没有注意到神经损伤。
- 对复位丢失或内固定穿透关节面没有注意或认识不足。
- 康复训练过于激进，尤其在头6周内。

- 然后将缝合锚缝线打结，以防止以上缝线打结时会造成过度复位。
- 最后将环绕小结节的三条骨折断端间缝线打结。
- 用 C 形臂确认复位情况。

术后护理和预后

- 如果内固定牢固，所有的手术术后护理均相似。
- 术后护理的基本理念是：先经过一个较短的愈合期，在术后6~8周内逐渐进行被动活动范围练习，之后逐渐加入主动活动范围练习、肌力训练和逐步恢复日常活动。
- 完全康复可能需要1年的时间。
- 分别在术后7~10天、3周、6周、3个月、6个月和1年时随访X线片影像。
- 特殊的术后护理：
  - 7~10天：将手臂悬吊以保持舒适，进行钟摆练习。
  - 10天至6个月：仰卧位被动上抬，被动外旋，钟摆练习。
  - 6~8周：增加被动运动范围终点的牵伸练习和过顶滑轮练习。
  - 8~12周：增加主动活动范围练习；进行肩袖、三角肌和肩胛带肌的肌力训练。
  - 12~24周：逐渐恢复日常活动。
- 可能出现的并发症：
  - 复位丢失。
  - 内固定物松动移位或穿透到关节内。

> **争议**
> - X线片的投照频率存在争议。6周内在三个时间进行投照复查已得到公认，因为内固定物问题和复位丢失最易在这个时间段内发生，并且一旦发生在此时间段内最容易处理。
> - 术后康复的时间规划、积极程度和调整存在争议。
>   - 可能不存在一个适用于所有患者的正确康复计划，康复训练必须因人而异。
>   - 评估骨折的稳定性、随访时活动范围的进展情况以及患者因素如依从性、年龄和骨质量情况等都对康复策略的制订起着决定性作用。

- 不愈合。
- 畸形愈合。
- 缺血性坏死。
- 创伤性关节炎。
- 冻肩症。
- 肩袖撕裂。
- 神经损伤。
- 复杂区域疼痛综合征（反射性交感神经营养不良）。
- 血管损伤。
- 感染。

证据

Brunner F, Sommer C, et al. Open reduction and internal fixation of proximal humerus fractures using a proximal humeral locked plate: a prospective multicenter analysis. J Orthop Trauma, 2009, 23: 163-72.

在本研究中，158例骨折使用切开复位肱骨近端锁定钢板内固定治疗，其中157例随访1年。原发的螺钉穿透肱骨头是最常见的问题（14%），其次是继发的螺钉穿透肱骨头（8%）和缺血性坏死（8%）。平均Constant评分为72分，平均上肢肩手功能障碍（disablities of the arm, shoulder, and hand, DASH）评分是16分。在功能上可获得较好的效果。术中更精确的长度测量和选用较短的螺钉应可避免原发的螺钉穿透问题。（Ⅳ级证据）

Egol KA, Ong CC, et al. Early complications in proximal humerus fractures (OTA Types 11) treated with locked plates. J Orthop Trauma, 2008, 22: 159-64.

该研究随访了51例采用肱骨近端锁定钢板内固定治疗骨折或骨不连的病例，分析术中、术后即刻或术后晚期并发症的发展。影像学上92%的病例术后3个月时骨折愈合，有2例骨折最后随访时有骨坏死表现。12例患者中出现了16种并发症（24%）。8例患者中的8个肩出现螺钉穿出肱骨头的并发症（16%）。2例最后随访时出现骨坏死。该研究报道的主要并发症是螺钉穿出，建议在术中估计合适的螺钉数量和长度时要保持高度警惕，以防止关节穿透现象的发生。（Ⅲ级证据）

Flatow EL, Cuomo F, et al. Open reduction and internal fixation of two-part displaced fractures of the greater tuberosity of the proximal part of the humerus. J Bone Joint Surg [Am], 1991, 73: 1213-8.

12例两部分肱骨近端大结节骨折患者接受切开复位内固定治疗，年龄34~72岁（平均53岁），术后随访时间平均为5年（2~8年）。采用前上三角肌分离入路，结合肱骨的旋转，获得了对回缩的大结节良好的显露。术中使用高强度的不可吸收缝线对大结节做内固定，并仔细修补了肩袖，术后允许早期被动活动。所有骨折术后均无移位并愈合。结果了 6 例优，6 例良；主动上抬达 170°。一例出现部分性、一过性的腋神经麻痹。（Ⅳ级证据）

Keener JD, Parsons BO, et al. Outcomes after percutaneous reduction and fixation of proximal humeral fractures. J Shoulder Elbow Surg, 2007, 16: 330-8.
该研究包括来自 3 家医院的 35 例患者。其中 27 例术后随访时间大于 1 年。受伤时的平均年龄为 61 岁。有 7 例两部分、8 例三部分和 12 例肱骨头压缩外翻的四部分肱骨近端骨折。所有骨折均仅采用复位经皮固定技术。所有骨折术后均获得愈合。平均美国肩肘外科医生评分和 Constant 评分分别为 83.4 和 73.9。4 例患者畸形愈合，4 例患者出现盂肱关节的骨关节炎。（Ⅳ级证据）

Koike Y, Komatsuda T, et al. Internal fixation of proximal humeral fractures with a Polarus humeral nail. J Orthop Traumatol, 2008, 9: 135-9.
本研究中，对 54 例患者（女 44 例，男 10 例）的 54 个肩骨折使用 Polarus 肱骨髓内钉行髓内固定治疗。根据 Neer 分类法，两部分骨折有 29 个肩，三部分骨折有 22 个肩，四部分骨折有 3 个肩。所有的肩术后均获得骨性愈合。无肱骨头的骨坏死发生。术后功能评价采用 JOA 评分平均为 81 分。43 例患者（79）结果满意。4 个肩出现内翻畸形（8%），4 例患者出现大结节畸形（8%）。（Ⅳ级证据）

Rowles DJ, McGrory JE. Percutaneous pinning of the proximal part of the humerus: an anatomic study. J Bone Joint Surg [Am], 2001, 83: 1695-9.
本研究中，取 10 枚新鲜冷冻肩关节标本，使用文献报道的方法在透视引导下向肱骨近端内打入导针。近端的外侧导针平均距离腋神经的前支约 3mm。20 枚外侧导针中的 4 枚穿破肱骨头的关节软骨。前侧的导针平均距肱二头肌长头肌腱约 2mm（3 枚标本中穿透肌腱），距离头静脉约 11mm（一枚标本穿透血管）。近端经小结节导针分别距离腋神经平均 6mm，距后旋肱动脉 7mm（2 枚标本内旋时导致该血管神经结构隆起）。

Sudkamp N, Bayer J, et al. Open reduction and internal fixation of proximal humeral fractures with use of the locking proximal humerus plate: results of a prospective, multicenter, observational study. J Bone Joint Surg [Am], 2009, 91: 1320-8.
本研究对 187 例急性肱骨近端骨折患者（平均年龄 62.9±15.7 岁），采用切开复位肱骨近端锁定钢板内固定治疗。术后 1 年随访时同时评估了患侧和健侧的 Constant 评分和 DASH 评分。患侧平均 Constant 评分为 70.6 ± 13.7 分，与健侧对比，是健侧评分的 85.1% ± 14.0%。平均 DASH 评分为 15.2 ± 16.8 分。术后 1 年随访时，155 例患者中有 52 例（34%）出现共 62 种并发症。其中最常见的并发症是术中螺钉穿透肱骨头关节面，155 例中有 21 例穿透（14%）。（Ⅳ级证据）

Visser CP, Coene LN, et al. Nerve lesions in proximal humeral fractures. J Shoulder Elbow Surg, 2001, 10: 421-7.
该研究纳入了 143 例连续低速度损伤造成的肱骨近端骨折患者。根据 Neer 分类，93 例无移位，50 例为移位骨折。96 例患者（67%）肌电图发现有失神经支配问题。大多数为腋神经受累 [83（58%）] 和肩胛上神经受累 [69（48%）]。经常会发现神经的合并损伤。在骨折移位的病例 [82%（41/50）] 比无骨折移位病例 [59%（55/93）] 的神经损伤更为常见。（Ⅲ级证据）

图 9-11 得到了 Jorge Orbay M. D. 的允许。

30 肱骨近端三部分和四部分骨折的切开复位和内固定

Julie Y. Bishop, Joseph Mileti

注意事项

- 肱骨近端三部分骨折脱位。
- 移位的肱骨近端四部分骨折，特别是伴有肱骨头内翻畸形。
- 严重的骨质疏松（可能无法实现板钉固定）。
- 内侧骨皮质严重粉碎并失去骨膜的软组织袖/铰合。

争议

- 大结节严重粉碎
- 骨质疏松程度可接受板钉内固定

适应证

- 移位/不稳定的三部分肱骨近端骨折主要包括移位的大结节（greater tuberosity，GT）和肱骨干。
- 四部分肱骨近端骨折偶尔会包括其中一个结节的轻度移位，经常是小结节（lesser tuberosity，LT）无移位的碎裂。

临床检查／影像学检查

- 体格检查最重要的部分是证实腋神经的功能以及皮肤软组织状况。必须确定三角肌的三个象限均有收缩且腋神经感觉正常。否则，在认识骨折方面，体格检查非常有限。
- 普通放射学检查
  - 准确的盂肱关节前后位片（图1A）。
  - 准确的肩胛骨侧位片（图1B）。
  - 腋位片：如果很难拍摄，可进行改良腋位摄片。
  - 准确的前后位片对于准确判断大结节的移位程度非常重要。

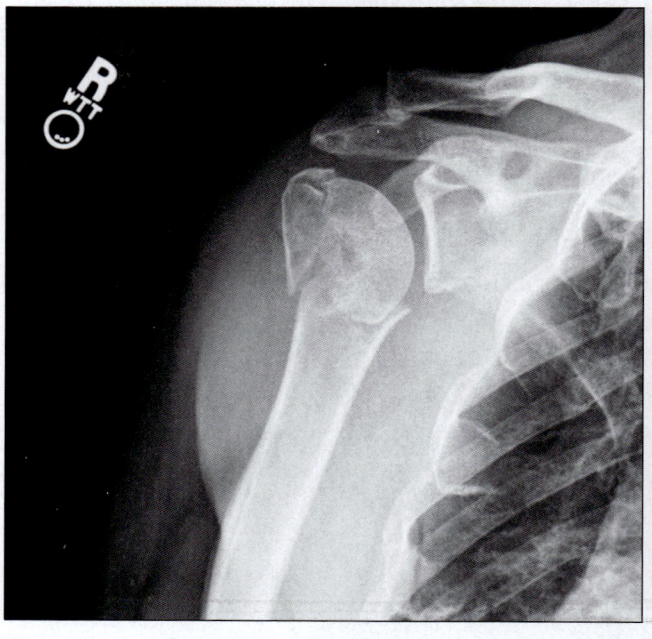 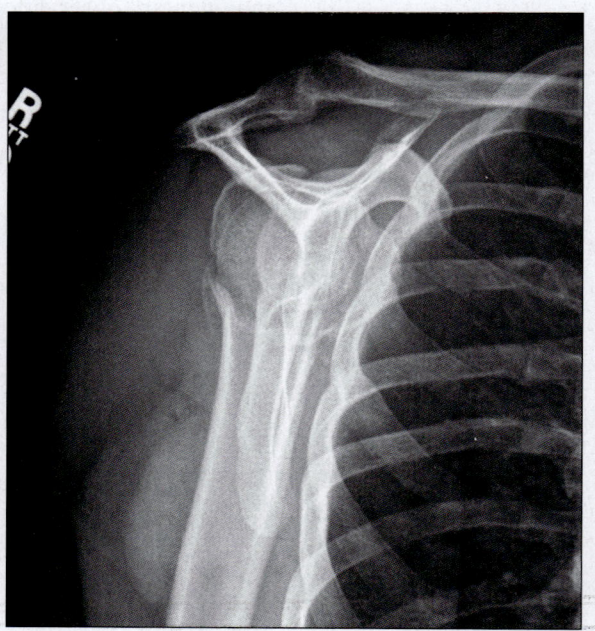

A B

图1

治疗方案

- 保守治疗常适用于老年和久坐的患者，骨干与肱骨头间有足够的重叠以愈合。
- 经皮克式针固定可用于这一类型的骨折。
- 偶尔可以选择单纯的强力缝线缝合。

常常照射这一位置时采取上肢内旋，因此无法获得准确的大结节轮廓（图2）。在这种情况下，如果放射技术人员不熟悉正确的技术，经治医生需摆正上肢位置以获得正确的摄片体位。上肢应取 20° 轻度外旋拍摄肩胛骨的前后位（图3）。侧位片能够准确判断肱骨干的成角和前向移位程度。

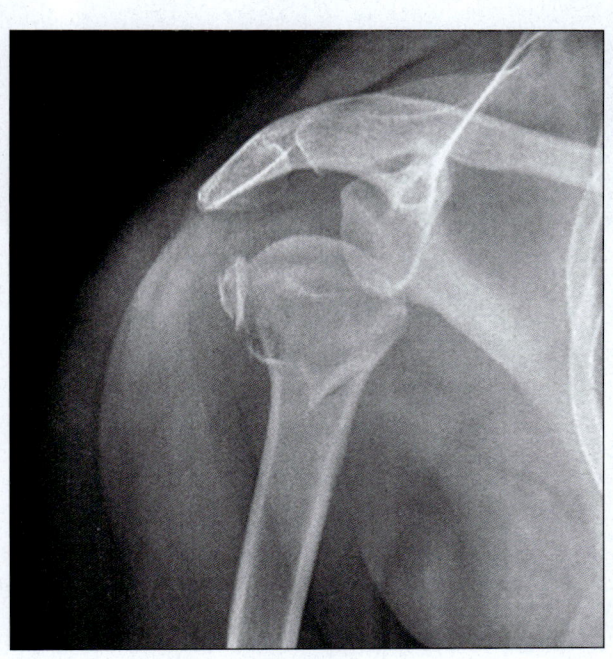

图2

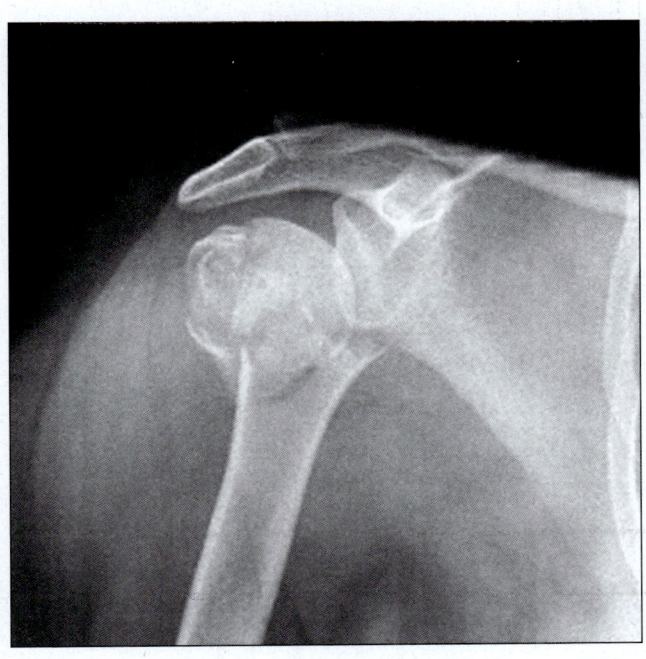

图3

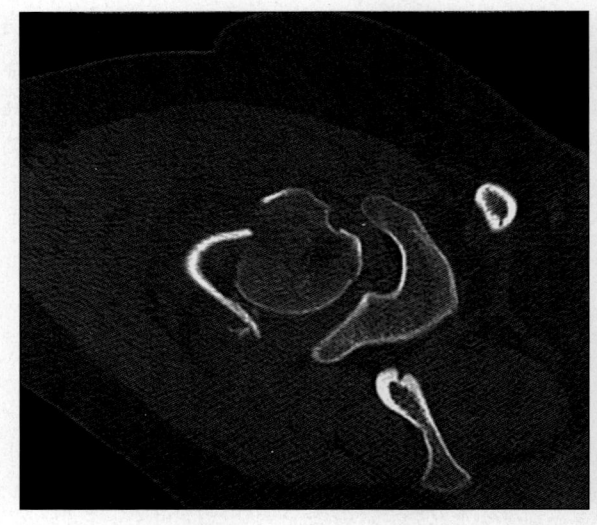
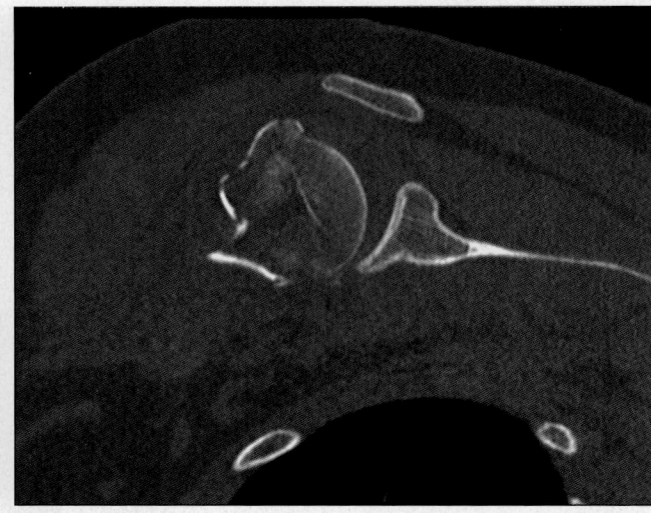

A B

图4

- CT
  - 虽然不总是必须的，但 CT 扫描能够提供更详细的结节受累程度的评价（特别是无移位的小结节碎裂）以及关节面受累的情况。
  - 图 4A 显示了图 2 和 3 中骨折 CT 扫描的情况，显示出小结节的小碎裂，图 4B 的 CT 扫描显示了大结节的移位程度。

外科解剖

- 必须准确辨认三角肌胸大肌间隙，错误地切开平面将导致三角肌前象限的严重损伤。
- 必须辨认喙突和联合腱，因为过于偏内侧的切开可能会导致神经和血管的损伤（图5）。
- 必须辨认肱二头肌长头肌腱，它位于胸大肌止点的内侧（图 6A；Freer 拉钩位于肱二头肌长头肌腱上）。这是指导精确骨折复位的重要解剖标志，但其常常被嵌入骨折端，阻挡复位（图6B）。

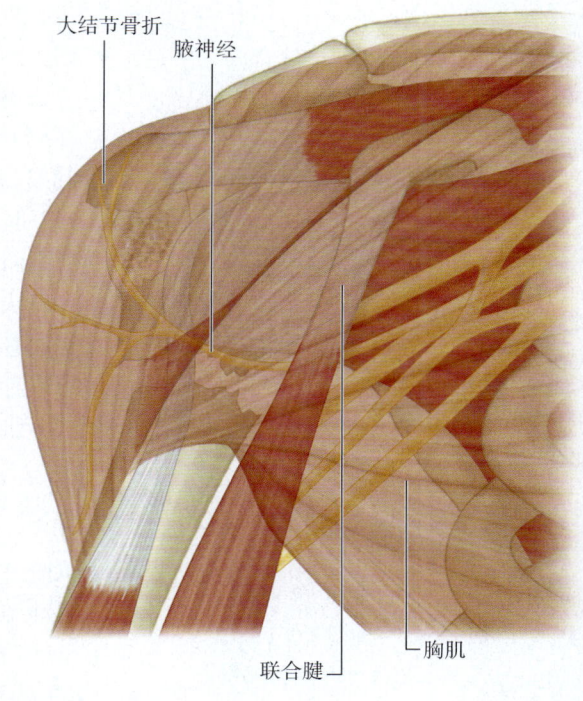

图5

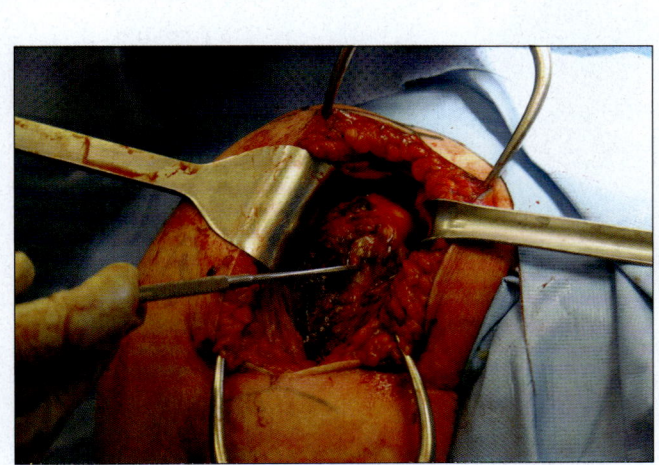
A

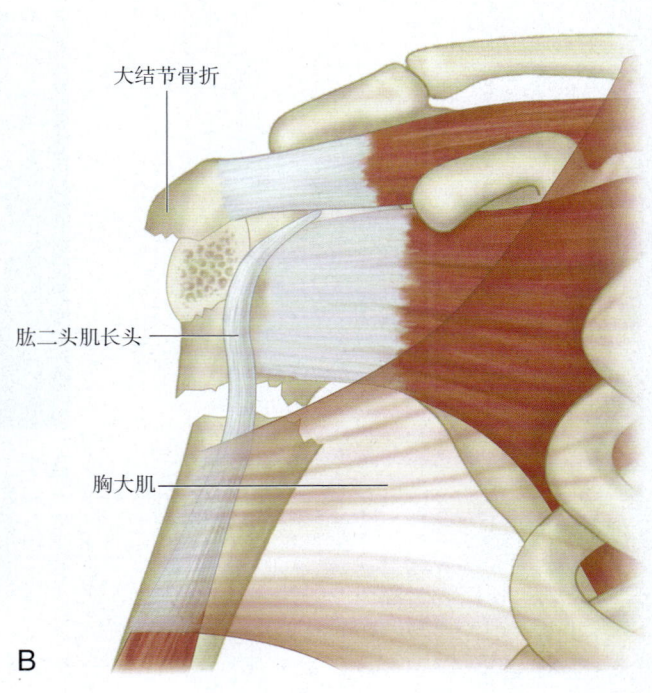
B

图6

设备

- 一台适用于肩关节沙滩椅位并允许术中使用C形臂透视的手术床。
- 可能要采用臂托或体位架以免影响术中透视。

争议

- 对于使用迷你C形臂（图8A）还是大C形臂（图8C）更好，目前存在一些争论。外科医生可对二者均进行尝试然后决定哪一种更适合自己，它们都可工作良好。

- 在以下两处需辨认腋神经：
  - 前方位于肩胛下肌的下缘。
  - 后方腋神经支配三角肌。
  - 在牵拉三角肌以显露移位大结节后方，以及前方牵拉以显露和复位外科颈时，必须注意避免损伤腋神经。
- 肩胛下肌位于小结节的止点，必须对其进行辨认，它常常与肱骨头相连而不是独立的结构。
- 必需辨认大结节的骨折块以及与冈上肌、冈下肌和小圆肌相关的肩袖附着部分。
- 大结节骨折线几乎都位于肱二头肌间沟的后方，另外的要点是使肱二头肌长头腱位于结节间沟内。

体位

- 沙滩椅卧位最常应用于骨折固定（图7）。
- 应用沙滩椅体位架时必须使肱骨近端不被阻挡以影响C形臂的影像增强检查。
- 可以应用手臂支架，但不能影响C形臂。
- 可用一个Mayo支撑垫来支撑上肢，可以用它来调整高度并做内、外移动。
- 患者的整个患肢均需消毒铺巾。

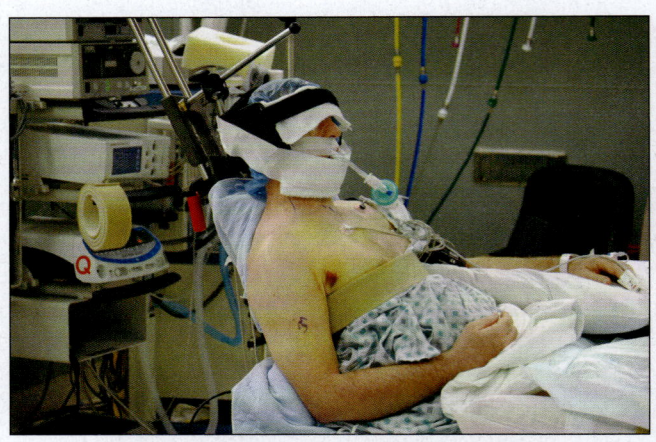

图7

手术要点

- 在铺单前先放置C形臂以确定其能否提供良好的术中影像，这对预后非常关键。
- C形臂常需放置于患者头侧，应确定手术室中有足够的空间摆放设备（图8）。
- 确定C形臂屏幕放置的位置以便于术者观察影像。
- 确定患肢消毒铺单良好且可无阻碍地自由活动。如术中出于任何原因需转换为半肩关节成形术，应保证术者可进行外展、内收和外旋动作来处理骨干。

注意事项

- 必须注意要在铺单前完全确定可以获得所需的影像，包括患者体位以及其在手术台上的位置。
- 必须注意患者头部的位置，因为当旋转C形臂以获得良好影像的时候可能撞到患者的头部。

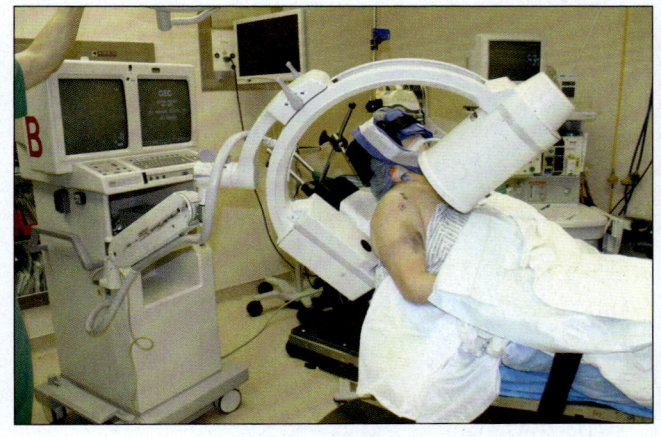
A

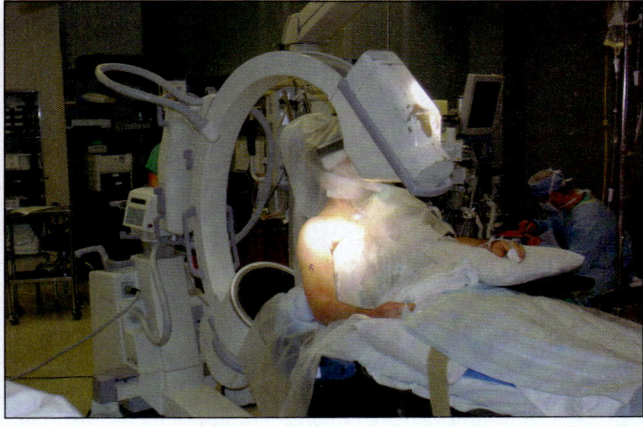
B

图8

手术要点

- 在创伤情况下很难找到三角肌胸大肌间隙，该间隙常比预计位置偏内。
- 头静脉很少因创伤而受损，术者往往可以找到它。
- 肱二头肌长头肌腱是关键的结构，通常需找到它以帮助对解剖的理解。
- 请记住尽量减少对内侧软组织的剥离，除非是因为复位的需要。

注意事项

- 寻找三角肌胸大肌间隙失败会导致术者在三角肌前方象限错误地制造一个新的间隙。
  - 这将限制显露。
  - 也将导致三角肌萎缩和失能。
- 未能充分清理的骨折处血肿以及肩峰下间隙早期形成的粘连将影响对大结节骨折块的准确评估。

切口 / 显露

- 应用三角肌胸大肌入路（图9）。
  - 提前根据喙突的位置标记出切口。
  - 肿胀会影响肩关节的正常形态以及预期的重要解剖标志位置。
- 三角肌胸大肌间隙及头静脉的位置（图10）。
  - 创伤引起的肿胀可导致解剖形态改变。
  - 可根据外科医生的喜好将头静脉牵向内侧或外侧。

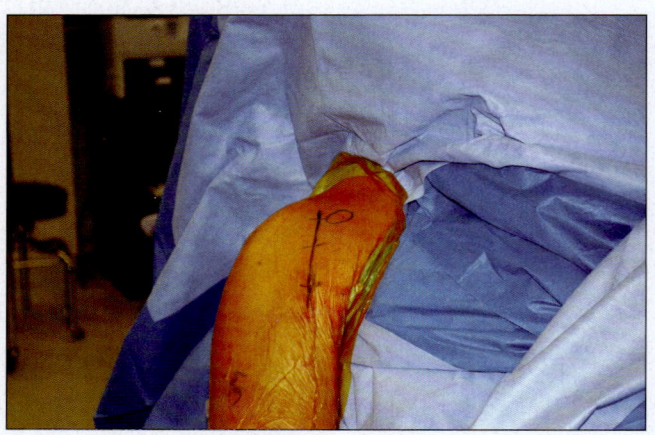

图9

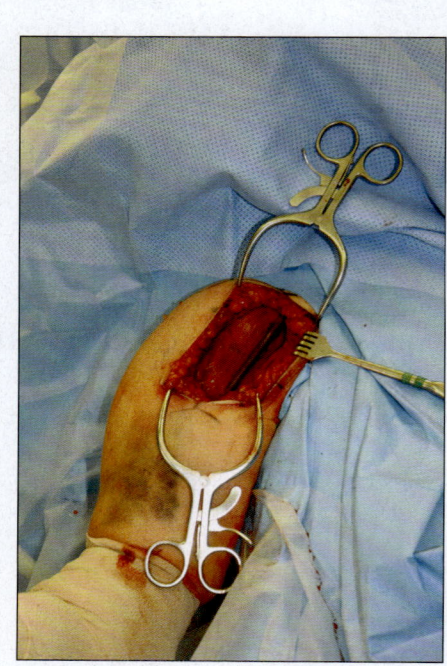

图10

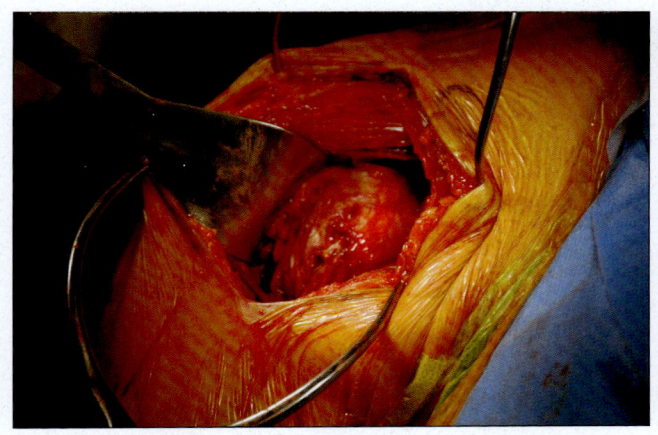 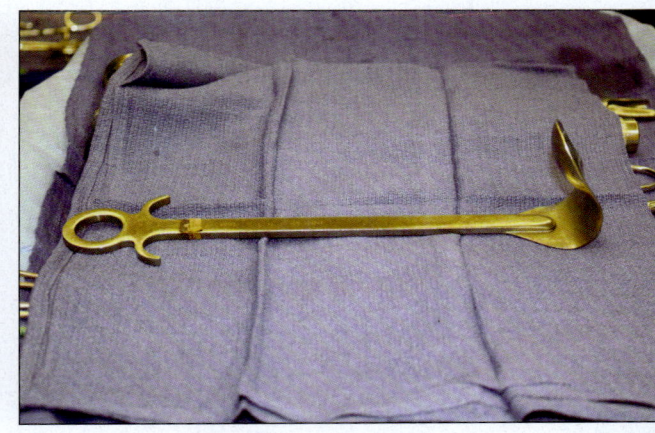

A　　　　　　　　　　　　　　B

图11

器械

- 可用特殊的器械来牵拉三角肌，它们非常有助于显露并方便手术操作（图11B）。

- 牵开三角肌（图11A）。
  - 应冲洗创面以清除血肿。
  - 游离所有的三角肌下的粘连。
  - 放置合适的拉钩。
- 定位喙突和联合腱。
  - 应当轻柔地分离联合腱与下方的肩胛下肌。温和地使用手指分离往往是最佳的。
  - 牵开联合腱。
- 辨认小结节
  - 定位肱二头肌肌腱及其下方的结节间沟（图6A）。
  - 确认其位置与骨干骨折及骨干移位（旋转和成角）的关系。
  - 触诊肱二头肌长头肌腱，紧邻其内侧的是肩胛下肌止点。
- 辨认大结节
  - 自肩峰下间隙清除所有的血肿。
  - 定位喙肩韧带。
  - 对肩峰下间隙进行钝性清理，可将手指或如Cobb骨膜起子的钝性器械从喙肩韧带下方插入肩峰下间隙。
  - 再一次借助肱二头肌长头肌腱确认大结节骨折，其特点是骨折线位于结节间沟后方。

手术要点

- 肩袖肌肌腱的强度大于大、小结节。必须在腱骨界面进行缝合；不要尝试穿过结节的骨质进行缝合。

注意事项

- 大结节常出现粉碎或伴有骨质疏松；夹持时应格外小心并应尽量只借助腱性结构移动骨折块。

手术步骤

第一步

- 移动大、小结节。
- 小结节

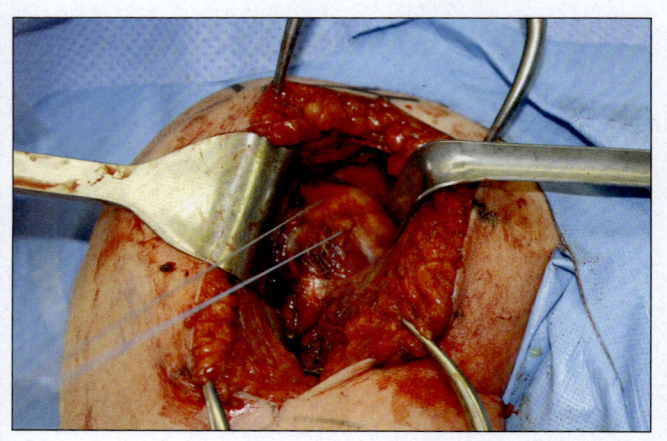
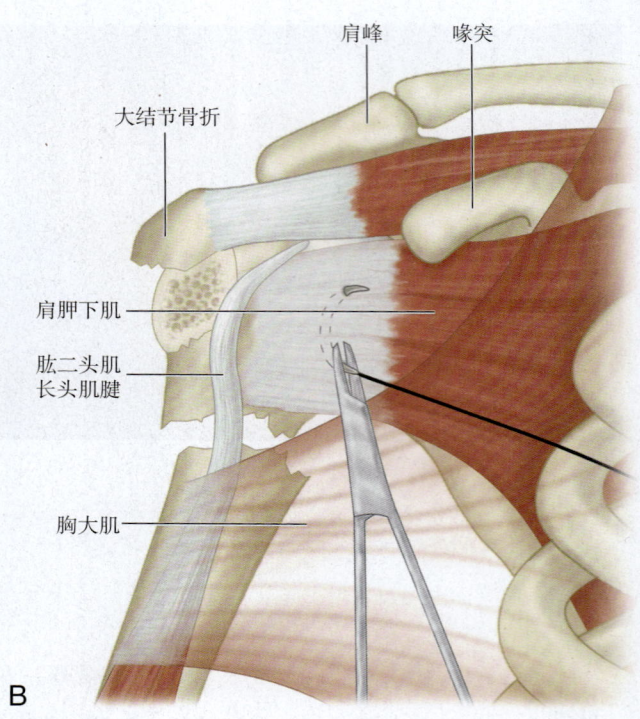

A

图12

B

器械 / 植入物

- 应用强力缝合线控制大、小结节。
- 缝合时使用足够大的缝合针；否则将很难穿过冈下肌的后方结构（图14）。

- 肱骨头 – 小结节复合体常因为肩胛下肌的牵引力导致内旋移位。
- 应用强力缝线（2号或5号强力缝线）1针或2针经过腱骨交界处垂直缝合肩胛下肌（图12A和12B）。
- 如果小结节没有骨折或骨折未出现移位，这些缝合将有助于提供控制肱骨头 – 小结节复合体旋转的牵引力。
- 如果小结节碎裂，它经常是无移位的且具有完整的软组织合页。

■ 大结节

- 外科医生必须确认骨折血肿清理干净并且大结节的显露良好。大结节经常向后方或上方移位。将上肢内旋可以更好地显露大结节，并且轻轻撬拨大结节来对抗三角肌的拉力。
- 首先在冈上肌的腱 – 骨界面进行强力缝合。这可以让医生将大结节更加牵向前方，使接下来的冈下肌的过线变得更加容易。
- 随后在冈下肌的腱 – 骨界面再进行缝合（图13A和13B）。

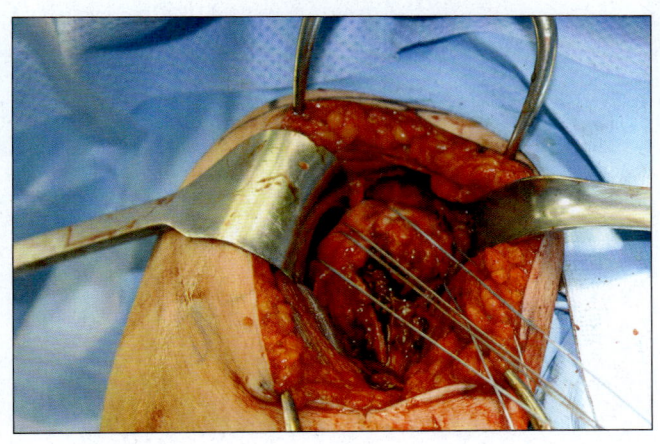
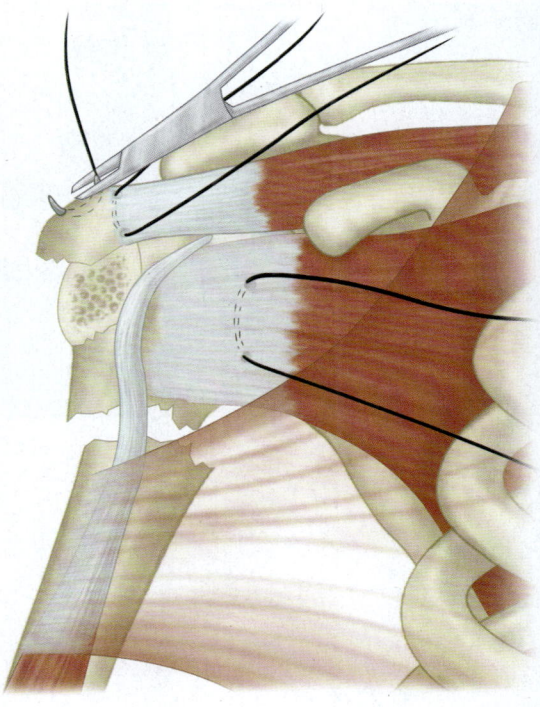

A

B

图13

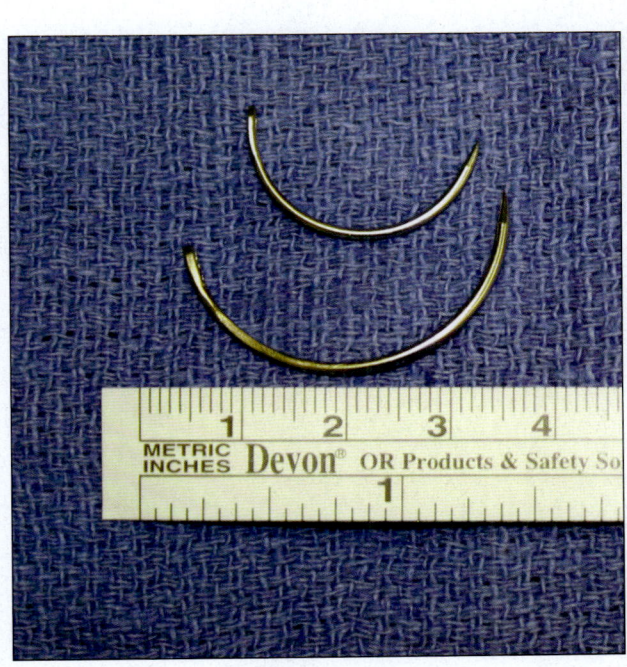

图14

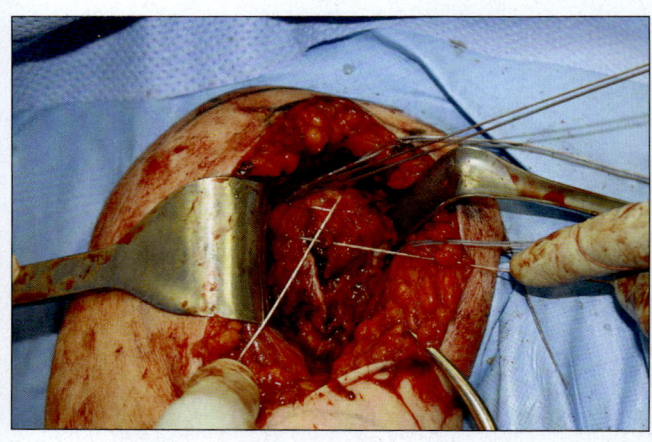 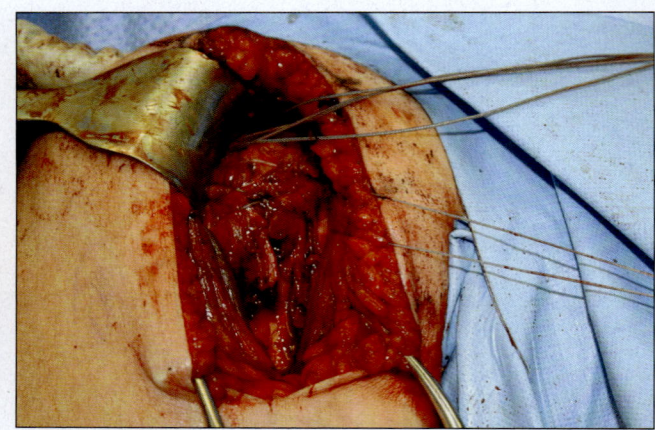

图15

手术要点

- 再次利用肱二头肌肌腱为复位大、小结节的标志。结节间沟通常会与肱骨头 – 小结节复合体连接在一起。
- 大结节骨折块上常存在一条非常明显的干骺端骨脊，可用于指导确定大结节的位置。

注意事项

- 注意不要过度复位大结节，这种情况会在过度强力地向下牵引缝合时而出现。
- 要明确这些牵引缝合有助于肱骨头向骨干的复位——而不要只将其用于大、小结节的复位。

器械/植入物

- 如果肱骨头外翻倾斜，可用一把 Cobb 骨膜起子或类似的器械将肱骨头撬起。

第二步

- 大、小结节已复位（图 15A 和 15B）。
  - 大、小结节位于腱 - 骨界面的牵引缝合有助于其复位。
  - 牵拉肩胛下肌的缝线可使肱骨头外旋转向大结节，牵拉大结节前方及后方的缝线可使大结节旋转来复位。
  - 肱二头肌肌腱可作为对线大、小结节的解剖标志。
  - 如果因为大结节的移位程度而切开肩袖间隙，那么它也可用于评估大结节的复位。
- 此后，大结节可借助大、小结节腱 - 骨界面的强力"8"字缝合与肱骨头 - 小结节复合体进行修复。
- 应使用 C 形臂，在牢固缝合固定之前确认复位的情况。
- 应特别注意肱骨头的外翻嵌压。
  - 在纠正肱骨头外翻畸形前，大结节很难达到解剖复位。可用一把 Cobb 骨膜起子或类似的器械将肱骨头撬起。图 16 显示 Cobb 骨膜起子通过大结节骨折线推挤肱骨头脱离外翻（图 16A 和 16B），且肱骨头自外翻位复位（图 16C）。
  - 如果存在骨质疏松，骨移植可有助于降低股骨头外翻畸形。
  - 在这种情况下，内侧骨膜袖套通常是完整的，可以将它像合页一样复位外翻嵌压骨折。

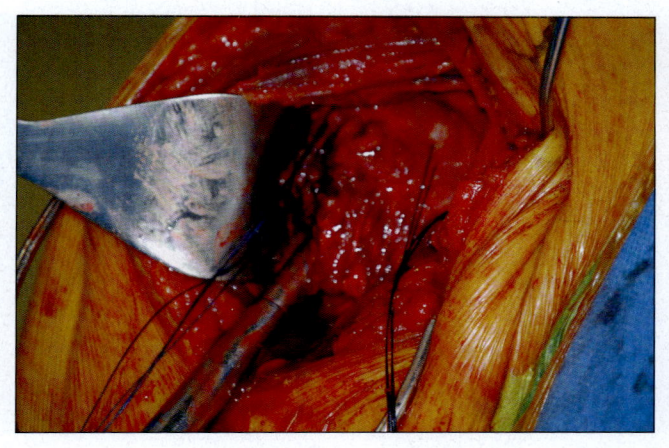
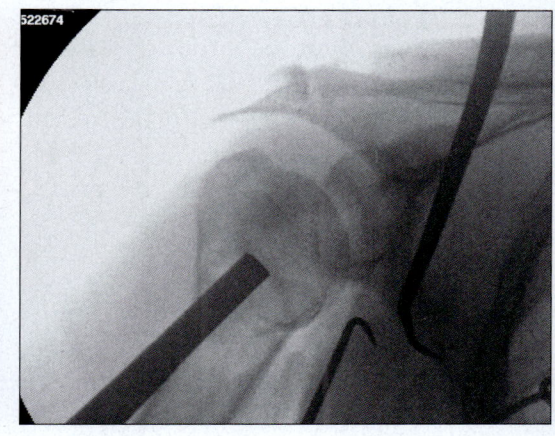
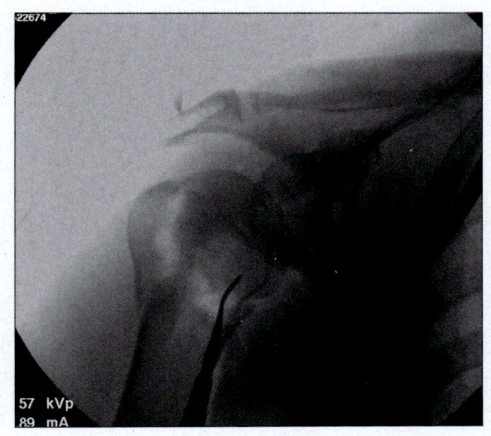

图16

第三步

- 现在可以将肱骨头-小结节复合体与骨干复位。骨干通常会在胸大肌的牵拉下向前内侧移位。肱二头肌长头肌腱可再次用于协助解剖复位。
- 大结节骨折块的干骺端骨脊将帮助肱骨头与骨干解剖复位（图17；将Freer拉钩置于大结节干骺端骨脊上）。
- 如果肱骨头结构与骨干间成内翻畸形，大结节缝线的牵引作用可使肱骨头内翻纠正获得复位，从而进一步放置接骨板。
- 选择型号合适的肱骨近端锁定接骨板：典型的累及肱骨外科颈的骨折无须使用长锁定接骨板，标准尺寸就已足够允许3枚双皮质螺钉固定于骨干。
- 缝线可穿过接骨板上的细克式针或缝合孔预置于肱骨接骨板上；它们可以在内固定完成之后被打紧（图18）。

手术要点

- 努力保持肱骨干向肱骨头内的嵌插以增加复位的稳定性。
- 大结节相对肱骨干几毫米的过度复位是可以接受的。
- 如果内侧皮质粉碎，肱骨干相对肱骨头的嵌插可以增加稳定性。

注意事项

- 如果骨干的外侧皮质相对肱骨头-小结节复合体的复位偏向了外侧，则肱骨头发生外翻畸形的风险就会增加而导致重建失败。
- 任何软组织的嵌入都会影响复位。
- 记住要对内侧进行有限的切开和软组织剥离。

器械／植入物

- 有数种肱骨近端锁定接骨板系统可以应用。
- 确认你有半肩关节成形系统作为备用，以在肱骨头关节面需要重建时使用。

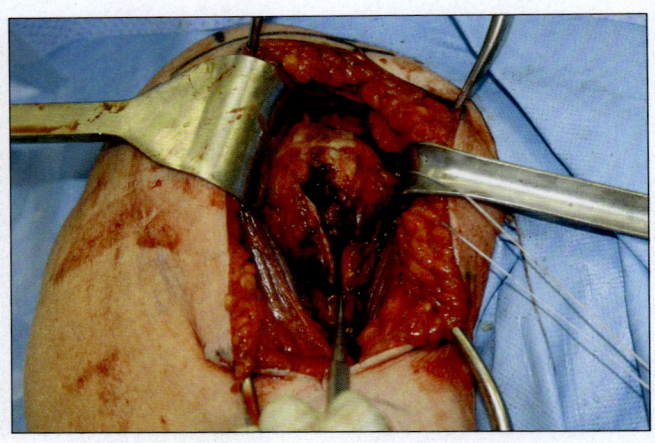

图17

第四步

- 接骨板可用克式针临时地固定在已复位的结构上；或者有人推荐使用锁定钉导向器来把持接骨板（图19A和19B）。在接骨板的边缘有小孔可用于克式针的打入。接骨板应沿结节间沟的外侧放置并与大结节的外侧皮质齐平。用一枚克式针确认接骨板位于骨干，并用C形臂证实以下几点：
  - 接骨板位置不过高。
  - 接骨板远端位于骨干中央。
  - 复位可以接受。

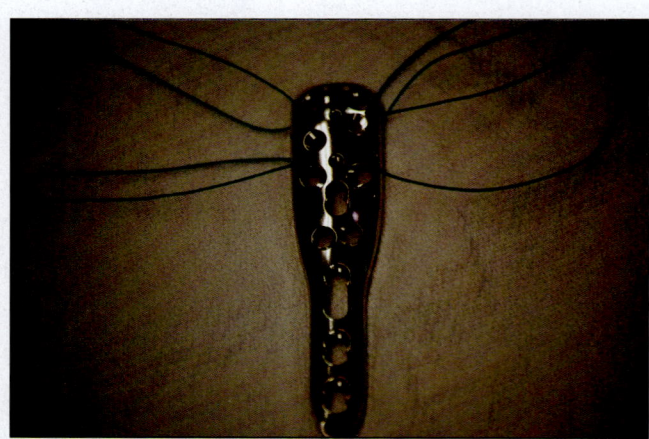

图18

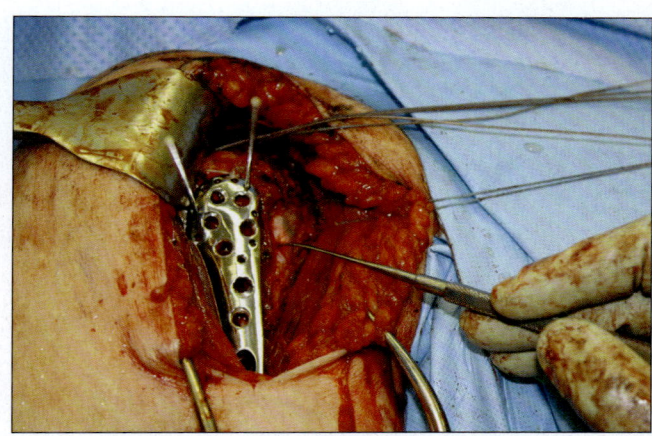
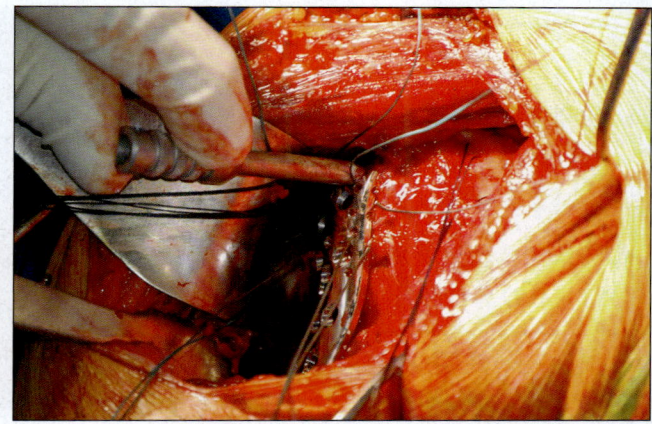

A

B

图19

- 随后置入螺丝钉。
  - 将一枚双皮质非锁定螺钉置于骨干内，最好是置于长圆孔内，以备对接骨板的高度进行必要的调整（图20）。通常在打入这枚螺钉之前，接骨板尚未与骨干齐平。这枚螺钉将接骨板完美地挤压到骨干，使骨干相对于肱骨头位于侧面。
  - 用C形臂确认接骨板的高度并进行调整，需要时可拧松长圆孔的双皮质骨螺丝钉。
  - 以最初的两枚锁定钉来确定接骨板相对于肱骨头的位置。
    - 肱骨头的骨质可能非常疏松，需要慢速钻孔，钻孔时轻敲钻头（或应用空心螺钉时的克式针），在刚刚敲击到软骨下骨的阻力时立刻停止。如果软骨下骨被穿破，将很难准确地判断螺丝钉的长度。

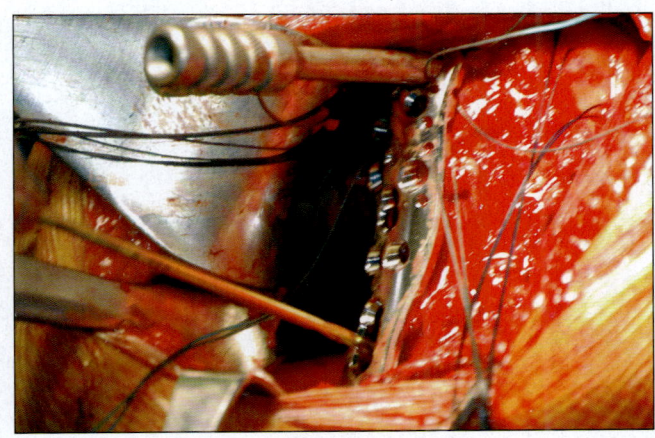

图20

手术要点

- 如果软骨下骨十分坚硬难以辨认,则应在C形臂透视下钻孔,以避免穿透软骨下骨。
- 成角的螺丝钉,特别是后向螺丝钉尤其较易从肱骨头穿出。

注意事项

- 大结节处冈上肌表面肩袖的厚度会迷惑术者导致接骨板位置过高,导致肩峰撞击(图22)。接骨板不得高于实际的大结节骨质水平,最好在透视下确定。术中可能看起来可以接受是因为接骨板位置较低,或位于肩袖平面上,但实际上接骨板位于骨平面之上。

争议

- 不是所有的肱骨近端锁定接骨板都能使用肱骨头空心螺丝钉。如果使用钻头或空心螺钉,医生必须确认钻头没有穿透软骨下骨,这种损伤比克式针穿透软骨造成的损伤更大。但钻头能够更好地感知软骨下骨的触及。

- 对于非常疏松的骨质,可以钻孔至十分接近软骨下骨的位置。疏松骨可使测深尺更深地穿入软骨下骨以减少刺透肱骨头的风险,还能使螺钉尽量长。
- 以上初始复位的顺序可以颠倒。
- 应再次应用C形臂来准确地判断整个结构,此时1枚骨干螺钉及2枚肱骨头螺钉可能够提供充分的固定来控制旋转并能大致检查接骨板位置和骨折复位情况。
- 剩下的螺钉通常都使用锁定头螺钉,随后拧入肱骨头。最后置入骨干螺钉。
  - 必须特别注意从骨干打向肱骨头的成角锁定头螺钉,这种螺钉通常很长,可以获得对肱骨头更好的把持。成角锁定头螺钉可在C形臂的实时监控下打入肱骨头,以保证其准确性(图21)。
  - 特别是在内侧粉碎和领部骨皮质丢失时,这种下方成角螺钉可以提供更加牢固的肱骨头下方支撑。
- 最后的C形臂透视应从多个角度动态进行,医生必须完全地证实没有螺钉穿入肱骨头关节面(图22)。

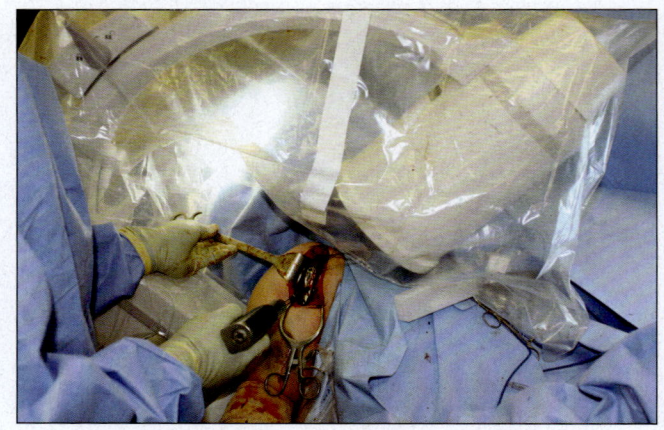

图21

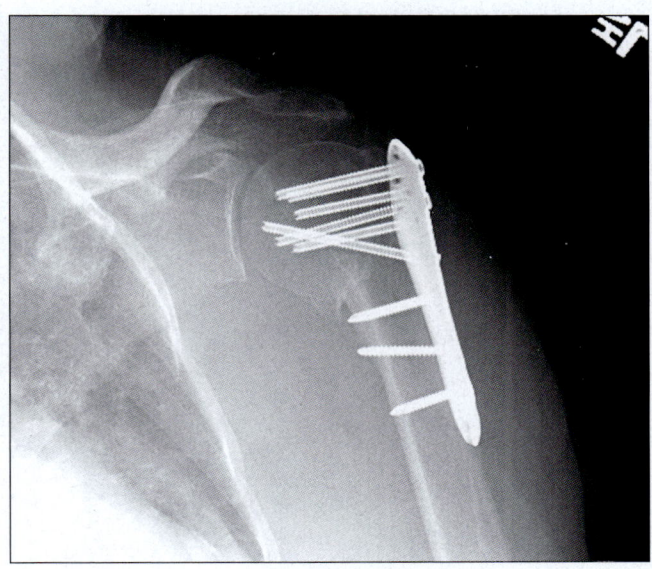

图22

第五步

- 对于额外的结节固定，应保证大结节的牵引缝合线安全地穿过克氏针孔或锁定接骨板近端的空置螺钉孔。
- 此外，缝合线可在接骨板放置之前预先穿过针孔（图23）。
- 缝合可借小缝合针进行并在接骨板上打紧（图24）。
- 如果肩袖被切开，则应在侧方缝合1～2针。
- 最终在直视及C形臂的透视下确定最终结构（图25）。
- 创面冲洗后按标准程序关闭。

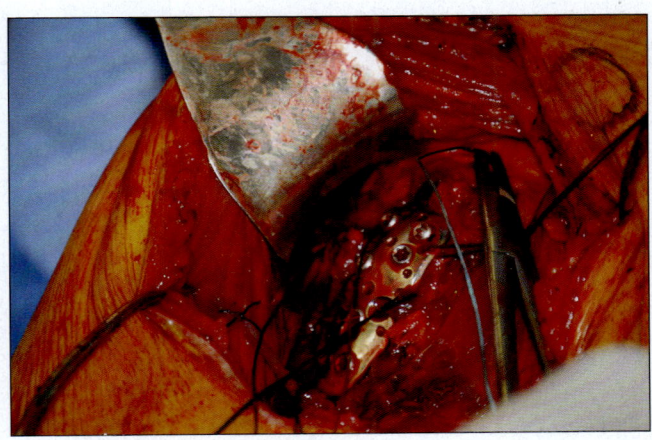

图23

注意事项

- 最常见的并发症有
  - 未发现的术中错误，首先是复位不良和肱骨头的螺钉穿出，这两点都可以借助术中准确的影像学检查避免。
  - 接骨板放置过高引起的撞击。
  - 术后内固定失效，缘于不充分的初始固定或未被认知的骨质疏松程度。
  - 骨折固定于过度内翻位可导致固定失败，肱骨头自接骨板的内固定失效将进一步加重内翻。在图27中，将骨折固定于可接受的内翻程度。
  - 术后由于对初始移位程度鉴别不当或四部分骨折所造成的缺血性坏死或内固定失效。
  - 术后由于接骨板撞击或广义的术后关节囊炎造成的关节强直。

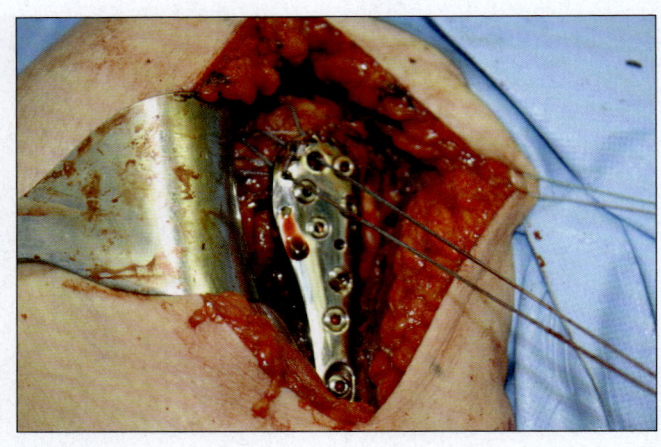

图24

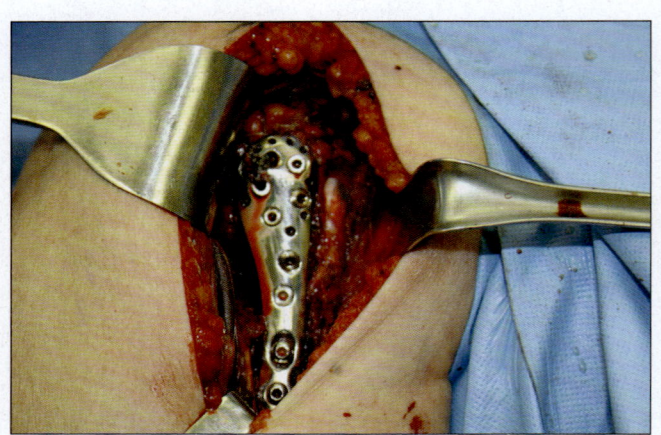

图25

术后护理及预后

- 患者应在术后10天、6周、12周及6个月进行随访，每次随访均需X线片检查。图26A和26B显示了图2-4同一骨折患者术后的影像学检查。
- 术后前臂吊带应佩戴6周。
- 最终决定术后活动范围取决于多种因素：骨质量、软组织质量、内固定安全性以及患者的全身条件。
- 钟摆样运动以及手/腕和肘关节的活动应在术后即刻开始。
- 术后的被动活动通常在患者能耐受的情况下立刻开始或根据术中的限制范围决定。

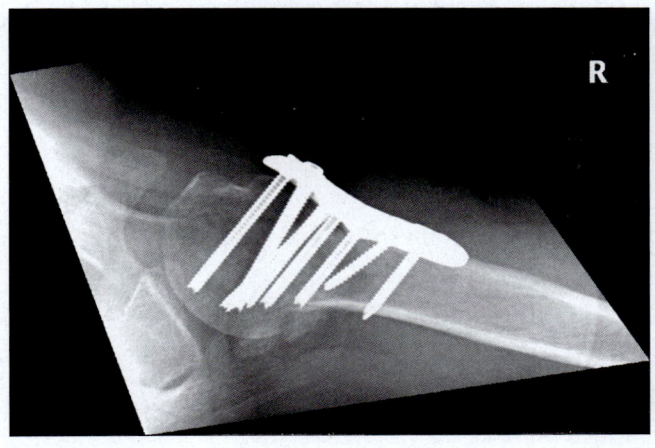
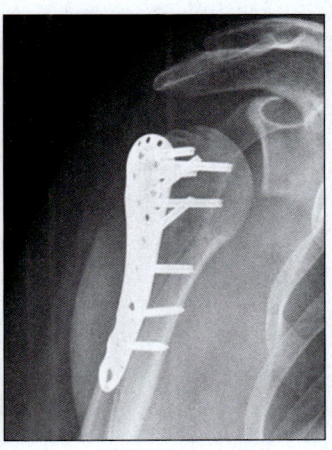

图26

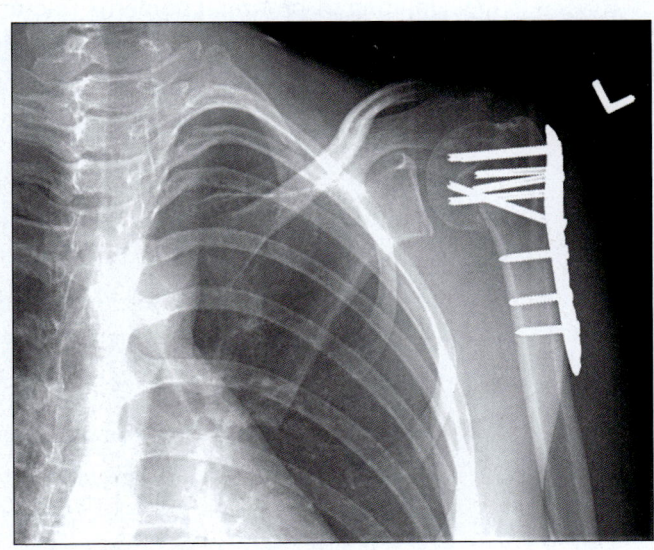

图27

- 主动辅助关节活动度训练和渐进的主动活动度训练应在术后约6周或出现结节愈合证据后开始。
- 最终的伸展活动以及渐进的器械力量练习应在12周左右骨折的预期愈合时间开始。进度应以允许患者无痛自由活动为限。

证据

Agudelo J, Schurmann M, Stahel P, et al. Analysis of efficacy and failure of proximal humerus fractures treated with locking plates. J Orthop Trauma, 2007, 21: 676-81.
　　这是一篇包括了153个病例的以肱骨近端锁定接骨板治疗移位肱骨近端骨折的回顾性研究。固定失效出现在内翻复位不良的情况,在颈干角大于120°时推荐进一步的复位和固定治疗。(Ⅳ级证据)

Bjorkenheim JM, Pajarinen J, Savolainen V. Internal fixation of proximal humerus fractures with a locking compression plate:

a retrospective evaluation of 72 patients followed for a minimum of 1 year. Acta Orthop Scand, 2004, 75: 741-5.

这篇回顾性研究包含72病例,对这些骨质疏松性骨折病例进行肱骨近端锁定接骨板固定,随访期1年。除外骨质疏松因素,功能结果可以接受,有7例并发症报道。

Fankhauser F, Boldin C, Schippinger G, Haunschmid C, et al. A new locking plate for unstable fractures of the proximal humerus. Clin Orthop Relat Res, 2006, (430): 176-81.

这一项前瞻性队列研究,选取了29例肱骨近端骨折的患者,采用肱骨近端锁定接骨板进行治疗,均为复杂骨折,术后1年随访Constant评分评均为74.6。6例并发症并有2例出现局部骨坏死。总之,从报道感觉这是对于复杂骨折的一种可靠的治疗方法。(Ⅱ-1级证据)

Gardner MJ, Weil Y, Barker JU, et al. The importance of medial support in locked plating of proximal humerus fractures. J Orthop Trauma, 2007, 21: 185-91.

对35例肱骨近端骨折应用锁定接骨板治疗的患者随访至骨折愈合。对于内侧力学支撑不充分的病例,有较高的螺钉穿出和肱骨头高度丢失概率。作者的结论是轻度压缩的稳定复位以及位置非常好的肱骨头下斜行锁定头螺钉可以使内侧柱获得更好的支撑。

Owsley KC, Gorczyca JT. Fracture displacement and screw cutout after open reduction and locked plate fixation of proximal humeral fractures. J Bone Joint Surg [Am], 2008, 90: 862.

本研究的53名肱骨近端骨折患者均由同一位外科医生采用肱骨近端锁定接骨板进行治疗。结果显示出超出预期的高螺钉脱出和再次手术率,特别是在60岁以上的三部分或四部分骨折。总体并发症发生率为36%,但在年龄大于60岁的患者为57%。

Robinson CM, Page RS. Severely impacted valgus proximal humerus fractures: results of operative treatment. J Bone Joint Surg [Am], 2003, 85: 1647-55.

本研究对颈干角大于160°并大结节移位大于1cm的25名患者进行了1～2年的随访。肱骨头自外翻位复位后使用骨替代物填充干骺端存留的骨质缺损。所有骨折均获愈合,虽然伴有6例并发症及1例再手术。短期随访中未出现骨坏死病例,1年时平均Constant评分为80。

Solberg BD, Moon CN, Franco DP, et al. Surgical treatment of three and four-part proximal humeral fractures. J Bone Joint Surg [Am], 2009, 91: 1689-97.

这是一项涉及122名患者的回顾性研究,患者年龄均大于55岁,且均为三部分或四部分骨折。其中38例应用锁定接骨板,48例应用半肩关节成形。在这一序列中,类似的患者群切开复位锁定接骨板治疗患者的评分结果优于半肩关节成形,尽管其总体并发症发生率较高。无论如何,作者感觉切开复位内固定治疗初始内翻移位的肱骨近端骨折其效果差于初始外翻移位的骨折类型。(Ⅳ级证据)

Sudkamp N, Bayer J, Hepp P, et al. Open reduction and internal fixation of proximal humeral fractures with use of the locking proximal humerus plate: Results of a prospective, multicenter, observational study. J Bone Joint Surg [Am], 2009, 91 (6): 1320-8.

这一项关于治疗的研究(前瞻性病例序列研究)观察了切开复位内固定肱骨近端锁定接骨板治疗的功能评分及并发症发生率,对9个创伤中心的155名患者进行了1年的随访。155名患者中的52名共出现62个并发症,其中34例被报道与最初手术方法有关。(Ⅳ级证据)

31 肱骨近端骨折的经皮固定技术

Mark Tauber, Herbert Resch

> **注意事项**
> - 关节部位的四部分骨折伴有严重侧方移位（Neer 分型中"真性"四部分骨折）和严重移位的骨折脱位（Neer 分型Ⅵ型）表现为不适用于经皮处理骨折，应留给有经验的医师处理。

> **争议**
> - 难复性骨折脱位必须行切开复位内固定的骨折和肱骨头劈裂骨折无法行经皮固定的骨折都伴有粉碎的干骺端区域或骨折延伸至肱骨干。

适应证

- Neer 分型对肱骨近端骨折移位程度作了详细的描述：肱骨大结节移位超过 5mm 或肱骨头骨折块与肱骨干夹角 ≥30°。
- 良好的适应证为关节外骨折（如肱骨大节结骨折或肱骨外科颈骨折），和一部分关节内骨折（如 Neer 分型的三部分骨折，包括外科颈骨折伴大结节撕脱或外翻嵌插的三部分或四部分骨折且不伴有侧方移位）。

临床检查 / 影像学检查

- 对肱骨近端骨折或骨折脱位的患者需要对其周围血管和神经进行准确的检查并做好相关记录。应注意可能会合并肘关节和上肢带骨损伤。
- 应拍摄前后位平片（图 1）和腋位像。
  - 相互垂直的影像对骨折部位的了解很重要。可以分辨骨折的性质并通过影像进行分类和评估软组织结构，如骨折块间骨

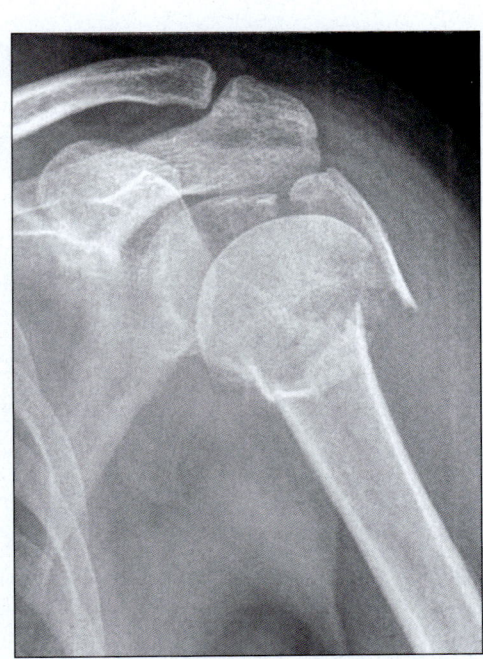

图1

膜的连接。如果无法拍摄腋位像（作者首选）则应拍摄穿肩胛像（改良腋位像）（图 2）。

- 包含有三部分或更多情况的肱骨近端骨折推荐进行 CT 检查并做三维重建（图 3）。这种检查手段可以对骨折进行三维成像，从而显示骨折块间的关系和细节，这些在平片检查时可能出现误诊或漏诊。

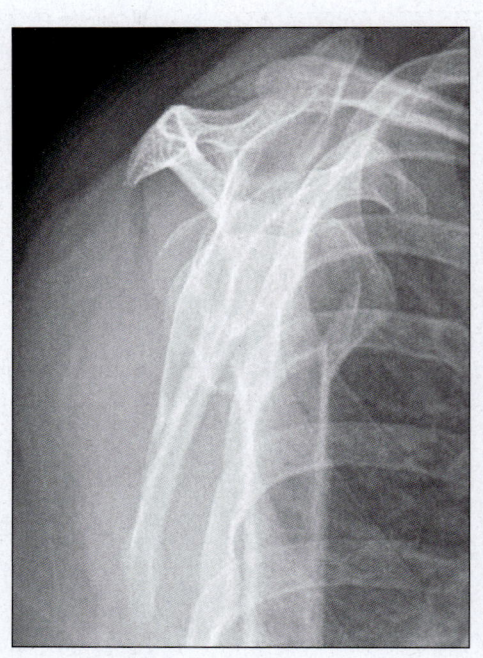

图2

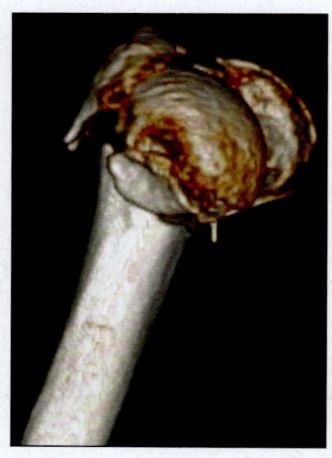

图3

治疗方案

- 肱骨近端骨折需行骨折内固定术获得广泛的认同，在内固定的选择上有肱骨近端髓内钉和带锁定钉的肱骨近端解剖型接骨板。

- 先不论复位区域，对于髓内钉而言，有一个明显的缺点就是置入它时需穿过肩袖。此外，螺钉置入的区域被限制了，这可能会给伴有结节脱位的多段骨折固定带来困难。

- 切开复位内固定的标准植入物应为角度稳定的接骨板联合锁定螺钉。除了具有较高的稳定性外，与经皮技术相比还有较多的并发症，如螺钉断裂、螺钉错位、不愈合、缺血性肱骨头坏死以及与年龄相关的严重骨质疏松等。

外科解剖

- 详细的肩关节生物力学和骨折病理学知识是必需的。骨折块间的关系和骨膜的结点对于成功的闭合复位是必要的。必须辨别和正确地解释骨折块的数量（大小结节、关节段、肱骨干）和由肌肉/肌腱力所导致的典型骨块移位。
- 根据损伤机制，我们将骨折分为两类：
  - 嵌插性骨折是指由肩胛盂造成上肢伸展时外翻嵌入肱骨头（图4）。中部的"铰链-骨膜"通常完整，因为侧方的骨膜连于肱骨大结节和肱骨干之间。这些完整的软组织结点利用"韧带修复术的作用"使用提拉装置抬升关节肱骨头骨块来完成复位（图5）。

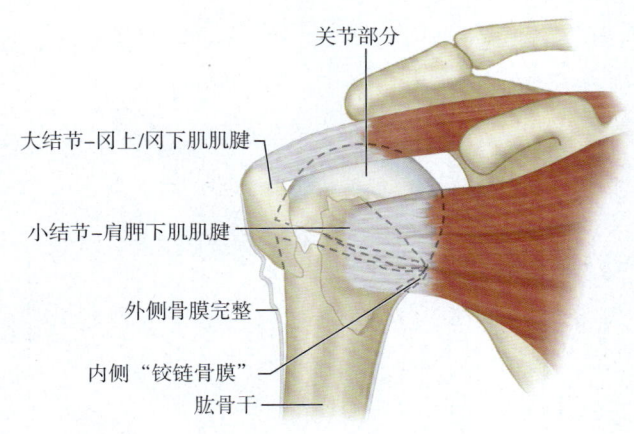

图4

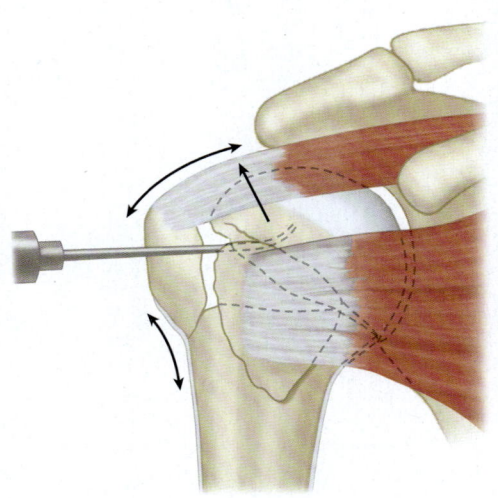

图5

- 撕脱性骨折由旋转、轴向和肌力共同造成。骨折块间的骨膜连接通常被破坏，为闭合复位带来困难。肱骨大结节在冈上肌和冈下肌肌腱的张力作用下向后上方移位进入肩峰下间隙。在伴有肱骨大结节撕脱的三部分骨折中，由于止点在肱骨小结节的肩胛下肌肌腱的张力作用会使关节内肱骨头部分向内旋转（图6A）。肱骨干在胸大肌联合腱的作用下向中、向内旋转（图6B）。
- 腋神经及其分支在肩关节的外侧面易于受到损伤。为了避免损伤该神经，应将肱骨锁扣放置于距外科颈5～6cm处。当使用松质骨螺钉固定结节时，其位置应放于肱骨头中后三分之一交界处，并使用带有钝针的套管以保护神经。在腋神经分布区域，不应使用垫圈以避免腋神经或其分支被挤压在垫圈下。

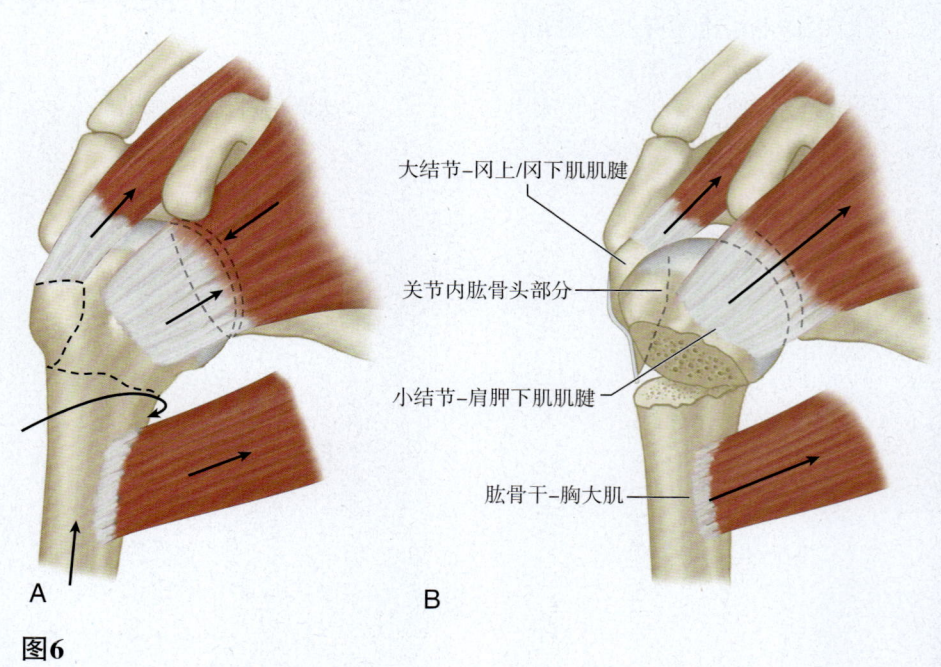

图6

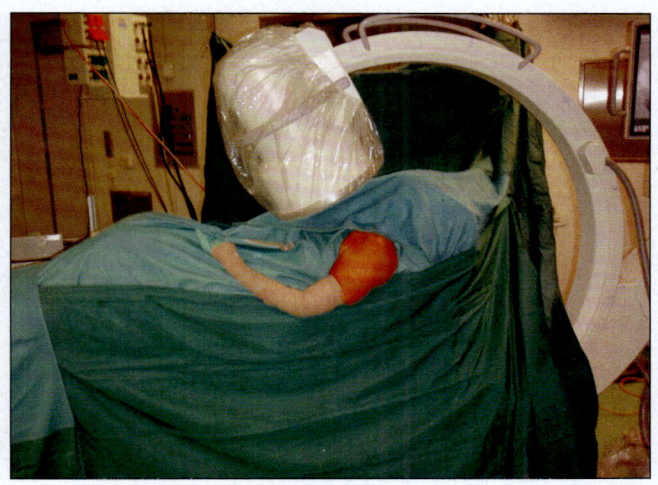

图7

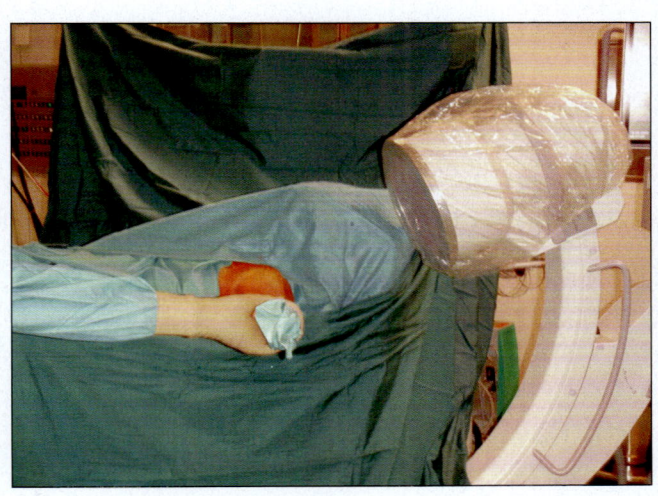

图8

手术要点

- 在置入肱骨锁扣时应使上臂保持中立位以帮助进行。
- 患者的头部应向对侧稍偏并保持固定以方便 C 形臂的使用。

注意事项

- 必须注意颈椎的骨折脱位。由于患者的头部在手法复位时被固定,其颈椎和臂丛神经出现牵拉损伤的风险会增加。

体位

- 在整个过程中应保持患者在沙滩椅体位。
- 包裹上肢并允许上肢自由活动。
- 将图像增强器放置于头侧,C 形臂的方向应与中心束和肱骨干成直角(图7)。
  - 旋转 90° 以获得轴位相,上臂呈 90° 外展(图8)。

入路 / 显露

- 在上臂外侧做一 3cm 长的皮肤切口,约在肱骨头下骨折线下方 5~6cm(图9)。

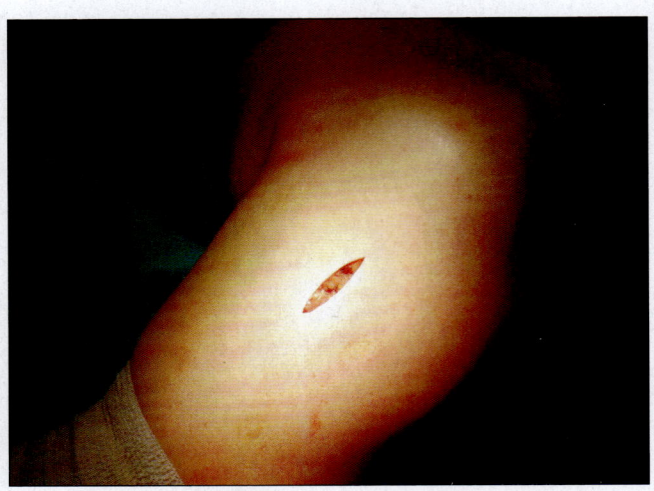

图9

手术要点

- 为了正确选择皮肤切口的高度，我们建议使用图像增强器来进行放射学辅助（图13）。

- 沿肌纤维走向分离三角肌，从软组织中轻柔地将其游离出肱骨外侧皮质。
- 肱骨大结节和肱骨头之间的骨折间隙往往位于肱二头肌沟外侧几毫米处。可以通过此处放入提拉器来抬高肱骨头。
  - 在图像增强器的监视下，用于放置提拉器的皮肤切口的位置应位于肱骨头前中三分之一结合处（图10）。
  - 通过这个切口，还可以用骨钩对肱骨大结节进行复位。

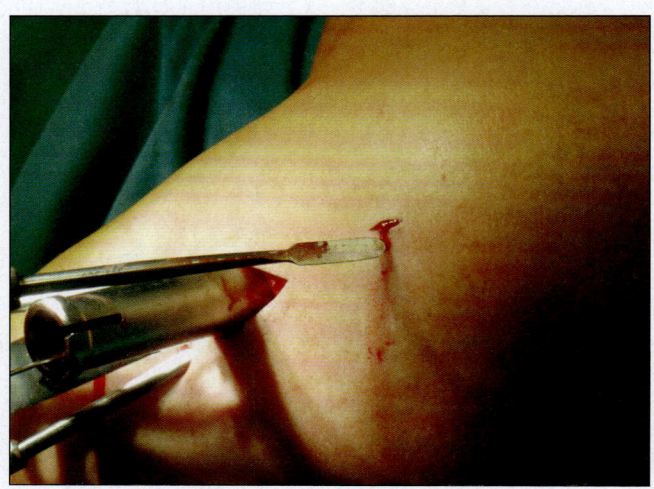

图10

- 为了对肱骨大结节进行固定，最少要用2枚空心螺钉以保证旋转的稳定性。放置这些螺钉的切口位置应位于肱骨头中后三分之一处（图11）。
- 可以在肩关节前方设置1～2个切口，并用2枚空心螺钉对移位的肱骨小结节进行固定（图12A、12B）。

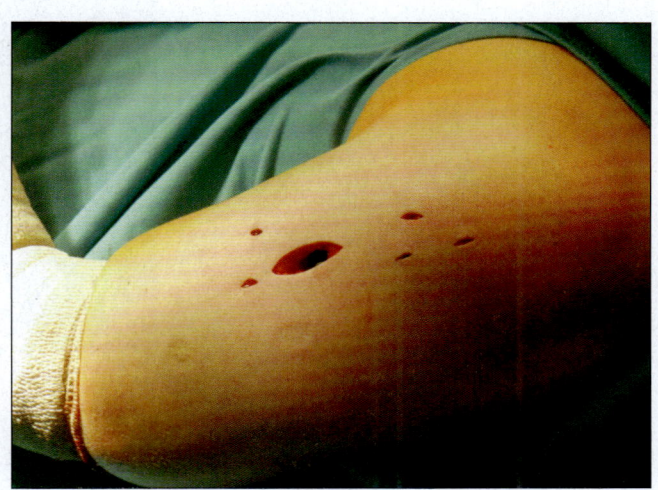

图11

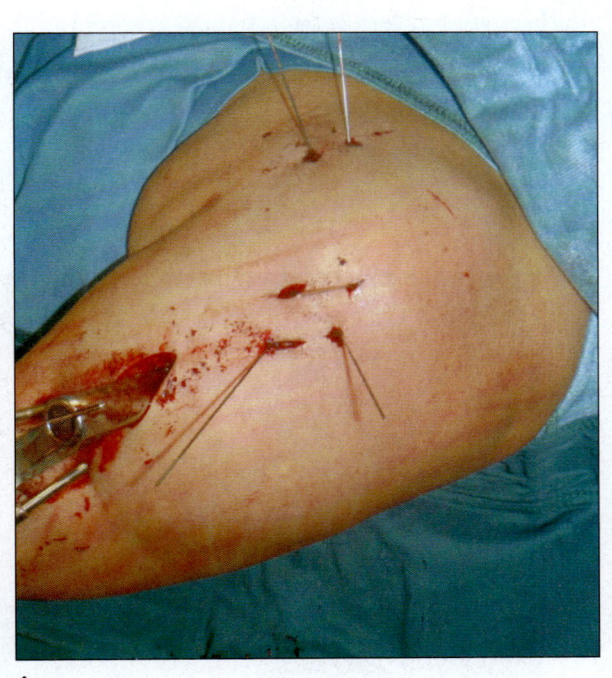

A　　　　　　　　　　B

图12

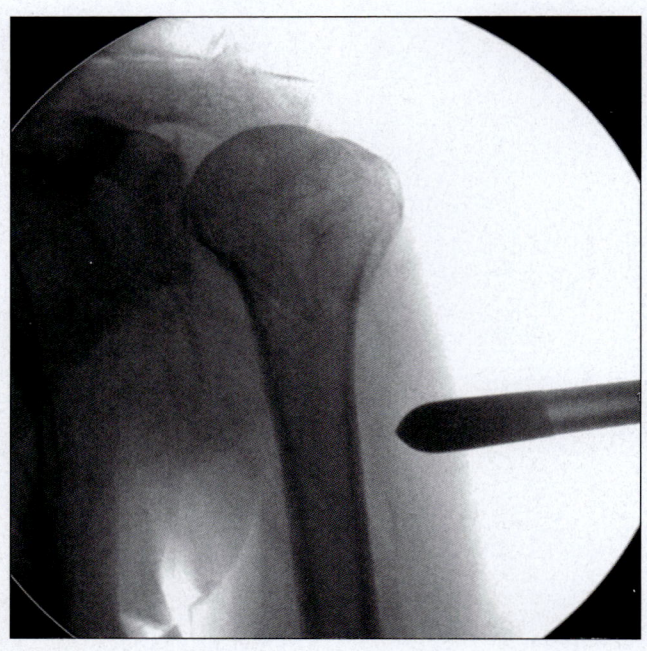

图13

手术步骤

第一步

- 做外侧皮肤切口，分离三角肌，用引导装置将一个肱骨锁扣装置放置于肱骨干皮质外侧（图14）。
  - 内置物可用一种金属纽扣，可以用两枚2.2mm克氏针呈交叉30°角形成滑动孔。

手术要点

- 在肱骨外侧皮质处确定放置肱骨锁扣的位置是整个过程成功的关键步骤。如果没有能将其定位于骨干的中部，就无法将克氏针的方向对准肱骨头中央，导致产生偏转力。

注意事项

- 如果图像增强器显示空心螺钉导针的头确实位于骨干侧方边缘的最外处，则在骨干中部轴位相上可以正确显示其位置（图18A）。如果导针的头伸出皮质，则意味着放置得过前或过后，需要进行调整（图18B）。在这个过程中，助手必须保证将上肢置于严格的中立位。

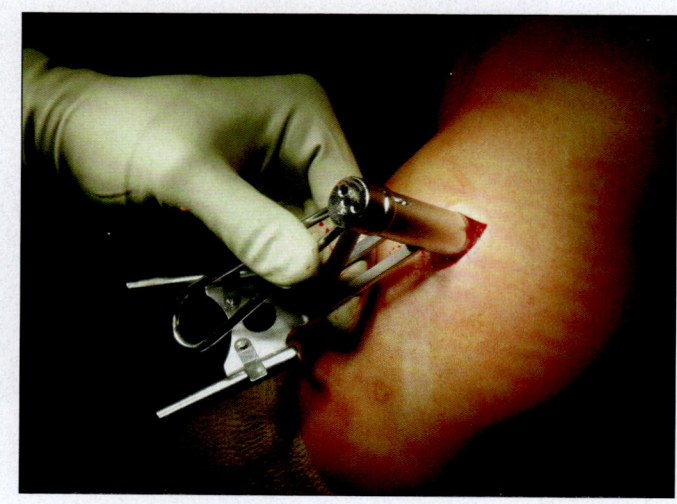

图14

仪器 / 植入物

- 肱骨锁扣装置（Synthes, Oberdorf, 瑞士）

- 可以通过金属筒内的固定螺钉对滑动孔进行锁定（图15）。
- 用一枚 4mm 自攻皮质骨螺钉对肱骨锁扣进行固定（绝大部分的螺钉长度为 40mm），开始时不要完全拧紧，允许进行外翻或内翻调整来为 2 枚克氏针的打入做准备。
- 用瞄准装置导入两枚克氏针的中心袖子，通过两个小切口使其进到肱骨锁定装置上。在侧方，瞄准装置必须与骨干的纵轴正确对齐（侧方的肱骨髁可用来做指示点），使 2.2mm 克氏针能被正确地打入肱骨头（图 16A 和 16B）。

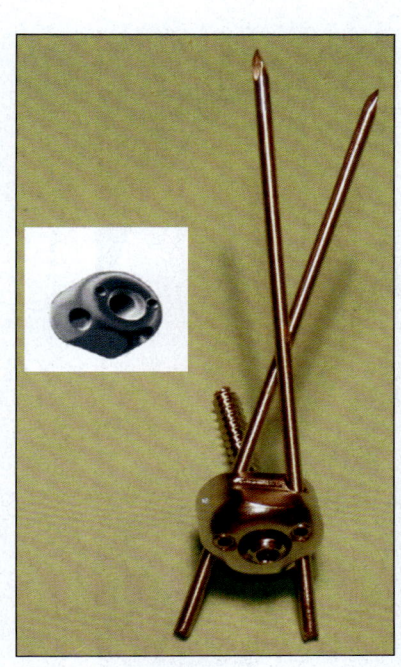

图15

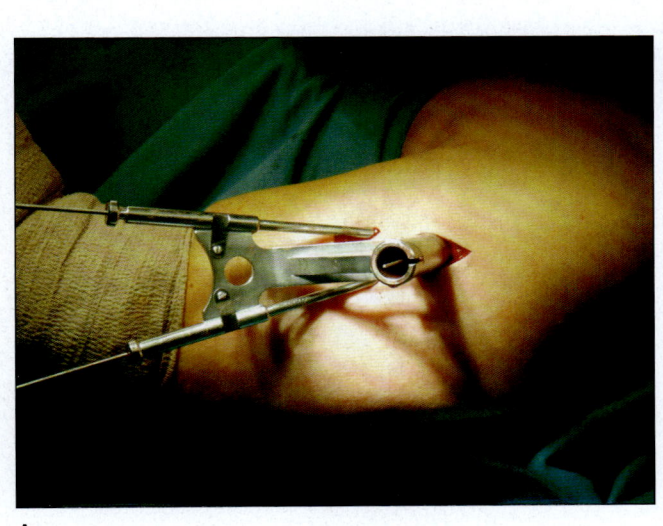

A

图16

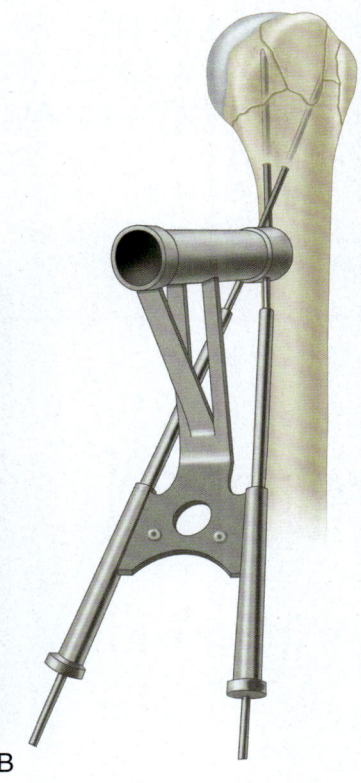

B

手术要点

- 位于肱骨大结节和肱骨头之间的骨折间隙正是提拉装置的入口。它通常位于结节间沟的侧方几毫米的位置（图 21）。通常撕脱的大结节会被侧方完整的骨膜所牵引，会随着肩袖修复至正常张力而重新排列。

注意事项

- 用提拉装置抬升肱骨头骨块时一定要小心注意。对于伴有重度骨质疏松的老年患者，骨骼的质量很差，会使得提拉装置穿透软骨下骨皮质的风险增加。

- 当向关节骨块内打入两枚克氏针时，如钻透软骨下皮质，会增加复位丢失的风险，一定要注意避免。精确的影像控制是必不可少的，主要是在前后位像和腋位像。

- 应将克氏针针头的方向置于肩胛盂上极和肱骨头的上方之间。因此，在肱骨头骨折块二次沉降的病例中（肱骨头"引导滑动"），会导致克氏针头钻透，当肩部运动开始时能够避免对肩胛盂软骨的损伤。

- 将两枚克氏针钻过侧方肱骨皮质，位置正好在肱骨头下骨折水平的下方（图17）。

第二步

- 必须在两个平面的影像控制下来完成肱骨头的复位。对于肱骨头下骨折，必须注意向前弯曲推动肱骨干向后的问题。
- 对于外翻嵌入的三部分或四部分骨折（图 1-3），复位时的第一步是使用提拉装置提升关节骨块（图 19）。

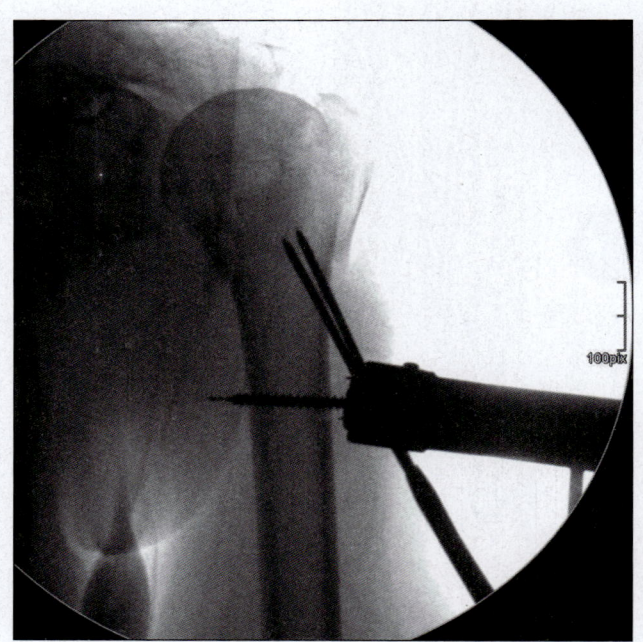

图17

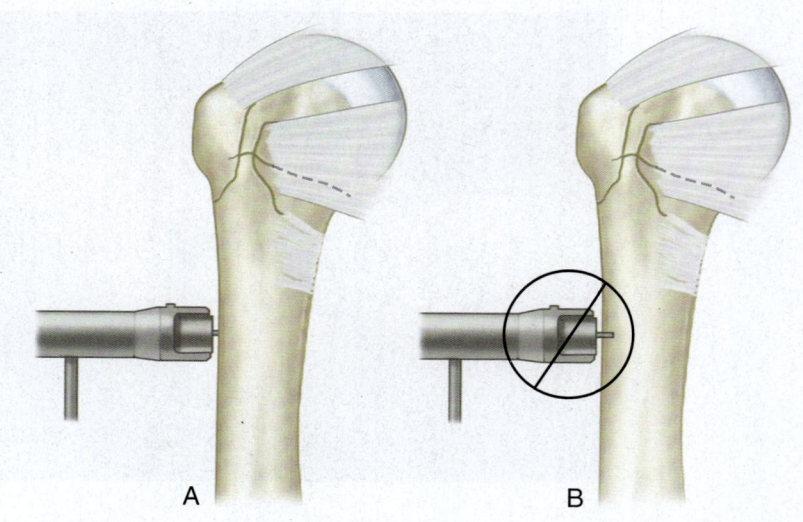

图18

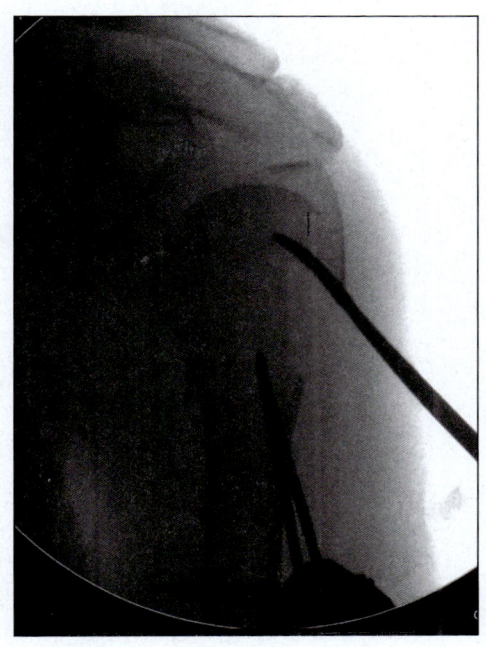

图19

注意事项

- 如果肱骨头骨块没有被充分地抬升，还留有轻微的外翻嵌入，是不可能将大、小结节都解剖复位的。在这种情况下，必须将两枚克氏针由肱骨头下骨折线水平退出，重新抬升肱骨头骨块。

- 如果外翻嵌入被在解剖位置上的关节骨块所抵消，用两枚克氏针向前钻入软骨下骨（图 20A 和 20B）以稳定关节骨块。

第三步

- 如果在四部分骨折中，小结节移位明显，应用牵开拉钩或提拉钩来对其进行复位。复位的操作在腋位像控制下可以很容易地

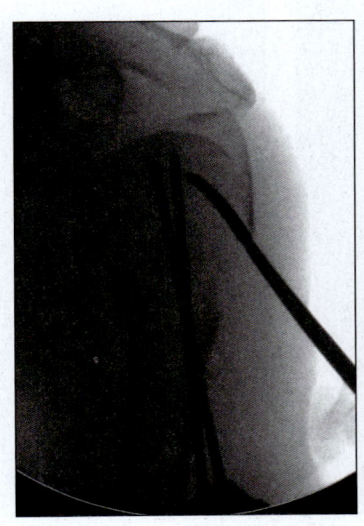
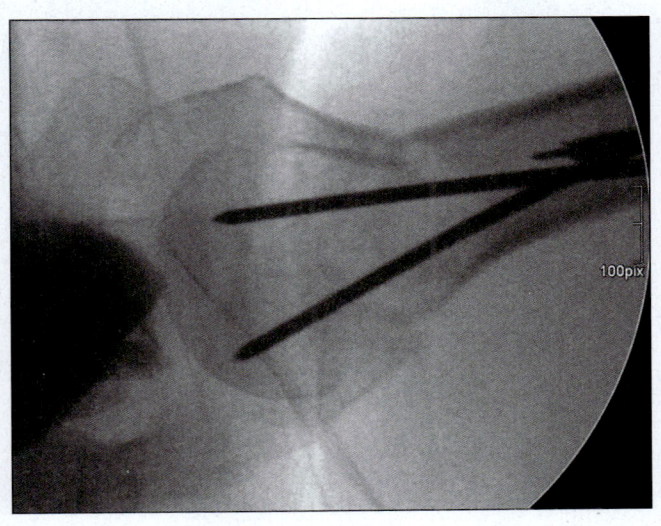

A B

图20

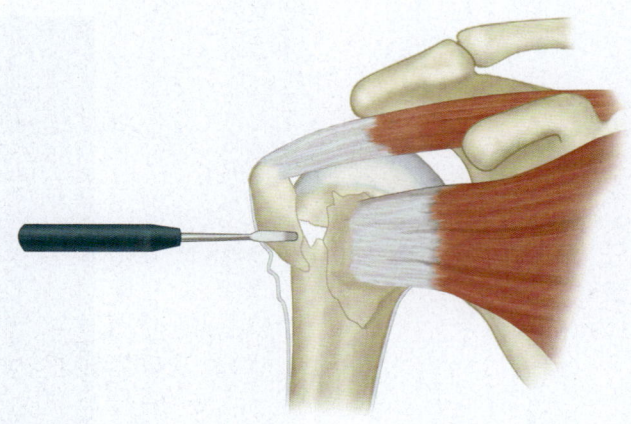

图21

完成。将拉钩直接置于小结节韧带的附着部位（图22A）并向侧方牵开（图22B）。

- 用钻孔-导丝联合装置来进行暂时的固定，这样可直接置入2.7mm钛金属螺钉。
  - 装置包括套筒，和直径2.7mm、长10～40mm的自攻螺钉。通过一个导丝将螺钉置入，导丝是钻孔-导丝联合装置的一部分（直径2.2mm），用以对结节进行暂时的固定（图23A和23B）。
  - 如果影像显示复位良好且导丝的位置正确，则去除钻头并留置导丝在原位置。通过导丝置入一枚钛螺钉，通常长度为40mm（图24）。

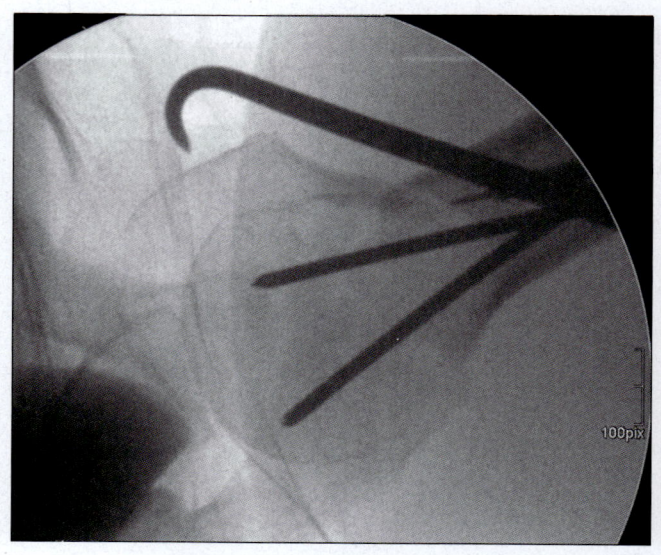
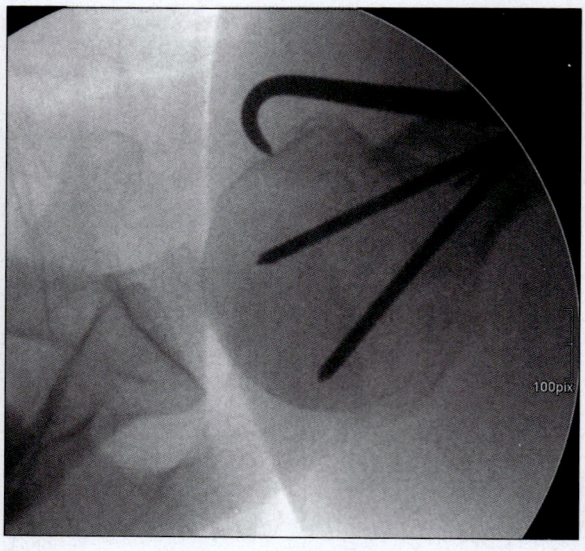

A　　　　　　　　　　　　　　　B

图22

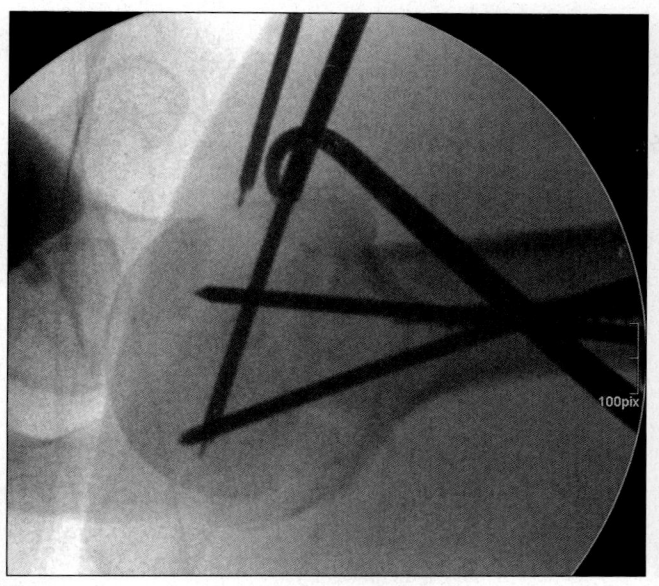
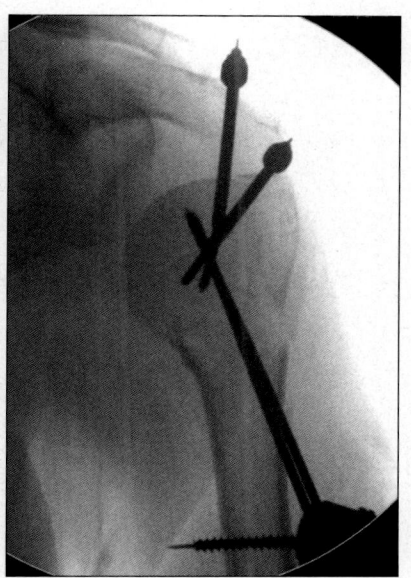

图23

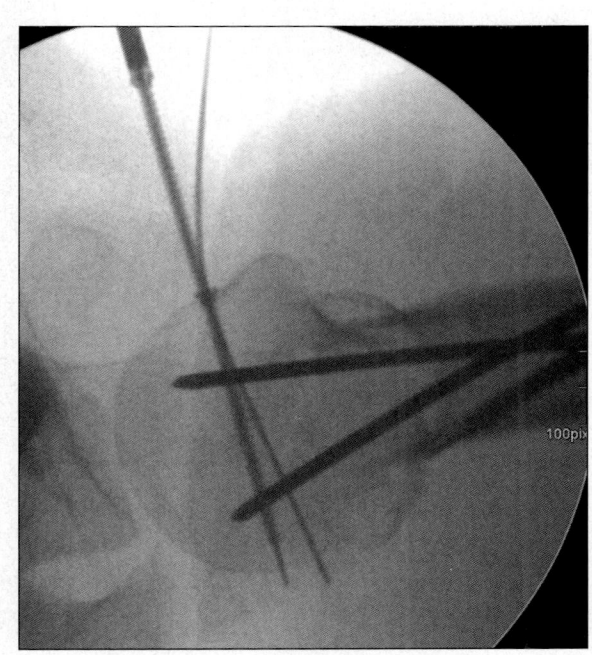

图24

器械／植入物

- 通过切口置入牵开拉钩（图25），位于肱骨头前中三分之一交界处。
- 应用特殊的关节镜和经皮螺钉固定系统（Stryker Leibinger Micro Implants，Freiburg，德国）。

- 在固定骨折块时推荐使用双空心螺钉以保证旋转的稳定性。

第四步

- 在复位大结节时通常会使用点状拉钩（图26）。

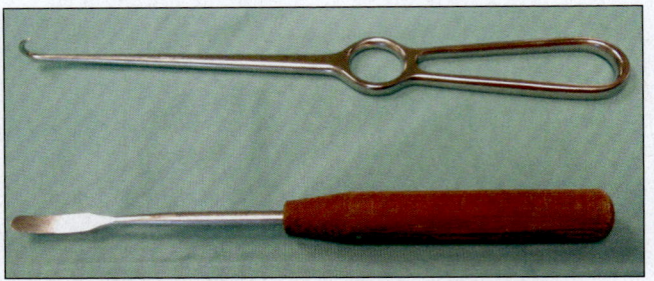

图25

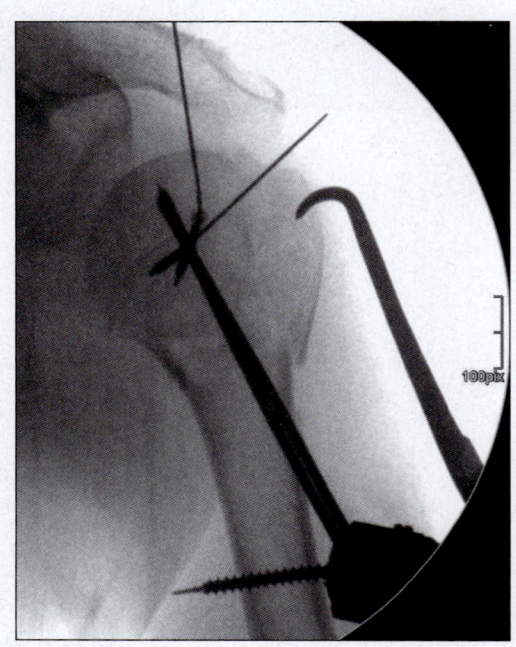

图26

手术要点

- 在前后位上看到的大结节良好排列，实际上可能存在后方的移位。可以通过改变C形臂的角度来直观地看到残留的位移。

- 通过一个切口沿着冈上肌的足印处置入器械。
- 通过向前下方反向牵拉对抗冈上肌和冈下肌的张力，可以使大结节达到解剖复位（图27）。
- 用于固定大结节的空心螺钉原则可以同样有效地应用于小结节的固定。在用钻孔-导丝装置暂时固定后（图28），通过导丝置入空心螺钉（图29）。
- 必须拍摄腋位像（图30）以检查结节的复位和螺钉的正确位置。

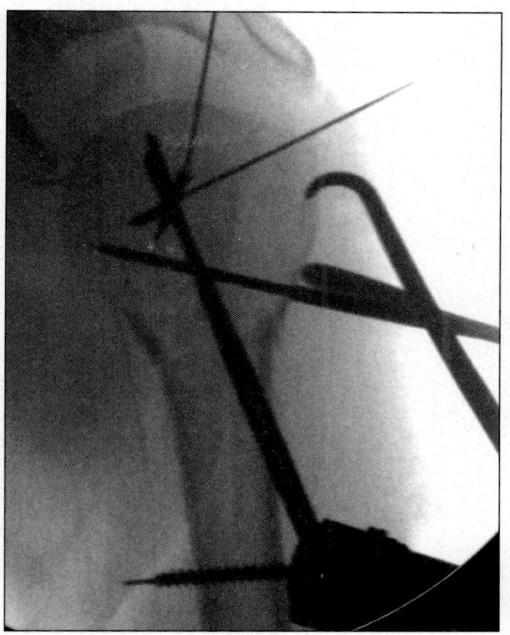

图27

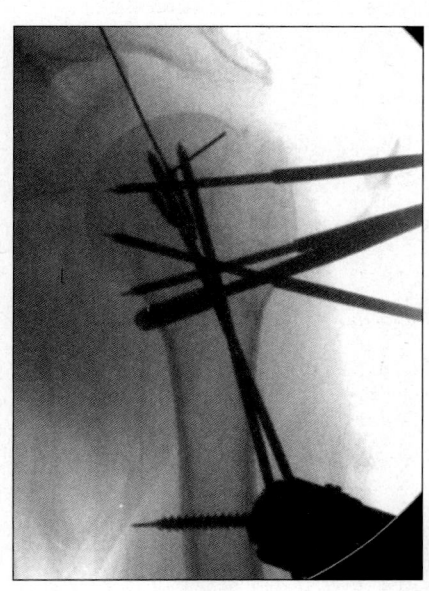

图28

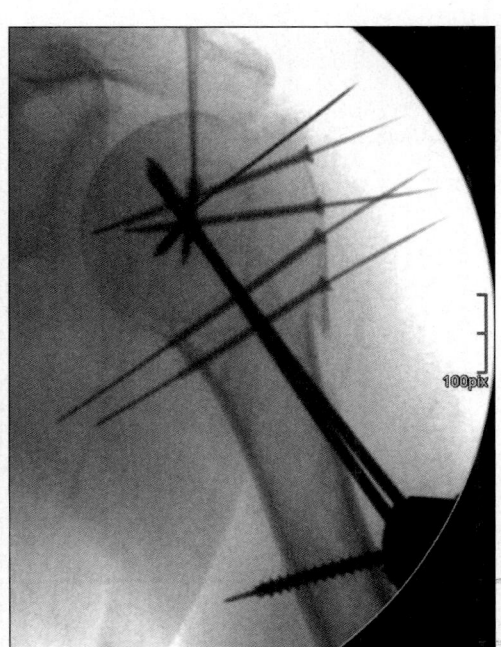

图29

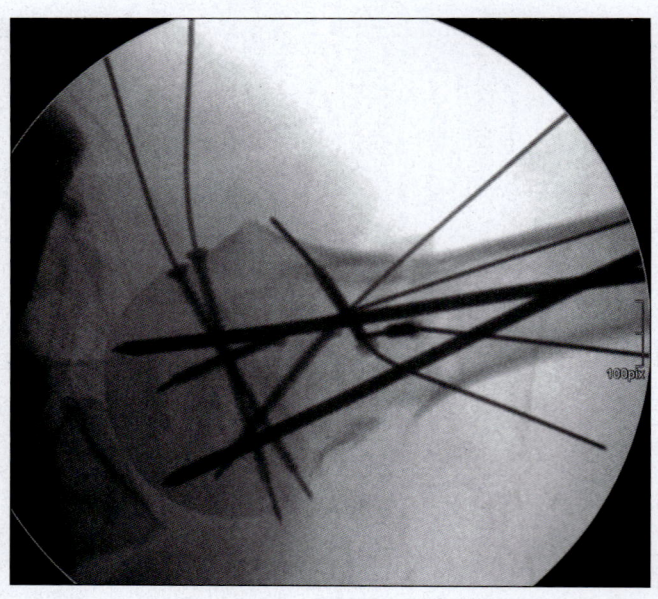

图30

第五步

- 在撤除中心袖和定位装置之后，将两枚克氏针由肱骨锁扣缩短为5mm。
- 对去除空心螺钉的导丝，最后行影像检查以确定正确的复位（图31）。
- 如果需要，放置引流管。
- 逐层关闭伤口（图32）。

手术要点

- 在所有的骨折块被确实固定好后，方可去除空心钛螺钉的导丝。如果没有导丝，去除螺钉时会遇到问题。
- 通常情况下，不应将肱骨锁扣直接放置于骨面上。轻微地拧紧固定螺钉会导致肱骨锁扣/克氏针系统出现一定的张力。

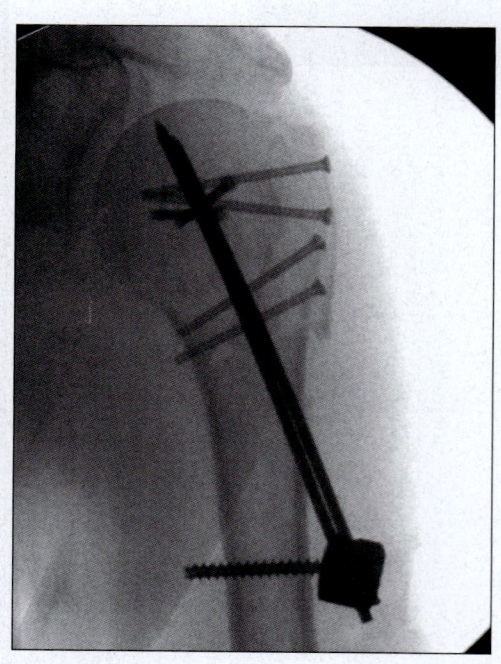

图31

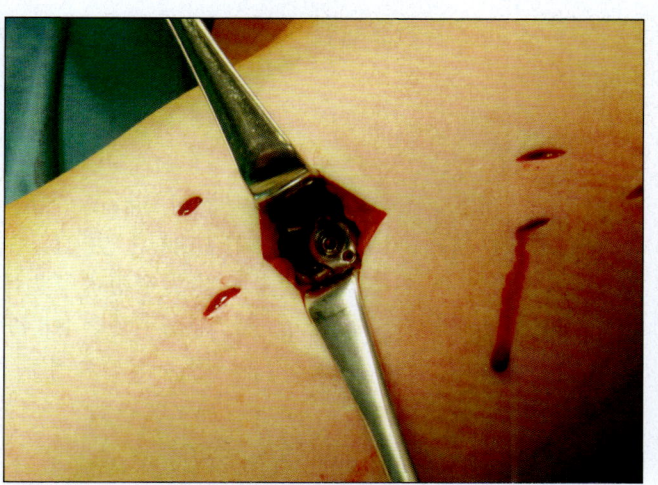

图32

术后护理和预后

- 根据术后的稳定性、骨质量和骨折块的数量，用吊带固定肩关节 3～4 周。
- 术后第 1 天，开始肩胛平面被动活动，避免上肢的旋转。
- 去除吊带后可进行主动活动和旋转训练。
- 1 周后行 X 线检查，确定肱骨头骨折块沿两枚克氏针的下降程度（肱骨头"引导"滑动），并防止克氏针针头的穿透。
- 术后 6～8 周，根据 X 线上骨痂的形成情况去除肱骨锁扣。

手术要点

- 如果出现克氏针穿透，此时必须停止肩关节的活动并后退克氏针至软骨下皮质骨下方以避免肩胛盂软骨的损伤。
- 6～8 周后，在去除肱骨锁扣时，应将克氏针后退至肱骨头下骨折水平，应在影像下检查肩关节在各个方向的活动及旋转。如果肱骨头骨折块与骨干之间固定稳定，则可以去除肱骨锁扣。

注意事项

- 我们建议不要常规地去除固定结节的空心钉，否则会较难以发现皮质骨中的扁平螺钉头。如果螺钉突出于皮质，则可以将其去除。

证据

Bogner R, Huebner C, Matis N, Auffarth A, Lederer S, Resch H. Minimally-invasive treatment of three- and four-part fractures of the proximal humerus in elderly patients. J Bone Joint Surg [Br], 2008, 90: 1602-7.

作者介绍了 50 例＞70 岁的肱骨近端三部分和四部分骨折患者接受经皮固定的影像学和临床随访回顾性研究。Constant 评分三部分骨折平均为 61.2 分，四部分骨折平均为 49.5 分。创伤后缺血性坏死比率为 8%，低于开放复位内固定。（Ⅲ级证据）

Calvo E, de Miguel I, de la Cruz JJ, Lòpez-Martìn N. Percutaneous fixation of displaced proximal humeral fractures: indications based on the correlation between clinical and radiographic results. J Shoulder Elbow Surg, 2007, 16: 774-81.

作者对比了 74 例（平均年龄 70.9 岁）伴有肱骨近端移位骨折接受闭合复位经皮固定术患者的临床 Constant 评分和关于复位质量的影像学结果。复位良好率为 72%，四部分骨折的影像学结果最差。平均

Constant 评分为 65.8 分。临床结果与复位质量相关。作者的结论为应将经皮固定技术用于两部分骨折，但三部分骨折的老年患者除外，因为这类患者能耐受不完全复位。（Ⅲ级证据）

Resch H, Huebner C, Schwaiger R. Minimally invasive reduction and osteosynthesis of articular fractures of the humeral head. Injury, 2001, 32（Suppl 1）: 25-32.

本文章报道了肱骨头关节骨折微创治疗的适应证、手术技术和结果。随访了 9 名 B1 和 B2 骨折的患者，以及 18 名 C1 和 C2 骨折的患者。患者年龄和性别相关的 Constant 评分：B1 和 B2 患者为 91 分，C1 和 C2 患者为 87 分。C1 和 C2 骨折创伤性肱骨头缺血性坏死的比率为 11%。

Resch H, Povacz P, Frohlich R, Wambacher M. Percutaneous fixation of three- and four-part fractures of the proximal humerus. J Bone Joint Surg [Br], 1997, 79: 295-300.

本文章报道了平均年龄为 54 岁的三部分和四部分肱骨近端骨折患者在接受经皮钢针和髓内钉固定的结果。在经历了平均 24 个月的随访之后，有 9 例三部分骨折患者 Constant 评分为 91 分，且没有缺血坏死的征象。18 例四部分骨折的患者，其中 13 例有外翻型骨折，其平均 Constant 评分为 87 分。其中有两例出现缺血坏死。（Ⅲ级证据）

32 肱骨近端骨折的半肩关节成形术

Steven M. Klein, Mark A. Mighell, Mark A. Frankle

注意事项

- 合并多种疾病的患者接受半肩关节成形术的效果不如健康的患者好（Kabir 等，2009）。
- 伴有肩袖病变的患者不宜行半肩关节成形术。

争议

- 行反式肩关节成形术的适应证包括骨折伴有：
  - 盂肱关节炎。
  - 肩袖病变。
  - 老年患者结节无法愈合。（Bufquin 等，2007；Sirveaux 等，2008）。

治疗方案

- 非手术治疗
- 切开复位内固定
- 反式肩关节成形术

适应证

- 粉碎的四部分骨折。
- 三部分和四部分骨折/脱位。
- 头劈裂骨折。
- 累及关节面超过 50% 的嵌入骨折。
- 大于 40 岁的患者的解剖颈骨折。

临床检查/影像学检查

- 应进行彻底的体格检查和详细的神经肌肉检查。
- 所有患者应接受常规正侧位 X 线检查。
  - 图 1A 和 1B 的 X 线片显示为一个粉碎的肱骨头劈裂肱骨近端骨折。
- 术前 CT 有助于诊断和手术计划的制订。
  - 图 1C 所示为一个粉碎性头劈裂肱骨近端骨折的 CT 图像，通常行半肩关节成形术。
  - 图 2 所示为一个粉碎性肱骨近端骨折，不适用于切开复位和内固定。
- 也应拍摄对侧正常上肢 X 线片，以确定合适的肱骨长度和肱骨头的大小。
- 术中透视有助于评估高度和结节复位状况。

外科解剖

- 三角肌
  - 三角肌前部的纤维平行排列，由锁骨发出止于肱骨。其排列方向可以作为确认三角肌胸大肌间隙的标志。
  - 牵拉三角肌会导致远端向近端移位。
- 胸大肌
  - 与三角肌相比，胸大肌锁骨头的纤维走向大部分为横行，并直接止于肱骨。

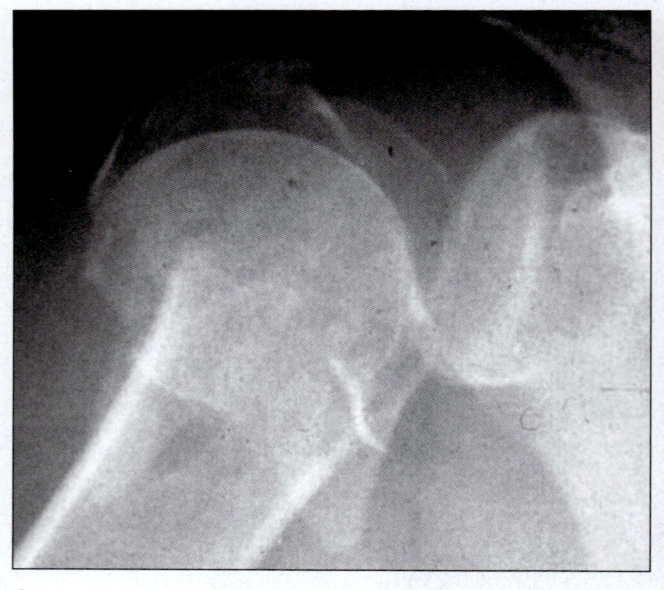
A
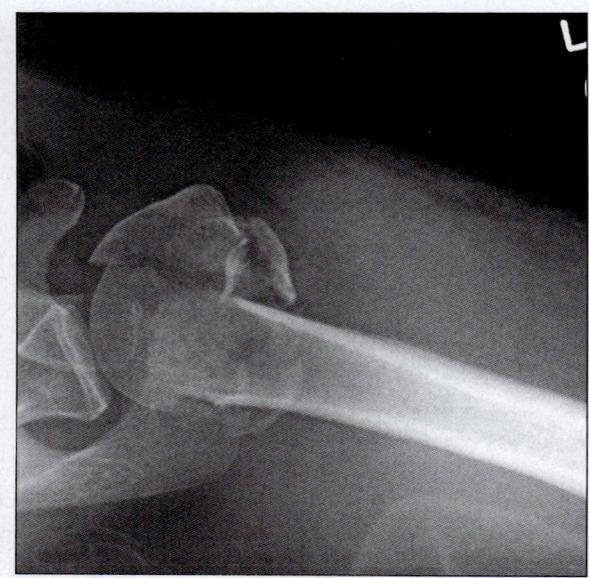
B
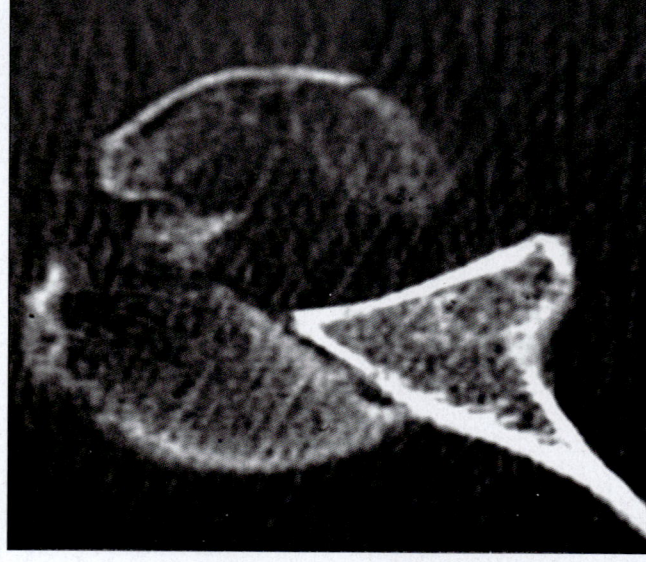
C

图1

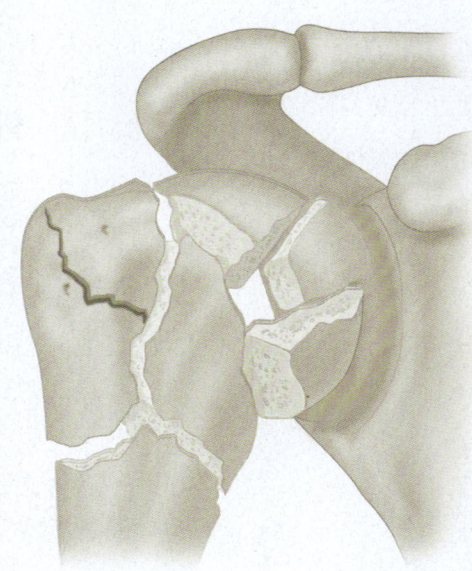

图2

- 外力牵拉胸大肌会导致远端骨折块外翻和向内旋转。
■ 肱二头肌肌腱的长头肌腱在胸大肌下方，经过肱骨结节间沟（图3A）。

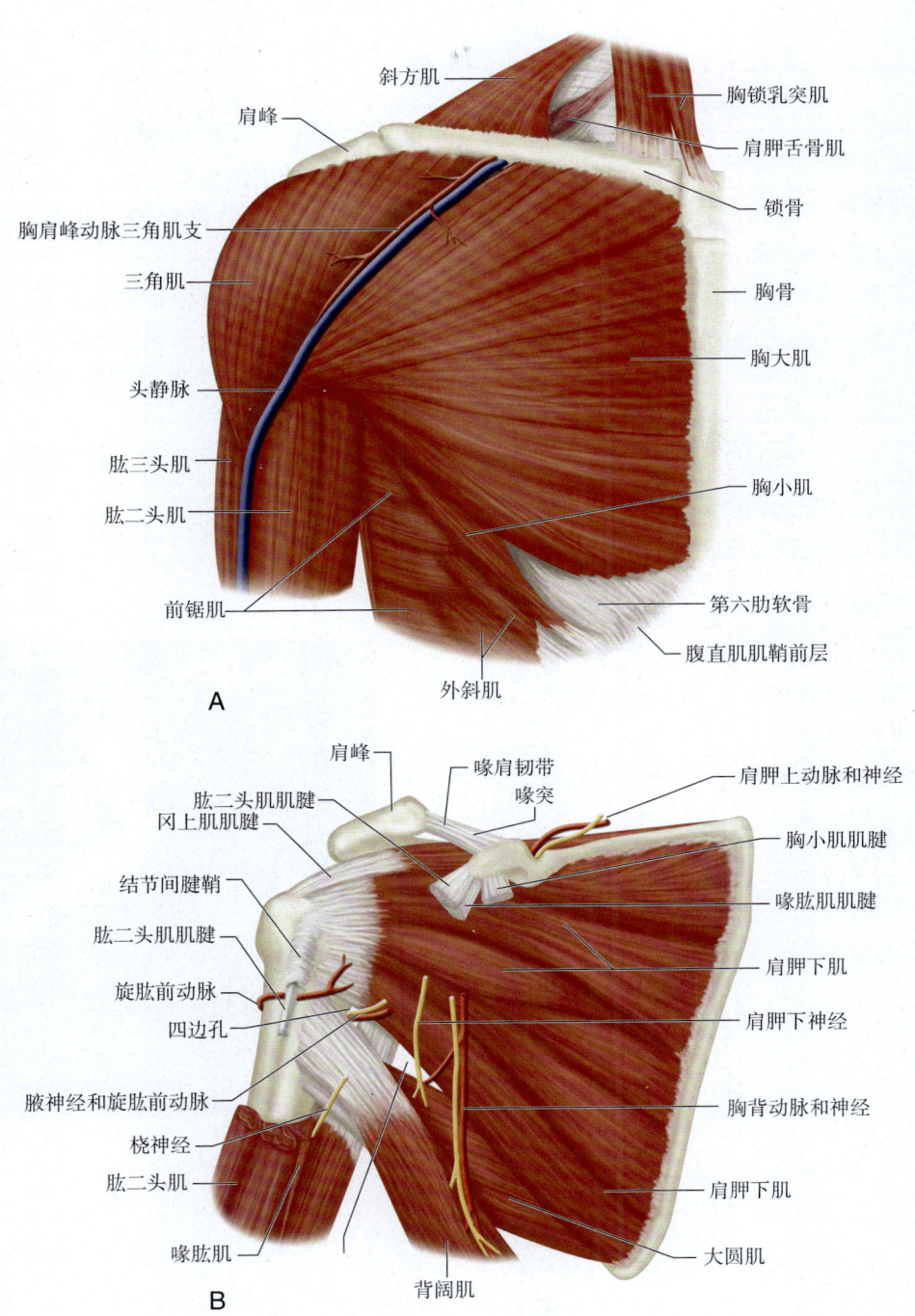

图3

- 头静脉穿过胸锁筋膜并注入腋静脉。这个静脉是辨别胸大肌三角肌间隙的标志。
- 可在喙突下间隙和沿着肩胛下肌下缘找到腋神经（图3B）。可以通过外旋上肢而使肩胛下肌与腋神经分开。外展则会使腋神经更加贴近肩胛下肌。

体位

- 将患者置于改良的沙滩椅体位。
  - 手术台的下部要低一些，将手术台上部反折约20°。
  - 抬高手术台背部以放置患者，使其背部与水平面的夹角为70°～80°。
  - 一旦摆好体位，应将患者头部进行良好的固定。
  - 用衬垫保护骨性突起，一定要注意保护尺神经和腓总神经。
  - 摆体位时一定要保证术侧肩关节，包括肩胛骨能够自由地活动（图4）。
- 然后将手术台翻转约90°进行麻醉。

手术要点

- 斜角肌间阻滞可使术后疼痛降至最低。
- 应将气管插管放置于术野的对侧以防不慎被拉出。
- 有发生颈椎不稳风险的患者需做术前评估。

注意事项

- 上肢外展和内收对充分显露和配置肱骨组件是必要的。
- 颈椎过伸会导致严重的神经损伤。
- 轻微弯曲膝关节可以避免腰骶段脊柱的应变。

设备

- 沙滩椅固定架。
- 放射可透的手术台。

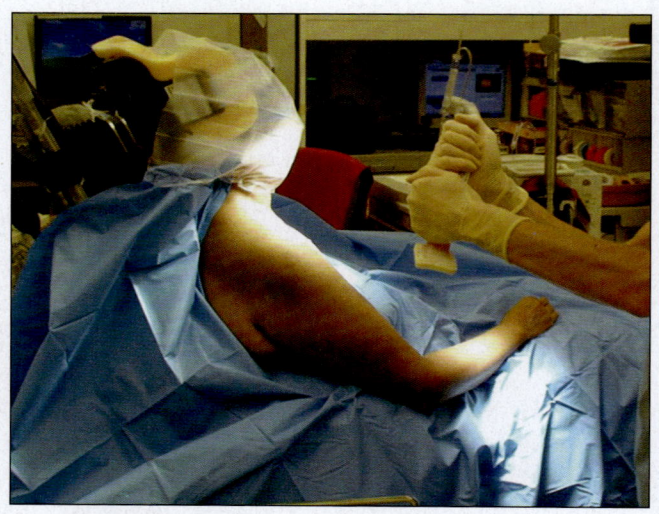

图4

争议

- 可依据术者的习惯将患者置于各种角度（更水平或更垂直）。
- 根据不同的需要，可在多发伤时选用放射可透的手术台。

- 可以在手术台的头部平行于患者放置C形臂，以获得放射影像（图5A和5B）。这样可以获得自由的视野，并且不与麻醉相冲突。
  - 还可以在仰卧位进行影像的拍摄（图6A合6B）。
- 可将C形臂转过最高点以获得前后位的图像。在消毒之前要获得足够的图像。
- 将术侧上肢自由下垂。

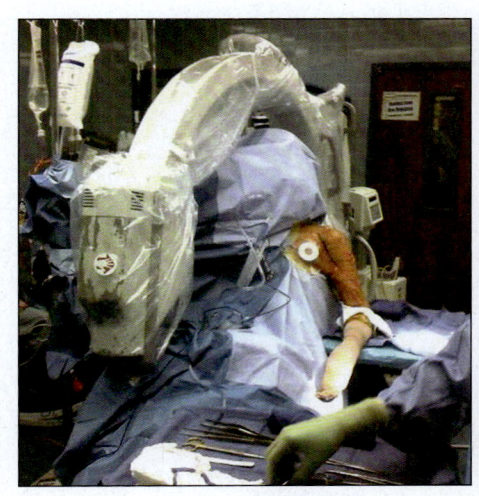
A

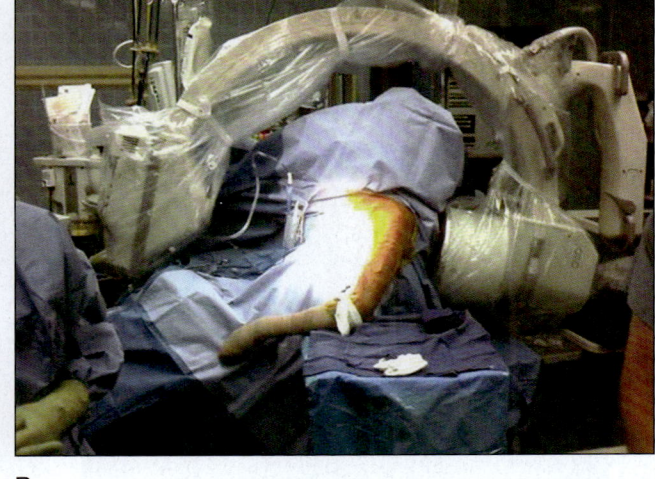
B

图5

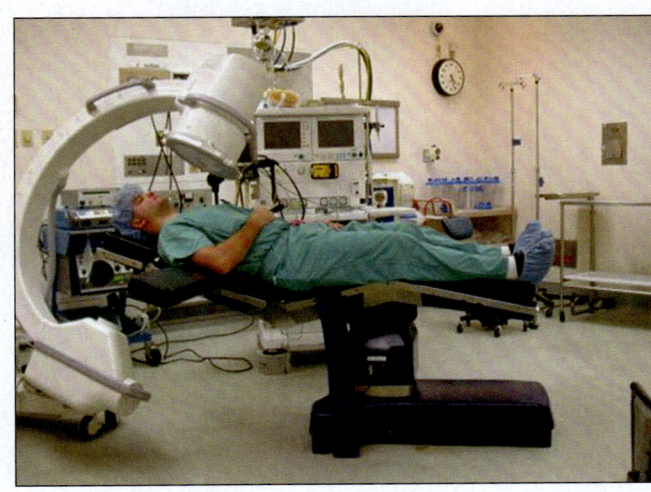
A

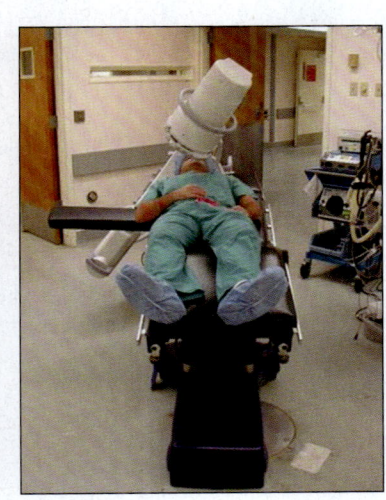
B

图6

手术要点

- 在显露的过程中可不常规分离腋神经。

注意事项

- 避免前部三角肌的过度收缩。
- 应充分松解三角肌下囊以避免牵拉三角肌时张力过大。
- 不要分离中部的喙突。

器械

- 良好衬垫的 Mayo 手臂支架
- Browne 三角肌牵开器（Innomed Inc., Savannah, GA）

入路 / 显露

- 对于三角肌胸大肌入路，切口开始于肩锁关节内侧大约 5cm，跨过喙突止于肱骨中部胸大肌止点处。在大部分近端处可以通过"脂肪条纹"来分辨别三角肌胸大肌间隙（图 7A）。
- 可以在三角肌胸大肌间隙处找到头静脉（图 7B），通常在向侧方牵拉三角肌时可以将头静脉向内侧放置，以使损伤的风险降到最低。
- 应显露三角肌下、肩峰下和喙突下间隙。可以在喙突下间隙沿着肩胛下肌下缘触到腋神经。去除掉所有的出血性囊腔和血肿。

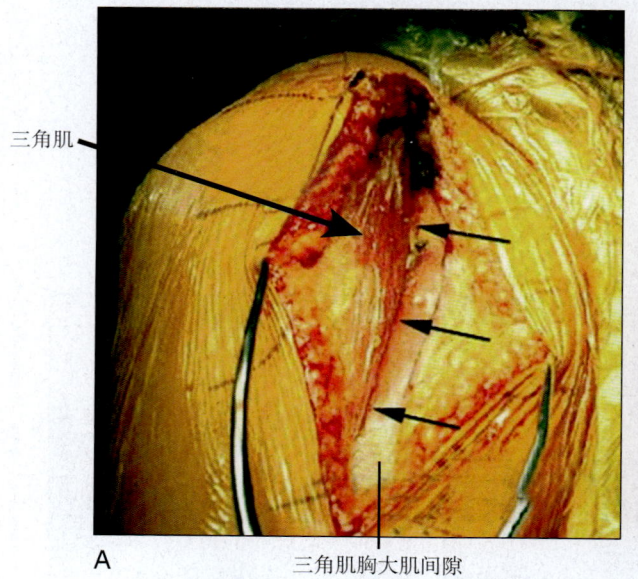 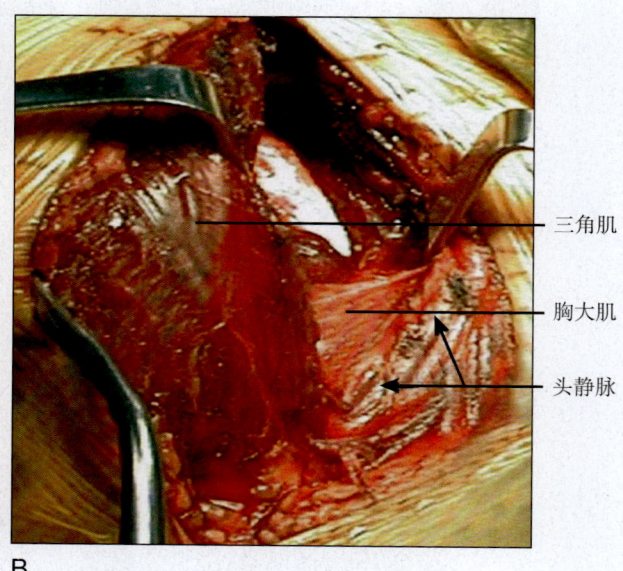

图7

手术要点
• 有多种骨折特异性的装置可供选择，每一种都有各自的特点。我们推荐术者根据自己的习惯使用不同的内植物以达到最好的解剖复位。

注意事项
• 在进入手术室之前要想好怎样利用器械的特殊设计特征来帮助重建。

争议
• 还不清楚是否特殊的骨折会导致不同的结果（Loew 等，2006）。

手术步骤

第一步：内植物的选择

- 目前有多种骨折特异性的内植物可供选择。每一项均有其特性，如帮助引导在正确的高度放置假体，并通过相关的设计修改来加强结节的复位和固定。在选择内植物时需要加以考虑的重要特性包括：
  - 模块化：要有多样的头和柄的尺寸以供选择，以便获得解剖复位。
  - 简单版本指南：存在多种方式，包括简单引导杆和髓外骨折夹。此外，应在假体近端放置翼状稳定器以协助获得合适的翻转和骨折块的复位。
  - 扶正器：这个器械的特性可以协助防止内翻/外翻位移。
  - 小的近端多孔向内生长的假体：这个内植物特性使结节复位更加容易，而不会发生压力过大的并发症，且不需要压紧骨折块。有多种骨折通过杆利用不同的方法来解决这个问题。这些特殊特征的例子包括近端部分的小偏移和可做额外骨移植的假体内部的空心部分。
  - 备有供缝合的空间：用以行环扎术的通道的一个光滑的内表面，以及要将缝合断裂的风险降至最低。假体上的翼状稳定器可以有孔，用做额外的缝合通道以稳定结节骨折块。
  - 假体近端几何形状不规整：相比于平滑的圆形，一个不规则的形状会提高环扎术的功效，但圆形有助于抵抗肩袖肌肉的牵拉力（Frankle 和 Mighell，2004；Frankle 等，2001）。
  - 可靠的远端固定：骨水泥式固定或骨内生长技术能够提供足够的远端固定并防止旋转不良。
    - 可以只在假体的柄部使用骨水泥而在近端进行植骨以促进结节愈合。还应准备非骨水泥性假体。

第二步：松解结节

- 显露大、小结节间的主要骨折线。这个骨折通常位于结节间沟的后方。可以进行截骨将骨折"解构"并分离结节（图 8A 和 8B）。
- 将冈上肌从骨折处沿其纤维分离，并延伸至盂下结节水平以进入关节。
- 辨认小结节，在腱骨结合处放置一根牵引线。结节的松解有助于盂肱关节的活动（图 9A 和 9B）。

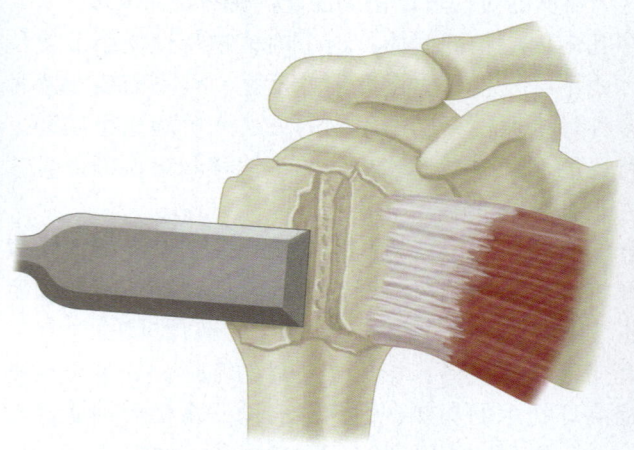
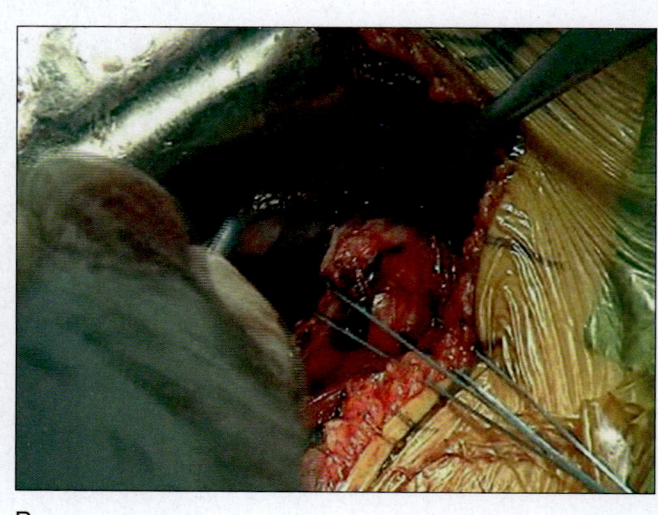

图8

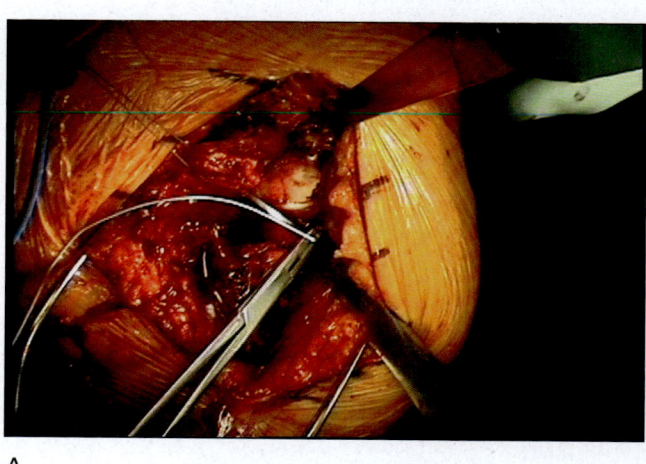
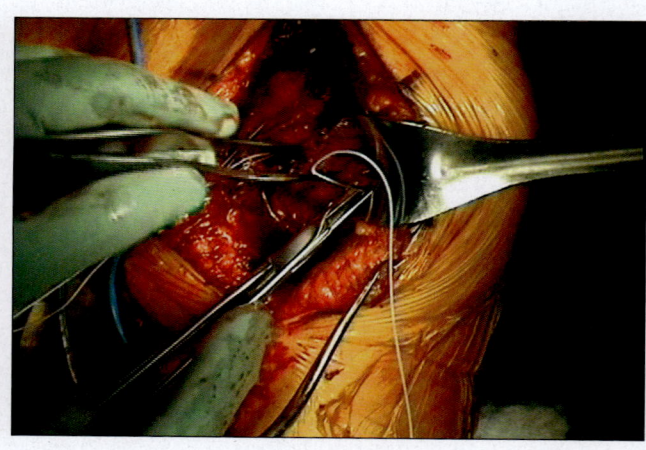

图9

手术要点
• 用小皮肤拉钩可以帮助将结节骨折块牵拉至术野，同时对骨折块的损伤最小。
• 用"非接触"技术将结节骨块的损伤降至最低。

注意事项
• 过度牵拉会导致骨质疏松的大结节骨折块碎裂。
• 不要将结节骨折块压实。

手术要点
• 假体的大小应尽量采用小的，以允许在没有拉力的条件下行结节复位。
• 良好功能的关键是结节的解剖复位。
• 用植骨而不是用骨水泥填满空隙。

注意事项
• 采用肱骨结节间沟对位会导致10°～20°的过度旋转（Boileau 和 Walch，1997）。
• 过度翻转会限制内旋并增加固定的牵拉力（Frankle 等，2001）。
• 不合适的高度、翻转或肱骨头大小与功能预后相关（Frankle 和 Mighell，2004）。

- 分离肱骨头骨折块并将其去除。
  - 将肱骨头内的松质骨取出用于植骨。
- 对肩胛盂进行创伤和退行性关节炎病变的评估。
- 经常将大结节向后方和上方牵拉移位。外展和内旋上肢有助于暴露这些骨折块。
- 之前放入冈下肌的牵引缝线可用于将骨块贴近切口。一旦显露，要在冈上肌肌腱骨结合处放置多重牢固的缝线来处置这些骨折块。
- 从 Browne 三角肌拉钩后方绕过大直径的针可以有助于将缝线放置于大结节骨块。
- 小的大结节骨折块可能需要额外的，从肱骨干到冈上肌 Krakow 缝合，以防止缝线退出及将来的碎裂（Frankle 和 Mighell，2004）。

第三步：放置假体

- 用手动逐步扩肱骨髓髓至合适大小，为骨水泥的固定做准备。
- 在肱骨干侧方距外科颈骨折处 1cm 位置钻两个孔，在肱骨结节间沟一边一个。分别经钻孔放入两根牢固缝线并垂直固定。
- 试放入肱骨组件以评估合适的高度。可以通过以下辅助方法评估：
  - 中间距：为一个通常完整的部分，且假体的中环应被剩余的距离盖过。图 10A 和 10B 显示用中间距和头－结节距离评估假体高度。
  - 胸大肌肌腱：肌腱近端边缘距肱骨头顶点的距离为 5.6cm ± 0.5cm（Murachovsky 等，2006）。
  - 结节的位置：随着肱骨头的试放，结节应回到骨干并仍在肱骨头下方，没有过度的牵拉。
    - 肱骨头到结节的距离应为 10mm 左右（Mighell 等，2003）。

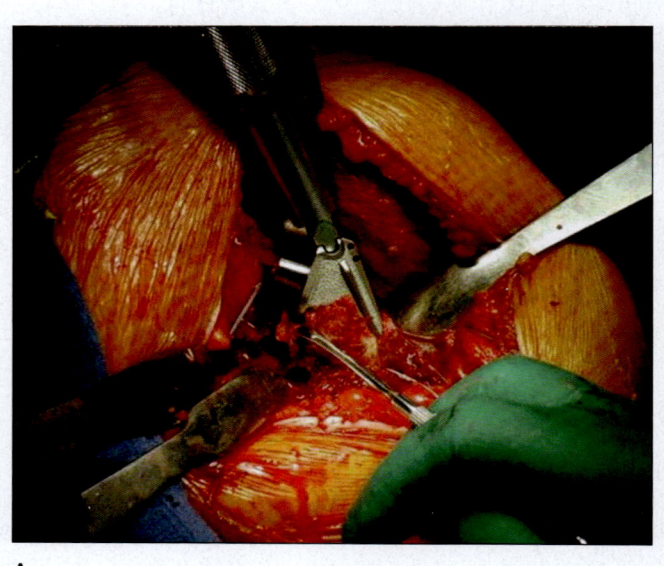
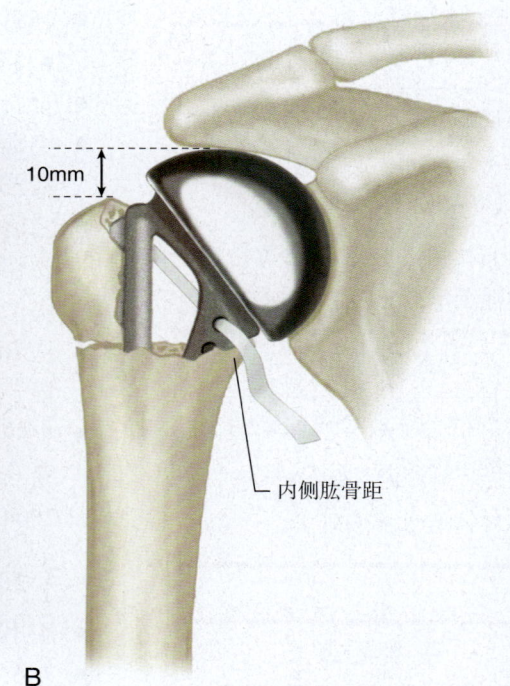

图10

- 确定合适的转位。
  - 前臂：假体放置的角度与前臂夹角为20°～30°，可以作为对照。
  - 肱骨结节间沟：结节间沟的近端部分可以用来作为调整假体的翼状稳定器的标志，并在大部分有双稳定器设计的假体中恢复适量的翻转。
  - 在图11中，通过一个导杆（图11A）、与结节间沟成一条直线的前方稳定器（图11B）和经髁轴线（图11C）检查转位。
- 在肱骨干上标记转位。
- 肱骨头的大小可以摘下的头骨块和关节窝来评估。
- 在柄和头的周围试复位结节，以确保合适。
  - 在一个三翼设计的假体中，大结节邻接前翼，并突出于侧翼。
- 放置一枚骨水泥限制器，随后将骨水泥打入肱骨髓腔。
- 环绕假体颈部放置两根缝线。

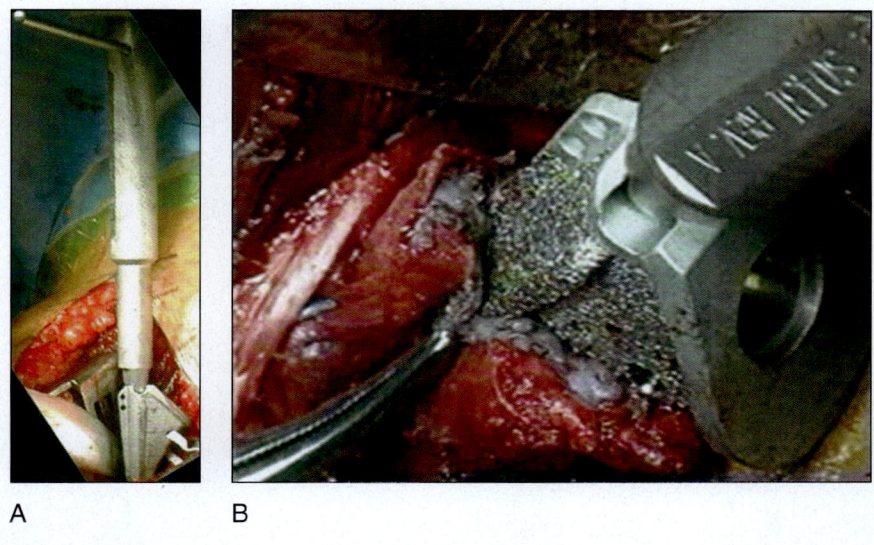

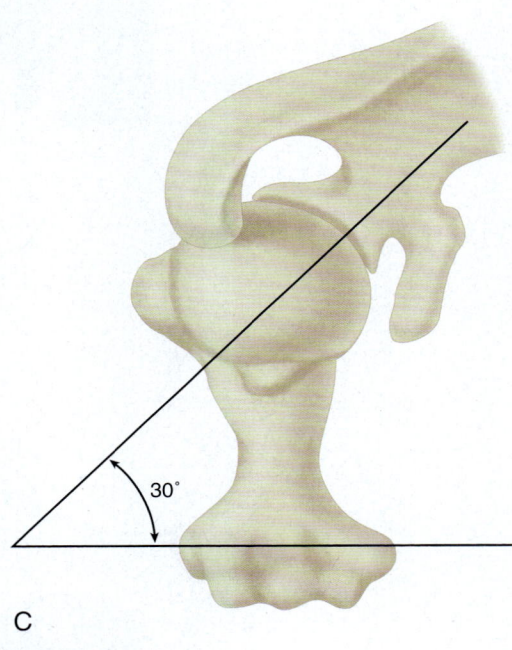

图11

- 放置好假体后，去除多余的骨水泥。
- 将从肱骨头中取出的骨质植于假体颈部的近端部分。
- 合适的肱骨头内置的尺寸可以通过测量头骨块的大小和/或测量患者关节窝大小而定。
- 压紧肱骨头内置物，让骨水泥凝固。

第四步：结节重建

- 环扎缝合
  - 用大号缝线绕过假体的体部，然后穿过大、小结节的腱-骨联合处（图12A）。
  - 最大的结节稳定性由一根或两根绕过结节和假体的大号缝线

> **手术要点**
> - 有效的结节固定需要精确的缝合处理。
> - 透视可有效地减少复位不良的发生。
> - 可用钢丝带维持暂时的结节位置。
>
> **注意事项**
> - 不合适的结节位置（水平或垂直的复位不良）或不恰当的结节固定会导致预后不良。

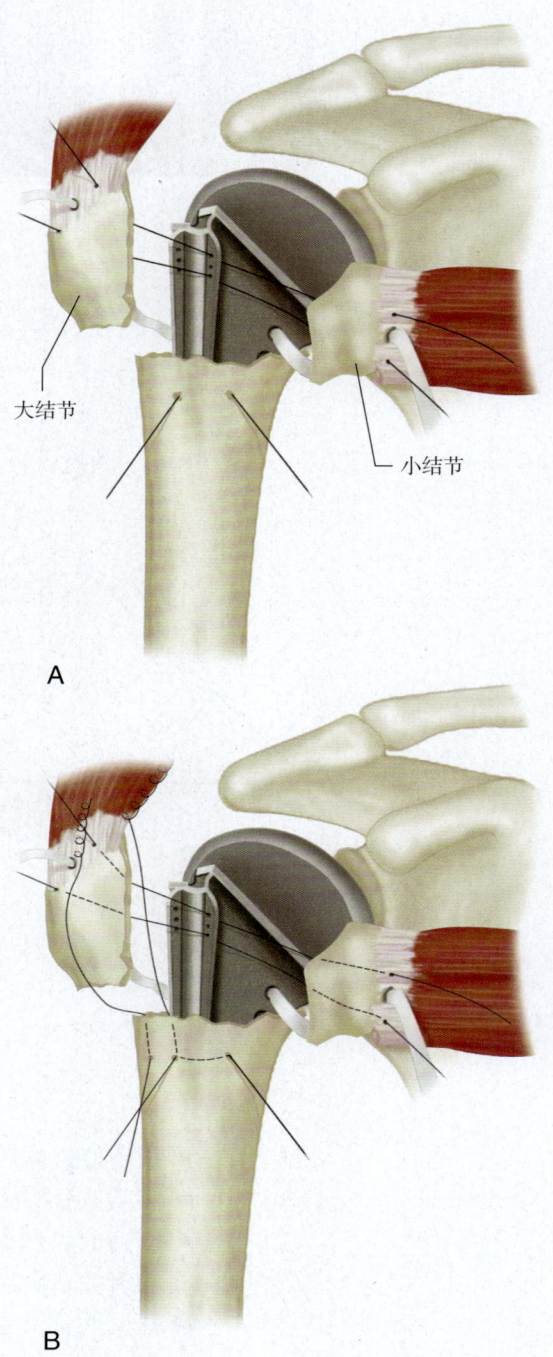

图12

提供（图 12B）。一个有不规则几何形状的假体可增强这种结构的有效性（Frankle 和 Mighell，2004；Frankle 等，2001）。

- 水平固定：这些缝线穿过从大结节到小结节的腱 - 骨联合的侧面。假体前方稳定器的孔可用来穿过缝线。
- 结节复位：在最终固定之前可用 C 形臂检查结节的位置。
  - 大结节应距肱骨头关节面顶点 10mm 左右。
  - 之后大结节在复位位置上相对前稳定器是安全的。
- 在确认了合适的复位之后再行环扎缝合和水平固定。图 13A 和 13B 显示为缝合固定的最终结构。
- 垂直固定：结节被通过两根分别穿过前方和后方的缝线固定于骨干，类似于图 8 的式样。
- 在释放结构上的压力以稳固垂直缝合前要将上臂外展约 20°。

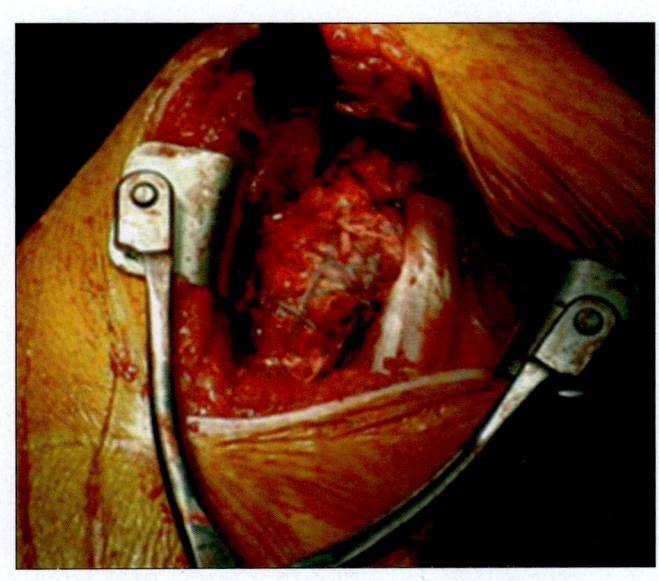

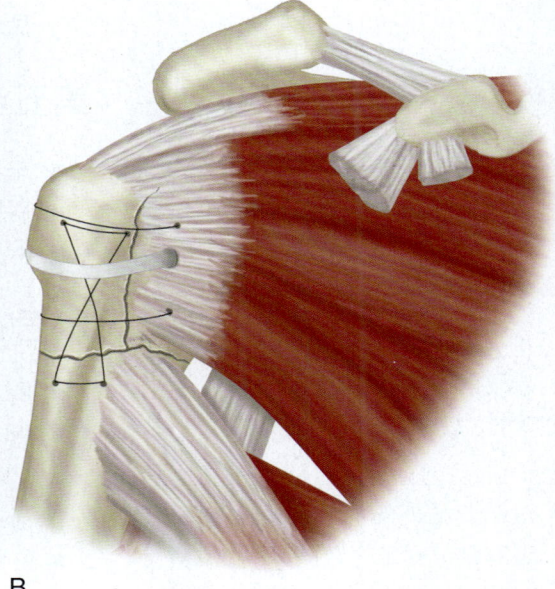

A　　　　　　　　　　　　　　　B

图13

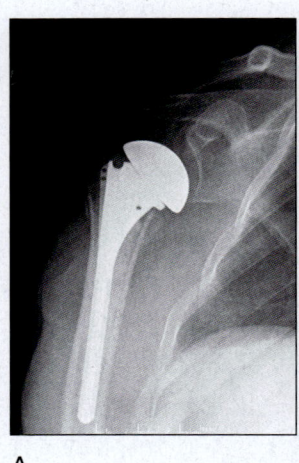 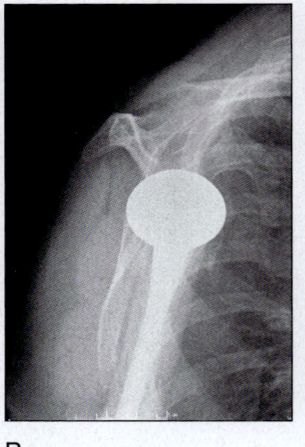 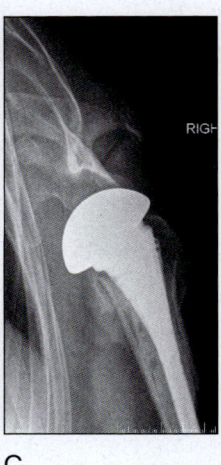

A　　　　　　　　B　　　　　　　　C

图14

- 通过目视和透视下活动的范围来评估结节的稳定性。图 14A-C 显示骨折后半肩关节成形术的最终放射图像。

第五步：关闭

- 充分冲洗伤口。
- 逐层关闭伤口。
- 术后将患者肩关节固定。

术后护理及预后

- 肩关节固定持续 4～6 周或有迹象表明结节已愈合。
- 患者只能做钟摆样运动。
- 6 周后，开始进行主动辅助关节活动度训练并使用患肢进行日常活动。限制提拉的重量为 5 磅。
- 3 个月后患者可以开始自由活动。负重和运动限制要持续到 6 个月后。

证据

Boileau P, Walch G. The three-dimensional geometry of the proximal humerus: implications for surgical technique and prosthetic design. J Bone Joint Surg [Br], 1997, 79: 857-65.
该研究对人类尸体标本的肱骨头的三维几何进行了研究。结果表明，肱骨的几何形态极其多变。作者评估了将肱二头肌间沟作为一种手段确定假体旋转角度的有效性，。如果肱二头肌间沟作为一个具有标志意义的水平轴，断裂修复被发现相对内、外上髁轴有一个额外的 10° 外旋。目前大多数人体肱骨近端骨折系统的设计可能并不能满足肱骨的几何形状变化。

手术要点

- 如有血肿时应放置引流。

手术要点

- 康复的时间可能超过 1 年。

注意事项

- 过早、猛烈的功能锻炼会导致患者有结节固定失败的风险。

Bufquin T, Hersan A, Hubert L, Massin P. Reverse shoulder arthroplasty for the treatment of three- and four-part fractures of the proximal humerus in the elderly: a prospective review of 43 cases with a short-term follow-up. J Bone Joint Surg [Br], 2007, 89: 516-20.

作者报道了 43 例三部分和四部分肱骨近端骨折的患者接受反式肩关节成形术的结果。患者平均年龄为 78 岁。平均随访 22 个月，主动向前抬高为 97°。作者认为，与常规半肩关节成形术相比，不论结节变异的发生频率如何，都获得了满意的稳定性。（Ⅳ级证据）

Frankle MA, Greenwald DP, Markee BA, Ondrovic LE, Lee WE. Biomechanical effects of malposition of tuberosity fragments on the humeral prosthetic reconstruction for four-part proximal humerus fractures. J Shoulder Elbow Surg, 2001, 10: 321-6.

在这项研究中，结节非解剖复位导致外旋活动严重受限，扭转力矩需求提高了 8 倍（$P = 0.001$）。相反，解剖复位后与正常没有差异。这项研究强调了在重建过程中结节的旋转定位非常重要。不能在水平位置上获得良好的结节骨块位置可能导致无法克服的术后活动限制。

Frankle MA, Mighell MA. Techniques and principles of tuberosity fixation for proximal humeral fractures treated with hemiarthroplasty. J Shoulder Elbow Surg, 2004, 13: 239-47.

本文章就肩关节半关节成形术后预后与相关并发症查阅文献并做了相关总结。作者还回顾了相关的解剖标记，有助于获得合适的结节复位，还记述了延迟愈合和不愈合的生物力学和临床表现。充分理解了获得稳定解剖复位结节固定的重要性。这需要可重复的技术、可靠的测量系统，和一个骨折假体能最优化的结节复位。

Frankle MA, Ondrovic LE, Markee BA, Harris ML, Lee WE. Stability of tuberosity reattachment in proximal humeral hemiarthroplasty. J Shoulder Elbow Surg, 2002, 11: 413-20.

这项研究比较了四部分肱骨近端骨折不同的复位方法。在半肩关节成形术时使用圆周状环扎处理四部分肱骨骨折可降低骨折块间的活动和应变，获得最大的骨折稳定性，使术后康复变得容易。

Kabir K, Burger C, Fischer P, Weber O, Florczyk A, Goost H, Rangger C. Health status as an important outcome factor after hemiarthroplasty. J Shoulder Elbow Surg, 2009, 18: 75-82.

文章对一组年龄 > 60 岁的 28 例患者采用半肩关节成形术治疗肱骨近端骨折，并按照健康状况进行分组。作者发现功能低下出现在有三种并发症且最少口服三种药物的患者。此外，无法完成术后康复治疗与不良预后相关。（Ⅲ级证据）

Loew M, Heitkemper S, Parsch D, Schneider S, Rickert. Influence of the design of the prosthesis on the outcome after hemiarthroplasty of the shoulder in displaced fractures of the head of the humerus. J Bone Joint Surg [Br], 2006, 88: 345-50.

作者回顾了一组 39 例三部分和四部分骨折接受半肩关节成形术的患者。在第一阶段研究中，使用了一种标准的三代解剖假体；在后一阶段，使用了一种设计好的骨折特异性假体。结果评估包括：活动范围、结节愈合比率和 Constant 评分。显示组间没有统计学差异。功能结果发现结节愈合的患者功能会更好（II 级证据）。

Mighell MA, Kolm GP, Collinge CA, Frankle MA. Outcomes of hemiarthroplasty for fractures of the proximal humerus. J Shoulder Elbow Surg, 2003, 12: 569-77.

本文章回顾了 80 例肩关节半关节成形术的预后。随访显示，93% 的患者没有疼痛，对结果满意。美国肩肘外科评分均分为 76.6 分，单肩测试评分均分 7.5 分，前屈为 128°，外旋 43°，内旋可到 L2。作者推荐将大结节置于假体肱骨头顶点下方 10mm 以下。（IV 级证据）

Murachovsky J, Ikemoto RY, Nascimento LG, Fujiki EN, Milani C, Warner JJ. Pectoralis major tendon reference (PMT): a new method for accurate restoration of humeral length with hemiarthroplasty for fracture. J Shoulder Elbow Surg, 2006, 15: 675-8.

作者解剖了 20 具尸体（40 肩），测量了胸大肌肌腱止点上缘至肱骨头最高点之间的距离。平均为 5.6cm ± 0.5cm。40 肩中仅有 4 肩该距离超过 6cm，测量数据与体格无关。此距离是一个有效的标志，有助于精确恢复肱骨的长度。尤其是当重建复杂的肱骨近端骨折，但由于粉碎骨折导致标志丢失时。

Sirveaux F, Navez GN, Roche O, Mole D, Williams MD. Reverse prosthesis for proximal humerus fracture, technique and results. Tech Shoulder Elbow Surg, 2008, 9: 15-22.

作者讨论了不适宜半肩关节成形，而改用反式肩关节成形的治疗。本文章回顾了技术方面 15 例平均年龄为 78 岁接受反式肩关节成形的患者的数据。平均随访时间为 46 个月，平均前屈角度为 107°，14 例患者超过 90°。作者认为外旋恢复程度与结节愈合相关。（IV 级证据）

图 10 和图 12A 引自：Mighell MA, Kolm GP, Collinge CA, Frankle MA. Outcomes of hemiarthroplasty for fractures of the proximal humerus. J Shoulder Elbow Surg, 2003, 12:569-77.

图 12B 和图 13 引自：Frankle MA, Mighell MA. Techniques and principles of tuberosity fixation for proximal humeral fractures treated with hemiarthroplasty. J Shoulder Elbow Surg, 2004, 13:239-47.

33 肩胛骨骨折的外科治疗

Donald H. Lee

注意事项

- 因为相关损伤的发生率较高，可能需要计划手术程序。
- 需要有扎实的解剖学知识和丰富的外科经验。
- 由于骨折复杂，需要联合入路，所以手术可能会需要数个小时来完成。患者的生理情况必须足够稳定才能承受如此长的手术过程。

适应证

- 关节腔内显著移位的肩胛盂骨折（图1）。
  - 肩胛盂缘骨折：
    - 骨折移位 ≥ 10mm
    - 累及肩胛盂缘前部 ≥ 1/4
    - 累及肩胛盂缘后部 ≥ 1/3
  - 关节面阶梯错位 ≥ 5mm
  - 肱骨头不在肩胛盂中心
  - 肩胛盂碎片的严重分离
- 肩胛颈部关节外骨折（图2）
  - 超过1cm的移位或

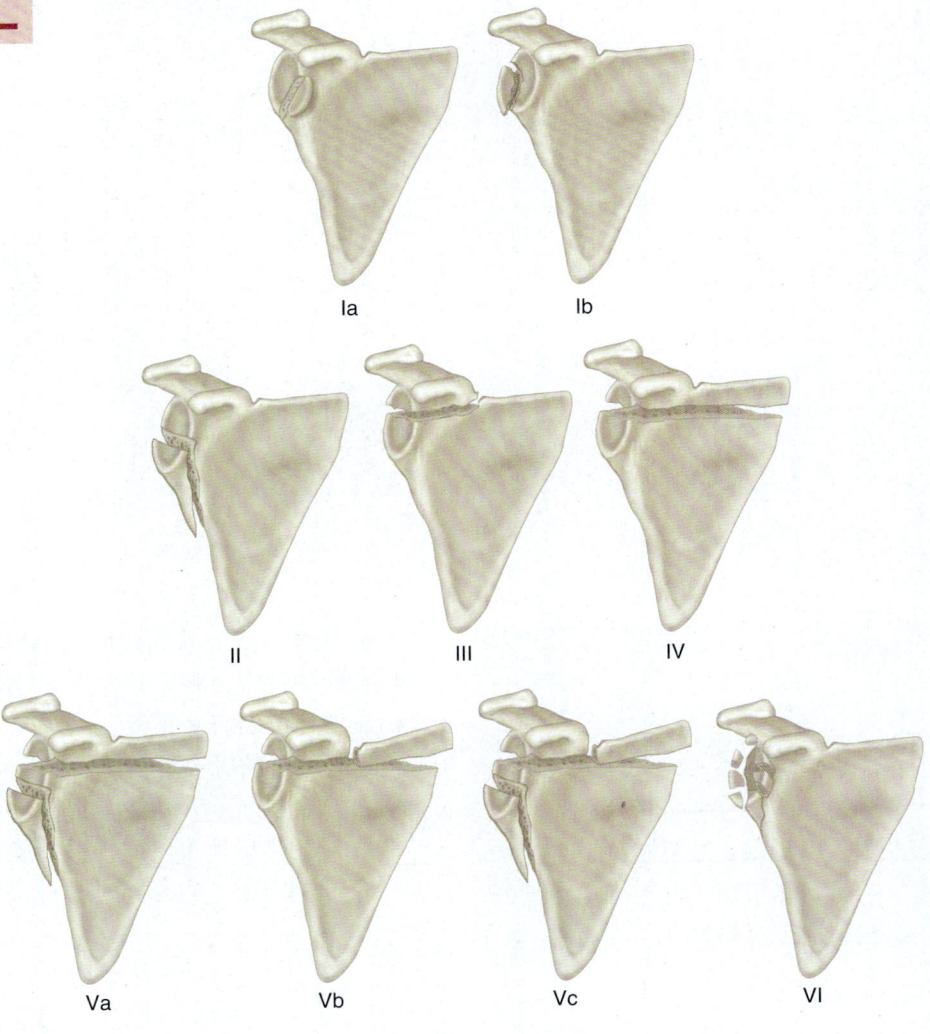

图1

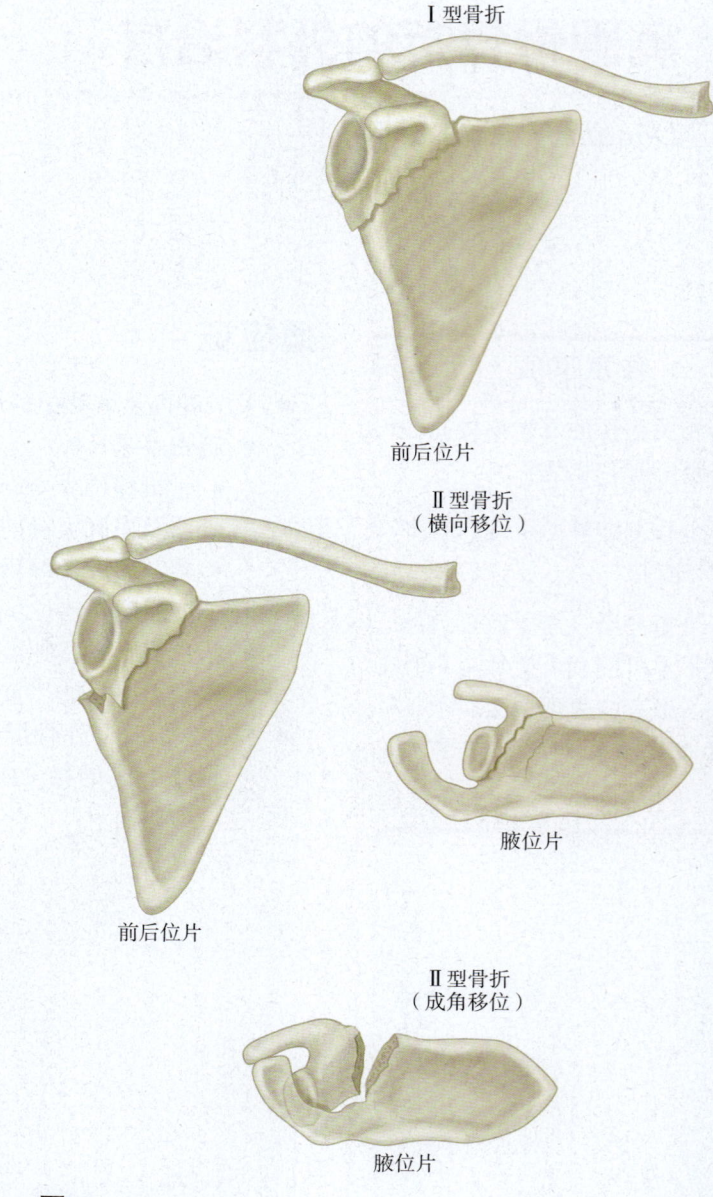

图2

争议

- 大部分的肩胛骨骨折可进行非手术治疗。
- 外科手术治疗复杂的肩胛骨骨折需要广泛地剥离软组织，可能产生大量瘢痕组织和潜在的活动能力减退和变得薄弱。

- 冠状面或矢状面成角移位超过40°
- 肩胛颈骨折合并锁骨骨折（"漂浮肩"）
- 显著移位的肩峰骨折
- 显著移位的喙突骨折
- 肩关节上方悬吊复合体断裂
- 喙突骨折伴Ⅲ度肩锁关节脱位。
- 同侧喙突、肩峰同时骨折。

- 喙突基底部骨折和肩胛颈骨折。
- 喙突骨折和Ⅰ型锁骨远端骨折。
- 肩峰骨折和肩锁关节韧带Ⅲ度脱位。
- 分离型肩峰骨折。
- 肩胛盂骨折伴肩关节上方悬吊复合体破裂。
■ 肩胛骨体骨折的手术指征很少：
- 骨折尖端刺入盂肱关节。
- 骨折断端刺入胸腔内。
- 消除肩胛骨骨折畸形愈合造成的疼痛。
- 肩胛骨骨不连。

临床检查／影像学检查

■ 评估并发伤
- 皮肤、头部、胸壁、肺部、腹部和骨盆损伤。
- 同侧肩胛带骨和上肢损伤。
■ 神经病学检查
■ 血管检查
■ 放射学检查
- 肩胛骨前后位（图3A）。
- 经肩胛骨的Y位（图3B）。
- 肩关节腋位（图3C）。
■ CT扫描（图4A-E）
- 三维重建（图5A-D）。

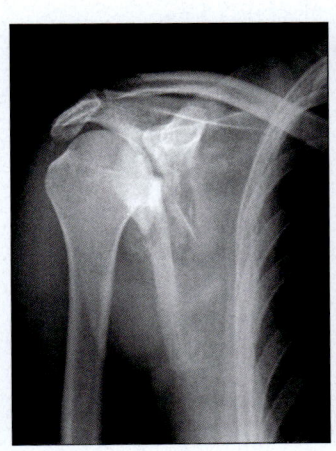
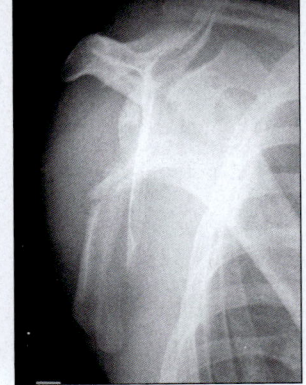
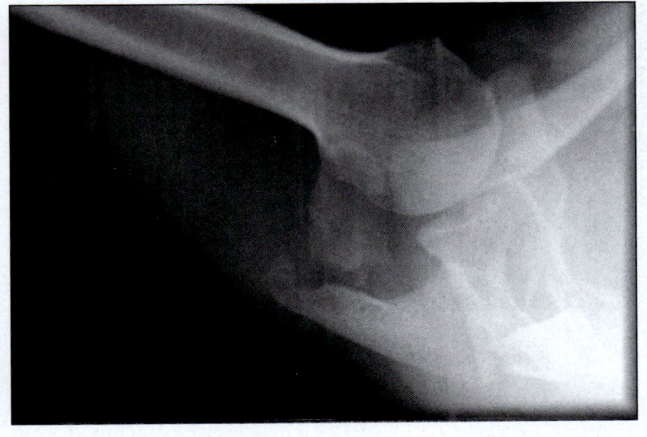

A B C

图3

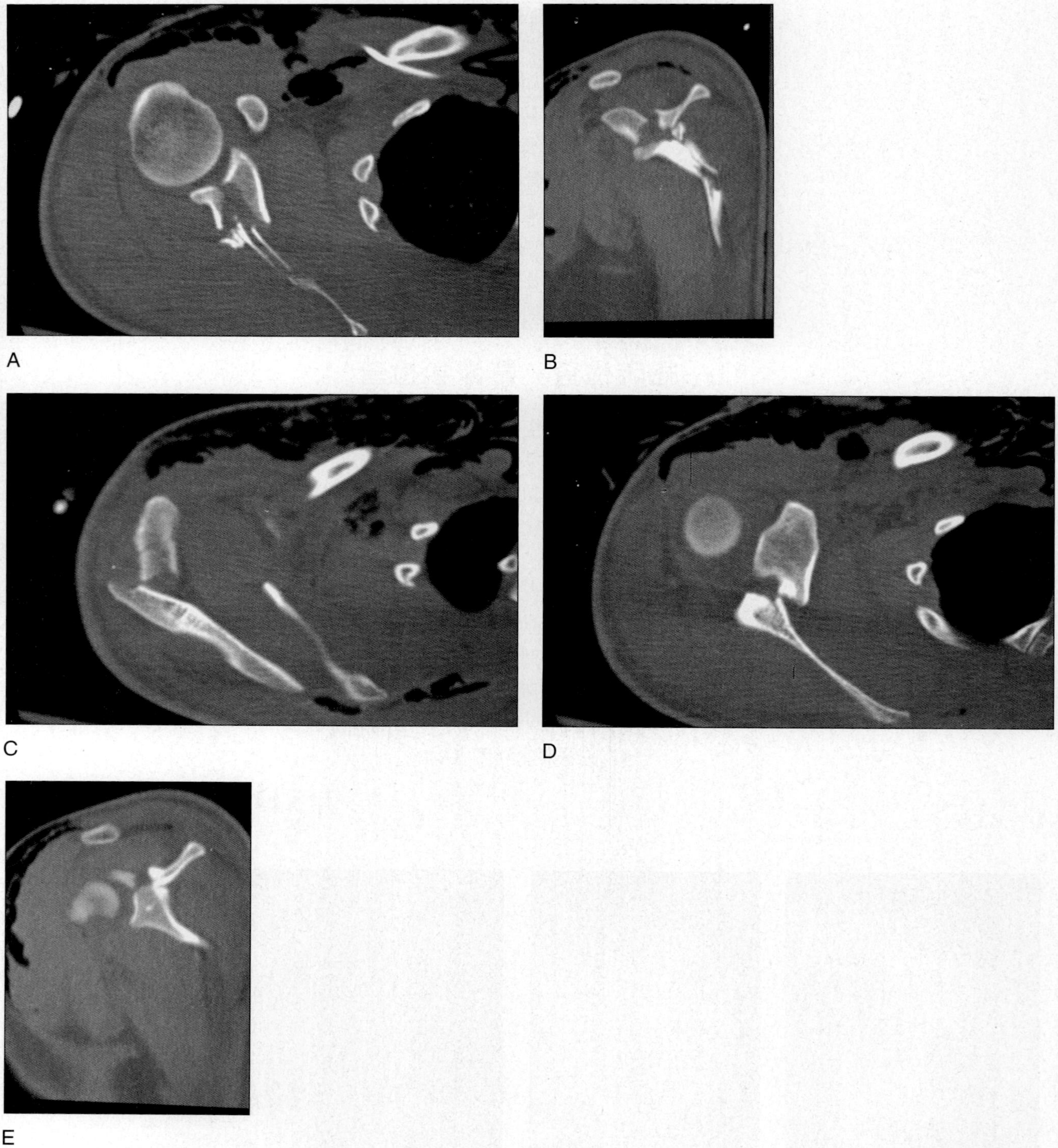

A

B

C

D

E

图4

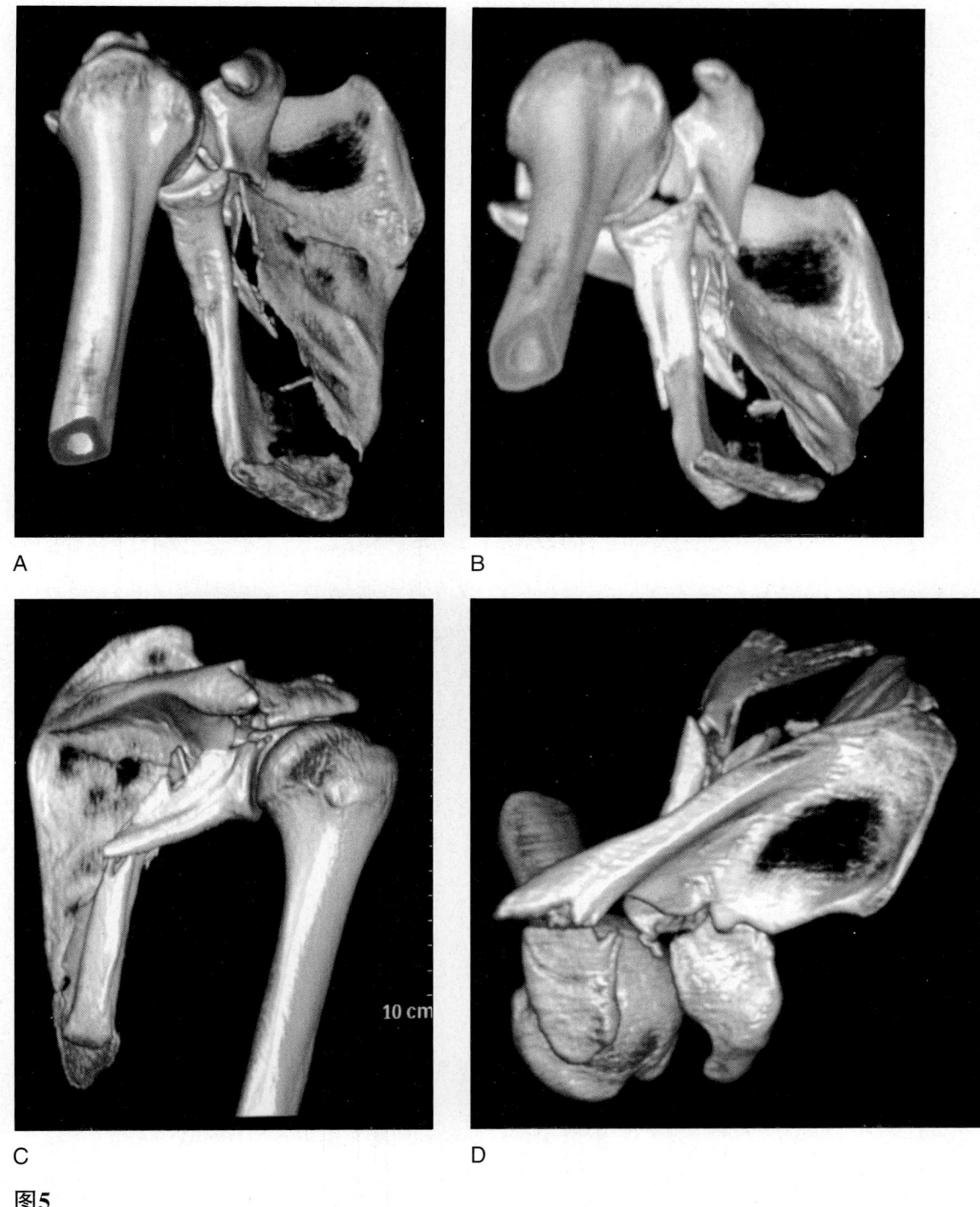

图5

外科解剖

- 骨骼解剖学（图 6A 和 6B）
  - 肩胛骨四部分区域有足够的骨质可以用做内固定
    - 肩胛颈
    - 肩胛冈

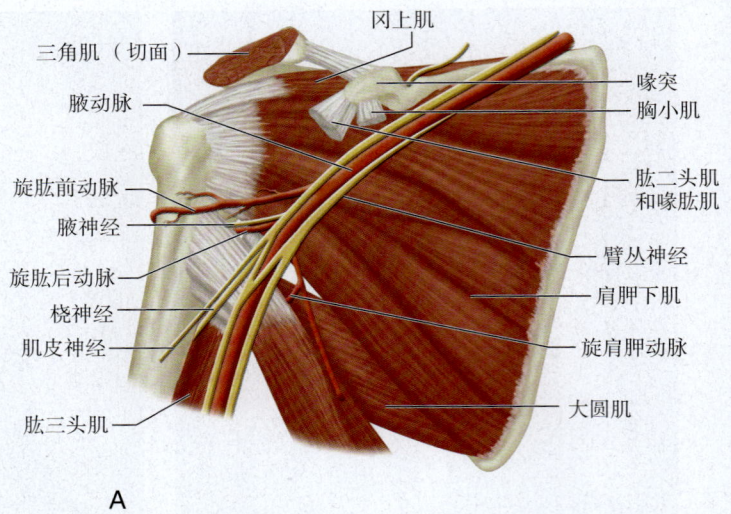

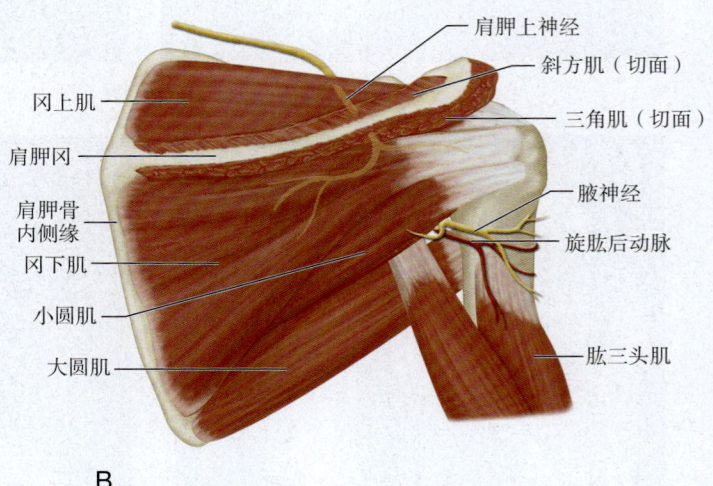

图6

- 肩胛骨外侧缘
- 喙突
■ 软组织（肌肉和肌腱）附着点（图6A和6B）
■ 神经组织分布
  • 臂丛神经。
  • 肌皮神经。
  • 腋神经。
  • 肩胛上神经。
  • 桡神经。
■ 血管结构分布
  • 腋动脉。
  • 旋肱前、后动脉。
  • 旋肩胛动脉。

手术要点

- 准备 C 形臂，以保证在手术过程中充分的透视观察。
- 术前准备和铺单时要注意一定要有充分的手术视野确保手术前、术后和上部充分的显露（图 7A 和 7B）。
- 首选气管内插管麻醉，使患者在术中可行全身麻醉（如果需要）。

注意事项

- 术中，尤其是采取沙滩椅位时，如果患者的头颈部或躯干没有固定好，有可能造成手术过程中患者失去适当的体位。

器械

- 侧卧位
  - 小布袋。
  - 手臂挡板。
- 平卧位
  - 标准的手术室、床 vs. 特别的沙滩椅固位器

体位

- 最常用的侧卧位适合大部分的后侧入路，同时也适用于前后联合入路和/或上侧入路。
  - 消毒患侧上肢并使其自由下垂（图 7A 和 7B）。
  - 腋下垫枕。
  - 适当固定头部、颈部、胸部、骨盆。
  - 骨骼的突起处和周边神经（如腓神经）处放置衬垫。
  - 消毒范围包括整个上肢带骨和颈部上面，前达胸骨正中线，远端达胸中部水平，后达脊突。
- 沙滩椅位适用于前和上部入路或前上联合入路。
  - 消毒患侧上肢并使其自由下垂。
  - 适当固定头部、颈部。
  - 将胸壁和骨盆固定于手术台上。
  - 沿着肩胛骨内侧缘放置一个布包，将肩胛骨推向前侧。
  - 采用一种特殊的沙滩椅体位以增加肩后部的显露。
- 俯卧位后入路并不常用。
  - 保持患侧上肢自由下垂或将其放在患者身体的一侧。

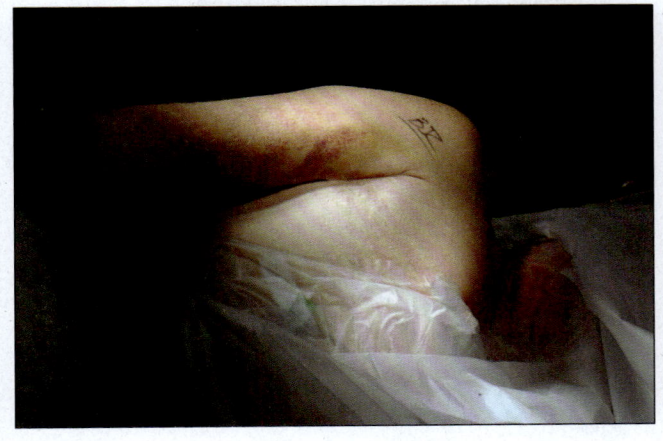
A

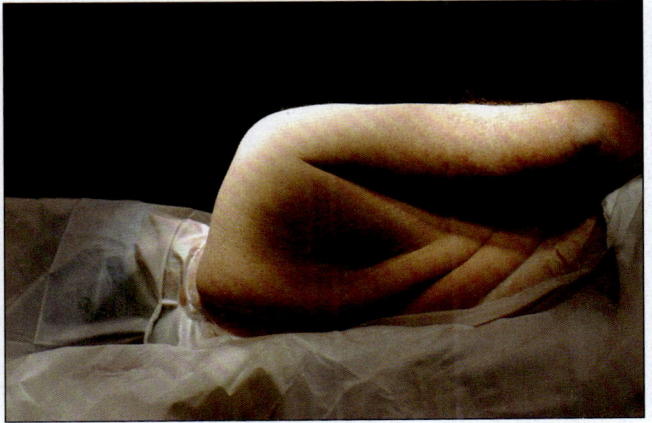
B

图 7

- 适当固定头部、颈部和气管插管。
- 小心垫好骨性突起。
■ 推荐使用C形臂。
  - 取侧卧位时，使C形臂跨越患者上方（图8）。
  - 取沙滩椅位时，将C形臂放置在床头，从头侧照射（图9）。

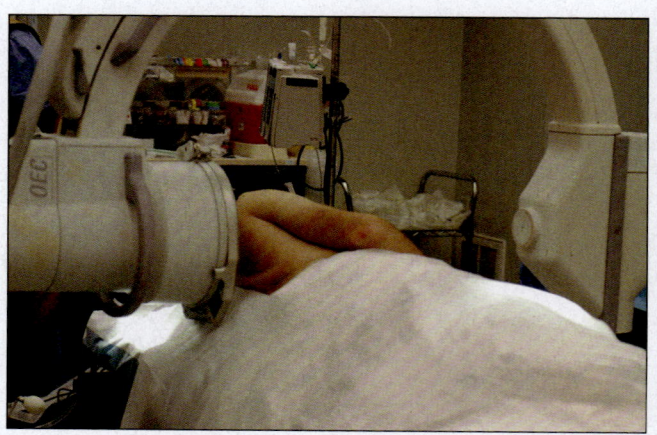

图8

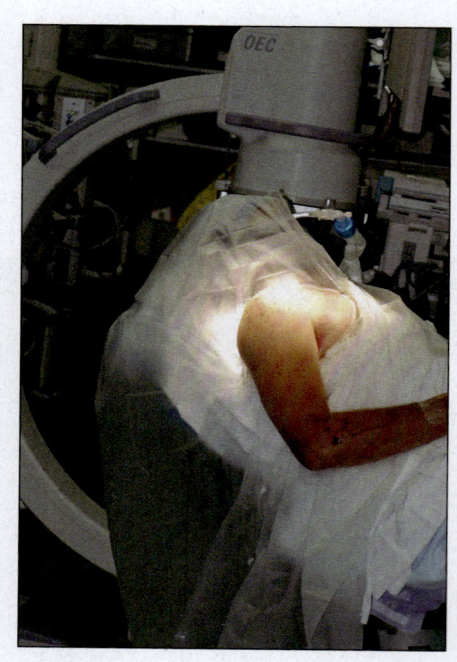

图9

入路/显露

前侧胸大肌三角肌入路

- 适用于肩胛盂前缘骨折、关节窝关节内骨折、关节窝上部骨折，包括喙突骨折。
- 皮肤切口起自肩峰附近，靠近锁骨中段，向远端斜过胸大肌三角肌间隙直至三角肌附着点（图10）。
- 胸大肌三角肌间隙可见头静脉并将其向内侧或外侧牵拉。
- 沿联合腱外侧缘和喙肩韧带切开胸锁筋膜，但要保留韧带的完整性。
- 必要时显露喙突。
- 前下方发现旋肱前动脉可以电烧或用丝线结扎。
- 松解下方的关节囊时要切断肩胛下肌或从小结节松解。
- 关节囊前部连同骨外膜可沿肱骨颈前面和内侧掀起，从而增加手术视野。
- 松解转子间沟。
- 通过肱骨头牵开器来显露肩胛盂。

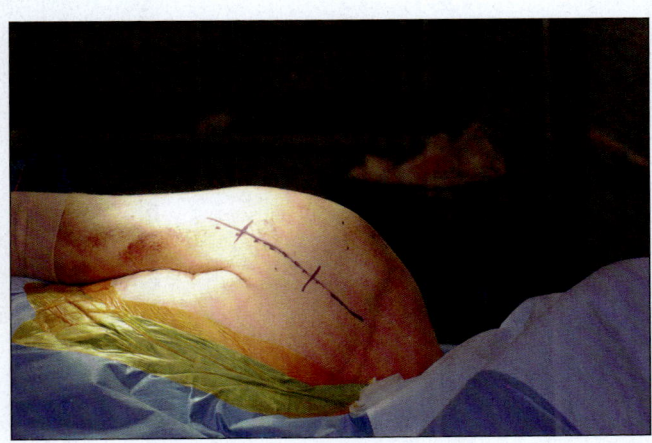

图10

后侧入路

- 后侧入路手术适合于肩胛盂后缘骨折、肩胛窝关节内骨折、肩胛颈骨折、肩胛体骨折（包括肩胛冈骨折）和肩峰骨折。
- 皮肤切口起自肩峰后外侧角并平行于肩胛冈，之后切口顺肩胛骨内侧缘垂直延伸（图11）。
- 为了后期修复，将三角肌和斜方肌连同深筋膜一起从肩胛冈剥离。
- 对于肩峰骨折，切口可以进一步向前、外侧延伸，骨膜下显露肩峰。
- 沿肩胛骨内侧缘切开菱形肌群和冈下肌/小圆肌之间的筋膜。
- 在肩胛冈下方，可以发现三角肌和冈下肌之间的肌间隔。
- 对于Judet入路，由冈下窝由内到外方向分离冈下肌和小圆肌，可显露肩胛体和肩胛颈。
- 对于改良的Judet入路，要求切开冈下肌和小圆肌之间的肌间隔，显露肩胛颈。

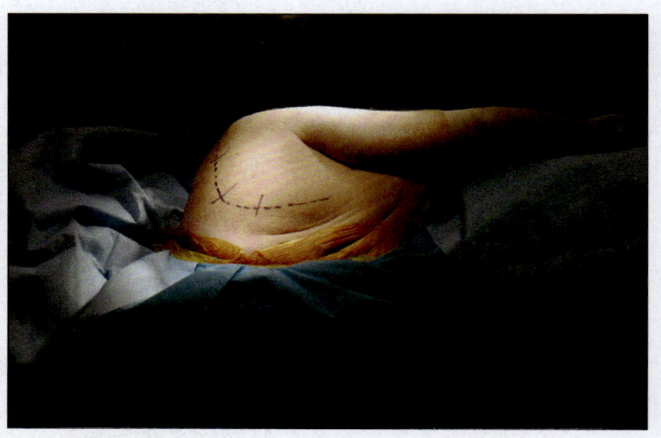

图11

- 对于关节内肩胛骨骨折，必要时可切断冈下肌、小圆肌和后关节囊。
- 作为另一种手术入路选择，改良的三角肌后入路是沿腋后皱襞作为切口显露肩胛骨。
  - 将患肢外展 90°，使三角肌充分松弛，向上牵拉三角肌。
  - 然后可以顺利进行改良的 Judet 手术入路（见上）。

上侧或前 – 上侧入路

- 上侧或前 - 上侧入路适合于喙突骨折、上关节窝骨折，包括喙突骨折、肩峰骨折和锁骨骨折。
- 皮肤切口可包含军刀样切口，沿着 Langer 线或稍微向下平行于锁骨的横行切口（锁骨骨折切口）。
- 将三角肌在中三分之一处分离。
- 为了便于显露，可将部分三角肌从肩峰的前部和锁骨切断。
- 打开旋转肌间隔可以显露关节窝。
- 对于锁骨骨折，可以行颈阔肌切开和锁骨骨膜切开。

不同类型的骨折手术入路

- 关节外肩胛颈骨折
  - 对于关节窝下部骨折或肩胛骨外侧缘骨折，推荐从冈下肌和小圆肌间隔进入（改良的 Judet 入路）。
  - 对于需要较大显露面积的肩胛颈骨折和肩胛骨体骨折，推荐沿冈下窝开始，从冈下窝中剥离冈下肌和小圆肌（Judet 入路）。
- 关节内关节窝骨折
  - 对于关节窝前部骨折，可通过胸大肌三角肌入路进入，同时切断肩胛下肌或通过肩胛下肌从小粗隆松解和肩部关节前部囊切开术完成。
  - 肩胛盂窝上部骨折或喙突骨折
    - 可以采用上侧三角肌分离入路。

注意事项

- 前侧入路
  - 手术切口应当避免在腋前皱襞，以防止该区域的瘢痕性挛缩。
  - 避免过度牵拉联合腱，防止肌皮神经受损。
  - 注意保护下方的腋神经。
- 后侧入路
  - 有限空间的肌间隔入路可能造成肩胛骨体和肩胛颈骨折显露不完全。
  - 后侧入路显露肩胛颈后上缘受限，要求提起冈上肌，有可能损伤肩胛上神经。
  - 当解剖到肩胛冈肩胛盂切迹附近的冈下肌时，防止过度牵拉以免造成肩胛上神经损伤。
- 上侧和前上侧入路
  - 要注意保护锁骨上神经。
  - 只能有限显露关节窝。

设备

- 自动牵开器。
- 关节窝拉钩。

争议

- 一些关节内肩胛盂骨折，可以采用在透视辅助下，和/或使用关节镜辅助经皮内固定治疗。

♦ 作为另一种选择，可通过胸大肌三角肌入路进入，选用经皮跨骨折线加压螺钉固定，可以切断肩胛下肌或将肩胛下肌从小粗隆松解。
- 对于关节窝后部骨折手术，采用后侧入路，通过冈下肌和小圆肌肌腱离断，同时从关节囊后部切开进入。
■ 肩峰骨折
- 对于涉及肩峰的骨折，将切口沿着肩胛冈延伸到肩峰前部，并沿骨膜下入路显露到肩峰。
■ 锁骨骨折
- 沿锁骨下缘平行切开。
- 也可以采用沿 Langer 线的军刀样切口。
■ 喙突骨折
- 采用胸大肌三角肌入路，以经皮空心螺钉固定。
- 作为另一种入路选择，可采用上侧入路。

手术步骤

第一步：骨折断端的显露

■ 骨折断端的显露可以使用 Cobb 剥离子和刮勺去除骨折形成的血肿块、纤维结缔组织和/或新形成的骨痂。
- 图 12 显示的是关节窝前部显露过程。
- 图 13 显示的是 Judet 入路显露肩胛体骨折的过程。

注意事项

- 对于一些极端粉碎的关节窝和肩胛颈骨折（Ⅵ型），可能非手术治疗效果更好。

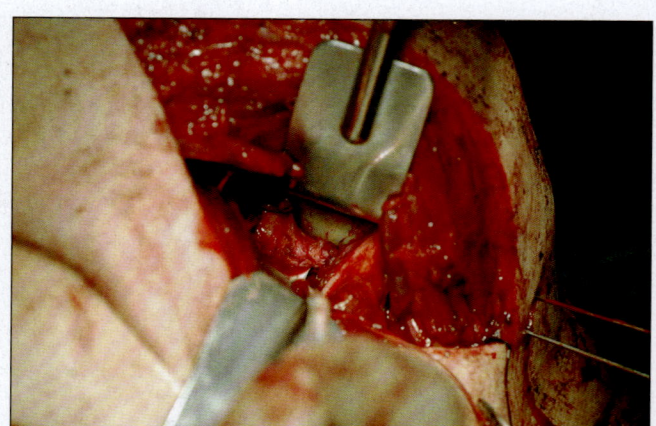

图12

器械/植入物

- Schantz 螺纹钉。
- 刮匙。
- Cobb 剥离器。
- 克氏针。

- 采用 Schantz 螺钉固定移位的骨折碎片（如喙突骨折、肩峰骨折和肩胛颈骨折）
- 克氏针可以暂时固定骨折碎块。

第二步：骨折的固定

- 关节颈骨折
  - 采用 3.5mm 的弧形骨盆重建钢板或肩胛骨预弯的重建钢板沿关节窝后部固定或肩胛骨外侧缘固定（图 14A 和 14B）。
  - 也可选择另一种方法。如合并肩胛颈骨折，可用 3.5mm 的 U 形轮廓骨盆重建钢板沿肩胛冈下方或肩胛骨外侧缘固定（图 15）。

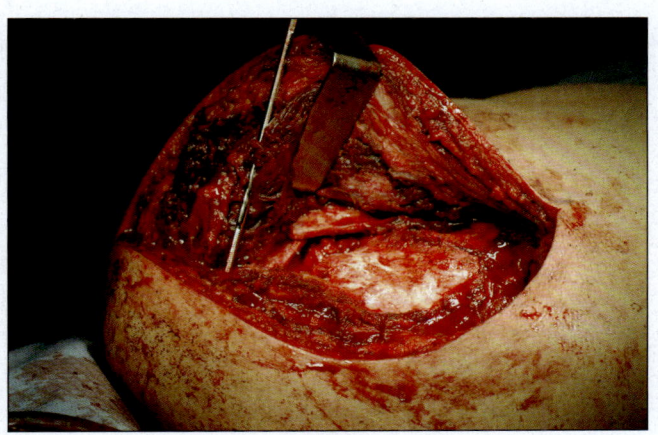

图13

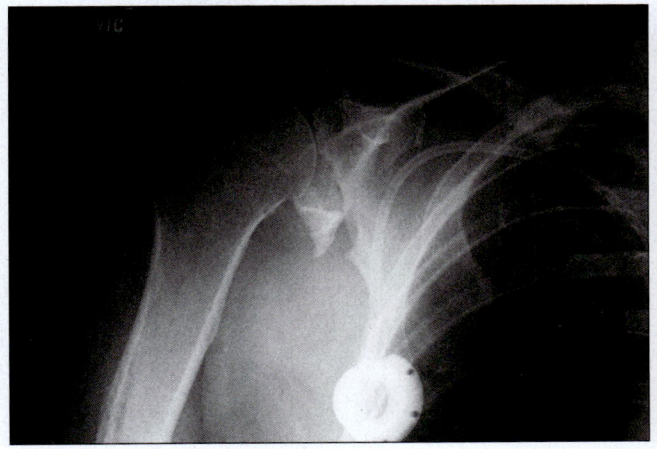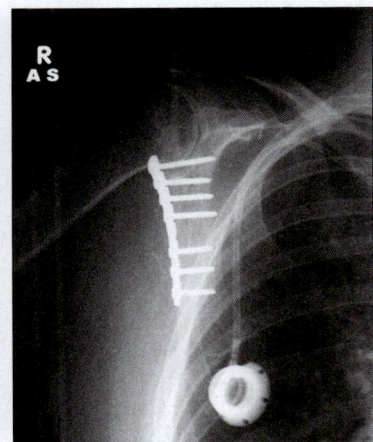

A　　　　　　　　　　　　　　　　B

图14

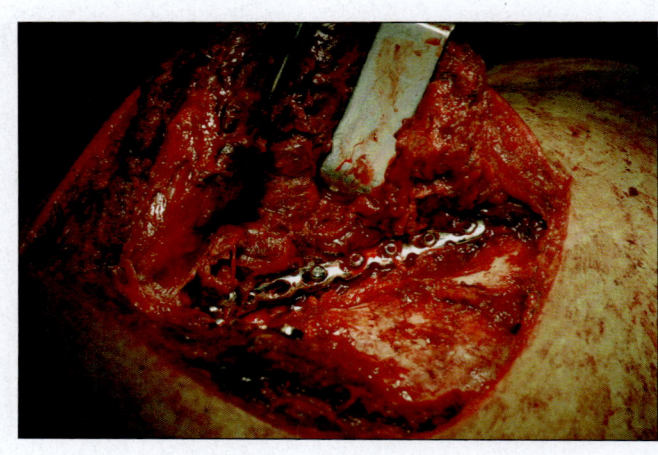

图15

- 还可以采用两块钢板固定,将一块钢板沿肩胛骨体外侧缘和关节窝后缘固定,将第二块沿肩胛冈边缘固定(图16A 和 16B)。
- 手术后的放射学检查(病例见图 3、4 和 5)显示肩胛骨前后位(图17A)、肩关节腋位(图17B)和经肩胛骨 Y 位(图17C)的最终影像。
- 肩胛盂缘骨折(图 18A-C)
  - 为了使骨折块固定牢固,我们一般采用跨骨折线的加压螺钉和空心螺钉联合固定(图19A 和 19B)。

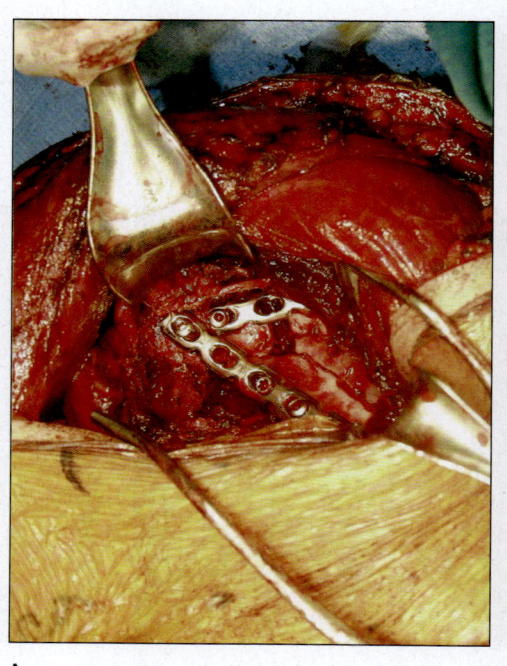

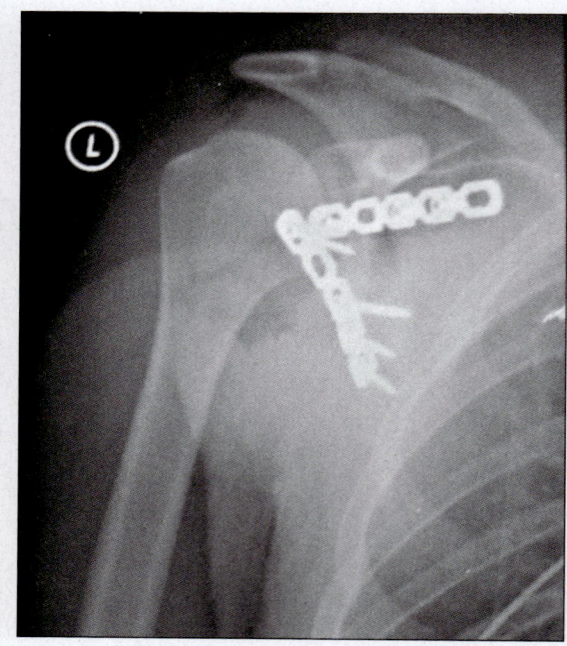

A　　　　　　　　　　　　　　　　　　B

图16

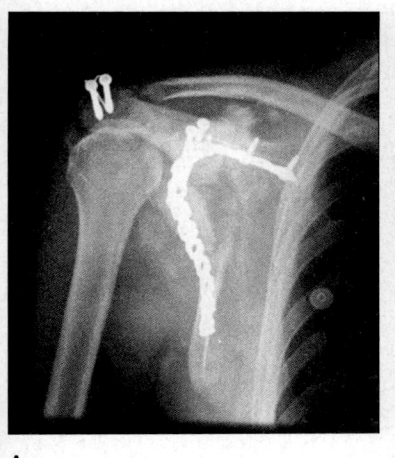 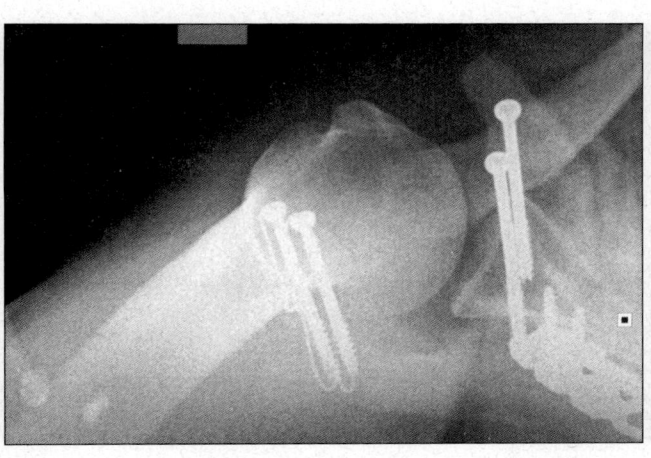 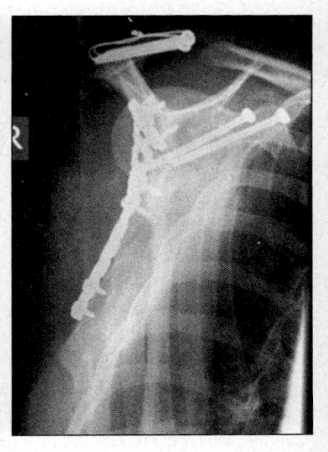

图17

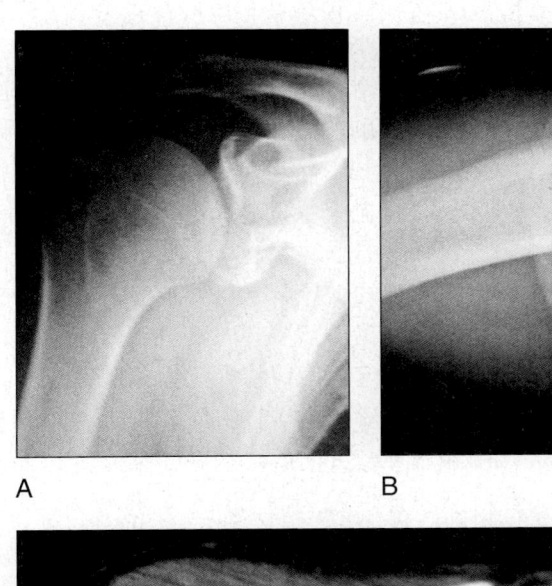

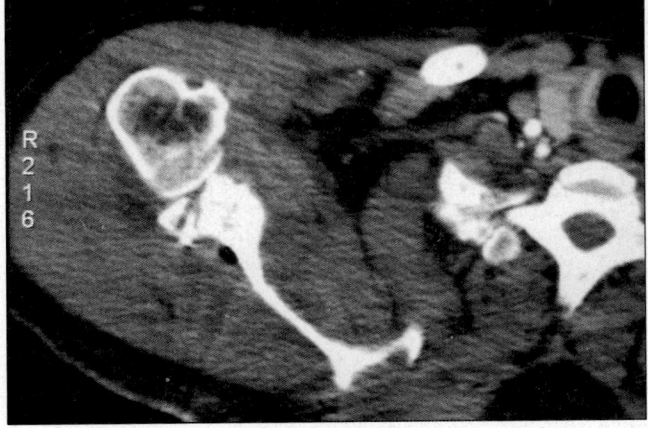

图18

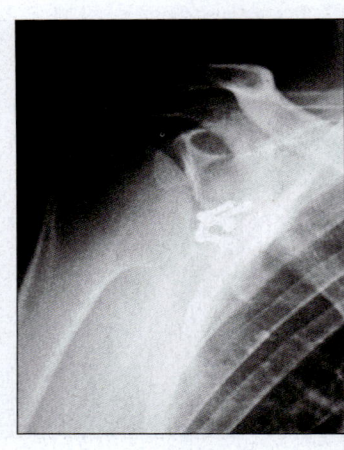
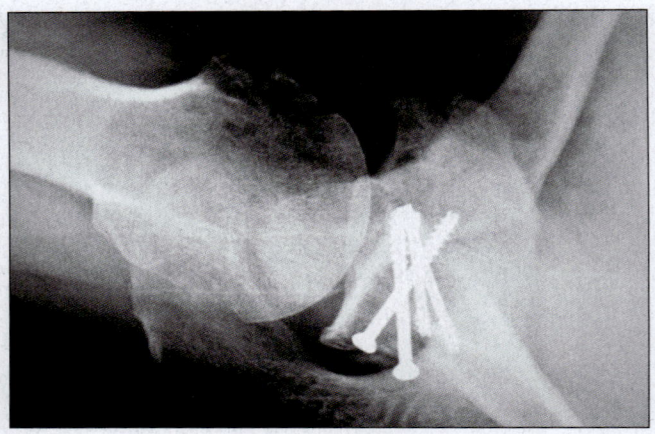

A　　　　　　　　B

图19

手术要点

- 对于肩峰骨折治疗，通常采用空心螺钉和加压钢丝张力带固定。空心螺钉要短，并将其埋在骨皮质内，允许8字张力带固定。

注意事项

- 要注意保护以下组织：
  - 肩胛上神经（在肩胛冈关节盂切迹附近放置金属器械和关节窝上部骨折内固定时）
  - 肌皮神经（当有喙突骨折时）
  - 腋神经（当有肩胛盂下缘骨折时）

- 对于粉碎性骨折，在去除小的碎片的同时进行骨移植术（如从髂骨取骨植骨）。
- 对于小的撕脱性骨折（如骨性 Bankart 损伤），采取去除小的骨折碎片和修复关节窝周围软组织到肩胛盂缘的方法。
- 关节窝骨折
  - 对于肩胛盂上缘的骨折碎片，采用跨骨折线加压螺钉将其固定到剩余部分的关节窝。
    - 在透视的引导下，将导丝经皮直接或前面切口定位放置。
    - 将导丝沿着喙突基底部的关节窝上缘穿过剩余的肩胛盂。注意一定要确保将导丝固定在关节外。
    - 顺着导丝采用空心钻打空，之后测深，选取合适长度的螺钉。
    - 沿着导丝方向放置选好的螺钉。
  - 对于粉碎性关节窝骨折，先将较大的骨折块复位，采用弧形重建钢板或跨骨折线的加压螺钉固定，然后复位、固定小的骨折块（图17A-C）。
- 对于有双重骨折的肩关节上部悬吊复合体损伤（如肩胛颈骨折合并锁骨骨折）
  - 锁骨骨折采用重建钢板固定。

器械/植入物

- 3.5mm 波状轮廓的重建钢板（锁定或非锁定均可）
- 预置重建钢板（锁骨、肩峰、肩胛骨钢板）
- 经骨折线的空心加压螺钉
- 作为临时固定的克氏针
- 用于粉碎性骨折的 Schantz 螺纹螺钉
- 可用于张力带固定（肩峰骨折）的延展性好的金属丝

争议

- 肩胛颈骨折合并锁骨骨折，可通过锁骨固定间接使肩胛颈骨折稳定。
- 单独、微小的喙突和肩峰移位骨折通常采用非手术治疗。

- 对于肩峰骨折有以下两种方法：
  - 采用空心螺钉张力带（首选）固定或克氏针张力带固定。
  - 预弯钢板固定。
- 对于喙突骨折有以下两种方法：
  - 骨折间螺钉固定。
  - 可去除小的碎骨片（小的尖端骨折碎片），并将非可吸收线将联合肌腱缝合至喙突的剩余部分。

第三步：闭合切口

- 前侧入路
  - 对肩胛下肌采用 2 号不可吸收丝线缝合肌腱切断处，或在小粗隆的肩胛下肌松解术时采用经骨缝合。
  - 关闭肩袖间隙。
  - 逐层缝合切口。
  - 如有必要放置引流导管。
- 后侧入路
  - Judet 入路：将冈下肌和小圆肌放回冈下窝，沿着肩胛骨内侧缘采用 2 号不可吸收丝线修复肩胛骨内侧缘的肌肉至软组织结构上。
  - 逐一缝合三角肌和斜方肌及覆盖二者的筋膜，或采用 2 号不可吸收丝线穿过肩胛冈经骨缝合。
  - 逐层缝合皮肤。
  - 如有必要放置引流管。

术后护理和预期结果

- 将患肩悬吊固定大约 6 周。
- 术后 4～6 周尽早地鼓励患者开始被动关节活动练习。
- 主动活动练习应于术后 6 周开始。
- 力量训练应从术后 3 个月开始。

- 术后功能恢复情况是由骨折类型、手术的复位和固定程度，及术后的康复治疗共同决定的。

证据

Ada JR, Miller ME. Scapular fractures: analysis of 113 cases. Clin Orthop Relat Res. 1991;(269):174-80.

Aulicino PL, Reinert C, Kornberg M, et al. Displaced intraarticular glenoid fractures treated by open reduction and internal fixation. J Trauma. 1986;26:1137.

Bauer G, Fleischman W, DuBler E. Displaced scapular fractures: indication and long term results of open reduction and internal fixation. Arch Orthop Trauma Surg. 1994;114:215.

Brodsky JW, Tullos HS, Gartsman GM. Simplified posterior approach to the shoulder joint: a technical note. J Bone Joint Surg. 1987;69:773-4.

Goss TP. Fractures of the glenoid cavity. Current Concepts review. J Bone Joint Surg [Am]. 1992;74:299-305.

Goss TP. Fractures of the glenoid cavity (operative principles and techniques). Tech Orthop. 1994;8:199.

Goss TP. Fractures of the glenoid neck. J Shoulder Elbow Surg. 1994;3:42-52.

Goss TP. Fractures of the scapula. In Rockwood CA, Matsen FA III, Wirth MA, Lippitt SB (eds). The Shoulder, ed 3. Philadelphia: Elsevier, 2004:413-54.

Hardegger FH, Simpson LA, Weber BG. The operative management of scapular fractures. J Bone Joint Surg [Br]. 1984;66:725.

Ideberg R. Fractures of the scapula involving the glenoid fossa. In Bateman JE, Welsh RP (eds). Surgery of the Shoulder. Philadelphia: BC Decker, 1984:63-66.

Ideberg R, Grevsten S, Larsson S. Epidemiology of scapular fractures. Acta Orthop Scand. 1995;66:395.

Kavanagh BF, Bradway JK, Cofield RH. Open reduction of displaced intra-articular fractures of the glenoid fossa. J Bone Joint Surg [Am]. 1993;75:479.

Leung KS, Lam TB, Poon KM. Operative treatment of displaced intra-articular glenoid fractures. Injury. 1993;24:324.

Miller ME, Ada JR. Injuries to the shoulder girdle. In Browner BD, Jupiter JB, Levine AM, Trafton PY (eds). Skeletal Trauma, ed 2. Philadelphia: WB Saunders, 1992:1291.

Nordqvist A, Petersson C. Fracture of the body, neck or spine of the scapula. Clin Orthop Relat Res. 1992;(283):139-44.

Pace AM, Stuart R, Brownlow H. Outcome of glenoid neck fractures. J Shoulder Elbow Surg. 2005;14:585-90.

Schandelmaier P, Blauth M, Schneider C, Krethek C. Fractures of the glenoid treated by operation: a 5- to 23-year follow-up of 22 cases. J Bone Joint Surg [Br]. 2002;84:173-7.

Van Noort A, te Slaa RL, Marti RK, van der Werken C. The floating shoulder: a multicentre study. J Bone Joint Surg [Br]. 2001;83:795-8.

Zdravkovic D, Damholt VV. Comminuted and severely displaced fractures of the scapula. Acta Orthop Scand. 1974;45:60-5.

第一部分 肩关节
其他

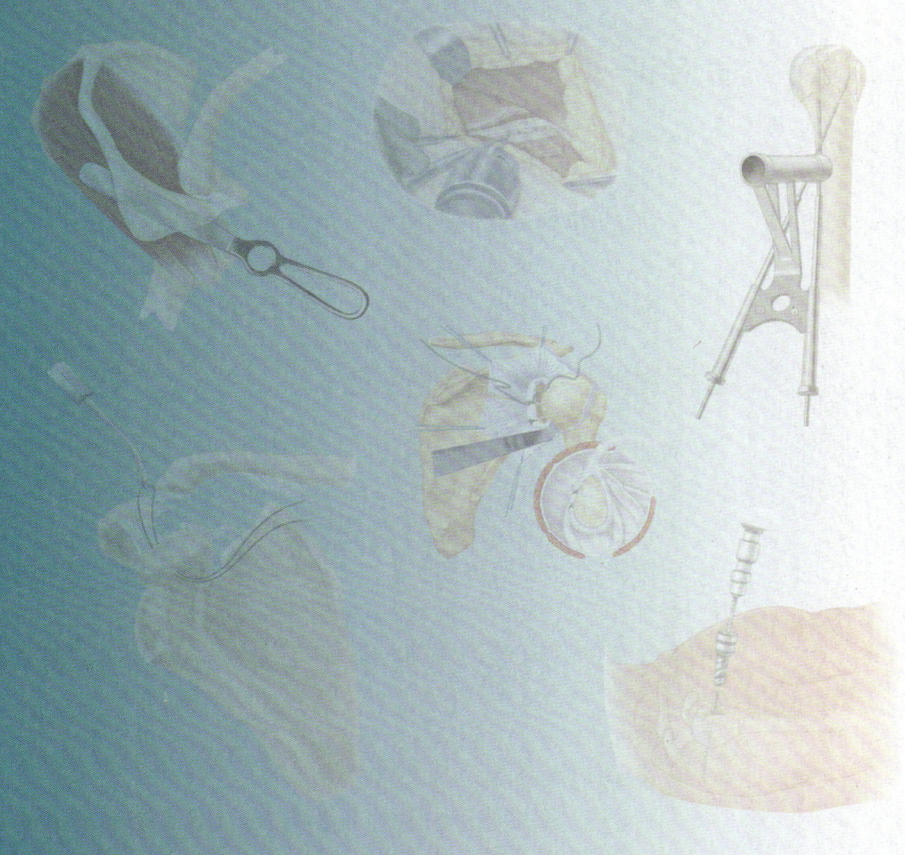

34 肩关节融合术

Jason J. Scalise, Joseph P. Iannotti

争议
- 与手术操作复杂的肩关节融合术相比，肩关节切除成形术更适合对肩关节功能要求不高的老年患者（Braman 等，2006）。

治疗
- 单纯使用螺钉行断端间的固定需要切开进行治疗，但如果不同时使用接骨板，则不愈合率多有报道（Ruhmam，2005）。

适应证
- 难以忍受的肩关节疼痛、臂丛神经损伤导致的肩关节功能障碍、肩关节成形术失败者、反复发作的肩关节不稳者、其他治疗方案无效的合并有三角肌和肩袖损伤的患者。
- 对于有上述表现且肩关节活动受限的年轻患者，可行肩关节融合术。

临床检查/影像学检查
- 对患有严重肩袖功能障碍的患者应仔细检查三角肌，如果三角肌功能良好可考虑采用反式肩关节成形术进行治疗。而三角肌功能不良或缺失是反式肩关节成形术的禁忌证。
- 肩胛带活动和肌肉肌力正常（包括斜方肌和肩胛提肌的功能）是保证术后上肢带骨活动和功能锻炼的前提。
- 对于患肩伴有进行性神经系统疾病的患者，肩关节融合术疗效不佳。
- X 线平片
  - 需摄肩关节正位片和腋位片。
    - 图 1 肩关节正位片显示由于肱骨结节缺失、肩袖功能不良导致肩关节松动脱位（图 1A）。腋位片显示肱骨大结节与肩胛盂的畸形愈合（图 1B）。
    - 临床体格检查示患者肩关节疼痛、活动受限（外展屈伸活动限于胸廓水平）、三角肌萎缩伴功能障碍。
  - X 线检查可评估肱骨近端骨缺损的程度和需要移植的骨量，评价肩关节损伤程度。
  - 通过 X 线检查可筛检出 Charcot 关节病。这将及时发现可能存在的脊髓空洞症。在这些患者中行关节融合术失败的概率高，应避免行关节融合术。

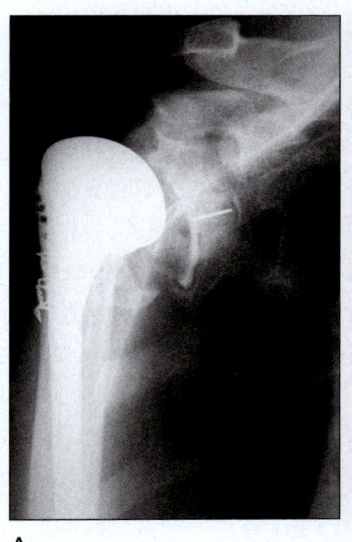
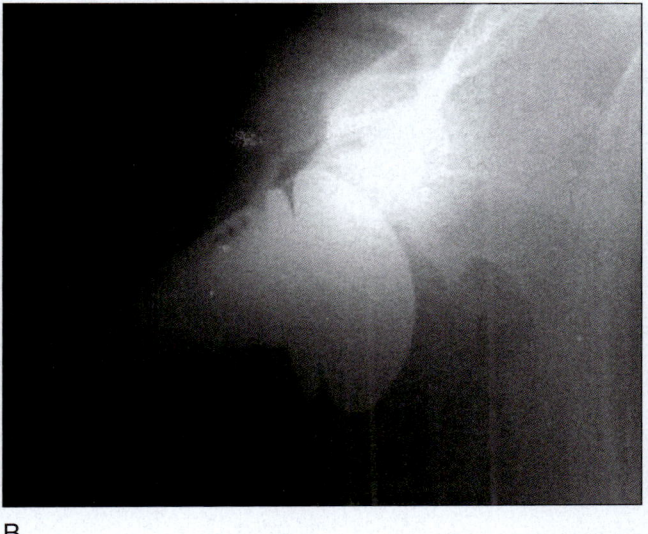

图1

外科解剖

- 三角肌起自肩峰的后侧、外侧和前侧及锁骨远端（图2）。
- 其止点位于肱骨骨干外侧的三角肌粗隆。

体位

- 患者取改良沙滩椅位（图3）。
- 手术侧肢体应可以充分内收和外展。需要完整显露肩关节后部。
- 全身麻醉联合斜角肌间内置导管阻滞将提供长达2周的良好镇痛。在许多情况下，我们在术后第1周就将内置导管去除。

手术要点

- 此操作中作者更喜欢使用关节镜手术台，该体位可使肩关节的前方和后方得以完全显露。同时也将方便进行肩关节的透视或其他影像学检查。

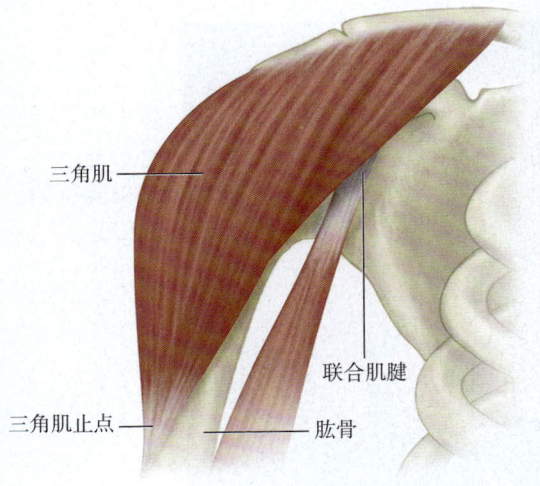
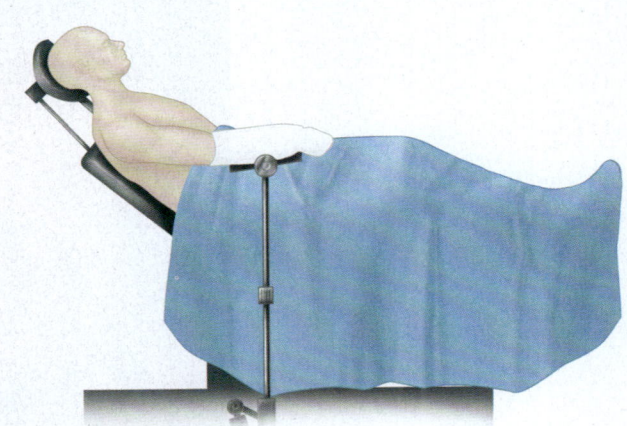

图2　　　　　　　　　图3

器械

- 可使用无菌手臂牵引器，其优点是在手术中提供手部自由的体位（图3）。

手术要点

- 我们采用切断三角肌止点并向外翻转显露肩关节而不是三角肌劈开入路以获得更大的暴露，这样可以避免关节融合后覆盖肱骨和钢板的软组织丢失。

入路及植入

- 手术切口起于肩胛嵴上方、肩锁关节前方并沿锁骨前缘向内达锁骨中外三分之一，将切口转向下经喙突外缘沿三角肌前中三分之一交点处切开6～7cm（图4A和4B）。
- 分离皮下组织及三角肌表面的筋膜，注意保护血管，显露三角肌胸大肌间隙，充分显露三角肌前缘在锁骨上的起点。
- 将三角肌沿锁骨起点剥离，将三角肌纤维向外牵开以增加显露，充分显露整个肩袖和肱骨近端。如图5所示，已从锁骨远端和肩峰上全层剥离萎缩的三角肌，如果患者术前存在三角肌功能不良，那么三角肌可能存在着萎缩或自其起点撕脱的情况。此时可沿三角肌在锁骨和肩峰的附着处剥离，以使肩关节更为充分地显露。

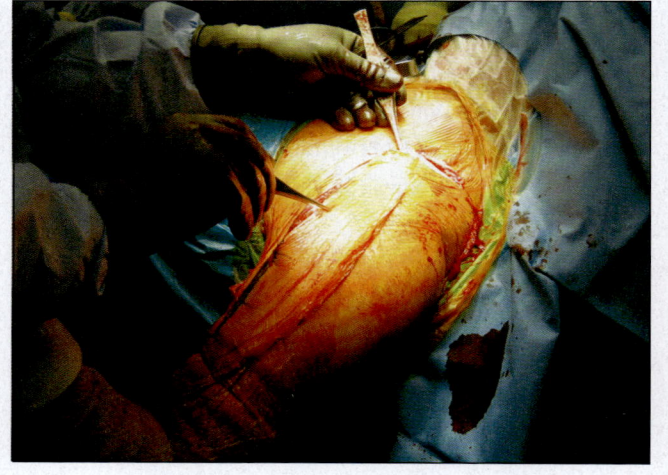
A

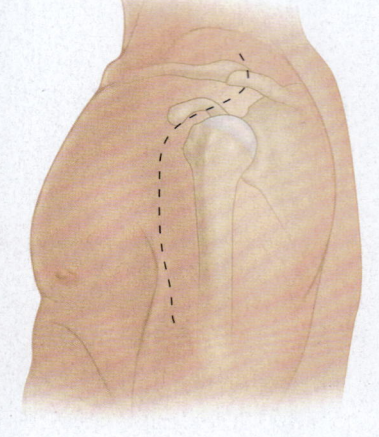
B

图4

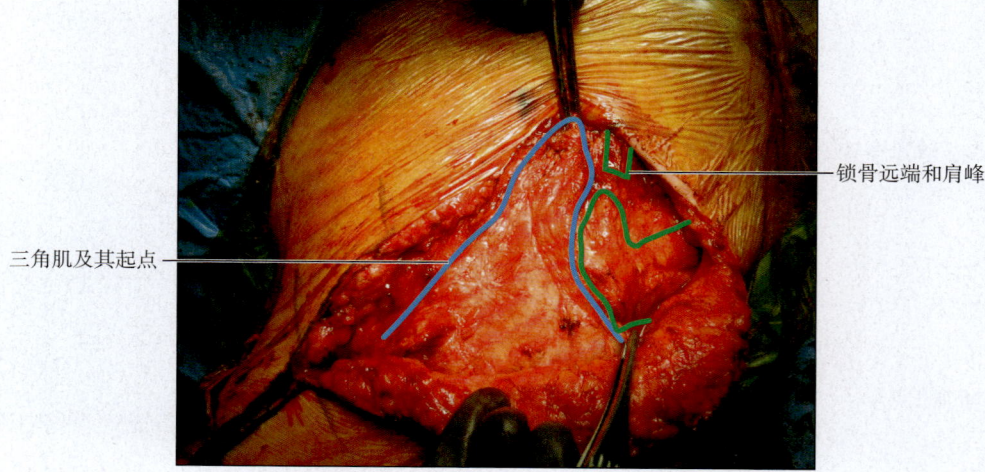

锁骨远端和肩峰

三角肌及其起点

图5

- 如果肩袖结构完整，将肩胛下肌自小结节处分离并向内侧牵拉。将冈上肌自大结节处分离，以充分显露手术视野，为肱骨头截骨术做准备。此时应充分考虑肱骨头上端和肩峰下缘之间的骨性接触。

手术步骤

第一步

- 去除肩胛盂表面所有的关节软骨，借助摆锯或高速小圆锯将关节盂周边沿关节线方向打磨平整。
- 将肩峰下缘打磨平整，必要时可行肩峰下部分骨切除。
- 然后将患肢放置在肘关节屈曲35°～40°，上臂外展、前屈20°的位置。
- 将肱骨头紧密贴合在肩胛盂表面，并按照前述事先设计好的体位上移肱骨，以使得肱骨头和肩峰下缘紧密贴合（图6）。分别沿肩峰和肩胛盂方向打入两枚4.5mm的克氏针，将肩关节临时固定在合适的体位。

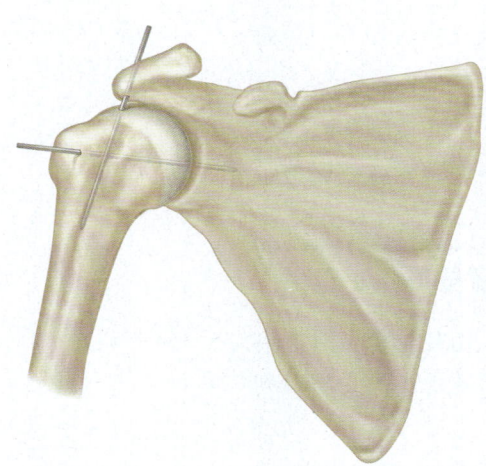

图6

手术要点

- 对于由于体质指数大或桶状胸而导致体型过大的患者，患侧上肢外展和前屈的角度可以适当再大一些。甚至可以将患侧上肢外展、前屈紧贴在同侧躯体或腹部。
- 患侧上肢外展前屈的角度越大，肩关节融合后患侧肢体主动前屈的活动度就越大。
- 取出克氏针后，可根据患者的个体情况适度调整肩关节的融合角度和位置，以使得患者术后有更好的活动度。

手术要点

- 切开皮肤时应先向内切开，再向上切开。
- 取出克氏针，旋转肱骨头以完整暴露肱骨头，截骨时注意保持骨的形态。

注意事项

- 理想情况下，切割肱骨头时应最大限度地保留肱骨头的骨质以利于螺钉固定。

- 将第一枚克氏针自肩峰中点经肱骨头打入肱骨干干骺端前缘皮质。
- 将第二枚 4.5mm 表面光滑的克氏针沿自外向内的方向自肱骨头外侧小结节下方打入肩胛盂。

第二步

- 将患肢自牵引器上取下，轻轻活动患侧上肢，以确保患者可以舒服地触到对侧躯体，使患者前臂可以触到或接近触到腹部。
  - 通过前屈、外展，患侧肱骨可上举80°，患者的患侧手臂可以触到前额。
  - 将患者的患侧肩关节内旋可使手向后触到同侧股骨的大粗隆。
- 在任何情况下，调整肩关节融合的角度和位置都将有助于患者术后患肩活动范围达到上述标准。
  - 肩关节融合的角度和位置为：外展 10°～20°，前屈 10°～20°，内旋 35°～45°。
  - 使肩关节融合在这个位置，基本上可以保证患者术后手可以触到嘴、腰部、臀部以及对侧肩部，基本满足患者日常生活功能的要求。

第三步

- 确定融合位置和角度后，用摆锯分别切除肱骨头前内侧部分和肩峰下缘的部分骨质，以保证肱骨头与肩峰及肩胛盂之间的最大接触（图7）。

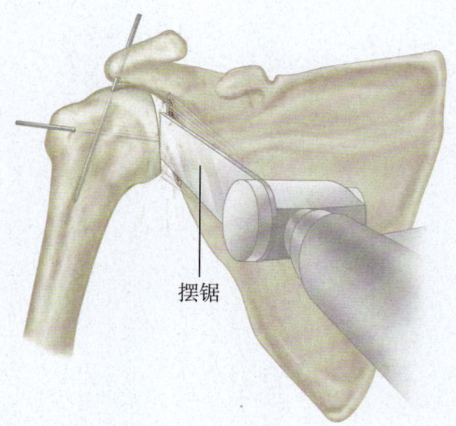

图7

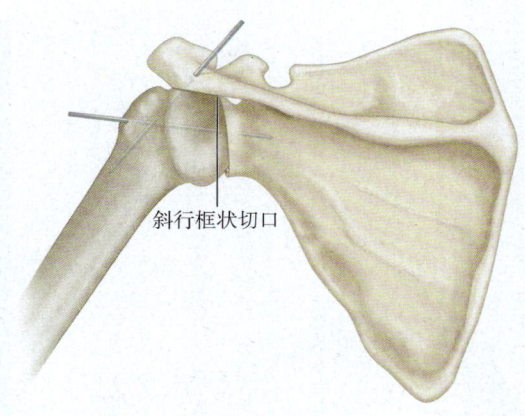

图8

- 如关节面对合不佳，则尽量修整骨面，使肱骨头粗糙的骨面与肩胛盂和肩峰下缘能保持密切接触（图8）。
- 将截骨后的肱骨头与肩胛盂和肩峰紧密贴合，检查上肢的融合角度和位置，如位置不佳可通过再次修剪肱骨头来调整患侧上肢位置。

第四步

- 采用4.5mm重建板或锁定波形板预弯后固定在肩胛脊、肩峰及肱骨近端的外侧。
  - 在理想情况下，这样放置重建板可以避开事先放置的克氏针。
  - 将第二个4.5mm的孔自肱骨头外侧斜向内上跨过肩关节打入肩关节盂，用6.5mm半螺纹松质骨螺钉外加垫片加压固定。
- 对于固定钢板起最重要作用的螺钉是自肩峰后侧打入肩胛脊，然后经肩胛盂颈部打入肩胛盂下方的区域。
  - 另外在板的远端打入3～4枚皮质骨螺钉，在板的近端即肩胛脊上打入2～3枚皮质骨螺钉。
  - 远端的螺钉固定无须特意跨过肱骨上端的干骺端。

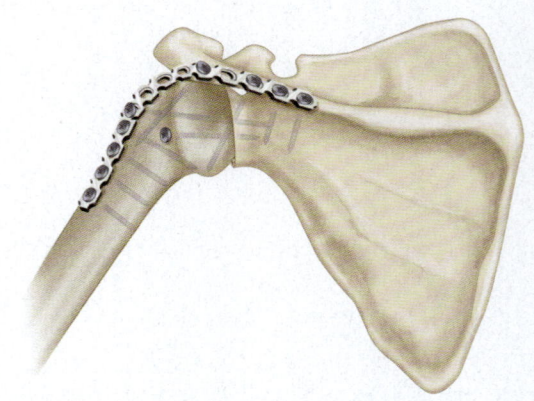
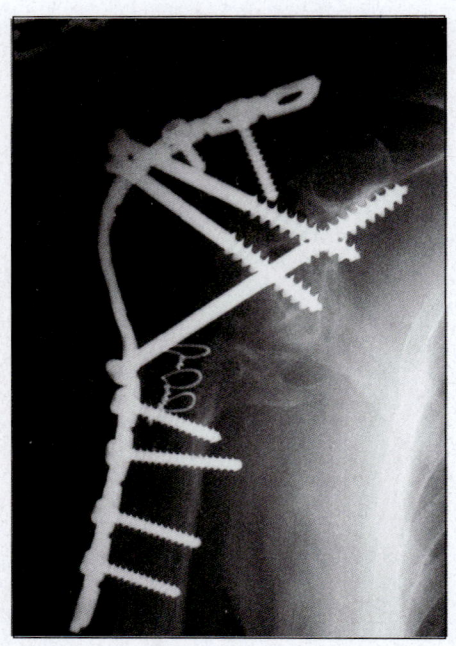

图9

注意事项

- 通过切除小部分肩峰的外侧部分，可将接骨板嵌入至肩峰的外侧。
- 确保螺钉的螺纹跨过截骨面打入肩胛盂的骨质内是很重要的。
- 术后肩关节的正位片有助于判断截骨术后肩关节和螺钉钢板的位置。

注意事项

- 螺钉的螺帽顶端须与接骨板的上表面平齐，如果螺钉的螺帽高出接骨板的上表面，则可能需要进行二次手术取出该螺钉。
- 最大限度地保护三角肌和腋神经，尽管肩关节融合术后三角肌并无太大作用，但三角肌可为肩关节提供必要的软组织覆盖，且三角肌有助于保持肩关节的外形。

- 图9A 显示了肩关节塑性板钉系统固定模式。图9B 显示了肩关节融合术后正位片。
- 截骨过程中如处理得当则无须进行骨移植。
- 采用不可吸收缝线将肩胛下肌止点重新固定至小结节处，将三角肌重新经骨固定在肩峰和锁骨远端。
- 三角肌下方放置 1～2 根引流管。
- 逐层关闭缝合创口。

第五步：对于肱骨近端骨丢失的病例

- 如上所述，在切开显露肱骨近端和肩胛盂的过程中，常会切除包绕在其周围的大量残余软组织。
- 如肱骨结节结构完整，手术操作步骤及要点如前文所述。最大限度地保护肱骨结节的血运，以有利于术后关节的融合。
- 将异体移植的股骨头骨块修剪成型后放置在板和肱骨近端之间，以增加固定所需的骨量及成骨融合的可能。

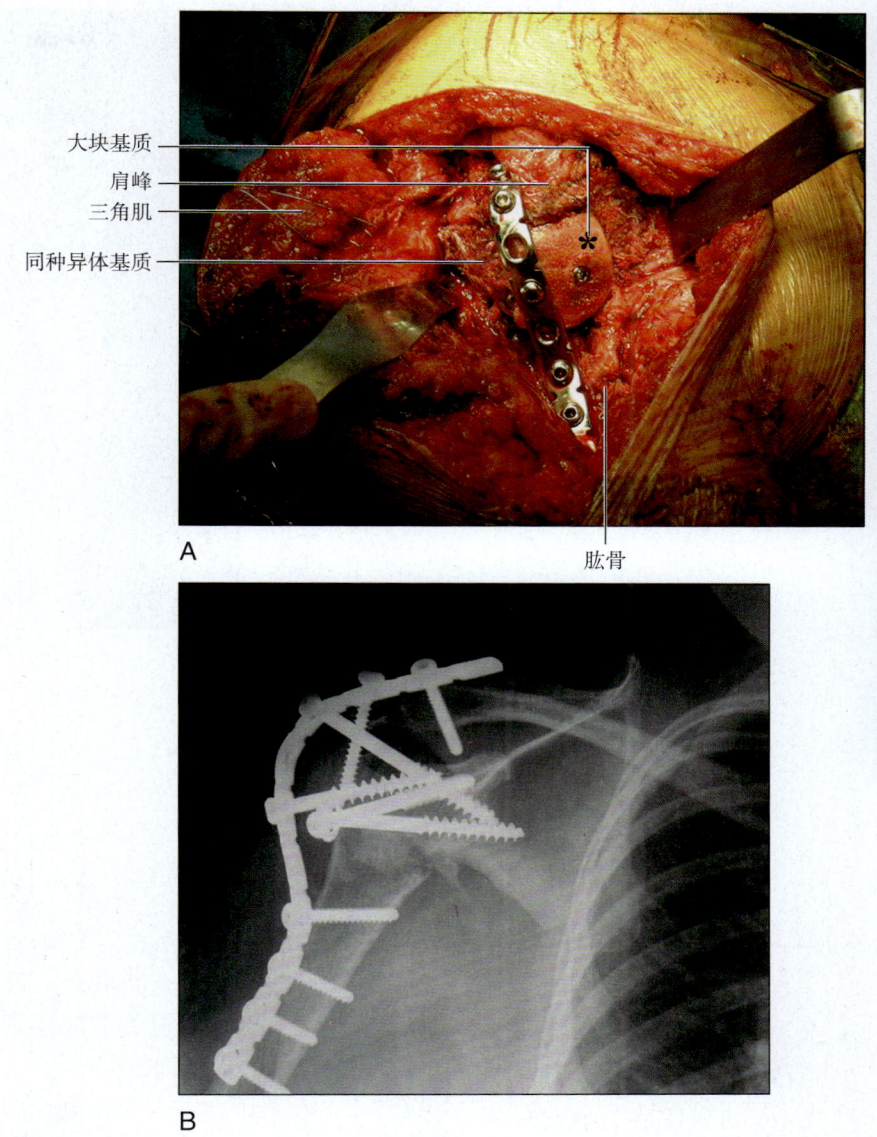

图10

- 图10A 显示了右肩假体置换失败术后的肩关节融合。
  - 将重建板进行波状预弯后用螺钉将其固定在肩胛脊、近端肩峰和肱骨干的远端。
  - 接骨板的内侧可见大量通过骨块间固定的移植骨（星号标记），关节融合点的前后可见由自体骨髓和异体移植骨形成的融合物。
  - 对同一患者术后2年复查的肩关节正位片显示肩关节已牢固融合（图10B）。

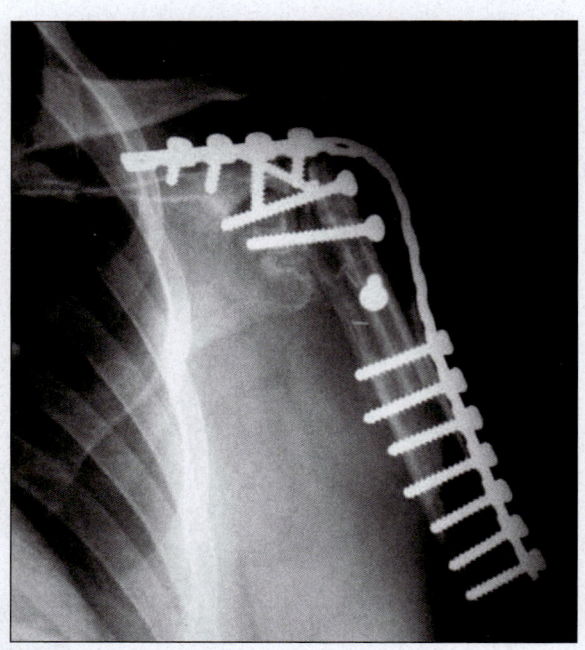

图11

手术要点

- 如果大结节结构完好，应尽可能保持大结节的完整，大结节固有的血供可促进关节的融合。
- 将肱骨前皮质纵向截骨可导致肱骨与假体之间的黏合发生松动，进而有助于假体的取出。
- 在大多数情况下，可以取出假体。在假体取出前应仔细处理假体周围骨与软组织，以利于局部骨自体移植和血运重建。

- 如缺损大于 7cm，可考虑行自体带血管的腓骨移植填补缺损，以增加骨折愈合的机会。图 11 显示了一个成功的肩关节融合术，该病例为半肩关节成形术失败后采用自体腓骨移植填补假体取出后的骨缺损。
  - 采用上肢牵引的办法将患侧上肢牵至正常或接近正常的长度后，测量骨缺损的长度及大小，并以此为标准准备腓骨。
  - 切除收集到的腓骨长度应比测量的骨缺损的长度至少多出 6cm（用于填补盂窝至肱骨近端的顶部）。
  - 肱骨髓腔应根据腓骨移植物的大小及形状进行相应的准备，以便于使移植的腓骨能够放入髓腔，而后用 2 枚 4.5mm 皮质骨螺钉横向打入移植的腓骨以固定。
  - 如前所述，已确定关节融合后上肢的位置。可采用高速磨钻将肩胛盂的形状进行修剪，以使腓骨移植物可以紧密地贴合在肩胛盂内。

手术要点
● 肩关节成形术失败后，如现有的补救措施无效或预期效果不佳时可考虑行盂肱关节融合。
● 虽然肩关节融合术操作难度较大，但对于想要获得肩关节上举活动的年轻患者可考虑行肩关节融合术。

手术要点
● 对于大量骨缺损的患者要格外注意骨折后不愈合和延迟愈合发生的可能。

注意事项
● 在伴有大量骨量丢失的患者中约有一半的患者可能会发生骨折不愈合。

- 用两枚 4.5mm 的皮质骨螺钉将移植的腓骨固定在肩胛盂。
- 如前所述，将大骨折块骨盆重建板或标准大骨折块板波状接骨板预弯后用螺钉进行固定。
- 请血管外科医生对移植过来的腓骨进行血管再通处理。
- 血管再通后，在移植的腓骨的远近段，即腓骨与肩胛盂、肱骨接合处进行松质骨植骨（异体或同体髂骨移植，或自体骨髓与异体骨髓细胞的混合物）

术后处理及预后

- 术后患肢外展 20° 固定 10～12 周。
  - 为防止肱骨大量骨丢失，术中应进行大量植骨。术后将肩关节采用人字形石膏固定。
- 术后可去掉腕关节吊带，以使患者可以进行以腕关节为主的活动，包括穿衣、洗澡和吃饭。
- 术后 2 周、6 周和 12 周分别行 X 线检查以复查肩关节。
  - 肩关节融合术后 12 周可去掉石膏等外固定器具并进行肩胛骨活动练习。
  - 在大量骨质流失的情况下，肩关节固定可延长至 12～16 周或直至有骨融合的影像学证据存在。
- 术后 6～8 周复查 X 线，如发现愈合缓慢，提示医生应在关节融合失败或固定松动前考虑二次翻修手术。

证据

Clare DJ, Wirth MA, Groh GI, Rockwood CA Jr. Shoulder arthrodesis. J Bone Joint Surg [Am], 2001, 83: 593-600.
作者提供了一个很好的有关"肩关节融合术的技巧和疗效"的综述。

Scalise JJ, Iannotti JP. Glenohumeral arthrodesis after failed prosthetic shoulder arthroplasty. J Bone Joint Surg [Am], 2008, 90: 70-7.
在本研究中，最常见的并发症是骨不愈合，需要行再次翻修手术。作者强调本手术操作复杂，对于手术期望过高的术者和患者均应有理性的判断。[Ⅳ级证据（病例系列）]

Richards RR, Beaton D, Hudson A. Shoulder arthrodesis with plate fixation: functional outcome analysis. J Shoulder Elbow Surg. 1993; 2: 225-39.
在本研究中，板钉固定技术可达到坚强内固定，在早期的肩关节融合病例中骨不愈合的概率较高。[Ⅳ级证据（病例系列）]

Ruhmann O, Schmolke S, Bohnsack M, Flamme C, Wirth CJ. Shoulder arthrodesis: indications, technique, results, and complications. J Shoulder Elbow Surg, 2005, 14: 38-50.
本文回顾性地分析了 43 例采用螺钉或板钉进行固定的肩关节融合患

者，发现板钉固定组患者假关节形成的概率明显低于单纯螺钉固定组，对板钉固定组形成假关节的1例患者进行固定时未行骨移植，作者推荐固定时进行骨移植以降低术后骨不愈合的概率。板钉固定虽然有助于愈合，但术后感染、术后继发肱骨干骨折并需二次手术的概率也较高。[Ⅲ级证据（病例对照）]

Braman JP, Sprague M, Bishop J, Lo IK, Lee EW, Flatow EL. The outcome of resection shoulder arthroplasty for recalcitrant shoulder infections. J Shoulder Elbow Surg, 2006, 15: 549-53.
本研究表明对于肩关节功能要求较低的老年患者，肩关节截骨成形术可提供良好的治疗效果。[Ⅳ级证据（病例系列）]

图10 修改自 Scalise JJ, Iannotti JP. Glenohumeral arthrodesis after failed prosthetic shoulder arthroplasty. J Bone Joint Surg [Am], 2008, 90:70-7; reprinted with permission.

35 肩胛上神经的开放手术和关节镜下减压

Jonathan E. Buzzell 和 Snmant G. Krishnan

注意事项
- 未能识别/治疗的其他病变。
- 未考虑到肩胛上神经压迫，而归咎于肩袖或其他病变引起的症状。

争议
- 关节镜减压采用前内侧入口从内侧进入喙突。当外科医生沿着喙突的内侧缘进行操作时，这个入口是安全的。

治疗方案
- 临床改善的观察要超过2~3个月。

适应证
- 肩的后方和外侧疼痛和/或冈上肌和冈下肌无力。
- 冈上肌和冈下肌大部分萎缩和/或一个小的肩袖撕裂或正常肩袖脂肪浸润超过预期想象。
- 巨大的肩袖撕裂伤导致肩胛上神经牵拉伤。
- 肌电图/神经传导速度的研究证明肩胛上神经在肩胛上切迹处受到卡压。

临床检查/影像学检查
- 体格检查可以显示出冈上肌和冈下肌肌力减弱，伴或不伴冈上肌和冈下肌萎缩。
  - 应排除引起症状的颈椎间盘疾病。
  - 已做患侧系统的神经学检查。
- 在肩胛上切迹诊断性注射1%利多卡因，可用来评估疼痛症状缓解的程度。
- 普通X线片用于检查肩锁关节和盂肱关节炎，以及慢性肩袖撞击导致的大结节和肩峰的改变。
- MRI用以识别可以引起冈盂切迹处卡压的神经腱鞘囊肿。
- EMG/NCV用以评价肩胛上神经在肩胛上切迹的卡压程度和冈上肌、冈下肌的肌纤维电位。

外科解剖
- 肩胛上神经起源于上躯干，接纳从C5和C6神经根发出的神经纤维。
  - 神经伴随着肩胛舌骨肌向后，再在肩胛上切迹向下。
  - 该神经被肩胛横韧带相对固定在肩胛上切迹处（图1）。

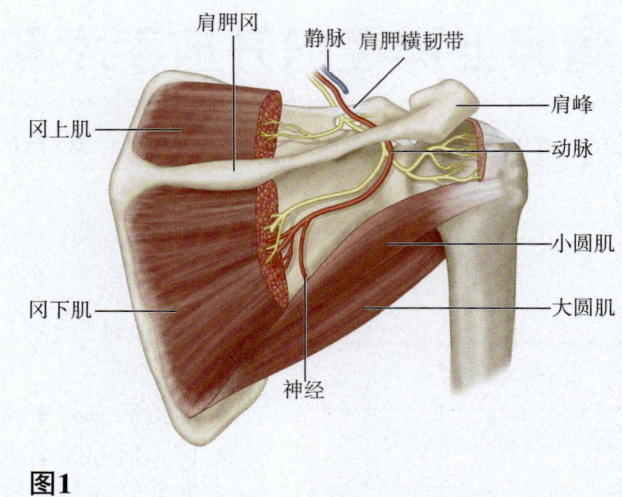

图1

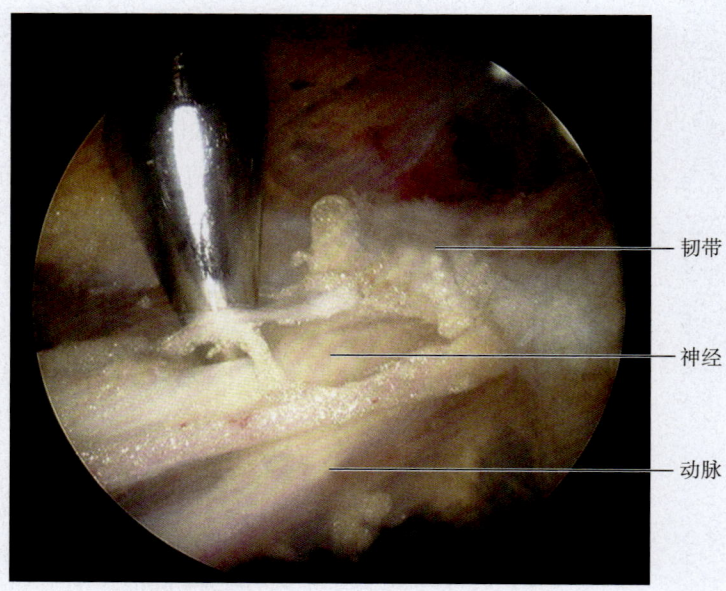

图2

- 肩胛上神经出了切迹后，发出两条分支支配冈上肌以及一些小的感觉支支配肩关节囊。神经继续向下到达冈盂切迹，并在此分成2~4个运动支支配冈下肌。
- 肩胛上动脉是甲状颈干的分支，它一般位于肩胛上神经的侧方，从肩胛横韧带上方走行。也有报道肩胛上动脉的变异为从韧带下方走行（图2）。
- 肩胛上切迹位于喙突基底部和肩胛冈的交界点。它使关节镜更容易沿着喙突内侧缘放置）。骨和韧带的复杂结构构成的切迹存在解剖变异（Rengachary，1979）。
- 最常见的切迹呈 U 形（48%），最为少见的切迹呈浅 V 形（3%）。
- 韧带变异包括骨化、肥厚、两裂或三裂的韧带以及其他的先天畸形。

■ 锥形和梯形韧带附着于喙突背侧，这对沿着喙突内侧缘的途径进行手术而言是安全的。

体位

■ 使用改良的沙滩椅（晚饭椅）位置，患者背靠一个小布袋，以此帮助维持其在手术台上的稳定（图3）。将2～3个垫枕放在膝盖下，以保持膝盖弯曲状态，防止坐骨神经紧张。

■ 在摆体位期间，碾平、折叠布袋，垫在肩胛骨下角和内侧缘，使肩胛骨在手术过程中维持在一个稳定的位置。患者的后背几乎是垂直于地面的。

■ 对于不做手术的上肢，在肘、腕、手部垫好垫枕后，可以将其放在大腿上休息。最后系上安全带。

手术要点
- 使用 McConnell 头固定装置确保颈肩带在手术台上是可活动的。

注意事项
- 不充分的定位会使关节镜开放和接近神经变得十分困难。

设备
- McConnell 头臂定位装置（McConnell，Greenville，TX）
- 30 号小布袋。

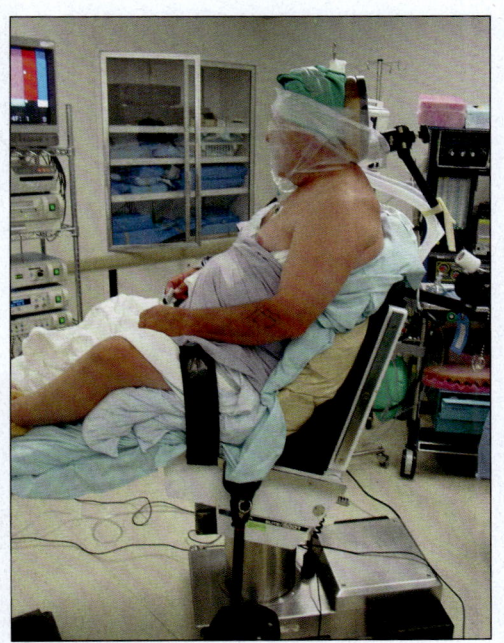

图3

手术要点

- 在暴露喙突时使用一个前方可视入路。
- 将肩弯曲到30°可方便在三角肌下的操作。
- 喙肩韧带延伸至喙突。
- 在主刀医生暴露喙突时，手术助手应该将一只手放在冈上肌上，提醒主刀医生冈上肌有无肌肉颤动。

注意事项

- 不合适的头部位置和手术大单会妨碍外科医生在开放切口或关节镜上方入口的操作。

入路/显露

- 开放入路：以锁骨后缘2cm为中心位，在肩锁关节后缘内侧做一个2～3cm的切口。
- 关节镜入路：关节镜的入路分布如图4所示。
- 肩胛上神经减压所需的额外入路如图5所示。这些包括前内侧入路，位于喙突内侧，一个额外的"切迹"入路，位于肩锁关节后缘内侧2～3cm的位置。最后建立切迹入路，在关节镜下用腰椎穿刺针确定入路的位置。

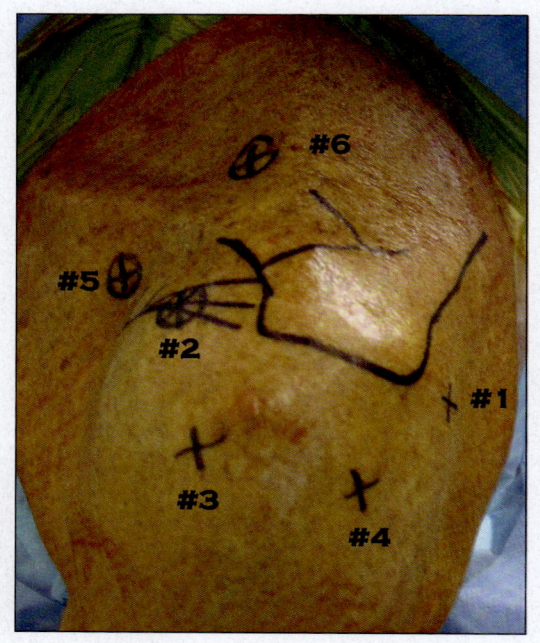

图4

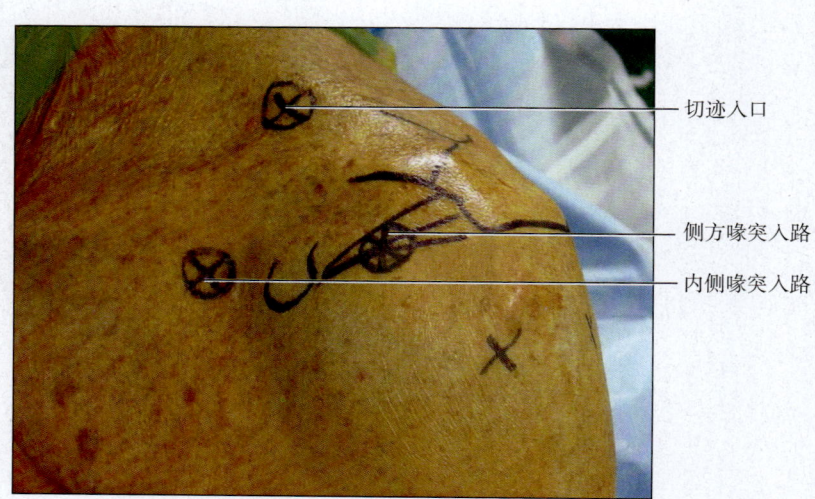

图5

肩胛上神经减压的步骤

设备
- 3 个 4.5mm 的 Dyonics 关节镜套管
- VAPR 装置（DePuy-Mitek, Raynham，MA）
- 篮钳
- 刨刀

手术要点
- 轻微弯曲患者上臂以放松前三角肌，可降低在肩胛带前侧操作的难度。

第一步

- 行诊断性的肩关节关节镜检查，要鉴别所有的神经鞘瘤并在术前减压。
- 行肩峰下减压。
- 行肱二头肌肌腱固定术（如果有适应证）。
- 修复肩袖（如果有适应证）。
- 锁骨末端切除（如果有适应证）。
- 将摄像机放置在前外侧可视入路（3 号入路）。
- 通过前侧入路进行操作（2 号入路），使用消融器分离喙肩韧带到喙突（图 6）。

第二步

- 建立前内侧入路，首先通过腰椎穿刺针确定其合适的位置。轨迹是沿喙突内侧缘正下方。
- 主刀医生使用钝套管针在后方沿着喙突内侧缘轻柔地探查以找出解剖通道。可触及坚固的喙锁韧带并确定其位置，防止因疏忽造成这些重要结构的损伤。

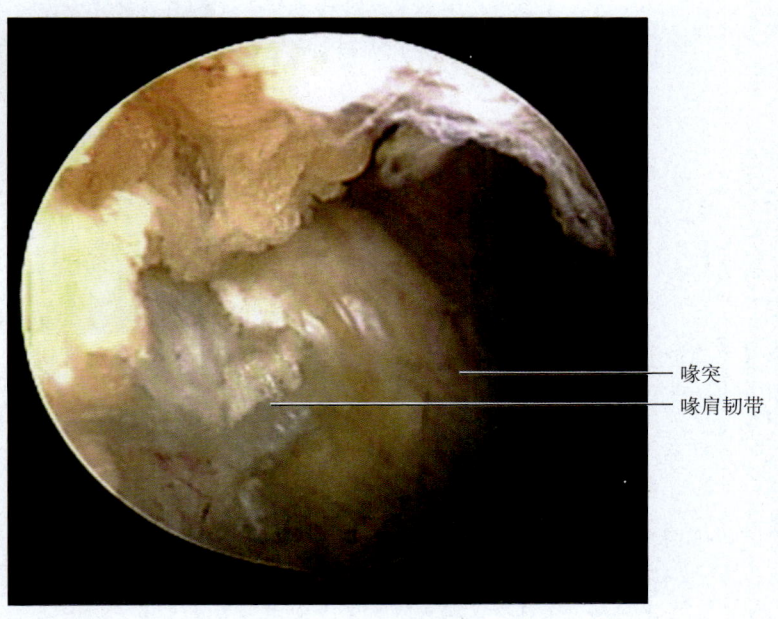

图6

手术要点

- 在主刀医生分离接近肩胛上神经时，需手术助手帮助识别，并在冈上肌抽动时告知术者。

注意事项

- 沿喙突顶端而不是内侧缘操作，可导致医生在不经意间横断喙锁韧带而破坏肩锁关节的稳定性。

- 手术助手将一只手放在患者的冈上肌上，如果冈上肌有任何抽动都应告知主刀医生。
- 主刀医生使用消融器小心地解剖喙突内侧缘。用摄像机仔细检查喙突末端前侧顶部，确保术者沿着内侧缘操作（图7）。
- 当冈上肌抽动时，可确定肩胛上切迹的位置。停止剥离，在直视下通过前内侧入路将钝套管针放置在肩胛上切迹处。

第三步

- 在直视下，于前侧入路（2号入路）插入一个辅助检视套筒，以便它的末端可以在肩胛上切迹处与事先放置在前内侧入路的套管针相接触（筷子操作法）（图8）。
- 将摄像机换到前侧入路。这样就可使主刀医生在分离肩胛上神经和动脉以及它们之间的横向肩胛韧带时俯视喙突内侧缘。
- 使用 VAPR 设备，从喙突内侧缘分离组织（图9A）并且从侧面到中间进行钝性清扫（图9B）。可用消融棒来钝性清扫组织，但在钝性分离时不可以进行。

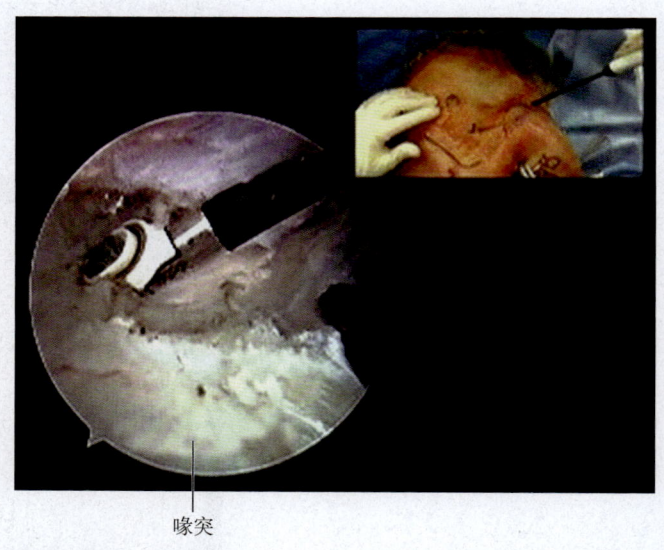

喙突

图7

手术要点

- 从内侧缘分离组织。
- 从侧面到中间进行钝性清扫,以清除视野内的组织。
- 通过后方入路到达肩胛上切迹。
- 注意解剖变异。

注意事项

- 分离靠上可引起喙锁韧带损伤。
- 到达切迹太过急切而没有足够地清除视野下的组织会导致外科医生在没有最佳的神经血管结构图像下进行操作。

- 第一助手继续将一只手放在冈上肌肌腹,以此帮助主刀医师安全地分离神经。
- 分离和清扫交替,手术医师继续在肩胛上切迹操作,安全辨认神经、韧带和血管。
- 一旦辨认神经、血管以及横韧带后,一个观察套筒由前内侧入路放置于肩胛横韧带的顶部。

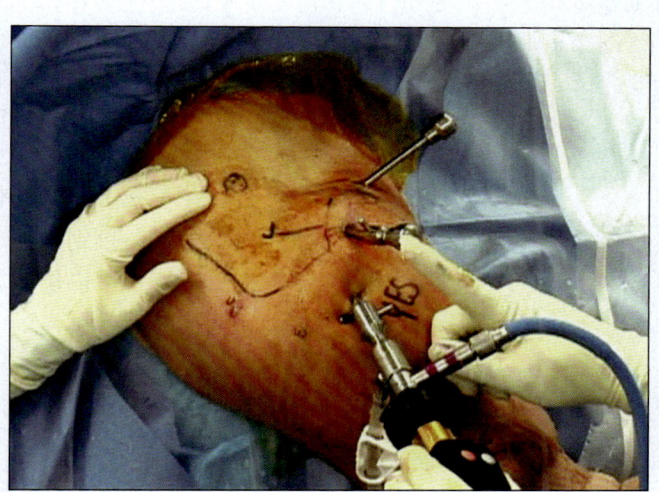

图8

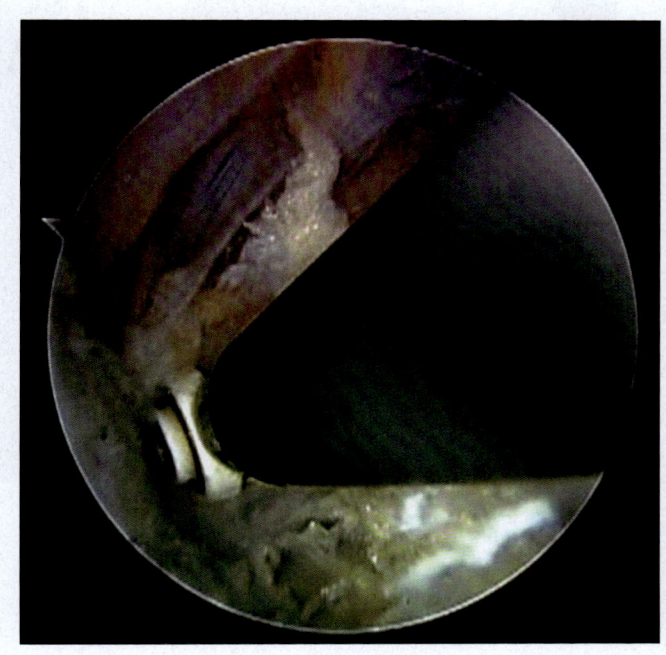

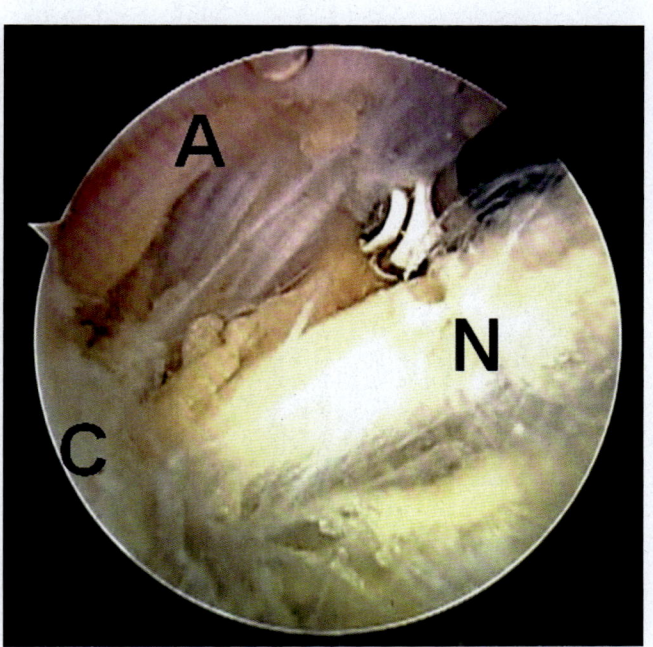

图9

设备

- 3个4.5mm的Dyonics关节镜套筒
- VAPR装置

争议

- 与传统教学相反,如果外科医生遵守解剖学,那么前内侧入路是安全的。

第四步

- 使用位于前内侧入路的摄像机,主刀医师可以获得一个包括肩胛上动脉、神经以及它们之间的肩胛横韧带在内的直接视野(图10)。
- 于距肩锁关节后缘内侧2～3cm处插入腰椎穿刺针,可以确定操作入口的恰当位置(切迹入路)。
- 皮肤已被切开。主刀医师沿着肌纤维的方向钝性分离斜方肌并到达操作位置。
- 使用钝套筒针,可以将动脉轻柔地从韧带上分离下来,剥离任何可能阻碍横断肩胛横韧带的软组织连接。
- 将网状钳轻柔地从上述的工作入路插入,用来移除喙突清扫下来的韧带(图11)。
- 在直视下,将韧带从喙突内侧缘基底部分离。从外向内钝性清扫组织,直到将所有的韧带纤维从喙突上清除。从前侧到后侧的钝性清扫可以使主刀医生触及任何需要移除的剩余韧带纤维。

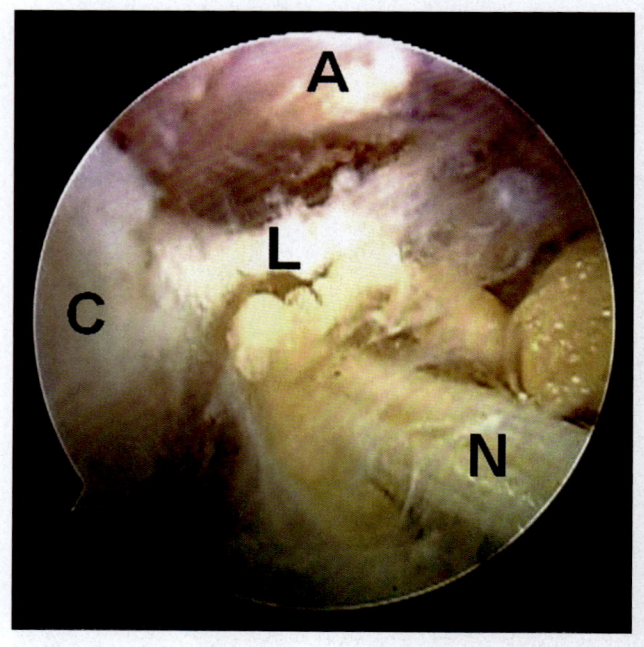

图10

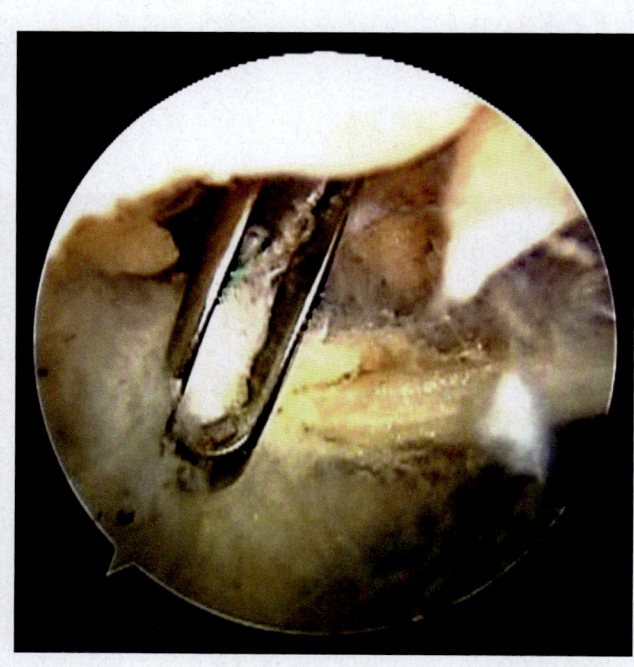

图11

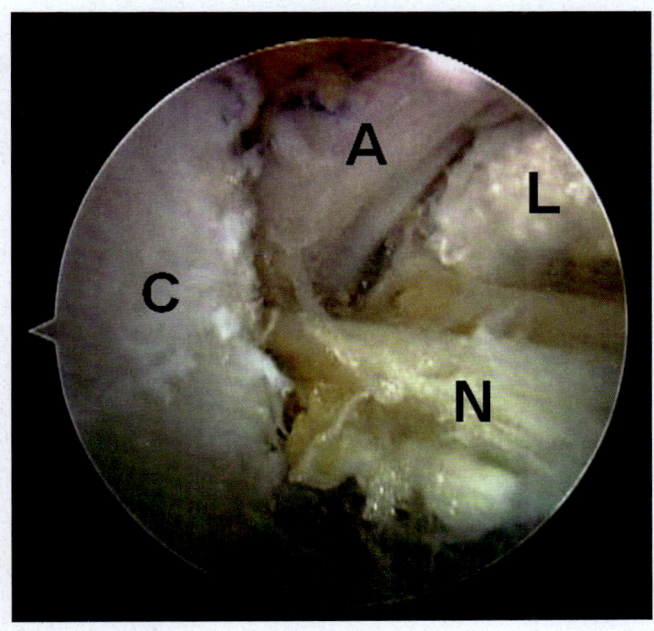

图12

- 图12所示的是肩胛上神经、动脉以及它们之间的肩胛横韧带。
  - 一旦游离韧带，将刨刀沿着喙突内侧缘基底部插入并清除原先位置上的附着物。从内侧钝性清扫韧带，在喙突和韧带残端之间创造出空间，防止压迫症状的复发。
  - 使用钝套筒针可以触及神经，并确保神经可以在切迹内自由移动。外科医生可通过照片确定其连续性。
  - 入路应使用3-0皮下可吸收缝合线和无菌切口贴关闭。
  - 缠上无菌绷带。
  - 对患者术后给予吊带固定。悬吊时间取决于伴发的病理征和主治医师的决定。

肩胛上神经开放减压的步骤

第一步

- 距肩锁关节后缘内侧1～2cm处沿着肩胛脊前缘做一个2～3cm的切口（图13）。

手术要点

- 始终保持将开着的刨刀仔细地向喙突靠近，任何抛下的东西要被吸走。

注意事项

- 沿着喙突内侧缘急躁地分离会损伤肩胛上动脉和（或）神经。
- 损伤肩胛上动脉会引起出血，这会使得在保护肩胛上神经的同时用电凝止血变得困难。

设备

- 篮钳
- 全号的刨刀

手术要点

- 需要用到头灯和小型放大镜。
- 向下/向后分离冈上肌肌腹会牵拉肩胛上动脉使其远离韧带。

注意事项

- 通过小切口操作会使视野显示困难。应使切口足够大以看清重要的结构。

- 切开皮肤。
- 用电刀切开斜方肌筋膜（图14A和14B）。
- 连续放置Army-Navy牵引器钝性分离斜方肌直到完全穿透肌肉。
- 切口深度应超过斜方肌筋膜（图15）。

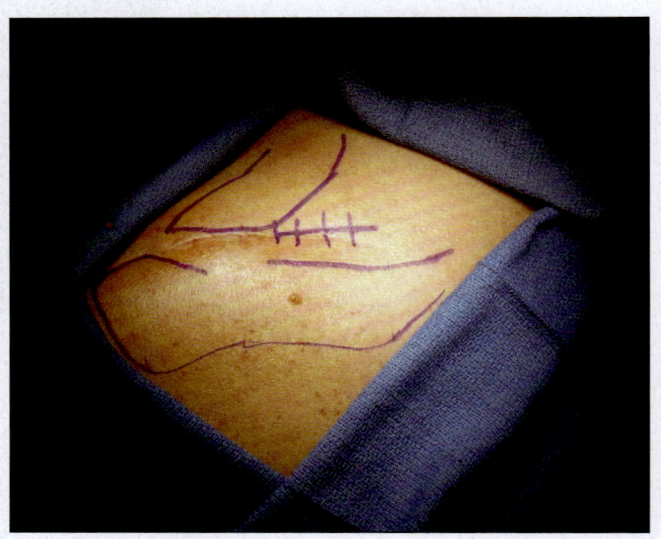

图13

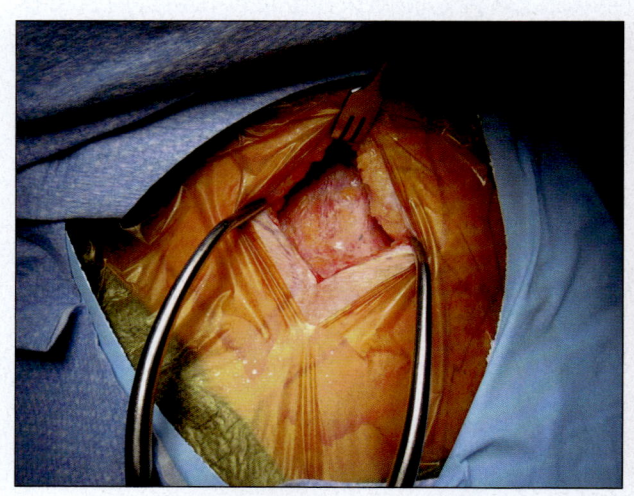

A

图14

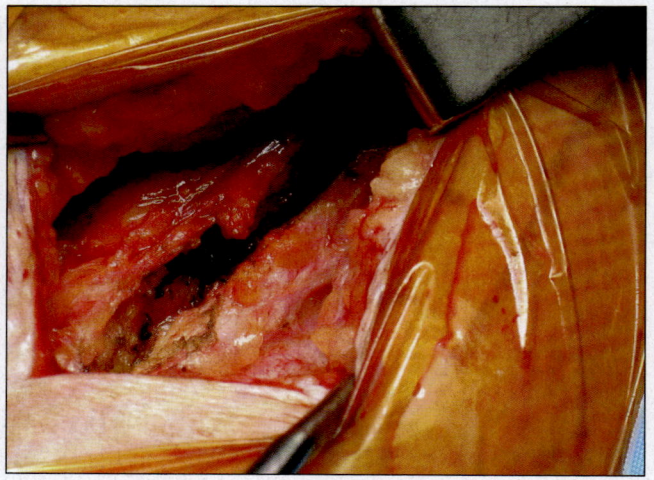

B

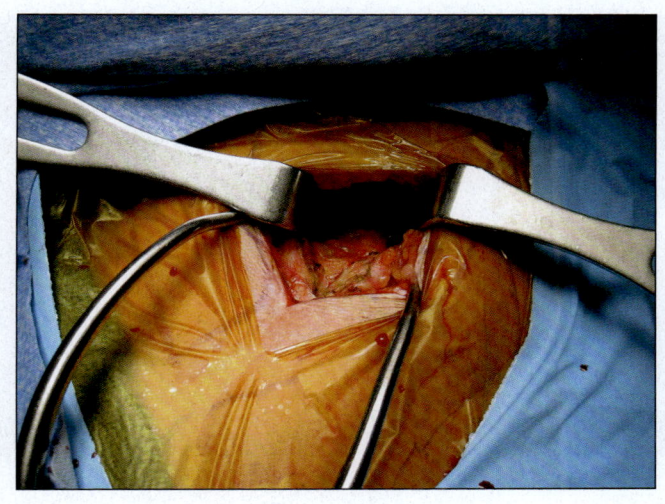

图15

第二步

- 轻柔地向下（向后）牵引冈上肌，使动脉从韧带上游离出来。
- 可以通过数码触碰来识别肩胛横韧带（图16）。
- 使用 Kittner 海绵可以将软组织从韧带、动脉和神经上分离下来。
- 锐性离断韧带，小心识别和保护动脉以及神经（图17）。

设备

- 头灯（按个人喜好）
- 小型放大镜
- Soffield 牵引器套装
- Kittner 解剖海绵皂
- 直角夹
- 15 号刀片

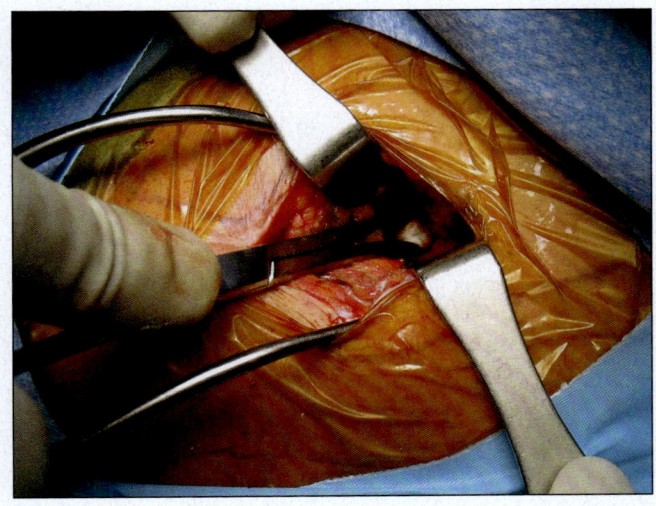

图16

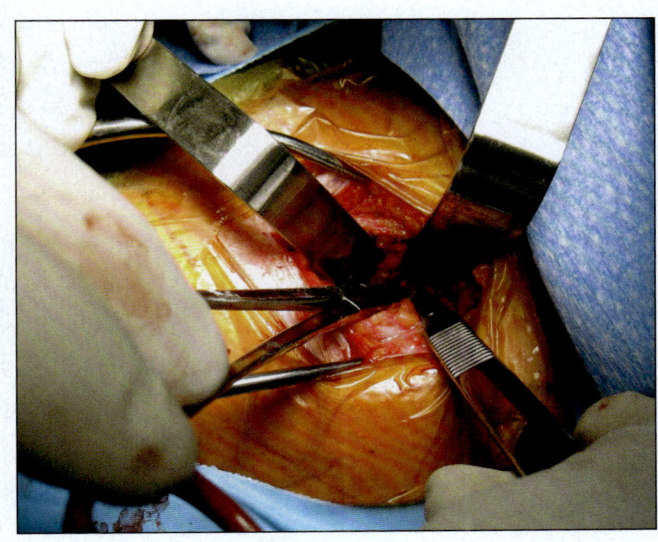

图17

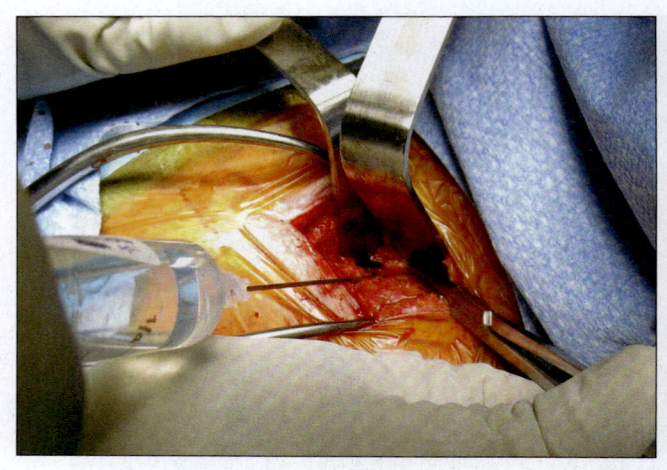 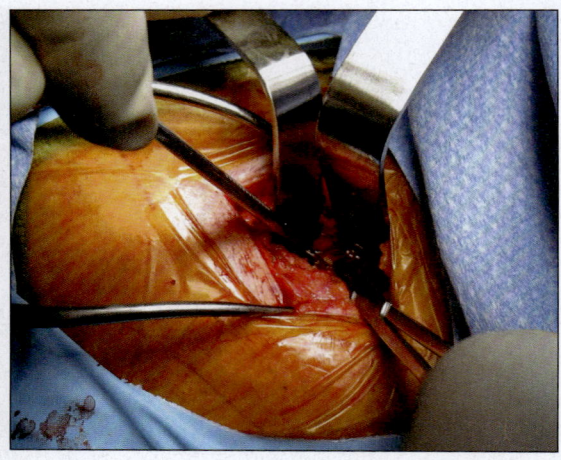

图18

- 施行肩胛上神经切除术时需要在分离神经（图18B）之前向神经注入0.25%丁哌卡因（布比卡因）（图18A）。
- 冲洗切口，逐层缝合斜方肌筋膜、皮下和皮肤。

术后护理和预后

- 为了保持肩胛上神经减压效果，悬吊患者患肢。
- 允许完全被动和主动的一系列运动。根据同时采取的手术方法（肩袖修补术、锁骨末端切除术、肱二头肌肌腱固定术）对术后运动进行进一步的限制。

证据

Bhatia DN, de Beer JF, van Rooyen KS, du Toit DF. Arthroscopic suprascapular nerve decompression at the suprascapular notch. Arthroscopy, 2006, Sep, 22（9）：1009-13.

作者描述了一种替代关节镜下肩胛上神经减压的手术方法，这种技术是由Lafosse描述的方法改良而来。作者没有描述临床随访资料。

Krishnan SG. Arthroscopic suprascapular nerve decompression using anterior portals：technique and results. Presented at the Annual American Academy of Orthopaedic Surgeons meeting, San Diego, 2007.

Lafosse L, Tomasi A, Corbett S, et al. Arthroscopic release of suprascapular nerve entrapment at the suprascapular notch：technique and preliminary results. Arthroscopy, 2007, Jan；23（1）：34-42.

本文报道了对10例患有肩胛上神经切迹卡压症状伴EMG/NCS改变的患者行关节镜下减压。其中8例患者术后6个月复查EMG/NCS

显示运动潜伏期和动作电位部分（1 位）或完全（7 位）恢复正常。9 例患者具有优良的临床结果，1 例患者具有令人满意的临床结果。（Ⅳ级证据）

Rengachary SS, Burr D, Lucas S, et al. Suprascapular entrapment neuropathy: a clinical, anatomical and comparative study, Part 2: anatomical study. Neurosurgery, 1979, 5: 447-51.

本研究仔细检查了 211 个成年人肩胛骨肩胛上切迹的尺寸。基于这些数据生成了一套分类系统。观察发现有六型肩胛上切迹：无切迹（Ⅰ型），宽切迹（Ⅱ～Ⅳ型），窄缩切迹（Ⅴ型）和骨桥（Ⅵ型）。转变倾向发生在Ⅱ、Ⅲ和Ⅳ型之间。[Ⅳ级证据（解剖学研究）]

Ticker JB, Djurasovic M, Strauch RJ, et al. The incidence of ganglion cysts and other variations in anatomy along the course of the suprascapular nerve. J Shoulder Elbow Surg, 1998, Sep-Oct; 7 (5): 472-8.

本文仔细研究和评估了取自 41 具尸体上的 79 个成年人类肩胛骨标本。肩胛上切迹呈 U 形的占 77%，呈 V 形的占 23%；切迹两侧对称的占 89%；观察到的肩胛横韧带变异的占 23%；由腱鞘囊肿引发肩胛上神经压迫症状的占 1%。[Ⅳ级证据（解剖学研究）]

36 肩胛外科一：Eden-Lange 肌转位术治疗斜方肌麻痹

W. Ben Kibler

注意事项

- 注意与副神经部分损伤仅致斜方肌下部瘫痪相区别。
- 注意与因前锯肌麻痹所致的运动障碍和翼状肩相区别（Kuhn 等，1995）。
- 注意与继发性运动障碍及翼状肩相区别（Kuhn 等，1995；Rubin 和 Kibler，2002）。
  - 伴肌抑制和肌力改变的肩关节损伤
  - 肩胛肌分离
  - 肩部软组织挛缩
  - 锁骨骨折的骨不连或短缩畸形愈合
  - 肩锁关节损伤：高度分离或因过度锁骨远端切除所致的不稳定

治疗方案

- 周围肌加强术——通常益处不大。
- 副神经损伤后的松解或修复术（Wright, 1975）。

斜方肌麻痹的 Eden-Lange 转位术

适应证

- 副神经损伤后斜方肌麻痹所致的肩胛运动障碍和翼状肩（Scandinavica 矫形学报，1973）

临床检查／影像学检查

- 斜方肌上、下两部分的萎缩。
- 因斜方肌麻痹所致的肩胛向后下倾斜的特有姿势及全肩关节下垂（图 1）。
- 耸肩无力。
- 抬臂困难，特别是前屈或超过 90° 时。
- 肌电图：肌肉去神经支配。
  - 如果电极穿过萎缩的斜方肌插到正常的菱形肌上，应注意出现假阴性结果。
- 影像检查意义不大。

外科解剖

- 可触及肩胛骨内缘
- 肩胛冈
- 菱形肌附着在肩胛骨内缘（图 2）
- 肩胛提肌附着在肩胛冈以上的肩胛骨内缘上部
- 冈下肌附着在肩胛骨内缘

体位

- 取胸部俯卧位，双肩下垫高（图 3）。
- 将健侧上肢置于臂托上。
- 将患侧上肢置于体侧，下置软垫。
- 取轻度头高脚低体位并向术侧轻度倾斜。
- 将铺巾单露出术区。
- 将整个肩胛骨暴露于术野中，辨明肩胛骨内侧缘（图 4）。

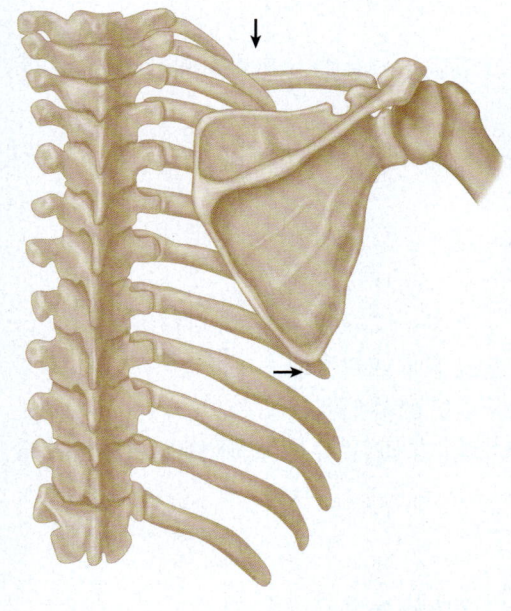

图1

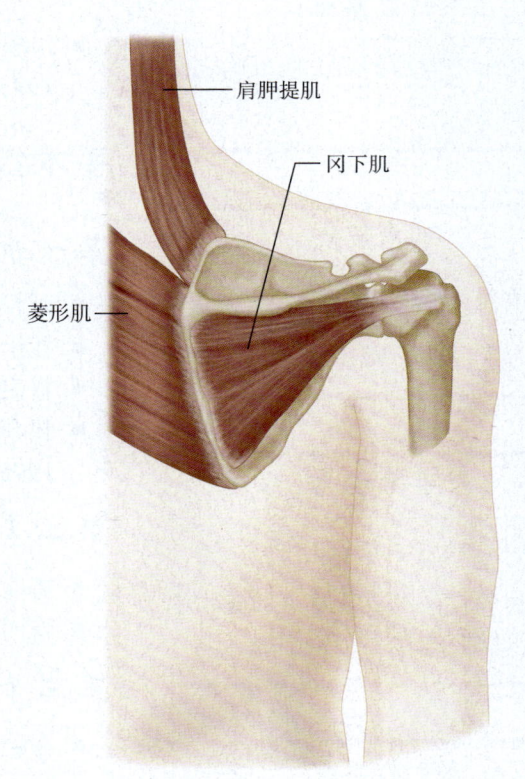

- 肩胛提肌
- 冈下肌
- 菱形肌

图2

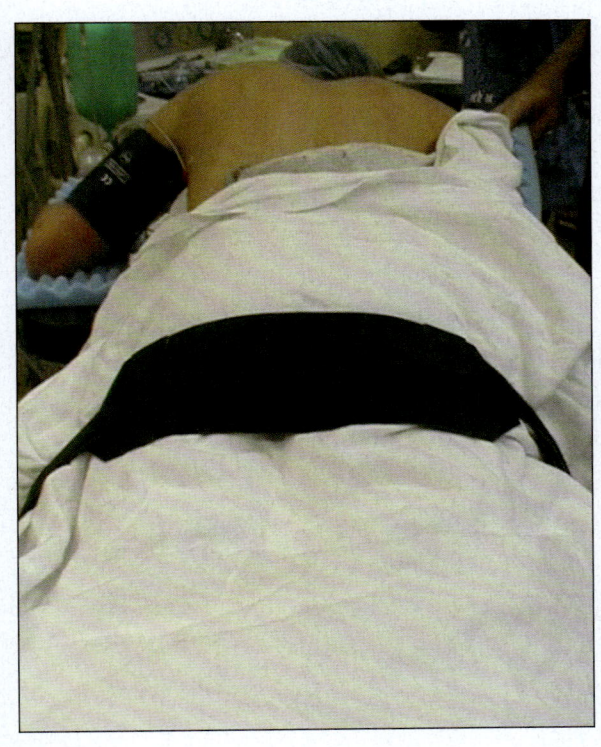

图3

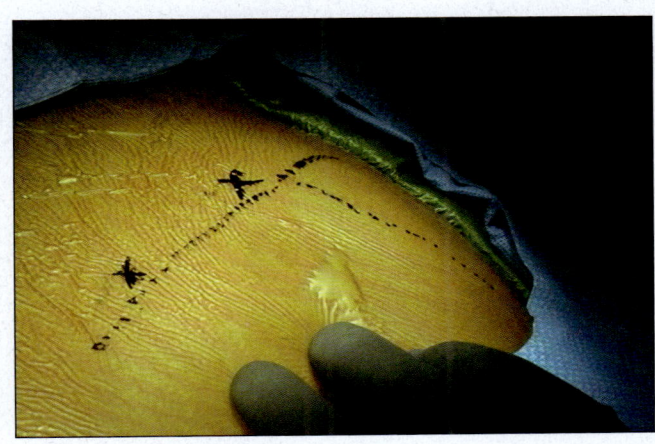

图4

入路 / 显露

- 沿整个肩胛骨内缘做纵行切口，一直到下方的尖部（Bigliani 等，1985）

手术步骤

第一步

- 延长切口切至筋膜层。
- 找出位于肩胛冈内侧萎缩的下半部斜方肌。
- 找出沿整个肩胛骨内侧缘走行的菱形肌。
- 找出位于萎缩的上半部斜方肌深层的肩胛提肌（Kuhn 等，1995）。

第二步

- 将菱形肌和肩胛提肌从肩胛内侧缘游离（图 5）。
- 将冈下肌从全部肩胛内侧及肩胛冈游离 4～5cm。

第三步

- 在距肩胛边缘 4～5cm 外侧的肩胛体上钻数对前后向的钻孔（图 6A）。
- 每对孔的孔间距为 8～10mm，每对孔之间隔开 1.5～2cm。

第四步

- 在肩胛冈大约中点位置钻一对上下方向的孔洞（图 6B）。

第五步

- 固定时使用褥式缝合法。
- 将菱形肌的固定线从后向前穿过肌肉或肌腱，从后向前穿过钻孔，然后从前向后穿过另一个钻孔，接着从前向后穿过肌肉或肌腱。
- 将肩胛提肌的固定线从上向下穿过肌肉或肌腱，从上向下穿过钻孔，然后从下向上穿过另一个钻孔并从下向上穿过肌肉或肌腱。
- 将缝线打结以维持固定后有轻度张力状态。固定菱形肌时从下向上逐个打结，然后固定肩胛提肌（图 7）。

手术要点
- 仔细解剖萎缩的斜方肌以确定肩胛提肌。

手术要点
- 用电刀切开肌肉附着。
- 用骨膜起子游离组织并推向背面。

手术要点
- 使用 2.0～2.4mm 的钻头。
- 在肩胛骨前面放置宽刃的骨膜起子以保护其下的组织结构。

手术要点
- 检查已游离肩胛提肌的长度并确定肩胛冈上钻孔的位置，以便使其转移后处于轻度张力状态。

手术要点
- 在穿入缝线前将肩胛骨置于收缩状态以便达到转移后的最大效果。
- 使用 2 号不可吸收缝线。
- 用宽刃骨膜起子保护下面的组织结构。

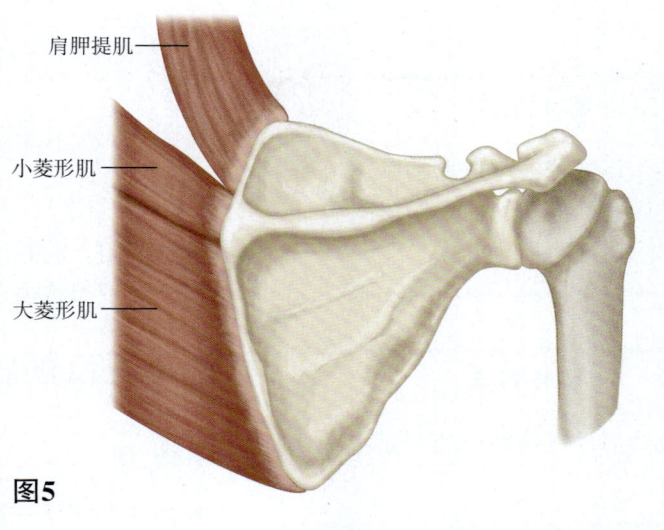

肩胛提肌
小菱形肌
大菱形肌

图5

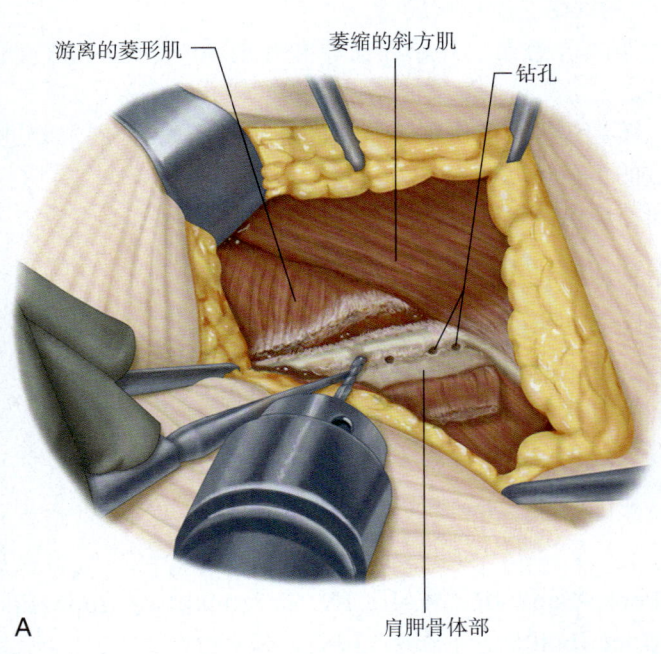

游离的菱形肌　　萎缩的斜方肌　　钻孔

A
图6
肩胛骨体部

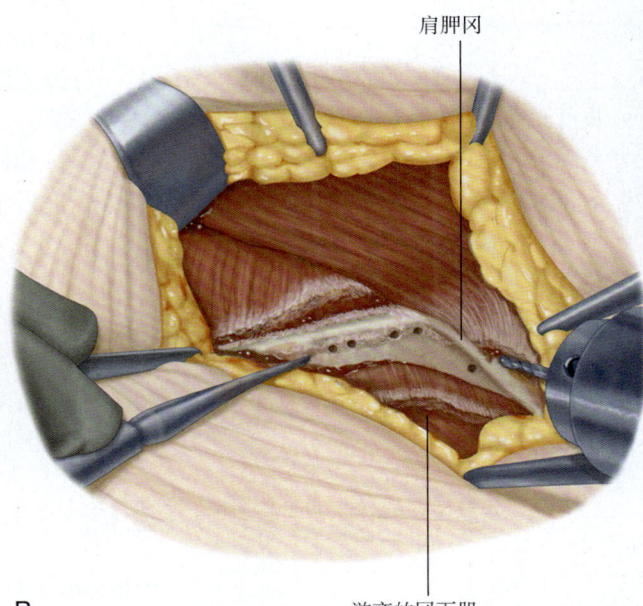

肩胛冈

B
游离的冈下肌

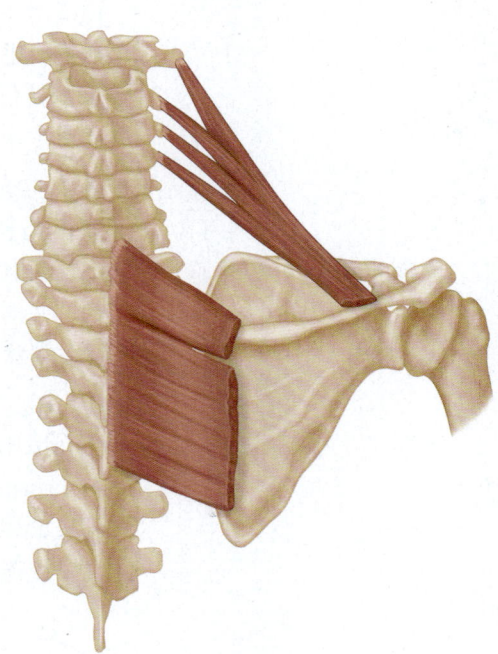

图7

> **手术要点**
> - 肌转位用的缝线可以增加固定后的牢固度，但应将冈下肌再附着在其内侧边界上。

> **手术要点**
> - 向患者提供特殊锻炼的书面指导材料。

> **注意事项**
> - 由于转位肌较正常肌力弱以及这不是正常斜方肌能发挥所有功能时的理想状态，应告知患者手术仅是治疗的第一步。然而，缓解疼痛、位置改善以及提高活动度达 90° 是可以实现的。

第六步
- 将冈下肌按其正常长度再附着在转位肌上。

第七步
- 逐层关闭：筋膜、皮下组织，然后是皮肤。
- 可于皮下组织内放置止痛泵。

术后处理及预后

术后处理
- 术后悬吊于中立位（无内旋及前屈）3～4 周。
- 最初 10 天的锻炼：挤压肩胛骨。
- 第 4 周时可去除悬吊，开始在前屈和外展 90° 范围内进行闭链式锻炼。
- 第 6 周时可超过 90° 范围锻炼（由闭链到开链）。伸展上肢进行非离心的负荷运动 8 周。
- 进行不负重或重复性提肩活动 16 周。

预期效果（Kuhn 等，1995）
- 肩胛内缘疼痛的不同程度缓解。
- 在内收和高度上改善肩胛的静态位置（较少下垂）。
- 上肢前屈尤其达 90° 时改善肌力。
- 在上肢完成过顶运动中会有不同程度的改善。

证据

Bigliani LU, Perez-Sanz JR, Wolfe IN. Treatment of trapezius paralysis. J Bone Joint Surg [Am], 1985, 67: 871-7.
  该文对 18 例斜方肌麻痹患者的表现、治疗及效果进行了回顾性队列研究。非手术处理的患者效果不佳，症状持续。肩胛提肌和菱形肌水平转位的手术方式在提高功能和减少畸形方面取得了效果。该文还对手术过程进行了详细描述。（Ⅲ级证据）

Kuhn J, Plancher K, Hawkins R. Scapular winging. J Am Acad Orthop Surg, 1995, 3: 319-25.
  该文对各种原因的翼状肩进行了讨论。展示了各型翼状肩的病理解剖，并对其表现进行了论述，概述了其治疗方式。该文还对原发和继发翼状肩进行了鉴别。[Ⅲ级证据（综述）]

Rubin B, Kibler WB. Fundamental principles of shoulder rehabilitation: conservative to postoperative management. Arthroscopy, 2002, 18（Suppl）: 29-39.
  该文论述了导致肩胛运动障碍原因的范畴。指出了继发性翼状肩与神经性损伤无关的各种原因，包括肩胛骨的近端和远端的原因。在

行神经性损伤的肌转位修复前，必须排除这些原因。（Ⅳ级证据）

Treatment of paralysis of the trapezius muscle by the Eden-Lange operation. Acta Orthop Scand，1973，44：383-88.
该文对斜方肌麻痹后所致功能缺陷后行肌转位修复术的手术技术进行了综述。

Wright TA. Accessory spinal nerve injury. Clin Orthop Relat Res，1975，（108）：15-8.
该文对副神经的相关解剖进行了论述，讨论了其在颈后的易损伤性，并描述了斜方肌麻痹的临床表现，包括姿势性畸形、肌无力、肌萎缩以及抬臂功能减退。（Ⅳ级证据）

图1，5，和7修改自 Kuhn J,Plancher K,Hawkins R.Scapular winging.J Am Acad Orthop Surg,1995,3:319-25.

36 肩胛外科二：胸大肌移位术治疗前锯肌麻痹

W. Ben Kibler

注意事项

- 缺乏胸长神经损伤的证据。
- 鉴别因斜方肌麻痹引起的动力障碍和翼状肩胛（Kuhn 等，1995）
- 鉴别继发性动力障碍和翼状肩胛（Rubin and Kibler, 2002）。
  - 伴有肌肉无力或运动受限的肩关节损伤。
  - 肩胛肌肉分离。
  - 肩部软组织挛缩。
  - 锁骨骨折后不愈合或短缩畸形愈合。
  - 肩锁关节损伤：关节严重分离或锁骨远端过度切除造成的不稳定。

治疗方案

- 加强周围肌肉：通常收效甚微；没有可以有效维持肩胛骨功能的肌肉。
- 神经松解术或修复损伤的胸长神经。

胸大肌转位治疗前锯肌麻痹

适应证

- 胸长神经损伤引起的前锯肌麻痹（Post，1995；Steinman 和 Wood，2003）

临床检查／影像学检查

- 沿外侧肩胛骨体部和肋骨的前锯肌萎缩。
- 具备特征性的姿势：肩胛骨向后下方倾斜，肩胛骨内下缘突出以及肩胛骨前伸（图1）。
- 对推的动作抗阻无力，不能执行推－举动作。
- 上肢抬起困难，特别是前屈或超过90°时。
- 肌电图：肌肉去神经支配。
- 影像检查的意义不大。

外科解剖

- 胸大肌附着于肱骨的前部（图2A）
  - 注意分离胸大肌的胸骨头和锁骨头。
  - 胸大肌的胸骨头向深部穿过锁骨头并止于肱骨很靠下的位置（Connor 等，1997；Povacz 和 Resch，2000）。
- 背阔肌沿肩胛骨外侧缘走行（图2B）。
- 在肩胛骨的内下缘，有附着在其腹侧表面下四分之一的前锯肌以及附着在其背侧表面的冈下肌。
- 同侧股部的阔筋膜。

体位

- 取侧卧位。
- 用沙袋支撑。
- 患侧胳膊、前胸和整个肩胛部周围都要做术前准备。
- 对大腿外侧部做术前准备，从大转子到膝都要备皮消毒后包裹。

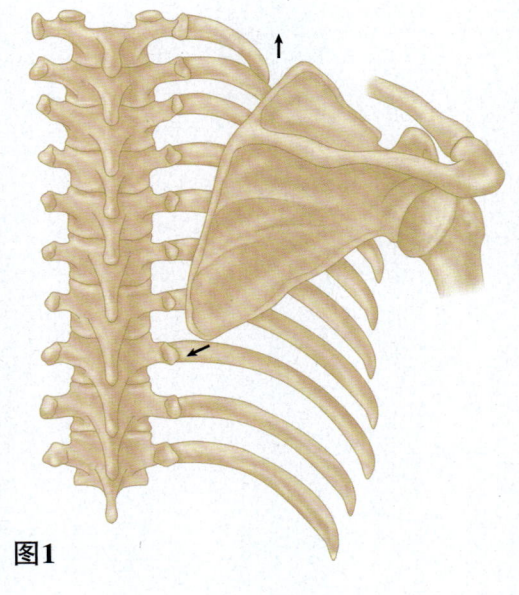

图1

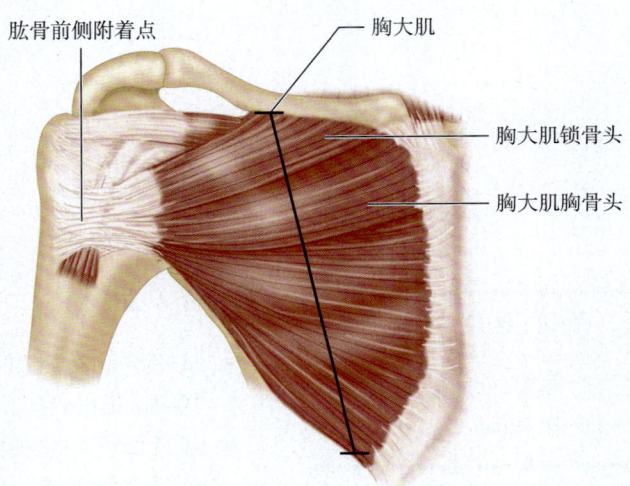

A

图2 B

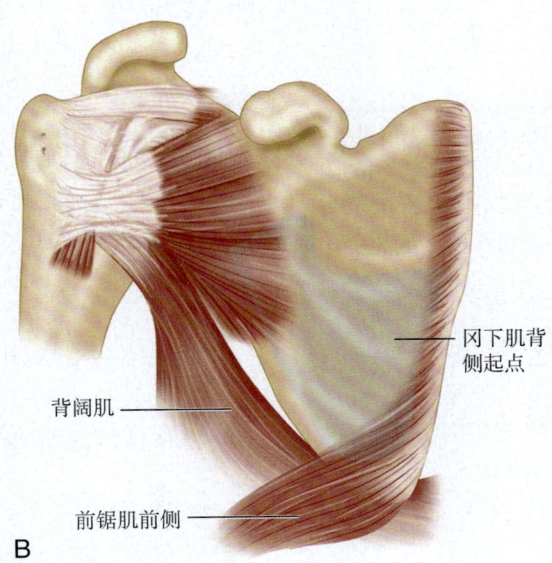

肱骨前侧附着点 — 胸大肌
胸大肌锁骨头
胸大肌胸骨头

冈下肌背侧起点
背阔肌
前锯肌前侧

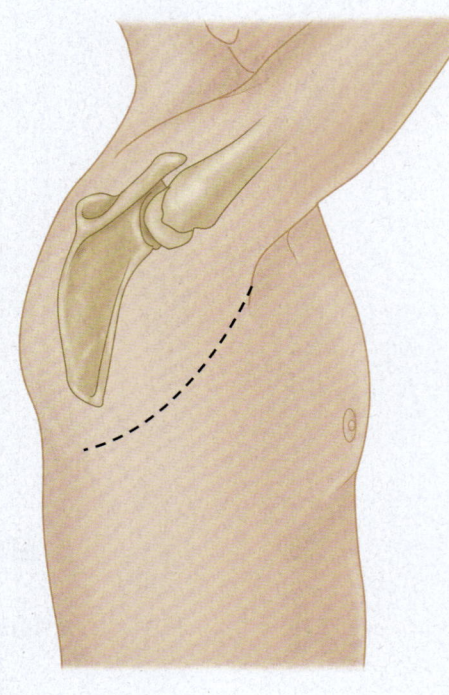

图3

入路/显露

- 从喙突和胸肌前方经腋下到肩胛下缘做一个长切口（图3）（Post，1995；Kuhn 等，1995）。
- 或者做两个单独的切口，一个向前跨过喙突和胸肌，另一个向后跨过肩胛下缘（Povacz 和 Resch，2000）。
- 如果有必要，在大腿侧方做一个纵行切口。

手术要点
- 在两个头之间沿边缘切开游离肌腱（Povacz 和 Resch，2000）

手术步骤

第一步
- 沿表面组织延长切口。
- 在前侧，确定三角肌间隙，并追溯胸肌至其肱骨附着处，然后分离下方深部的胸大肌胸骨头（图4）。

第二步
- 如果需要，从阔筋膜取的移植物的大小至少要长 12 cm、宽 4 cm。
- 将移植的阔肌膜与胸肌肌腱缝合（图5）。

第三步
- 在背阔肌下创建一个隧道，以便移植物可以通过（图6）。

手术要点
- 使用不可吸收缝线进行多重缝合来建立一个安全的移植肌腱界面。
- 有时在瘦弱的患者，胸肌已经足够长了。在取用移植物前检查游离胸肌的长度。

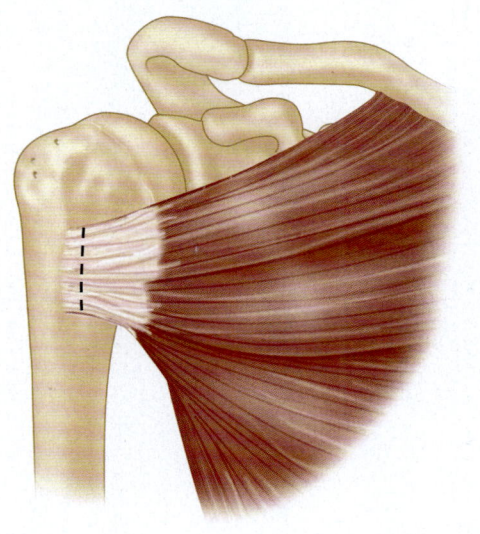

图4

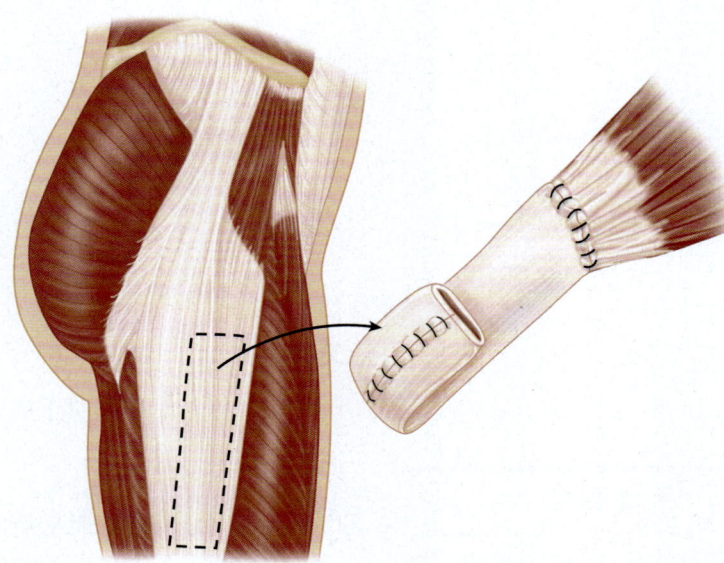

图5

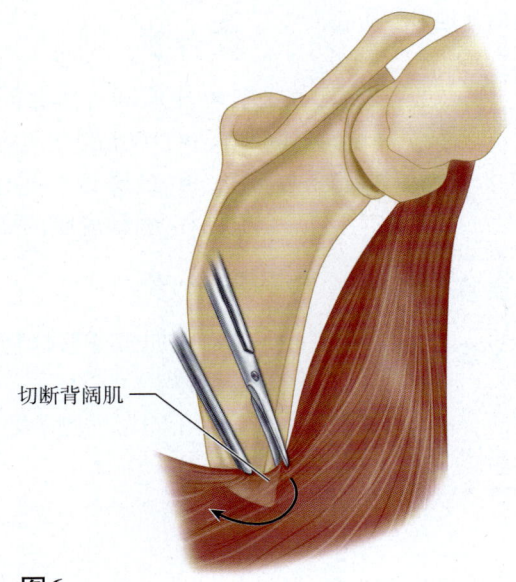

切断背阔肌

图6

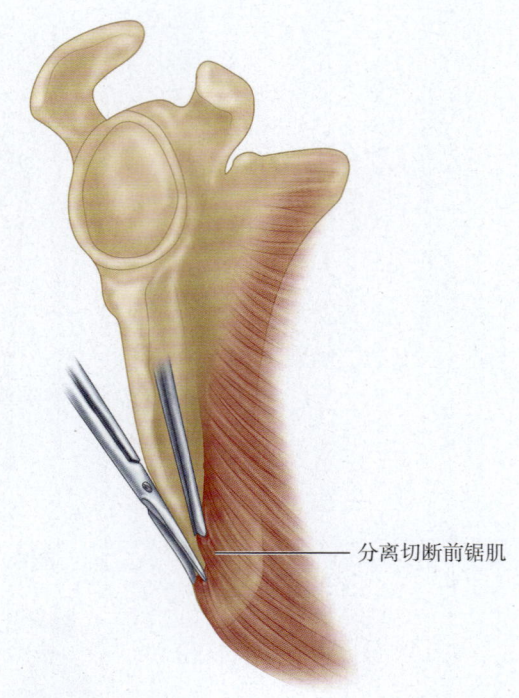

图7 分离切断前锯肌

第四步
- 在后部，沿前锯肌于肩胛骨腹侧面创建一条通道（图7）。

第五步
- 在背侧，将冈下肌从肩胛骨的内下缘和侧缘分离4~5 cm。
- 在腹侧，分离萎缩的前锯肌。

第六步
- 于肩胛骨体部创建一个小孔，以使移植物通过（图8）。
  - 小孔的方向应在与肩胛体内侧平行的自上而下的轴线上。
  - 最好让小孔尽可能靠近肩胛骨下端，但要保证肩胛骨内、外侧骨皮质的完整性，以便能够安全地固定移植物。

第七步
- 将肌腱或移植物从腹侧面穿向背侧面，并绕肩胛体部内侧做一个襻。
- 在固定远侧头之前，要置肩胛骨于内收位并后倾（图9）。

手术要点
- 用剪刀和钳状骨针钝性切开。环绕胸壁自前向后切开是很容易的。
- 始终要注意腋部的内容物，这些内容物可能在切口的附近或上外侧。

手术要点
- 使用一个显微锯来建立小孔。
- 小孔的宽和长足够以使肌腱或移植物通过。

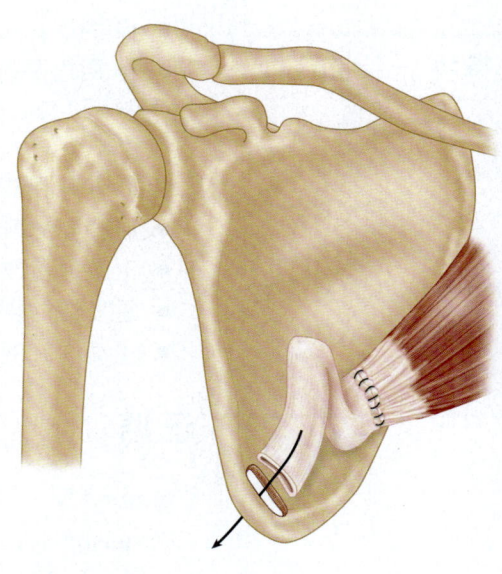

图8

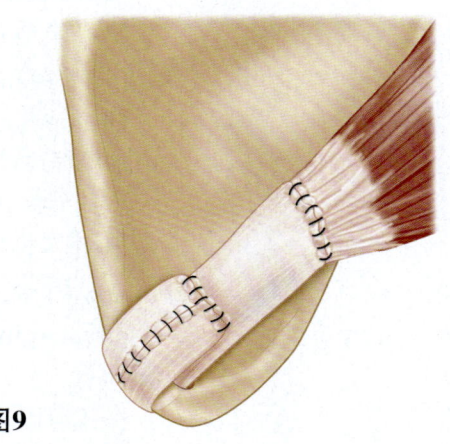

图9

手术要点

- 转移移植物后，用不可吸收线在肩胛骨腹侧表面做多重缝合（Povacz 和 Resch，2000）。

手术要点

- 向患者提供特殊锻炼的书面指导材料。

第八步

- 逐层依次关闭筋膜、皮下组织和皮肤。
- 酌情放置引流管。
- 如果未用引流可使用皮下止痛泵。

术后护理和预后

术后护理

- 术后用中立位支具悬吊固定上肢 3～4 周，要避免内旋或前屈。
- 7～10 天后，可以做躯干伸展和中心稳定性锻炼。
- 4 周后，可以去除吊带，于前屈和外展达 90°的范围内可以开始被动上肢运动和闭链运动。
- 8 周时，可开始做超过 90°的运动；由闭链锻炼逐渐过渡到开链锻炼。12 周以内要避免上臂伸展的偏心性负荷。

> **提示**
>
> - 要向患者说明，这种治疗主要是一种姑息性措施。转位的肌肉力量会比较弱，不能协调地维持肩胛部高水平的内收稳定性。但是，此措施可以缓解疼痛和改善姿势，也能改善主动上举至90°以及推的动作力度。

- 12周后，可以开始主动的开链锻炼。
- 16周内要避免举重物或反复抬举的动作。

预后

- 后方肩胛部疼痛显著缓解。
- 肩胛姿势改善。
- 上肢力量改善，特别是90°外展和前屈时。
- 重复性的剧烈过顶运动能力有不同程度的改善。
- 主动内旋的力量可能会有某种程度的下降。

证据

Connor PM, Yamaguchi K, Manifold SG, et al. Split pectoralis transfer for serratus anterior palsy. Clin Orthop Relat Res, 1997, (341): 134-42.
  这篇临床回顾性文章描述了部分胸大肌转移技术，常常同时采用移植。（Ⅳ级证据）

Kuhn J, Plancher K, Hawkins R. Scapular winging. J Am Acad Orthop Surg, 1995, 3: 319-25.
  这篇综述讨论了各种原因的翼状肩胛。文章显示，不同的解剖异常导致各个类型的翼状肩胛，并讨论了各类型的临床表现，总结了治疗选项。本文也对原发性和继发性翼状肩胛进行了鉴别。[Ⅲ级证据（综述）]

Povacz P, Resch H. Dynamic stabilization of winging scapula by direct split pectoralis transfer. J Shoulder Elbow Surg, 2000, 9: 76-8.
  本文描述了将分离的胸肌通过两个切口转移的技术，这样可使转移的肌腱直接附着在肩胛骨上。作者报道的治疗效果不错，但可能需6个月的时间才能达到最佳康复效果。（Ⅳ级证据）

Rubin B, Kibler WB. Fundamental principles of shoulder rehabilitation: conservative to postoperative management. Arthroscopy, 2002, 18 (Suppl): 29-39.
  这篇综述讨论了一系列肩胛运动障碍。文章指出了继发于非神经损伤因素的引起翼状肩胛的各种原因，包括涉及肩胛骨近端和远端的原因。文章也描述了评估方法。在行肌肉转移治疗神经损伤之前，必须先排除这些原因。（Ⅳ级证据）

Steinman S, Wood M. Pectoralis major transfer for serratus anterior paralysis. J Shoulder Elbow Surg. 2003; 12: 555-60.
  本文报道了一组对前锯肌麻痹的患者采用胸肌转移加移植进行治疗的结果。其结果显示患者在姿势上有所改善，但外旋力量有限。9例患者中有6例取得了比较好或很好的治疗效果。（Ⅲ级证据）

图1、3-5、8、9修改自：Kuhn J, Plancher K, Hawkins R（Scapular winging. J Am Acad Orthop Surg, 1995, 3:319-25.

36 肩胛外科三：菱形肌／背阔肌转位术治疗前锯肌麻痹

W. Ben Kibler

菱形肌或背阔肌转移治疗前锯肌麻痹

适应证

- 胸长神经损伤引起的前锯肌麻痹。
- 胸大肌转移失败。

临床检查／影像学检查

- 沿外侧肩胛骨体部和肋骨的前锯肌萎缩。
- 具备特征性的姿势：肩胛骨向后下方倾斜，肩胛骨内下缘突出以及肩胛骨前伸（图1）。
- 对推的动作抗阻无力，不能执行推-举动作。
- 上肢抬起困难，特别是前屈或超过 90° 时。
- 肌电图：肌肉去神经支配。
- 影像检查的意义不大。

注意事项

- 缺乏胸长神经损伤的证据。
- 鉴别因斜方肌麻痹引起的动力障碍和翼状肩胛（Kuhn 等，1995）。
- 鉴别继发性运动障碍和翼状肩胛（Rubin 和 Kibler，2002）。
  - 伴有肌肉无力或运动受限的肩关节损伤。
  - 肩胛肌肉分离。
  - 肩部软组织挛缩。
  - 锁骨骨折后不愈合或短缩畸形愈合。
  - 肩锁关节损伤：关节严重分离或锁骨远端过度切除造成的不稳定。
- 确认原因是胸大肌转移失败，而不是肌肉无力。

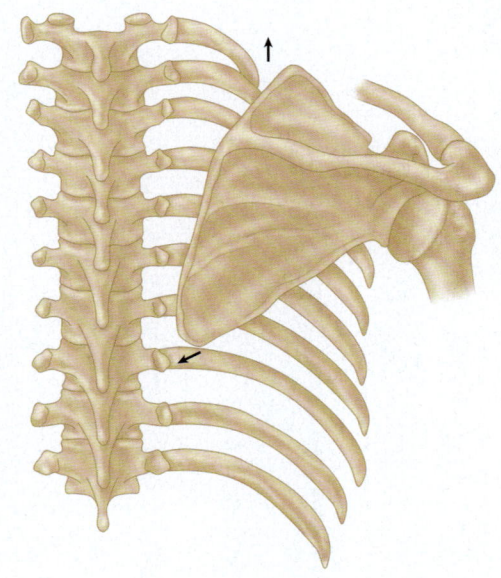

图1

治疗方案

- 加强周围肌肉：通常收效甚微；没有可以有效维持肩胛骨功能的肌肉。
- 采用神经松解术或修复损伤的胸长神经。

外科解剖

- 可触及肩胛骨内侧缘。
- 菱形肌沿肩胛骨内侧缘附着（图2A）。
- 冈下肌沿肩胛骨内侧缘附着。
- 肩胛骨下端有背阔肌附着（图2B）。

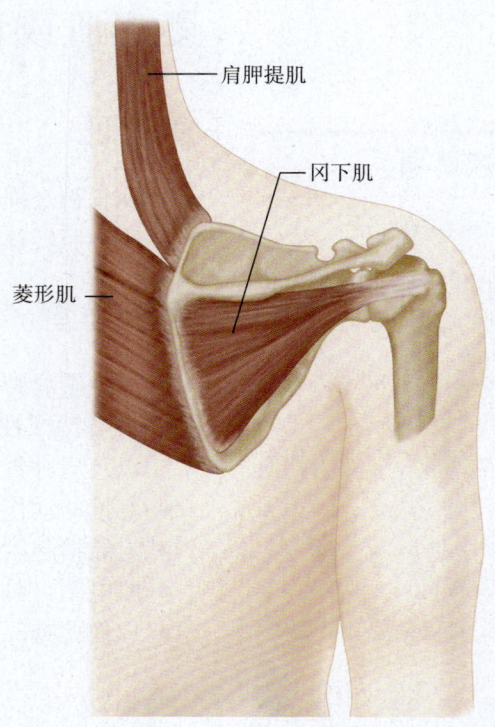

A

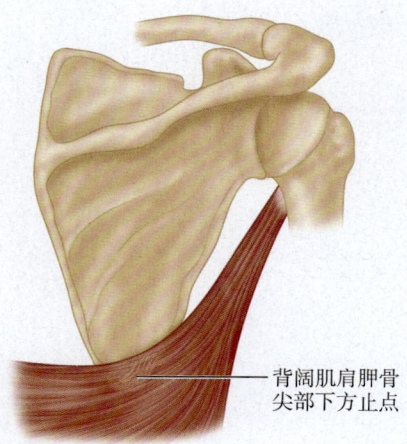

B

图2

体位

- 俯卧，在两侧肩部下加垫（图3）。
- 将健侧上肢置于上肢板上。
- 将患侧上肢收拢于体侧，加垫。
- 轻度的反Trendelenburg位，向手术侧略倾斜。
- 用治疗内包裹
- 显露整个肩胛骨，辨明肩胛体部内缘（图4）。

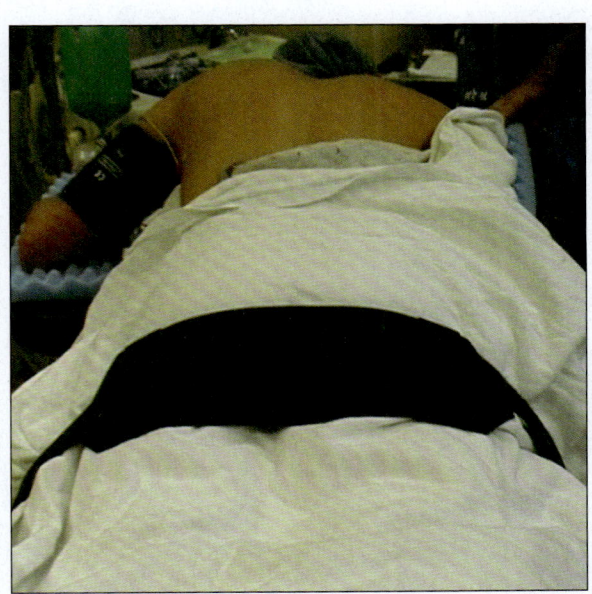

图3

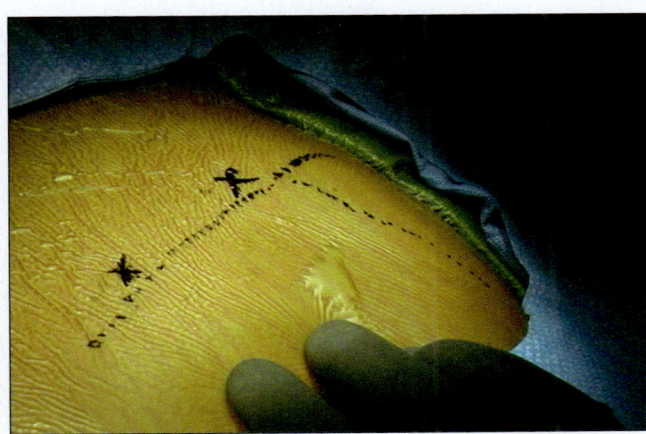

图4

入路 / 显露

- 沿整个肩胛骨内侧缘行纵行切口并向下至肩胛骨下端。

手术步骤

第一步

- 向下扩大切口至筋膜。
- 沿肩胛骨的整个内侧缘辨认菱形肌。
- 在肩胛骨体部侧下方辨认背阔肌的附着处。

第二步

- 从肩胛骨内侧缘分离菱形肌,从肩胛骨外侧缘分离背阔肌,并将以上肌肉移至肩胛骨背侧面(图5)(Herzmark,1951)。

第三步

- 将冈下肌从整个肩胛骨体部内侧缘和下端游离,并将其缩进 2～3 cm。

第四步

- 距肩胛骨边缘 2～3 cm 在肩胛骨体部钻自背侧向腹侧的成对的小孔(图6)。沿外侧缘钻一些单排的小孔。
- 每对成对的小孔间隔 8～10 mm,单排小孔之间间隔 1.5～2 cm。

手术要点

- 使用电刀去除肌肉附着。
- 使用骨膜起子松动肌肉并将其移至背侧面,这样在下端将创建一个 V 形袋。

手术要点

- 使用 2.0～2.4 mm 的钻头。
- 在腹侧用宽刃骨膜起子保护下方的组织。

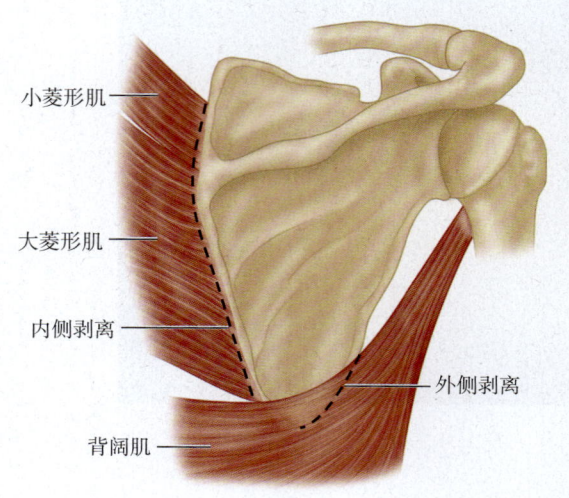

图5

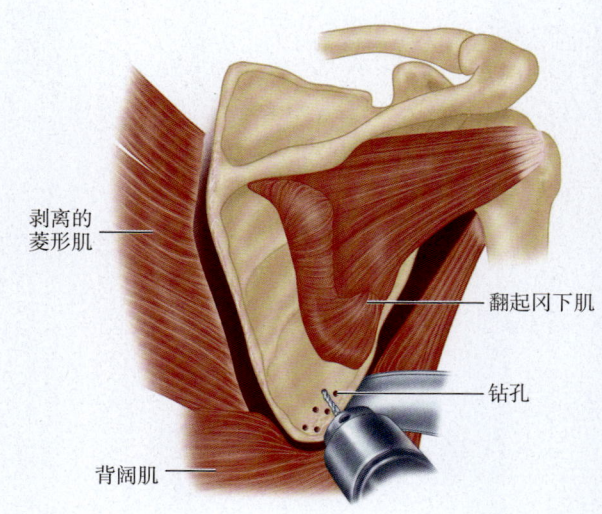

图6

手术要点
• 在缝合以使转位达到最大化之前应用手将肩胛骨处于回缩的位置。 • 使用 2 号不可吸收缝线。 • 用宽刃骨膜起子保护下部结构。

手术要点
• 可使用肌肉转位物缝线以使修复更加安全，但应该将冈下肌重新附着在其内下范围内。

手术要点
• 向患者提供特殊锻炼的书面指导材料。

第五步

- 将转位的肌肉行褥式缝合。
- 缝合菱形肌时，自背侧向腹侧穿过肌肉/肌腱，接着再自背侧向腹侧穿过小骨孔，然后自腹侧向背侧穿过成对的另一个小孔，最后再自腹侧向背侧穿过肌肉/肌腱（图7）。
- 将缝线打结以使对修复造成的张力较轻。打结是沿着肩胛骨内侧缘自上而下进行。
  - 打结内侧最下端的缝线之前要先将外侧下端的缝线打结，然后将下内侧缝线在下外侧缝合上打结，将 V 形袋置于肩胛骨下尖部。这样就创建了一个控制肩胛骨下尖部的动态装置。

第六步

- 将冈下肌在其正常的长度上附着在转位肌的上方（图8）。

第七步

- 依次关闭筋膜、皮下组织和皮肤。
- 可以放置皮下止痛泵。

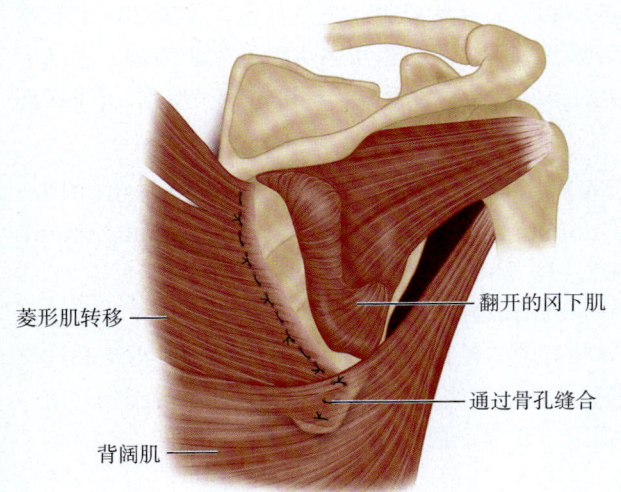

图7

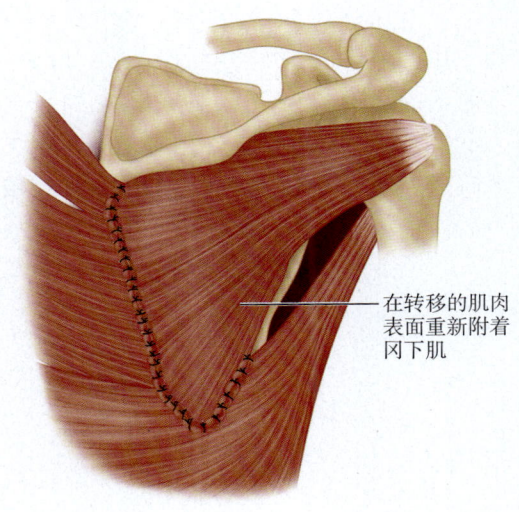

图8

术后护理和预后

术后护理

- 术后用中立位支具悬吊固定上肢3~4周，要避免内旋或前屈。
- 10天内可锻炼肩胛骨的收缩。
- 4周后，可以去除吊带。从闭链锻炼开始，做上肢的屈曲运动和不超过90°的外展。
- 6周时，开始做超过90°的运动：由闭链锻炼逐渐过渡到开链锻炼。8~10周以内要避免上臂的偏心性负荷。
- 10周时，可以开始开链锻炼。
- 16周内要避免举重物或做反复抬举的动作。

预后

- 肩胛姿势改善。
- 上肢力量改善，特别是90°外展和前屈时。
- 重复性的剧烈过顶运动的能力有不同程度的改善。

证据

Herzmark MH. Traumatic paralysis of the serratus anterior relieved by transplantation of the rhomboidei. J Bone Joint Surg [Am]，1951，33：235-8.
 本文描述了菱形肌移植治疗前锯肌麻痹的技术。结果显示了良好的功能，但需通过不断的锻炼来维持最大的肌肉力量。（Ⅳ级证据）

Kuhn J，Plancher K，Hawkins R. Scapular winging. J Am Acad Orthop Surg，1995，3：319-25.
 这篇综述讨论了各种原因的翼状肩胛。文章显示，不同的解剖异常导致了各个类型的翼状肩胛，并讨论了各类型的临床表现，总结了治疗选择。本文也对原发性和继发性翼状肩胛进行了鉴别。[Ⅲ级证据（综述）]

Rubin B，Kibler WB. Fundamental principles of shoulder rehabilitation：conservative to postoperative management. Arthroscopy，2002，18（Suppl）：29-39.
 这篇综述讨论了一系列的肩胛运动障碍。文章指出了继发于非神经损伤因素引起的翼状肩胛的各种原因，包括涉及肩胛骨近端和远端的原因。文章也描述了评估方法。在行肌肉转移治疗神经损伤之前，必须先排除这些原因。（Ⅳ级证据）

手术要点

- 要向患者说明，这种治疗主要是一种姑息性措施，转移的肌肉力量会比较弱，需要对菱形肌、下部斜方肌以及背阔肌进行持久的力量锻炼以维持肩胛骨的动力和稳定性。但是，此措施可以缓解疼痛和改善姿势，也能改善主动上举至90°以及推的动作力度。

图1修改自：Kuhn J, Plancher K, Hawkins R. Scapular winging. J Am Acad Orthop Surg. 1995;3:319-25.

37 粘连性关节囊炎

Patrick J. McMahon

注意事项

- 区别粘连性关节囊炎的病因是原发性还是继发性非常重要。虽然许多原发性肩关节活动受限患者能够回忆起发病之前有过外伤事件,但这些通常都是非常微小的外伤事件。对于有不同外伤史的患者,诸如早先有骨折、肩袖撕裂或其他手术史才被认为是创伤性粘连性关节囊炎,而创伤性关节囊炎与原发性关节囊炎的治疗方式不同。所有的外科医师应该意识到在实行肩关节创伤手术时可能导致术后肩关节活动受限。
- 对于原发性关节囊炎,手术前第一步需行麻醉下的体格检查。通过麻醉下肩关节正常的活动度检查可以鉴别患者是故意伪装疾病还是对疼痛的耐受度太差。另外,通过手法松解可以恢复肩关节的正常活动度。

争议

- 一些外科医师认为应该避免在粘连性关节囊炎的冻结期进行手术治疗。

适应证

- 经过保守治疗无效是施行外科手术干预的基本指征。
  - 大多数的原发性粘连性关节囊炎患者保守治疗有效。具体的保守治疗措施有很多种方式,包括逐步的肩关节主动、被动运动锻炼(如牵伸训练)。
  - 创伤性关节囊炎仅行康复训练可能效果不佳。
- 原发性肩关节活动受限在老年人中多见,特别好发于40~60岁的中老年女性。虽然肩关节关节面正常、关节稳定,但是仍然出现肩关节的活动受限。
- 容易导致肩关节出现原发性粘连性关节囊炎的因素包括:颈椎、心脏、肺部、肿瘤、神经和分泌失调性疾病。当出现Dupuytren骨折和Peyronie疾病时出现肩关节粘连性关节囊炎的发病率也较高。
- 糖尿病患者也容易导致肩关节出现粘连性关节囊炎,10%~35%的糖尿病患者有肩关节活动受限。对于已经行胰岛素注射治疗多年的糖尿病患者患粘连性关节囊炎的风险最大,并且容易双侧出现。因为这种高度相关性,临床医师应该询问肩关节活动受限患者有关糖尿病的症状;出现肩关节活动受限70%的患者可能患糖尿病或处于糖尿病早期。
- 创伤所致粘连性关节囊炎的病因通常是组织层之间的瘢痕愈合。然而肩关节手术后出现的活动受限症状明显,恢复功能需要一定的时间和合理的术后康复措施,所以绝不应该忽视肩胛带手术后肩关节。这些手术包括腋窝或颈部淋巴切除,特别是行放疗后,经腋窝的心脏导管植入和胸骨以及胸廓切开的心脏冠状动脉旁路移植术。

临床检查 / 影像学检查

原发性关节囊炎

- 临床上也常常称为粘连性关节囊炎或冻结肩。原发性关节囊炎的典型特征是肩关节主动、被动活动严重受限。
- 肩关节活动受限是全方位的，也就是说，肩关节运动的各个平面均被累及。
  - 通常患者首先注意到受累的肩关节运动形式是内旋受限。举例来讲，患肩侧上肢在背后不能上升到与正常肩侧上肢一样的高度。
  - 图1显示了与右肩相比，左肩外旋活动受限。当肩关节各个运动平面均受限时，外旋最容易检测到受限的程度，因为外旋运动不易引起患者肩关节疼痛。
- 传统上原发性肩关节活动受限的临床表现可分为三期，即：早期、疼痛期和"冻结"期，接着是较长时间的"稳定"期，最后是缓解期，又称"融化"期。而临床上更为常见的是两个分期，病程呈 U 形（图2），中间的稳定期看起来进展非常小。
  - 原发性粘连性关节囊炎的最初临床表现为疼痛，典型的疼痛

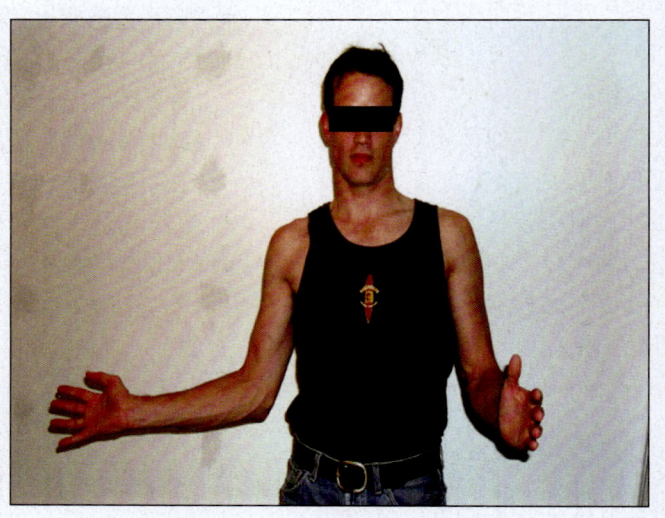

图1

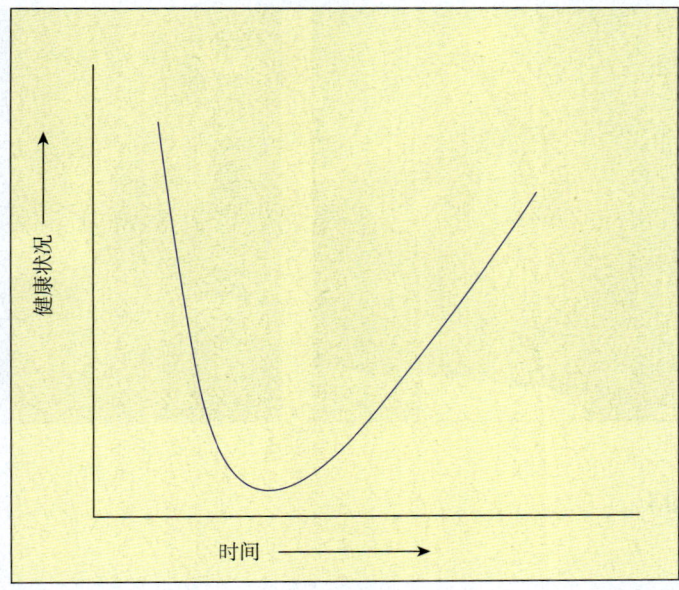

图2

出现在肩关节快速活动后原有的肩关节不适加重。疼痛常出现在夜间，肩关节表现为进展性的活动受限。
- 患者经常会用健侧手抓住患肩侧前臂，保持其在腹部前方并保持轻度内旋。对于寻求手术治疗的患者在术前也经常将患侧前臂悬吊在此位置来减轻疼痛。这种炎性期经常持续2～9个月，并且伴随肩关节进展性的活动受限，最终肩关节在各个运动平面均强直。
- 幸运的是，疼痛随后逐步缓解，肩关节也可恢复少许活动度，并且在有限的范围内活动时不痛，但是活动超过这个范围将会出现疼痛。
- 患者的症状处于稳定时期，有时候稳定期时限会延长。
- 在停滞期或融化期，肩关节逐渐缓慢地恢复活动能力。这个时期可以很短，但经常持续1年，也可以持续很多年。
■ 放射影像学提示没有骨性关节炎的表现，肩关节骨性关节炎和粘连性关节囊炎的临床表现相似，唯一的不同是临床上肩关节骨性关节炎还可听到肩关节活动时的捻发音。
■ MRI提示肩峰下间隙减小，关节腔容量测试可以真实地显示肩峰下滑囊距离的明显减少，患肩通常只能容纳几毫升的染色剂，而正常肩关节的容量为20～30ml。

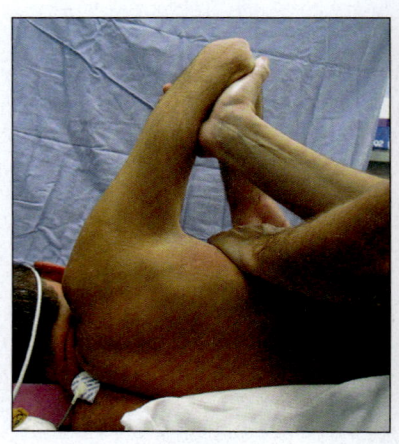 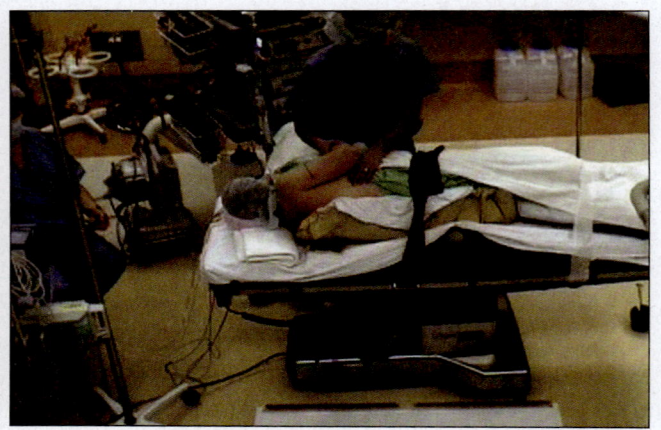

A   B

图3

治疗方案

- 传统上，外科医师因为担心实行手术后会导致粘连性关节囊炎的症状加重而尽量避免在冻结期施行手术。
- 当选择了手术治疗后，麻醉下的手法松解、关节囊的拉长牵伸以及各种限制肩关节活动的软组织的延长目前已被选择性的关节镜下关节囊松解替代。
  - 图3A 显示了麻醉状态下实行手法松解正确的方式。术者的手放在患者的肩胛骨和肱骨上，而不是肢体的远端。这样的手法可以固定肱骨，可以用最小的力来完成松解以避免骨折。
  - 图3B 显示了麻醉状态下侧卧位的手法松解，仰卧位也可实行相似的麻醉状态下手法松解。

创伤后粘连性关节囊炎

- 创伤后粘连性关节囊炎与原发性关节囊炎的术前评估不同。治疗之前应该明确肩关节活动受限的病因。之前的骨折可导致骨结构异常，或者肱骨头受损可能导致异位骨化形成。
- 必需要发现瘢痕的部位。体格检查是有帮助的，影像检查也是有益的。除了X线检查外，还可采用CT和（或）MRI。

外科解剖

- 因为原发性粘连性关节囊炎的病理生理不是很明确，所以盂肱关节囊挛缩的病理解剖认识也十分有限。最常造成挛缩的部位是关节囊前上部分、肩袖间隙，特别是喙肱韧带区域。
- 肩关节囊较薄，多皱褶，面积相当于肱骨头的2倍，可以使肩关节进行较大的活动度。不同区域的关节囊提供肩关节不同位置的稳定。当前臂下垂时，关节囊的上方较紧张，而关节囊的下方较松弛；当将上肢前屈上举到肩关节平面以上时，则关节囊上方松弛，关节囊下方较紧张。
- 关节囊的内面常见皱褶或增厚部分，这些皱褶或增厚部分被命名为盂肱韧带。一般情况下前方关节囊被描述为由上、中、下盂肱

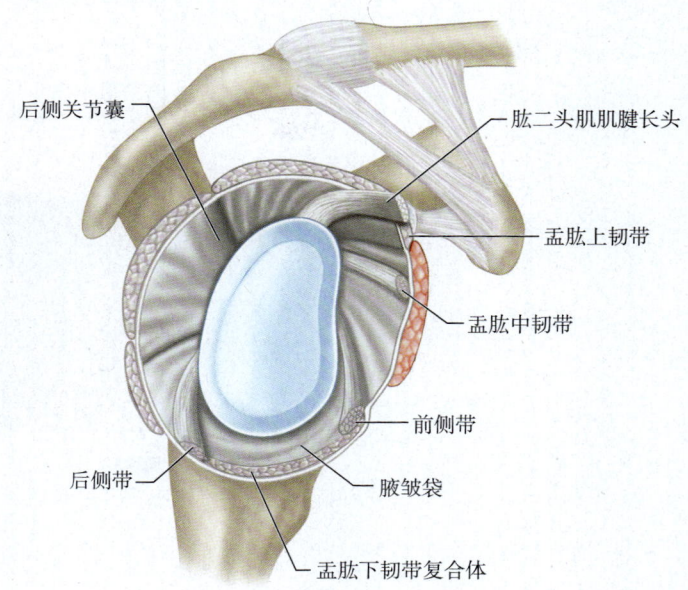

图4

韧带组成（图4）。虽然将这些结构定义为韧带已广泛接受，但是还是需要做一点说明。

- 韧带通常的定义为骨与骨之间连接的软组织结构，通常为带状。胶原纤维位于两个止点之间，呈平行排列，且有明显的边缘，如膝关节的内侧副韧带。
- 作为一个整体来看，盂肱关节囊可以看作是连接肱骨头和肩胛骨的袖状韧带结构。胶原纤维并不呈平行排列，关节囊皱褶的边缘也并不是很明确。这也是关节囊前韧带也被命名为其他术语的原因。不同作者对此的命名不同，并在一定范围内得到了认可。当肩关节外展和内旋时，即便是最容易见到关节囊前下方皱褶，也不易看到盂肱下韧带的前束。
- 虽然这些术语在解剖、生物力学、临床研究中容易引起混淆，但是学术界一致认为，盂肱关节囊的不同部分在肩关节运动中具有不同的功能。

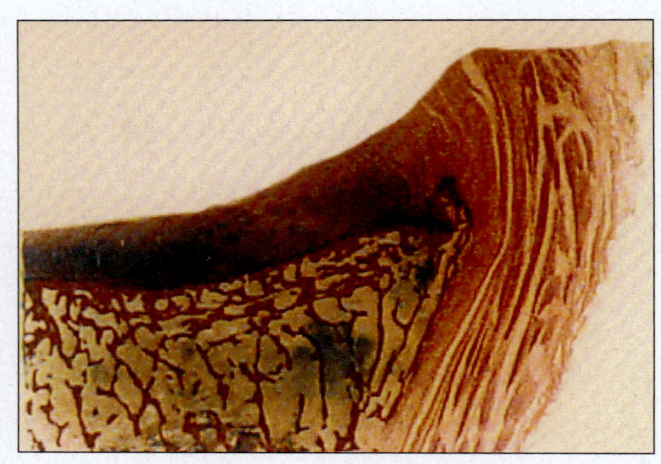

图5

- 盂肱关节囊止于肩胛盂边缘，并与肩胛盂紧密结合。盂唇不仅起着关节囊韧带结构止点的作用，而且延伸了关节窝深度。盂唇加深了近50%的关节窝深度。同时，盂唇的横截面呈近三角形，像一个楔状物，可以防止肩关节半脱位（图5）。所以一定要保护好盂唇。
- 腋神经和旋肱后动脉先后从肩胛下肌下方、肩关节囊下方穿过，然后通过四边孔沿着小圆肌下方走行，并也是以大圆肌、肱三头肌和肱骨为界。
  - 对于关节囊来说，比较特殊的是，腋神经穿过尾侧到达关节囊，并且它的位置根据肩关节的位置变化而变化。在肩胛囊外展时腋神经与关节囊的距离缩短。当上臂在此位置时，腋神经在5点钟的位置（右肩）沿着前下关节盂的侧方边缘行走，长1～1.5cm。由于神经在后方走行，它的位置更靠近关节盂边缘的侧方。在7点钟的位置后下肩胛盂边缘的长度为2～2.5cm（右肩）（Esmail等，2005）。
  - 腋神经可能会受到损伤，尤其是在关节镜下关节囊松解步骤中，在松解前下关节囊时腋神经有受到损伤的可能。腋神经受损将导致三角肌和小圆肌去神经化，并导致整个上肢外侧感觉的丧失。

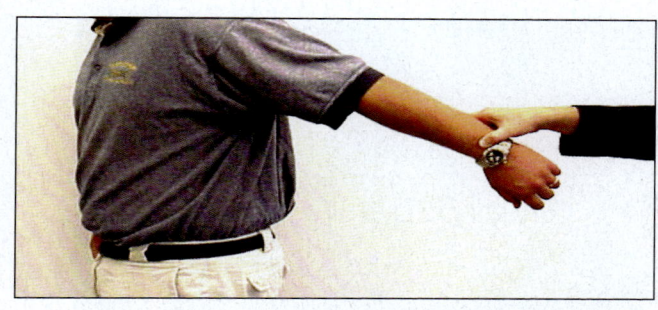
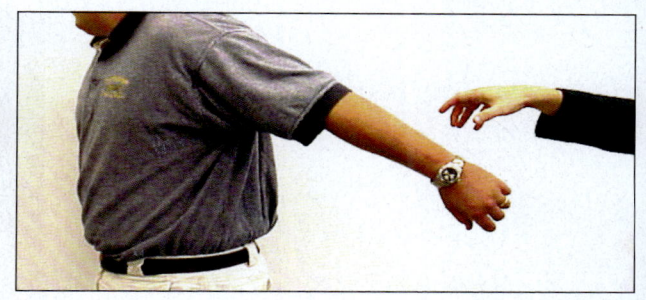
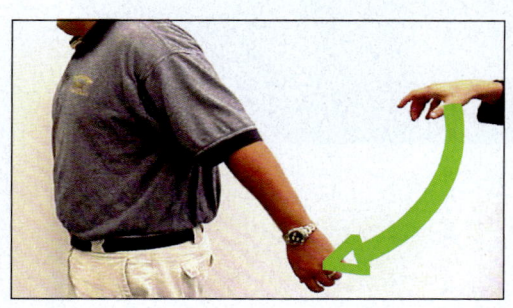

图6

- 三角肌后伸滞后征提示腋神经受损。具体检查操作是：检查者维持患者患侧上肢至完全后伸的位置（图6A），嘱患者维持上肢在此位置，然后检查者松手（图6B）。若三角肌完全麻痹，上肢后伸位置将不能维持；对于腋神经的部分损伤，患侧上肢下降的幅度和角度要小一些或缓慢下降。

体位

- 进行肩关节镜手术操作时患者可以取沙滩椅位，也可以在侧卧位下进行。
- 图7显示了侧卧位施行肩关节镜操作的场景。

入路／显露

- 关节镜下关节囊松解最为困难的部分就是关节视野的控制。需要建立标准的后方入路作为肩关节的观察入路。
  - 在肱二头肌长头和肩胛下肌腱之间也需要建立一个标准的后方入路。

注意事项

- 所有的骨突出结构都应该用软垫保护。
- 在侧卧位应该特别小心处于下面位置的腿的保护，以避免导致腓神经的损伤。

手术要点

- 关节镜灌注液中加入肾上腺素可以减少出血，这样可以得到一个更加清晰的视野。

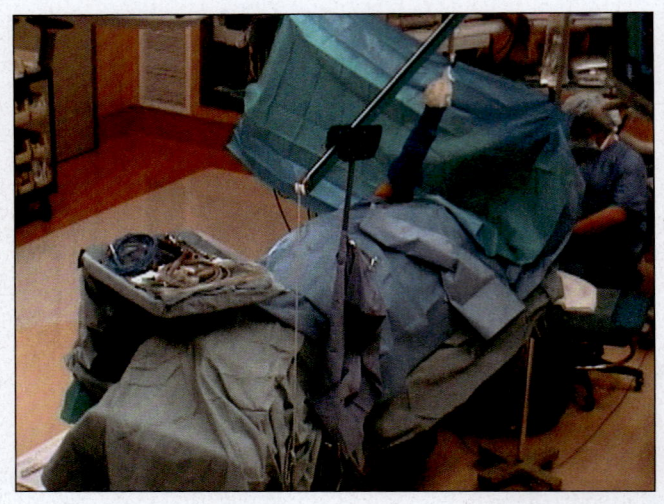

图7

- 偶尔，为了松解前下关节囊，需在5点钟位置建立第二个入路。
- 在很少见的情况下，若要松解后下关节囊，需在7点钟位置做第二个入路。
- 当肩关节活动严重受限时，肩胛下间隙也显著减小，这样使插入关节镜变得很困难。此时可行外展位的手法松解，使关节囊下方松解，这样常可使肩胛下间隙增加，以有利于关节镜的置入。如果不实行手法松解，关节镜置入的过程较为困难，也可以直接做一个小切口，在直视下将关节镜插入。
- 有时关节镜在关节腔中，但术者看不到前方的关节囊，此时可通过置入-置出技术插入鞘管。
  - 必须注意将鞘管插入正确的位置，为喙突外侧；但有时因为担心在置入鞘管过程中损伤盂肱关节面，不可能保持鞘管在喙突外侧。在这种情况下，与Wilminten入路相似，在肩峰后外侧角建立第二个入路是有帮助的。
  - 可以首先清理前后方向上的关节囊挛缩，清理过程中会出现间隙的突然增大（图8A和8B）。随着对肩袖间隔上方的持续松解，可喜的是，肩峰下的间隙也逐渐增加。

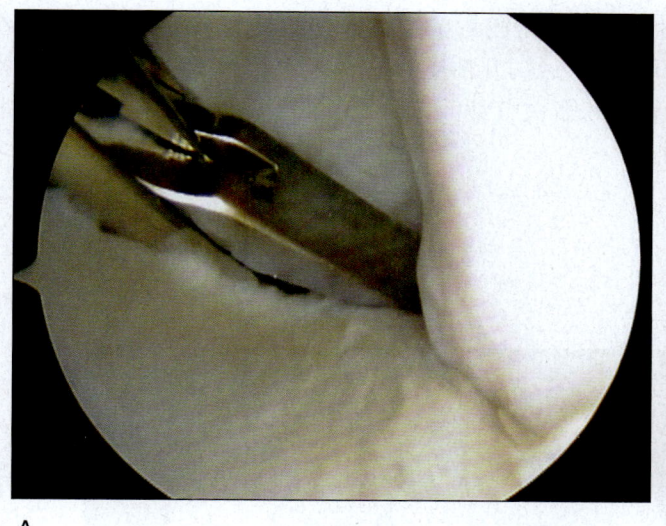
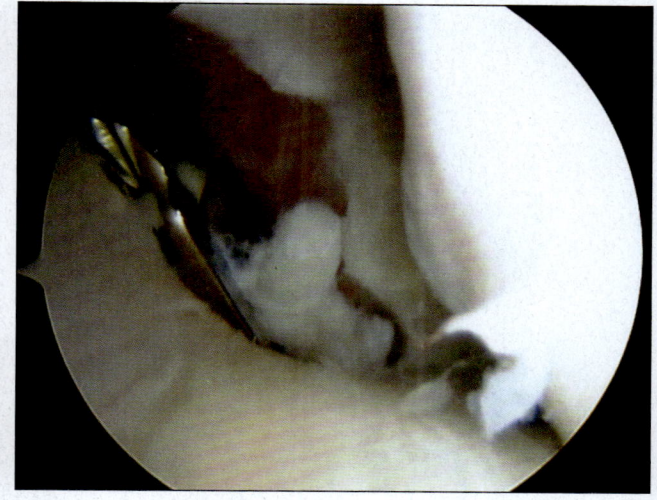

A B

图8

手术要点

- 松解肩袖间隔可增加上肢下垂时的外旋功能。
- 松解关节囊前下方可增加上肢外展时的外旋功能。
- 必须仔细辨认肩胛下间隙的上缘边界以减少神经和血管损伤的可能性。

注意事项

- 应该在与盂唇较近的地方松解前下关节囊以减少腋神经损伤的风险。

手术步骤：原发性粘连性关节囊炎

第一步

- 首先使用开口向上的咬钳施行松解，但也可以用电凝术来松解。将前方的鞘管刚好伸到关节囊内边缘，使用开口向上的咬钳松解肩袖间隙（图9），通常此操作显露喙突的后表面。

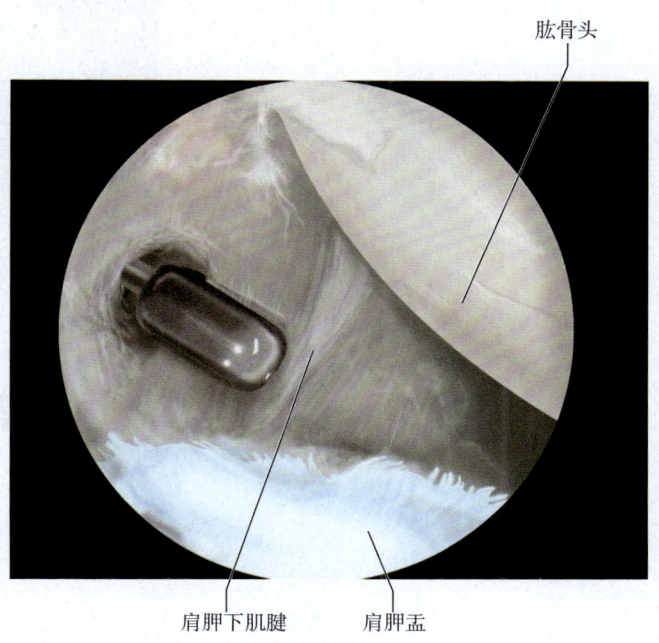

肱骨头

肩胛下肌腱　肩胛盂

图9

- 首先使用开口向上的咬钳尖端分开关节囊和与关节囊粘连的组织（图 10A），然后切开粘连的关节囊（图 10B）。
- 接着从上向下松解关节囊前方的残余粘连部分，以显露肩胛下肌的后表面。

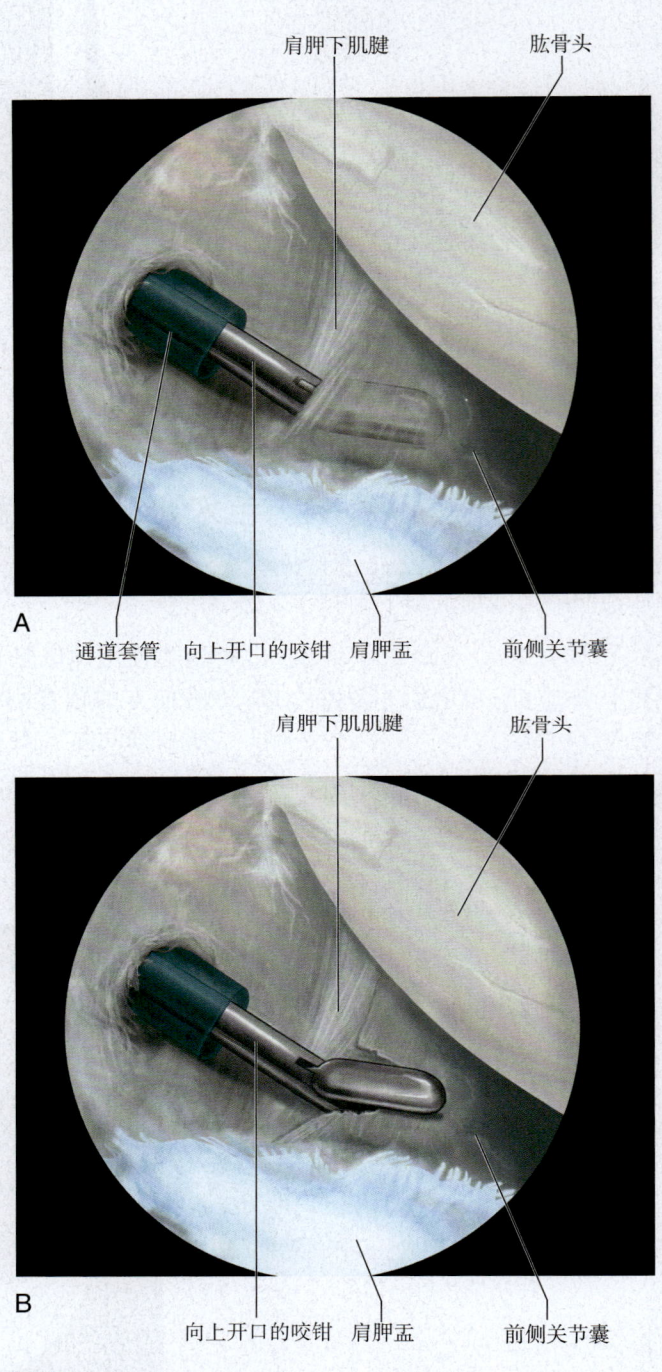

图10

手术要点

- 在前方入路上方松解肩袖间隔有时很困难,原因是肱二头肌长头的阻挡造成视野不好。通过同一个入路可放入一个探棒来起到牵拉肌腱的作用。

- 接着松解关节囊的前下部分。
- 不仅仅是分开关节囊,而且要切除少许关节囊的粘连部分,以最大地限度降低再次粘连的发生。
- 一旦需要切除关节囊,笔者常使用刨刀(图11)。

第二步

- 在入路上方通过开口向上的咬钳来松解肩袖间隔。
- 也可采用电烙法来切开和移除关节囊(图12)。首先松解上方关节囊的最内侧部分,这样使松解变得更容易,因为在此位置多是冈上肌的肌性部分而不是腱性部分。

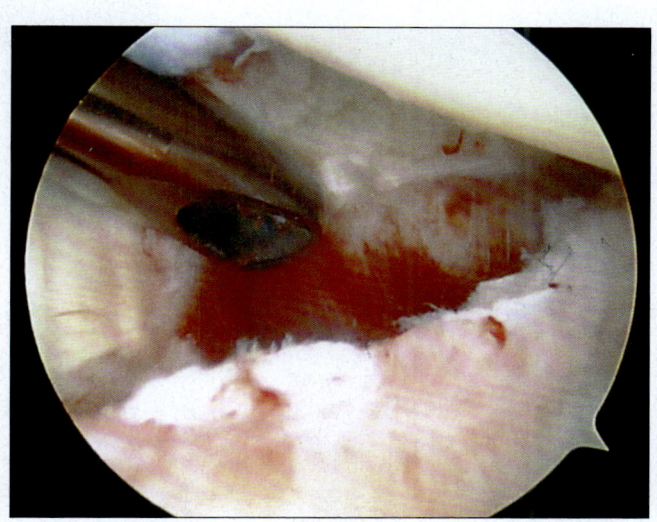

图11

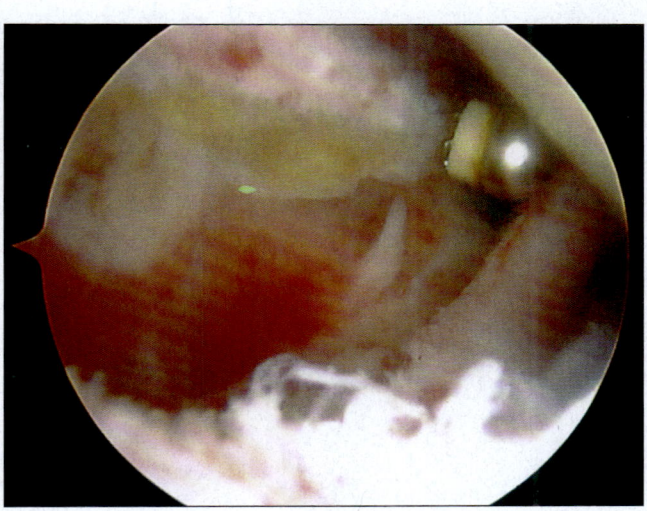

图12

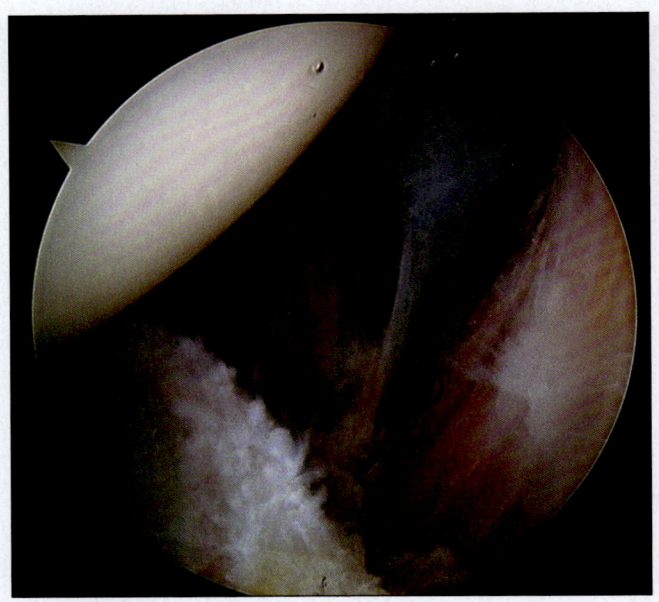

图13

手术要点

- 松解后方关节囊可增加内旋。
- 一些外科医师为了尽量避免腋神经损伤而不松解下方关节囊，而代替采用手法操作来松解。当然也可以在手法松解后清理关节囊和残留粘连部分。

注意事项

- 手法操作时切忌使用暴力。手法操作结束后可以使用关节镜探查和评估关节囊松解的程度。

第三步

- 然后将关节镜从前方入路置入，松解、切除后方和后下方的关节囊（图13），最终来完成对下方关节囊松解的手术操作。
- 移除关节镜器械并评估肩关节活动度。
- 像上文已述的一样使用轻柔的手法松解，唯一的不同是只需要使用两个手指的力量以达到预期的活动范围。

手术操作：创伤后粘连性关节囊炎

第一步

- 对于创伤后粘连性关节囊炎的外科治疗可行关节镜和开放手术松解。当活动受限主要是因为关节囊和肩峰下间隙造成时，选择关节镜手术松解；若功能受限主要是由肩关节外的瘢痕组织引起时，最好选择开放手术松解。开放手术通常采用经三角肌胸大肌肌间隙入路。
- 松解部位包括胸锁筋膜和三角肌胸大肌间隙、联合腱和三角肌间隙、喙突和肩袖间隙之间的间隙，也应松解喙突和肩胛下肌肌腱之间的瘢痕组织。

- 通过肩胛下肌肌腱上缘松解肩胛下肌肌腱和肩胛盂之间的瘢痕组织。
  - 用一根手指或骨凿放入肩胛下肌肌腱后方与肩胛盂颈部前方之间的间隙，然而，此操作有可能伤及腋神经。因此，对所有病例最好选择切断肩胛下肌肌腱，但粘连不严重的患者例外。然后松解关节囊，如果关节囊粘连严重，也可以切除少许关节囊。
  - 也可以延长肩胛下肌肌腱。通过强力的术后康复牵伸训练来维持松解修复的效果。

第二步

- 对于肩胛下肌挛缩，需要延长肩胛下肌肌腱或关节镜下肌腱切断术。肩胛下肌肌腱每延长 1cm 可以增加 15°～20° 的外旋。

第三步

- 肱二头肌长头肌腱粘连可以通过腱切断术来松解，此操作可以在关节镜下来完成。若同时还需要行开放手术松解其他粘连部分，则可以施行肱二头肌肌腱开放切断术。
- 因为术后需要强力的术后康复，故一般不实行腱固定术。

术后护理和预后

- 术后即刻开始理疗。
- 移去吊带，在耐受疼痛的情况下加强理疗。
- 一般需要 2～3 个月的理疗，随后还需要在家中进行几个月的康复训练，以达到满意的效果。
- 通常可以恢复至 80% 的肩关节活动度。

手术要点

- 一些外科医师坚持手术结束后当日即开始肩关节功能锻炼。笔者更倾向于术后几天才开始理疗，实行进展性的主动和被动功能训练。

证据

Bal A, Eksioglu E, Gulec B, Aydog E, Gurcay E, Cakci A. Effectiveness of corticosteroid injection in adhesive capsulitis. Clin Rehabil, 2008, 22: 503-12.

80例粘连性关节囊炎患者被随机分为2组，这些患者术后都经历了12周全面的家庭康复训练。第一组：关节腔注射可的松治疗；第二组：关节腔注射血清。术后评估内容包括肩关节平均外展活动度、疼痛、肩关节疼痛和功能障碍指数。肩关节疼痛和功能障碍指数在第2周即有显著性差异。第一组评分更高；然而在第12周两组之间的肩关节疼痛-活动评分无显著性差异。两组的加利福尼亚-洛杉矶肩关节功能评分在第2周具有显著性差异（$P = 0.02$），第一组评分更高；但是在第12周两组之间评分无显著性差异。作者指出：关节腔可的松注射治疗对于缓解肩关节疼痛具有累积效应，应主要在锻炼早期进行治疗。

Esmail AN, Getz CL, Schwartz DM, Wierzbowski L, Ramsey ML, Williams GR Jr. Axillary nerve monitoring during arthroscopic shoulder stabilization. Arthroscopy, 2005, 21: 665-71.

对20例盂肱关节不稳患者施行肩关节镜手术并在术中进行监测，固定前均行腋神经肌电图测定。

Hand C, Clipsham K, Rees JL, Carr AJ. Long-term outcome of frozen shoulder. J Shoulder Elbow Surg, 2008, 17: 231-6.

在本研究中，对223例269个原发性冻结肩患者采用牛津肩关节功能评分系统进行评估。平均随访时间为4.4年（2～20年），平均症状出现时间为53.4岁，男女性患病率为1.0：1.6。20%的患者具有双侧症状，但没有复发病例。在远期随访中，59%的患者肩关节功能恢复正常或接近正常，41%的患者诉术后症状仍存在，但绝大多数疼痛的严重程度为轻度，主要是肩关节在活动时仍有疼痛。只有6%的患者仍然有严重的症状和功能受限。那些术前肩关节症状严重的患者长期预后也较差（$P < 0.001$）。

Hand GC, Athanasou NA, Matthews T, Carr AJ. The pathology of frozen shoulder. J Bone Joint Surg [Br], 2007, 89: 928-32.

作者对22例经过保守治疗无效的原发性冻结肩患者施行了麻醉下手法松解和关节镜下肩袖间隙松解，平均病程时间为15个月（3～36个月）。作者取病变部位的组织行组织学和免疫细胞化学检查。研究发现有原发性冻结肩特征性病变：大量增殖的成纤维细胞及T细胞、B细胞、巨噬细胞等慢性炎性细胞。因此推测冻结肩的病理过程包括成纤维细胞通过免疫调节增殖的慢性炎性反应过程。

Kim KC, Rhee KJ, Shin HD. Adhesive capsulitis of the shoulder: dimensions of the rotator interval measured with magnetic resonance arthrography. J Shoulder Elbow Surg, 2009, 18: 437-42.

本研究的目的是通过MRI评估粘连性关节囊炎患者肩袖间隙的范围来明确和评估其病理。在回顾性研究中，将26例粘连性关节囊炎患肩与47例没有粘连性关节囊炎的正常肩比较研究发现：粘连性关节囊炎患肩在肩袖间隙的高度、宽度、肩袖间隙指数、肩袖间隙比率等方面具有显著性差异。

Levine WN, Kashyap CP, Bak SF, Ahmad CS, Blaine TA, Bigliani LU. Nonoperative management of idiopathic adhesive capsulitis. J Shoulder Elbow Surg, 2007, 16: 569-73.

本研究对234例粘连性关节囊炎患者的资料做了回顾性研究，研究时间终末点为通过非手术治疗或手术治疗患者的疼痛症状得到缓解。有98例患者共计105个肩经历了完整的随访。在这些经历完整随访的患者中，89.5%的患者经过非手术治疗症状缓解，包括19例糖尿病冻结肩患者中的17例（89.5%）。非手术治疗和手术治疗以及性别之间在治疗效果上无显著性差异。非手术治疗冻结肩症状缓解的平均病程时间为3.8±3.6个月。施行了手术的患者平均术前保守治疗时间为12.4±12.1个月。治疗前的平均前屈上举角度为118°±22°，症状完全缓解时的平均前屈上举角度为164°±17°。平均治疗前外旋角度为26°±16°，治疗后为59°±18°。作者推断：经过合理的治疗，大多数粘连性关节囊炎患者经过非手术治疗在相对较短的时间内症状缓解，只有小部分患者最终需要手术治疗。

Milgrom C, Novack V, Weil Y, Jaber S, Radeva-Petrova DR, Finestone A. Risk factors for idiopathic frozen shoulder. Isr Med Assoc J, 2008, 10: 361-4.

本研究中将126例来自同一个肩关节诊所首次就诊的冻结肩患者，与98例年龄基本匹配、来自某足踝诊所的患者以及与本地区登记处的疾病发病率做了比较。在冻结肩患者中，29.4%的患者有糖尿病，13.5%的患者有甲状腺功能异常。冻结肩患者中糖尿病的罹患率男女性分别是5.9和5.0。冷冻肩女性患者甲状腺功能异常的罹患率为7.3。冻结肩组和对照组在甲状腺功能异常上没有显著性差异，但冻结肩组男性具有更高的糖尿病发病率，而女性患者与糖尿病具有更高的相关性。

Thomas SJ, McDougall C, Brown ID, Jaberoo MC, Stearns A, Ashraf R, Fisher M, Kelly IG. Prevalence of symptoms and signs of shoulder problems in people with diabetes mellitus. J Shoulder Elbow Surg, 2007, 16: 748-51.

糖尿病是冻结肩的一个风险因素。本研究中糖尿病患者中的冻结肩发病率比此前报道的要低，但仍然相当高。冻结肩的诊断标准为：肩关节疼痛持续或超过3个月，较正常肩相比外旋受限超过50%。双侧冻结肩的诊断标准为：双侧肩的外旋受限小于30°。糖尿病患者中出现肩关节疼痛的患者比率为25.7%，而非糖尿病患者中出现肩关节疼痛的比率为5.0%。糖尿病患者中符合冻结肩诊断标准的比率为4.3%，而非糖尿病患者符合冻结肩诊断标准的比率为0.5%。只有有糖尿病病程的才具有阳性相关性。

Tighe CB, Oakley WS Jr. The prevalence of a diabetic condition and adhesive capsulitis of the shoulder. South Med J, 2008, 101: 591-5.

作者研究了糖尿病和糖尿病前期患者罹患肩关节粘连性关节囊炎的风险。对于没有糖尿病病史的患者行糖尿病和糖尿病前期血液检测，结果显示：糖尿病和肩关节粘连性关节囊炎的相关性为38.6%（34/88）。糖尿病前期和肩关节粘连性关节囊炎的相关性是32.95%（29/88）。糖尿病和粘连性关节囊炎总的相关性是71.5%（63/88）。之前没有文献报道肩关节粘连性关节囊炎患者中糖尿病和糖尿病前期的发病率，本研究新发现肩关节粘连性关节囊炎患者中糖尿病的发病率为2%（2/88），糖尿病前期的发病率为28.4%（25/88）。

Wolf JM, Green A. Influence of comorbidity on self-assessment instrument scores of patients with idiopathic adhesive capsulitis. J Bone Joint Surg [Am], 2002, 84: 1167.

作者假设，通过一般和特殊的肩关节功能自我评价工具验证：原发性关节囊炎患者并发症数量越多，疼痛和功能受限越明显。共有100例患者进入研究（71例女性，29例男性；平均年龄为52岁），并发症包括医疗因素和社会因素。患者并发症越多，在前臂功能丧失、肩与手问卷调查表（$P = 0.0005$）和自我健康状态量化表（SF-36）（$P = 0.0009$）等几个方面分值越低，在简单肩关节测试、自我健康状态、社会功能、情感功能和牙齿健康上评分也越差。通过视觉疼痛评分评估，并发症增多与疼痛不具有相关性，但与自身健康状态评分具有明显的相关性（$P = 0.004$）。

38 肩关节钙化性肌腱炎的关节镜下治疗

Kyle A. Caswell, Felix H. Savoie III, Michael J. O'Brien

手术注意
● 未评估并发疾病：大部分为粘连性关节炎。
● 症状的程度没有外科治疗的指征。

争议
● 治疗和疾病阶段（Uhthoff 和 Loehr，1997）
■ 非手术治疗：急性再吸收阶段。
■ 手术治疗：非手术治疗失败后的慢性成型期。

治疗选择
● 保守治疗
■ 糖皮质激素注射
■ 超声引导下的经皮针刺激
■ 体外震动波治疗
■ 乙二胺四乙酸二钠（EDTA）（螯合剂）
● 手术治疗
■ 开放手术治疗：不推荐。
■ 关节镜下治疗：优点包括是门诊手术、术后立即可以开始康复锻炼、可降低术后僵硬的风险（Ark 等，1992）。

适应证

- 日常生活活动受限和疼痛。
- 注射、药物和物理治疗等非手术治疗后症状仍继续加重。
- 非手术治疗恢复后症状复发。

临床检查 / 影像学检查

- 详细病史
  - 症状。
  - 发病。
  - 减轻疼痛的方法。
  - 手术评估前的非手术治疗。
  - 对日常生活活动的影响。
  - 工作能力下降。
  - 运动和个人爱好相关动作的能力下降。
- 临床检查
  - 肩胛骨位置（背伸 - 平衡？）。
  - 肩袖触诊。
  - 主动和被动内旋、外旋、外展、水平内收和前屈。
  - 有 / 无肩胛骨内收的 Whipple 试验。
- 下方滑动试验排除并发的粘连性关节囊炎
- 最初的放射线检查应包括三个体位相：前后位、肩胛骨侧位和轴位
  - 肩关节前后位相（图 1A）
    - ◆ 中立位旋转。
    - ◆ 内旋：检查冈下肌或小圆肌肌腱。
    - ◆ 外旋：检查冈上肌肌腱。
  - 肩胛骨侧位片：帮助确定是否因撞击引起钙化性肌腱炎（图 1B）。
  - 轴位片：独立的肩胛下肌肌腱检查（图 1C）。
  - 附加冈上肌出口位像判断是否有撞击的存在。
  - 肩关节的三个体位像可以为术前计划提供钙化性肌腱炎的精确位置（图 1A-C 中的箭头指钙化性肌腱炎）。

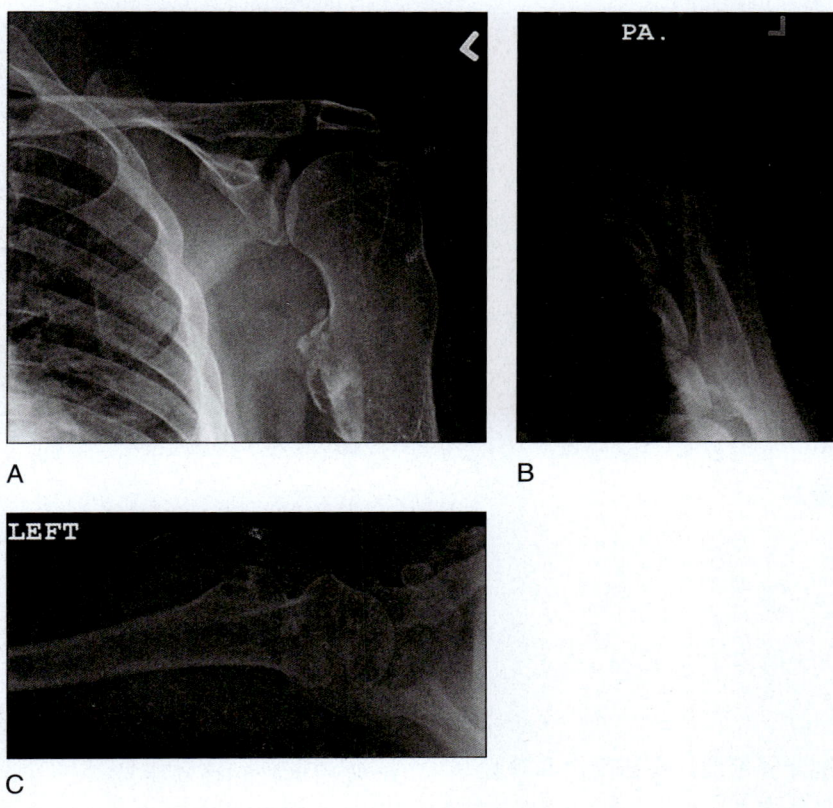

图1

手术要点
● 患者取侧卧位时应该向后倾斜20°~30°，以使肩关节面与地面平行。
● 应旋转手术床的位置，使麻醉医师位于患者的前腰部，以利于C形臂照射肩关节。
注意事项
● 患者取侧卧位时，如腋窝没有放置腋窝垫可造成血管和神经损伤的危险。
● 两种体位都需要对头颈部进行安全固定，否则会造成血管和神经组织牵拉损伤的危险。

- CT 扫描可以帮助确定钙化性沉积物，但平片效果不好。
- MRI
  - T_1 加权像：钙化性沉积物为低信号。
  - T_2 加权像：往往表现为与病灶周围水肿带一致的高信号。

外科解剖

- 肩袖：冈上肌、冈下肌、肩胛下肌以及肱二头肌肌腱。
  - 通常钙化性沉积物不会与骨质接触，一般最少距离骨质 1.5~2.0cm（Uhthoff 和 Loehr，1997）。
    - 图 2 显示了肩袖的侧面观（图 2A）和正面观（图 2B）以及可能发生钙化性肌腱炎的位置。
  - 钙化性肌腱炎的分布：冈上肌（最多）> 冈下肌 > 肩胛下肌（Gosens 等，2009；Jerosch 等，1998）。
    - 51%~90% 的钙化性肌腱炎发生于冈上肌（Gosens 等，2009）。

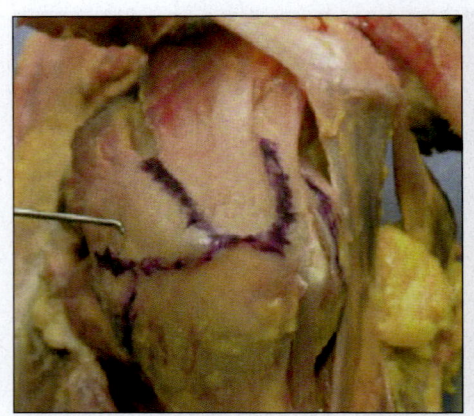
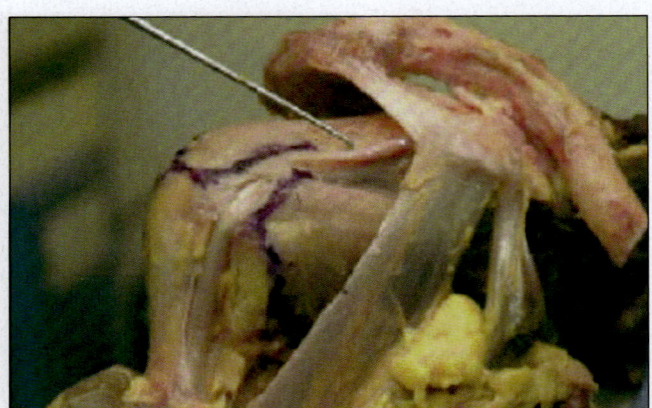

A　　　　　　　　　B

图2

器械

- 侧卧位
  - 泡沫固定器：头部固定和呼吸道保护。
  - 反向手臂牵引带：体位支撑和轴向转动。
  - 带有10磅重牵引的牵引臂。
- 沙滩椅位
  - 特殊的头颈支撑装置。
- 骨突部位的衬垫

争议

- 两者体位中的任何一个都是适合的。
- 沙滩椅位
  - 优点：体位放置更快，神经失用症发生风险较低，上肢活动增加，中转开放手术更方便。
  - 缺点：与低血压和心动过缓相关的大脑和脊髓灌注不足相关。

- 大约6%的钙化性肌腱炎发生于冈下肌（Jacobs和Debeer，2006）
- 3%的钙化性肌腱炎发生于肩胛下肌（Gosens等，2009）
- 喙肩韧带和喙锁韧带
  - 三角肌肩峰附着点

体位

- 患者可以取侧卧位。将显露并消毒的患肢用上肢牵引带牵引，以方便上肢旋转（图3）。
- 或者可以选用沙滩椅位。同时使用铰链式手臂支撑装置和保护性的头颈支撑（图4）。

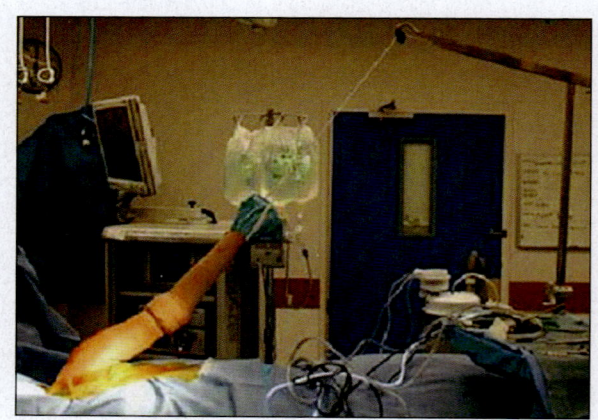

图3

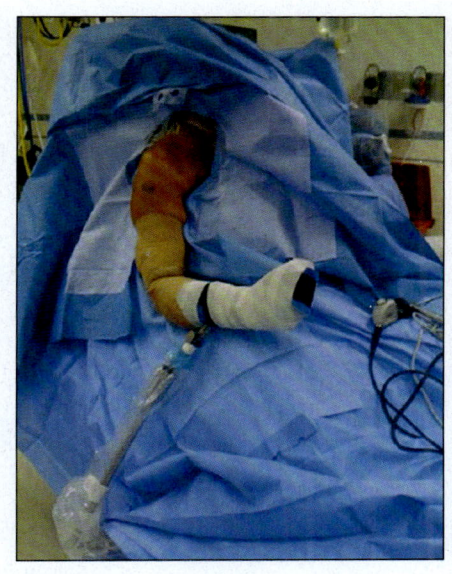

图4

手术要点
• 从后侧入口观察时，使用腰椎穿刺针以获得合适的前方入口位置。
注意事项

• 后方入口
  ■ 如果进入点太高，有损伤冈上肌的风险。
  ■ 如果进入点太低，有损伤腋神经的风险。

器械
• 18 号针。 • 11 号刀片。 • 套管和钝头套管内针。 • 30° 关节镜。 • 流入系统。 • 动力刨刀。 • 手外科工具，包括凿子、刮勺和锥子。 • 手控吸引系统。 • 视频系统。

入路 / 显露

- 后方入路（图 5A）
  - 这一入路适用于盂肱关节镜和肩峰下滑囊内镜。
  - 这一入路位于肩峰后外侧角向下 2cm、向内 1cm。
  - 后侧入路经过后方的冈下肌肌束间的"软组织"平行进入关节囊。

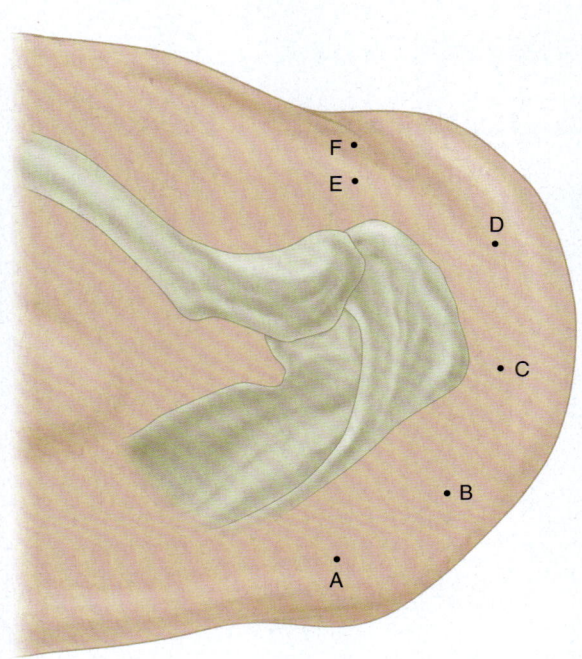

图5

手术要点
● 偶尔会发生关节内气泡。气泡破裂会增加粘连性关节囊炎的危险（Harvard Ellman，个人交流，1988）。

注意事项
● 关节软骨医源性损伤。

器械 / 植入物
● 标准的关节镜器械

争议
● 肱盂关节探查会增加术后疼痛时间，并延长患者返回工作的时间（Sirveaux 等，2005）。
● 我们相信外科医生必须进行肱盂关节探查。

手术要点
● 使用仪器进行肩峰下囊清扫造成出血。
● 未将关节镜面向囊面，导致成像不佳。

器械 / 植入物
● 标准关节镜器械

- 前方入路（图 5E）
  - 这一入路位于肩峰前外侧和喙突之间。
  - 这一入路位于关节内三角，上方是肱二头肌，下方是肩胛下肌肌腱上缘，底部是肩胛盂前缘。
- 外侧入路（图 5C）
  - 这一入路位于肩峰前外侧角的外侧 3cm 处，并穿过三角肌。
- 上方入路
  - 这一入路位置远离肩峰前外侧角。
  - 这一入路穿过三角肌前侧肌群和外侧肌群附着点之间。

手术步骤

第一步

- 诊断性肱盂关节镜用于检查
  - 关节窝和肱骨头。
  - 肱二头肌长头肌腱。
  - 盂唇。
  - 关节内肩袖。

第二步

- 肩峰下探查和侧方滑囊切除。
- 通过后方入路将关节镜进入肩峰下间隙。
- 用器械轻柔地清扫较大的突起，并牵拉上臂以利于获得更好的视野而不会造成更多的出血。
- 可以在直视下做外侧入路，如果必要时也可以在直视下做前侧入路。

争议
● 进行肩峰下减压
■ 文献回顾发现是否进行肩峰下减压的临床效果无差异（Ark 等，1992；Jacobs 和 Debeer，2006；Porcellini 等，2004；Seil 等，2006）。
■ 适应证是基于体检、放射线学检查、MRI 以及关节镜检查的证据。

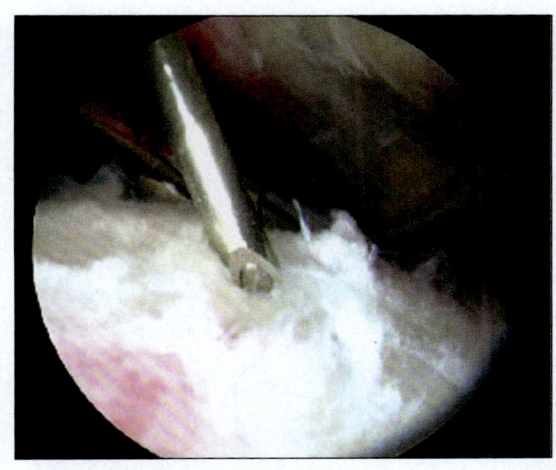

图6

手术要点
- 如果定位困难,可以用透视辅助确定定位针的位置。

注意事项
- 无法定位钙化点时,必须在清创术前找到钙化点。

器械/植入物
- 18号针头。

手术要点
- 变换不同的视野,在外侧和后侧入口间清除病灶(图8A和8B)。
- 一个额外的后外侧入路可以改善术野(图5B)。
- 肱骨内钙化切除/微骨折可防止复发,并加快愈合(图9)。

第三步
- 用腰椎穿刺针定位钙化性肌腱炎的位置(图6)。
- 术前评估和肩关节三个体位相摄片(图1A–C)应该在三个方向上精确定位钙化性肌腱炎。

第四步
- 用腰椎穿刺针或关节镜刀切开肌腱,以显露肌腱内的钙化性沉积物(图7)。
- 行钙化性肌腱炎切除术
  - 将一个刀片插入切口和钙化灶,从肌腱和骨质中清除钙化灶(图8A和8B)。
  - 图8C显示将钙化性沉积物挤进肩峰下间隙。

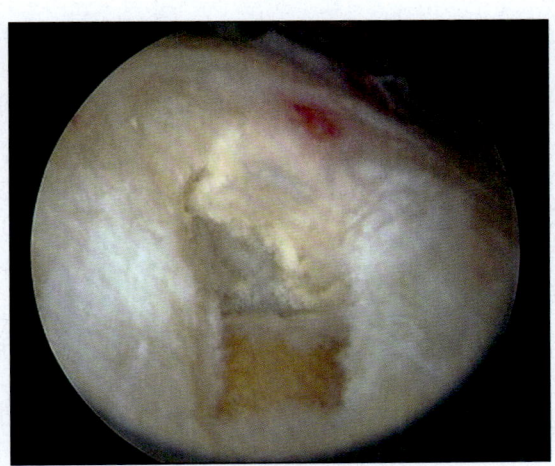

图7

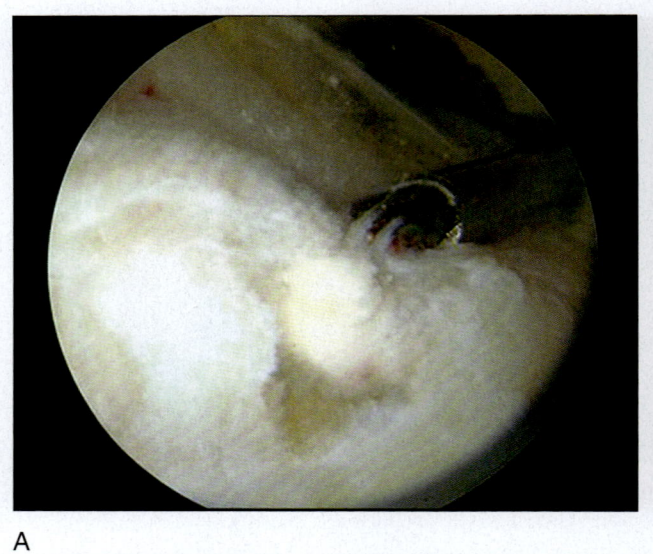
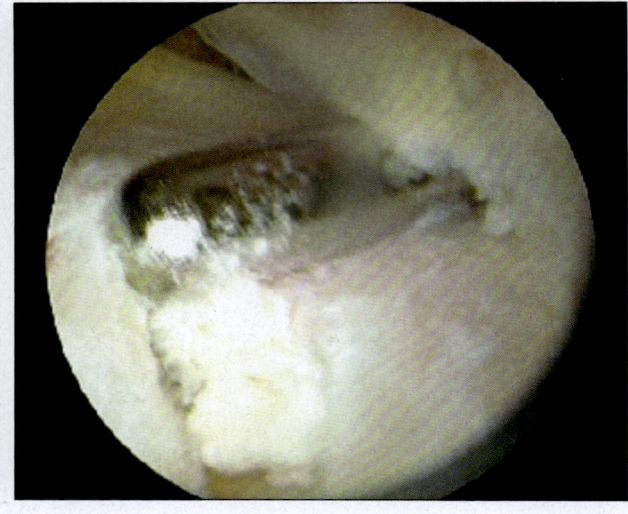

A

B

C

图 8

器械 / 植入物

- 标准关节镜器械。
- 香蕉刀片。
- 环状刮匙。
- 微骨折钻。

- 仔细检查肱骨可能发生的钙化沉积。一旦去除钙化灶，就会造成肱骨微骨折（图 9）。
- 当清除所有明显的钙化性沉积物时，行透视下检查或者拍前后位片（图 10A）和侧位检查肩关节（图 10B），以确定完全清除钙化性沉积物。

术后护理和预后

- 术后将患肢外展悬吊。
- 术后立即进行被动活动练习，以防止肩关节僵硬。

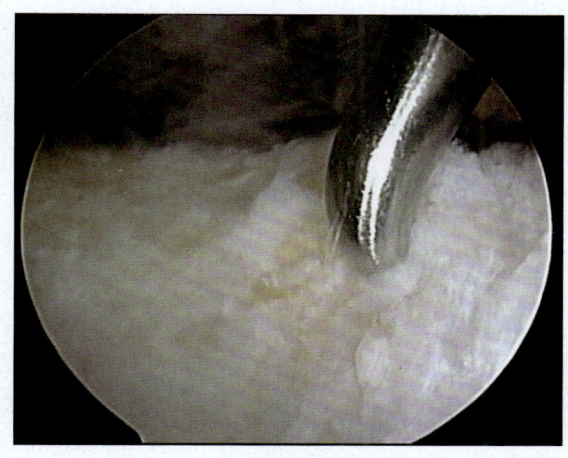

图9

争论

- 部分切除钙化灶 vs. 全部切除钙化灶：Jerosch 等，(1998) 和 Porcellin 等 (2004) 建议完全切除。
- 清除钙化灶后是否修复肩袖
  - 去除病灶被覆组织：自体吸收碎片 (Seil 等，2006)。
  - 研究表明修复是不必要的，但是也有学者建议肌腱应做边-边缝合 (Snyder，个人交流，2005)。

- 白天可以不用悬吊，但是术后 3～4 周晚上仍要用悬吊。
  - 术后第 1 周开始进行无痛的腰水平的肩袖力量锻炼。
  - 物理治疗从术后第 2 周开始，以促进关节囊的灵活性。
  - 病灶涉及肌腱的锻炼应从术后 3～4 周开始，以使损伤的肌腱得以愈合。
  - 术后第 6 周开始完全活动 / 工作 / 特殊的肌肉强度锻炼。

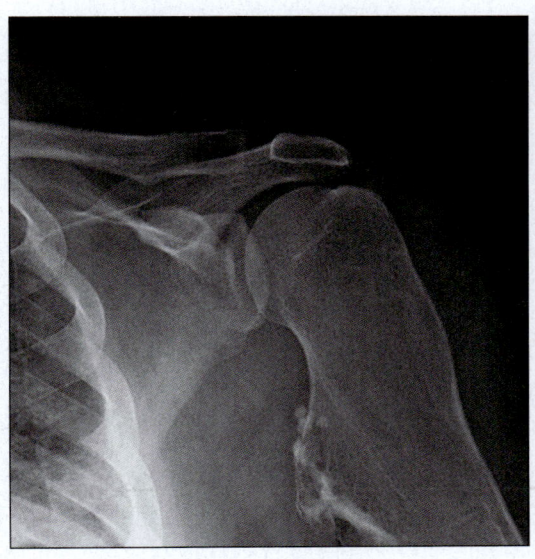
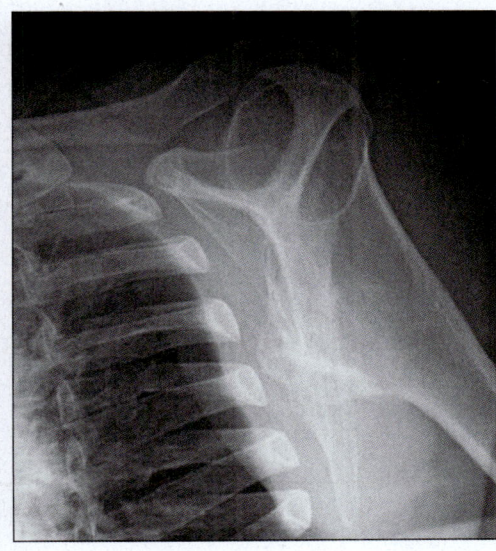

A　　　　　　　　　　　　B

图10

- 可能的并发症
  - 粘连性关节囊炎：这是钙化性肌腱炎病灶清除术后的常见问题。可能是由于肩关节内钙化性病灶的刺激物引起。早期诊断，并给予口服和/或关节腔内/肩峰下注射糖皮质激素或许有帮助。
  - 清除钙化性病灶失败：术中通过透视检查钙化性病灶清除是否彻底，以使这一风险降至最低。但是，即便如此，术前谈话还是应该强调手术不是要将钙化完全清除而是将病灶粉碎后通过自体吸收。
  - 复发：病灶清除后很少发生。
  - 持续疼痛和关节僵硬：通常是与粘连性关节囊炎相关的表现，大部分患者需要药物治疗。

手术要点

- 冷冻疗法可能会有帮助。
- 物理治疗：关节囊牵拉/关节活动应从术后第1天开始（如果有可能的话）。
- 低剂量口服糖皮质激素治疗关节囊炎；如果关节囊炎严重可加用关节腔内/肩峰下注射。
- 一旦切口愈合后，水疗可以帮助患者得到运动/功能的恢复并且疼痛很少。

注意事项

- 未在早期发现粘连性关节囊炎。

证据

以下参考文献是Ⅳ~Ⅴ级证据，尚未发现Ⅰ~Ⅲ级证据。

Ark JW，Flock TJ，Flatow EL，Bigliani LU. Arthroscopic treatment of calcific tendinitis of the shoulder. Arthroscopy，1992，8：183-8.
这是一项对22例肩关节的回顾性研究，平均随访周期是23个月。研究表明关节镜是缓解钙化性肌腱炎引起疼痛的有效方法。[Ⅳ级证据（病例系列）]

Codman EA. The Shoulder：Rupture of the Supraspinatus Tendon and Other Lesions in or About the Subacromial Bursa. Boston：Thomas Todd，1934，178-215.
Codman 详细描述了短肩袖的撕裂、钙化以及退变的病理变化。他明确描述了病变的症状和体征并总结了治疗方法。[Ⅴ级证据（专家意见）]

Gosens T，Hofstee DJ. Calcifying tendinitis of the shoulder：advances in imaging and management. Current Rheumatology Reports，2009，11（2）：129-34.
这篇文献总结了肩袖钙化性肌腱炎相关的一些现有概念。讨论了这一领域过去、现在和将来的研究。作者也建议对手术治疗和非手术治疗以及相关争论做一个综述。[Ⅴ级证据（专家意见）]

Jacobs R，Debeer P. Calcifying tendinitis of the rotator cuff：functional outcome after arthroscopic treatment. Acta Orthop Belg，2006，72：276-81.
这项回顾性研究随访了61例患者，平均随访期为15个月。作者指出关节镜下清除钙化性肌腱炎病灶是一种安全可靠的方法。是否进行肩峰成形术以及术后是否有钙化性沉积残留都不会影响最终结果。术前和术后进行了常用的DASH评分比较。[Ⅳ级证据（病例报告）]

Jerosch J，Strauss M，Schmiel S. Arthroscopic treatment of calcific tendinitis of the shoulder. J Shoulder Elbow Surg，1998，7：

30-7.

这项回顾性研究是对 48 例患者进行了平均 23 个月的随访,作者指出术中应尽量清除钙化性沉积物。而且,肩峰成形术不会影响术后结果。这一研究结果是基于术前和术后对疼痛、运动、睡眠、工作、日常活动和活动范围以及力量这些指标进行比较得出的。[Ⅳ级证据(病例随访)]

Porcellini G, Paladini P, Campi F, Paganelli M. Arthroscopic treatment of calcifying tendinitis of the shoulder: clinical and ultrasonographic follow up findings at two to five years. J Shoulder Elbow Surg, 2004, 13: 503-8.

这是一项对 63 例患者的回顾性研究,平均随访期是 36 个月。统计分析得出,较好地清除病灶可以获得更好的术后评分。而且,作者指出肩峰成形术不会影响临床预后,建议完全清除钙化性病灶。[Ⅳ级证据(病例报告)]

Seil R, Litzenburger H, Kohn D, Rupp S. Arthroscopic treatment of chronically painful calcifying tendinitis of the supraspinatus tendon. Arthroscopy, 2006, 22: 521-7.

这项研究是对 54 例患者进行了超过 24 个月的随访。作者指出,关节镜治疗肩袖钙化性肌腱炎引起的慢性疼痛有效率达到 90%。[Ⅳ级证据(病例随访)]

Sirveaux F, Gosselin O, Roche O, Turell P, Mole D. Postoperative results after arthroscopic treatment of rotator cuff calcifying tendonitis, with or without associated glenohumeral exploration. Rev Chir Orthop, 2005, 91: 295-9.

这是一项对 64 例患者进行的回顾性研究(32 例进行了肩峰下探查,32 例仅做了滑囊切除),随访周期为 6 个月。与仅做换囊切除组比较,肩峰下探查组术后疼痛程度更重,持续时间更长(分别为 5 周和 11 周)。[Ⅳ级证据(病例随访)]

Uhthoff H, Loehr J. Calcific tendinopathy of the rotator cuff: pathogenesis, diagnosis, and management. J Am Assoc Orthop Surg, 1997, 5: 183-91.

这篇文章综述了钙化性肌腱炎的病理和病理解剖特点。最好的治疗效果是基于钙化性肌腱炎的病理期。急性和慢性钙化性肌腱炎是同一种疾病的不同时期。如保守治疗失败,就需要进行手术,特别是在疾病形成期。[Ⅴ级证据(专家意见)]

图 2 引自:Curtis A, Burbank K, Tierney J, Scheller A, Curran A. The insertional footprint of the rotator cuff: an anatomic study. Arthroscopy. 2006;22:603-9.

图 3 和 4 引自:Peruto CM, Ciccotti MG, Cohen SB. Shoulder arthroscopy positioning: lateral decubitus versus beach chair. Arthroscopy. 2009;25:891-6.

图 5 重绘自:Lo IKY, Lind CC, Burkhardt SS. Glenohumeral arthroscopy portals established using an outside-in technique: Neurovascular anatomy at risk. Arthroscopy. 2004;20:596-602.

第二部分 肘关节

引 言

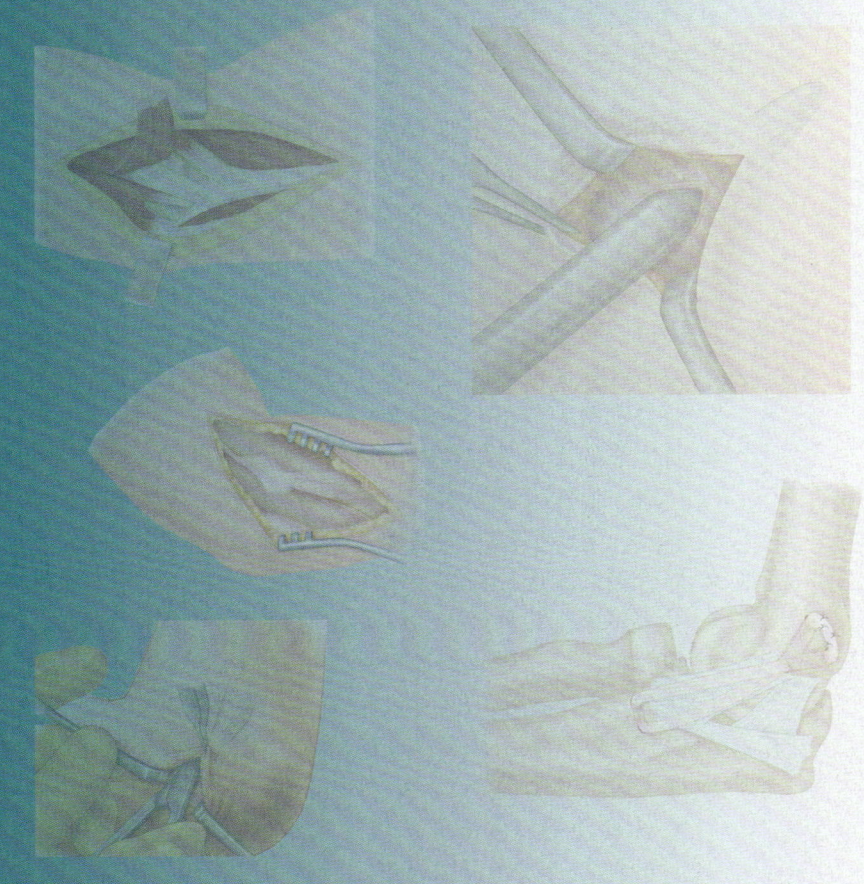

39 肘关节开放手术治疗的手术路径一：后入路

Neil J. White, Robert J. Strauch

肘关节手术入路

- 近年来，人们对于肘关节复杂损伤的理解有明显进展，兴趣与日俱增。事实上利用肘关节周围的肌间隙的手术入路都已经被描述过，多个分离肌肉的入路也已被描述。本章并不是对手术入路的一个广泛的罗列，它将指导医生采用常见和有用的入路以达到想要显露的任何肘关节的部位。许多可供选择和改良的入路也被描述过，而且最后只要不违反基本原则，这些入路都可以应用。肘关节容易僵硬，因此，不管何种可能的手术入路，都必须尽可能地鼓励肘关节早期活动。
- 肘关节的大部分部位都可以通过一个后侧或"通用"皮切口获得显露，但这可能要求大的皮瓣游离，并增加血肿形成或血清肿的风险。选择分离的内侧和外侧皮切口可降低这些风险。
- 尽管最终的选择权在手术医生手里，往往对于一个特殊适应证的手术显露有几种观点。例如，冠状突可以从肘关节的背侧、前侧和内侧获得显露。但如果桡骨头被去掉时，也可以从外侧显露冠状突。在决定采用何种入路之前，外科医生应考虑到损伤的特殊模式、软组织条件和潜在的二次手术的需要。作者认为，只要掌握了以下几个简单原则，外科医师肯定能获得良好的显露。
  - 认真计划以保证你选择的入路可以显露到每一个你需要显露的地方（或者可以通过延长该切口获得显露）。
  - 保护感觉神经并跨过神经和血管结构，可通过在安全平面进行分离，或直接找到并保护好这些神经和血管结构。通过尽量最小程度的牵拉获得显露，避免应用自动拉钩。
  - 保护侧副韧带，能掌握它们的解剖，并尽可能少地分离和牵拉它们。当为了显露而必须断掉侧副韧带时，也必须进行认真的修复。

- 注意肱三头肌的伸肘机制。分离肱三头肌肌腱的入路在最后必须牢固修复肱三头肌肌腱。鹰嘴截骨入路的最后必须通过正确技术牢固固定鹰嘴骨块，以便能鼓励患者早期活动。与此类似，劈开或翻转肱三头肌肌腱的入路最后也必须根据需要重建骨隧道以正确修复肱三头肌肌腱。
- 尽可能鼓励早期活动。

后侧入路：引言

- 后入路是一个通用入路，实际上可用于肘关节所有的骨折和重建手术。只要掀起全层皮瓣，可使医生利用各个肌间隔和肌内间隔达到肱骨、肘关节和前臂近端。
- 通过这一简单切口可获得肘关节周围的显露。该切口的另外的优点是避免了多处切口之间形成皮桥，它可能影响以后的手术。
- 该切口可向近端继续延伸。

适应证

- 肱三头肌肌腱修复。
- 肱骨远端关节内和关节外骨折的固定。
- 鹰嘴骨折的固定。
- 复杂的肘关节骨折-脱位。
- 重建手术如全肘关节成形术等。

临床检查/影像学检查

- 评估皮肤以前的瘢痕很重要，如果可能的话，本次切口可经过原切口。
- 在处理做过一次或多次手术的患者时，其尺神经可能被瘢痕组织包绕，极易损伤。不论何时，应尽可能地了解以前的手术情况。
- 在进行肘关节手术之前（和之后）应详细地检查神经情况并认真记录。

手术要点

- 在摆好体位和铺单之前，应保证能获得良好的影像学检查。当外科医生应用新的设备或在一个新的手术室进行手术时这一点尤其重要。侧位相最好是通过外旋患肢进行透视，而不是移动C形臂。对于患肩僵硬的患者，可以尝试内旋。有时，也可旋转C形臂以获得侧位相。
- 对于同侧肢体有肩关节前向不稳定的患者，麻醉时可能有脱位的风险。对所有患者，麻醉时仔细地让患者保持上肢外旋位，否则会引出以前的肩关节问题。

注意事项

- 可采用止血带，但医生需要保证肢体上完止血带后可获得足够的近端显露空间。台上的无菌止血带可能更好用。

外科解剖

- 显露时，应找到并保护好尺神经。有必要完全掌握其走行过程。对于创伤或翻修的患者，尺神经可能不在其肘管中的正常位置上。最好在损伤区域外的正常范围内找到尺神经。
  - 尺神经在肱骨内上髁上方约10cm处，从前向后穿过内侧肌间隔（Shin和Ring，2007）。
  - 尺神经沿着肱三头肌的内侧缘向下走行并经过肘关节后方，在肘管处，走行在内上髁的下方（后方）。
  - 它在尺侧屈腕肌的两个头之间进入前臂。
    - 在它发出运动支支配尺侧屈腕肌之前，常常发出一个小的关节支至肘关节的内侧面。
- 肱三头肌组成了上臂后方的整个肌肉结构。长头和外侧头比较表浅，混合形成总腱止于尺骨鹰嘴。深头（内侧头）止于总腱的深面和尺骨鹰嘴后方。
  - 外科医生在处理肱三头肌时会进行深层剥离。无论何种特殊入路，仔细地修复这一伸肘装置（以及早期的康复）对于成功痊愈非常重要。

体位

- 该入路可以在仰卧位、侧卧位、俯卧位下进行，这取决于适应证、有无有经验的助手以及外科医生舒适与否。
  - 在患者取仰卧位时，将一大包手术衣或软垫放在患者前臂下方和胸前，保持前臂在屈曲内收位（这样肱骨基本位于垂直方向）。不要用托手板。该体位要求有一个专门的助手在整个手术过程中维持患肢位置。有时，气动臂体位架很有用。这样一个体位架可让肢体牢固地维持在术者要求的位置上。通过术者控制的脚踏可很容易地变换患肢位置（图1）。

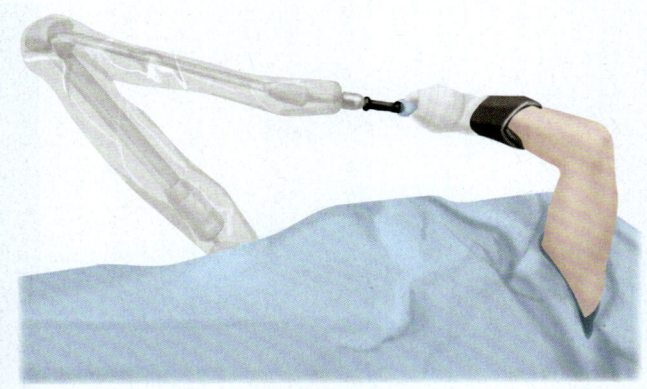

图1

设备

- 当在仰卧位进行手术时，气动臂体位架很有用。该气动臂可以维持患肢在任意体位上，并且一旦锁定，则固定牢固（图1）。

- 取侧卧位时，保持患者稍微有一点前倾并且将其肘关节悬吊在一个软垫上（这样使肱骨位于水平位）。如果需要术中影像学监测，在铺单之前必须保证可获得足够的透视空间。
- 取俯卧位时，将上臂简单地悬挂在一个放置在肘部的短托手板上。这样可以让术者获得最好的视野，但可以引起一些潜在的俯卧位并发症。
- 我们更愿意采用仰卧位并使上臂处于屈曲内收位，这样可以保证肱骨垂直。在铺单之前，我们在患者胸前放一个非无菌的软垫并以胶带固定。术中经常在该软垫上再增加一个小的无菌手术衣垫。

入路 / 显露

- 手术开始之前，应当摆放体位、消毒、铺单，让患肢能自由活动。手术操作可在应用或不应用止血带的情况下完成。如果没有用止血带，建议在手术室里备一个没有充气的止血带，或者是台上用的无菌止血带。
- 在计划切口时用无菌笔标记出鹰嘴、内外上髁等标志有助于手术。
- 切口应从中线开始，向近端延伸至鹰嘴，然后稍微向内侧或外侧偏离鹰嘴尖，然后再回到中线(图2)。应当避免直接越过鹰嘴尖，这样可以避免瘢痕形成，以及鹰嘴尖承重时潜在的皮肤溃破等。该切口很容易向近端或远端延伸。

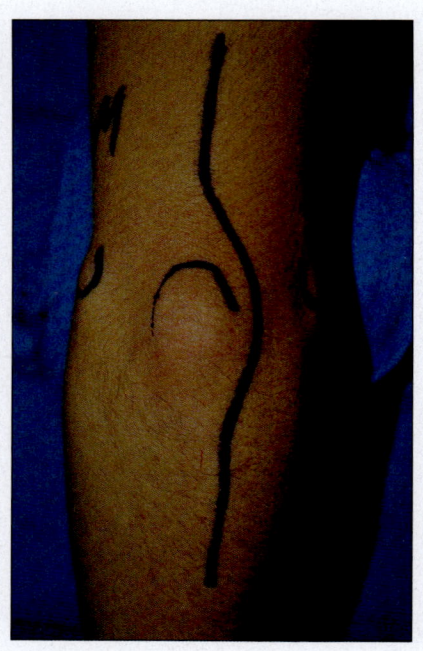

图2

手术要点

- 切口的长度取决于显露的要求。在操作过程中,如果需要的话,该切口可以很容易地向近端或远端延伸。

注意事项

- 当近端的剥离偏向外侧时,常常会碰到桡神经,因为它从后向前穿过外侧肌间隔。在离肘关节的关节面近端7.5cm的范围内则很少见到它(Uhl 等,1996;Zlotlow 等,2006)。

手术步骤

第一步

- 用手术刀切开皮肤和皮下,直至肱三头肌筋膜。用电刀止血。
- 将外侧皮瓣应用手术刀分离并全层掀起。在肱三头肌的外侧缘向近端分离时要小心,然后向远端分离至尺骨。
- 掀起内侧皮瓣时要更加地让人提心吊胆。必须找到尺神经。对于翻修或创伤的患者,损伤区域内的解剖结构变得混乱,因此最好在损伤区域外的地方先找到尺神经。可通过用手触摸,并沿肱三头肌的内侧缘仔细向近端分离以找到尺神经。
- 应当以烟卷式引流条或胶皮引流管保护好神经。
  - 不要钳夹引流条,因为这容易绊住神经并引起牵拉。最好是在引流条上简单地打一个结或用皮肤缝合钉钉住。

手术要点

- 需要注意对于肘关节来说，除非进行鹰嘴截骨，否则不容易获得直视下显露。鹰嘴轮廓挡住了关节面。即使进行截骨，前关节面也不易看到。
- 当进行"V"形截骨时，截骨面应位于鹰嘴关节软骨的裸区。

注意事项

- 外科医生经常尝试游离肱三头肌任何一侧来治疗肱骨远端关节内骨折。如果骨折需要截骨，应当尽早进行。花费几分钟的时间评估一下需要截骨与否是合理的，但最坏的情况是花费一个小时或更多的时间去反复尝试复位骨折，要么获得了非解剖的复位，要么在最后不得不进行了鹰嘴截骨。这是一个浪费时间并令人沮丧的操作过程，在这一艰难的操作过程中通常会不必要地牵拉尺神经。如果骨折复杂并累及关节，最好尽早进行鹰嘴截骨。
- 当进行鹰嘴截骨时，要求采用严格的技术以防止相关的并发症，这些并发症的发生率可高达36%。
  - 外科医生很容易想到单用螺钉固定鹰嘴截骨块（尤其是手术时间太长时）。应始终选择张力带技术固定鹰嘴截骨。鹰嘴截骨不同于鹰嘴骨折，前者要求将肱三头肌这一强有力的伸肘装置固定在足够的中立位状态。

- 一旦做好标记，可以大胆地分离尺神经直至进入尺侧屈腕肌。仔细分离的话总是可以看到一个小的进入关节囊的关节支。尽管通常能保住它，但为了以后进行神经移位，常需要将其锐性切断。
- 在剩下的操作步骤中仍有必要时刻保护尺神经（当外科医生处理复杂关节内骨折时，这一点说得容易但做到难）。

第二步

- 处理肱三头肌时有多种选择。这着重依赖于手术计划、要求的视野以及术者的喜好/舒适。关节内"V"形鹰嘴截骨提供了最好的手术视野，但有较小的骨折截骨不愈合的风险。
- 深层显露的方式包括：
  - 游离肱三头肌入路（在肱三头肌的任何一侧进行操作）。
  - 劈开肱三头肌入路。
  - 关节内鹰嘴截骨。
  - 关节外截骨。
  - 肱三头肌翻转（Bryan 和 Morrey）入路（Bryan 和 Morrey，1982）。
  - 肱三头肌-肘肌袖翻转入路（O'Driscoll，2002）。
- 对于肱骨远端骨折，可显露肱三头肌的内侧缘和外侧缘，并经此显露内侧柱和外侧柱。如果是一种简单的关节内骨折，或是一种关节外骨折，这样也可以获得足够显露。
- 肱三头肌劈开入路能明显增加关节内的视野，但鹰嘴将继续阻碍关节内的直视下显露。如果向鹰嘴的内、外侧继续剥离可扩大显露，但肱三头肌肌腱将被从止点上剥离下来。因此在操作结束时必须重新将肱三头肌肌腱固定到鹰嘴上（图3A-D）。
  - 很多医生喜欢劈开肱三头肌来显露复杂的关节内骨折。这样做的一个优点是保持了鹰嘴的外形，并以此为标准重建肱骨远端。在完全屈肘位时，用一个巾钳夹住鹰嘴并牵开，可使关节间隙增加5mm。
  - 如果需要去掉肱骨远端进行关节成形手术，不用剥离肱三头肌肌腱的止点也能获得良好的视野。

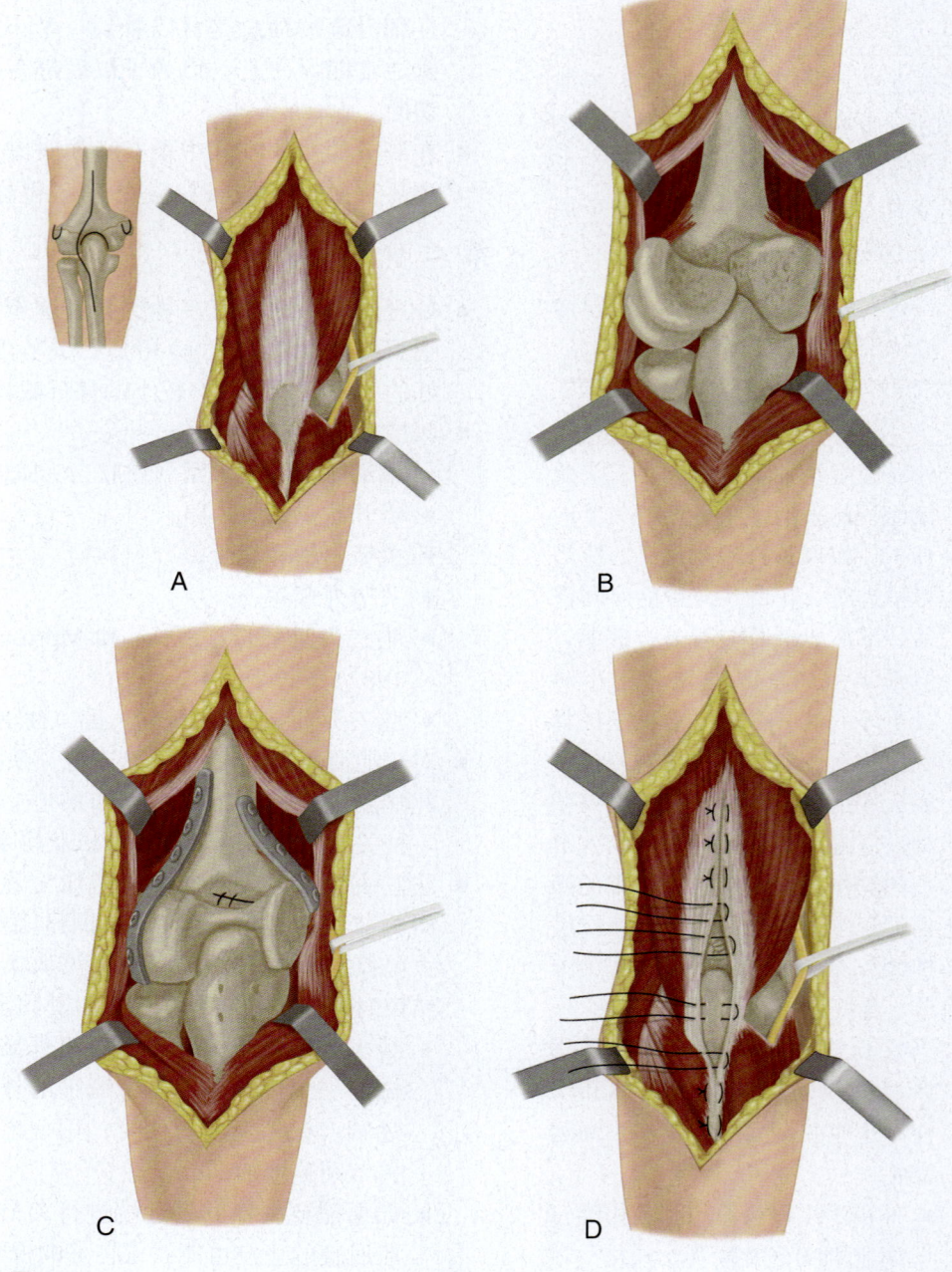

图3

- 如果需要获得关节内的最大显露,可以进行经典的鹰嘴"V"形截骨。该操作原则包括为以后修复进行预钻孔和攻丝、标记出"V"形截骨的远端顶点以及用摆锯开始截骨。最后用窄的骨凿轻柔地完成截骨,以防止关节软骨的热坏死。这样操作也可以提供一个锯齿形的截骨面,这样在修复时可以毫不费劲地将截骨块放回去,也容易获得解剖复位。

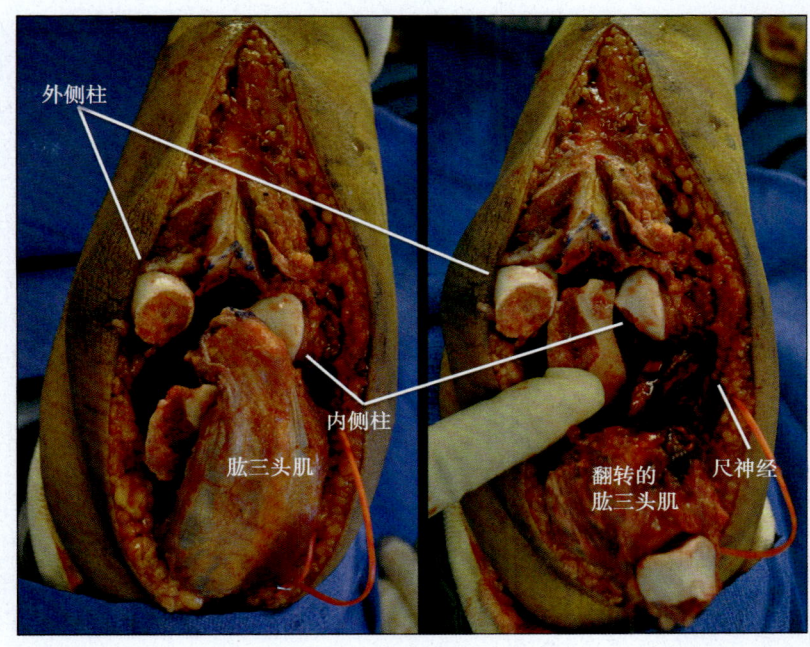

图4

- 鹰嘴截骨是最有破坏性的入路，但它是安全的。它提供了肱骨远端良好的视野。注意在肱三头肌翻转之前（图4A）和之后（图4B）显露的不同之处。鹰嘴"V"形截骨应在鹰嘴关节软骨的解剖裸区进行，并让"V"形的顶点指向远端。
- 一旦完成截骨，则显露非常广泛。整个操作过程中应保持鹰嘴和肱三头肌是湿润的。必须注意不要过分牵拉桡神经。

第三步

- 手术结束时，可以用1枚粗的松质骨螺钉填充至尺骨髓腔内修复鹰嘴截骨。应当采用张力带钢丝辅助固定螺钉于中立位。有时可应用克氏针张力带固定或接骨板固定。
  - 将钢丝缠绕成"8"字的操作应当在外侧面完成，以避免激惹内侧的尺神经。
- 应进行侧位和正位的透视以确认鹰嘴截骨的解剖复位，并保证有足够的内植物固定。

注意事项

- 关闭伤口时医生必须确保尺神经能自由活动，且没有受到压迫。

争议

- 对于创伤患者进行尺神经前移有争议。目前的资料不能下结论。对于将来任何手术的患者，清楚地记录术后的尺神经的状况很重要（Shin等，2007）。

- 此时应检查尺神经并进行前移。当尺神经紧靠内侧的内植物时，我们常规前移尺神经。目前尚没有证据支持这一步操作。
  - 在前方用皮下组织做一个口袋，用钝的剥离子将神经缩至皮下袋中，然后在内上髁水平用 2～3 针将深筋膜缝合至皮下。重要的是确保神经在这个皮下袋中有足够的活动空间。
    - 缝合过程应当分别向近端和远端进行，以确保整个过程中尺神经是完全游离的。
- 皮下组织和皮肤应按照医生的喜好缝合。
- 术后最初 1～2 周应用夹板保证患者舒适。强调尽早开始活动。

术后护理和预后

- 术后早期活动对于良好的疗效很重要。当然，这必须平衡内固定失效或肘关节半脱位的风险。
- 一般术后 10～14 天拆线。
- 何时开始康复取决于手术操作和患者的活动度。
- 尺神经损伤的发病率据报道高达 13%（Shin 和 Ring，2007）。患者表现的症状从主观感觉麻木到明显的运动受损不等。必须密切随访，一般随时间的延长会恢复。

证据

Bryan RS，Morrey BF. Extensive posterior exposure of the elbow：a triceps sparing approach. Clin Orthop Relat Res. 1982；116：188-92.
这篇文章描述了肱骨远端的肱三头肌内、外侧翻开入路。该入路因保留了肱三头肌止点和允许早期活动而被提倡。

O'Driscoll SW. Triceps-anconeus pedicle approach for distal humerus fractures and nonunions. Techn Shoulder Elbow Surg，2002，3：33-8.
作者描述了一种肱骨远端的肱三头肌 - 肘肌袖入路。通过一个后切口，可联合应用内侧和外侧入路翻转起整个肱三头肌，连同肘肌一起翻转可获得肱骨远端良好的显露。

Shin R，Ring D. The ulnar nerve in elbow trauma. J Bone Joint Surg [Am]，2007，89：1108-16.
按照目前关于肘关节创伤患者的尺神经处理的概念，文献的总结建议是行尺神经前移，但这一建议只是基于专家的个人观点。

Uhl RL，Larosa JM，Sibeni T，Martin LJ. Posterior approaches to the humerus：when should you worry about the radial nerve? J Orthop Trauma，1996，10：338-40.
作者在 75 例尸体上进行了鹰嘴截骨入路，测量桡神经穿过肌间隔时的走行过程。结果提示在距远端关节面 9～10cm 时有损伤的风险，但一些标本在接近 7.5cm 时就有风险。

Zlotolow DA, Catalano LW 3rd, Barron OA, Glickel SZ. Surgical exposures of the humerus. J Am Acad Orthop Surg, 2006, 14: 754-65.

这篇文章提供了基于各种论据综述的巧妙的关于肱骨的显露和外科解剖，包括从肩到肘周围神经的走行总结。

39 肘关节开放手术治疗的手术路径二：显露桡骨头的后外侧入路（Kocher）和 Kaplan 入路

Neil J. White, Robert J. Strauch

注意事项

- 后外侧入路的近端延长（延长 Kocher 入路）需要断掉肘关节的外侧韧带，随后必须达到解剖修复。对于关节囊挛缩松解、骨折固定（尤其是外侧柱或肱骨远端剪切骨折），或全肘关节成形术来讲，可以获得肘关节的良好显露。
- Kocher 入路的远端延长受到限制，因为在技术上该入路只能止于尺骨。
- Kaplan 入路距离骨间后神经较近，尽管一般情况下无需显露神经（如果手术需要也可以显露）。此处操作必须小心，并且整个分离过程中应保持前臂位于旋前位。

治疗方案

- Kaplan 入路对前侧肘关节能提供更好的显露。
- 对于同样的患者，Kocher 入路和 Kaplan 入路（柱入路）都可以用来显露肘关节的前侧和后外侧，而同时保留外侧副韧带复合体。

适应证

- 任何关于桡骨头的手术
  - 骨折固定。
  - 桡骨头切除。
  - 桡骨头置换。
- 后外侧（Kocher）入路
  - 显露肱桡关节行感染清创或游离体取出。
  - 向近端延长显露肱骨头进行肱骨头骨折固定（(Husband 和 Hastings，1990)。
- 当桡骨头骨折块偏前方时，通过 Kaplan 入路显露是一个有用的方法。

临床检查/影像学检查

- 对于先前皮肤瘢痕的评估是非常重要的，尽量经原切口进行手术。
- 对于翻修手术的患者，尺神经可被包绕在瘢痕组织中，如果在极度肘关节屈曲位手术可能伤到它。无论何时，尽可能地完全掌握以前手术情况是非常重要的。
- 进行任何肘关节手术之前（和之后），应详细地检查神经情况并认真记录。

外科解剖

- 在进行任何肘关节的手术时，医生必须掌握骨间后神经（psoterior interosseus nerve，PIN）的走行（尽管在 Kocher 入路中很少看到它）。在肘关节的外侧入路中，PIN 是一个风险（图1）。必须很好地了解其走行过程和变异。
  - PIN 起于肱桡关节前方，距之 1～2mm（距离肱桡关节稍近或稍远）（Strauch 等，1996）。
  - 它向后外侧走行并在旋后肌的浅头和深头之间进入旋后肌。在大多数人，神经位于肌肉内直到它穿出旋后肌远端边缘，但也有一些解剖变异，有时它直接走行于近端桡骨上（Tornetta 等，1997）。
  - 认识到前臂在旋后和旋前位时骨间后神经可有几厘米的移动很重要（图 2A 和 2B）。这样，在外侧入路时可将前臂置于旋

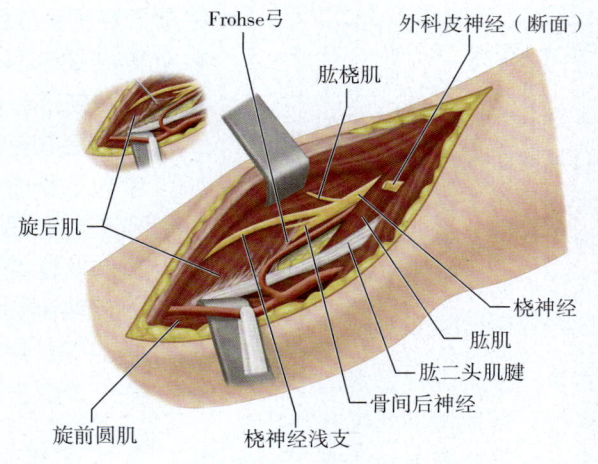

图1

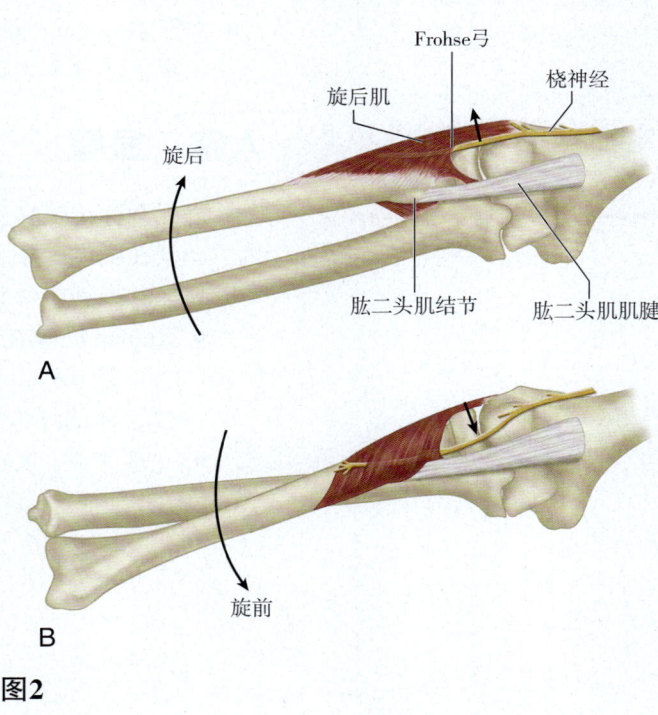

图2

前位保护神经结构，而进行前侧显露时可将前臂置于旋后位保护它。

- 前臂旋前时，神经走行靠前，这样它越过桡骨时更靠远端，因此在 Kocher 后外侧入路时可保护它。
- 解剖学研究提示，将前臂置于旋前位时在看不见的情况下进行骨膜下剥离并置板是安全的（Tornetta 等，1997）。我们对于在环状韧带远端进行看不见的分离没有经验，并且也不推荐这样做。

> **手术要点**
>
> - 如果只是显露一个单独的桡骨头骨折，我们倾向于让患者仰卧，将患肢置于托手板上，外展并内旋。用这种体位可在手术时活动患者的肩关节以获得最佳术野。这种体位也容易获得良好的透视。
> - 如果只有术者一个人进行手术，可采用侧卧位。这种体位可使上臂放在软垫上并将其置于一个理想的位置，而且不用助手帮忙维持。
>   - 在摆体位和铺单之前，确保能容易地获得术中透视。
> - 如果术者可能要求向近端更广泛的显露的话，可应用台上无菌止血带。

- 完全了解肘关节的外侧韧带也是必需的。
  - 外侧副韧带复合体由三条不同的韧带组成：外尺侧副韧带、桡侧副韧带和环状韧带。
    - 桡侧副韧带起于外上髁，并向远端融入环状韧带。环状韧带包绕桡骨，起于尺骨并止于尺骨。环状韧带在功能上相当于一个吊带，悬吊着桡骨头，并维持近端桡尺关节的复位和肱桡关节的复位。
    - 外尺侧副韧带是肘关节主要的外侧稳定结构。它起于肱骨头的等长中心点，止于尺骨的旋后肌脊上。手术时可见这些纤维似乎在远端跟环状韧带融合在一起。

体位

- 对于 Kocher 入路，患者可采用仰卧位、侧卧位或俯卧位，这取决于医生的喜好和手术要显露的范围。
- 对于 Kaplan 入路，患者应采用仰卧位，患肢放在可透 X 线的手术桌上。这个入路也可以在侧卧位时进行。

入路 / 显露

- 以无菌标记笔在患者身上画出解剖标志，包括外上髁和桡骨头。即使在明显肿胀（或肥胖）的患者，当前臂旋前和旋后时也很容易地触摸到桡骨头。
  - Kaplan 间隙在旋转轴的前方，而 Kocher 间隙则在旋转轴的后方（图 3A）。这两个间隙之间狭窄的组织袖包含外侧副韧带复合体的纤维束。
  - 一般来讲，Kaplan 间隙的皮肤切口较 Kocher 间隙稍靠前。但是，这两个间隙的任何一个间隙可通过任何一个切口显露。

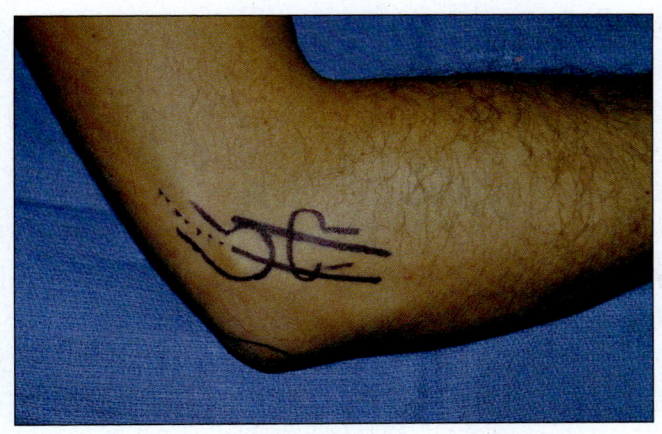
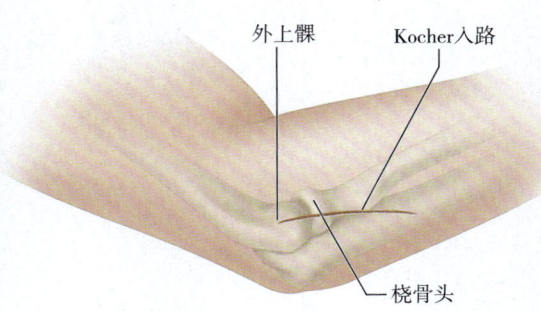

图3

Kocher 入路或 Kaplan 入路可以延长至肱骨外侧柱（图3A，虚线）。

- 对于 Kocher 入路，皮肤切口有两种选择。
  - 斜切口的经典描述是起于外上髁或其稍近端，越过桡骨头的中间直接走行至尺骨的皮下缘（图3B）。
  - 另外的选择是，应用后切口（通用切口）并向外侧掀起皮瓣，找到深层间隙。该切口的优点是可获得肘关节任何部位的显露，并且将来可再利用该切口做任何手术。
  - 不管何种切口，应掀起宽大的皮瓣以获得筋膜层的良好显露，确保在正确的间隙内进行深层的显露。
- 对于 Kaplan 入路，用无菌标记笔标记完骨性标志后，在前臂中立位，所计划的切口应起于外上髁近端 1cm，向远端指向 Lister 结节（图3B）。

手术步骤

第一步

- Kocher 入路
  - 在肘肌（桡神经支配）和尺侧伸腕肌（PIN支配）的神经界面和肌肉界面之间进行分离。通过用将戴手套的手指垂直于肌肉纤维进行反复触摸，找到一种"下陷"入间隙的感觉，可确定这两块肌肉的间隙。用湿海绵纱布在肌肉表面平扫有助于发现该间隙。肘肌的特点是成扇形，其近端的纤维纵向走行，远端部分更加垂直走行（Witt 和 Kamineni，1998）。
- 一旦切开皮肤和筋膜，可找到 Kocher 间隙。
  - 要找到肘肌和尺侧腕伸肌之间的 Kocher 间隙是一件有难度的事（图 4）。用海绵纱布在肌层表面平扫有助于发现肌纤维之间的细微的不同走向。一旦确定了这一点，则间隙会很明显。
  - 一旦清楚地确认该间隙，可将其锐性切开，显露间隙近端的关节囊和远端的旋后肌。
- Pankovich 入路属于 Kocher 入路的改良，此入路需要从远端向近端广泛剥离附着在近端尺骨和鹰嘴上的肘肌。

■ Kaplan 入路
- 沿皮肤切口切开皮下组织直至伸肌筋膜。在皮下组织下方，很容易确认伸肌总腱。在紧邻这一坚硬结构的前方，可发现更像肌肉的桡侧腕长伸肌，它起于肱骨远端。这是 Kaplan 入

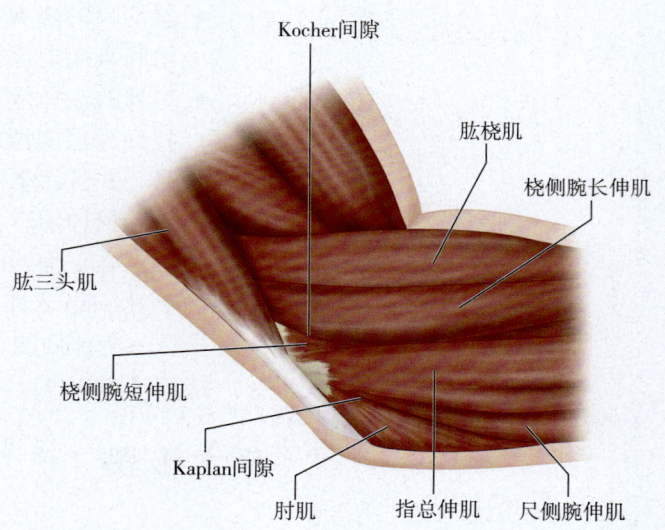

图4

路的浅层间隙。
- 一旦经过这个平面，可发现具有更多纤维样的桡侧腕短伸肌以近乎直角的角度附着于桡侧腕长伸肌纤维。在桡侧腕长/短伸肌和伸肌总腱之间的间隙即为 Kaplan 间隙。可在伸肌总腱和有更多肌肉样结构的桡侧腕长伸肌浅层起点之间确认 Kaplan 间隙（图 4）。在桡侧腕长/短伸肌和伸肌总腱之间进行深层分离。
- 为了获得近端更好的视野，可在肱三头肌和肱桡肌之间沿着外侧髁上嵴向近端延长切口。显露桡骨头时几乎没有必要这么做。

第二步

- Kocher 入路
- 沿筋膜层切开分离至关节囊，以显露肱桡关节。在切口远端，将前臂充分旋前，可将旋后肌从桡骨颈挑起进行骨膜下剥离（图 5）。如果要求应用接骨板固定，骨膜下切开的范围必须超过环状韧带。尽管一些解剖方面的论文认为切开可超过关节线 6cm，我们更倾向于将剥离限制在环状韧带水平。

> **手术要点**
> - 一旦进入关节，关键是沿着桡骨进行骨膜下剥离，谨慎显露时要维持前臂在旋前位。建议避免横跨环状韧带或越过桡骨结节进行剥离。如果环状韧带被切开，最后必须将其修复。

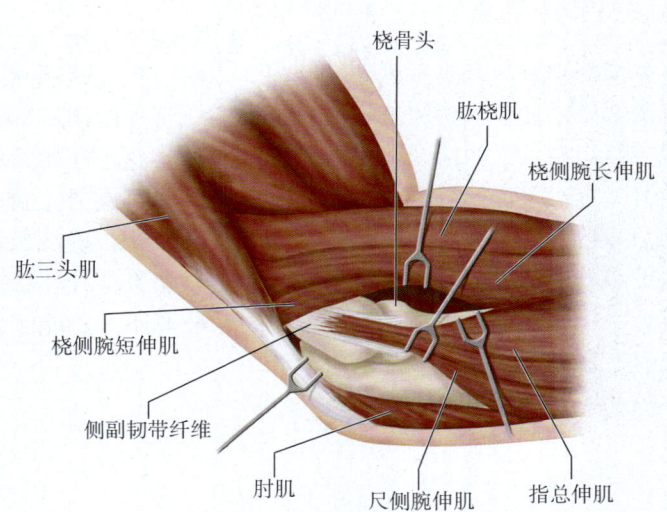

图5

- 伸肌总腱的起点和外侧韧带复合体妨碍了近端的视野。如果需要更近端的显露，可将伸肌总腱起点连同韧带复合体一起向前翻转，同时将肱三头肌和肘肌向后翻转。
  - 将起点松解几个毫米即可很大程度地增加显露范围，但也导致肘关节内翻时不稳定，当然这可允许医生相当大范围的显露关节，包括显露冠状突（经过粉碎的桡骨头），或在桡骨头上插入内植物。
  - 随后必须将韧带的起点修复至肱骨外侧髁的等长位置，以获得稳定的具有整个活动弧的肘关节。如果修复失败，可导致医源性后外侧旋转不稳定。
- Kaplan 入路
  - 经过该间隙，可以在近端看到关节囊，在远端看到旋后肌。维持前臂充分旋前，与切口一致方向切开关节囊。在远端，可将旋后肌仔细地从起点上剥离下来（图5）。向远端延伸需要进入旋后肌的近侧部分，并且如果需要进一步地显露桡骨颈的话，必须仔细确认 PIN。
  - Kaplan 入路增加了桡骨头前方部分的显露，这在创伤患者常常很有帮助，事实上在旋后位损伤的前侧骨折块常需要手术固定。运用这两个间隙进行固定的描述见 39 章第三部分。

第三步

- Kocher 入路
  - 一旦完成手术，必须在肱骨小头的真正旋转中心处以锚钉以将外侧韧带牢固地修复至肱骨上。
    - 这比在预计的外上髁的地方更靠前。如果对其位置有怀疑，可在外上髁可疑的旋转轴处打入一枚克氏针，并透视侧位相，确认旋转中心是否在打入的缝合锚的前方。
  - 如果打开环状韧带，必须将其牢固修复。
  - 并不是总能闭合关节囊，但通常可缝合几针尽量将其关闭。

手术要点

- 修复外侧韧带时，可应用单针缝线以滑结修复韧带至大体正确的位置。然后在一定的活动范围内活动肘关节以保证韧带张力是等长的，并且施加内翻应力以保证张力大小合适。需要时可反复地进行这一步操作，直到组织具有合适的张力。

- 应大致缝合劈开的肘肌-尺侧腕伸肌，可以按照医生的喜好关闭切口。
- 当对肘关节的稳定性有任何怀疑的话，最后要进行透视以确认关节获得良好复位。
■ Kaplan 入路
- 一旦完成手术操作，通常可将关节囊缝合几针。按照医生的喜好缝合皮下组织和皮肤。

术后护理和预后

■ 这些显露的术后护理取决于手术操作，而不受入路本身的影响。
■ 对于所有的肘关节手术，尽可能地鼓励一定范围内的早期活动。

证据

Husband JB, Hastings H. The lateral approach for operative release of post-traumatic contracture of the elbow. J Bone Joint Surg [Am], 1990, 72: 1353-8.
该文献描述了一种用于创伤后关节挛缩松解手术的肘关节后外侧入路。

Kaplan EB. Surgical Approaches to the Neck, Cervical Spine and Upper Extremity. Philadelphia: WB Saunders, 1966.
这篇文章记录了 Kaplan 关于该入路最初的描述。他重点描述了对创伤患者显露前面桡骨头的有效性。该入路自出版以来仍未被改良。

Strauch RJ, Rosenwasser MP, Glazer PA. Surgical exposure of the dorsal proximal third of the radius: how vulnerable is the posterior interosseous nerve? J Shoulder Elbow Surg, 1996, 5: 342-6.
这项精细的尸体研究评估了骨间后神经越过肘关节时与桡骨粗隆之间的距离。神经距离桡骨粗隆最突出部位的距离为 2.3cm（平均 1.8~3.2cm）。

Tornetta P 3rd, Hochwald N, Bono C, Grossman M. Anatomy of the posterior interosseous nerve in relation to fixation of the radial head. Clin Orthop Relat Res, 1997, (345): 215-8.
这项尸体研究验证了骨间后神经的近端与 4cm 长的桡骨头微型骨折接骨板之间的距离。神经距接骨板的远端为 5mm ± 1.2mm，在该项研究所涉及的 50 例标本中没有神经损伤。一例尸体显示了众所周知的变异，即骨间后神经直接走行在桡骨上。

Witt JD, Kamineni S. The posterior interosseous nerve and the posterolateral approach to the proximal radius. J Bone Joint Surg [Br], 1998, 80: 240-2.
这项尸体研究提示骨间后神经距桡骨头的距离为 6.0 cm ± 1.0 cm。因此建议，当前臂充分旋前时，超过环状韧带水平的分离是安全的。

39 肘关节开放手术治疗的手术路径三：前入路

Neil J. White, Robert J. Strauch

前路手术：引言

- 一般而言，很少采用肘部的前路手术。由于肱动脉、众多深静脉和浅静脉、正中神经、桡神经以及前臂外侧皮神经的存在，采用其他可选择的手术入路比较合适。但是，在某些特殊情况下（如血管和神经损伤）采用前路手术是必要的。
- 在此，我们将前路手术和前外侧入路手术放到一起讨论。

适应证

前路手术

- 肘前窝血管和神经结构的探查
    - 创伤后或卡压综合征
- 前侧入路远端的 1/2 ~ 2/3 用于肱二头肌肌腱修复。
    - 应根据收缩的肱二头肌肌腱断端的位置确定近端切口显露的范围。切口必须足以靠近近端，以便此结构恢复正常。
- 肿瘤或感染。
- 在合并血管损伤的肱骨髁上骨折的儿童患者中对血管、神经结构的探查。
- 前外侧手术入路
    - 肱骨小头骨折。
    - 肘部挛缩患者的前关节囊松解。
    - 肿瘤或感染。

临床检查/影像学检查

- 在任何可行的情况下，评估皮肤的陈旧瘢痕都很重要。
- 在修复过程中，尺神经可能会嵌入受损组织中且易被损伤。如果可能的话，全面地考虑之前的受伤过程是很重要的。
- 在实施任何肘部手术之前，应该进行详尽的神经检查。

外科解剖

- 此手术入路的关键是详细理解前部的神经和血管结构，因为这些神经和血管跨过肘部。
- 在肘关节水平，正中神经位于肱动脉的内侧。方便的记忆方法是"正中"神经的英文单词"median"和"内侧"的英文单词"medial"形近（图1）。贵要静脉在表浅部位，并且在这些结构的内侧。肱动脉和两侧肱静脉伴行。
  - 在肱二头肌肌腱膜下方的交叉点之前的区域，这些神经和血管结构一起向远端走行（图1）。当到达交叉点时，正中神经在旋前肌两个侧头之间潜入深面，肱动脉分为桡动脉和尺动脉。
  - 桡动脉走行于肱桡肌内侧缘下方直达腕部，并可在腕部触及。尺动脉先是位于肱肌上方，然后位于指深屈肌上并被旋前屈肌覆盖。
- 桡神经位于肱肌和肱桡肌之间，发出运动支支配肱桡肌和外侧肱肌。
  - 桡神经在肘关节处穿过桡侧沟，之后跨越肱桡关节到旋后肌浅头的近端（约5cm）。

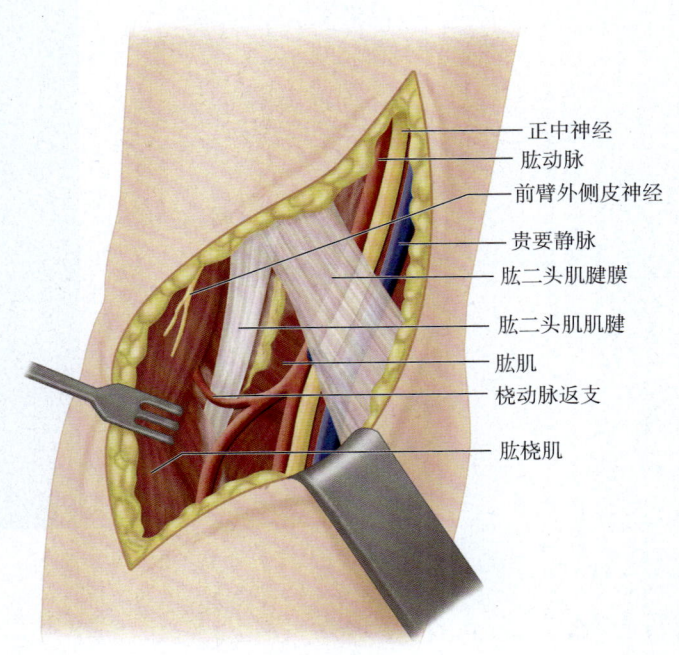

图1

- 当手术入路通过肘前部时，最易损伤前臂外侧皮神经。
- 该神经为肌皮神经的感觉终末支，在肱骨外上髁近端约3cm处穿过臂筋膜。在切口远端该神经位于肱二头肌肌腱和肱桡肌之间。在切口近端，该神经位于肱肌和肱二头肌之间。
- 通常我们要辨别并保护这根易受损伤的并带有血管袢的神经。

体位

- 前路手术是在仰卧位的情况下进行的。将患肢置于可通透射线的桌子上。
- 使用无菌止血带。

切口/显露

- 使用无菌标记笔做一个跨肘部褶痕的曲线切口（图2）。最重要的是不要跨过右侧角。切口远端的位置根据肱桡肌内侧缘来定，切口近端的位置根据肱二头肌的内侧缘来定。

手术要点

- 如果计划修复肱二头肌肌腱远端，要注意止血带会压住断端回缩的肱二头肌，从而使得复位变得困难。如果肱二头肌比较紧，在修复时应该进行松解。

注意事项

- 如果不用止血带，那么要确保手术间是无菌的。

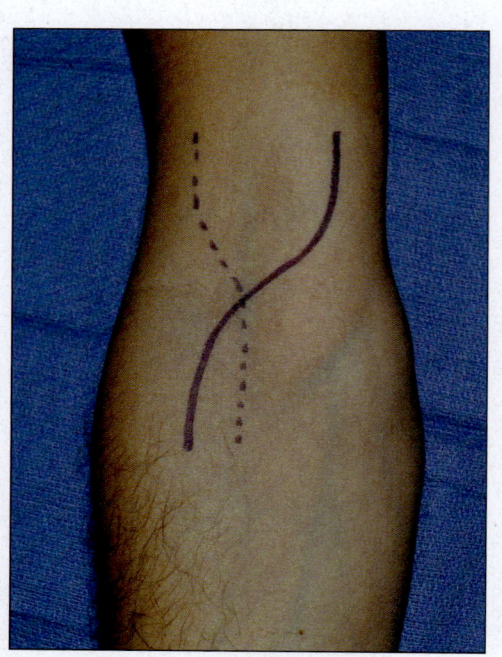

图2

- 如果病理损伤的位置在肘部的前外侧（比如肱骨小头骨折），近端皮肤切口可位于肱二头肌的外侧缘（图 2）。
- 前路手术显露了神经和血管结构（图 2 中的实线），前外侧皮肤切口（虚线）更好地显露了桡神经、关节囊或者肱骨小头。

手术操作：前路手术

第一步：浅层分离

- 锐性剥离皮肤后，再仔细切开皮下组织，打开宽大的皮瓣。
- 分离过程中可能遇到大静脉，大多数静脉可和皮瓣一起牵开。偶尔有交叉支需要结扎。我们常规使用血管钳。

第二步：前臂外侧皮神经的保护

- 因为前臂外侧皮神经从邻近外上髁 3cm 处的筋膜穿出，所以在肱肌和邻近的肱二头肌之间，或肱二头肌肌腱和远端的肱桡肌之间很容易将其辨别出来。
- 此神经可通过头静脉的走行来识别。该神经走行于头静脉的深部。

第三步：深层分离

- 深部切口主要根据需要被显露的结构来进行。
- 神经和血管的显露。
  - 如果要显露所需要的主要神经和血管结构，就需要将肱二头肌肌腱膜辨别出来，并沿着肱二头肌肌腱内侧缘切开。我们不修复肱二头肌腱膜。需要注意的是，动脉正好位于此结构的下面。切口较深时会损伤此血管。当切开腱膜的时候，我们需要用钳子来保护下面的血管。
    - 切开此层结构就会显露肱动脉和正中神经。应该用血管套环来保护这些结构。

手术要点

- 前臂外侧皮神经的损伤是此手术入路最常见的并发症。应该辨别并保护该带血管祥的神经。骨间背侧神经损伤虽然不常见，但是也有损伤的可能，而且是一个更重要的问题。避免强力牵拉该神经。

手术要点
• 为了修复肱二头肌肌腱，应该将其拉至原来的解剖位置。操作中必须小心以免套住任何血管和皮神经。

注意事项
• 在修复肱二头肌肌腱远端时，切勿盲目地牵拉回缩的肌腱。这样做是有问题的，因为此区域有复杂的神经和血管结构。这一步需在完全的直接视野之下进行。

- 保护好这些重要的结构后，对肱骨远端进行的手术来说将会呈现一个很好的视野。
- 我们很容易在肱肌和肱桡肌之间的近端切口辨别出桡神经。

■ 肱二头肌肌腱修复

- 修复肱二头肌肌腱时，没有必要辨别神经和血管结构。沿着肱桡肌的内侧缘做钝性切口，以便通过触诊辨别桡骨粗隆。
  - 要注意，尽管肱二头肌腱膜随着肌腱断裂常被损伤，但偶尔也会保持完整。如果它完整，那么它通常会防止肌腱的过度回缩。
  - 必须避免过度的牵拉以便保护骨间背侧神经。尤其是避免围绕桡骨颈外侧应用霍曼拉钩。

第四步：关闭切口

■ 不管是手术入路还是操作过程，我们都不能关闭任何筋膜层。
■ 我们可以给止血带松气，然后在关闭切口之前再次充气止血，随后只缝合皮下层和皮肤。

步骤：前外侧显露

■ 前外侧入路可显露桡神经、前关节囊和肱桡关节（图3）。为了安全地进行，必须将桡神经找出来并对其加以保护，而且需要烧灼凝固桡侧血管返支。

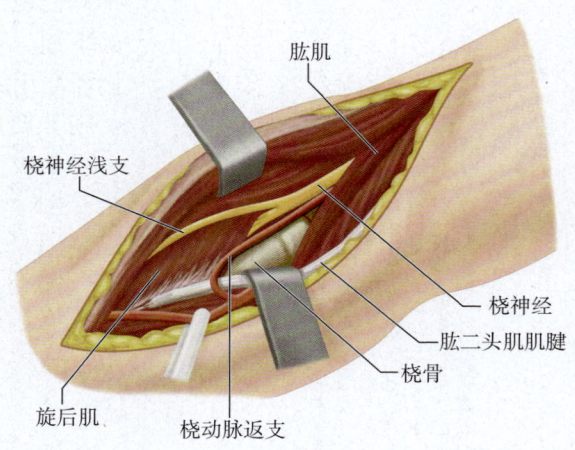

图3

第一步

- 如果需要显露桡神经、前关节囊或肱骨小头,那么在采用前外侧皮肤切口之后,应该辨别肱肌和肱桡肌之间的间隙。使用手指剥离或钝性剥离来辨别此间隙内的桡神经。该神经向远端走行直至分叉,应在肱二头肌肌腱的外侧剥离筋膜。
- 识别并结扎桡动脉返支。此分支受损后将会收缩,并产生不可控制的大出血。切忌盲目地烧灼此分支。
- 此时,可以屈曲患者的肘部,将前臂尽可能旋后。将桡动脉和旋前圆肌一起拉向内侧。必须避免过度的牵拉。此时可以将关节囊切开显露肱骨小头。

第二步

- 如果要显露桡骨近端,有两种选择。
  - 可从近端到远端进行追踪桡神经,方法是通过两个终端分支的鉴别:表面感觉支和骨间背侧神经(在某些患者,存在支配桡侧腕短伸肌的第三个分支)。骨间背侧神经最易损伤。可以在旋后肌中找到该神经并分离、识别,并在伤口的全长中对其进行保护。要注意,在肘部的桡神经解剖上存在若干变异的情况。
  - 将手臂充分旋后之后,可以在旋后肌桡骨起点处将其锐性切开(确保在其真正的起点)。这样可以通过深层的肌腹保护骨间背侧神经。必须注意,不能强力地牵拉此肌肉。要尽可能在远端进行此切口。该切口可以通过标准的亨氏入路来延长到腕部。
- 使手臂旋前来显露桡骨使其进入手术视野。
- 应该随时保证桡神经的可见部分始终处于完全无张力状态。

第三步

- 不管手术入路还是手术操作，不能关闭任何筋膜层。
- 我们可以给止血带松气，然后在关闭切口之前再次充气止血，随后只缝合皮下层和皮肤。

术后护理和预后

- 对于任何肘部手术入路，必须通过术前和术后神经和血管检查来进行仔细评估。在特殊的情况下，需要详细评估桡神经、骨间背侧神经、骨间前神经和正中神经。
- 应通过个体化的方案进行术后康复。这不受手术入路的限制。如有可能则鼓励患者早期活动。

证据

Strauch RJ. Biceps and triceps injuries of the elbow. Orthop Clin North Am, 1999, Jan; 30 (1): 95-107.

Urbaniak JR, Hansen PE, Beissinger SF, Aitken MS. Correction of post-traumatic flexion contracture of the elbow by anterior capsulotomy. J Bone Joint Surg Am, 1985, Oct; 67 (8): 1160-4.

（Ⅳ级证据）

39 肘关节开放手术治疗的手术路径四：前内侧（Hotchkiss）入路

Neil J. White, Robert J. Strauch

适应证

- 尺骨冠突骨折。
- 强直肘关节的关节囊松解。
- 重建有缺陷的内侧副韧带。
- 进入关节腔移除异位骨化骨块。

临床检查/影像学检查

- 评估手术部位皮肤的陈旧性瘢痕是很重要的，如果条件允许可把这些瘢痕纳入手术切口内。
- 在修复过程中，尺神经通常被瘢痕组织包裹，很容易被损伤。无论何时，彻底了解之前的手术过程是非常重要的。
- 在肘关节手术前后都必须详细记录神经学功能的检查结果。

外科解剖

- 对尺神经而言，肘关节内侧存在直接损伤的风险。对于大多数手术入路来说必须识别并且保护肘关节内侧。
  - 这条准则的例外是内侧副韧带的重建。Smith 及其同事在 1996 年描述了一块肌肉分离的安全区域，这就可使冠突直接插入内侧副韧带而不用识别或干扰尺神经。
- 从内侧缘进入肘关节没有容易的方式。很难在起自于内上髁的大块屈肌-旋前肌群的上方或下方进行手术，因此手术通常在骨膜下进行，或施行内上髁截骨术。最近，Hotchkiss 和他人联合提出了分离屈肌-旋前肌群的方法（Hotchkiss，1998）。
  - 屈肌-旋前肌群由旋前圆肌、桡侧腕屈肌、掌长肌、指浅屈肌、指深屈肌和尺侧腕屈肌组成。这些肌肉除了尺侧腕屈肌之外都是由正中神经支配的。尺侧腕屈肌是由尺神经支配的。
- 在关节囊水平，手术时有损伤内侧副韧带的危险。首要的是对其进行保护。对于完整的内侧副韧带进行破坏性牵拉会导致韧带变薄和慢性不稳定。

> **治疗方案**
> - 冠突骨折的治疗通常能通过尺神经的底层来到达。显露冠突基底部和中部是受限的。尺神经可被解剖游离。尺侧腕屈肌的两个头是分离的。内侧副韧带的前束通常附着在冠突上，必须注意对其进行保护。

- 肘关节的内侧韧带由三个束支构成。前束支是等长的，也是肘关节稳定中对抗外翻负荷最重要的结构（Williams 等，2004）。

体位

- 可取仰卧位和侧卧位，采用之前描述的后侧入路（第 40 章，一）。
- 如果打算行正中皮肤切口，可以使患者呈仰卧位，肩外旋，将手臂后旋并置于手桌上。这种体位最重要的是使患者肩部可以充分活动。

入路 / 显露

- 可使用直接的内侧或后侧的皮肤切口（图 1）。
  - 如果采用内侧皮肤切口，必须注意保护前臂内侧皮神经发出的浅感觉支。
  - 如果采用后侧皮肤切口，应在肱三头肌筋膜水平仔细做一个全厚皮瓣。内上髁及鹰嘴可以作为其表面标志。在肘管近端通常可以触摸到尺神经。

手术要点

- 如果从肘关节的内侧或外侧建立入路，我们倾向于使患者取仰卧位，并将手臂放在手桌上。肩膀应能外旋或内旋，以辅助医师分别直视肘关节的内侧或外侧。

手术要点

- 在选择切口时，外科医师的偏好起着最大的作用。如果需要通过关节的内侧或外侧进入关节，则可分别行内侧和外侧切口。另外的选择是后方正中线切口，可将一个宽大的全厚肌瓣进入任何肌间隙。

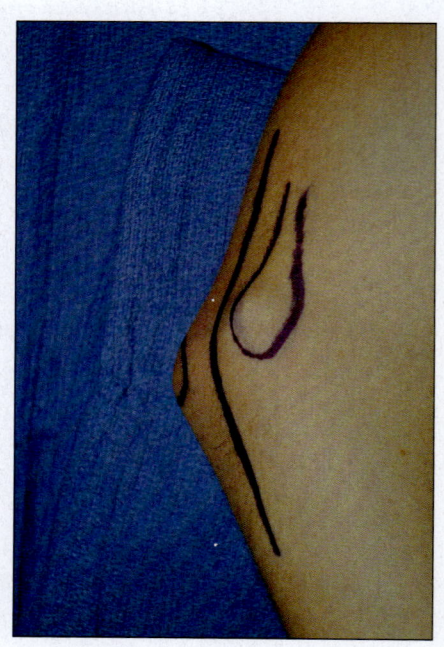

图1

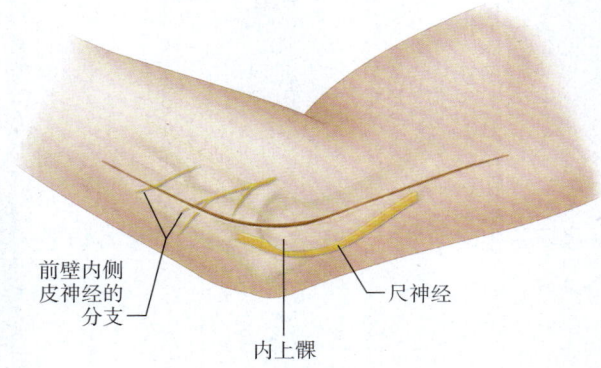

图2

- 由于神经在内上髁稍后侧穿行肘关节，故采取长的皮肤切口（图2）。
- 在手术期间，应识别出尺神经，并且用导管圈或烟卷式引流管对其加以保护。

手术步骤

第一步

- 识别并分离桡侧腕屈肌和尺侧腕屈肌间的神经支配界面。如果存在掌长肌（80%～90%），那么这个界面就位于掌长肌与桡侧腕屈肌之间。
  - 可通过这些肌肉筋膜间穿行的血管来识别这个间隙。
- 在近端可以发现髁上嵴。远离肱骨前端和关节囊，在骨膜下沿着肱肌的内侧缘分离肱肌。
- 桡侧腕屈肌和尺侧腕屈肌（掌长肌）间的远端间隙在关节囊水平进一步扩大。
  - 识别掌长肌、桡侧腕屈肌和旋前圆肌，并将它们抬离髁上嵴，以为后期组织的再附着留出空间。末端用缝线标记以利于后期的识别和修复（图3）。保留尺侧腕屈肌肌腱前方的切口，以此保护内侧副韧带。
  - 深层剥离能更好地显露冠突。内侧副韧带的前束被保护在尺侧腕屈肌之下。在手术的最后，必须用缝线锚钉或钻孔牢固地修复屈肌-旋前肌群。

手术要点

- 对肱肌近端的分离必须保持在骨膜下进行，以保证在其上方走行的正中神经和肱动脉的安全。
- 如果对软组织进行了牢固的修复，那么分离屈肌-旋前肌群前半部分就很少引发疾病。采用中心缝合线缝合，这些组织通常会很牢固。如果术者还有担心，那么可使用钻孔或缝线锚钉来强化修复。

注意事项

- 过分牵拉已分离的屈肌-旋前圆肌肌群前半部分远端会导致正中神经损伤。如果需要远端更多的显露，则需要更换手术方式。

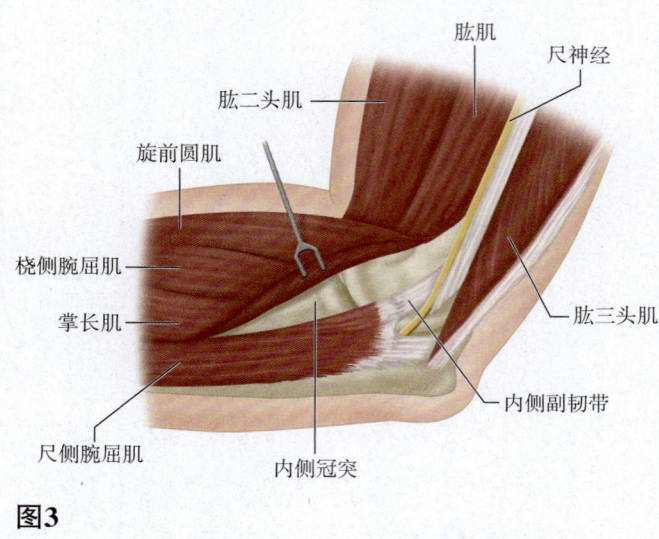

图3

争议

- 已描述许多可替代的深层次剥离方法，包括完全分离屈肌-旋前肌，内上髁截骨术、分离屈肌-旋前圆肌肌群后半部分（尺侧腕屈肌和指深屈肌）。不管选择何种深层次剥离方法，原则是不变的：保护和保存内侧副韧带，并牢固修复分离的结构。

第二步

- 行前内侧关节囊切开术或关节囊切开术。必须留意前侧，以保护内侧副韧带。
- 现在可接触关节、滑车、冠突。
  - 如果拟对冠突行切开复位及内固定术，需留意保护内侧副韧带。通常内侧副韧带是完整的，并且嵌插在碎骨块之间。在复位后，可用一个内侧板，或采用由后向前的螺丝作为替代来加固冠突。如果碎骨块足够大，我们可使用前交叉韧带引导器和空心螺丝系统。
  - 如果拟行内侧副韧带重建，在后方浅层进行分离至关节囊，显露内侧副韧带前束支的起点和止点。

第三步

- 使用中心缝合来牢固修复屈肌-旋前圆肌肌群的前侧部分（掌长肌、尺侧腕屈肌和旋前圆肌）。
- 检查尺神经是否有任何损伤。外科医师可根据个人偏好来决定是否前移尺神经。
  - 如果患者无神经症状，我们没有理由转移尺神经（如果在肱骨中部或后中部使用硬件器械，我们的确要常规转移尺神经）。
  - 当行挛缩松解术或试图使肘关节屈曲时，我们常规转移尺神经。

- 外科医师可根据个人偏好来缝合皮下组织和皮肤。

术后护理及预后

- 术后护理是由所做的手术直接决定的，而不是由手术入路决定。内侧的修复应足够牢固，这样就不会限制关节的早期活动。
- 对于所有的肘关节手术而言，僵直是常见的。如果可能的话应鼓励关节的早期活动。

证据

Hotchkiss R. Compass Universal Hinge：Surgical Technique. Memphis，TN：Smith and Nephew，1998.
该文章提出了 Hotchkiss 关于肘内侧过顶入路的原始描述。

Smith GR，Altchek DW，Pagnani MJ，Keeley JR. A muscle-splitting approach to theulnar collateral ligament of the elbow：neuroanatomy and operative technique. Am J Sports Med，1996，24：575-80.
解剖学和临床研究描述和测试了肌肉分离中尺侧副韧带的"安全区"。这样就可以用最微创的方式来实现解剖学重建。

Williams RJ 3rd，Urquhart ER，Altchek DW. Medial collateral ligament tears in thethrowing athlete. Instr Course Lect，2004，53：579-86.
该作者对投掷运动员肘关节的内侧，包括内侧副韧带的解剖学和生物力学进行了广泛的综述。

40 肘关节镜：建立和入路

Julie E. Adams, Scott P. Steinmann

适应证
- 肘关节镜适用于治疗肘关节炎、僵直、不稳、骨软骨缺损、骨折和肌腱炎，以及感染性关节的清创。

临床检查 / 影像学检查
- 应该进行细致的查体，并询问以前肘关节创伤和手术的病史，因为这可能造成解剖的改变。
- 有半脱位时应该检查尺神经情况。

外科解剖
- 前外侧入路的危险结构包括桡神经和臂丛神经后侧束。
- 正中神经距离前内侧入路平均为22mm（Lindenfeld，1990）。
- 应该小心辨认尺神经，并保证没有半脱位的现象。

体位
- 将患者固定在侧卧位（图1A）。
- 将上肢固定在专门的臂托上。
- 将床向术者方向稍稍倾斜是有用的。
- 将肘部固定在稍高于肩部的位置。
- 将上臂自由悬吊，从而使进入肘部比较自由。

入路 / 显露
- 前方入路（图2）。
  - 前外侧入路恰位于肱骨小头和桡骨头之间的关节间隙前方。
  - 前内侧入路是在第二步中提到的由内向外的技术基础上建立的。这个入路通常位于内上髁远端1cm且偏前1cm的位置。
  - 近端前外侧牵开入路可能是在外上髁近端约2cm的位置上。

注意事项
- 尺神经前移并不一定是肘关节镜的禁忌证，但是通常需要一个小切口，小心并细致地检查尺神经。
- 也可以在手术前用超声定位和标记尺神经的走行，这应该在手术室中将肘关节置于屈曲外展位下完成。超声定位的精确性依赖于超声医师的技术和经验。

争议
- 肘关节镜是一项有挑战性的手术，伴有损伤肘部血管和神经的风险。
- 肘部易感神经的损伤在文献中已经描述。

注意事项
- 能够自由进入肘关节是必不可少的。铺巾和体位必须允许360°进入关节，以为医生提供足够的关节镜操作空间。

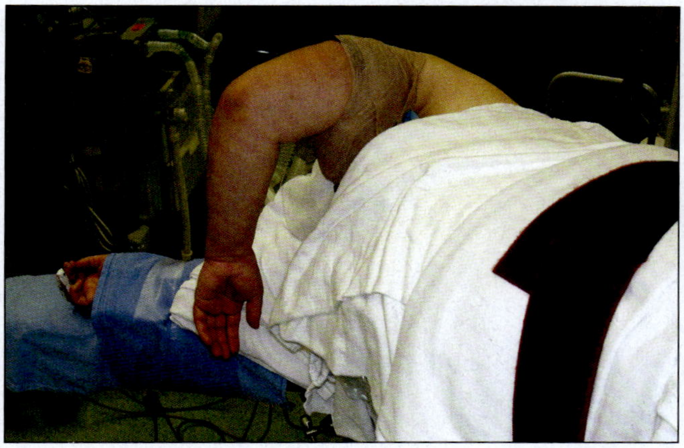
A

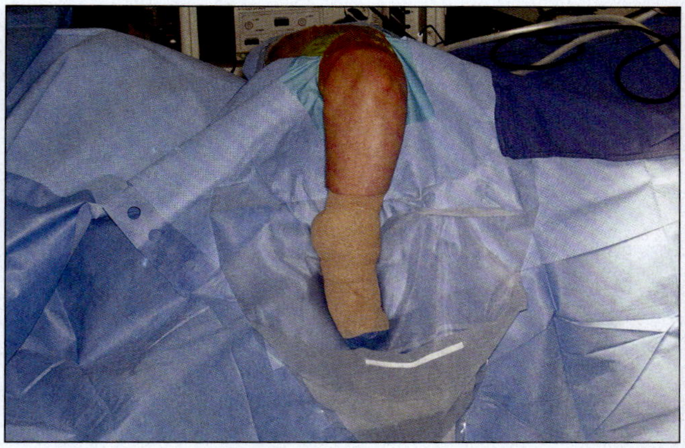
B

图1

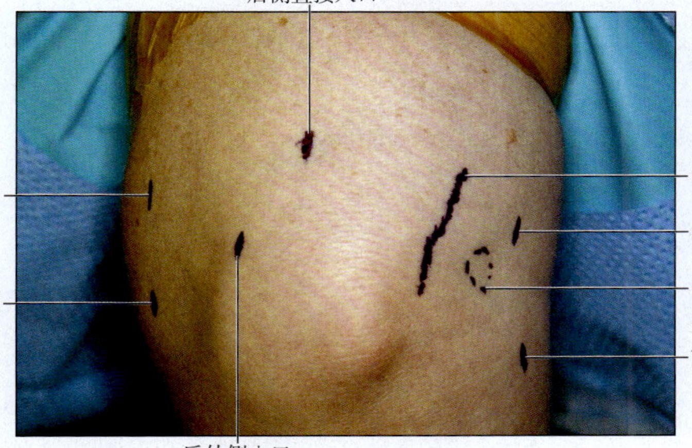
后侧直接入口
尺神经
近端前外侧
近端前内侧入口
内上髁
前外侧
前外侧入口
后外侧入口

图2

仪器

- 在患者身下使用膨胀气囊是有用的，可以便于患者保持稳定的体位。
- 使用专门的臂托。这应该可以支撑上臂近端到鹰嘴窝，而不是对这个区域施加压力，否则会压迫到软组织进入关节，比如神经和血管结构。

争议

- 一些医生倾向于采用仰卧位或俯卧位。

- 后方入路（图 2）
  - 后外侧入路用于观察。位于关节线水平鹰嘴尖外侧。
  - 直接的后侧入路是一个工作入路，通过鹰嘴尖近端 2 ～ 3cm 的肱三头肌肌腱进入。对于这个入路来说，切口必须经过厚厚的肱三头肌切到骨表面。
  - 如果需要的话，牵开入路位于直接后侧入路近端 2cm，稍偏向内侧或外侧。

步骤

第一步：扩张关节

- 通过 20 ～ 30ml 盐水扩张关节。
  - 通过 18 号针穿过肘后三角中心的“软点”注入盐水。肘后三角是由鹰嘴突、外上髁和桡骨头组成。

手术要点

- 在关节扩张前,需要标记将要触到的标志点和手术入路位置,因为关节扩张后这些标志点都会变模糊(图2)。
- 沿手术入路仅切开皮肤,进而钝性分离至关节囊,以避免损伤神经和血管结构。

注意事项

- 吸引器管仅依靠重力,从而避免将不慎刨到的物体吸入刨刀内。

争议

- 一些关节镜医生先建立前外侧入路,其他医生则从前内侧入路开始。入路建立的顺序最好根据医生的个人经验和倾向以及获得的病理情况来决定。

手术要点

- 用刀片仅仅切开入路位置的皮肤。钝性分离至关节囊,以避免损伤神经。然后,将钝性的套芯和套管插入关节,再换成关节镜。

- 用盐水扩张关节,可以使进入关节更加容易,因为关节囊扩张会挤压神经和血管组织离开关节。
- 入路位置的确定根据外科医生喜好的顺序进行,以下步骤是作者的倾向。

第二步:前方关节镜

- 首先建立前外侧入路。此位置恰位于肱骨小头和桡骨头之间的关节间隙的前方。
- 然后,在直视下利用从内向外技术建立前内侧入路。
  - 取出关节镜,通过套筒换上钝性套芯。
  - 将套芯直接推过关节,直到顶起肘内侧的皮肤。然后切开这个部位的皮肤,将套芯进一步通过剩下的软组织层。
  - 在肘内侧套芯外面套上套管,回推套芯进入关节,并从外侧退出。
- 当需要时,建立牵开入路。
- 关节镜在可视下外侧入路进行,而内侧入路作为工作入路。工作入路和可视入路在操作中间进行交换。

第三步:后方关节镜

- 在完成前方关节镜后,将注意力转向肘后方部分。

器械

- 关节镜最好使用标准的 4mm 30° 关节镜。也可以使用 2.7mm 关节镜,但是在大多数关节都能适用 4mm 关节镜。
- 牵引器,例如 Howarth 牵引器或者大的钝性斯氏针可以增强视觉效果,将组织牵开可能引起损伤的位置,使操作步骤更简单安全。
- 使用标准的关节镜刨刀和磨头;关节镜仪器可能在操作程序上有些特异性(图3)。
- 可以通过泵系统导入盐水,也可以通过重力作用完成。重力系统有利于限制压力,压力过大可能导致液体溢出。

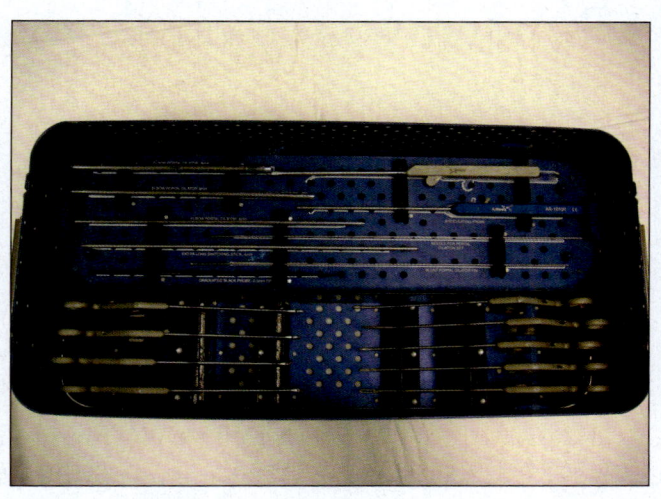

图3

手术要点

- 进行肘部任何步骤时，神经和血管损伤的风险都是实实在在的问题。在 Mayo Clinic 的一套丛书中提到，473 例不同适应证的肘关节镜手术患者术后出现了 50 个并发症（Kelly 等，2001）。
- 最常见的并发症是持续伤口渗液。其他的并发症包括：感染、神经损伤和挛缩。尽管在这个研究中没有永久性的神经损伤，但是它对肘关节的每条可能的神经损伤都进行了描述。术前细致的查体及术中对于相应入路位置附近的解剖结构给予注意，能够帮助避免损伤。

- 另外，确定尺神经的位置很关键。如果需要的话，可以建立一个小切口，确定尺神经的位置，根据需要牵开神经。
- 后外侧入路是最早的可视入路。在肘关节屈曲 90° 的位置下建立。
- 正后方入路是最初的工作入路。
- 后方的鹰嘴窝被脂肪和纤维组织充填，必须进行清理才能获得良好的视野。可以将刨刀向下放置直到骨面，再清理碎屑，以便于观察。
- 获得足够的视野后，根据适应证取病理组织。重要的是注意尺神经沿着后内侧关节囊的位置。

第四步：关闭切口

- 手术完成后，对活动度需要进行评价。需要使用标准规格的 3-0 尼龙缝线关闭入路。
- 使用无菌的压力带。
- 将长臂夹板放置在后侧以便于固定上肢的充分伸直。

术后护理和预后

- 术后整晚将上臂抬起在类似"自由女神"雕像的位置。
- 术后第 1 天，去掉夹板，评价神经和血管的状态，特别注意桡神经、尺神经和正中神经。

- 术后康复计划根据适应证的不同而不同。除了进行结构重建手术外，通常情况下，不再限制上臂的活动，可以开始进行全范围的活动。

证据

Adams JE, Steinmann SP. Nerve injuries about the elbow. J Hand Surg [Am], 2006, 31: 303-13.
这篇综述围绕着肘关节和如何避免神经损伤详细介绍了相关解剖和神经情况。（Ⅳ级证据）

Kelly EW, Morrey BF, O'Driscoll SW. Complications of elbow arthroscopy. J Bone Joint Surg [Am], 2001, 83: 25-34.
这篇回顾性研究记录了473例不同适应证肘关节镜患者治疗后的并发症情况。（Ⅲ级证据）

Lindenfeld TN. Medial approach in elbow arthroscopy. Am J Sports Med, 1990, 18 (4): 413-17.
这篇尸检研究了6个肘关节，调查了入路位置的肘关节神经和血管结构近段的情况，提示前内侧入路的位置附近有相当大一部分安全区。（Ⅲ级证据）

Savoie FH Ⅲ. Guidelines for becoming an expert elbow arthroscopist. Arthroscopy, 2007, 23: 1237-40.
这篇专家意见文章提出了适应证、禁忌证和肘关节镜的技巧。（Ⅳ级证据）

Schubert T, Dubuc JE, Barbier O. A review of 24 cases of elbow arthroscopy using the DASH questionnaire. Acta Orthop Belg, 2007, 73: 700-3.
这位作者综述了用于治疗各种情况的肘关节镜手术的结果。当伴有并发症时，进行了患者预后和DASH评分检查。结论为关节镜是一项安全有效的治疗选择。（Ⅲ级证据）

Steinmann SP. Elbow arthroscopy: where are we now? Arthroscopy, 2007, 23: 1231-36.
这篇专家意见文章提出了过去、现在和将来的肘关节关节镜手术需要考虑的事项、技巧和方法。

第二部分　肘关节

肘关节镜

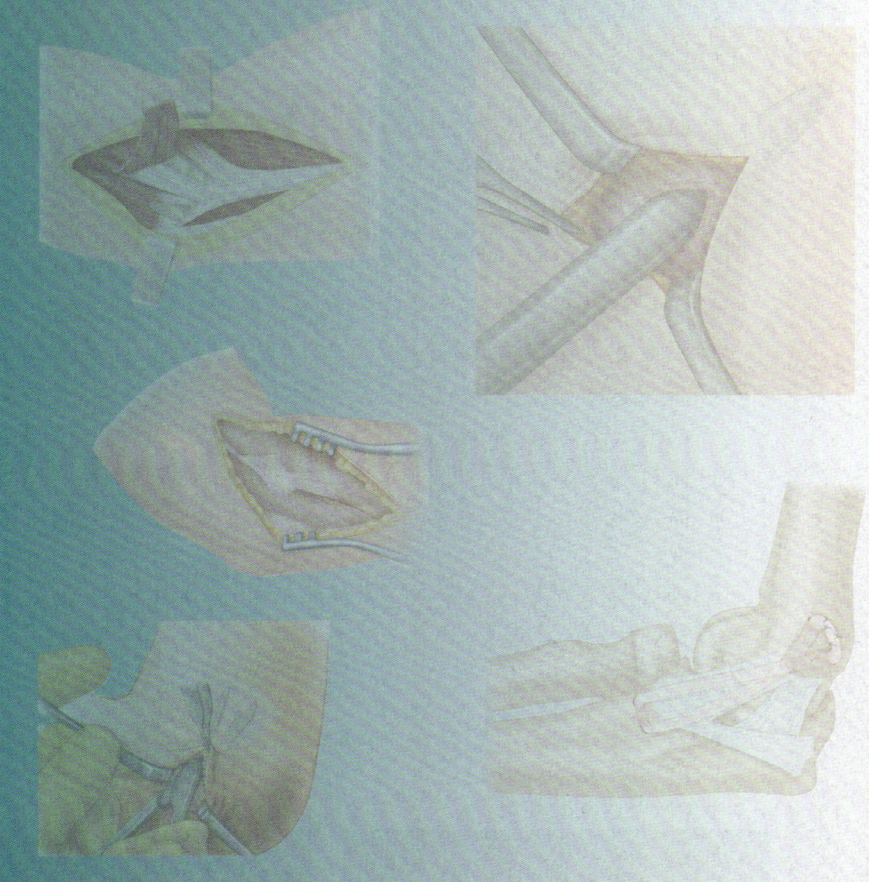

41 肘关节炎和关节僵硬：开放手术治疗

Julie E. Adams, Scott P. Steinmann

注意事项

- 对老年患者或功能要求低的患者，如骨关节炎严重且症状明显，可考虑全肘关节成形术。
- 如外科医生有足够的技术和经验，可考虑关节镜手术治疗。

争议

- 根据外科医生的经验和判断力来选择进行开放性或关节镜手术。
- 通常来说，作者采用开放性手术治疗以下情况：有骨折史的患者，手术中同时可以取出内固定物；其他有手术史的患者，其神经解剖位置可能已发生变动；关节镜手术操作中受到损伤的风险较高的患者。
  - 如患者的肘关节外侧有手术史，其桡神经可能粘连于外侧关节囊，关节囊外侧可能存在瘢痕，关节镜清扫手术可能存在风险。
  - 另外，如患者以往手术中曾探查尺神经，则可能有瘢痕或异位骨化生成，为进一步恢复肘关节活动度，需要开放性手术充分松解尺神经。
- 当然，开放性和关节镜手术的治疗效果都经得起临床考验，现有文献对于手术方式的选择并无倾向性。临床上在进行手术方式的选择时需主要考虑外科医生的经验和资质，以及患者的具体情况。

适应证

- 肘关节有症状的创伤性关节炎、骨关节炎或炎症性关节炎。
- 有症状的肘关节僵硬。

临床检查／影像学检查

- 通常有必要将 X 线平片作为常规。然而，三维重建 CT 扫描有助于发现骨赘和游离体。
- 需在术前做关节活动度记录。图 1 显示的是一名 44 岁男性的术前伸（图 1A）和屈（图 1B）活动度，该患者曾因"恐怖三联症"而行桡骨小头成形，目前有严重的肘关节僵硬。
- 需在术前记录尺神经以及其他穿过肘关节的重要周围神经的情况。
- 确认肘关节的稳定性。

外科解剖

- 由于肘关节周围具有复杂的神经结构，存在术中损伤许多神经的风险。

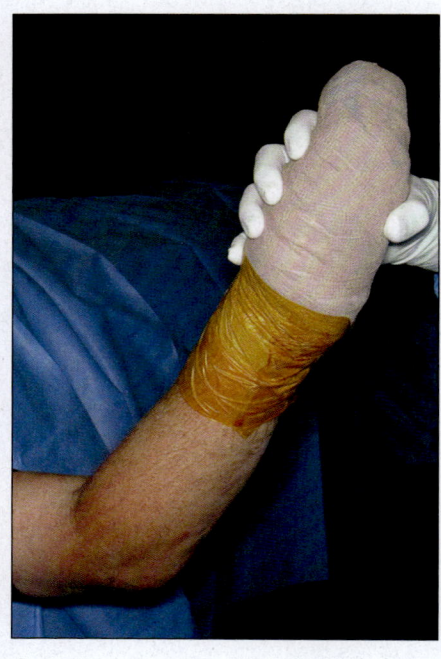
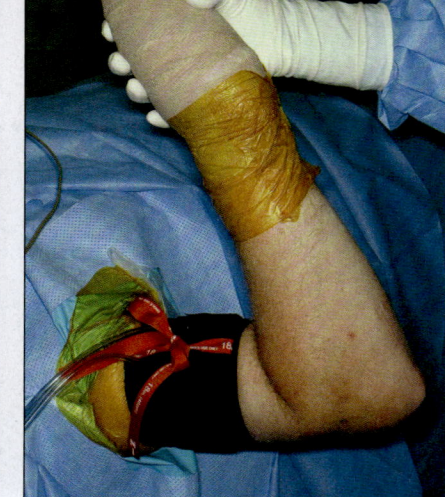

图1

> **治疗方案**
> - 可考虑夹板治疗以增加活动度，特别是如果患者为创伤后状态。
> - 关节镜下清创和关节囊松解是可行的。

- 损伤皮神经可能导致皮肤麻木区或形成疼痛性神经瘤；损伤主要周围神经的后果则更为严重。将肌皮瓣全层翻起后进行手术操作可减少皮神经损伤的可能性。
  - 前臂外侧皮神经于肱骨外上髁约3cm穿出臂筋膜，随后在肱肌和肱二头肌之间穿行，并分出前支和后支。
  - 前臂内侧皮神经穿过上臂中远端的深筋膜进入皮下浅表，在肱骨内上髁近端分出前支和后支。前臂内侧皮神经后支跨越尺神经的位置变异很大，在内上髁的上方或下方都有可能。
- 尺神经在上臂内侧走行于皮下，位于喙肱肌外侧和肱三头肌长头以及内侧头的后方，随后伴肱三头肌内侧头走向内上髁，并经肘管穿过内上髁后方。前臂内侧皮神经后支跨越尺神经的位置变异很大，在内上髁的上方6cm或下方4cm范围内都有可能。
- 正中神经走行于肱动脉外侧，行至肘关节其向前越过肱动脉并走向肘窝内侧，为肱二头肌肌腱膜所覆盖，随后向下穿过旋前圆肌2个头之间，走行于指浅屈肌背侧，并支配之。
- 桡神经在肱骨后方中段肱骨（1/4～1/2）处沿桡神经沟下行至肱骨外上髁上方10cm处，非常贴近肱骨干。穿过外侧肌间隔，行向肱骨外侧的前方。臂外侧下皮神经和前臂后皮神经起自于桡神经并穿过外侧肌间隔之前。
  - 穿出外侧肌腱间隔后，桡神经走行于肱肌外侧，在肘关节的近端发出分支支配肱肌和桡侧腕长伸肌。桡神经随后走行于

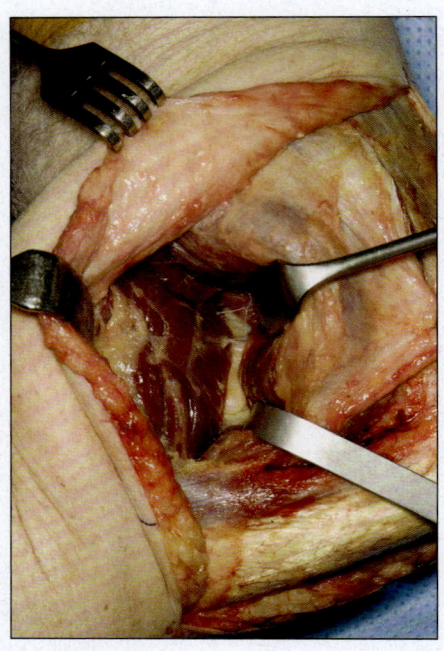

图2

肱桡肌、桡侧腕短伸肌和桡侧腕长伸肌的深面，并直接跨过环状韧带（图2）。

- 在桡骨头平面，有纤维束在靠近桡骨头的近端处环绕桡神经，桡神经在此水平分叉，其深支即骨间后神经、浅支及桡浅神经。桡神经发出分支支配桡侧腕短伸肌，并存在变异。桡神经浅支主要走行于肱桡肌深面和桡侧腕长伸肌浅面，直至浅出于肱桡肌外侧并行于皮下，以支配背桡侧的皮肤感觉。

体位

- 患者于手术床上取平卧位。
- 通常不需要手部或臂部的专用桌；手臂也可以放在胸前气垫上。

争议

- 体位的选择取决于医生的经验和喜好。作者比较喜欢平卧位，在本章有所介绍。其他医生可能喜欢侧卧位，或平卧位＋臂板。

手术要点
● 在开放性手术中，为了最大限度地减少皮神经损伤，推荐在鹰嘴上方做后方切口，仔细将皮瓣全层翻起。
● 运用全厚皮瓣技术可预防软组织愈合并发症以及皮神经损伤。

注意事项
● 术中如未能翻起全厚皮瓣，将有可能面临皮肤愈合不佳的问题。

注意事项
● 无论是选择后方、内侧或外侧入路，保护侧副韧带都是很重要的。

注意事项
● 术中全程应保护桡神经（图2）。

- 患肢腋窝需备皮，可使用消毒止血带。

入路/显露

- 开放清扫手术的显露很大程度上依赖于手术医生的经验、病变的位置以及是否需要进行附加手术操作，例如肘部的尺神经松解。
- 外科医生如能翻起全厚皮瓣，通过后方入路使可操作范围既包括肘关节的内侧也包括外侧。
- 也可选择分别做内侧和/或外侧切口。

手术步骤

第一步

- 在内侧行尺神经减压。切除肌间隔。抬高肱三头肌内侧部分，处理后方关节以及后方关节囊。
- 切除鹰嘴和鹰嘴窝处的骨赘。可使用环钻或带毛刺的工具处理鹰嘴窝。
- 根据鹰嘴窝的缺陷，切除部分鹰嘴尖和关节囊。在骨关节炎和创伤性关节炎患者可见增厚和纤维化的关节囊，需从前方和后方予以切除。

第二步

- 采用内侧柱入路，沿髁上脊切开，经骨膜下将前方肌肉翻起。
- 将屈肌-旋前肌沿纤维方向向远端分离，保留部分髁上脊的骨膜，以及约1.5cm的桡侧腕屈肌肌腱，以便随后的缝合修补。
- 向下切开至关节囊，关节囊可由近向远切除，同时清除骨赘。

第三步

- 可通过外侧入路从后方做全厚皮瓣翻起，或者分离外侧切口直接的外侧切口。
- 沿肱骨外侧髁上脊切开。

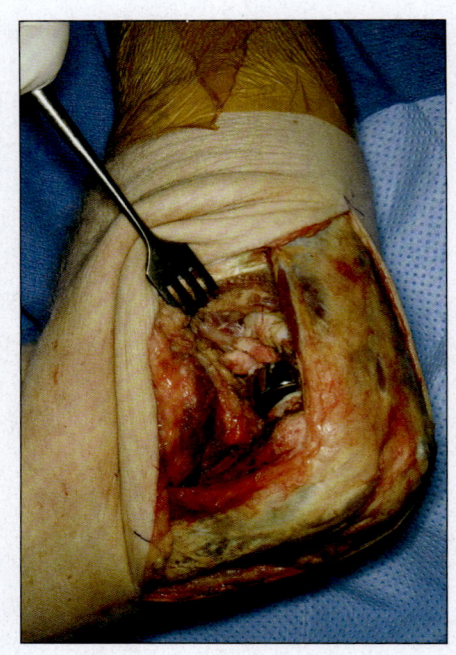

图3

争议

- 对骨关节炎及创伤性关节炎患者，预防异位骨化的首选方案为吲哚美辛 75mg，每日 3 次口服，持续 6 周。
- 如患者有异位骨化病史，在手术前可选择单剂量 700cGy 的外照射（不超过 24h）放疗，或术后 72h 内放疗。
- 夹板治疗，例如从完全伸直位调节至完全屈曲位，在大多数患者而言是有效的。通常患者可以在数小时内轮流达到手术中获得的屈伸极限活动度。
- 对于持续被动运动的必要性和作用一直存在争议。不论是否用神经阻滞均可以使用持续被动运动仪进行治疗，但是笔者认为意义不大。虽然缺乏公认的持续被动运动治疗的适应证，但如果患者不能主动进行功能锻炼或者存在严重的关节挛缩时，持续被动运动治疗可能会使患者受益。

- 在近端，翻起肱桡肌和桡侧腕长伸肌在肱骨上的起点以显露肘关节前方，探及并切除前方关节囊（图 3）。
- 在远端，持续切开桡侧腕短伸肌和桡侧腕长伸肌之间的间隙。
- 清除游离体和骨赘。
- 在后方，翻起肱三头肌，松解后关节囊，并清除骨赘。

第四步

- 完成手术后，在离开手术室前必须检查活动度。
- 有时将术中获得的屈（图 4A）和伸（图 4B）活动度照相记录是有益的，这样患者术后可以看到完成的运动范围程度，并将此作为目标。
- 逐层闭合伤口；皮肤闭合时可选择钉皮钉。
- 使用无菌加压包扎。
- 用长臂夹板将患肢固定于完全伸直位。将石膏夹板放置于后方。

术后护理和预后

- 在夜间抬高患肢至类似"自由女神像"的位置。

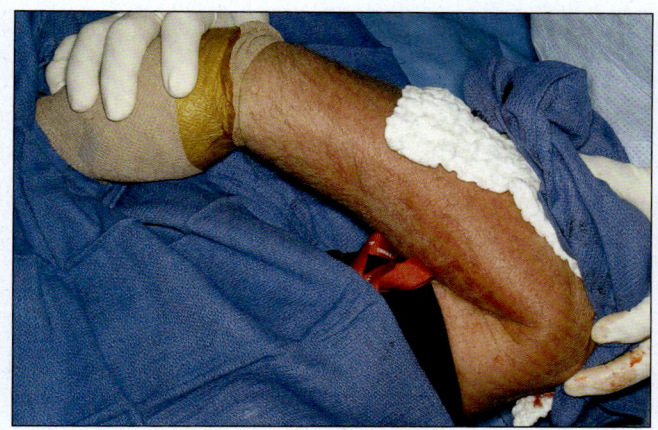
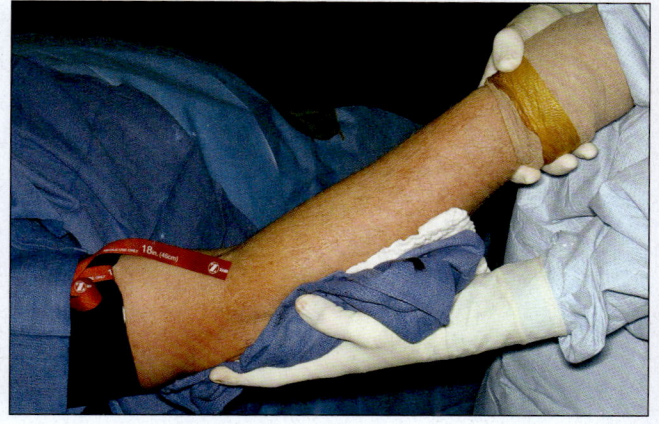

A　　　　　　　　　　　　　　B

图4

- 术后第1天拆除石膏夹板，检查血管和神经状况，特别要注意是桡神经、正中神经和尺神经。然后开始全面的主动活动范围训练。
- 不限制患肢任何动作。

证据

Antuña SA, Morrey BF, Adams RA, O'Driscoll SW. Ulnohumeral arthroplasty for primary degenerative arthritis of the elbow: long-term outcome and complications. J Bone Joint Surg [Am], 2002, 84: 2168-73.

作者评估了肱尺关节成形治疗初次骨关节炎的长期效果和并发症。共有45名患者，平均术后随访至80个月，屈-伸活动度平均改善22°，26例肘关节Mayo肘关节12点评分达到"优秀"。由于部分患者出现尺神经症状并接受再次手术，作者建议术前仔细评估尺神经状态。对活动度差、术前有症状的患者以及需麻醉下操作的患者尽量进行预防性减压。（A级推荐）

Cohen AP, Redden JF, Stanley D. Treatment of osteoarthritis of the elbow: a comparison of open and arthroscopic debridement. Arthroscopy, 2000, 16: 701-6.

在该组病例中，作者比较了肘关节骨关节炎清扫的开放手术和关节镜手术，手术方法为"Outerbridge-Kashiwagi"开放术式和关节镜标准术式，两组均获得了屈肘活动度增加、疼痛缓解、患者满意度增加的效果，伸肘活动度两组也有进展，但相对一般。两组均未松解关节囊。通过对手术方式之间的比较发现，开放手术改善屈肘活动度更明显，关节镜手术缓解疼痛更明显，总体上两者均无差别。（A级推荐）

Forster MC, Clark DI, Lunn PG. Elbow osteoarthritis: prognostic indicators in ulnohumeral debridement—the Outerbridge-Kashiwagi procedure. J Shoulder Elbow Surg, 2001, 10: 557-6.

作者随访调查了 44 例行肱尺关节清创扫手术、平均随访时间 39 个月的患者。81% 的患者对效果表示满意，术前活动完全强直的患者效果较差。有尺神经症状、症状严重、症状持续时间少于 2 年的患者，术后效果更好，术后活动度平均改善 25°。（A 级推荐）

Oka Y. Debridement arthroplasty for osteoarthrosis of the elbow: 50 patients followed mean 5 years. Acta Orthop Scand, 2000, 71: 185-90.

作者随访了 50 例运动员及体力劳动患者。这些患者因骨关节炎行清扫手术，平均随访 59.5 个月。缓解疼痛和改善活动度的效果持续性好，随访中发现有骨赘复发病例，但症状轻微。（A 级推荐）

Phillips NJ, Ali A, Stanley D. Treatment of primary degenerative arthritis of the elbow by ulnohumeral arthroplasty: a long-term follow-up. J Bone Joint Surg [Br], 2003, 85: 347-50.

作者报道了 20 例因骨关节炎行肱尺关节成形的患者，平均随访 75 个月。DASH 评分达到"好"或"优秀"者为 85%，May 肘关节 12 点评分达到"好"或"优秀"者为 65%，活动度改善平均 20°，随访期间手术效果持续性好。（A 级推荐）

Sarris I, Riano FA, Goebel F, Goitz RJ, Sotereanos DG. Ulnohumeral arthroplasty: results in primary degenerative arthritis of the elbow. Clin Orthop Relat Res, 2004, (420): 190-3.

作者报道了因骨关节炎行肱尺关节成形的患者 17 例，平均随访 36 个月。其中 15 例疼痛完全缓解，平均活动度 14°～188°，未见严重并发症报道。（A 级推荐）

Tashjian RZ, Wolf JM, Ritter M, Weiss AP, Green A. Functional outcomes and general health status after ulnohumeral arthroplasty for primary degenerative arthritis of the elbow. J Shoulder Elbow Surg, 2006, 15: 357-66.

作者报道了因退变性关节炎行后路开放清扫手术的一组病例，平均随访 85 个月，屈肘活动度平均改善 16°，伸旋前-后活动度平均改善 35°，May 肘关节 12 点评分平均 83 分，HSS 评分 70 分。患者主诉疼痛完全缓解 11 例，活动中疼痛 4 例，休息时疼痛 3 例。（A 级推荐）

Wada T, Isogai S, Ishii S, Yamashita T. Débridement arthroplasty for primary osteoarthritis of the elbow. J Bone Joint Surg [Am], 2004, 86: 233-41.

作者报道了因骨关节炎行后内侧入路开放清扫手术的一组病例，其中 9 例增加了外侧切口辅助，平均随访 121 个月，活动度平均改善 24°。85% 病例对效果满意，76% 患者继续参加重体力劳动工作。（A 级推荐）

42 肘关节炎和关节僵硬：关节镜下治疗

Julie E. Adams, Scott P. Steinmann

注意事项
- 在运动弧度中间段产生且不伴有机械症状的疼痛提示严重的关节变化，关节镜下清理术治疗可能不会有作用。
- 如果患者有严重的关节改变和/或关节不稳定，接受关节镜清创术不会有作用。

争议
- 关于是使用开放手术还是关节镜治疗，这取决于外科医师的经验和判断。

治疗方案
- 可以考虑切开松解挛缩的关节囊或清创。
- 对于症状明显并且关节破坏严重的老年患者或对功能要求不高的患者，可以考虑行肘关节成形术。

适应证
- 有症状的肘关节创伤性关节炎、骨关节炎或炎症性关节炎。
- 功能受限的肘关节挛缩。

临床检查/影像学检查
- 通常所有病例均需X线平片检查。然而，MRI或CT扫描可用于检查骨赘和游离体。
- 手术前需要记录关节活动度。
- 术前需要检查尺神经和肘关节附近重要的周围神经的情况。手术前要详细记录尺神经的位置和尺神经半脱位的情况。
- 判断肘关节的稳定性。

外科解剖
- 该部分的解剖已在第42章中详细讨论过。
- 很多肘部重要的神经和血管组织及皮神经有损伤的风险。这些易损伤组织在文献中已有描述。

体位
- 患者于手术台上取侧卧位。
- 手术台上放置充气垫，这样使患者取侧卧位时感到更加舒适，并可提供更加牢靠的体位。同样，约束带有益于患者的安全。
- 把下面的上肢塞在或固定在一个指向头部和麻醉师的托板上。
- 将患肢放置在专用的托板上，可使肘关节充分显露。
- 准备患肢，用无菌或非无菌止血带环绕上臂靠近腋窝处，并用绷带将上臂固定在专用托板上。

手术要点

- 关键是要保证托板支撑上臂尽量贴近肘前部,但肘前窝不能受压。
- 确定上臂的位置,以保证肘部高于肩部,并使手和前臂自然下垂。

注意事项

- 放置手臂时,如果托板压在肘前窝上,就会限制肘部并阻碍关节的完全膨胀。关节内注水膨胀可以使关节囊膨胀,增加关节内的可用空间,并把神经与脉管组织推离易受损伤的部位。

设备

- 可充气垫。
- 专用的上肢托板。

争议

- 关于体位取决于医师的经验和喜好。我们推荐侧卧位,本章已详细叙述。仰卧位和俯卧位也有描述。

- 将手术台向远离医生的方向稍稍倾斜,让肘部更好地摆放以方便操作。

入路/显露

- 手臂已经准备就绪(图1),切口和体表标志已经在第41章中标出。
- 关节镜清创术的切口位置也已在第41章中描述。

手术步骤

第一步:术前计划

- 需要检查尺神经,并标记它的位置;外科医师需特别警惕尺神经半脱位。如果之前有手术史或者对于神经的位置有任何疑问,则做一个更小的切口并辨认或牵拉尺神经以对其加以保护,以避免意外的损伤。
- 用18G的穿刺针经关节的软点(位于肱骨外上髁、桡骨头和尺骨鹰嘴组成的三角区域内)或者其他特定的位置进入关节,注入20~30ml生理盐水。液体膨胀有助于器械进入关节,并将神经与脉管组织推开。
- 入路位置和顺序取决于医生的经验和喜好以及患者的病情。例

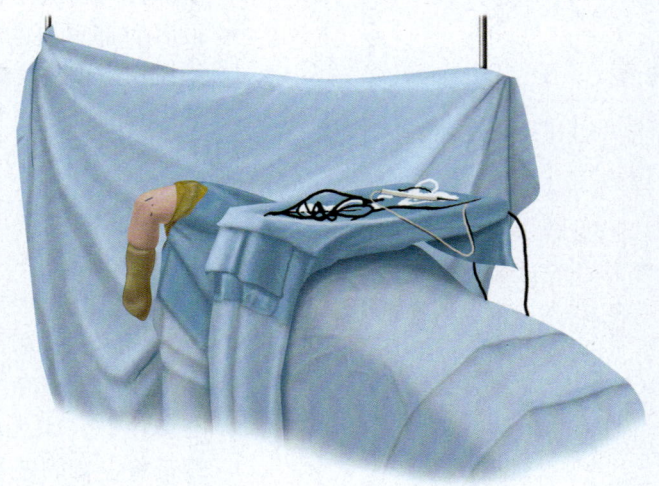

图1

注意事项

- 吸引器管应仅依靠重力放置，从而避免将不慎刨到的物体吸入刨刀。

争议

- 如前所述。

手术要点

- 根据适应证的不同，操作技巧是灵活多变的。对于关节僵硬，如患者屈曲障碍，则需处理关节后方；若伸展障碍，则需清理和松解前部。至于先处理哪个间隙，根据患者的病情。如果有需要，通常最安全的做法是首先松解关节后部，在液体溢出和水肿之前操作，以免增加难度。
- 骨关节炎或创伤性关节炎的绝大多数患者会有不同程度的关节挛缩，以及骨赘和游离体形成。

如，如果患者有术前屈曲障碍，则需要采取后侧入路进行关节囊松解。相反，如果有伸直障碍，则需要前侧入路进行松解。牵开入路可以有助于观察并保护重要的结构。

第二步：前面关节囊切除和清创

- 如果需要对肘关节前部进行操作，就需要建立前外侧入路作为观察通道。
- 将 4.8mm 关节镜刨刀从前内侧入口进入，辅以一个近端前外侧的牵开入路。用刨刀清理组织并改善视野。
- 在整个操作过程中如果看到游离体随时将它们取出（图2）。关节镜持物钳可以直接取出较小的游离体，较大的游离体可用 Alyce 钳或持针器通过扩大的切口取出，而不是使用标准的关节镜器械。或者，将大的游离体磨成合适的尺寸通过标准通道取出。
- 对于骨骼的处理应在关节囊切开或切除之前完成，因为关节囊切除后液体外渗，将限制安全进行关节镜操作的时间。

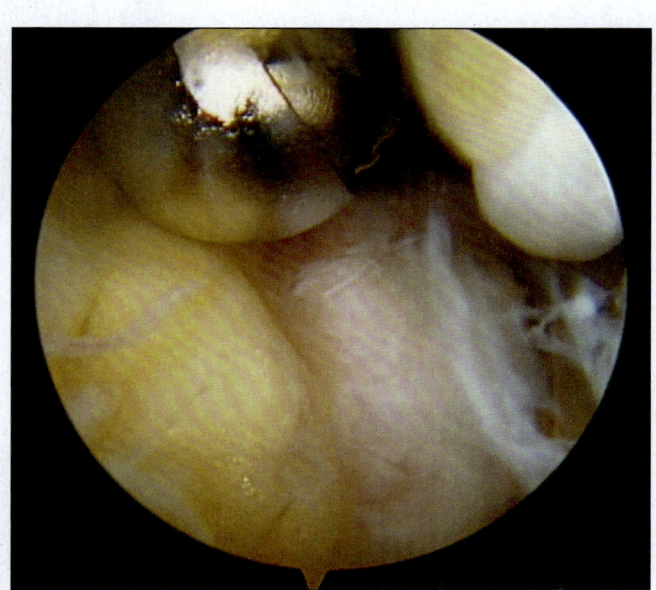

图2

器械 / 植入物

- 标准的关节镜设备包括4mm 30°关节镜,虽然有时会用到2.7mm关节镜,但并不是必需的。配备标准的3.5mm或4.8mm关节镜刨刀和磨削器。
- 牵引器,例如Howarth牵引器或者大的钝性丝氏钉可以增强视觉效果并使操作简单。目前可以从商家买到这些牵引器。
- 使用电凝设备用于止血。
- 在取游离体时经常会用到关节镜持物钳。
- 在行关节囊切开术时要用到关节镜咬钳;用刨刀得到游离缘后则完成关节囊切除。

- 用刨刀和磨削器去除冠状突窝和桡骨头窝的骨赘(图3)。
- 完成骨骼的清理后(图4),如果需要进行关节囊松解或切除,可将侧方入口作为可视入口,前方的关节囊切除可以完全在直视下完成。
- 从肱骨上剥离前内侧关节囊可以增加已挛缩关节的空间。各种各样的Howarth牵引器或钝性的丝氏钉可有助于牵引。

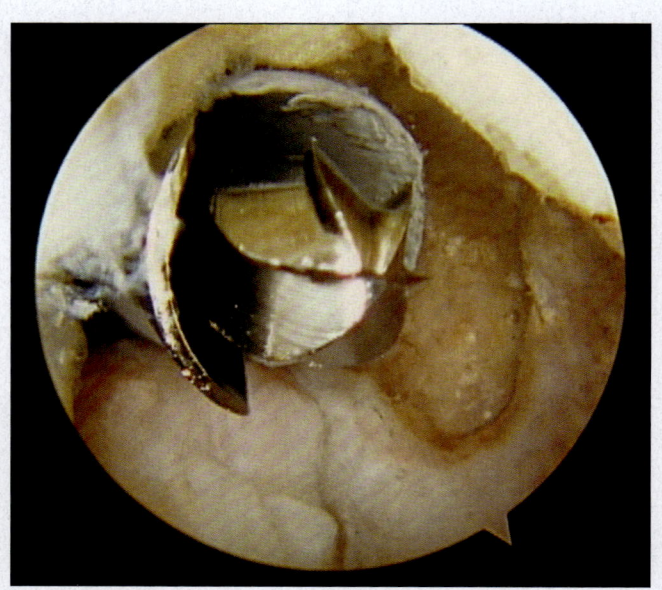

图3

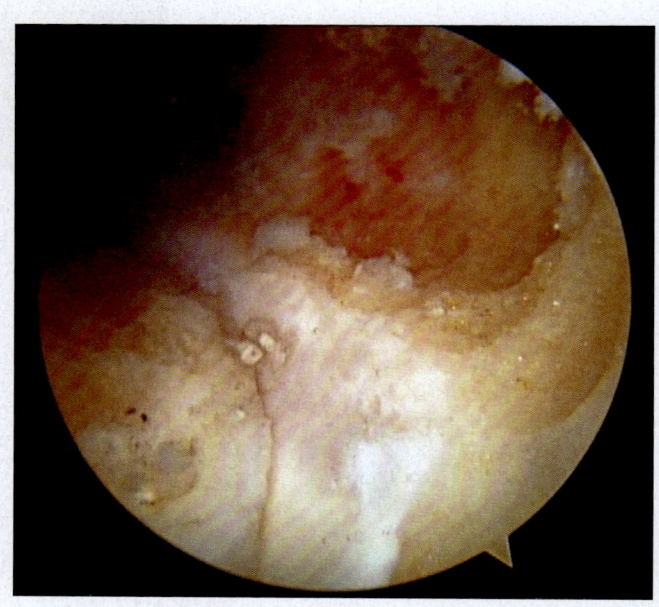

图4

手术要点
- 当需要显露后内侧关节囊时，需要特别注意对尺神经的识别和保护（图5）。

争议
- 尺神经松解的效果和必要性一直存在争议。最近有些学者几乎对每一个病例均做尺神经松解，也有学者只有在患者术前出现症状时才采取此操作。

- 用咬钳可以切开前关节囊，得到一个游离的边缘。从内侧向外侧切开，当看到桡骨头前方的脂肪垫时停止。
- 将内侧入口作为可视入口，用关节镜完整切除前部关节囊，这时完成关节囊切除术。

第三步：后方关节清理和／或关节囊切开
- 将注意力转向肘后方部分。
- 在后外侧建立可视入口后，在后方建立工作入口。之后将刨刀插入后方的工作入口，清除鹰嘴尖和侧方以及鹰嘴窝边缘的骨赘。
- 有术前屈曲障碍的患者，需要进行后外侧和后内侧的关节松解。
- 一般而言，如果术前打算进行大的活动范围的重建，或如果术前存在尺神经症状，术前肘关节屈曲小于90°，考虑进行尺神经松解或前置。如果外科医师掌握了必要的技巧，则可以用关节镜完成减压，否则需要切开进行减压和／或前置。

第四步：关闭切口
- 手术完成后，在离开手术室前需要评价活动度。

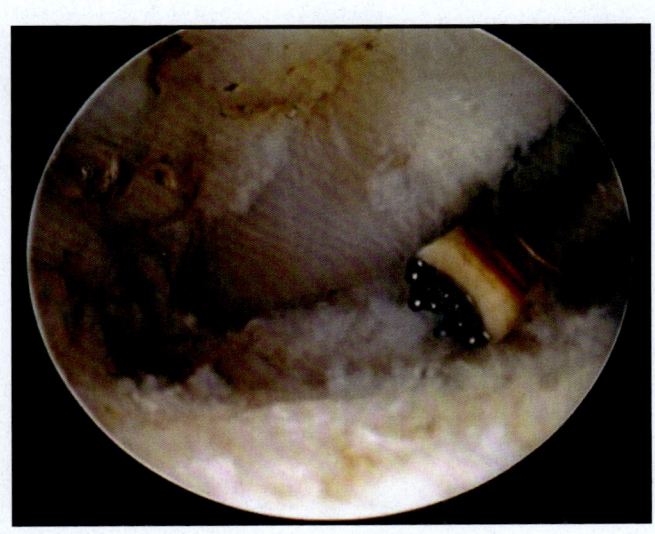

图5

> **争议**
> - 异位骨化的作用和类型仍然是一个学术研究的课题。比较确切的是关节镜手术后有出现异位骨化的危险，并且与患者的个体差异有关，这一点仍很难理解。我们建议术后连续6周每天口服一次吲哚美辛缓释片75mg/d以预防异位骨化，特别是针对骨关节炎和创伤性关节炎的患者。
> - 夹板康复方案，例如将夹板从完全伸展位调整为完全屈曲位，对于大多数患者是有益的。对于手术后所允许的极限位置，通常每小时进行更换一次。
> - 对于持续被动运动的必要性和作用一直存在争议。不论是否用神经阻滞均可以使用持续被动运动仪进行治疗，但是笔者认为意义不大。虽然缺乏公认的持续被动运动治疗的适应证，但如果患者不能主动进行功能锻炼或者存在严重的关节挛缩时，持续被动运动治疗可能会使患者受益。

- 通道需要使用标准规格的3-0尼龙线关闭和无菌压力带包扎。
- 用长臂夹板使上肢充分伸直，并在后侧用石膏托固定。

术后护理和预后

- 术后的初次检查需要评价神经和血管的功能。如果没有损伤，可以考虑给予区域阻滞麻醉以减少疼痛。
- 整夜抬高患肢，保持"自由女神"位。
- 如果患者同意，可以将患肢悬吊在床的横梁上。
- 术后第1天移除夹板，并检查神经和血管的状况，如果之前没有检查，则特别要注意桡神经、正中神经和尺神经。在不限制上臂的情况下，可以开始进行全范围的活动。
- 术后的康复方案可考虑物理疗法、夹板康复方案（有助于恢复运动）或持续的被动活动仪。

证据

Adams JE, Wolff LH III, Merten SM, Steinmann SP. Osteoarthritis of the elbow: results of arthroscopic osteophyte resection and capsulectomy. J Shoulder Elbow Surg, 2008, 17: 126-31.

这篇回顾性综述评估了41位患者（42个肘关节）因肘关节骨性关节炎接受关节镜下骨赘清除和关节囊切除术，且随访2年以上。对比术前与随访结束时的运动、疼痛和MEP评分。平均随访期176.3周，明显改善的有屈曲（术前117.3°，术后131.6°，$P < 0.001$）、伸展（术前21.4°，术后8.4°，$P < 0.001$）、旋后（术前70.4°，术后78.6°，$P < 0.056$）和MEP评分（$P < 0.001$），良好至优秀的比例为81%。疼痛减轻明显（$P < 0.001$），并发症较少（2例，异位骨化和尺神经麻痹）。（Ⅲ级证据）。

Cohen AP, Redden JF, Stanley D. Treatment of osteoarthritis of the elbow: a comparison of open and arthroscopic debridement. Arthroscopy, 2000, 16: 701-6.

在这篇研究中，笔者对比了因肘关节骨关节炎接受关节镜下清除与切开清除的预后，分别应用切开的Outerbridge-Kashiwagi技术和改良的关节镜技术进行操作。两组病例均在肘关节的屈曲范围、疼痛减轻方面有明显改善，并均有较高的满意度。对于伸展的改进，虽然两组病例均有改善但效果有限。两组均没有行关节囊松解。对比两组的效果，开放手术对于关节屈曲的改善更显著，而关节镜对于缓解疼痛更加有效。整体疗效两组间没有显著差异。

Kelly EW, Bryce R, Coghlan J, Bell S. Arthroscopic debridement without radial head excision of the osteoarthritic elbow. Arthroscopy, 2007, 23: 151-6.

该回顾性文章分析了24例患者（25个肘部）因患骨关节炎接受关节镜清创术的预后，平均随访时间67个月。25例中的24例患者术后改善或明显改善；21例患者轻微疼痛或完全无痛。屈伸的角度平均改善21°。所有病例没有出现并发症。（Ⅲ级证据）。

Nguyen D, Proper SI, MacDermid JC, King GJ, Faber KJ. Functional outcomes of arthroscopic capsular release of the elbow. Arthroscopy, 2006, 22: 842-9.

该回顾性文章分析了22例接受关节镜挛缩松解术的病例，平均随访期为25个月。其中20例为关节镜下关节囊清除术，2例为关节囊切开术。患者的屈曲、伸展和预后评分均明显改善。所有病例均没有出现并发症。（Ⅲ级证据）。

Thoreux P, Blondeau C, Durand S, Masquelet AC. Anatomical basis of arthroscopic capsulotomy for elbow stiffness. Surg Radiol Anat, 2006, 28: 409-15.

在这篇尸检研究中，解剖了10个肘关节，分析了神经与脉管结构与关节囊的关系，以及肘部屈曲运动时对这些部位的影响。肘关节屈曲90°时关节囊最大程度地延伸，并把神经与脉管组织推到一边。桡神经始终是最贴近的结构，但是它经常随肱肌远离关节囊。根据以上的解剖，笔者提供了一些安全地进行关节镜下关节囊切开术的技术参数。

第二部分 肘关节

关节镜

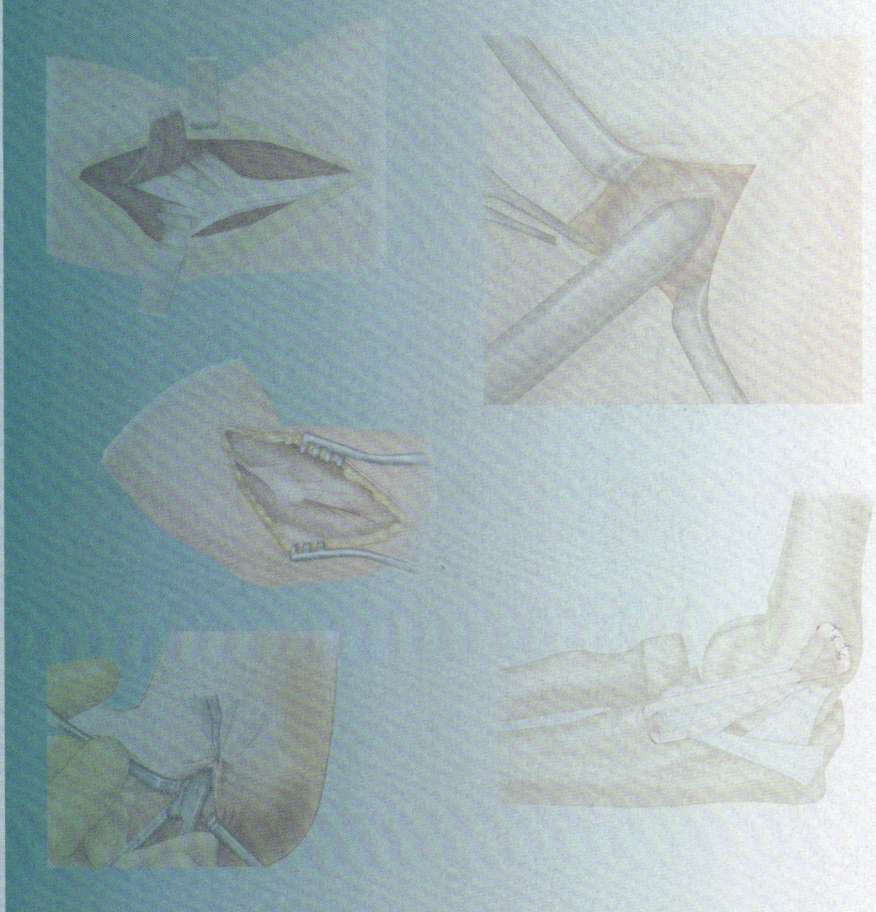

43 桡骨头骨折：桡骨头置换

Donald H. Lee, John M. Erickson

注意事项

- 桡骨头骨折的内固定手术一般适用于三块骨折块或少于三块的病例。
- 多于三块骨折块的桡骨头骨折，尤其是合并桡骨颈骨折时，将很难进行内固定，通常需进行桡骨头置换术。

争议

- 在粉碎性桡骨头骨折的处理中，应先假设患者有复杂的损伤，包括常见的肘关节不稳定。

治疗方案

- 切开复位、内固定。
- 金属桡骨头置换。
- 桡骨头切除（在急诊处理时很少用）。

适应证

- 粉碎的、不可修复的桡骨头骨折。
- 桡骨头骨折合并桡骨颈骨折。
- Mason III 型桡骨头骨折。
- Mason IV 型桡骨头骨折合并肘关节脱位。
- 复杂或伴有并发症的桡骨头骨折比如合并损伤，如冠状突和/或尺骨鹰嘴骨折或相关的韧带损伤（图1）。

临床检查/影像学检查

- 应检查肘关节、前臂和腕关节是否有肿胀、瘀斑、压痛，以及活动度和稳定性。
- 平片和 CT 扫描（见第 57 章）
  - 肘关节前后位片（图 2A）
  - 真正的肘关节侧位片（图 2B）
  - 改良的桡骨头侧位片（45° 肘关节斜位片）
  - 腕关节的后前位和侧位片
  - CT 扫描三维重建

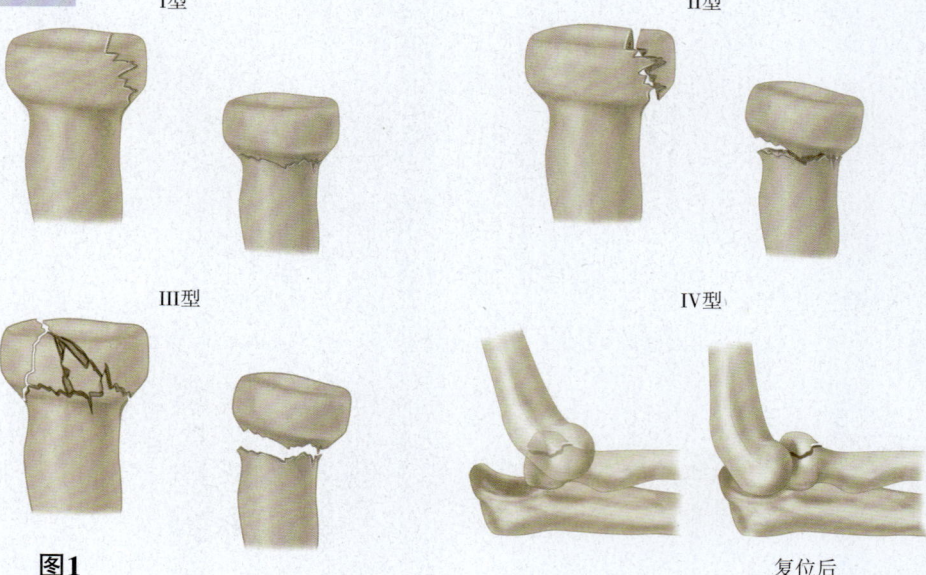

图1

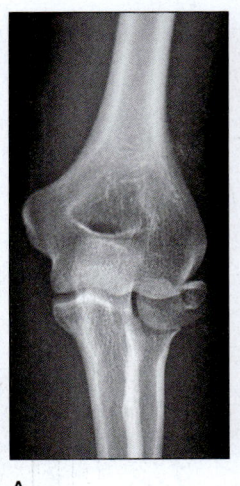
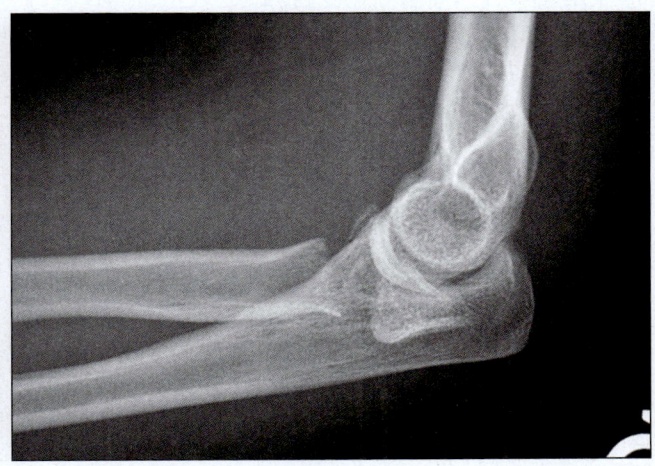

图2

外科解剖

- 桡骨近端对肘关节的外翻和后外侧旋转稳定性以及前臂的纵向稳定性都很重要。肱桡关节大约传递经肘关节负荷的 50%～60%。
- 应尽一切努力修复或置换桡骨头，尤其是对那些存在肘关节或前臂纵向不稳定的患者。
- 骨间后神经在从前臂的前方穿行至后方的过程中，在穿过旋后肌时与桡骨近端紧密伴行（图3）。前臂的旋前可以使骨间后神经向内，从而使其离术野更远。在桡骨颈周围应尽量避免或慎用拉钩，以免损伤骨间后神经。
- 外侧尺侧副韧带对肘关节的稳定性很重要，在做肘关节的外侧入路时有受到损伤的危险。
- 重要的是要保护桡骨头/颈部或肱桡关节的前方（即在沿桡骨颈长轴画线的前方操作）以保护外侧尺侧副韧带的后部。

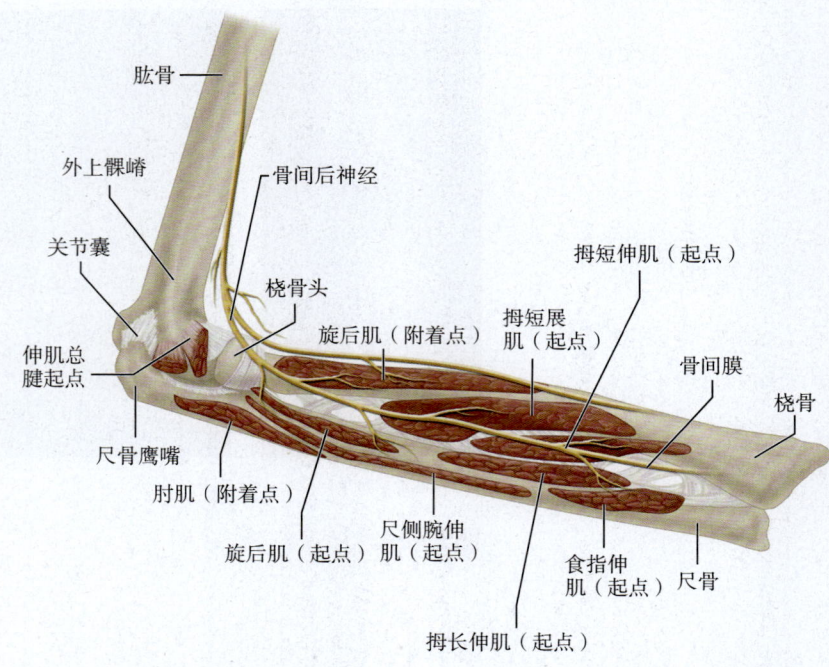

图3

体位

- 全麻或区域阻滞麻醉
- 仰卧位，配备上肢手术台
- 其他选择：
  - 仰卧位，上肢放在胸前
  - 侧卧位，上肢支撑固定

入路 / 显露

- Kaplan 间隙位于指总伸肌和桡侧腕长伸肌、腕短伸肌之间，用于显露简单的桡骨头骨折，不伴有冠状突 / 尺骨鹰嘴骨折或侧方韧带损伤（图4）。
- Kocher 间隙位于肘肌和尺侧腕伸肌之间，适于桡骨头骨折合并复杂的肘关节骨折 - 脱位的患者（图 5A）。通常在肘肌和尺侧腕屈肌之间可以看到一个脂肪标记（图 5B，蓝色箭头）。
- 有时，可以选择后方正中皮肤切口和全厚皮瓣来处理桡骨头骨折合并尺骨近端骨折，而无需再行肘关节外侧和 / 或内侧入路。

手术要点

- 摆好患者体位后，在准备患肢前进行透视以保证肘关节和桡骨头有良好的视野。
- 在上肢近端使用消毒的止血带对获得良好的视野很有帮助。

手术要点

- 在远端很容易鉴别 Kocher 间隙，而在近端各肌肉共享一个总腱膜。
- Kocher 间隙比 Kaplan 间隙更靠后，因此如果解剖时向前太远的话，很容易误伤外侧尺侧副韧带。
- 由于骨间后神经靠近近心端，手术时应保持前臂在旋前位以使神经在术野之外。

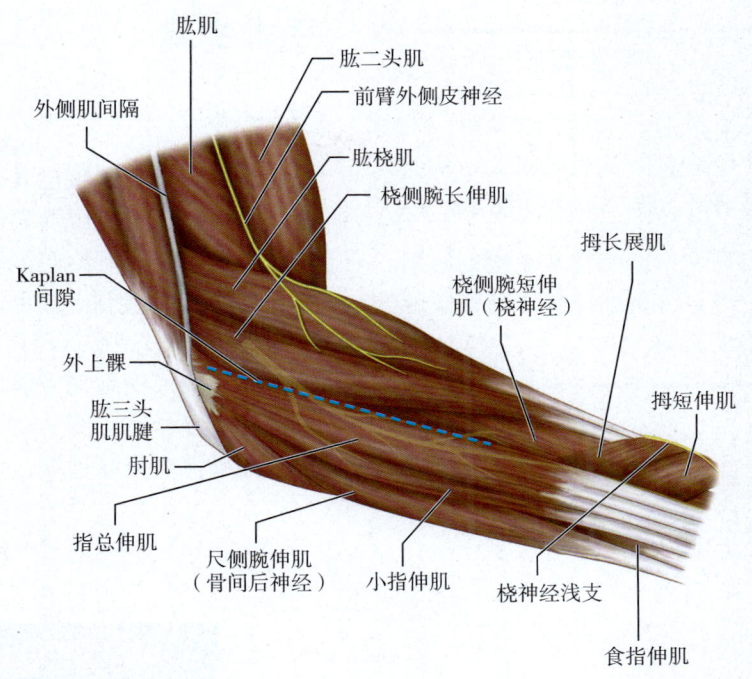

图4

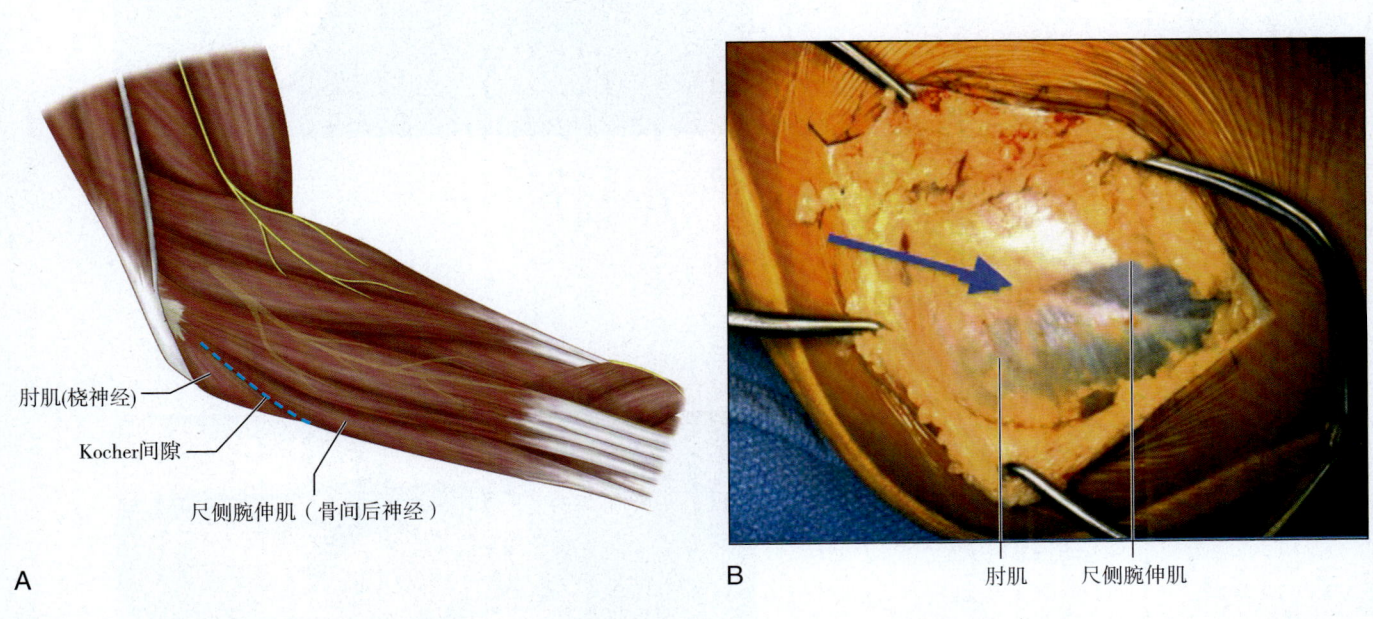

图5

手术要点

- 在合并肘关节骨折脱位时，外侧尺侧副韧带从近端撕脱，从而使肱骨外上髁"裸露"（图8）。
- 有时常常会有伸肌总腱的缺损。此时，骨折的桡骨头的显露就变得很简单。

手术步骤

第一步

- 从肱骨外上髁到桡骨颈远端中点做外侧弧形切口。
- 也可以在尺骨鹰嘴表面做后正中切口，并将全厚皮瓣掀起。
- 经 Kaplan 间隙显露桡骨头（更适用于简单的桡骨头骨折）或经 Kocher 间隙进入（更适用于复杂的桡骨头骨折合并侧向副韧带损伤，图8）。在从深层的关节囊上分离肌肉时要仔细（图6）。
- 在外侧尺侧副韧带前方纵向切开关节囊，保护后方的外侧尺侧副韧带复合体（图7）。
- 如果需要显露远端，可以切开环状韧带。

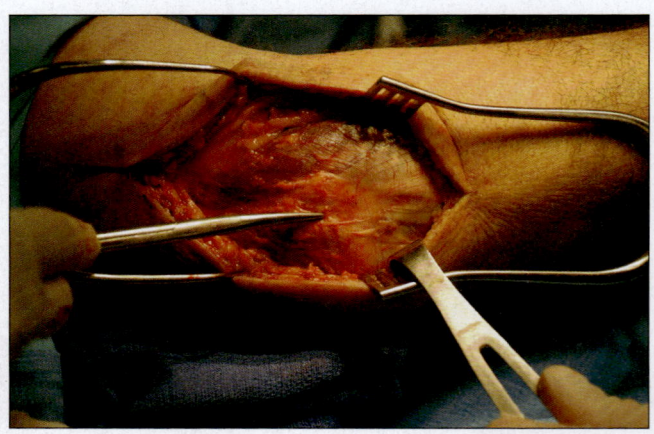

图6

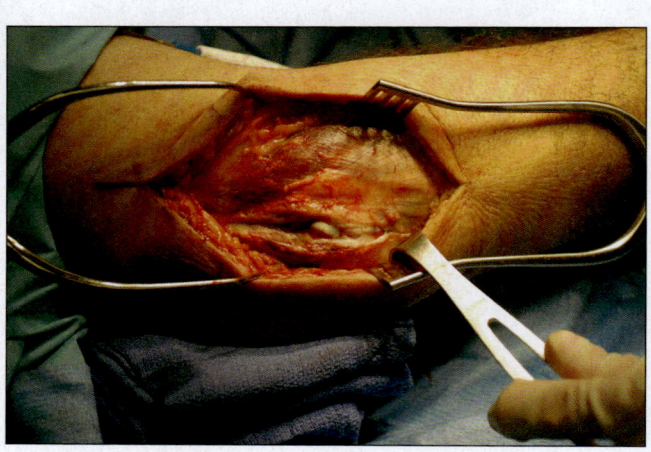

图7

注意事项

- 在外侧尺侧副韧带断裂病例，外侧尺侧副韧带修补失败（急诊处理）或重建失败（后期处理）可能会导致后外侧旋转不稳定。
- 在肱桡关节长轴后方的肘关节解剖可能会导致外侧尺侧副韧带断裂。

手术要点

- 钻孔之前应将无移位的桡骨颈骨折捆绑固定，以免骨折移位。

注意事项

- 应避免肱桡关节的"过度充填"。如果假体大小介于两个号码之间，应选择小的肱骨头直径。
- 如果使用带领或平台的桡骨头假体，则领的高度应该算在切除的桡骨头的高度之内。例如，如果切除的桡骨头的高度是 12mm，假体领的宽度是 2mm，那么就要用 10mm 的桡骨头假体。
- 有的假体柄有浆膜覆盖与试模相比会有效增加假体柄的直径。最终假体植入很紧的髓腔时就有可能导致桡骨颈近端的骨折。所以选择小一号的最终假体是可取的。

第二步

- 显露骨折部位（图 9）。
- 取出桡骨头骨折块，在手术台上重组。
  - 桡骨头置换时选择的假体大小要和骨折块恰当地匹配。
  - 桡骨头假体的直径（图 10A）和长度（高度）（图 10B）对重建很重要。
- 需要时用摆锯垂直于桡骨干进行桡骨颈截骨。
- 行桡骨近端扩髓，然后决定假体干部的直径（图 11）。
- 植入假体试模（图 12），然后再次在透视下进行肘关节和前臂的全范围活动（图 13A 和 13B）。将肘关节被动屈曲、伸直，前臂

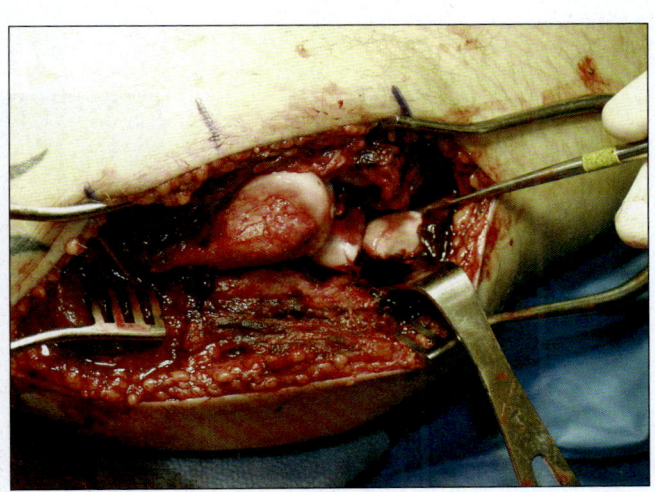

图8

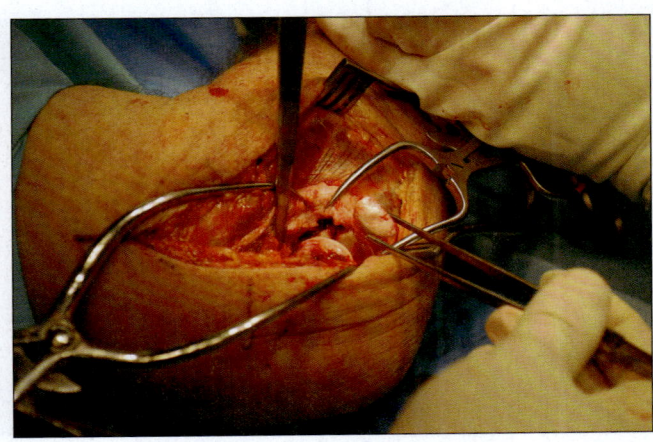

图9

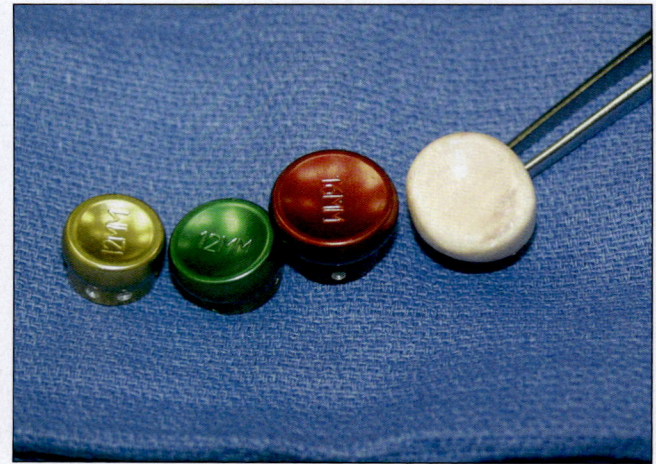
A

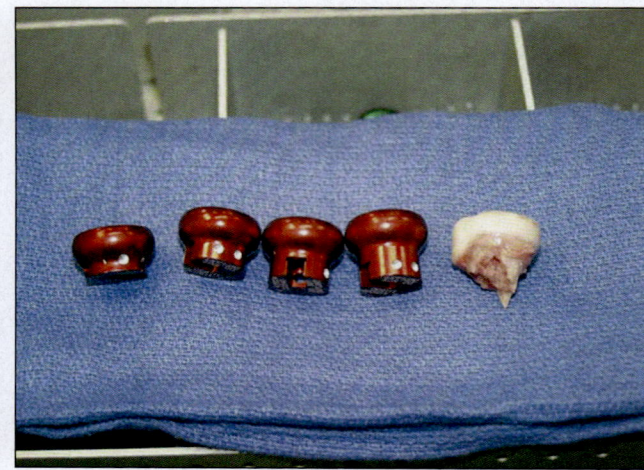
B

图10

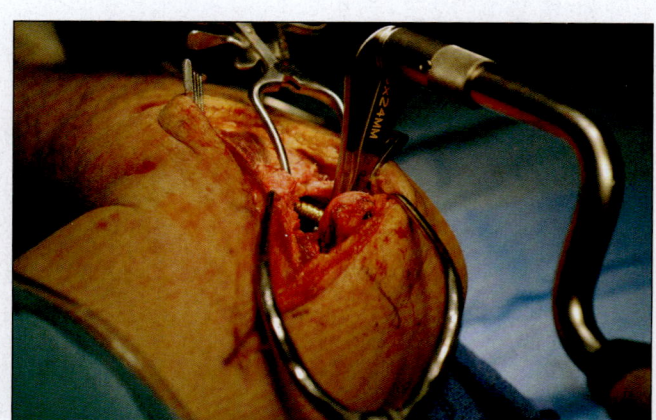
图11

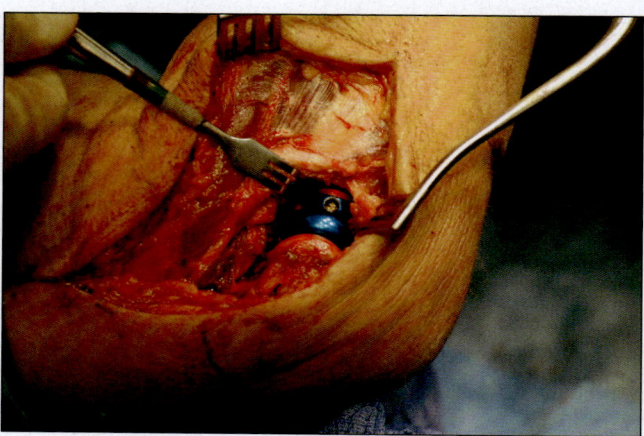
图12

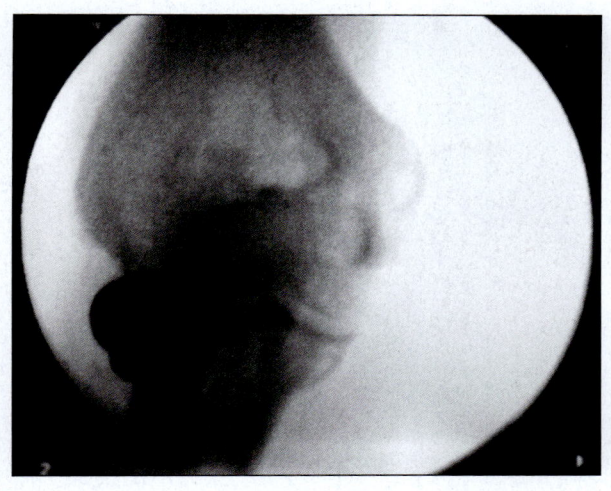
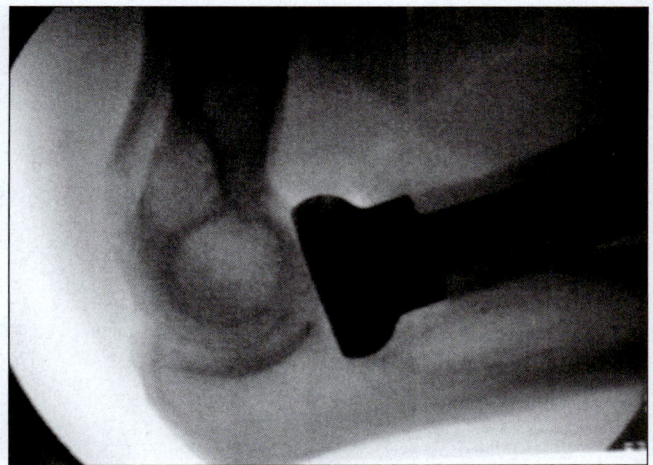

A B

图13

器械 / 植入物

- 透视时桡骨头假体看起来常常比自体桡骨头要大，因为自体桡骨头的关节面部分是透光的。

争议

- 应尽量避免进行桡骨头切除，尤其是肘关节或前臂的关节囊韧带损伤时。
- 桡骨头切除会带来迟发的并发症，包括肘关节的外翻和后外侧旋转不稳定、前臂纵向不稳定和骨关节炎。

旋前和旋后，评价关节的活动、稳定性和相容性。
- 此外，还要保证前后位相上有协调的肱尺关节，以避免肱桡关节的"过度充填"（图13A）。
- 最终将假体经骨水泥或压配技术植入（图14），在前后位相（图15A）和侧位相（图15B）上检测结果。

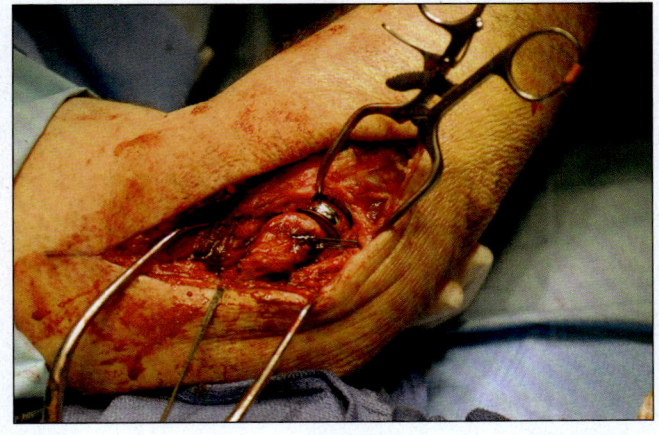

图14

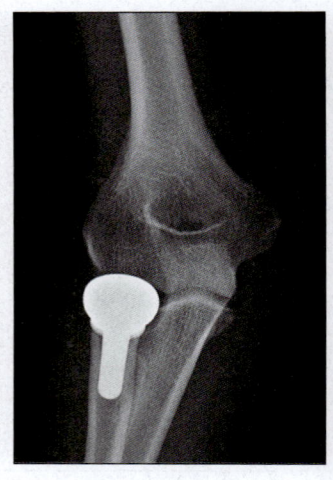 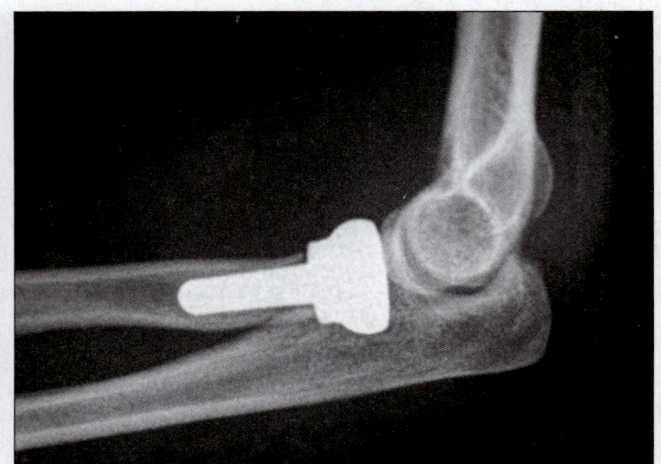

A　　B

图15

注意事项

- 外侧尺侧副韧带的解剖修补很重要（见第57章）。
- 将韧带复合体固定在等距点偏后的位置上会导致伸直位时肱尺关节半脱位。

器械／植入物

- 在合并肘关节骨折-脱位的病例，如果在骨性和软组织修复后无法维持肘关节的复位，则需要铰链式外固定架维持。

争议

- 除非在骨性结构和外侧韧带修补之后仍然存在肘关节不稳定，一般无需修补内侧／尺侧副韧带。

- 再次透视检查活动度和稳定性。

第三步

- 将侧向副韧带复合体用结实的（2号）不可吸收缝线修补在肱骨外上髁上。可以应用经肱骨外上髁的骨道或（图14）缝合锚（见第57章）。
- 在透视下确认在全范围的活动范围内，肱尺关节是协调的。前臂旋前和肘关节屈曲会分别改善肱桡关节和肱尺关节的稳定性。
- 在复杂的肘关节骨折-脱位病例，如果伸直位残留有肘关节的不稳定，可缝合前方的关节囊组织（见第57章）。
- 有人会选择修补环状韧带。
- 用标准方法缝合筋膜和皮肤切口。
- 用消毒纱布放在垫好的长臂夹板内。

手术要点
● 术中对肘关节稳定性的评价对决定术后的治疗方案很重要，尤其是在肘关节骨折-脱位的病例。
● 如果残留肱桡关节的后外侧松弛，则术后的康复要在前臂旋前位进行。

注意事项
● 夹板固定肘关节几天后会导致关节僵硬，使治疗结果变差。

争议
● 在高危患者，可以用吲哚美辛和/或放疗来减少异位骨化的发生率。

术后护理和预后

- 指导患者术后即刻开始手指和肩关节的活动度练习。
- 在术后3～5天去除长臂夹板，改为可随时松开的长臂塑料夹板，指导患者进行轻微的被动为主、主动为辅的肘关节活动度训练（见第57章）。
- 术后8～10天拆除皮肤缝线。
- 并发症包括肘关节活动度的丢失，尤其是终末伸直角度、异位骨化、内固定失败、感染和骨关节炎。

证据

Ashwood N, Bain GI, Unni R. Management of Mason type III radial head fractures with a titanium prosthesis, ligament repair, and early mobilization. J Bone Joint Surg [Am], 2004, 86: 274-80.
该综述包含了对16例Mason III型桡骨头骨折合并副韧带损伤的患者，他们均接受了钛金属桡骨头假体置换和软组织重建手术。有13例效果优良。

Morrey BF, Tanaka S, An KN. Valgus stability of the elbow: a definition of primary and secondary constraints. Clin Orthop Relat Res, 1991, (265): 187-95.
这一经典的生物力学研究证明了桡骨头作为肘关节的继发稳定结构的重要性。

Ring D, Quintero J, Jupiter JB. Open reduction and internal fixation of fractures of the radial head. J Bone Joint Surg [Am], 2002, 84: 1811-5.
作者回顾性地分析了56例桡骨头骨折后接受切开复位和内固定的患者。14例关节面骨折块多于三块的Mason III骨折患者中有13例临床效果差，因此作者建议对这类患者行桡骨头切除或成形术。

44 全肘关节成形术：Discovery 半限制系统

Hill Hastings II

注意事项

- 存在感染时，避免行肘关节成形术以预防感染。
- 如果不确定患者必须重复提拉超过 7～10 磅的重物，或者进行类似打高尔夫球的运动时，则应避免行肘关节成形术。
- 肘关节周围软组织情况良好，方可进行肘关节成形术。

争议

- 患者年龄和肘关节预期负重十分重要。如患者年龄小于 60～65 岁，除非没有其他更好的选择，否则应避免采用成形。弥漫性类风湿关节炎患者成形后预期效果较好，而严重创伤和骨性关节炎患者，因为患者术后不能有效限制肘关节负重，成形时要非常谨慎。

适应证

- 肘关节弥漫炎性关节病。
- 老年患者弥漫性严重肘关节骨性关节炎。
- 老年或功能要求较低的患者的肱骨远端粉碎性骨折。
- 慢性不可重构性肘关节不稳定。
- 肿瘤或严重创伤导致肘关节骨缺损。

检查/影像学检查

- 拍摄肘关节正侧位片，评估肱尺关节、肱桡关节和上尺桡关节情况（图 1A 和 1B）。
  - 当肘关节屈曲挛缩超过 30° 时，普通正位片不能包括整个肘关节，需要分别拍摄肱骨正位和尺骨近端正位。
  - 如果需要评估上尺桡关节和肱桡关节，可以加拍桡骨-肱骨头位相（Coyle 相）（图 1C）。
  - CT 扫描和 MRI 不是必需的。
- 如果存在前臂旋转功能障碍，需要拍摄 0° 腕关节正位（图 1D）和侧位，来评估远端桡尺关节（图 10）。对前臂旋转缺损的矫治需要切除桡骨头和对远端桡尺病变的治疗。

治疗方案

- 关节镜下部分切除桡骨头用于治疗单纯肱桡关节炎。当肱桡关节炎伴上桡尺远侧关节炎时，考虑行桡骨头切除，加或不加桡骨头移植成形术。

- 对原发性关节炎应松解关节囊和清创，部分切除冠状突、鹰嘴，保留冠突窝和鹰嘴窝。关节镜滑膜切除可能继发关节炎。对年轻人或要求较高的创伤后或骨关节炎患者，考虑清创后关节成形术，加或不加软组织植入（再表面化）。

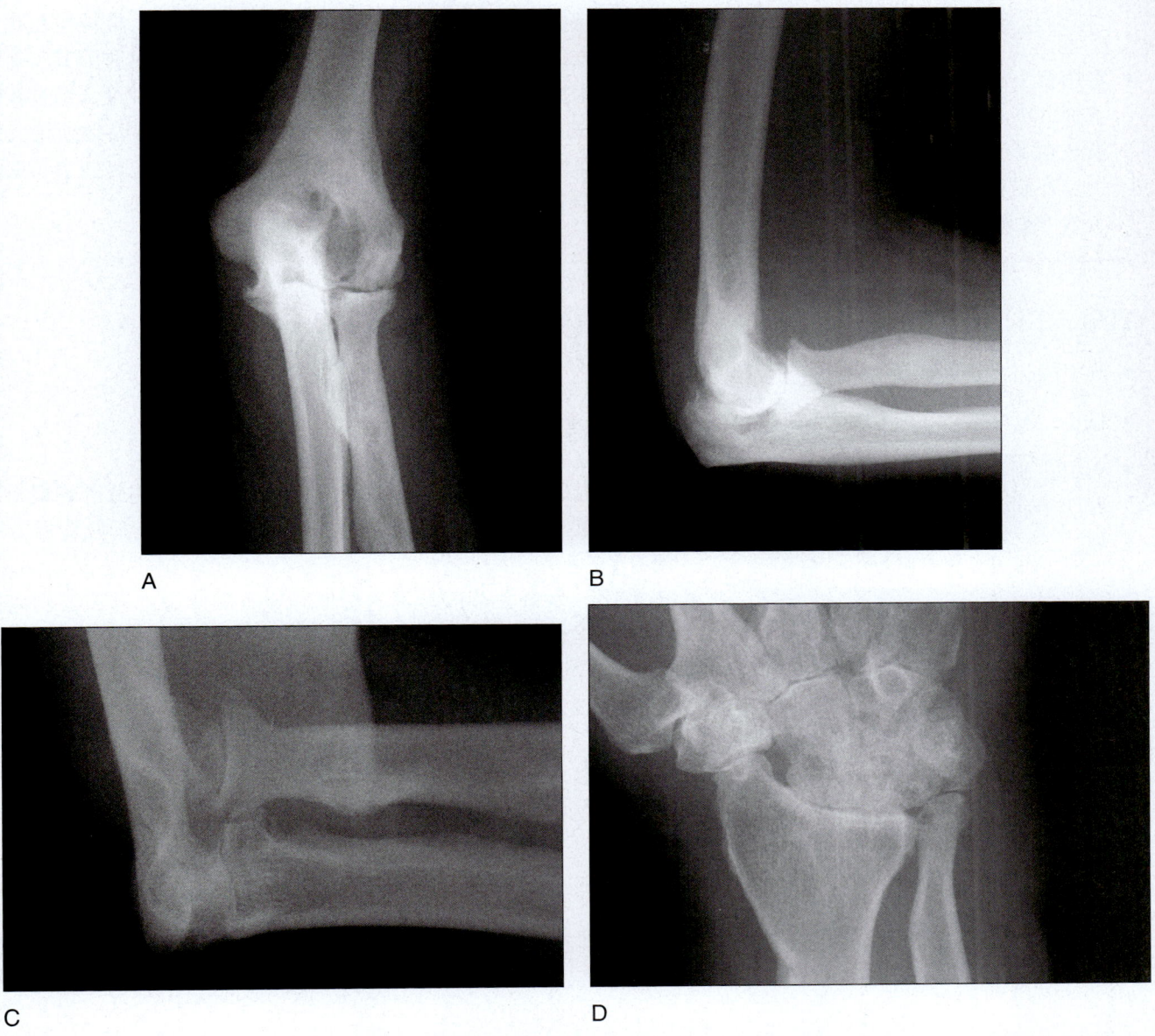

图1

手术要点

- 当患者可以小于 40° 采取侧卧位时，一般不用腋垫。

注意事项

- 将用枕头和填塞物放在腿中间和下面，小心保护下肢。将对侧上肢放在上肢支架上，让上肢保持一定外旋和部分屈肘休息。在肘关节下垫泡沫垫保护。

器械

- 吸引袋。
- 枕垫，泡沫垫。
- 无菌止血带，保证将上臂一直附着于肩部和上肢较大的无菌区域。

争议

- 有些外科医师喜欢让患者取侧卧位，并用腋垫和上臂支架将上肢悬吊。

外科解剖

- 肘关节的关节较紧，其关节面吻合紧密，周围被环状韧带复合体、尺侧副韧带和肱三头肌肌腱膜紧密包裹。尺神经通过肘管，容易被骨或软组织结构卡压。在手术过程中需要对尺神经进行减压以进行保护，防止过度加压或牵拉而造成损伤。桡神经在肱桡关节前方直接通过，并紧贴前方关节囊，因此在对肘关节前外侧进行手术操作时需要注意位于关节囊上或附近的神经。经过较长时间形成的骨赘可能影响肘关节的屈伸活动，所以必须将其去除，从而恢复肘关节功能。前方关节囊增厚变紧也可能会长期导致肘关节屈曲挛缩。

体位

- 将患侧肢体下垫高，侧卧 30°～40°。
- 将其余肢体仔细用软垫加以保护。

入路 / 显露

- 做一个肘关节后方直的切口，于鹰嘴尖处稍向内侧或外侧偏斜。切口应起自尺骨远端的皮下缘，经鹰嘴近端，止于肱骨后方中部。
- 多数第一次做关节成形术的病例和所有翻修手术都需要剥离肱三头肌止点。
- 对于肱骨远端骨折的患者，可以经肱三头肌平行入路，此时，不必将肱三头肌从鹰嘴处剥离。

手术步骤

第一步

- 患者全麻或局麻，并辅以轻度全麻。
- 将手和前臂远端用无菌巾包裹，将上臂近端用无菌止血带。在用

设备/器械

- 手和腕部用防水无菌巾。
- 在无菌巾和止血带上用绷带固定,以方便取下贴膜。
- 外科无菌贴膜。
- 无菌标记笔。
- 备皮时用洗必泰,实验证明比碘附更有效。
- 在患者准备和上绷带前静脉使用抗生素。

争议

- 区域麻醉在术后可使患者在最初的 12 小时左右感觉比较舒服,但是影响了术后神经功能的评估。传统全肘关节成形术时,不必需考虑这个问题。在复杂的畸形或前方有难度的切开时就需要考虑区域麻醉术后神经功能的评估问题,因为这些手术会损伤桡神经和/或正中神经。
- 可以在严格的臂丛麻醉下进行手术,但是考虑术中患者的体位和舒适度,大部分患者会受益于辅助浅度的全身麻醉。

手术要点

- 患者术前 5 天使用鼻喷抗生素,用洗必泰消毒液洗澡。
- 无菌止血带可提供较大的无菌区。
- 应在贴膜前做切口,以使切口在适当的位置。贴膜后皮肤会因为贴膜时的移动而影响切口位置。
- 将卷起的无菌单垫在肘关节下可起到支撑作用。

注意事项

- 仔细检查任何既往的皮肤切口或者皮肤异常。
- 尽量使用既往切口。如果既往切口位置不合适,应使新切口与原切口交叉至少成 30°。

3M 无菌贴膜覆盖肢体剩余部分之前画出手术切口(图 2)。
- 将患肢抬高并驱血,使止血带压力高于收缩压 50mm Hg。

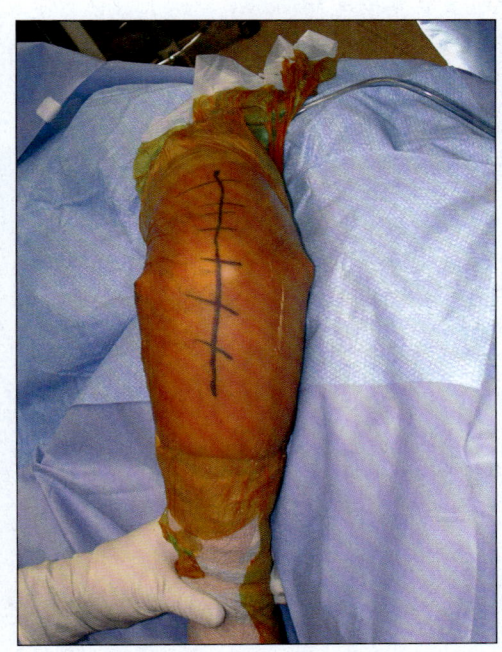

图2

第二步：显露和处理尺神经

- 将皮肤切开到深筋膜。向内外两侧掀起皮瓣，显露肱三头肌和尺神经（图3）。
- 松解 Struthers 腱弓以显露尺神经近端。从肱骨中段到远端下至肘管要彻底进行松解。通过松解 Osborne 韧带、尺侧腕屈肌的深浅两层、腱膜以及指浅屈肌起点可对尺神经进行减压（图4）。

手术要点

- 当显露至肘管水平时尽量保留尺神经伴行的血管以保证神经的血供。
- 术中避免对尺神经使用烟卷式引流条和其他类似的固定引流条，这些可能在以后的操作中对尺神经产生压迫或牵拉。
- 对尺神经的移位可能需要松解1~2根后方尺侧屈腕肌的肌支。

注意事项

- 肘部畸形可能改变尺神经在肘部的位置，而且经常产生大量紧缩的瘢痕或包裹神经。通常肘关节炎可造成无症状的尺神经病变，因此需要仔细对尺神经进行术前检查。
- 在很多既往使用甾体类激素治疗的患者，皮肤和皮下组织比较薄弱。尽量保持皮肤和皮下组织的完整。将皮瓣向外侧掀起至肱三头肌外缘，向内侧掀起够尺神经移位即可。

设备／器械

- 自限式拉钩对皮肤的牵开有帮助。

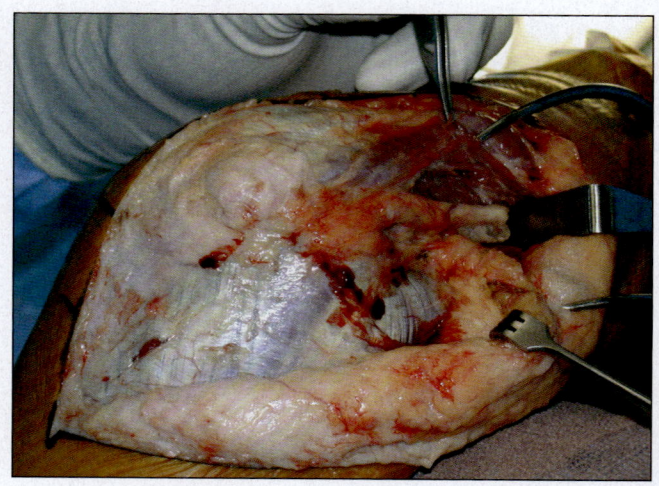

图3

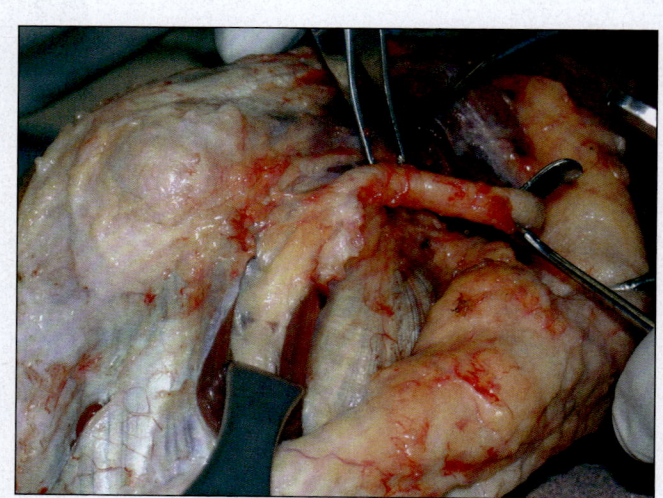

图4

争议

- 如果将旋前圆肌和尺侧副韧带起点整体从尺骨近端剥离,无需将尺神经移位就可完成全肘关节成形术。
- 在大多数情况下,在全肘关节成形术发生后部分脱位时,对尺神经的减压和移位可保护其免受扭转牵拉的损伤。

手术要点

- 当从其鹰嘴附着处剥离肱三头肌时,需要留置预缝线以便再附着。
- 将手术刀片插到外侧副韧带起点深部远端并晃动刀片,使外侧副韧带从肱骨上松解。
- 在有显著屈曲挛缩的情况下,可松解或切除整个前关节囊。从外侧面松解外侧副韧带,并将伸肌起点从外侧髁松解后,从外侧向前方剥离很容易完成这一步操作。

注意事项

- 将肱三头肌和肘肌从内侧向外侧松解时,应在环状韧带的表面进行松解,并越过桡骨头直接达到尺骨。
- 在肱桡关节前面进行操作时,注意不要偏离前关节囊,因为桡神经就位于其附近。

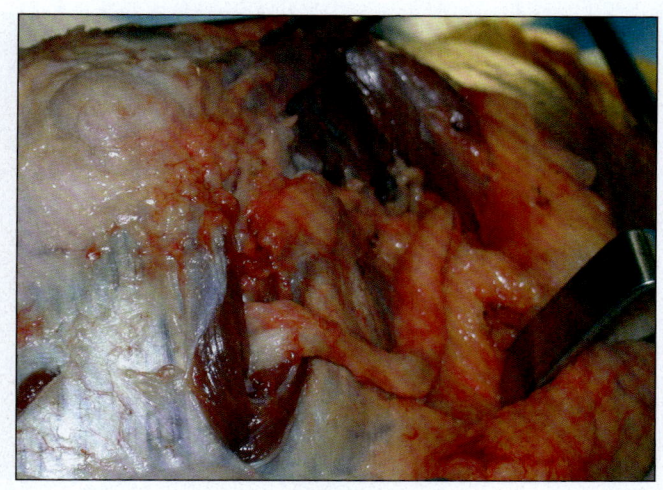

图5

- 几乎在大部分情况下,都建议将尺神经移位于前方皮下。
  - 为此,切断肌间隔。用电凝游离尺神经和所有的血管分支至肱三头肌,通过此步骤可将尺神经与其伴随的滋养血管一起移向尺侧(图5)。
  - 虽然尺神经在术后的稳定性还有待评估,但一般在手术结束时无需用吊带固定。

第三步:显露肘关节:剥离肱三头肌入路

- 对于剥离肱三头肌入路,从近端肘管处的尺侧腕屈肌尺侧头处向远端至距鹰嘴7~10cm处切开筋膜(图6)。分离筋膜以显露尺骨的皮下缘(图7)。
- 在尺神经显露完成后,肱三头肌在内侧肌间隔后部开始从肱骨上膨隆出来,由内向外锐性剥离肱三头肌附着在尺骨上的纤维。在手术结束时,将这些纤维用2号编织线和涤纶缝线采用Krackow法缝合固定(图8A-C)。
  - 在松解的肱三头肌最内侧部分从深到浅穿线,采用Krackow法向近端穿3~4遍,然后到外侧部分,继之沿着外侧部分拉回缝线,直至肱三头肌附着点的外侧面。

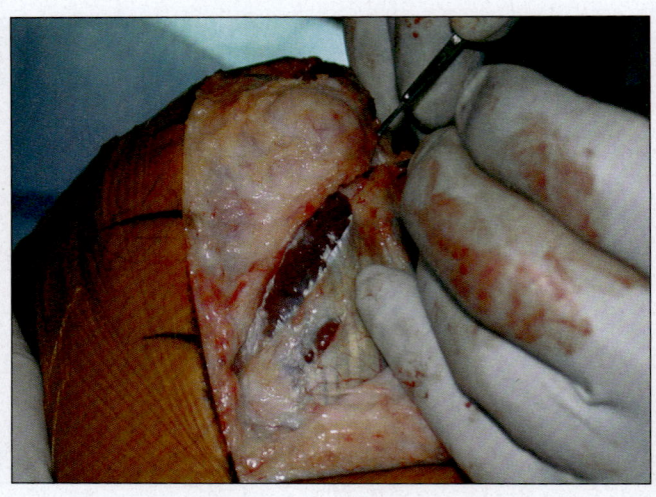

图6

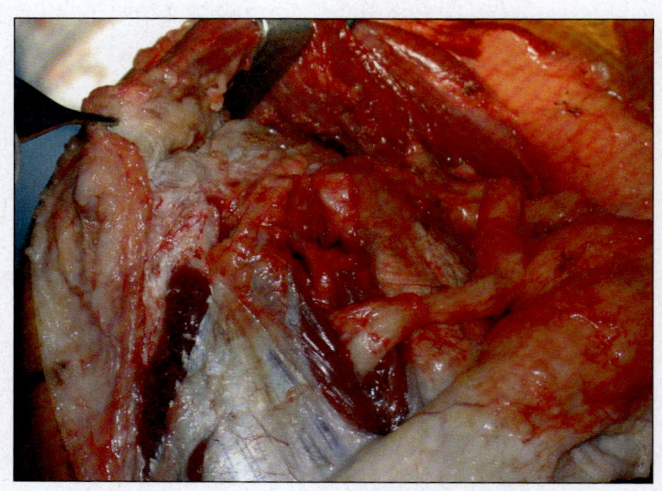

图7

器械/植入物
- 用于肱三头肌附着重建的 2 号编织 Krackow 缝线。

争议
- 另一种处理肘关节的方法是将远端作为筋膜瓣来分离肱三头肌（Van Gorder 法）。将旋前肌和尺侧副韧带的附着点从尺骨内侧骨膜下游离后可顺利地使肘关节半脱位。
- 对于肱骨远端骨折，可采用在第 46 章中叙述的"保留肱三头肌"的方法。

- 继续将肱三头肌肌腱从鹰嘴上分离，从肱三头肌外侧附着处后面穿缝合针完成缝合。
- 继续翻转肱三头肌和肘肌直至外侧髁。切开后关节囊、滑膜及可能存在的血管翳或者瘢痕（图9）。
- 用摆锯切除肱三头肌附着点后面的鹰嘴尖近端部分（图10A 和 10B）。对所有的鹰嘴及冠状面的骨刺均用咬骨钳咬除。

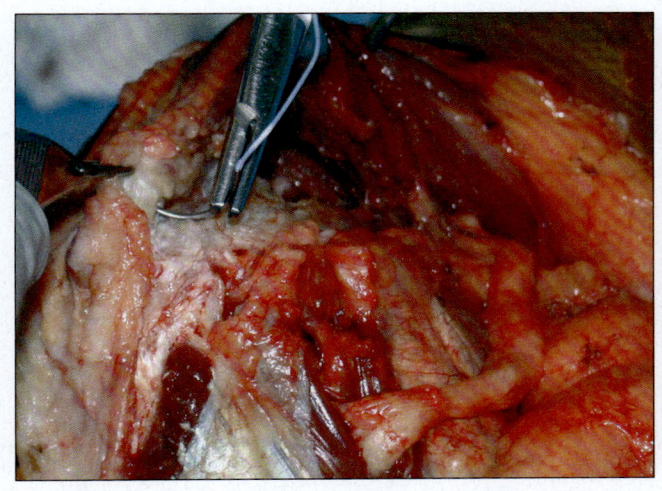
A

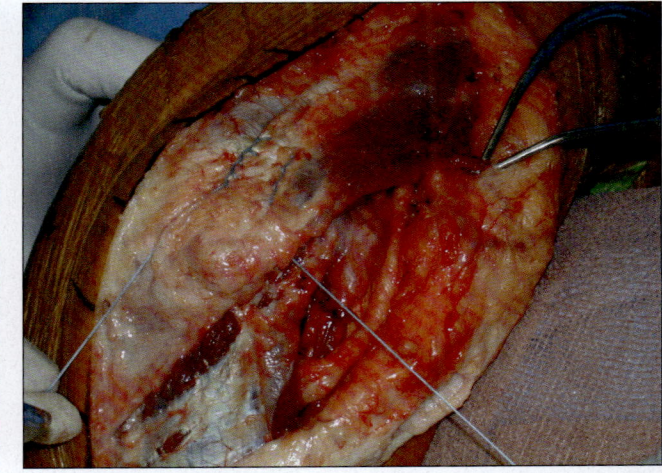
B

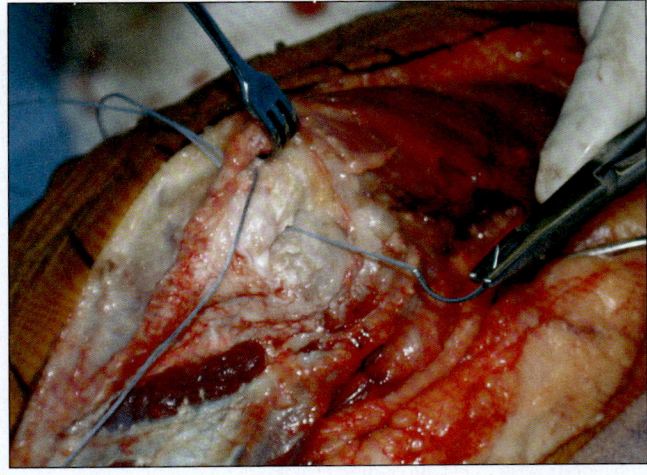
C

图8

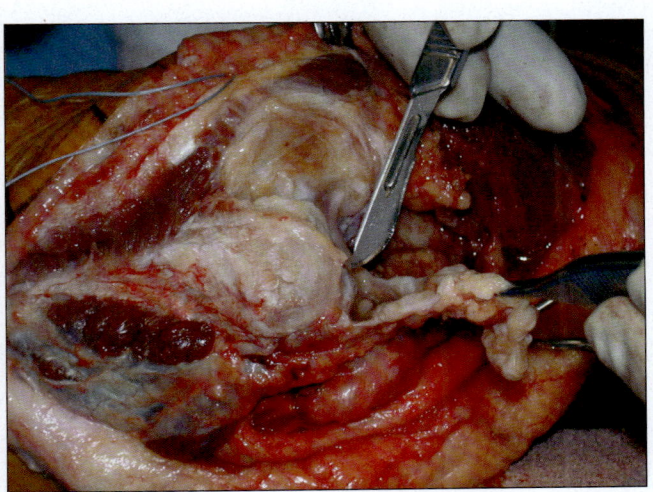

图9

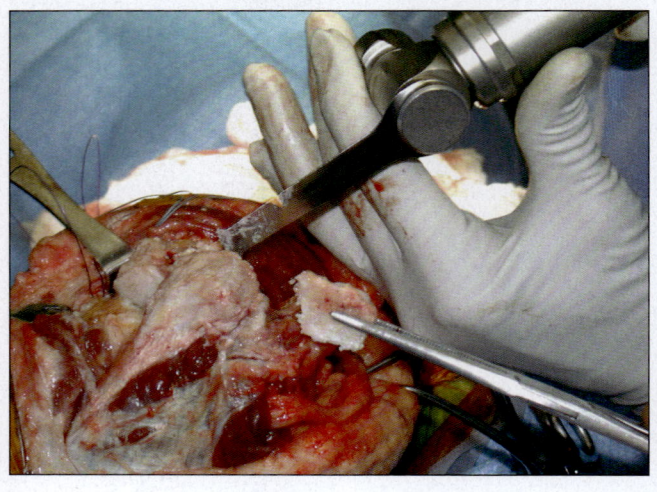
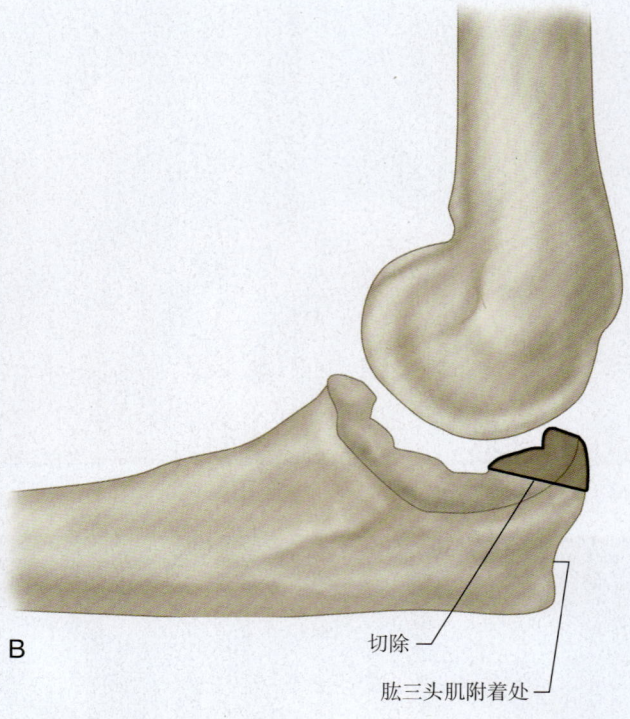

B　切除
　　肱三头肌附着处

图10

- 沿骨膜下将外侧副韧带近端起点从肱骨上游离（图11），将前关节囊从外向内切除。屈曲外旋前臂及反向活动肱骨就可使肘关节脱位。尺侧副韧带及旋前屈肌仍保持完整。
- 如果畸形累及桡骨头，可用霍曼拉钩显露桡骨头，在桡骨头颈处用锯切除桡骨头（图12A～C）。

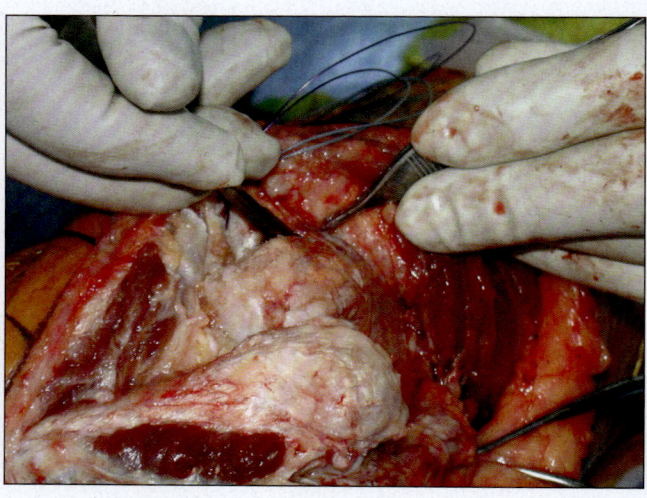

图11

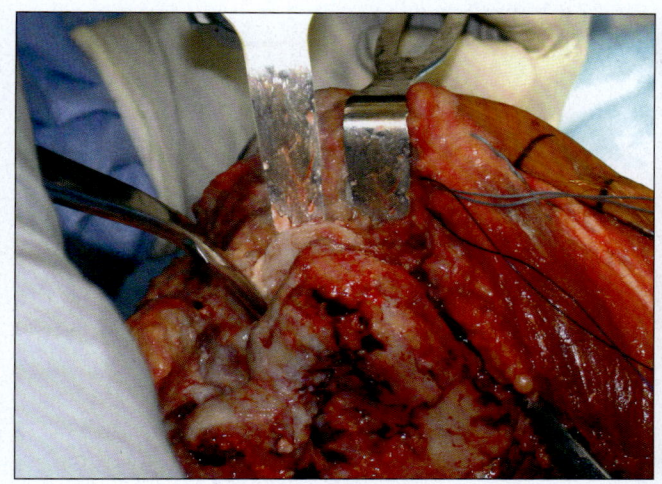
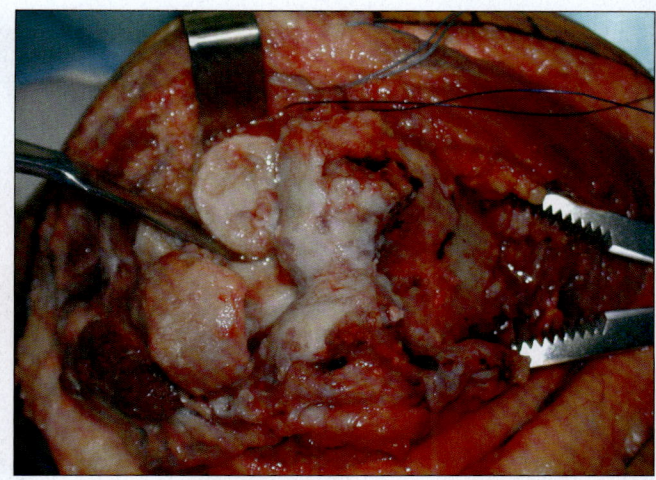
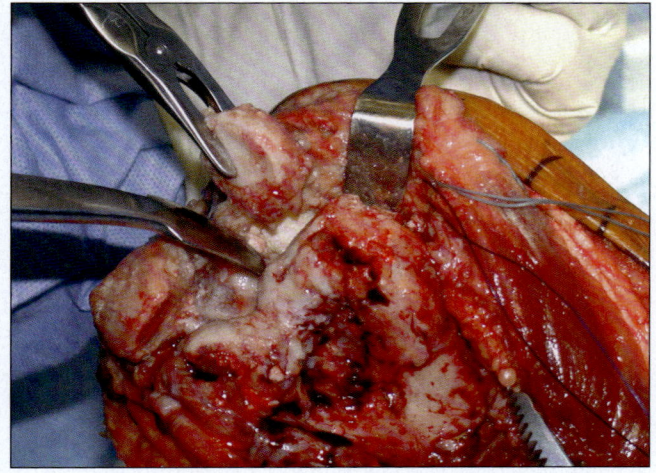

图12

第四步：准备肱骨–肱骨远端髁间区的切除

- 髓外切除法
  - 将外置导向器放在肱骨远端上，其内侧缘与滑车内侧界对齐。近端柄在肱骨干中线上对齐（图13A和13B）。轴向标记与内侧髁的下面对齐。
    - 以垂直于伸屈轴的轻度内旋面在肱骨远端鹰嘴窝处钻孔，钻孔完成后，用电凝术在外在导向器的内侧及外侧面截骨处做标记。

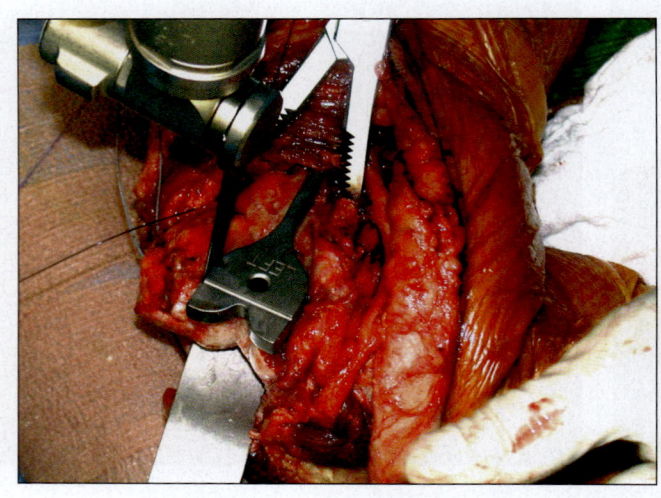
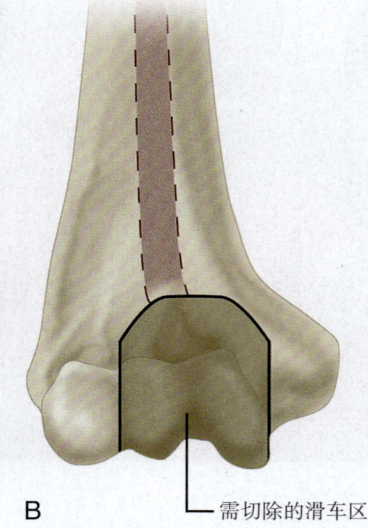

A

B ── 需切除的滑车区

图13

手术要点
• 切割肱骨滑车时，在肱骨前面使用可伸展拉钩来保护前面的软组织。
• 在滑车上切出足够宽的槽以防其边缘使磨锉跟随肱骨髓腔移动。

注意事项
• 确保锯片振荡不会触及内外侧髁及肱骨柱，否则会损伤并导致髁骨骨折。
• 使用髓外切除导向器时，确保其远端的内侧面与滑车的大部内侧界平行，并将柄部近端置于肱骨中心。

◆ 移开外置导向器。依次使用五级扩孔钻插到冠状窝的钻孔内扩孔，直到最外面的尖齿能适应肱骨窝。

◆ 沿前述电凝标记线锯除滑车的其余部分完成滑车截骨。切除滑车后用柱形锉修整切除区的近端部分。

◆ 沿冠状窝的近端面用高速钻打通进入肱骨髓腔的通道，用磨锉或钻扩大该通道以能插入 3.0mm 近端开髓器。

◆ 用磨锉逐渐扩大肱骨髓腔直到有皮质骨抵抗感。最终肱骨远端入口在与最后使用的磨锉相适应后可作为肱骨入口。标记在入口上的轴线应与内侧髁的下部平行。

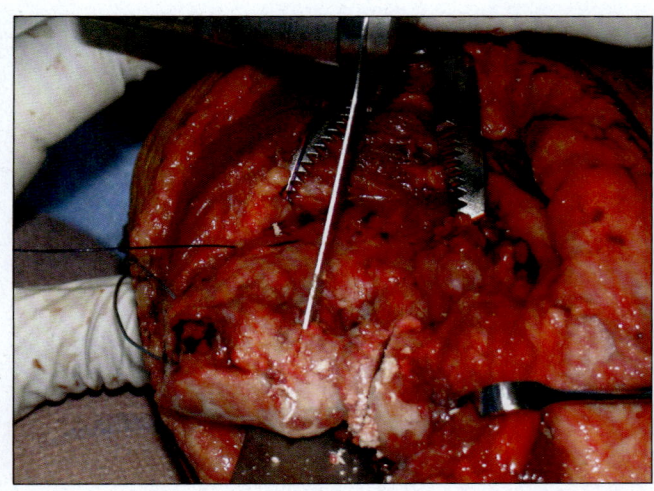
A

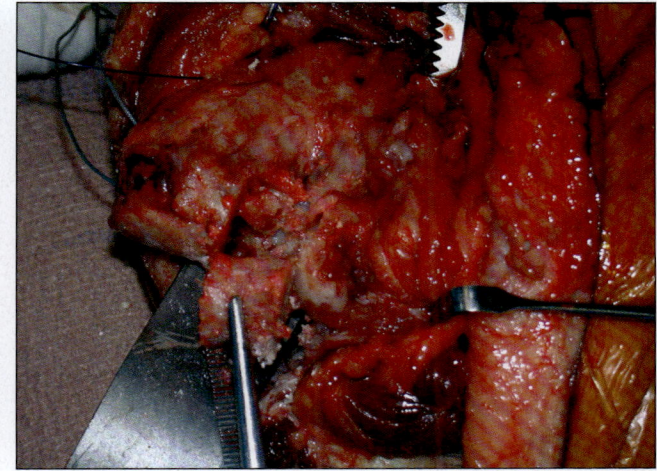
B

图14

器械/植入物

- 高速钻。
- 摆锯。
- Discovery 髓内外切除导向器。
- 柱状扩髓器。
- 可伸展拉钩（1$\frac{1}{2}$英寸）。
- 肱骨磨锉。
- 锤子。

- 髓内切除法
  - 用摆锯切除滑车中央的一小部分（图 14A 和 14B）。
    - 在冠状窝的近端面用高速小型磨钻进入肱骨髓腔（图 15）。用逐步加大的磨钻连续扩大肱骨髓腔直到有皮质骨抵抗感（图 16A 和 16B）。
    - 置入最后一个磨钻后，将导向器主体安装在磨钻柄部并调整导向器使其轴向杆正好位于内侧髁的远端或下部边缘（图

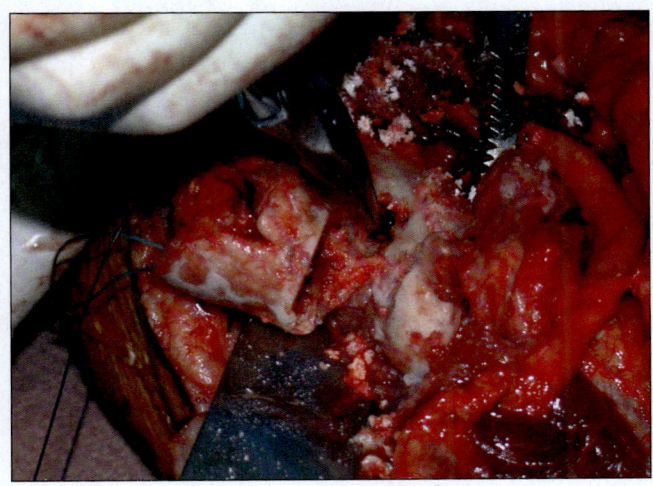

图15

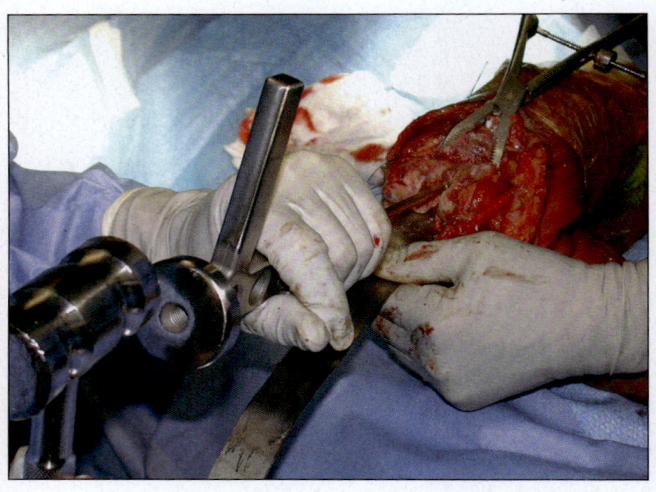
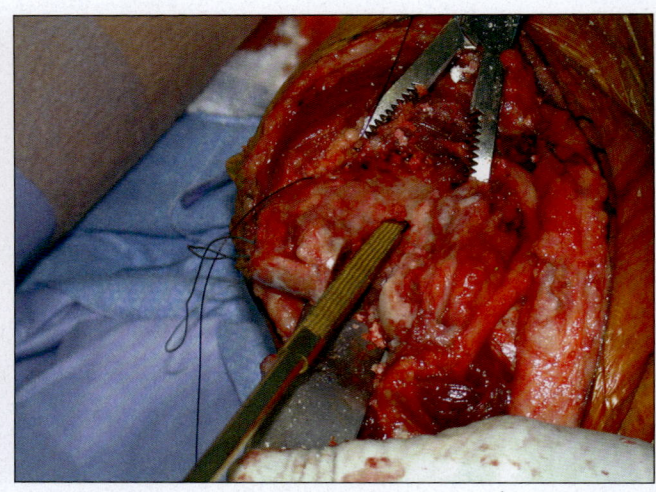

图16

争议

- 有些外科医生喜欢用外置导向器切除肱骨髁间,因为这会更快一些。在磨钻上使用内在导向器可以保证切除的髁间区精确地贴附内植物,因为放置时它会平行于磨钻柄,而磨钻柄恰是内植物的模板。

17A 和 17B)。用螺钉锁住切除导向器,用两根 0.062 英寸的克氏针通过两边的钉孔打入以维持其位置。

- 将锯作为切除的导向(图 18)。移除磨钻和导向器,通过前皮质的锯面完成(图 19A 和 19B)。必须注意锯片的振动不要累及两侧髁。

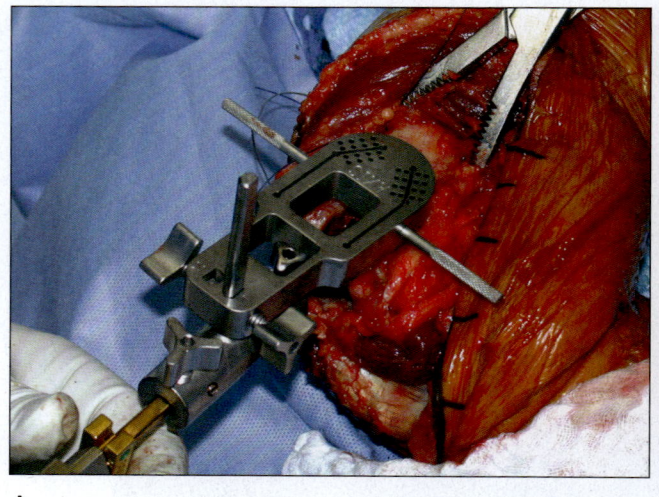
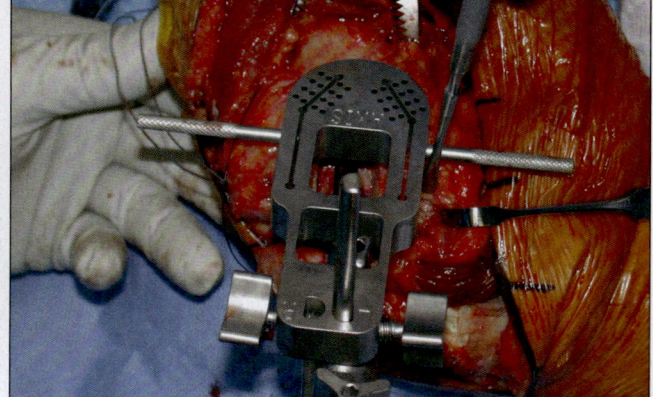

图17

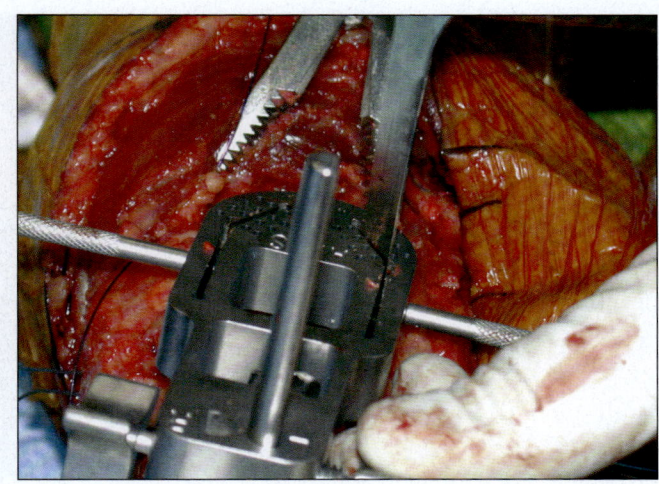

图18

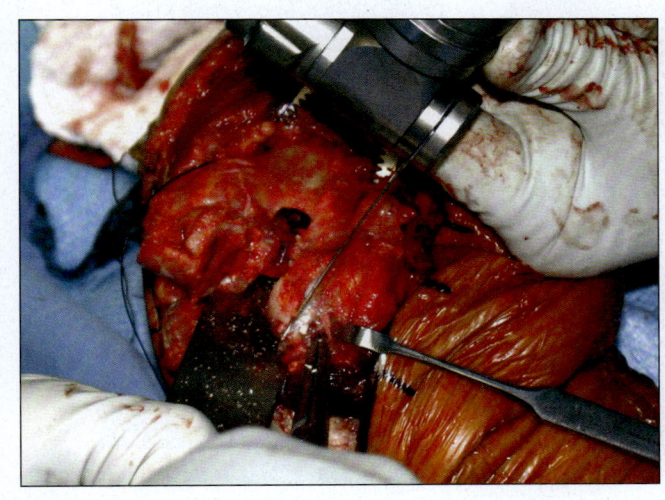

A

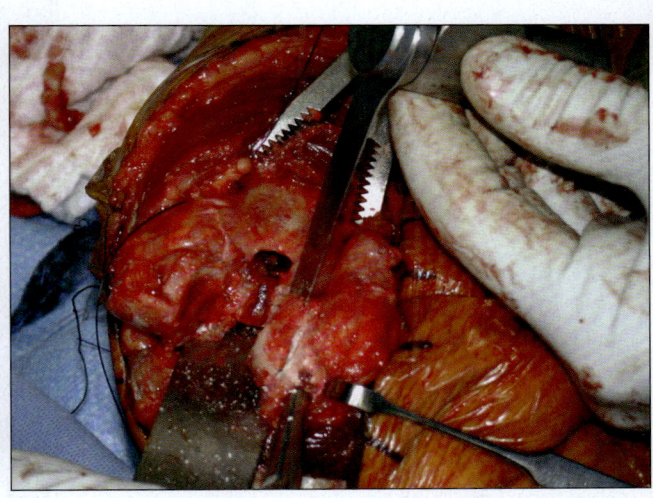

B

图19

- 去除切掉的中间部分骨质。用柱状锉将切除区的外在切除面锉光滑（图20）。
- 根据最后的磨钻大小选择一个三色的肱骨远端开口测量器。将开口测量器插进髓腔并压紧直到轴向标记与内侧髁的下方适合（图21）。如遇到意外抵抗，可用小型磨钻扩大肱骨髓腔入口。
- 用与最后使用的磨锉大小一致的肱骨假体模型插入髓腔检查其是否适合。一般还需用小型磨钻进一步去除一小部分前方

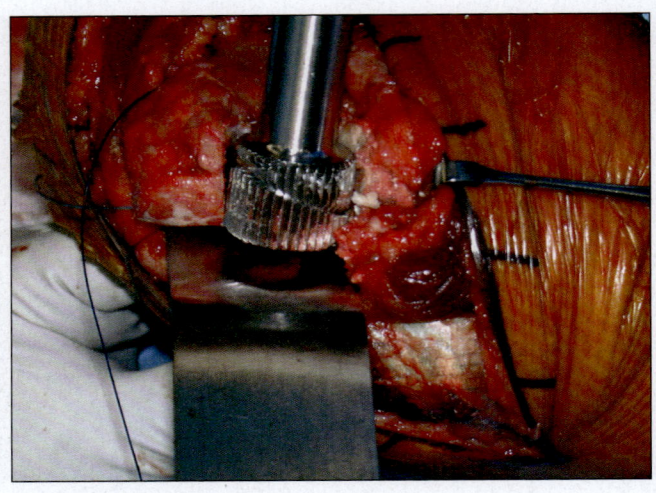

图20

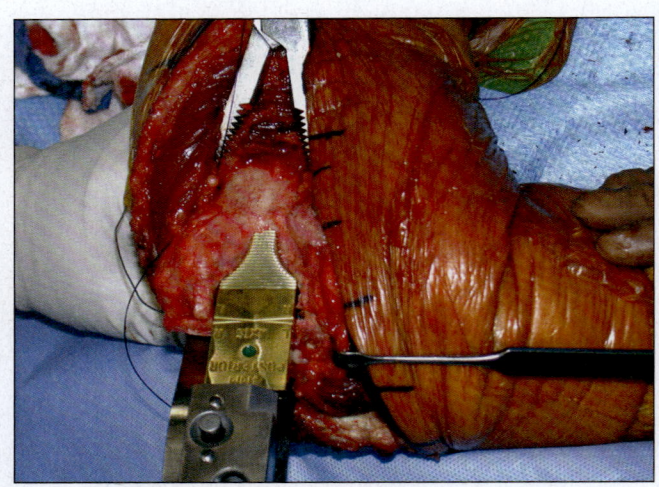

图21

手术要点

- 有些情况下可能出现鹰嘴不均匀地被破坏，长时间后肱骨会沉到尺骨里去。在决定从何处进入尺骨髓腔时可用冠突的位置来确定尺骨的宽度。
- 在鹰嘴有骨质侵蚀且肱骨显著陷入尺骨时，可能不需要鹰嘴上的深槽。
- 在扩尺骨髓腔时使尺骨磨锉柄与尺骨近端后面平行可确保合适的旋转角度。

皮质以便使假体前缘近端完全安装到位（肱骨中央前缘皮质3~4mm）。完全调整好假体试模之前还需要磨除一小部分骨质（图22）。

第五步：准备尺骨

- 将小磨钻调整到从前向后55°可打开进入尺骨近端的通道（图23）。逐步增大可弯曲扩髓钻去除尺骨髓腔内的松质骨（图24A和24B），无需去除皮质骨。将可弯曲扩髓钻沿两条皮质线之一进一步深入到与要用的尺骨假体柄长度一致的深度（75~115mm）。

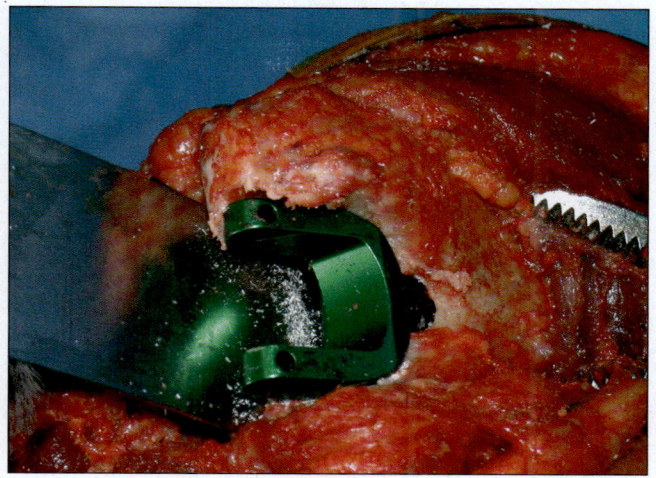

图22

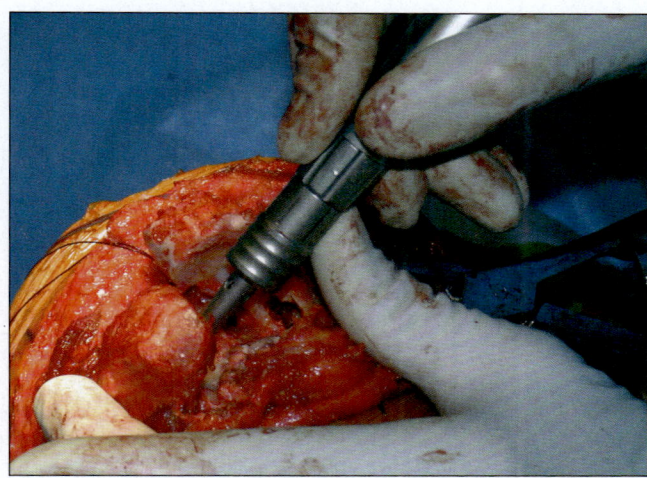

图23

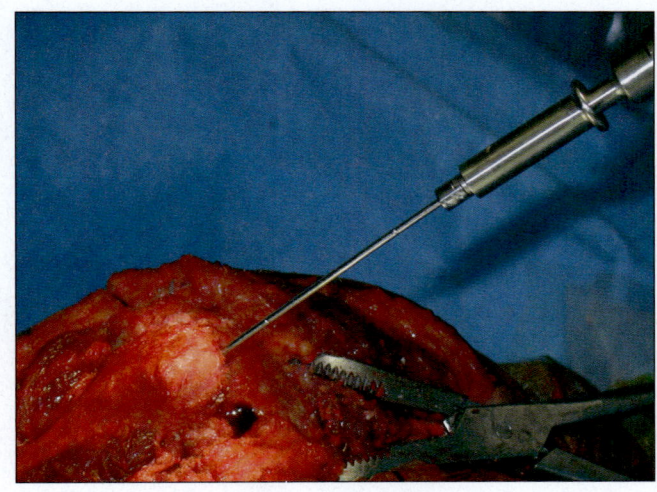

A

图24

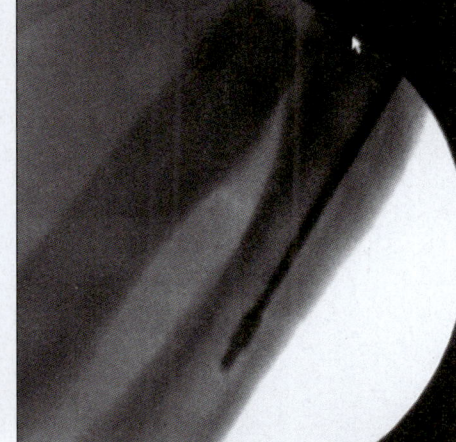

B

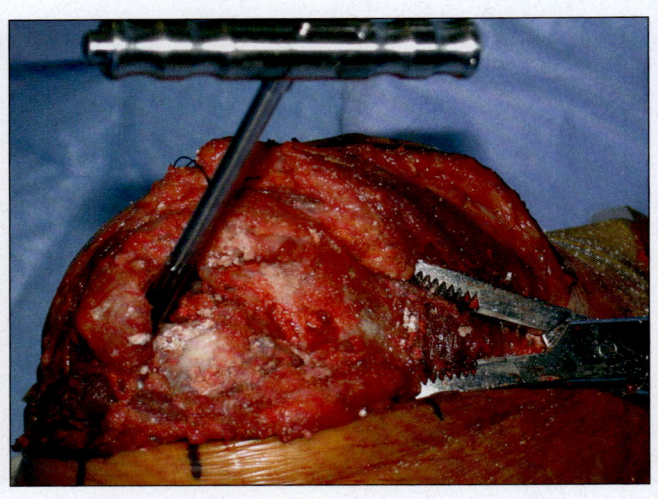

图25

设备 / 器械

- 高速磨钻。
- 可弯曲扩髓钻。
- 槽型扩髓钻。
- 尺骨磨锉。
- 柱状扩髓器。
- 锤子。

- 用钻或鹰嘴槽型扩髓钻在尺骨近端开槽（图25）。
  - 若用后者，将钻的光滑面插到尺骨髓腔里并作为单边切除扩髓器进到后方的支点。切除槽的宽度应与将要用到的磨锉一致。
  - 必须在尺骨上开足够宽的槽以确保扩髓时能直行进入尺骨髓腔（图26）。
- 使用逐步增大的尺骨磨锉准备尺骨。在此过程中，术者必须一直使磨锉后面与尺骨髓腔纵轴平行（图27）。

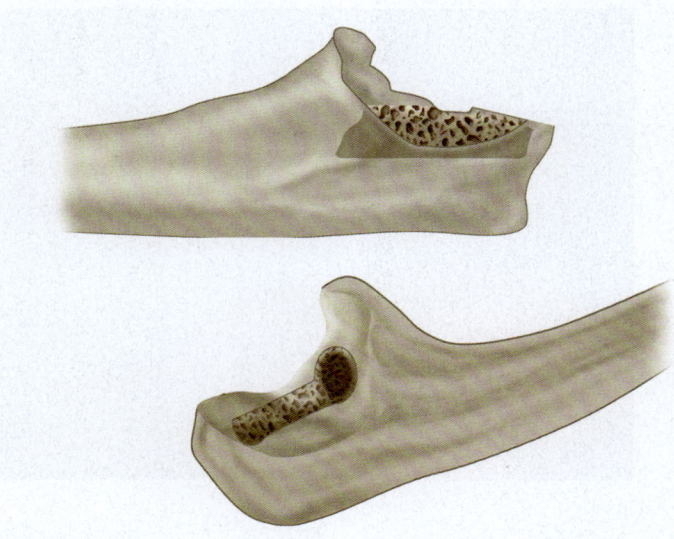

图26

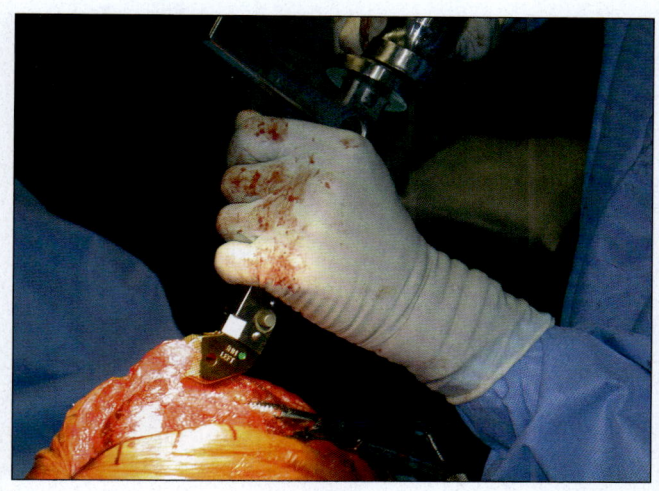

图27

争议

- 在尺骨的显露及准备过程中肱三头肌可保持完整,但这很难。在大多数情况下,准备尺骨时剥离肱三头肌以确保其完美显露。

- 在大部分尺骨内置物排列错乱的情况下,内置物不能在后方下降足够的距离至尺骨近端,在磨锉过程中这会导致尺骨髓腔后侧皮质穿孔,也将使关节中心轴距前面太远(图28A和28B)。

■ 用柱状扩髓器打磨圆滑近端冠突和鹰嘴,用适当大小的假体试模检查其合适度,用磨锉或高速小型磨钻去除骨质以进一步调整适合度。

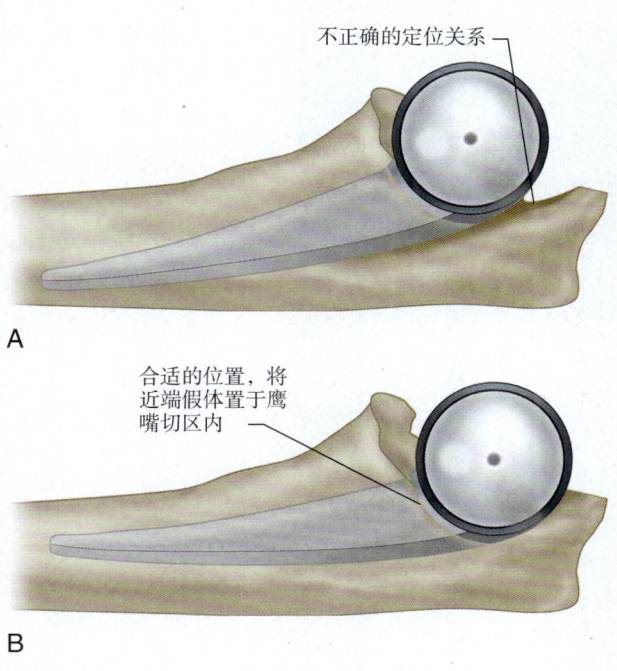

图28

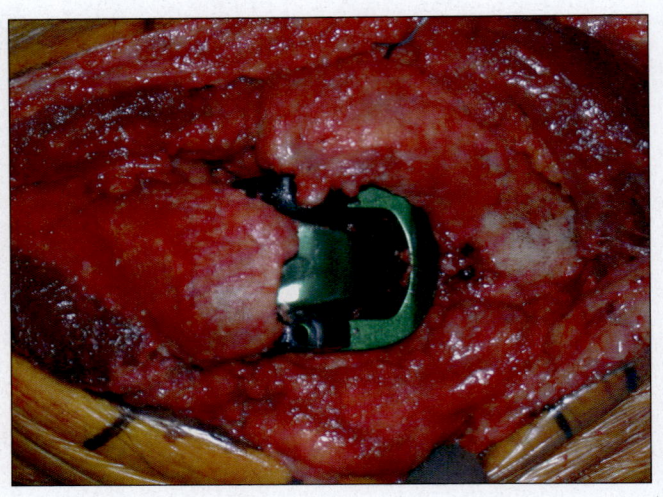

图29

手术要点

- 必要时切除 3～4mm 肱骨前方中间皮质骨以适应前翼的宽度并将其安放在适当位置，以便使肱骨假体完全到位。
- 确保肱骨远端前后面没有骨重叠，否则会阻碍随后将假体翼插在髁上的操作。

注意事项

- 如肘关节不能完全伸展，不要迫使其伸展，否则会使肱骨假体进入肱骨更深并且导致使髁骨骨折。

设备 / 器械

- 肱骨及尺骨试模。
- 试模轴。

争议

- 肘关节伸展不完全时，可能需要术后行静态可扩展支架。首先确保前关节囊已完全松解或切除，且肱骨在其轴与内上髁平行的情况下完全安放到位。无须将尺骨假体置入得过深，但将肱骨假体安放在更靠近近端也许会有用。

第六步：试行复位

- 再次插入肱骨和尺骨假体试模，将半球形髁试模安装到尺骨上并将其复位到肱骨上（图29）。试行活动范围，估计鹰嘴及冠突，以确保它们在最大屈伸活动度时不会发生碰撞。

第七步：骨水泥固定假体

- 用专用刷子将肱骨髓腔表面刷洗干净（图30）。
- 选择合适型号的肱骨和尺骨聚乙烯骨水泥塞，在插入杆上标记将要插入的深度，至少超过肱骨和尺骨假体长度 10～15mm（图31A 和 31B）。冲洗髓腔、吸干，用凝血酶浸湿过的纱布填充 4×4s（图32）。
- 将低黏度骨水泥混合抗生素后，用骨水泥枪将骨水泥注入肱骨（由近端到远端）和尺骨（由远端到近端）（图33）。
  - 首先插入肱骨假体并将其压实，术者必须确定假体不要紧贴前方骨质，这样可使其前翼与肱骨前面紧密接触（图34）。清除多余的骨水泥。
  - 随后将尺骨组件以同法压实，清除多余的骨水泥（图35）。

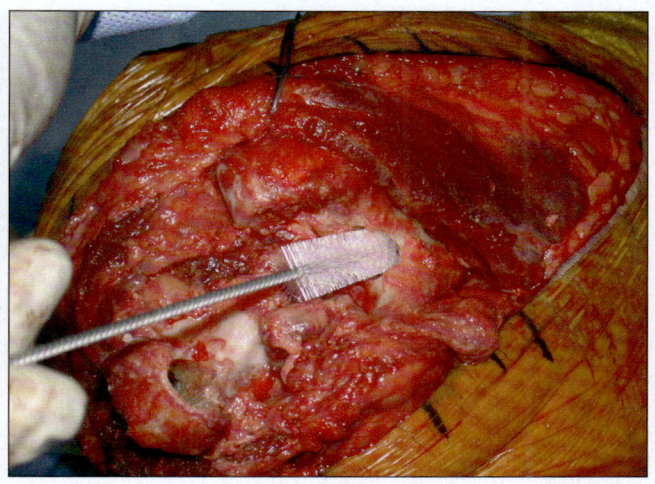

图30

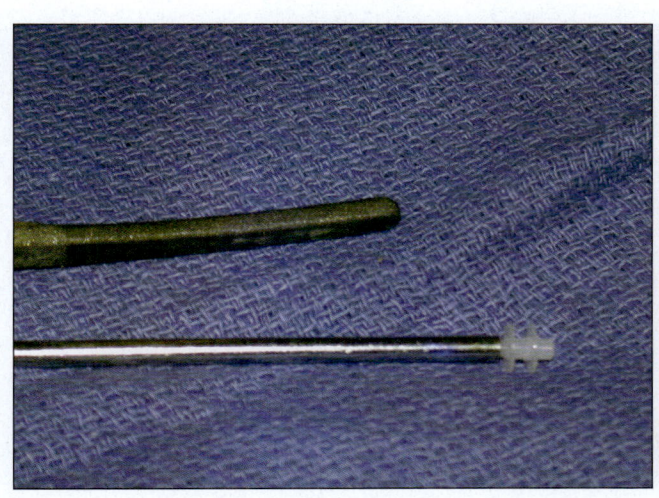

A

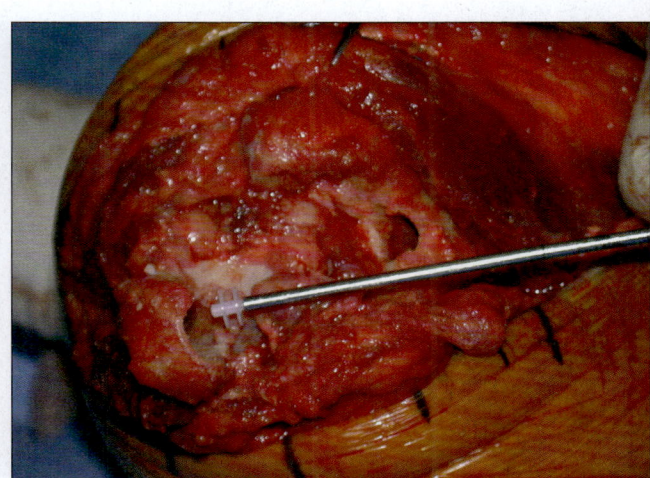

B

图31

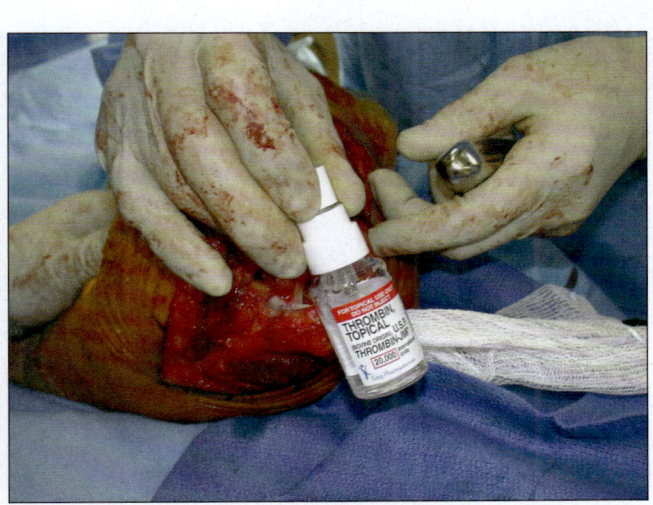

图32

手术要点

- 在插入尺骨组件前检查并清除肱骨前面多余的骨水泥，可使其显露清晰。
- 清除尺骨轴周围内外缘的骨水泥，尤其是聚乙烯与金属的接触部位。
- 在安放关节轴之前用脉冲冲洗枪彻底冲洗。必须保证将可能导致额外假体磨损的骨及水泥碎屑从关节间隙的完全清除。
- 一般会有来自骨间后动静脉返支的后外侧小的出血点。

注意事项

- 在肱骨或尺骨皮质留有小空隙的情况下，比如在取出骨折钢板后，骨水泥可能会溢出。可用取自肱骨远端、鹰嘴或桡骨头切除部分的骨质移植填充皮质空隙。
- 因尺骨腔直径太小而不能使用通常可在其他关节成形术中使用的水泥塞时，需要小至3～8mm的塞子，比如专用内置物系统所备的，如果没有小塞子，可用松质骨制备一个。
- 确保聚乙烯轴表面干净，没有残留骨水泥，否则会导致早期磨损。

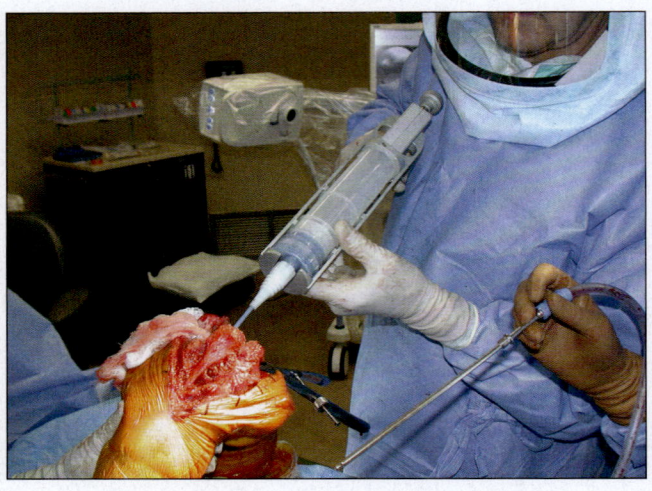

图33

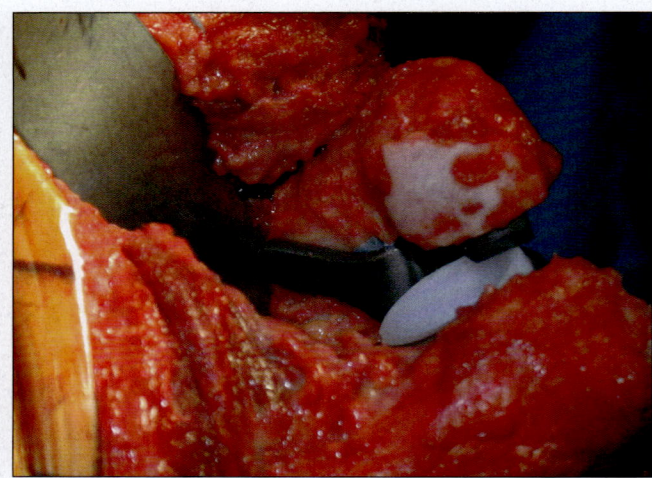

图34

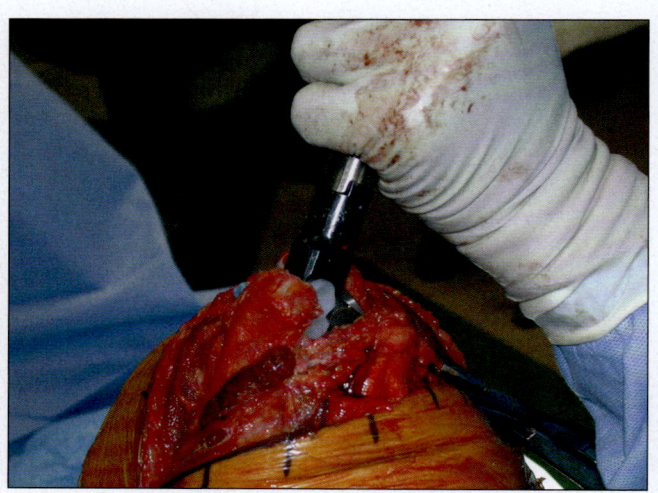

图35

设备/器械

- 髓腔刷子。
- 凝血酶。
- 骨水泥枪及专用喷嘴。
- 肱骨及尺骨假体打入器。
- 锤子。
- 预混抗生素的低黏度骨水泥。

争议

- 在置入之前就将肱骨及尺骨假体用髁连接起来作为一个整体关节置入也是有可能的,但是这需要更大范围的肘关节显露,并且不能完全检查关节前面多余的骨水泥。目前已设计了专门系统来独立安放及固定肱骨和尺骨假体,在将每一个组件完美地安放到位及将多余骨水泥清除之后,用髁间螺丝将关节连起来而无需太紧张。

手术要点

- 在最初的 5 天里保持肘关节屈曲 60° 以使伤口张力最小。

注意事项

- 应用糖皮质激素的患者皮肤很薄,对齐皮缘很关键,最重要的是伤口中心皮肤的完美缝合,一般采用垂直褥式缝合法。

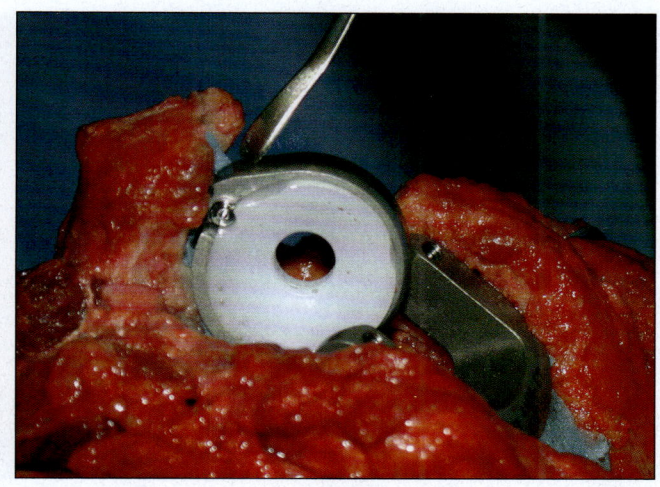

图36

- 维持肘关节不动直至骨水泥完全固化(图36)。
- 安放尺骨的假体髁,确保放螺丝头的凹槽朝后并且半球形头与肱骨平行(图37)。将锁定螺丝插到髁里并完全拧紧(图38),再次检查肘关节的屈伸以确保在肱骨完全伸展时鹰嘴不会碰撞。
- 此时可松止血带并止血,一般在此后无需再上止血带。

第八步:闭合伤口

- 在鹰嘴上用 1/8 英寸的钻头钻孔以便使肱三头肌附着点重建。通

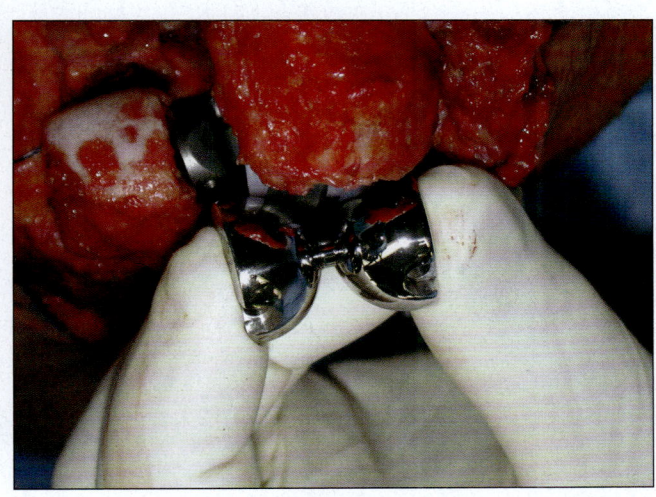

图37

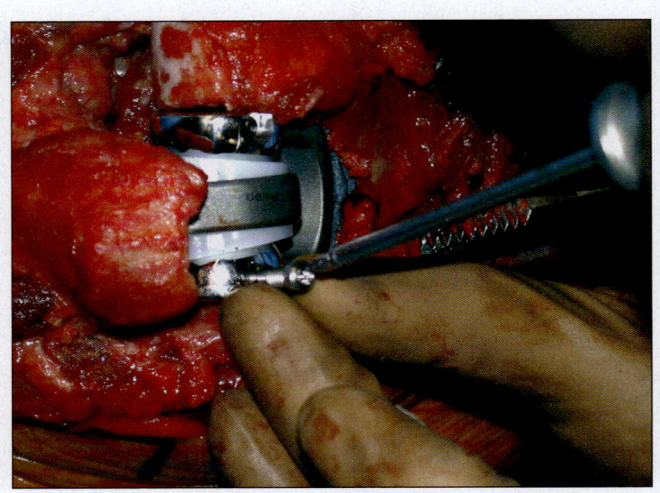

图38

设备 / 器械

- 中号引流管。
- 2.0 单束可吸收缝合线。
- 3.0 或 4.0 可吸收缝合线。
- 4.0 单束尼龙缝合线。
- 缝合钉。

过鹰嘴后面近端大约 5mm 的小槽进行钻孔，分别朝向内外并交叉（图 39A 和 39B）。

- 如果需要，在外侧髁上打两个散在的孔以修复外侧副韧带和伸肌起点，可用可吸收 0 号单束缝线（图 40）。
- 在尺骨上用克氏针穿 2 号聚酯编织线和 Kevlar 缝合线（图 41）。

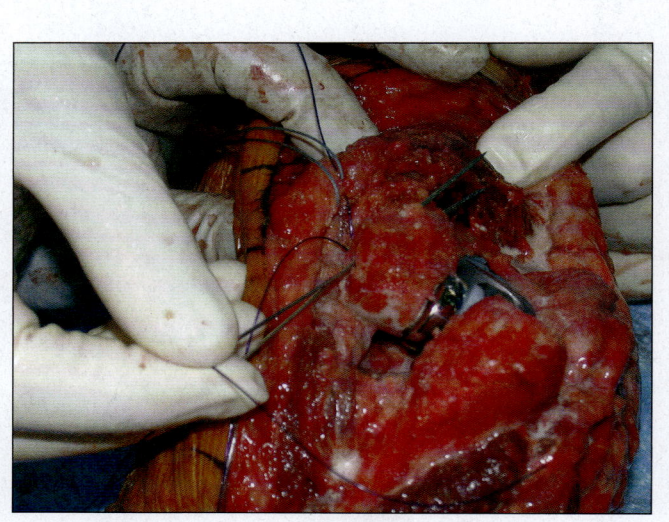

A

B

图39

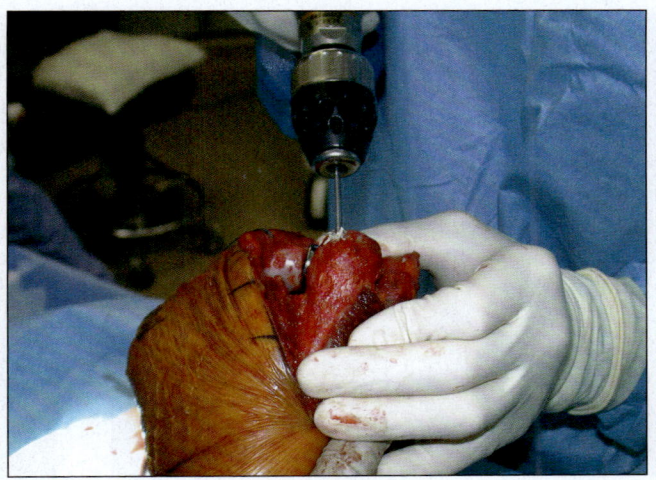

图40

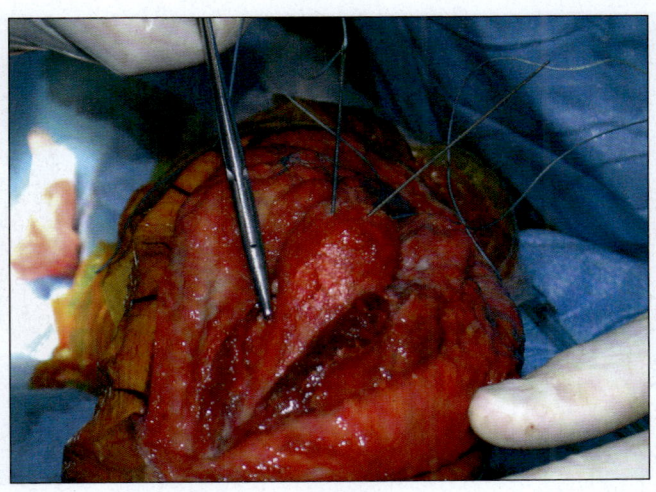

图41

争议

- 术后是否应用抗生素仍有必要讨论。笔者采用在切开皮肤前至少20分钟应用术前抗生素,术后再给予两次。

- 外侧缝合应通过伸肌肌腱袖后向尺侧返回并在尺侧缝合出骨处进行打结(图42)。
- 在打结缝线之前术者必须确保肱三头肌已稳定地固定在鹰嘴表面上。
■ 检查尺神经在其前方移位处的稳定性,一般无需筋膜悬吊。
■ 将尺侧腕屈肌的筋膜用2-0可吸收缝合线修复到肘关节水平并越过其内侧面(图43)。
■ 插入小引流管,用3-0或4-0可吸收缝线对合真皮层,用缝合钉或缝合线关闭皮肤(图44)。

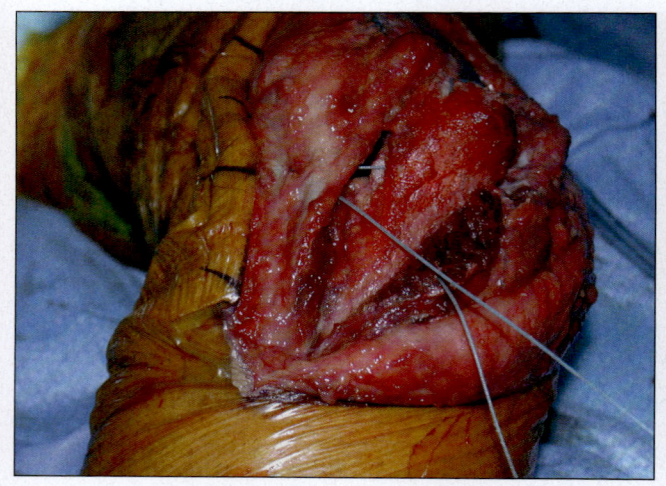

图42

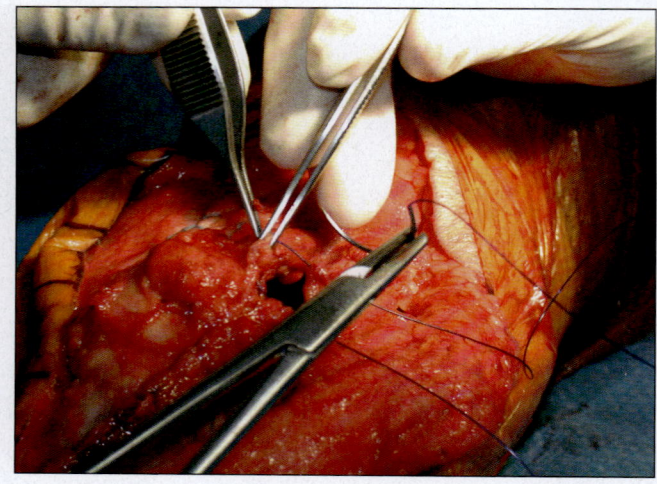

图43

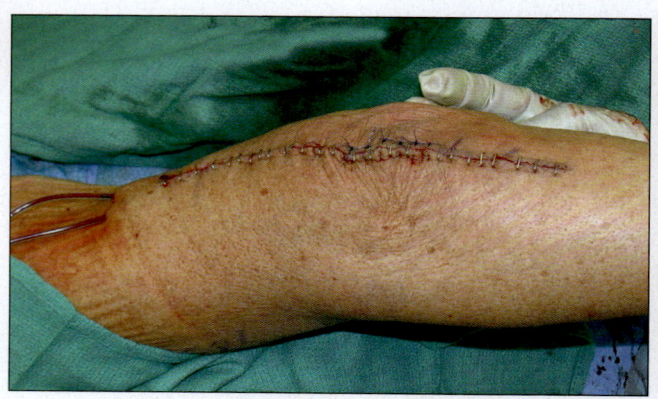

图44

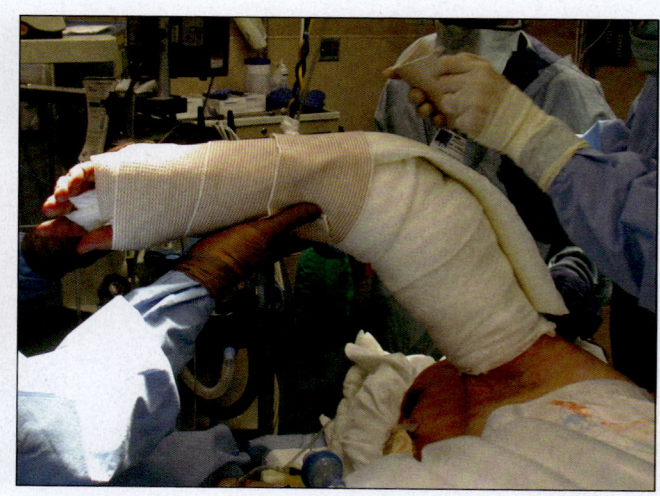

图45

- 用大量敷料包扎，将肘关节固定在屈曲60°位以使后方切口张力最小（图45）。
- 图46显示的是术后肱骨（图46A）和尺骨（图46B）前后位平片及肘关节侧位平片（图46C）。

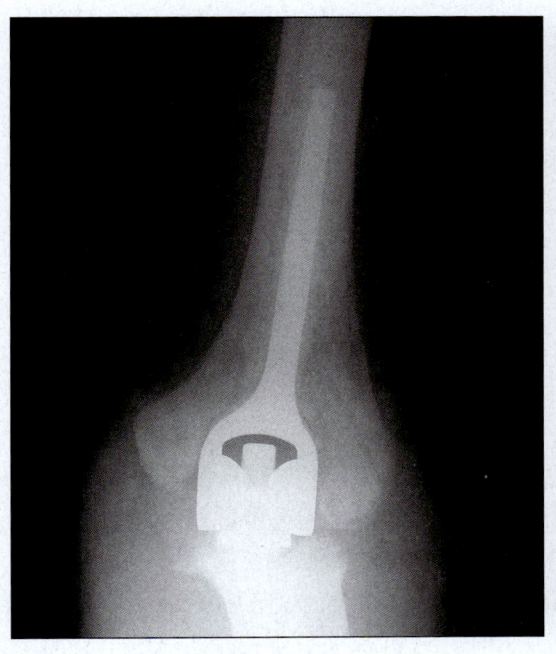
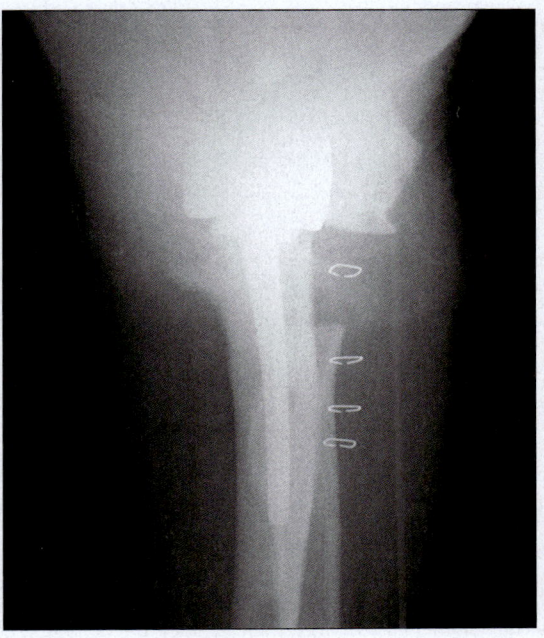
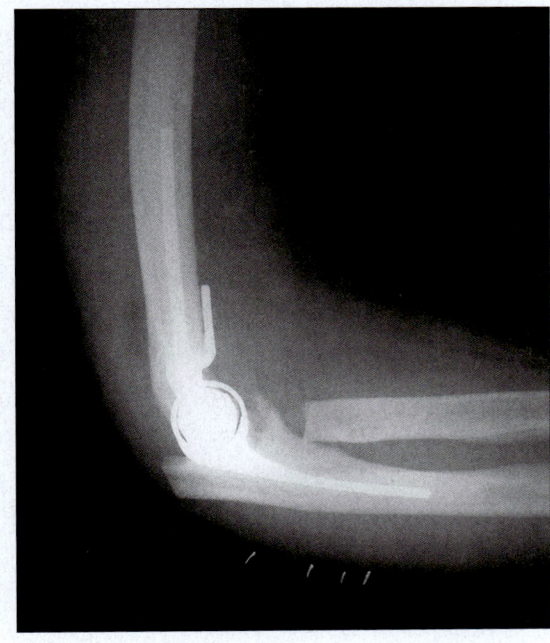

A

B

C

图46

术后护理和预后

术后护理

- 术后应用抗生素24小时。根据引流量在24小时或48小时后拔除引流管。
- 患者在术后第2天可下地活动，术后第5天更换敷料检查伤口

手术要点

- 2~3周内如果活动度无进展，加用自动或渐进性功能锻炼器。

注意事项

- 早期感染率低于1%，包括大部分有伤口延迟愈合并发症的患者。在肘关节活动之前确保伤口没有裂开及没有引流物引出。
- 异位骨化的发生比较少见，大部分并发于创伤或骨折后的关节成形。清创及伤口冲洗时应确保清除所有的无活力组织及血肿。

并开始主动活动关节。在不能确定伤口良好及无裂开的情况下不能开始活动关节。

- 第5天时开始主被动屈伸活动，6周内不能抗阻力主动伸肘，患者需注意不能用肘关节抗阻力推压，比如从椅子上站起时推压等。
- 可用重力牵拉或伸展牵引器来纠正任何残留的伸展僵硬，在夜间应用长臂夹板来维持全伸展状态。
- 术后第10~14天拆除缝线或缝合钉，术后第5天可开始上肢的轻度日常活动，6周时加强活动。

预后

- 在2003—2008年进行肘关节成形的63例患者的单一外科前瞻性系列研究结果已由独立调查者进行了评估。
- 有46例女性及17例男性患者，平均年龄63±13岁（介于33~88岁），其中化脓性关节炎占54%，骨性关节炎及创伤性关节炎占12%，骨折及关节不稳定占21%，返修置换者占2%，其他占11%。所有患者中93%为右利手，累及单侧的占57%。51%累及左边，49%累及右边。手术入路避开肱三头肌的占44%，劈开或翻转肱三头肌的占56%。
- 屈伸活动度的改善从118°（65°~150°）/46°（10°~95°）到137°（75°~155°）/19°（0°~90°）间，旋前从术前68°（20°~90°）改善到72°（45°~90°），旋后从术前46°（30°~90°）改善到术后80°（45°~90°）。
- 并发症的发生占患者的19%（12/63），11%（7/63）需要外科治疗，包括1例由于凝血障碍行术后血肿引流，1例在术后3.5个月行尺神经松解，1例在2年行肱三头肌缝线异物肉芽肿切除，1例在5年行轴套更换，以及2例在4年时行肘关节感染坏死的切开和引流，其中一例是由脓毒性肺炎所致，另一例由感染的脊髓刺激所致。无需外科处理的并发症包括2例伤口延迟愈合，2例术后4~6周的缝线脓肿，以及1例5年时发生的髁螺丝局部松动。

- ASES 疼痛评分平均从术前 36.9 分减少到术后 3.26 分，ASES 功能评分从术前 14.8 分提高到术后 31.6 分，体征评分从术前 14.8 分改善到术后 0.76 分。
- 回顾评价了肱骨的水泥-假体及骨-水泥界面的八个放射学区域及尺骨的九个区域，证实无进展性透亮带。

证据

Duggal N, Dunning CE, Johnson JA, King GJW. The flat spot of the proximal ulna: a useful anatomic landmark in total elbow arthroplasty. J Shoulder Elbow Surg, 2004, 13: 206-7.

该文论述的是通过对电磁轨迹的分析发现尺骨近端背侧平面点几乎垂直于大切迹，因此该平面点可在全肘关节成形术中用来定位尺骨组件的轴向。

Goldberg SH, Omid R, Nassr AN, Beck R, Cohen MS. Osseous anatomy of the distal humerus and proximal ulna: implications for total elbow arthroplasty. J Shoulder Elbow Surg, 2007, 16 (3 Suppl): S39-46.

该文通过对 27 例人尸体的连续轴向切面揭示了侧位 X 线片最接近于模板的最小髓腔直径，横向桡骨假体的正面观可能过高地估计了全肘关节成形组件的最小髓腔尺寸。

Hastings H II, Theng CS. Total elbow replacement for distal humerus fractures and traumatic deformity: results and complications of semiconstrained implants and design rationale for the Discovery Elbow System. Am J Orthop, 2003, 32 (9 Suppl): 20-8.

作者发现在处理创伤性及创伤后肘关节变形的低需求患者中，肘关节成形术仍是有价值的手段，并有可预见的短期及中期效果。19 例患者中有 5 例患者与聚乙烯轴套破坏有关的并发症大多数需要行 Coonrad-Morrey 轴套返修术。作者相信当患者缺少支持侧副韧带及伸肌起点的内、外侧柱时存在高风险的轴套修复失败率。

Ikävalko M, Lehto MU, Repo A, Kautiainen H, Hämäläinen M. The Souter-Strathclyde elbow arthroplasty: a clinical and radiological study of 525 consecutive cases. J Bone Joint Surg [Br], 2002, 84: 77-82.

该文评估了 406 例患者中 525 次行初次 Souter 肘关节成形术的情况。30 例次假体脱位者需要返修术，33 例无菌性松动者需返修术，12 例深部感染及 2 例浅部感染需返修术。除无菌性松动外，5 年累积成功率为 96%，10 年为 85%。

Lee DH. Posttraumatic elbow arthritis and arthroplasty. Orthop Clin North Am, 1999, 30: 141-62.

该文对创伤后肘关节炎的回顾发现对年轻好动的患者建议行分离插入式肘关节成形术，对年老的患者行植入性关节成形术。然而随着外科技术及内植物设计的进展已取得了改善性的效果，已报道的肘关节成形术的并发症平均在 25%～40%。

Little CP, Graham AJ, Karatzas G, Woods DA, Carr AJ. Outcomes of total elbow arthroplasty for rheumatoid arthritis: comparative study of three implants. J Bone Joint Surg [Am], 2005, 87: 2439-48.
该文比较了风湿性关节炎患者用 Souter-Strathclyde 假体、Kudo 假体及 Coonrad-Morrey 假体行肘关节成形术的结果。三组假体的功能相似。铰链式 Coonrad-Morrey 假体的存活率比其他两组非铰链式假体要高，然而 16% 的 Coonrad-Morrey 假体尺骨组件显示局灶性骨溶解，其中有一半病例进展为直接松动。与铰链式组件的肘关节成形术相比非铰链式组件有相似的疼痛缓解及活动范围，但却没有脱位的风险。

Morrey BF, Adams RA. Semiconstrained arthroplasty for the treatment of rheumatoid arthritis of the elbow. J Bone Joint Surg [Am], 1992, 74: 479-90.
该文回顾了对 54 例患风湿性关节炎患者行 58 例次改良的 Coonrad 肘关节假体治疗，平均随访 3.8 年。效果优良的达 69%，良好的占 22%，效果一般的有 4 例，效果差的 1 例。因假体下沉、肱三头肌肌力不良及尺骨组件断裂的 6 例肘关节需要再次手术。没有患者显示有松动的放射学证据。

Schneeberger AG, Adams R, Morrey BF. Semiconstrained total elbow replacement for the treatment of post-traumatic osteoarthrosis. J Bone Joint Surg [Am], 1997, 79: 1211-22.
该文报道了对 41 例创伤后关节炎行 Coonrad-Morrey 人工肘关节成形术，27% 的患者持续有一种主要并发症，其中 22% 主要因力学失败而需要额外手术。有 12% 的病例发生尺骨组件的断裂。5% 的聚乙烯轴套磨损但仍然连接在一起。铰链式假体关节成形术比较可靠，且经常是创伤后关节变形的唯一选择。此研究中力学失效在该患者群体中增加了并发症的发生率。该组患者有加强及过度使用先前无功能关节的趋势。

Wright TW, Hastings H II. Total elbow arthroplasty failure due to overuse, C-ring failure, and/or bushing wear. J Shoulder Elbow Surg, 2005, 14: 65-72.
本论文报道了 10 名行 Coonrad-Morrey 假体置换后轴套磨损及 C 环失效的患者形成了两种不同体系的报告。回顾时间平均 60 个月（9～156 个月）。正常的 Coonrad-Morrey 铰链允许全部内翻到外翻的 7° 活动范围。7°～10° 的内、外翻活动提示轴套的部分磨损，超过 10° 的内、外翻轴套已完全磨损，并有发生金属颗粒滑膜炎的风险。在有较高要求的创伤后患者，在肘关节从内翻到外翻活动时聚乙烯部件有明显的负荷边缘。在没有上髁及旋前和旋后肌起点对抗过度负荷的患者这一点可能更严重。作者建议诊断轴套磨损后为避免进行性骨溶解及假体柄断裂应早期行轴套更换及滑膜切除术。

Wright TW, Wong AM, Jaffe R. Functional outcome comparison of semiconstrained and unconstrained total elbow arthroplasties. J Shoulder Elbow Surg, 2000, 9: 524-31.
作者比较了 26 例行铰链式 Mayo 改良型 Coonrad 假体及非铰链式 Ewald 肱骨小头髁的全肘关节成形术的患者。1 例 Coonrad-Morrey 因无菌性松动需取出，1 例 Ewald 非铰链式假体因习惯性脱位取出。除这 2 例失败外，在功能表现上无显著差异，也无患者表现出进行性放射学上的松动。

45 全肘关节成形术治疗复杂的肱骨远端骨折

Christopher M. Stutz, Hill Hastings II, Douglas R. Weikert, Donald H. Lee

注意事项

- 全肘关节成形术的禁忌证包括 Gustilo II 和 III 型开放性骨折、感染、神经源性关节病、严重的关节功能丧失者、因负重需患侧肘关节持拐杖或步行器者。
- 骨折线从肱骨关节线远端延伸 8cm 以上需定做假体但无法立即获得者。

争议

- 需给全关节成形术的患者交代好术后患肢运动限制的可能性。
- 对 Gustilo II 和 III 型开放性骨折患者做全肘关节成形术前创面处理要彻底,而且要有足够的软组织覆盖。

治疗方案

- 保守治疗主要适用于有合并症而且关节功能受限的老年人,如瘫痪和某些无移位的骨折。
- 切开复位和内固定
  - 是一种标准术式,适用于大多数关节内有移位的肱骨骨折。
  - 对于有严重粉碎性关节骨折和骨质差的老年患者来说手术技术难度大而且结局欠佳。
- 对于肱骨远端粉碎性肱骨骨折的老年患者来说全肘关节成形术是一种可靠的方法。

适应证

- 老年(年龄 >65 岁)且要求低的、复杂的、关节内的肱骨远端骨折。
- 复杂的、关节内的肱骨远端骨折因骨质差,无法进行切开和复位内固定者,包括骨折伴有:
  - 骨质缺损(如开放性骨折)。
  - 有大量的小碎骨片。
  - 有严重的骨质疏松。
  - 有既往关节疾病(如类风湿性关节炎、创伤后关节炎)。

临床检查/影像学检查

- 术前对上肢的肩、前臂、手的伴随损伤进行评估。
- 检查软组织的完整性,有无其他损伤,可排除急诊行全肘关节成形术。
- 应该评估和记录上肢的神经和血管的功能。
- 平片包括:
  - 前后位和侧位(图 1A 和图 1B)。
  - 通过显示塌陷和嵌插的骨折块,牵引位可有助于确定骨折的解剖。
- CT 检查
  - 两维 CT 图能对骨折解剖的理解可能有帮助,只要图像在正确的平面上扫描。
  - 三维重建可以补偿斜位法,但对于术前计划不是必需的。

外科解剖

- 肱骨远端逐渐形成两个髁——肱骨外髁和内髁,它们相对应的关节面分别为滑车和肱骨小头,并组成肘关节的上方(图 2A 和 2B)。
- 滑车为轴形结构,其表面有的 300° 软骨覆盖,并与尺骨上方的鹰嘴构成关节。

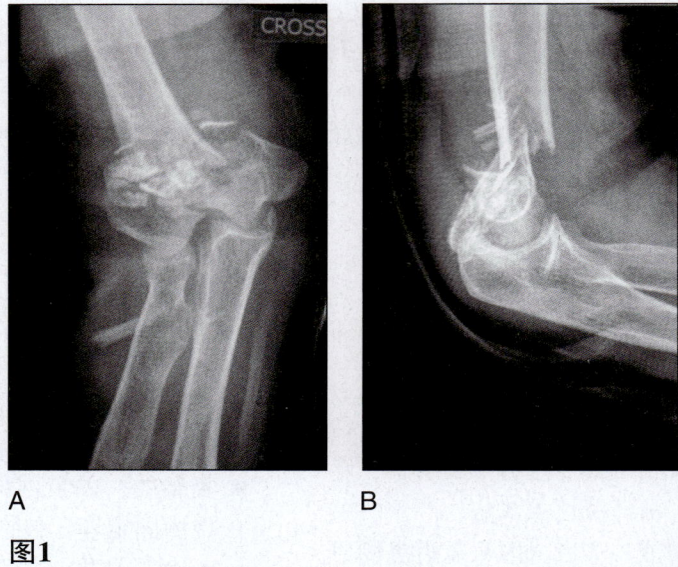

图1

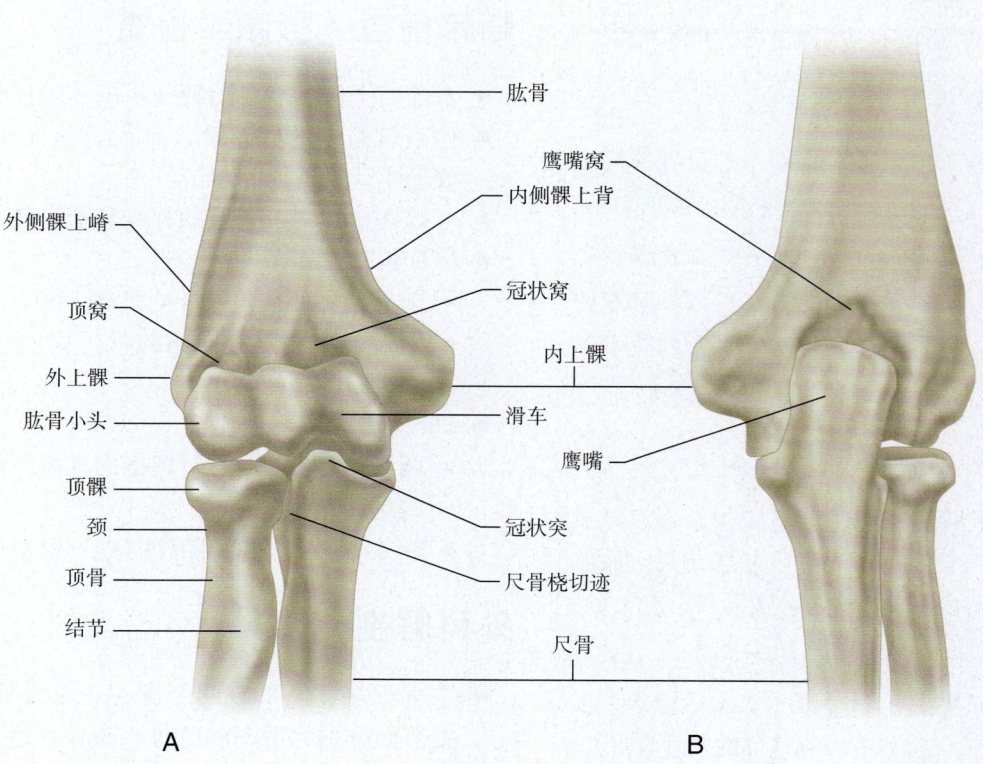

图2

- 肱尺关节实质上是一种屈戌关节，与肱骨干构成3°～9°外旋和4°～8°外翻。
■ 肱骨小头的凸面与桡骨小头的凹面构成关节。
  - 不受限制的肱桡关节使前臂旋前和旋后。
■ 内侧柱终止于内上髁。
  - 内侧副韧带的内外侧束、屈肌和旋前肌的止点是内止髁。
■ 外侧柱终止于外侧嵴和外上髁。
  - 外侧副韧带和外侧伸肌群的止点在外侧嵴和外上髁。
■ 在肘关节的屈伸运动中冠状窝和鹰嘴窝容纳相应的尺骨上段部分。
■ 桡神经从位于肱骨外上髁上10～14cm处的桡神经沟出来后走行到前方并通过肌间隔，其位置平均大约在肘关节线上10cm。
  - 桡神经在关节平面上位于肱桡肌和肱肌之间，并在旋后肌平面上分为骨间背侧神经和桡神经的浅支。
■ 尺神经走行在内侧肌间隔的前方约80m，之后在近端进入内髁上，在内上髁穿过肌间隔进入上臂的后方间隔，并通过肘管在远端走行在内上髁后方。
  - 尺神经通过尺侧腕屈肌两个头之间进入前臂。
■ 正中神经和肱动脉走行在肘关节前方，在旋前圆肌和肱二头肌肌腱的远端进入前臂。
  - 正中神经和肱动脉在成人肱骨远端骨折中很少受到损伤，在处理这些损伤的外科解剖中很少碰到。

手术要点

- 区域麻醉可能减少全麻用药量而且对术后镇痛有帮助。
- 消毒前确定好术中透视机的最佳位置。
- 将消毒且铺好的 Mayo 架放在外侧可起到托住肱骨后侧的作用。

注意事项

- 尽量采用将既往的切口。

设备

- 用于腕部和手部的 Coban 加固的不透水的无菌组织套。
- 贴于手术区域皮肤的 Ioban 膜。

体位

- 取仰卧位并将患侧肩部垫高。
- 在胸部放置软垫,以保持上臂处于高举位。
- 将消毒好的驱血带尽量绑在上臂上段(图3)。
- 术中将透视机放在头部以便术中获得前后和侧位片。

入路/显露

- 切口从肱三头肌后方、尺骨鹰嘴上方 7~9cm 处开始逐渐向远端延长,从内侧或外侧绕过尺骨鹰嘴然后回到中线,止于尺骨的皮下缘(图4)。

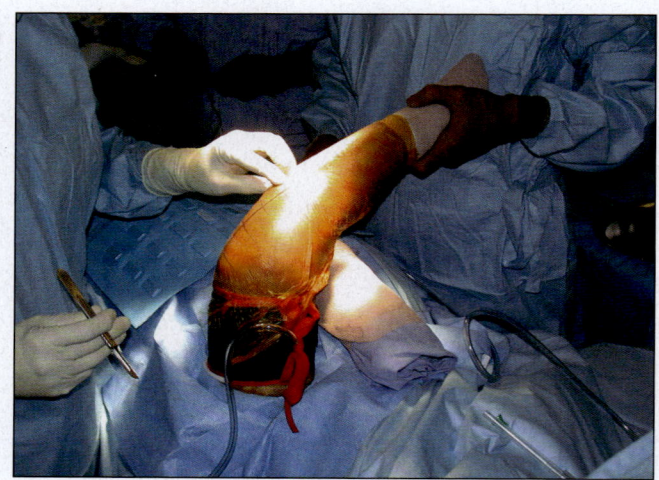

图3

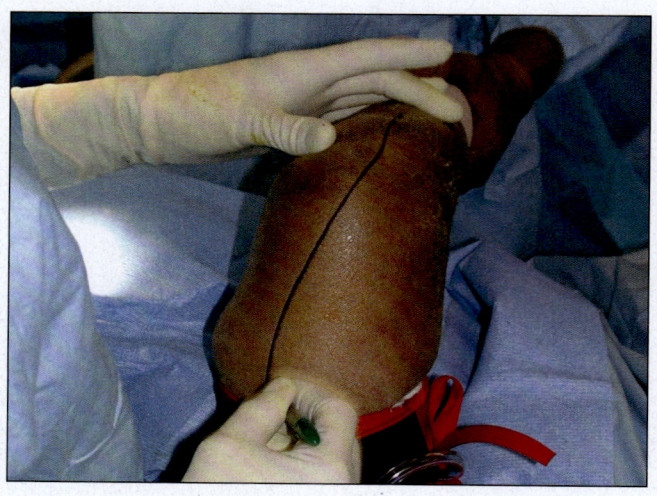

图4

争议

- 有些外科医师喜欢将患者置于侧卧位，将手术侧上肢放在消毒好的上肢托架上。
- 区域麻醉不允许术后马上评估手术侧上肢的神经状况。

- 全长切口的内、外侧为均为全层的皮肌膜皮瓣。
- 应在肱三头肌内侧的神经外脂肪组织内辨认出尺神经，并将其从肘管远端游离到尺侧腕屈肌两个头之间的第一个运动支处（图5）。
- 游离肱三头肌入路（图6）。
  - 将肱三头肌的内侧缘从其肱骨干附着处沿肌间隔处进行钝性剥离。
  - 要将前臂的浅筋膜在远端剥离约6cm，直到鹰嘴内侧骨膜和尺骨近端。

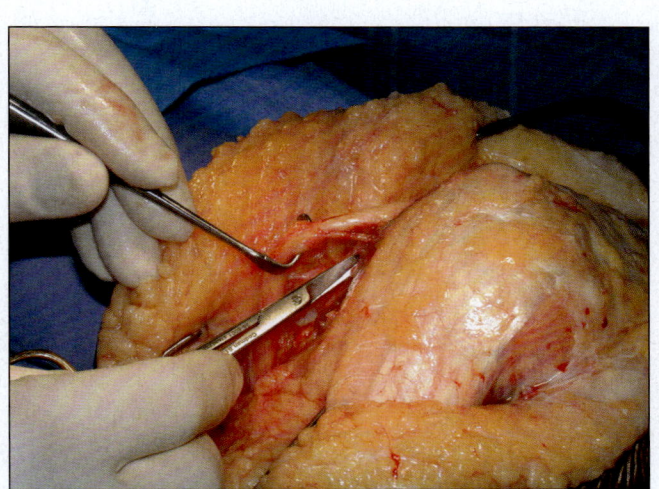

图5

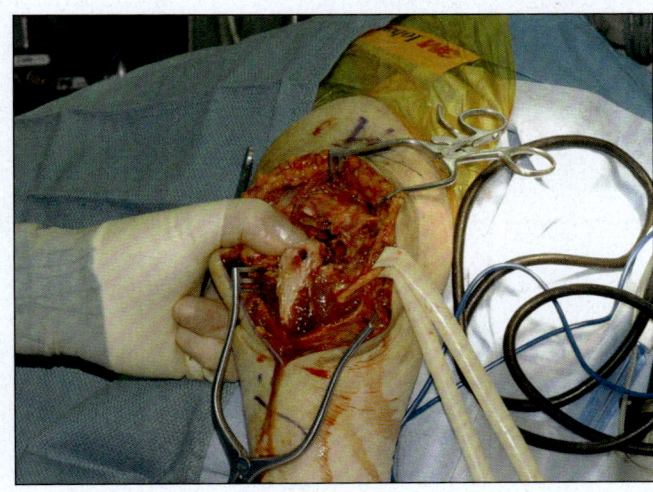

图6

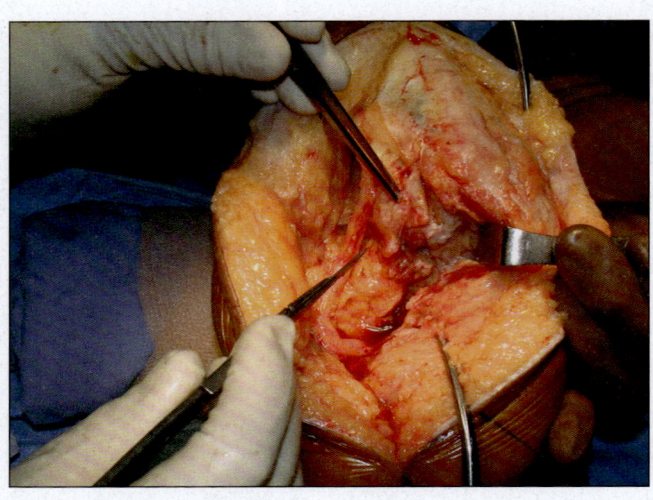

图7

手术要点

- 要尽量保留尺神经伴随的血管。
- 尺神经的转移需要松解支配到尺侧腕屈肌的 1～2 条肌支。

注意事项

- 术中避免使用烟卷式引流或 Vesi 环状拉钩,以防止不慎过度牵拉尺神经。

争议

- 选择肱三头肌保留还是肱三头肌游离术取决于医生的偏好。

手术要点

- 骨折线从肱骨远端关节线处延伸到 8cm 以上的近端骨皮质时不能使用普通假体来行肘关节成形术。

- 从内向外锐性剥离尺骨鹰嘴后侧的骨膜和筋膜,保证肱三头肌止点 Sharpey 束的完整性。
- 从尺骨鹰嘴外侧骨膜下剥离肘肌,显露桡骨小头和颈。
■ 保留肱三头肌入路(图7)。
  - 将肱三头肌尺骨鹰嘴止点保留完整,在切除髁间骨折后,从内、外侧间隙来完成肱骨和尺骨的髓腔准备,详细内容见下文。
  - 尺骨的显露最好是从肱三头肌的内侧开始。
  - 需要锐性剥离 20%～25% 的肱三头肌尺骨鹰嘴内侧的止点,以便翻开肱三头肌的内侧缘。
  - 前臂的屈曲和旋转有利于尺骨鹰嘴和冠状突的显露。

手术步骤

第一步

■ 锐性分离屈肌旋前肌至内上髁骨折块的连接。
  - 通过松解所有的软组织和关节囊上的附着物来移除所有内侧的骨折块。

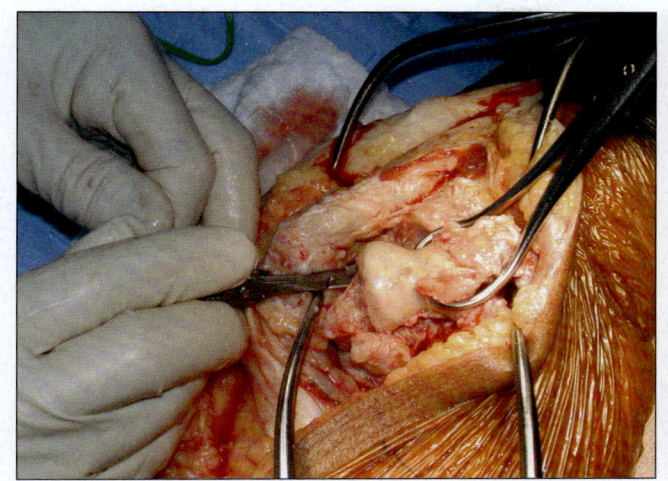
A

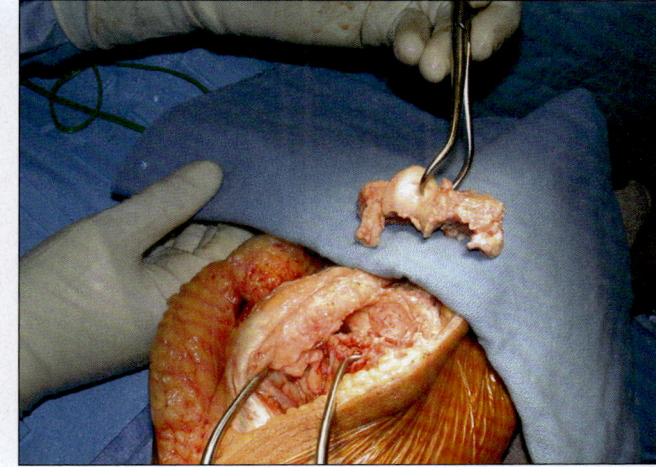
B

图8

手术要点

- 肱骨扩髓时，不要使髓腔锉受限制。
- 太远端的骨折需要另外切除肱骨髁以便容纳假体，用肱骨切模来决定额外需要的截骨量。

- 需要锐性松解伸肌群在外上髁骨折块上的连接。
  - 通过松解软组织和关节囊上的附着物来移除所有外侧的骨折块（图8A和8B）。

第二步

- 通过肱三头肌内侧缘的间隙，将肱骨远端拉到手术野中（图9）。
- 通过不同型号的髓腔锉将肱骨髓腔锉到适当的大小（图10）。
- 将肱骨远端合适的试模假体插入肱骨髓腔（图11）。

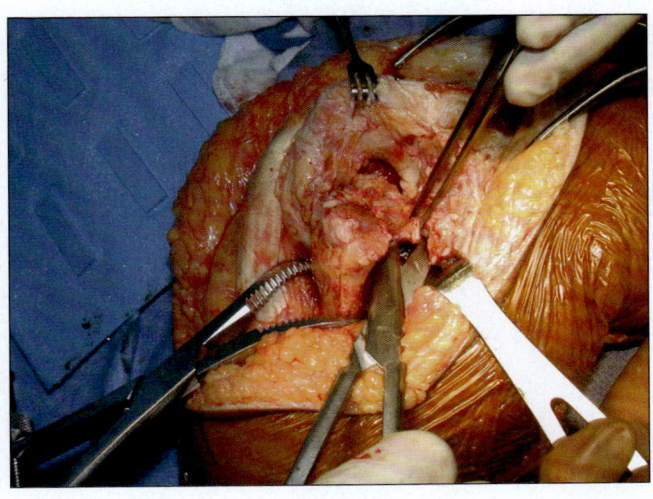

图9

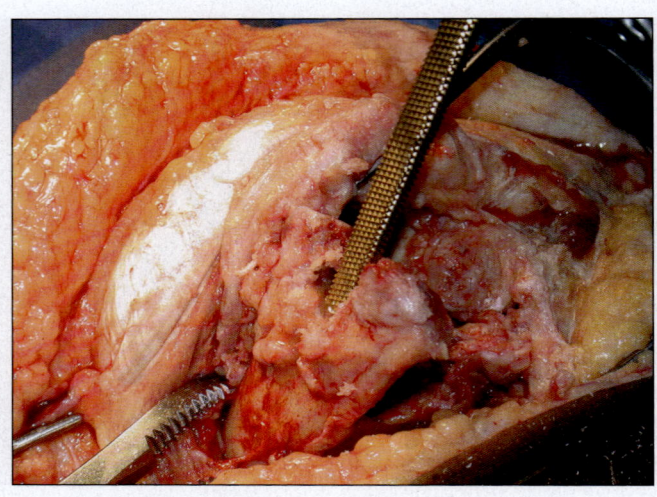

图10

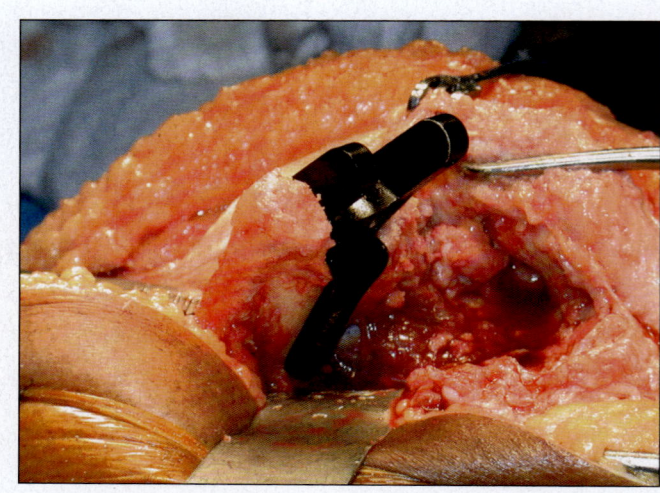

图11

器械 / 植入物
- 摆锯。
- 髓外 / 髓内截骨导向器。
- 铰刀。
- 持骨钳。
- 锤子。

器械 / 植入物
- 摆锯。

争议
- 有些外科医师保留桡骨小头而不做桡骨小头切除。

- 需要进一步磨平影响试模假体位置的残留骨质。
  - 一般取出骨折块后很少需要肱骨的截骨。
- 肱骨假体插入的深度通过假体在冠突窝顶上的侧翼来决定。
  - 如果因近端骨折影响了此解剖标志，那么肱骨假体的插入位置可通过安装尺骨试模假体后并向前臂行轴向施压来决定。

第三步
- 准备尺骨髓腔前要行桡骨小头切除术。

手术要点

- 用冠状突来决定尺骨的内、外侧宽度中心从而确认正确的开髓位置。
- 把持住尺骨锉，保持其与尺骨近端关节面的后面对齐，以保证正确的旋转位置。

注意事项

- 尺骨鹰嘴上的开槽要足够大，以保证髓腔锉直入髓腔，并避免戳出皮质。
- 尺骨髓腔开髓要足够深，使尺骨假体尽量靠后，从而保证假体中心轴的正确安置。

器械 / 植入物

- 高速磨钻。
- 摆锯。
- 尺骨髓腔锉。
- 锤子。

- 将环状韧带从桡骨小头边缘处切除，骨膜下显露桡骨颈，以便保护好骨间后神经。
- 在肱骨头、颈交界处用摆锯切除桡骨小头。

第四步

- 用摆据切除尺骨鹰嘴的尖部和部分与尺骨鹰嘴假体接触的半月切迹。
- 用高速磨钻在冠状窝的底部进入尺骨上段髓腔（图12）。
- 尺骨髓腔用不同型号的髓腔锉扩髓，直到髓腔大小合适可以安装假体为止。
- 安装尺骨试模假体以确保假体大小合适和连接准确（图13）。

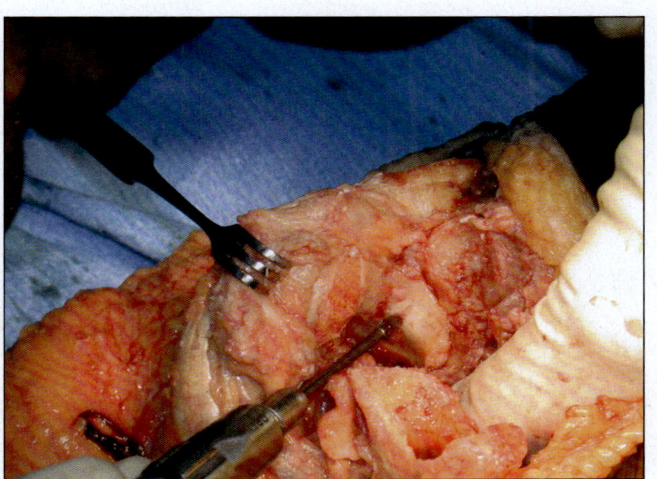

图12

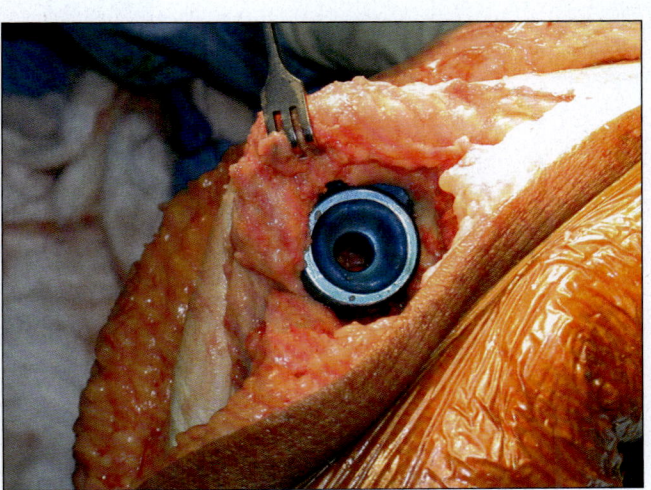

图13

手术要点

- 根据骨折类型，有时需要去除肱骨前方骨质 3～4mm 才能使肱骨假体前翼位置合理并且假体插入深度合适。
- 如果需要，可以从之前去除的较大的骨折块中获得植骨块。

注意事项

- 若肘关节不能完全伸直时不能强行伸直，否则会使假体进入肱骨髓腔更深而可能引起肱骨骨折。

器械/植入物

- 肱骨和尺骨试模假体。
- 试模。

器械/植入物

- 髓腔刷。
- 脉冲冲洗枪。
- 骨水泥远端塞。

争议

- 有些外科医师准备髓腔时用肾上腺素浸泡的海绵或凝血酶海绵来辅助髓腔内止血。

第五步

- 安装和连接好肱骨和尺骨的试模假体。
- 要做到肘关节的全活动度从而确保假体大小合适、插入位置准确。
- 评估冠状突和/或鹰嘴，以确定在肘关节极度屈伸时没有撞击。
- 此时要确定假体前侧翼下是否需要植骨。

第六步

- 为最终组件的异丁酸甲酯水泥准备肱骨髓腔和尺骨髓腔。
- 应该将髓腔刷干净，并且用大量生理盐水冲洗。
- 应将骨水泥塞放置在肱骨髓腔和尺骨髓腔中，深度大约比长度长 2 倍，以保证足够的骨水泥量和最终假体的完全插入（图14）。
- 髓腔用 4 英寸×8 英寸纱布来保持干燥。

手术要点

- 骨皮质上的缺损用骨折块中取出的骨做植骨，以免发生骨水泥的溢出。
- 若尺骨髓腔骨水泥远端塞不合适时可以从骨折块中取一块松质骨片作为远端塞。

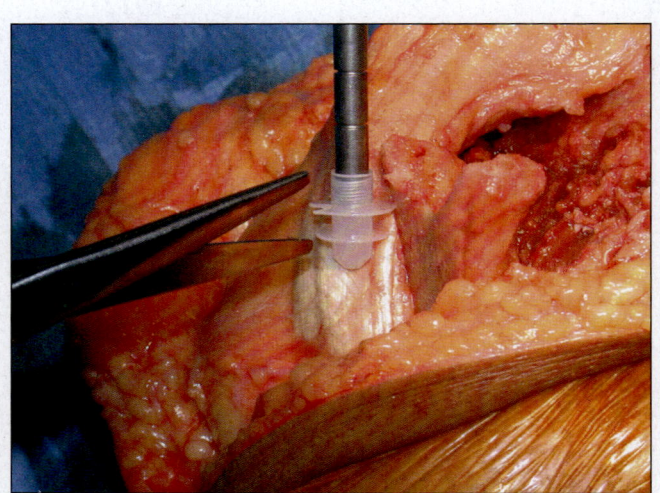

图14

手术要点

- 当显露充分时，在假体连接以前从肱骨假体前方去除多余的骨水泥。
- 连接假体前，大量冲洗切口并去除残留的骨水泥和小碎骨片。
- 在开放性骨折或既往有过手术的病例中，术中可以取组织做培养。

注意事项

- 仔细去除残留的骨水泥和碎骨片，从而降低由外来物引起的假体磨损。

器械 / 植入物

- 骨水泥和骨水泥枪。
- 肱骨和尺骨假体打入器。
- 锤子。
- 最终假体：肱骨和尺骨各连接部件。

争议

- 混合骨水泥前要加入抗生素，常用的抗生素有万古霉素和妥布霉素。
- 有些外科医师喜欢先把肱骨和尺骨假体连起来后插入髓腔。但这种方法要求仔细去除肱骨前方的骨水泥并且难度大，通常没有必要。

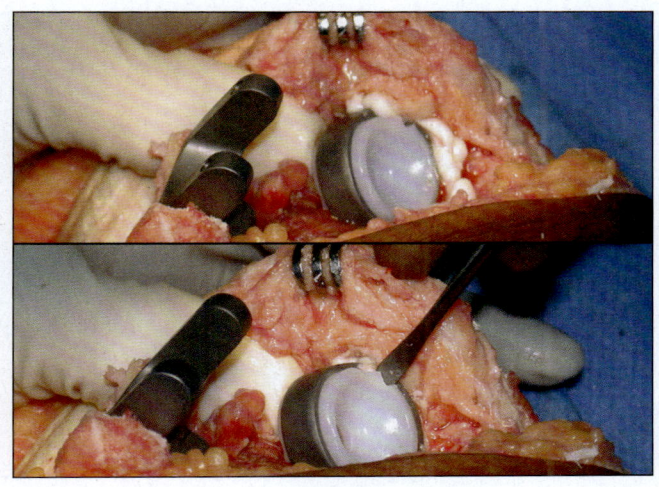

图15

第七步

- 将骨水泥注入肱骨和尺骨髓腔内。
  - 考虑使用抗生素骨水泥，尤其是对于开放性骨折患者。
- 最后将假体插入相应的髓腔中（图15A和15B），并用连接器将各个部件连起来（图16）。
- 此时如果需要，可将肱骨假体置入肱骨翼前方的下部。
- 要注意去除多余的骨水泥。
- 将假体保持在相应的位置上，直到骨水泥有足够长的时间硬化（12～15min）。

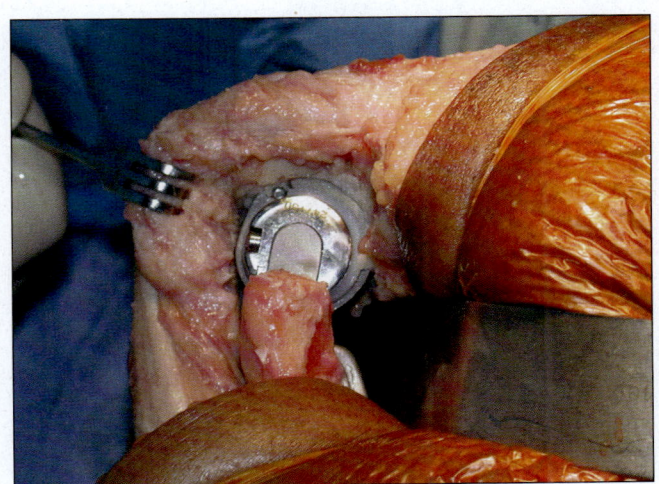

图16

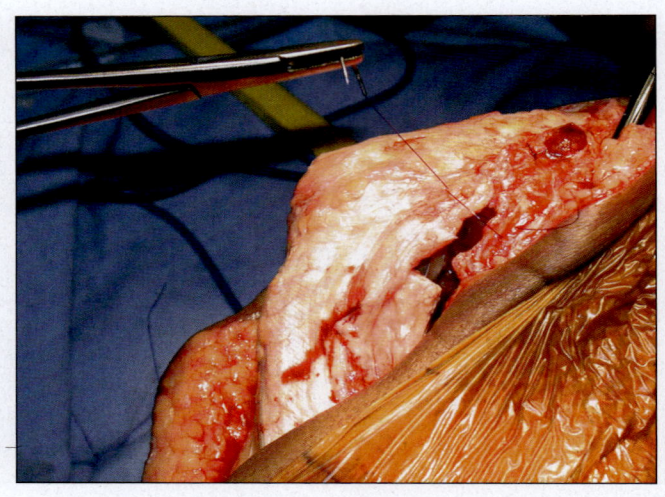

图17

- 最后在透视下确定假体植入位置是否满意。

第八步

- 关闭切口前用大量生理盐水冲洗切口。
- 若采取了肱三头肌游离术式,通过将肩袖与尺骨骨膜相连以仔细修复肱三头肌的功能。
  - 用通过骨隧道缝合的方法来重建肱三头肌在尺骨鹰嘴上的止点,此步采用8字缝合。
- 将肱三头肌的筋膜尽量缝合到越近段越好(图17)。
- 在缝合肱三头肌时可进行正式的尺神经前移。
- 将引流管放置在皮下。
- 将内、外侧皮筋膜瓣尽量对合好并将其缝合在一起。
- 除了石膏夹板外,还可以使用大块软绷带将肘部保持在约60°的屈曲至完全伸直位,以保护肱三头肌的功能(以保护经肱三头肌游离术后修复的肱三头肌)。
- 图18显示了术后肘关节侧位片(图18A)和前后位片(图18B)。

手术要点

- 皮肤边缘的正确对合很重要,无论是用缝线缝合或用U形钉缝合皮肤。
- 通常术后48h可拔出负压引流。

注意事项

- 在肘关节屈伸活动中要评估尺神经有无撞击或不稳。在肘关节成形术中需要迁移尺神经时通常用一块筋膜片来维持其迁移。

器械/植入物

- 小号引流管。
- 缝合肱三头肌的2号编织线。

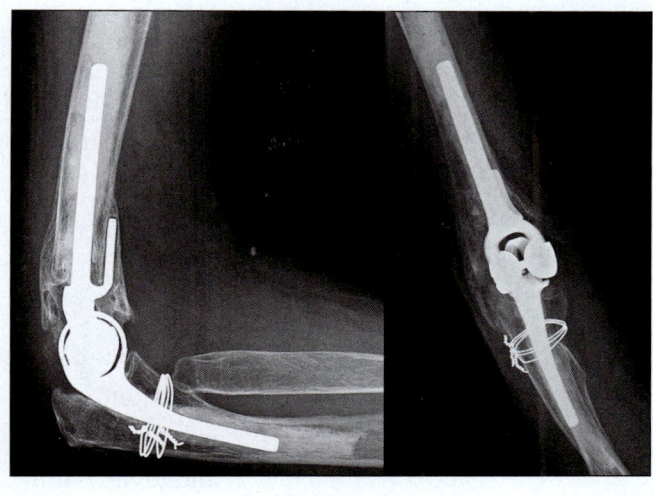

A　　　　　　　　　B

图18

术后护理和预后

- 术后经验性地应用抗生素 24h。
- 术后 24～48h 患者可以出院，并于术后 5～7 天再到门诊复查，并可开始主动/被动屈肘活动和被动的伸肘活动。
- 术后 2 周拆线。
- 术后 6 周前不允许主动伸肘活动，以便保护肱三头肌修复的安全性（采用的是肱三头肌游离术式）。
- 夜间采取伸直位固定 6 周可克服术后屈曲挛缩。
- 术后 6 周可开始增力训练。患肢只能举不超过 4.5kg 的重物或不允许反复举超过 1.0kg 的重物。

预后

- 多中心随机对照试验研究结果显示，全肘关节成形术和切开复位内固定术后的并发症的发生率相似。上臂、肩、手的失能分数在术后 6 周和 6 个月有明显好转，但术后 12 个月和 2 年时两组之间相似（McKee 等，2009）。
- 术后随访 2 年的结果显示在平均肘关节的屈伸活动角度和活动弧度方面，全肘关节成形术组和切开复位内固定组之间无显著性差异。平均肘关节伸直角度为 26°，平均屈曲角度为 133°，平均活动弧度为 107°。

手术要点

- 如果术后 2～3 周肘关节的活动度无稳定改善时可采取循序渐进的夹动态或静脉石膏夹板。

注意事项

- 术后进行肘关节活动前要保证已将伤口封闭好并已拔出引流管。

并发症

- 潜在的并发症有感染、异位骨化、假体失败、尺神经症状、血肿和伤口愈合等问题。

证据

Bryan RS, Morrey BF. Extensive posterior exposure of the elbow: a triceps sparing approach. Clin Orthop Relat Res, 1982, (166): 188-92.

作者详细描述了肘关节后入路。该文章详细描述了如何将肱三头肌从鹰嘴后方整体游离。此外，该文章描述了通过在尺骨近侧钻孔修复肱三头肌的方法。

Chalidis B, Dimitriou C, Papadopoulos P, Petsatodis G, Giannoudis PV. Total elbow arthroplasty for the treatment of insufficient distal humeral fractures: a retrospective clinical study and review of the literature. Injury, 2009, (40): 582-90.

作者报道了对11例75岁以上肱骨远端粉碎性骨折患者进行半限制性铰链式肘关节成形术的结果。作者的结论是对有合并症的肱骨远端粉碎性骨折老年患者，肘关节成形术是一种明智的选择。（Ⅳ级证据）

Frankle MA, Herscovici D, DiPasquale TG, Vasey MB, Sanders RW. A comparison of open reduction and internal fixation and primary total elbow arthroplasty in the treatment of intraarticular distal humerus fractures in women older than age 65. J Orthop Trauma, 2003, 7: 473-80.

此文章比较了用肘关节成形术和切开复位内固定术治疗65岁以上女性患者肱骨远端粉碎性骨折的结果。24例患者的回顾性研究结果显示用肘关节成形术治疗的长期结果优于切开复位内固定术。（Ⅲ级证据）

Galano GJ, Ahmad CS, Levine WN. Current treatment strategies for bicolumnar distal humerus fractures. J Am Acad Orthop Surg. 2010; 18: 20-30.

此文章回顾了目前处理肱骨远端双柱骨折的策略。作者指出肘关节成形术对复杂肱骨远端粉碎性骨折的、要求较低的老年患者来说是一种可以接受的选择。

Goldberg SH, Omid R, Nassr AN, Beck R, Cohen MS. Osseous anatomy of the distal humerus and proximal ulna: implications for total elbow arthroplasty. J Shoulder Elbow Surg, 2007, 16 (3 Suppl): 39s-46s.

此文章提供了详细的肘关节成形术有关的肘关节解剖。作者报道了在27具尸体上准确测量了各种角度和髓腔直径。以此为依据，提出圆柱状的肱骨假体设计和锥形的尺骨假体是在肘关节成形术中是比较理想的。

Kalogrianitis S, Sinopidis C, El Meligy M, Rawal A, Frostick SP. Unlinked elbow arthroplasty as primary treatment for fractures of the distal humerus. J Shoulder Elbow Surg, 2008, 17: 287-92.

此文章回顾性地报道了用肘关节成形术来治疗肱骨远端复杂的关节内骨折的结果。作者报道用此方法后所有患者术后存在5°~10°的中内侧松弛。但除了松弛外没有一例患者有术后不稳定，也没有术后脱位。（Ⅳ级证据）

Kamineni S，Morrey BF. Distal humeral fractures treated with noncustom total elbow replacement. J Bone Joint Surg [Am]，2004，86：940-7.

本文章详细描述了作者采用肘关节成形术来治疗肱骨远端骨折的手术技术。作者采用了保留肱三头肌的方法，肘关节成形术是在肱三头肌止点的内侧或外侧通过肱三头肌的内、外侧间隙来完成的。

McKee MD，Veillette CJH，Hall JA，Schemitsch EH，Wild LM，McCormack R，Perey B，Goetz T，Zomar M，Moon K，Mandel S，Petit S，Guy P，Leung I. A multicenter, prospective, randomized, controlled trial of open reduction-internal fixation versus total elbow arthroplasty for displaced intra-articular distal humeral fractures in elderly patients. J Shoulder Elbow Surg，2009，18：3-12.

此文章是前瞻性、随机对照研究。此研究对65岁以上老年肱骨远端关节内骨折患者的切开复位内固定术和初次半限制性肘关节成形术后在功能和并发症方面进行了比较。此研究包括了42例病例。作者得出的结论是对于通过切开复位无法取得稳定性的肱骨远端粉碎性骨折患者，肘关节成形术是一种优先的选择。（Ⅰ级证据）

Prasad N，Dent C. Outcome of total elbow replacement for distal humeral fractures in the elderly：a comparison of primary surgery and surgery after failed internal fixation or conservative treatment. J Bone Joint Surg [Br]，2008，90：343-8.

此文章回顾性地报道了对复杂肱骨远端粉碎性骨折较早或推迟行肘关节成形术的结果。结果显示两种方法在并发症的发生率方面无显著性差异。（Ⅲ级证据）

Prokopis PM，Weiland AJ. The triceps-preserving approach for semiconstrained total elbow arthroplasty. J Shoulder Elbow Surg，2008，17：454-8.

此文章描述了一种保留肱三头肌的肘关节成形术。采取后侧切口，将肱三头肌从内侧游离，保留肱三头肌尺骨鹰嘴上的止点且不损伤外侧的软组织。

46 肱骨远端的半关节成形术

Rick F. Papandrea

注意事项

- 在移植假体前一定要排除感染。
- 美国现有的任何假体都被美国食品和药品管理局认为是"未被临床试验认可的"。
- 将半关节成形术轻易转换为全肘关节成形术取决于手术入路和半关节成形术使用的假体。
- 如果存在肱骨髁和/或柱骨折或缺损则必须要重建这些结构。如果未重建柱就使用无侧翼的假体,会导致失败。
- 尺神经的处理取决于采取的手术入路和术中遇到的病理情况。
- 不推荐在关节炎患者中采用半关节成形术。

争议

- 软骨的缺损和桡骨近端和/或尺骨的畸形会降低手术效果。
- 假体寿命还未被确定和证实。
- 尚不清楚最好的手术入路。

适应证

- 肱骨远端骨折内固定后失败。
- 肱骨远端清理术失败后,因面积太大而无法用其他手术修复。
- 无法修复的肱骨远端骨折(关节面无软骨下骨的支撑或软骨缺损)。
- 保守治疗和清理术无效的肱骨远端发生无血管性坏死。
- 创伤后肱骨远端关节的丧失。

临床检查/影像学检查

- 需要弄清症状的位置。
  - 常见的多数症状与关节内紊乱共存。
    - 检查内、外上髁有无起止点病变。
    - 检查三大神经有无卡压表现。
- 疼痛的出现可帮助确定其原因。
  - 活动终期出现的疼痛常由前方骨赘撞击引起
    - 关节清理术对此有效。
    - 如果这是可能唯一的疼痛则没有必要行表面置换术或肱骨远端置换术。
  - 静息痛指滑膜炎
    - 如果这是疼痛的主要原因,滑膜清扫术和针对滑膜炎病因的治疗可减轻疼痛。
    - 发生无血管性坏死时也可出现静息痛,通过标准操作容易获得对其进行诊断。
  - 活动中期出现的疼痛被认为是由损伤的软骨表面所引发的。
    - 这需要表面置换或受损关节的关节置换。
    - 根据受损程度行关节清理术或部分表面置换就已足够。
- 一定要评估肘关节的稳定性。
  - 半关节成形术很难纠正关节不稳,除非与稳定性有关系的结构得到重建。
  - 由骨性缺损引起的关节不稳最好不用半关节成形术来纠正。
    - 桡骨和尺骨的近端一定要正常或接近正常。

- 髁和柱一定要完整或能够重建。
- 标准 X 线片
  - 常规前后位、侧位和斜位片通常对确定是否行肘关节半关节成形术就已足够。
  - 可通过前后位片诊断滑车的无血管性坏死（图 1A）、慢性肱骨远端骨折后骨不连（图 1B）、肱骨远端剪切骨折内固定失败（2次）（图 1C）。
  - 行 X 线检查时要观察有无骨赘、游离体、关节间隙变窄和创伤后异位骨化。

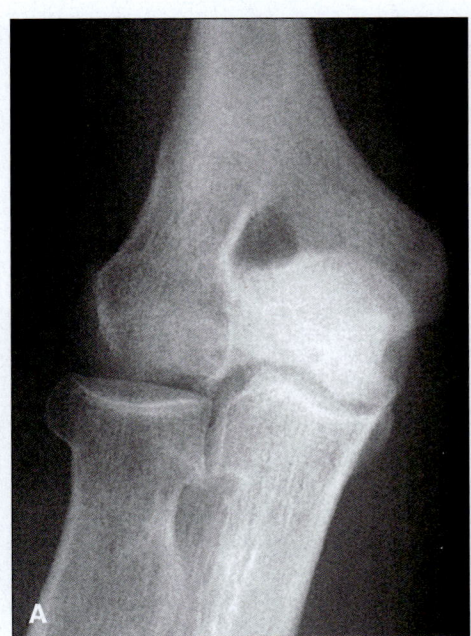
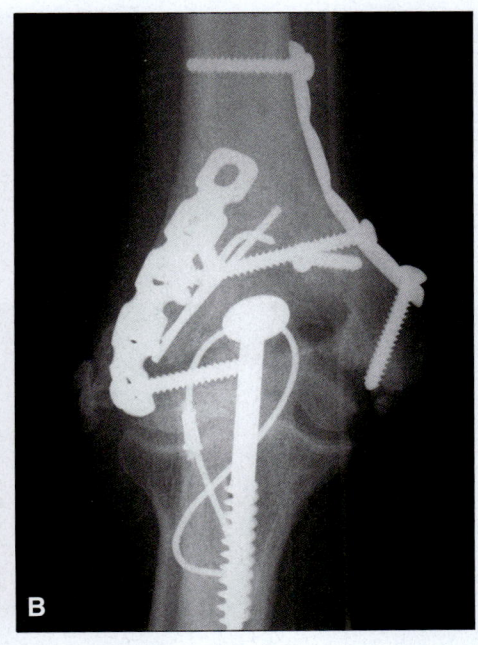
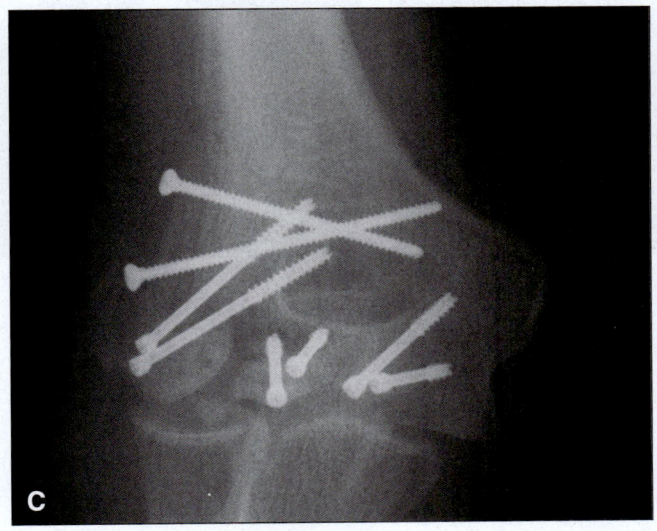

图1

- 评估桡骨和尺骨的近端，如果存在畸形或/和软骨缺失会降低肱骨远端表面置换的效果。
- CT
  - CT 扫描尤其是三维重建图像比普通 X 线更能清楚地提供有关肱骨远端解剖方面的信息。
  - 三维重建图像对评估更有意义。
    - 医生通过采用免费开放的程序可以使用原始的 DICOM 资料来做到三维重建（Rosset 等，2004）。
    - CT 重建图像可提供更多的信息，如图 1C 所示，可观察骨缺损的范围，尤其是在外侧柱上（图 2A 和 2B）。
  - 用 CT 图像来评估尺骨鹰嘴、冠状突、桡骨小头以及这些结构相对应的窝之间的对合关系以及产生撞击痛的原因。
  - CT 可以确定关节间隙的变窄、无血管性坏死或其他独立性病变如剥脱性骨软骨炎。
  - 当存在骨折时，CT 在能否成功修复方面可提供较大的帮助。

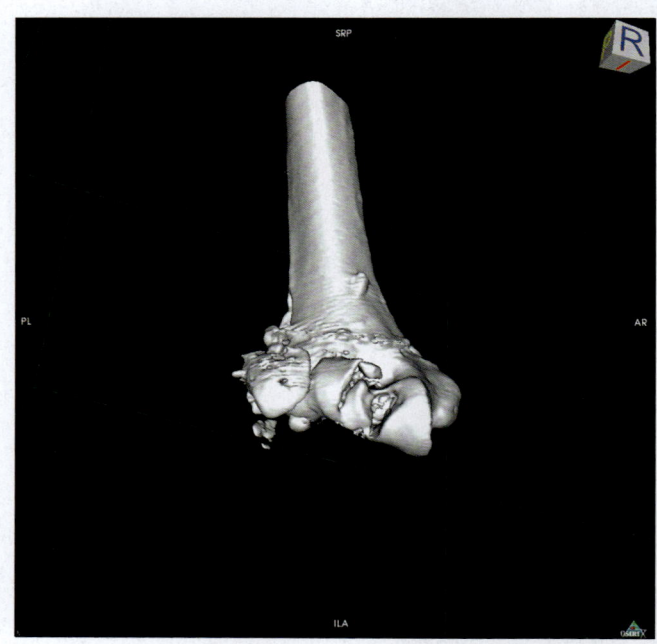 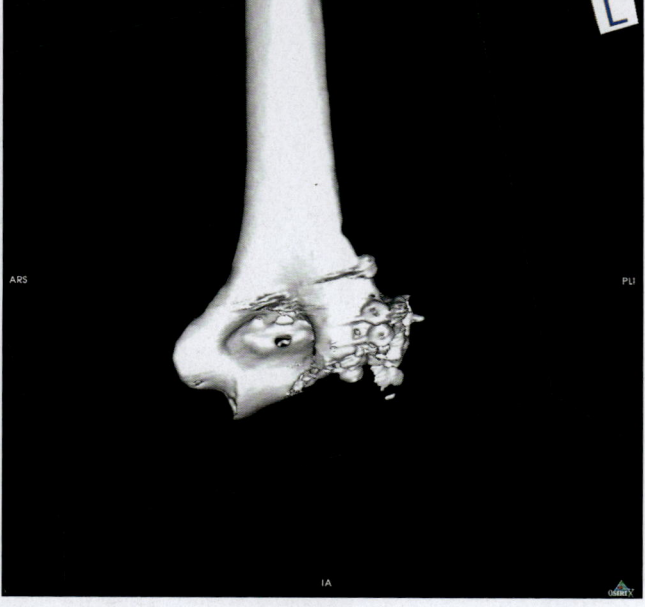

A B

图1

治疗方案

- 应优先选择创伤更小的方法。
  - 游离体的清除、局限性软骨损伤和骨赘可通过切开或在关节镜下处理。
  - 当症状主要因神经卡压和髁上炎引起时，应先处理这些病变。
- 如果软骨损伤是局限性的，没有必要行肱骨远端全表面置换术。
  - 自体软骨移植可用于剥脱性软骨炎。
  - 可行部分肱骨表面置换，但此术式被临床验证的术式采用了不同的假体和不同的入路。
  - 对于活动量不多的患者，若疼痛是由肱桡关节引起，则可行桡骨小头切除术。进行操作时一定要小心，如果关节是不正常的，尺肱骨的压力会增高，进而加剧关节内侧疼痛。这会加重或掩盖关节不稳。
- 如果关节紊乱较广泛，则患者最好做全肘关节成形术。但是全肘关节成形术后限制运动的要求比半关节成形术高得多。

- 根据具体情况，如果有其他方面资料，不一定需要CT检查。
- MRI
  - MRI对观察关节软骨的局限性缺损或损伤的部位和范围有帮助。
  - MRI对随后发生的无血管性坏死有帮助。
  - 和CT一样，对行半关节成形术的每一位患者来说，MRI不一定都需要。
- 从既往手术中获得的信息很重要。
  - 尺神经的位置。
  - 既往植入的假体。
  - 既往的入路。
  - 软骨损伤的位置和严重程度。
  - 侧副韧带和髁的现状和稳定性。
- 若不能确定是否适合做半关节成形时关节镜下探查可提供最终的治疗方案。

外科解剖

- 上髁（图3A和3B）
  - 要了解上髁与旋转中心和韧带之间的关系，并在半关节成形术中要保持此关系。
  - 旋转中心是外侧副韧带的等长点。内侧副韧带的前束略位于旋转中心的后侧。
    - 要保持旋转中心完整，若有缺失要重建。

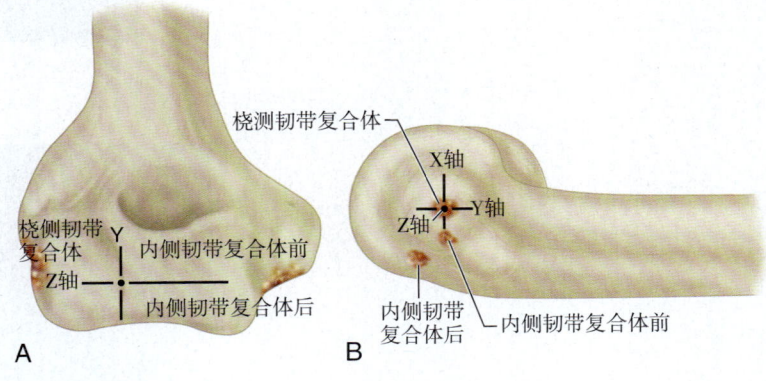

图3

手术要点

- 商业性手术台可减少对助手的依赖。若没有，可将胸部用软垫垫高，把重量导向腕部以使患肢拉向对侧以减少助手的支撑。
- 仰卧位为透视提供了方便。拍前后位和侧位片时将上臂从躯干外展开即可。

注意事项

- 将未消毒的驱血带尽量放在腋窝处。
- 消毒好的驱血带可能会用在显露桡神经近端的手术中。在翻修手术中可能更为需要，特别是需要取出肱骨中段的金属部件时。

器械

- 可选择市场上提供的支撑器。
  - 仰卧位，悬吊
  - 侧卧位，支撑

- ◆ 在半关节成形中若未能保持旋转中心会引起关节运动的下降和早期的假体功能失效。
- 若在既往手术中未切断过肘肌，进行尺骨鹰嘴截骨时可完整保留肘肌（图4）。

体位

- 仰卧位
  - 用一软垫来支撑上臂，需要连续牵引和支撑。
  - 用商业性的手术台（图6），以将上臂悬吊。
- 侧卧位
  - 用专门的手术台来支撑（图5）。

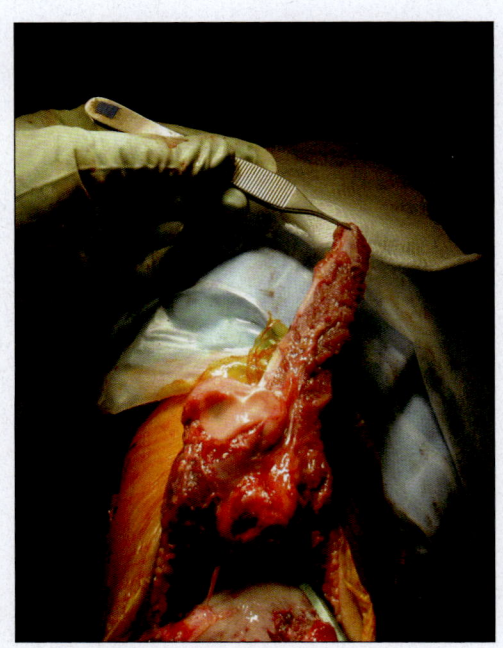

图4

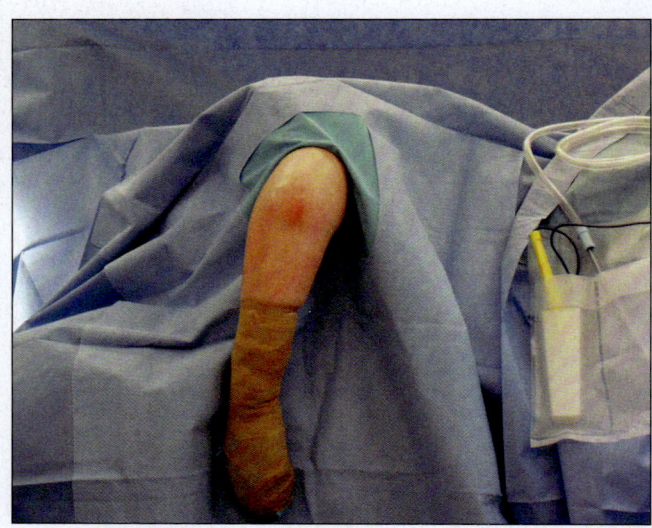

图5

入路 / 显露

- 后侧入路（图 6）。
  - 分界支配的皮神经使术后感觉异常较少。
- 尺神经的松解和皮下移位（图 7）。

手术要点
- 一开始就要找到尺神经，用一个宽的 Penrose 引流管对其进行操作，以最大限度地减少对其的损伤。

- 后方切口使大的皮神经和皮瓣在一起。
  - 避免直接切到尺骨鹰嘴上。
  - 既往的手术会改变手术切口的位置。

- 保留侧副韧带和屈／伸肌腱在髁上的止点。

注意事项

- 半关节成形术是一种可能性的特征的操作。使用的假体不是按照尺骨鹰嘴截骨来安装操作的。
  - 提供的说明书中未指出采用何种入路完成半关节成形术更合适。
  - 手术前仔细阅读厂家提供的器械使用方面的信息。

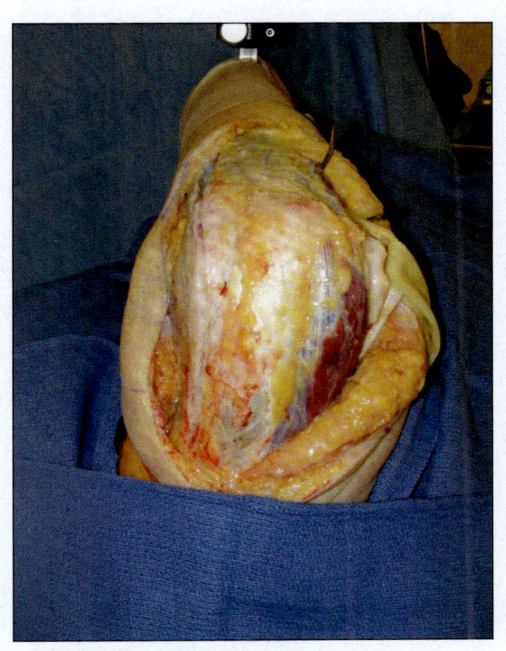

图6

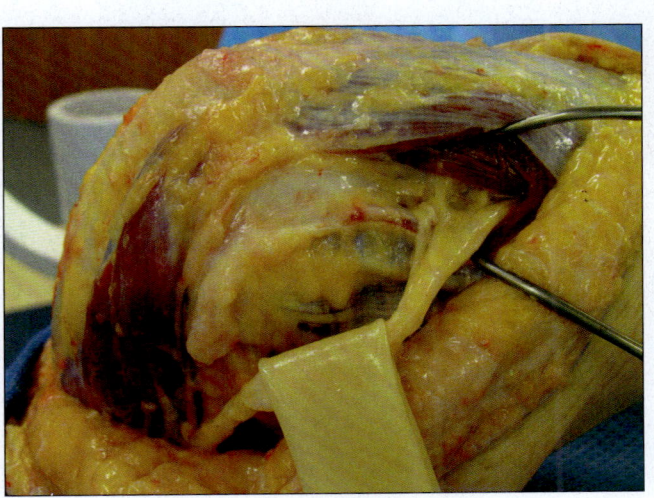

图7

器械

- 假如使用商用切模,尺骨鹰嘴截骨的设计和位置很重要。
  - 切口如果太靠近近心端或为较深的 V 形切割,会影响切模的放置。
  - 截骨应该为横行或较浅的 V 形,截骨部位的近端在尺骨鹰嘴的裸点区。

争议

- 较好的手术显露可通过传统的剥离肱三头肌的肘关节成形术的入路来得以实现,但这会引起术后肱三头肌无力。也常需要松解侧副韧带,但是这会引起潜在的不稳。与截骨相比,此方法会引起肘关节不稳,因此影响术后锻炼。

- 尺骨鹰嘴截骨
  - 应用横行或较浅的 V 形截骨槽(图 8)。
  - 可将肘肌(如果前次手术未损伤)与尺骨鹰嘴和肱三头肌保持连续,这样会保证良好的神经支配和假体的软组织覆盖。
  - 假如不需要保留肘肌则可将其切断和失神经。切断的两端会影响视野。

手术步骤

第一步

- 控制尺神经。
  - 辨认和松解尺神经(如果以做过尺神经松解)。
  - 做皮下袋,为尺神经移位做准备。
- 解剖和松解肘肌。
- 行尺骨鹰嘴截骨(图 9)。
  - 医生应保证切模的合适连接。
  - 做横行或较浅的 V 形截骨槽。

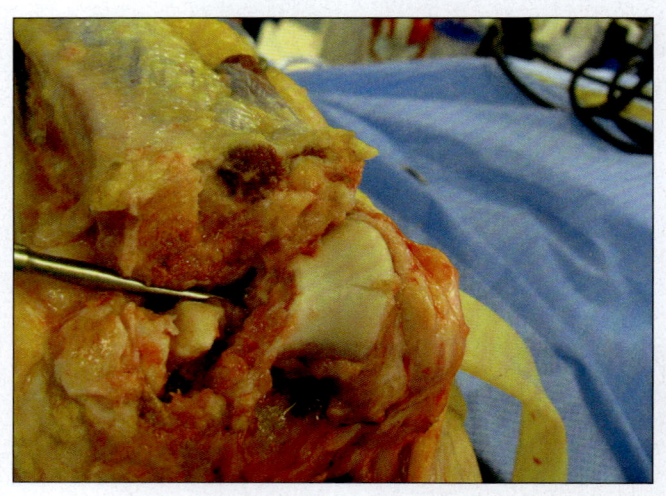

图 8

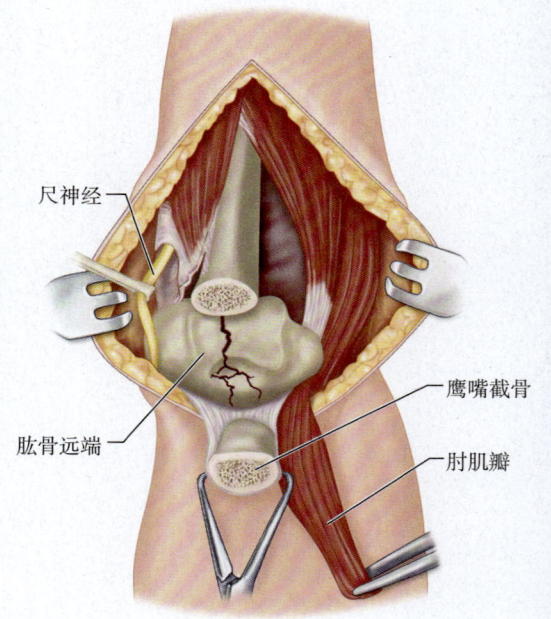

图 9

手术要点

- 根据既往手术辨认尺神经的上端和下端,以便尽快游离尺神经并减少创伤。
- 从远端向近端剥离肘肌可保证从外侧关节囊和侧副韧带处的完全剥离。
- 用骨刀行完全截骨,可使截骨面有交错。不需要移除截槽内的软骨,如果不穿过截槽的话。

注意事项

- 若有既往手术史,即使曾经游离过尺神经,也必须要找到尺神经。
  - 千万不要认为尺神经曾经被移位后就不会受到损伤。
  - 尺神经可能存在未曾预料的翻转,甚至是回到原位,即使它曾经被迁移过。
- 如果上髁完整,可能影响某些尺骨鹰嘴截骨系统的使用,而阻碍切割。

- 尺骨鹰嘴和肱三头肌的松解也包括必要的后关节囊的松解(图10)。
- 为了将肘关节完全伸直,可将前方关节囊从肱骨前方远端松解。
- 通过现存的滑车和肱骨小头的大小来估计假体适当的大小(图11)。

第二步

- 截骨导向器的使用需要达到髓腔
  - 对于没有延伸到窝的肱骨远端骨折:

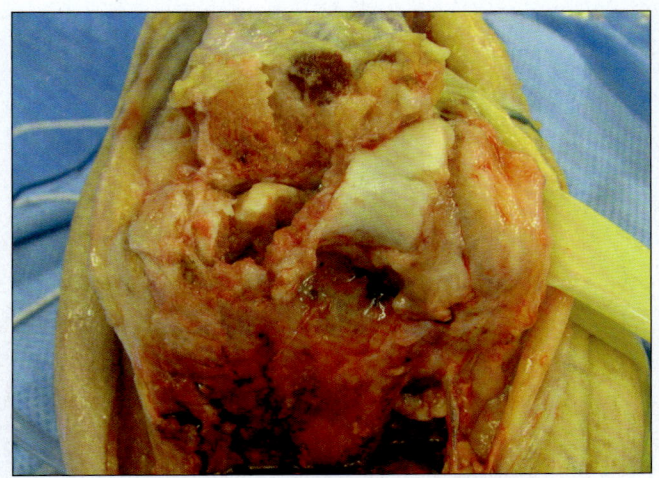

图10

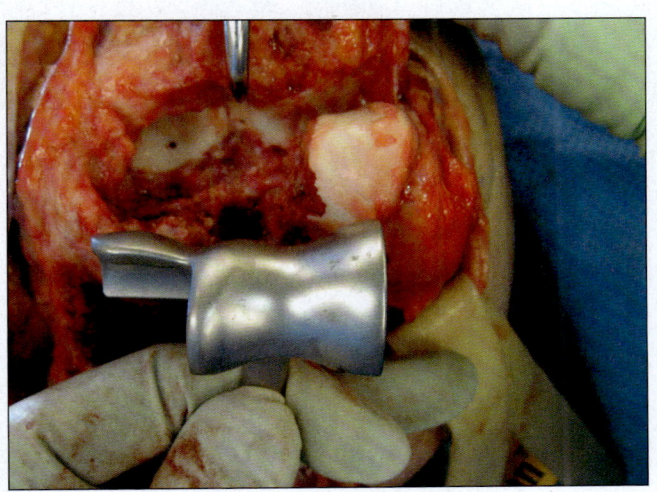

图11

器械/植入物

- 截骨用的摆锯。
- 用于无创牵拉尺神经周围的宽Penrose引流管。

争议

- 有些外科医师倡导用筋膜瓣来移位尺神经以便防止尺神经的后移，但也有些外科医师认为这样做会加重尺神经的瘢痕化和潜在卡压。

- ◆ 进入髓腔时可能被骨挡住（图12A）。
- ◆ 可以使用假体的截骨器，对于髓腔远端的滑车轴部可以徒手截骨（图12B）。
- 假如骨折延伸到滑车：
  - ◆ 只有去掉足够的骨折块，才能到达髓腔。
  - ◆ 不要取出内、外侧的软骨下骨或柱上的骨，这些骨质是用来支撑假体的。
- 有上髁骨折时可行临时固定。
  - 上髁的位置将决定肱骨远端置换的旋转中心。
  - 临时固定时常用克氏针。
  - 另一种牢固固定骨折的方法是用单皮质钢板和螺丝钉固定。
- 若存在骨缺损，利用髓腔和现有的旋转中心来指导截骨（图10、11）
  - 当骨折线向近端延伸时截骨导向器指针不能接触骨质（图13）。
- 行肱骨远端截骨（图14）。

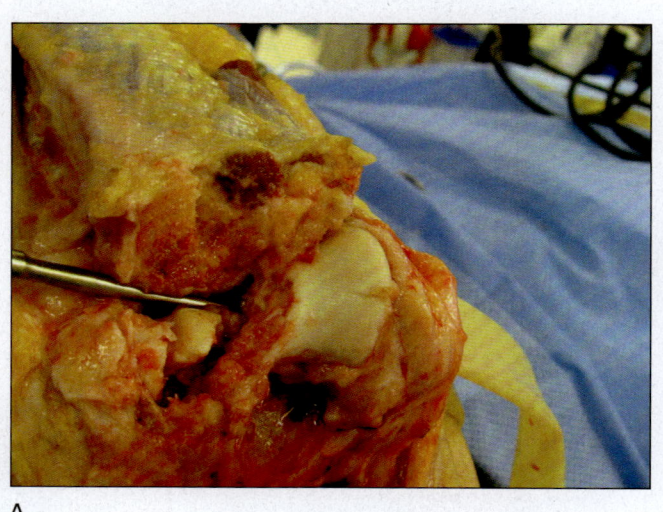 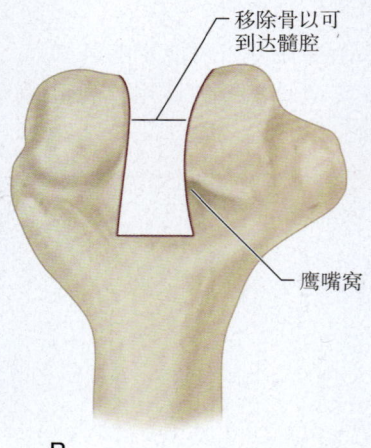

移除骨以可到达髓腔

鹰嘴窝

A　　　　　　　　　　　　　　　　　B

图1

第三步：临床试验

- 测量肱骨远端大小（图15）。
  - 将冠状突在滑车切迹复位后确定桡骨小头的中心，应以肱骨小头的中心作为参考。
  - 选择小号的假体。

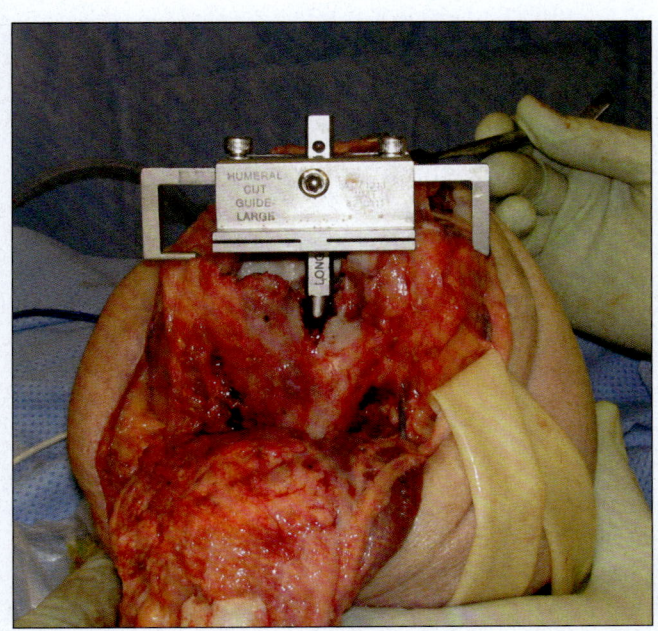

图13

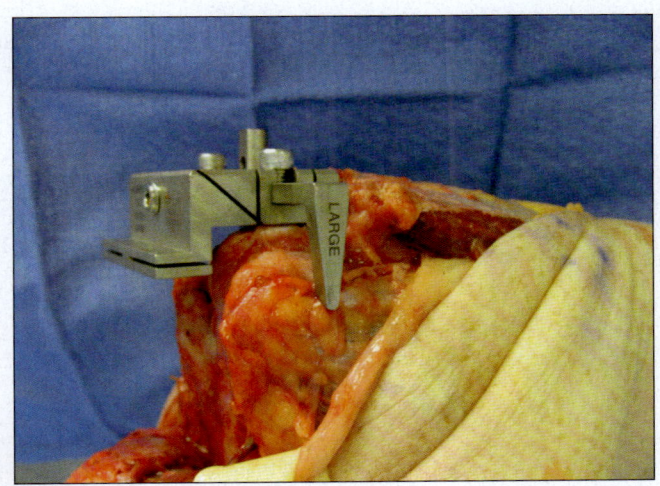

图14

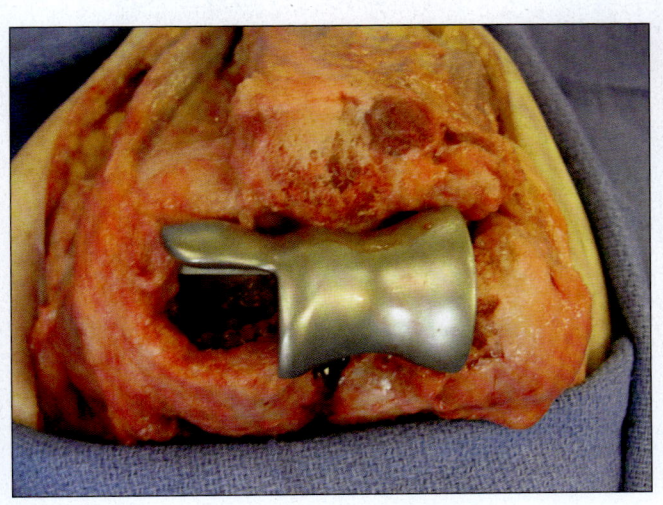

图15

手术要点

- 肱骨远端髓腔在矢状面上逐渐变细。
  - 若残留前方和/或后方的硬皮质骨，髓腔的轴会发生扭曲和向反方向延伸。
  - 去除合适的骨质后找到正确的髓腔轴来匹配髓腔杆。

注意事项

- 既往手术引起的骨缺损会影响上髁的固定和正确定位。
- 尽量不要剥离上髁上的软组织，除非技术操作指南要求（图14）。

器械 / 植入物

- 导向杆和截骨器
- 髁骨折和 / 或柱骨折的固定
  - 克氏针（首选）。
  - 钢板（可选，但这使关节成形术更加困难）。

争议

- 肱骨远端的徒手截骨
  - 无需用截骨器。
  - 技术要求不高。
  - 与用截骨器相比精度略差。
- 修复柱时钢板固定 vs. 其他更符合成本 - 效益的方法：
  - 克氏针。
  - 张力带。
  - 与假体固定的钢丝或线。

- 估计骨缺损
  - 小的远端骨缺损可用骨水泥来充填。
  - 柱的结构性支撑需要通过结构性骨移植实现，通过自体髂骨或异体骨来实现（图 16）。
- 将骨折的上髁复位，并将其等长重建。
- 要保证在前后位上假体与自体骨有多多少少的接触。
  - 表面置换假体：旋转和后侧稳定性通过杯状包裹肱骨远端而获得。
  - 带翼的假体：
    - 翼为旋转和后侧方向矢量提供稳定性。
    - 髁的加固不一定重要。但无加固髁假体的长期效果尚不清楚。无髁加固的假体可引起皮下突出并引起疼痛。

第四步：植入物

- 骨水泥远端塞
  - 对半关节成形术的返修应有切实的考虑。
  - 用骨水泥牢固固定假体是必须的。
  - 远端塞的选择
    - 商用的水泥塞通常很大从而失去固定作用，因为肱骨近端髓腔逐渐变大。
    - 用骨块封闭髓腔远端可导致早期封闭。愈合后则会因为它阻塞了髓腔而引起翻修更加困难。

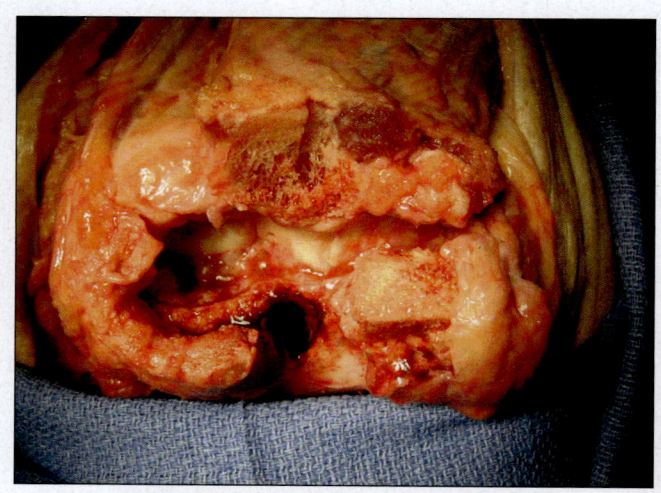

图16

手术要点

- 选择小号的假体。
  - 冠状面上（内侧/外侧）尽量不要用小号假体。
  - 在透视下确定髁的位置和假体的连接情况均正常。

注意事项

- 既往的手术会使骨皮质变薄弱。
  - 假体有可能不在骨质内。
  - 透视下确定假体在髓腔的位置。

- 将氧化纤维素（Surgicel，Johnson & Johnson）切成片状后并将其在合适的位置填入髓腔，直到遇到阻力为止，这样会使翻修手术简单化。
■ 移植或骨折的最终固定（图 17A 和 17B）
  - 外科医师要保证植骨块和宿主骨质尽可能地接触。
    ◆ 将宿主骨质远端塑形以使其可与移植骨接触。
    ◆ 可用克氏针来固定植骨块，尽量不要让钢丝影响假体，试模假体的插入一定要方便。
  - 骨折的最后固定可在假体骨水泥固定完后进行，但必须在正确的位置上进行临时固定。
■ 假体的骨水泥固定
  - 使用窄嘴骨水泥枪。大多标准的髋、膝关节成形术中应用的骨水泥枪很难插入肱骨髓腔内。
  - 用被染料染过的商用骨水泥有助于翻修。可将亚甲蓝加入未染过的骨水泥中。

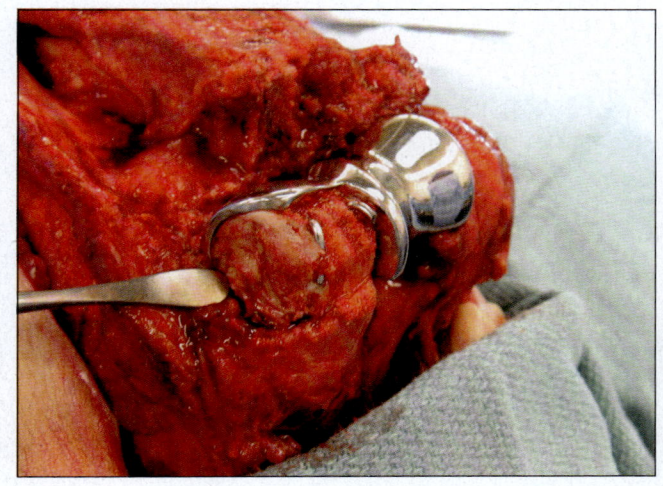

A   B

图17

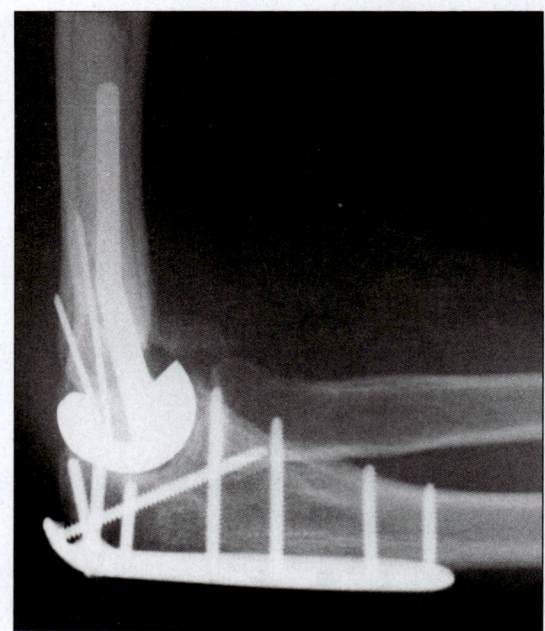
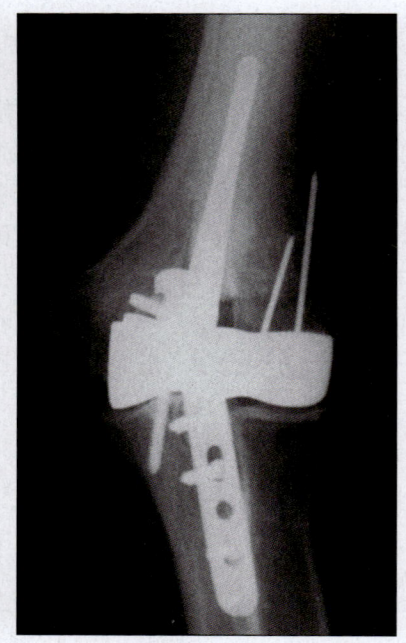

图18

器械／植入物

- 试模假体
    - 定做假体时无试模可选择，因此一定要根据术前X线片定做。
- 骨移植物
    - 自体骨 vs. 异体骨。
    - 移植物的塑形。

争议

- 有翼的假体无需行柱的加强。

第五步：关闭

- 截骨部的修复可采用不影响术后快速愈合的缝合方法（图18A和18B）。
- 皮肤的缝合应能承受肘关节屈曲和术后肿胀时的高张力。
    - 若采取的是既往手术切口可考虑延迟拆线。

术后护理和预后

中期

- 夹板
    - 如果术前有屈曲挛缩，术后可用夹板。
    - 如果术前行关节囊的松解，为了扩大其效果，术后24～48h用夹板。
- Robert-Jones加压工具。
    - 如果术前无明显的屈曲挛缩，在肘关节屈曲休息位上可用Robert-Jones工具加压。

手术要点

- 用氧化纤维素作为水泥塞可使翻修手术简单化。
- 用染料染过的骨水泥也有助于翻修。

注意事项

- 必须要留意既往手术遗留的骨缺损。
  - 保证骨水泥不要从骨缺损处或从螺丝钉口流出来，否则会烧伤桡神经。
  - 即使试模位置良好，假体也有可能从骨缺损处戳出。因此试模或最后安装假体时需在透视下确定假体的位置在骨质内。

器械/植入物

- 适合远端肱骨髓腔的小型号骨水泥枪
- 骨水泥远端塞
  - 商用的。
  - 从滑车取得的骨。
  - 氧化纤维素。

争议

- 假体翼会增加假体寿命吗？
- 模块假体
  - 翻修时无需拔出柄。
  - 需要术前定做假体。
- 拔出柄很容易，对全肘关节成形术翻修时拔出单块柄并不容易
- 移植物和骨折的克氏针固定 vs. 钢丝、钢板螺丝钉固定。

- 住院观察24～48h以便减轻水肿。
- 引流
  - 松驱血带后根据手术视野使用引流。
  - 从肱三头肌穿过的引流出口可防止过长的引流。
  - 引流可防止血肿形成。

早期

- 关节活动度
  - 由于具有尺骨鹰嘴的坚强固定，所以早期的主动、主动-辅助及被动运动均可进行。
  - 很少需要被动持续运动。
- 无需保护侧副韧带，因为术中很少损伤这些结构。

中期

- 伸展和力量练习（图19A-D）
  - 只要患者能承受可早期开始这些练习。
  - 如果尺骨鹰嘴的固定不牢靠，可推迟术后锻炼至尺骨鹰嘴的骨性愈合为止。
- 夹板
  - 若术后6～8周仍未能达到术中获得的活动度，可考虑上夹板。
  - 目前的研究显示动态夹板固定和静态夹板固定之间无差异。

长期

- 限制
  - 患者自身的桡骨和尺骨的软骨与金属假体接触时容易产生高压力。
  - 装有假体的患者应避免接触性运动及高压力工作，如管钳工、管道工和铁工。
  - 目前作者不限制高尔夫、网球或其他非接触性运动。

手术要点

- 在骨水泥硬化期间可行克氏针和其他内最终固定物的置入或调整。
- 应缝合好皮瓣和筋膜瓣以避免发生血肿。避免在皮瓣下对皮下神经周围进行缝合。

注意事项

- 不牢靠的截骨修复会影响术后的康复锻炼。
- 软组织缝合不牢靠会增加引流的延长和术后伤口愈合不良的机会。

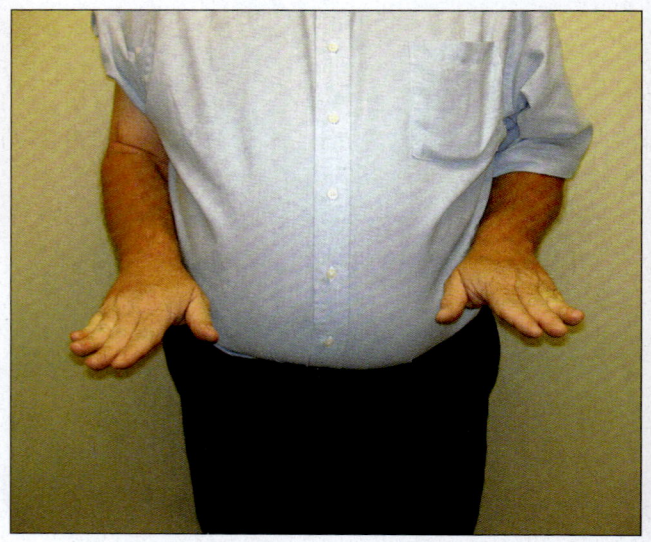

A

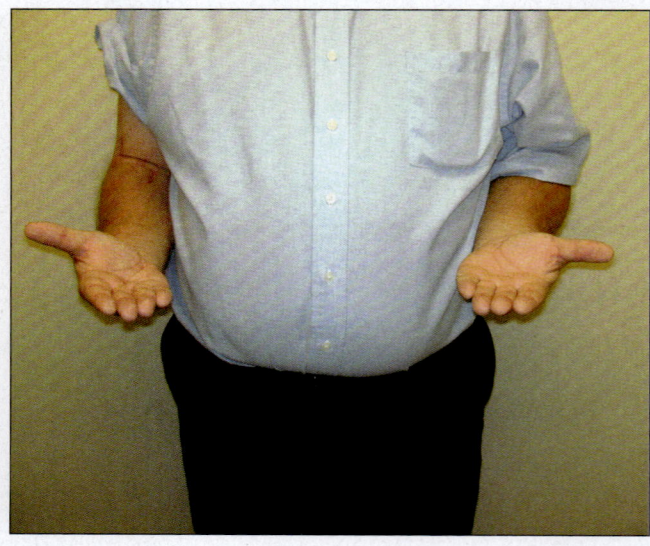

B

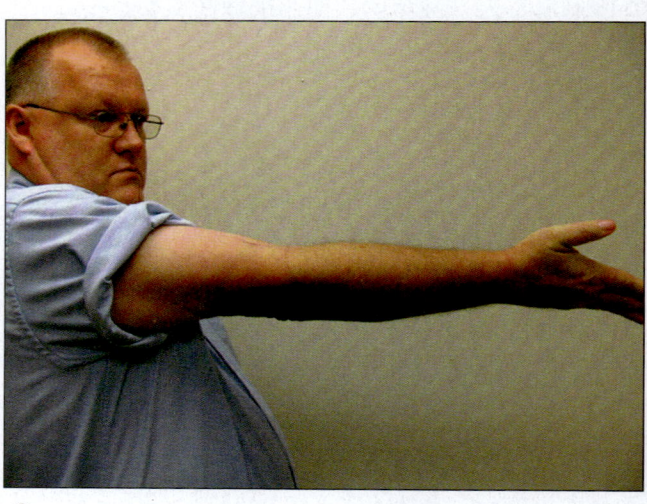

C

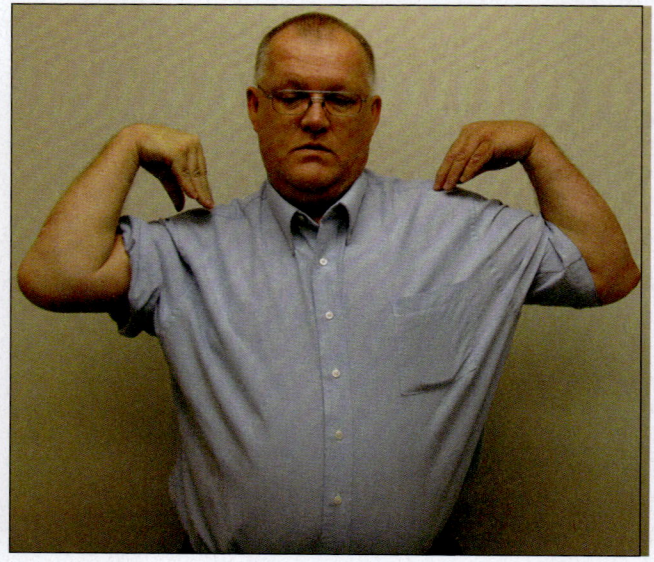

D

图19

器械 / 植入物
● 截骨固定的选择

争议
● 截骨闭合的方法包括：螺丝钉、螺丝钉加张力带、钢针加张力带和钢板固定。
● 皮下尺神经移位：对是否需要用筋膜悬吊及其重要性存在争议，可能引起瘢痕化或卡压。

手术要点
● 若出现皮肤伤口愈合问题，立即停止所有的关节活动并加压包扎。
● 对较大血肿或血清肿进行引流会降低屈肘时的皮肤压力。

注意事项
● 过早拆线会引起伤口裂开，因此尽量延迟至术后 2 周拆线。

■ 在中期随访时可观察到关节间隙变窄，但这是无症状的。
■ 半关节成形假体的寿命尚不清楚。
  ● Shifrin 和 Johnson (1990) 报道了 20 年以上的随访结果。
  ● 作者的经验是最好的结果是在中期随访(4～8年)中获得的。

证据

没有有关肱骨远端半关节成形方面有力的证据（Ⅰ级证据或Ⅱ级证据）

Adolfsson L, Hammer R. Elbow hemiarthroplasty for acute reconstruction of intraarticular distal humerus fractures: a preliminary report involving 4 patients. Acta Orthop. 2006;77:785-7.
这是一个应用非解剖器械的 3～14 个月的短期随访。

Gramstad GD, King GJ, et al. Elbow arthroplasty using a convertible implant. Tech Hand Upper Extrem Surg. 2005;9:153-63.
作者描述了用模块管进行侧翼移植的技术。需要订制商用的药品核准标示外使用的解剖卷盘进行半肩关节成形术。随后可以在不移除骨水泥侧翼柄的情况下转向全关节成形术。

Parsons M, O'Brien RJ, et al. Elbow hemiarthroplasty for acute and salvage reconstruction of intra-articular distal humerus fractures. Tech Shoulder Elbow. 2005;6:87-97.
本文对使用柄和解剖器械，但没有使用侧翼进行的半关节成形术进行了短期随访，结论是允许在急性和慢性适应证中使用，虽然在急性重建中的效果稍微好一些。

Rosset A, Spadola L, et al. OsiriX: an open-source software for navigating in multidimensional DICOM images. J Digit Imaging. 2004;17:205-16.
本文描述了外科医师可以利用开放源软件从 CT 二维重建成像中获得三维成像。

Shifrin PG, Johnson DP. Elbow hemiarthroplasty with 20-year follow-up study: a case report and literature review. Clin Orthop Relat Res. 1990;(254):128-33.
这个长期随访的病例报告证明半关节成形术对于长期生存来说是有潜力的。

Swoboda B, Scott RD. Humeral hemiarthroplasty of the elbow joint in young patients with rheumatoid arthritis: a report on 7 arthroplasties. J Arthroplasty. 1999;14:553-9.
作者指出，在感染性关节炎患者中进行非解剖性远端肱骨假体移植的效果很差。文章强调了这样一个概念，即应该将关节成形术用于使用解剖成形器械并且没有感染性疾病的患者。

图片的版权属于 Rick F. Papandrea，MD.

47 桡骨头－肱骨小头置换术

Rick F. Papandrea

注意事项

- 桡骨头-肱骨小头置换术不能用于处于感染活跃期或抑制期的患者。
- 关节韧带必须是完整的，或者韧带必需是可以重建的。
- 若要对一个已经切除桡骨头的患者做此手术，那么在所有的手术野中，桡骨干都必须指向肱骨小头的中心位置。若桡骨干对齐不良就不可能使桡骨头组件良好对接。
- 如果仅仅置换肱骨小头，桡骨头必需是正常的，或者是接近正常的。

争议

- 目前还不清楚最佳的植入术。这里所描述的技术是作者所偏爱的。
  - 显露视野要开阔。
  - 修复是解剖学上的，并且是可靠的。
- 植入物制造商建议保持侧副韧带的附着。然而，这会限制显露视野。
  - 如果要想获得更大的显露视野，可以将韧带撕脱。从解剖学和严格意义上来讲，不管是有意与否，韧带松解修复起来都要比截骨术更困难。
- 植入物的寿命是未知的。
- 如果仅置换肱骨小头，这在美国这是药品核准标示外使用。
- 公开的信息很少，而且只是一些病例综述。

适应证

- 肱骨小头联合桡骨头的孤立性一侧关节损伤（桡骨头-肱骨小头全关节置换）
  - 无法重建的孤立性肱骨小头骨折
  - 肱骨小头创伤性退行性变
  - 肱骨小头骨折内固定失败
  - 见于少动患者的大面积骨软骨炎剥脱性病变
  - 低需求患者的 Essex-Lopresti 病变（这是一个潜在的适应证，还没有公开的结论）。
- 单纯肱骨小头损伤可被认为是单纯肱骨小头置换术的一个适应证。
  - 这在美国是药品核准标示外使用。

临床检查／影像学检查

- 由于更多常见的病理改变可能会与关节错位并存，故而应该弄清病灶位置。
  - 对双侧肱骨上髁应做肌腱端病的评估。
  - 对三条神经都应做卡压征象评估。
- 疼痛有助于定位发生部位。
  - 只在运动终末发生的疼痛通常源于骨赘受到撞击。
    - 这些反应可用于指导清创术。
    - 如果这是唯一的疼痛，那么关节面重建或者置换术通常是不必要的。
  - 静息痛可提示滑膜炎。
    - 如果这是要解决的主要问题，滑膜切除术和针对滑膜炎病因的治疗就足以缓解症状。
    - 静息痛可能会伴有缺血性坏死，但这个诊断应在做完标准检查后才能得出。
  - 半屈活动痛与关节面受损有关。
    - 这种疼痛可能要求对受损关节进行关节面重建或者置换术。
    - 依据受损的严重程度，可施行单纯清创术或者部分关节面重建术。

治疗方案

- 首先应考虑创伤小的手术。
  - 对于游离体、孤立性关节软骨受损和骨赘，施行开放性或者关节镜下的清创术。
  - 如果这些症状很明显，那么需要治疗神经卡压征或者肱骨上髁炎。
- 如果软骨病变是局限性的，可能没有必要对肱骨小头关节面进行完全重建。
  - 已有关于自体软骨移植用于治疗骨软骨炎剥脱性病变的报道。
  - 部分肱骨小头关节面重建是可能的（HemiCap，跖骨移植物，Arthrosurface）。这种技术使用一些不同的植入物，手术入路也不同，并被认为是药品核准标示外使用。
  - 对于久坐的患者，若有桡骨头-肱骨小头关节疼痛，则可通过切除桡骨头进行治疗。如果这个关节是不正常的，应该警惕由于尺-肱压力的增加，内侧疼痛也可能会加重。这可能会使情况恶化或者出现不稳定。
- 如果关节错位是弥散性的，最好通过全肘关节成形术（total elbow arthroplasty，TEA）治疗患者。
  - 与部分关节成形术相比，TEA术后需要放置更多的限定物。
  - 这种技术应该保守用于少动的老年患者。

- 必须评估肘关节的稳定性。
  - 除非也做了稳定结构的重建，否则关节成形术将不能解决不稳定性的问题。
  - 通过肱骨小头置换术（伴或不伴有桡骨头组件）也许不能很好地治疗伴有明显骨质缺失的不稳定性。
    - 目前的植入物要求有明显的侧-柱骨。
    - 肱骨上髁和柱必须是完整的，或者是可以重建的。
- 标准平片
  - 获取前后位、侧位和斜位的平片。在伴有创伤性关节退行性变的肘部前后位位平片中，查看尺肱关节的相对跨度（图1A）。在同一肘的侧位平片（图1B）中，可查看骨折的肱骨小头的前后部。斜位平片（图1C）突出显示了肱骨小头的损伤部位。
  - 通过平片评估骨赘、游离体、关节间隙变窄和创伤性异位骨化。
  - 必须评估桡骨头、软骨变形和/或缺失会减弱孤立性（半关节成形术）肱骨小头关节面重建的效果。
- CT扫描（图2）
  - 三维重建所做的评估更有意义。
    - 外科医生可通过免费的开放源程序（Rosset 等，2004）获得原始DICOM数据，并进一步重建。
  - 评估鹰嘴、冠突和桡骨头以及它们相应的陷窝，以用于指导正确对接，并查找撞击痛的病因。
  - 定位关节间隙变窄以及来自缺血性坏死的局限性损伤或者其他孤立性情况，诸如骨软骨炎剥脱。
  - 当出现骨折时，CT有助于把握成功修复的可能性。
  - 依据这个条件，以及从其他方面获得的信息，CT扫描可能不是必需的。
- MRI
  - MRI可更好地显示软骨缺失/受损，包括位置和程度。

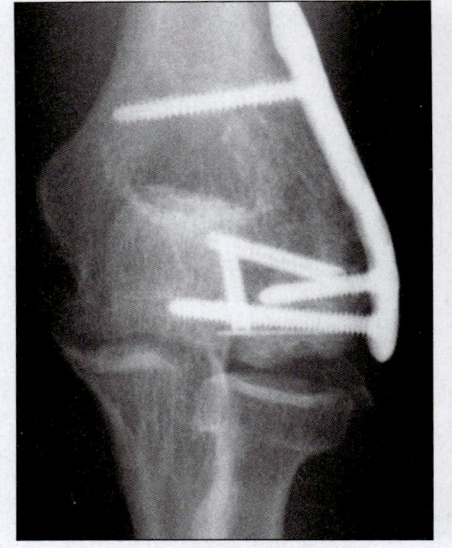
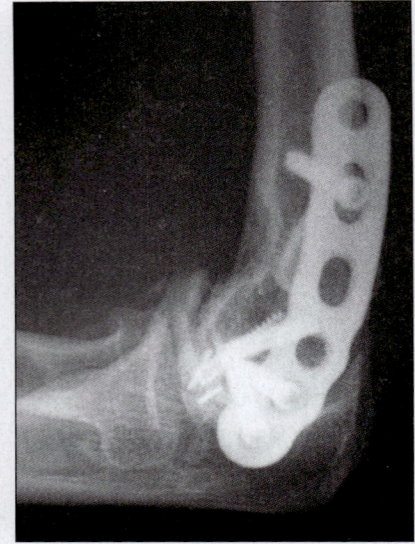

A B

C

图1

- 它用于伴随的缺血性坏死。
- 对于关节成形术（半或全）的每一位患者来说，与CT扫描相比，MRI可能不是必须的。
■ 先前记录术中信息是很重要的。
  - 定位尺神经。
  - 先前放置的植入物。
  - 先前的入路。
  - 软骨受损的位置和严重程度。
  - 侧副韧带/肱骨上髁的稳定性和状况。

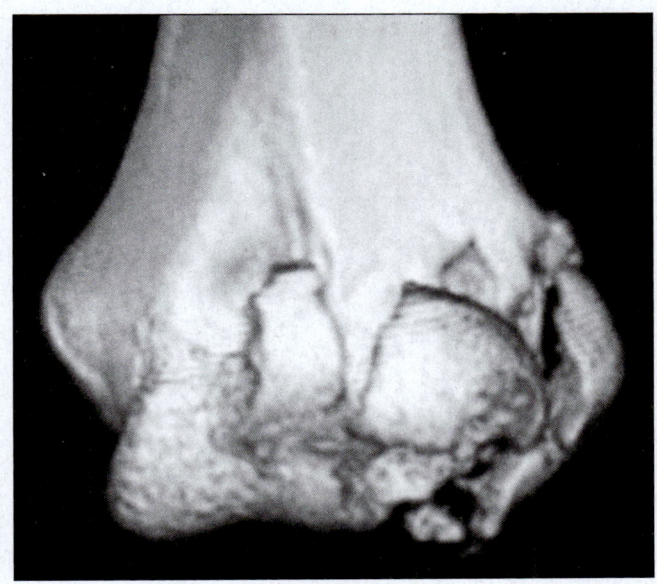

图2

- 当仍不确定关节成形术是否合适时，关节镜仍可用做最后方案。

外科解剖

- 需要理解肱骨上髁至旋转中心和韧带的关系，并通过关节成形术来维持这种关系（图3A 和3B）。
  - 应保留完整的肱骨上髁和侧副韧带，或者，如果缺失的话，应可以重建。
  - 一侧肱骨上髁截骨术可用于手术显露。
  - 不能通过关节成形术维持旋转中心将会导致运动范围减少，甚至可能导致早期手术失败。

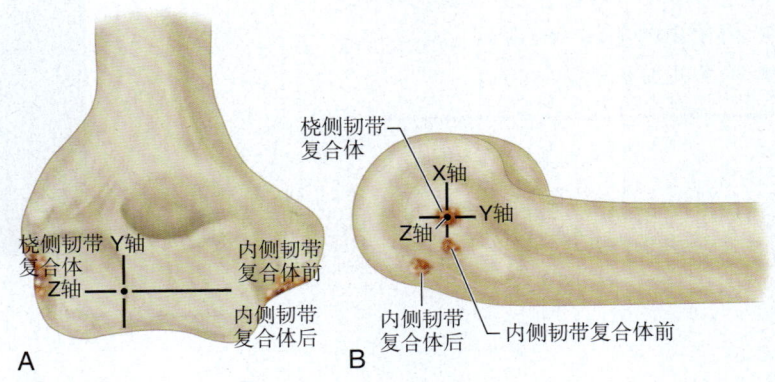

图3

手术要点

- 通常在肢体近端使用非无菌止血带。

注意事项

- 体型过大会使术中成像困难。
  - 在无菌准备和铺巾之前应做试验性摄片。
  - 应考虑使用无菌止血带,以便在操作受限时,可移走止血带。

手术要点

- 直接外侧入路通常是充分的,但可能会限制其他区域的操作。
- 如果仍考虑需要更大的显露视野,可做后方浅层(皮肤)切口,而深层(肌肉)做肱骨小头侧方入路。后方切口很少引起感觉异常,因为这种入路保护了表皮的神经支配。

注意事项

- 考虑先前的切口。只要全厚度皮瓣形成,也可使用不甚理想的皮肤切口。
  - 如果再造了全厚度皮瓣,应注意避免血肿和血清肿的形成。
- 如果必须在内侧进行手术,考虑单一的后方切口。
  - 可使用两个分开的切口。
  - 应使用微创的连续切口。

- 旋转中心
  - 旋转中心是侧副韧带的等距点。
  - 内侧副韧带的前缘位于旋转中心的稍后方。

体位

- 将患者置于仰卧位。
- 可随意使用支具。
  - 支撑手臂,减少助手或者仪器的需要,以使手臂横跨身体。
  - 可能会限制透视成像操作。

入路 / 显露

- 自肱骨外上髁至 Lister 结节做一条一线,在一侧皮肤上做长约 4～6cm 的直线切口。在深部,在与皮肤切口一致的方向分离解剖肌肉(图4,直线部分)。
  - Kocher 间隙(图4,虚线部分)太靠后,会损伤外侧韧带复合体。
- 一旦分离出伸肌,就可辨认出旋后肌。有可能触摸到桡神经,如有必要,如图5牵拉后所示,在 Frohse 的拐角处可解剖出神经。
  - 如果使用肱骨外上髁截骨术,通常没有必要解剖至这个远端。

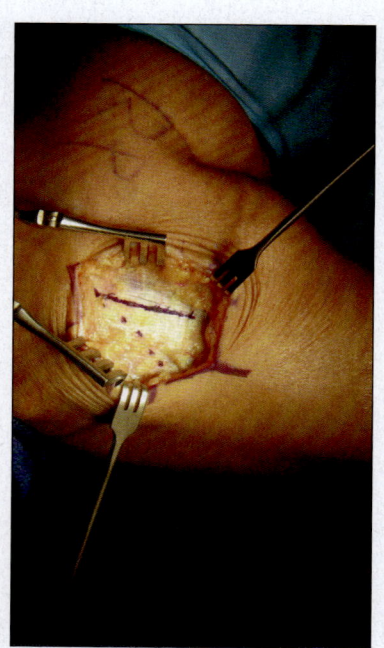

图4

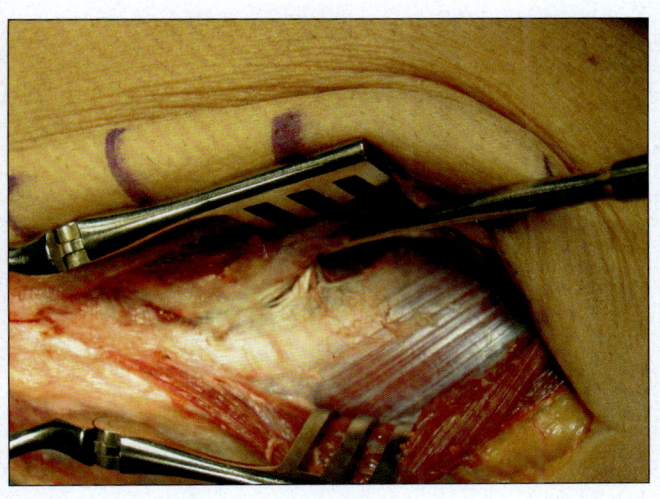

图5

手术要点

- 如果对桡骨颈远端需要做进一步的解剖，应触摸和/或解剖桡神经。
- 如果出现屈曲挛缩，此时可以施行关节囊松解或者沿侧柱做切口。
  - 前关节囊松解也使得内侧关节可被查看到。

注意事项

- 切口太靠后会损伤外侧韧带复合体。

手术步骤

第一步：施行深部侧方解剖

- 将桡骨头向颈侧显露。在图6中，将关节囊沿柱向近端解剖。将耙牵拉器置于伸肌群和外侧韧带复合体的后方。
- 应保持附在肱骨外上髁的外侧韧带复合体完整。

第二步：肱骨外上髁联合外侧韧带复合体和伸肌群的截骨术

- 图7显示了肱骨外上髁截骨术切除骨的位置。
- 截骨刀片应置于外侧韧带复合体/伸肌群的里面。

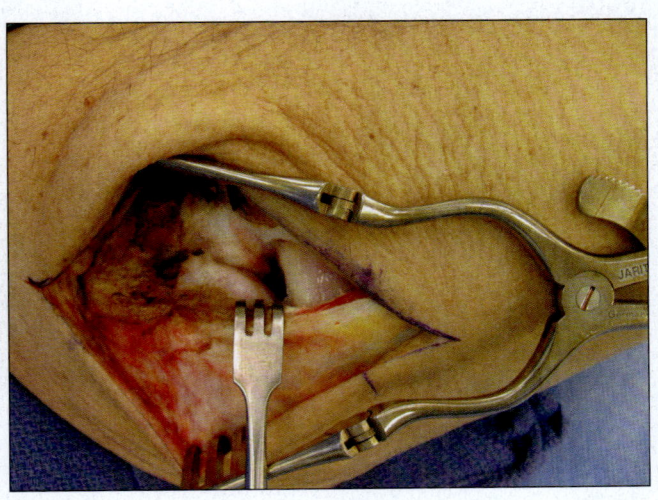

图6

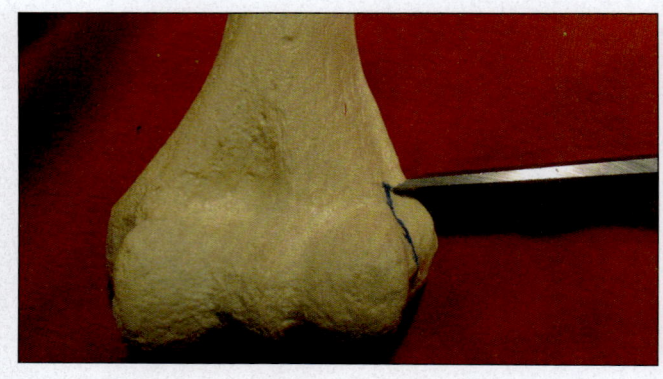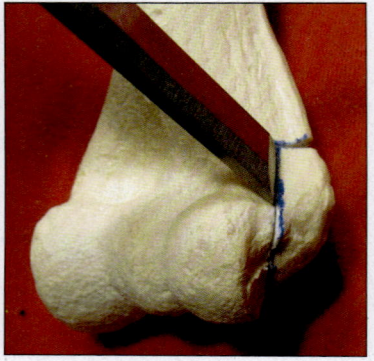

图7

手术要点

- 锐利的一次性骨刀或凿是最有效的。标准骨刀通常太厚或者太钝，并且会使肱骨上髁折断，或者切下的骨段太薄。

器械/植入物

- 锐利、双斜面的骨刀。

争议

- 植入物制造商使用保留韧带的技术，而作者发现这一技术很难做到既保证手术野显露充分又做到术后严格的侧方固定。

- 锐利、双斜面的一次性骨刀会简化截骨术操作（图8）。
- 应先做反向切口以防止截骨范围过大。
- 当完成80%～90%的截骨术时，将骨刀向后撬以游离肱骨外上髁，并制造一个后方骨折的皮质缘（图9）。
- 通过游离肱骨外上髁片段获得更广阔的显露野（在图10中位于牵拉器的后方）。并使得对后肘和前肘的操作变得可行。

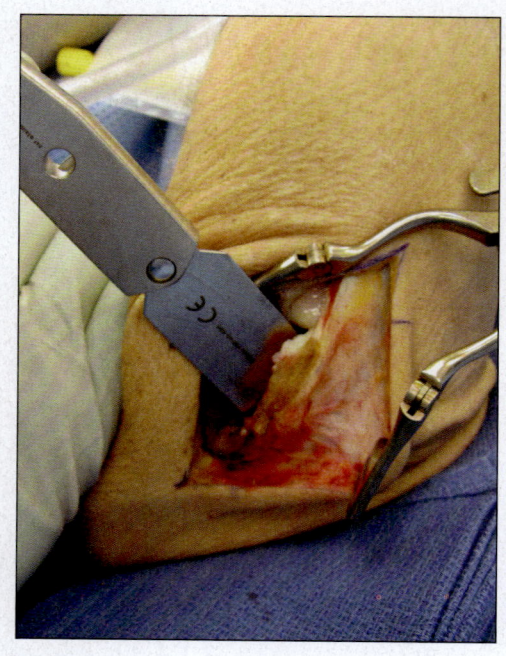

图8

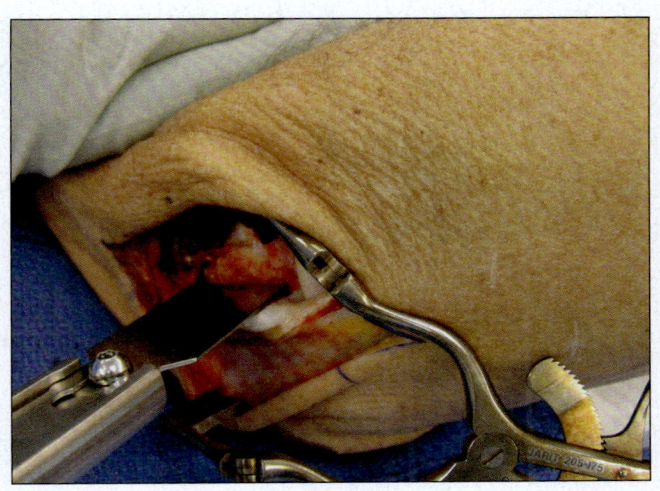

图9

手术要点

- 在前后位平片上,旋转中心应位于肱骨外上髁至肱骨内上髁下方连线的某个点上。
- 在侧位平片上,导丝应位于肱骨小头中心的某个点上(如果肱骨小头没有变形的话)。

注意事项

- 先前存在的变形会使商业导针的有效性降低;通过摄片确定放置正确。
- 肱骨小头骨质缺失会改变侧位视野。当评估肱骨小头中心时,应做调试;在假定肱骨小头未变形的情况下,选择中心点。
- 不管导丝植入技术如何,都应考虑定位尺神经。
  - 如果使用导针,导针的内侧锚定点不应对尺神经施加压力。
  - 导丝应接近肱骨内上髁,但不应刺入内侧皮质。

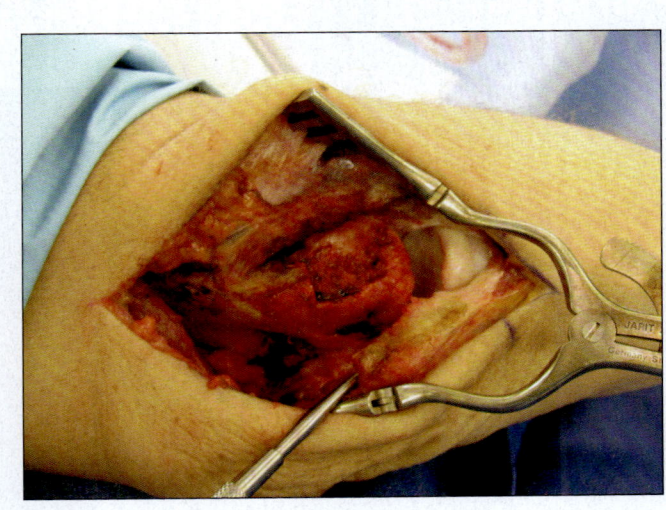

图10

第三步:寻找肱骨远端的旋转中心

- 沿着肱骨远端的旋转中心放置导针。
- 如图11导丝的前后位平片所见,在外侧韧带复合体附着在肱骨外上髁的位置,采用侧方入路。使用截骨术将肱骨上髁和外侧韧带复合体松解,为导丝进入构造多孔平板床。导丝应充分进入内侧,以确定轨道正确指向肱骨内上髁的下方。
- 在导丝的侧位平片(图12)上,如果轴线对齐适当的话,导丝应呈现为一个点。如果有骨质缺失,必须将导丝置于肱骨小头内部的前端。

器械/植入物

- 商业导针可从很多厂家获得。
  - 外科医生有必要理解导针使用的标记，因为变形会改变它们的精度。
  - 一些被设计用于其他用途的导针有时也是有用的。一些外科医生使用前交叉韧带导针。肱骨小头导针使用更小的导丝，可能会使靶向精确度比设计时考虑了导向的针更差些。
- 克氏针。

争议

- 一些外科医生更喜欢徒手放置导丝。

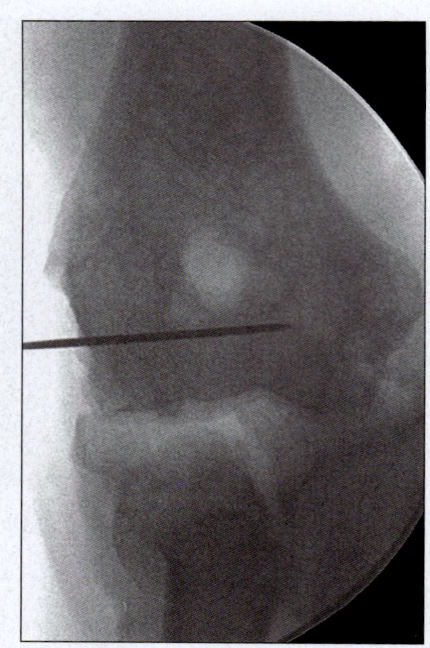

图11

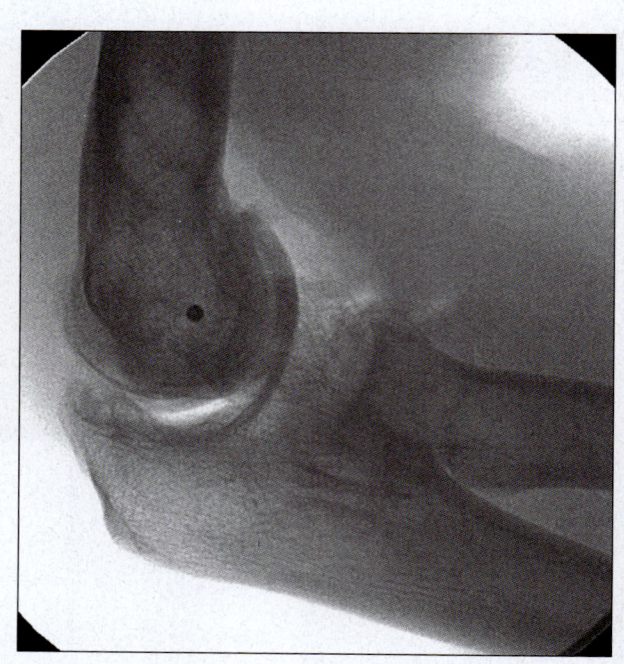

图12

第四步：切割肱骨小头用于关节面重建

- 将肱骨小头切割导向器用于导丝上，并且切割是为了关节面重建。
- 导针杆应与肱骨干对齐，以适当旋转切割导针（图13）。
- 植入物的大小由肱骨小头导针的大小决定（图14）。有两个切割面可供选择。

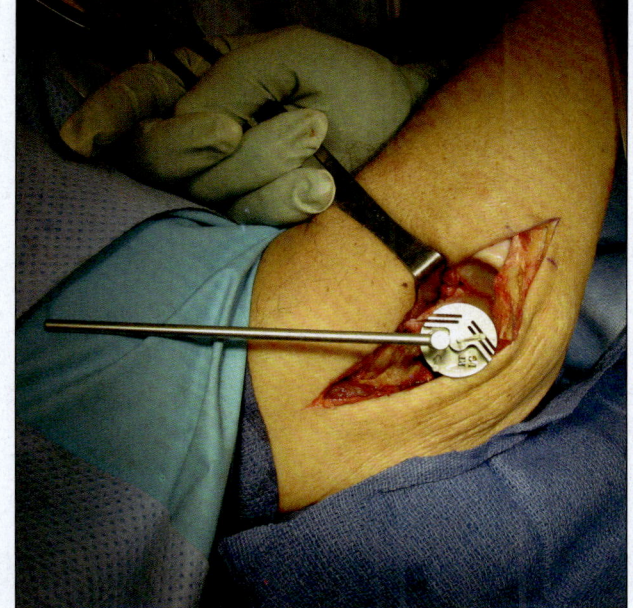

图13

手术要点

- 如果对使用哪个切面有疑问,应先做远端切口。
- 肱骨小头切割时,与一些主张"保留韧带"的方法相比,使用肱骨上髁截骨术增加了显露视野,并使滑车更易查看。

注意事项

- 导丝放置不当会导致在一个或多个平面上肱骨小头移植物旋转不良。
- 骨关节炎硬化骨可能会导致电锯刀片在切割过程中发生偏转。
  - 在进行下一步操作之前,应检查切面。
  - 如果切面是斜的,徒手切割关节面也许是必须的。
- 肱骨小头关节面重建系统还在发展的初期阶段。目前在移植术中允许做的调整很少。

器械 / 植入物

- 肱骨小头切割导针。
- 微型矢状锯。

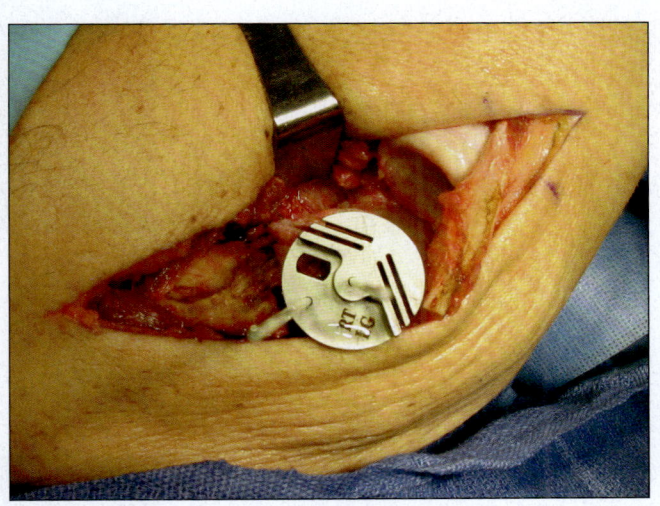

图14

- 如果肱骨小头有明显的骨质缺损,可以使用远端切口来"重建"肱骨小头关节面。
- 如果需要切除更多的骨,可使用近端切口。
- 切除肱骨小头关节面时,为防止切进滑车,应在肱骨小头最内侧做一个反向切口。
- 接着在肱骨小头最内侧的选定插槽位置做切口。

手术要点

- 肱骨外上髁截骨术中暂时性的复位可以评估软组织张力和肘关节的稳定性以及运动范围。

注意事项

- 切割不平会导致试验性植入物迁移。临时针固定可能无法消除这种改变。

器械／植入物

- 试验性植入物。
- 克氏针。

第五步：肱骨小头组件试验

- 采用临时针固定可试验肱骨小头组件。
  - 应评估切面，并注意缝隙。
  - 用骨水泥将最后植入物粘在表面可容纳切面的不完善之处。
- 此时，应评估肱骨小头与桡骨头和滑车的关系。
  - 图 15 显示了在关节拉开位置下的试验性肱骨小头植入术。肱骨小头与滑车关系的评估则被优化了。
  - 图 16 显示了试验性肱骨小头植入术后关节的复位情况。可评估桡骨头 - 肱骨小头对齐和合适度。
  - 在测量和切割桡骨头组件之前最好先做调整。

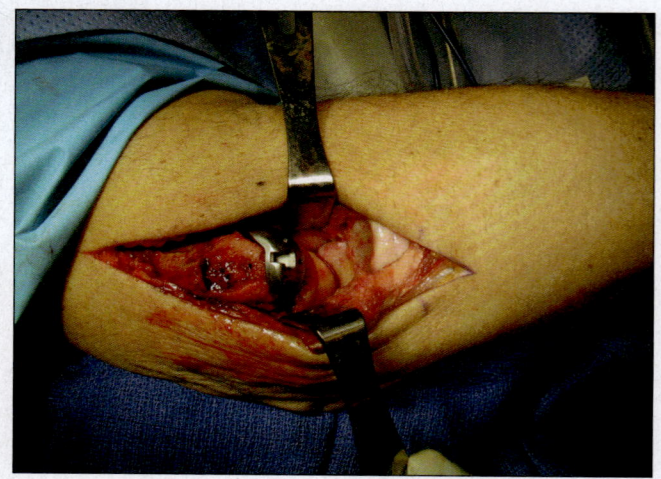

图15

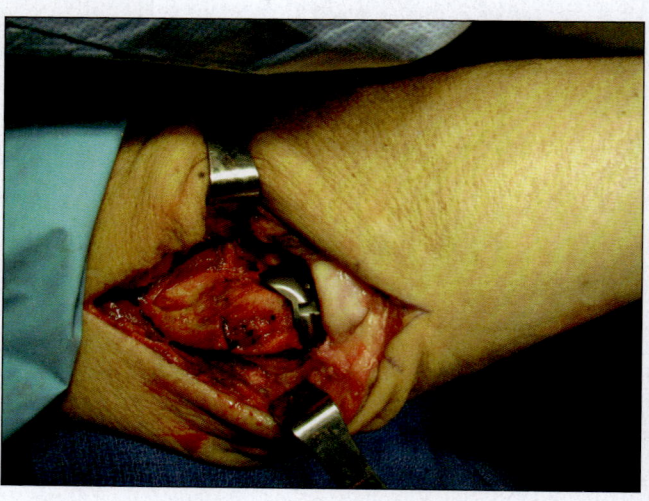

图16

第六步：对肱骨干远端做髓内处理，为肱骨小头植入术做准备

- 将导丝放置在试验性肱骨小头植入物的里面，并在骨干上钻孔，为最终植入物做准备（图17）。
- 使用套管钻，在骨干上为最终植入物制造引导孔（图18）。
- 使用空心锉刀对骨干孔做最终处理准备。
  - 通过使用支撑杆来保证锉刀的正确定位。
  - 对锉刀透视成像是为了确保有足够的骨环绕锉刀/骨干（图19）。

第七步：植入最终的肱骨小头组件

- 骨水泥的使用应该基于试验物和骨干来考虑。

手术要点

- 应尽量对齐试验性植入物，并在放置导丝时，能在此位置上保持。
- 应对导丝成像，以确保植入物主干有足够的骨做支撑。
  - 应将导丝放置在比钻头更深的位置，以防止在使用锉刀前发生意外移动。

注意事项

- 在导丝的拐弯处钻孔可能会导致导针折断。

器械/植入

- 导针。
- 干孔钻。
- 空心锉刀。

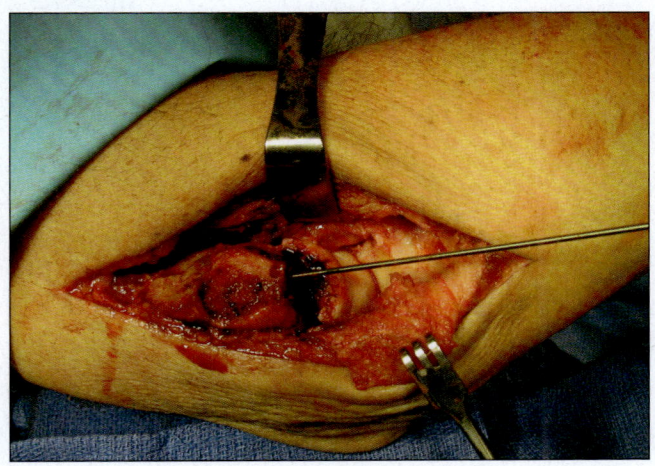

图17

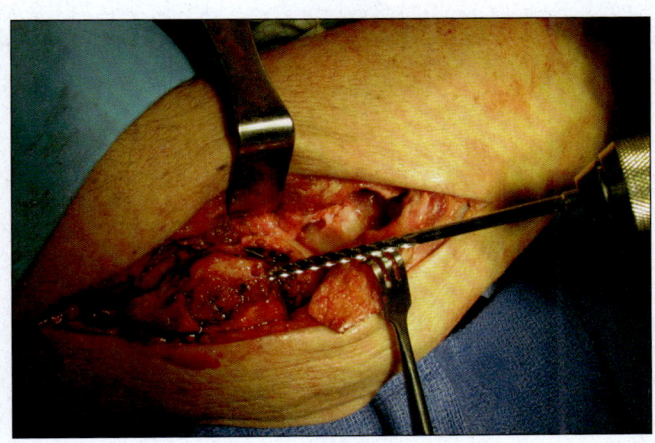

图18

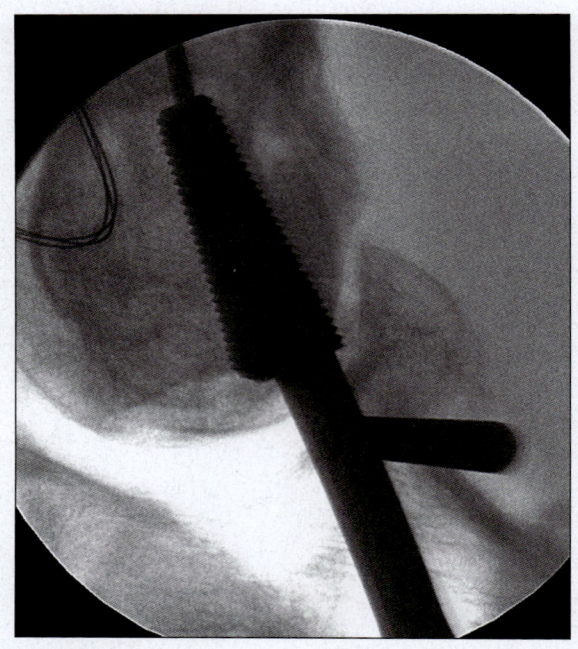

图19

手术要点

- 骨水泥应足够量却不粘连术者的手套,这样可以防止无意中使骨水泥沿骨干向近端溢出。

注意事项

- 刮擦扩大髓内孔,加上肱骨远端切割不平,将使最终植入物拴牢在其位置上。
  - 如果发生这种情况,外科医生必须对预定的对齐有一个理解,以便将植入物沿合适方向打上骨水泥。

器械 / 植入物

- 最终植入物。
- 骨水泥。
- 压紧器。

- 如果植入物和切面下有空隙,植入物的底面应使用骨水泥。
- 如果沿柱方向有足够的骨,可能不需要对骨干打骨水泥和推压。
  - 如果骨的质量较差,或沿柱方向的髓内孔不紧凑,应考虑为对植入物打骨水泥的适应证。
- 图20显示了放置好的最终植入物。只在底面使用了骨水泥,以解决不完善的地方。

第八步:为植入物处理桡骨

- 如果已决定使用带天然桡骨头的肱骨小头做半关节成形术,外科医生可进行第九步。如果正在置换桡骨头,应为植入物处理桡骨。桡骨的处理最好在放置最终的肱骨小头组件之前进行。
- 使用引导针在桡骨颈处切除桡骨头。
- 准备髓内管道。
- 检查试验性桡骨头,为最终肱骨小头植入物形成关节做准备。
  - 通过完全前屈、后伸、外旋和内旋确定型号大小。

手术要点

- 通过转动关节评估肱骨小头、滑车和带冠突的桡骨头构成的关节面。
- 评估冠状突至滑车外侧的关节，以确定桡骨头植入物的长度合适。
  - 应通过桡骨头试验，将关节在合适的位置复位。薄的抗磨材料应放在试验性桡骨头（如果是金属的）和最终的肱骨小头组件之间，以防止刮擦。
  - 当关节复位时，如果近端有足够的软组织回缩，外侧的冠突应与外侧滑车形成关节。
- 与此同时，桡骨头应与肱骨小头形成关节。
  - 如果冠突和滑车之间有空隙，需要切除更多的桡骨颈。
  - 如果桡骨头和肱骨小头之间有空隙，桡骨头需要放置在更凸出的位置。

注意事项

- 嵌入式肱骨小头组件可能需要将桡骨小头植入得更凸出，以形成合适的关节。
- 一个凸出的肱骨小头需要将桡骨小头嵌入。

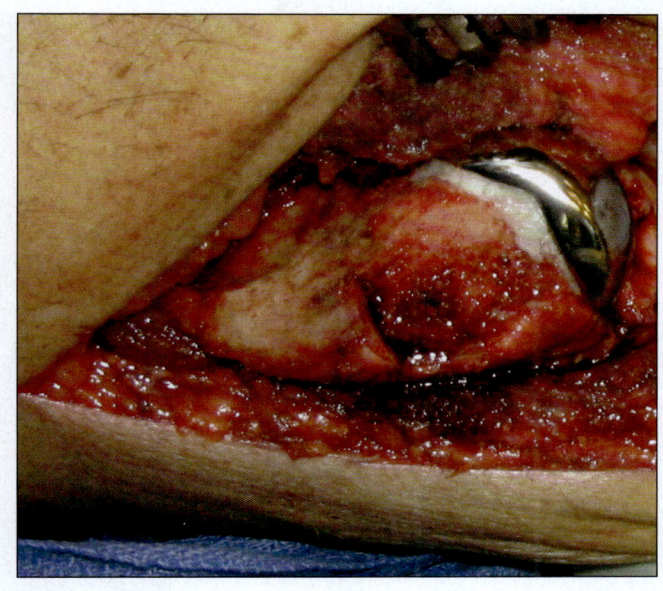

图20

- ◆ 优先将仪器放置在任何体位下的凸出位置以便在某个拐角处将其嵌入。
- 当选择尺寸时，应选择较小的植入物。
- 应评估长度和直径；然而，长度比直径更重要。
  - 最终的桡骨头植入物应以适中的压力放置，或打上骨水泥，这取决于外科医生的喜好和试验性植入物的合适度。
  - 由于肱骨上髁截骨术操作面大，桡骨头可不受相邻软组织的阻碍而被压紧些（图21）。

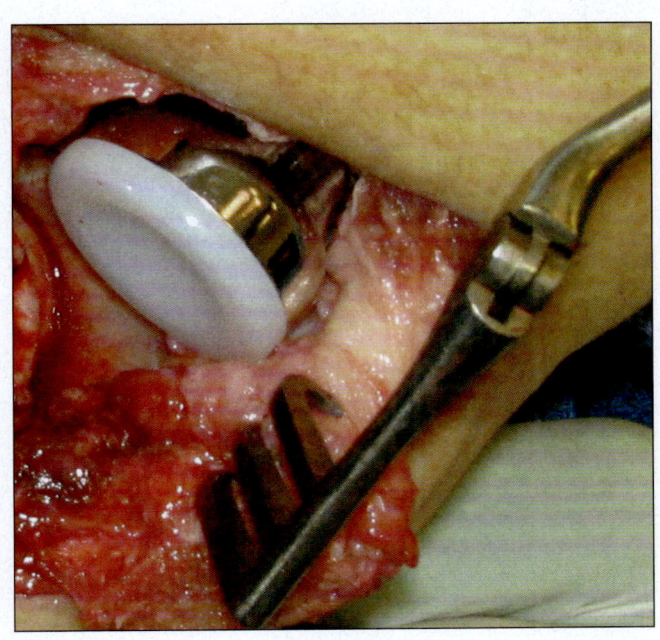

图21

器械/植入物
- 桡骨颈切割导针
- 试验性桡骨头

争议
- 没有足够的数据确定对桡骨使用骨水泥是否有利。

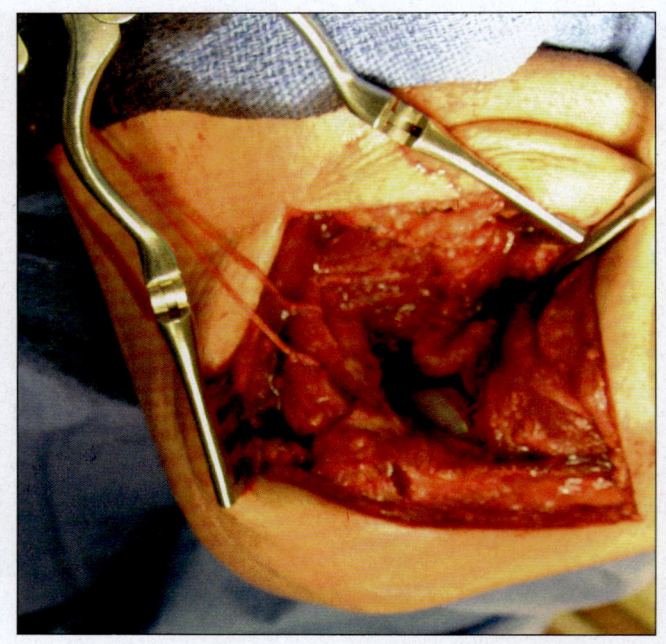

图22

手术要点
- 对于截骨术的横向部分和后侧的骨折部分，要确保达到解剖学准确复位。
- 如果肱骨外上髁碎片太薄以至于不能用来固定螺钉，或当放置螺钉时发生断裂，应当选择替代性的技术。
  - 贯穿缝合外侧韧带复合体的钢板以增强钢板内固定。
  - 包绕肱骨上髁，施行经骨环扎固定术；可使用针或缝线。

注意事项
- 在日常生活中，因肘部所承受的典型内翻压力而使固定术因脆弱而致失败。

第九步：封闭肱骨外上髁截骨和软组织

- 旋转肱骨外上髁片段使其复位，并用克氏针临时固定。这应该能重建关节的稳定性。
- 在截骨内固定牢靠之前，应对其组件做最终评估。
- 可以通过螺钉、钢板或环扎线/缝线来固定。
  - 如果使用空心螺钉，可将它们放置在超过导丝的位置做临时固定。
  - 在图22，通过两个空心的无头螺钉修复肱骨外上髁片段。注意桡骨头现在位于外侧韧带复合体和毗邻的软组织套的后面。
- 外侧伸肌的上面部分可接近肱骨髁上嵴。
- 图23A 显示了修复肱骨上髁后最终植入物的侧位图像。图23B 的 AP 位图像显示了肱骨外上髁和外侧韧带复合体的解剖学复位。

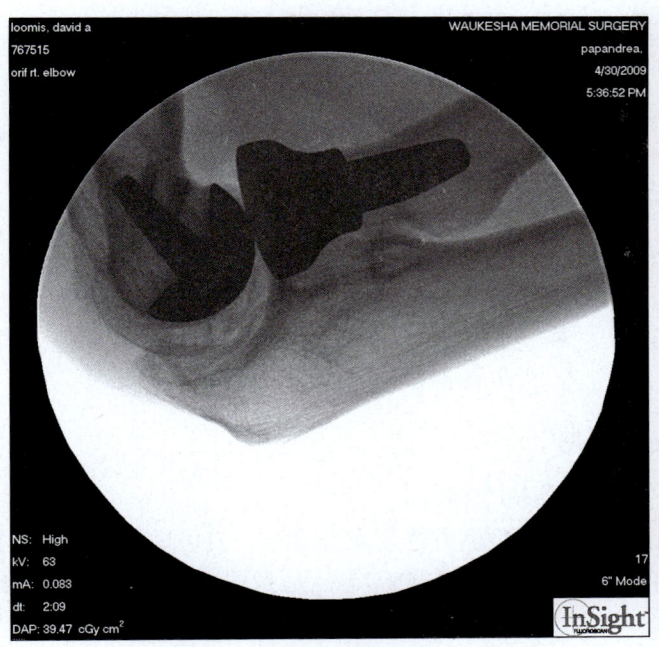 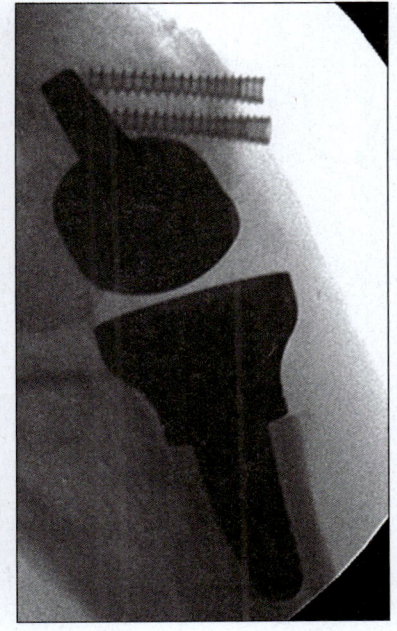

A B

图23

术后护理和预后

应急

- 夹板
  - 如果外侧韧带复合体修复不是很稳定或者患者的依从性值得商榷时应避免肘关节的过度内翻状态。
  - 如果存在术前挛缩,应使用伸展的夹板;为使关节囊松解最大化,有必要使用夹板固定 24~48h。
- Robert-Jones 加压
  - 如果术前没有明显的挛缩,则使患肢处于休息屈曲位。
  - 加压时间为 24~48h 以减少肿胀。
- 释放止血带后依据手术野的情况使用引流管。
  - 穿过肱三头肌放置引流管出口(防止引流不畅)。
  - 引流管可以减少血清肿/血肿的形成。

器械/植入物

- 克氏针
- 固定肱骨上髁的植入物
  - 空心螺钉。
  - 解剖板:很少需要,比其他方法笨重。
  - 环扎线或缝线。

争议

- 不做截骨术,替代性的显露方法将不能达到截骨术的效果,除非松解大量的软组织。
  - 只切除软组织的修复更难以判断等距情况。修复方法不如骨固定术严格。

早期

- 运动范围
  - 将外侧韧带复合体和/或肱骨外上髁固定牢靠后,开始早期主动、主动-辅助和被动的运动。
  - 很少需要持续被动的运动。
- 保护其侧方结构
  - 当肩关节外展时应避免强制性的内翻应力。
  - 频繁的加固对患者来说是必须的,原因是在日常活动中这种常见体位往往很难限制。

中期

- 伸展和加强
  - 一旦侧方修复充分愈合,就可做伸展和加强锻炼。
  - 如果侧方的稳定性是脆弱的,应避免肩外展。如果肩部与铰链匹配良好的话,可考虑铰链矫形。
- 夹板
  - 如果术中决定的运动进程被推迟至6~8周,则考虑夹板固定。
  - 目前的研究显示动态可调节夹板和静态可调节夹板没有区别。
  - 作者更喜欢使用静态可调节夹板。

远期

- 制动
  - 如果桡骨原本的软骨和假体构成关节,那么该关节肯定会受到不断增加的压力。
  - 使用这些设备的患者应当避免接触性体育运动和高压职业,如管道工、管件工和铁匠工。
  - 目前作者并不主张限制患者打高尔夫、网球或做其他非接触性的体育活动。
- 关节间隙变窄
  - 这一点已经在肘部半关节成形术患者的中期随访中得到了证明。然而,对于肱骨小头置换没有足够的随访。
  - 在半关节成形术的中期随访中,关节间隙变窄是无症状的。
- 寿命
  - 桡骨-肱骨小头置换术的寿命是未知的。

注意事项

- 过早清除骨钉或缝线可能导致伤口裂开。至少2周后才可拆除这些骨钉或缝线。

- 完整的横向置换术预计有极高的失败率。
  - 与患有关节炎的稳定关节相比，Essex-Lopresti 病变预计会增加失败率。

证据

Heijink A, Morrey BF, Cooney WP, 3rd. Radiocapitellar hemiarthroplasty for radiocapitellar arthritis: a report of three cases. J Shoulder Elbow Surg, 2008, 17 (2): e12-5.
此病例组由仪器开发商提供。

Pooley J. Unicompartmental elbow replacement: development of a lateral replacement elbow (LRE) arthroplasty. Tech Shoulder Elbow, 2007, 8 (4): 204-12.
这篇技术性文章描述了一种先前章节没有提及的仪器。

Rosset A, Spadola L, Ratib O, Osiri X. An open-source software for navigating in multidimensional DICOM images. J Digit Imaging, 2004, 17 (3): 205-16.
外科医生可使用开放源软件，从常规的二维 CT 图像中重建出三维图像。

图的版权属于：Rick F. Papandrea, MD。

48 全肘关节成形术的翻修术

Donald H. Lee

适应证

- 失败的全肘关节成形术。

手术失效的类型

- 非感染性松动
  - 松动发生在骨与骨水泥界面、骨水泥与植入物界面，或两者都有。
  - 伴或不伴骨吸收。
  - 伴有骨破坏［肱骨和/或尺骨的皮质变薄和髓腔扩大（"气球征"）］。
- 感染致失败（临床表现类似于非化脓性松动）。
- 器械故障
  - 假体干的断裂
    - 假体肱骨或尺骨干的断裂（图 1A 和 1B）。
  - 假体关节连接处的断裂
    - 聚乙烯衬套或轴承磨损（图 2）。
    - 移植物关节脱落。
    - 肱骨和尺骨之间如轴销或轴承组件失灵。
- 不稳定性
  - 非限制性假体的关节链接失效。
- 假体周围骨折
- 继发于以下情况的大量骨缺损
  - 之前全肘关节成形失败。
  - 肿瘤切除：图 3 显示继发于肿瘤的近端尺骨和远端肱骨的大量骨缺损。

翻修方案

- 对于有足够骨量储备的失败的全肘关节成形：
  - 半限制性假体。
  - 非限制性假体（不常用，需要有足够的关节稳定性）。
- 对于骨量储备不足的失败的全肘关节成形：
  - 半限制性假体：标准的、前侧有长的凸缘的、伴有压紧作用的同种异体移植物的、伴有支柱作用的同种异体移植物的或结合有肱骨或尺骨结构的同种异体移植物的半限制性假体。
  - 定制的半限制性假体（肱骨和/或尺骨的）。
  - 同种异体移植物。

注意事项

- 需要评估感染导致的内植物失败。
- 实验室检查包括以下指标：
  - 全血细胞计数和白细胞分类计数
  - C 反应蛋白
  - 红细胞沉降率
  - 肘关节吸引液的革兰染色和细胞培养
- 骨显像阳性不能区分是无菌性松动造成的还是感染的植入物造成的。

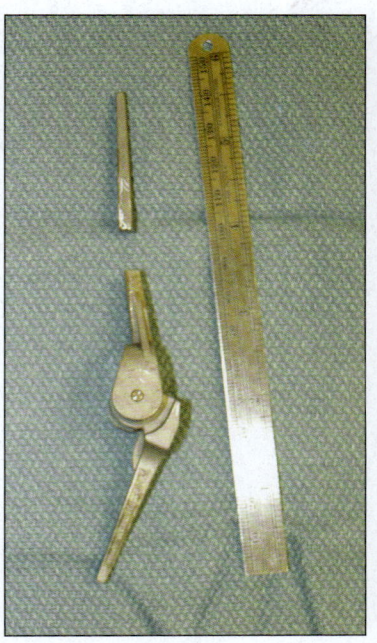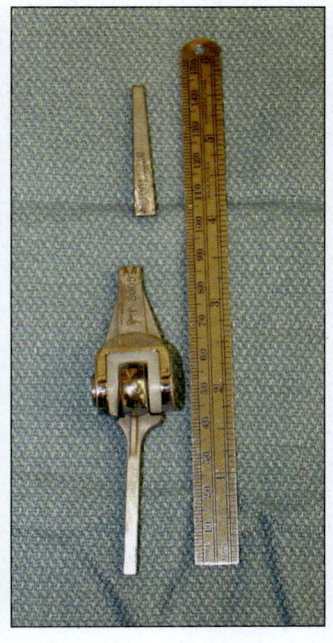

图1

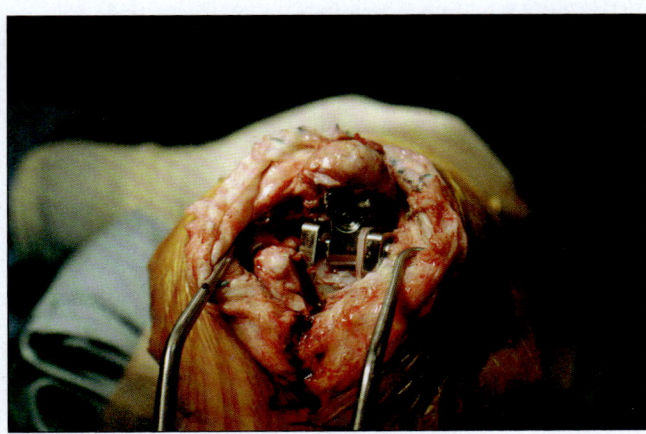

图2

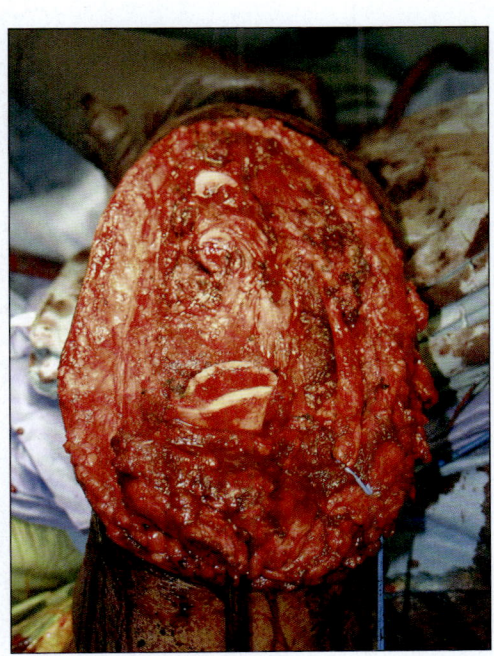

图3

治疗方案

- 失败的全肘关节成形术后可选择的治疗方法：
  - 肘关节融合术。
  - 内插型关节成形术。
  - 假体切除关节成形术。

临床检查/影像学检查

- 体格检查应评估：
  - 皮肤和软组织覆盖
    - 先前的皮肤切口。
    - 软组织不完全包被的地方（可能需要软组织覆盖）。
  - 神经功能障碍
    - 尺神经。
    - 桡神经（与肱骨干骨折有关）。
  - 肱三头肌的功能
  - 侧副韧带的状况
    - 关节的不稳定性（尤其是非限制性假体植入时）。
  - 关节被膜挛缩限制肘关节的屈伸活动
  - 骨质结构的状况
    - 相关骨折或者即将发生的骨折。
    - 骨缺损。
- 应该事先从手术记录中了解以前的手术过程以确定以下几点：
  - 以前所使用的移植器械的制造商，以及用来拔出移植物的器械是否可用。
  - 以前移植物的尺寸。
  - 之前是否已经将尺神经前置。
  - 是否有任何先前手术的并发症（如皮质穿孔等）。
- 需摄肘部前后位和侧位片，以显示肱骨和尺骨的全长
  - X 线片需要仔细检查以下几点：
    - 移植物松动伴有骨吸收（图 4A 和 4B）还是不伴有骨吸收（图 5A 和 5B）。
    - 骨质破坏：皮质变薄且髓腔扩大（图 6A 和 6B）。
    - 移植物关节链接失效（图 7A 和 7B）。
    - 假体周围骨折（图 8）。
    - 继发上次全肘置换失败（图 9）或肿瘤切除（图 3）的大量骨缺损。
  - 在前后位片中，如果出现肱骨长轴延长线与尺骨长轴线两者所形成的夹角增大，则说明假体轴承磨损。
  - 有时可能需要拍整个肱骨和前臂的 X 线片（例如，伴有需要进行肩关节置换或先前伴有肱骨和尺骨骨折）。

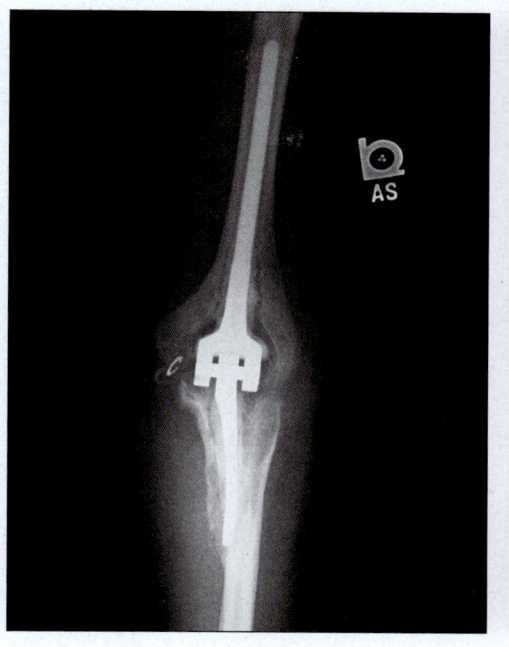
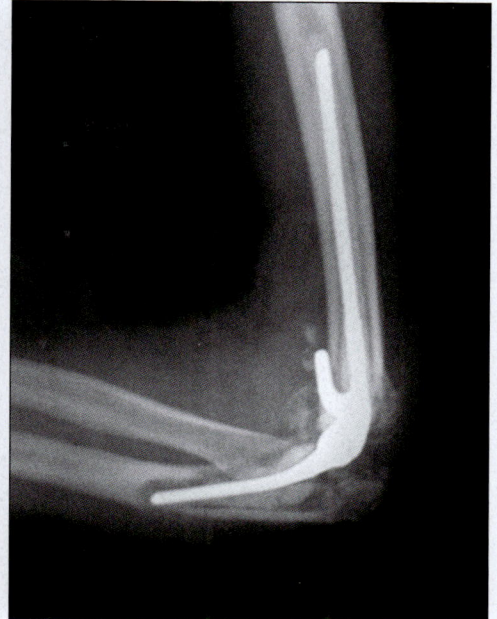

图4

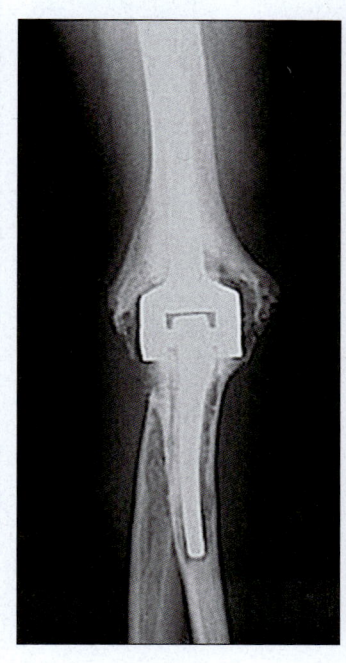
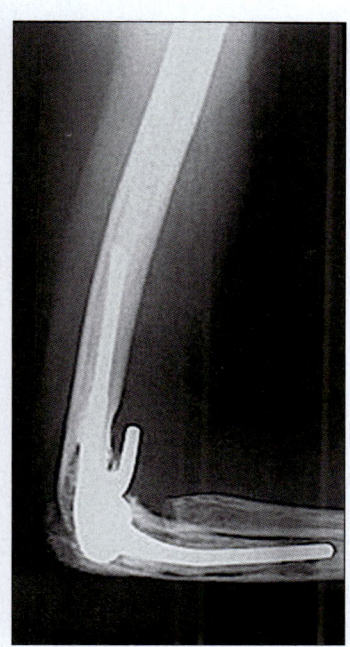

图5

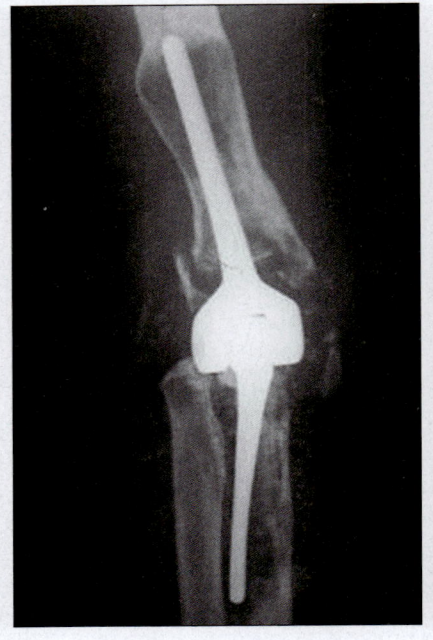 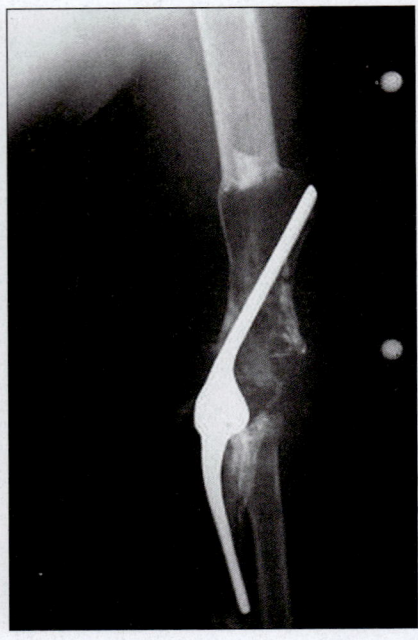

A　　　　　　　　　　　B

图6

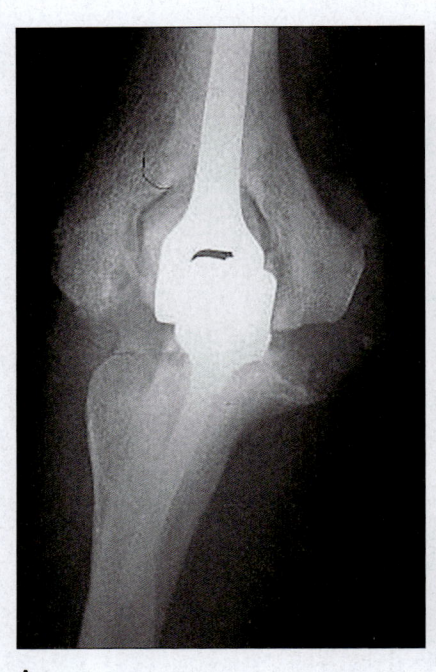 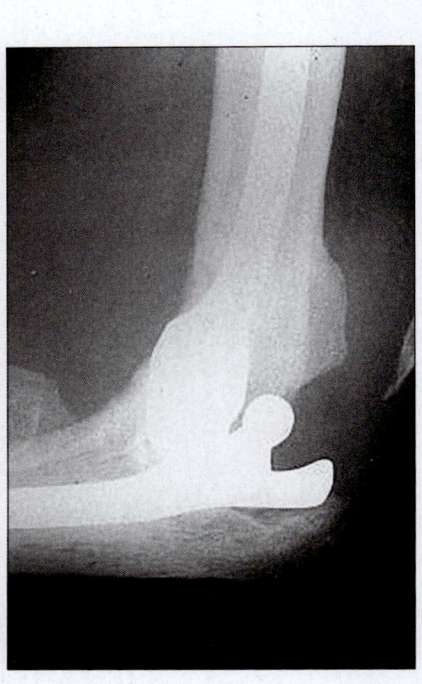

A　　　　　　　　　　　B

图7

- 需在X线片上为可能定制的移植物大小做上标记（图10A和10B）。
- 应用标准的和定制的肱骨与尺骨模型来确定是否需要标准的假体、非定制的长干假体还是定制的长干假体。

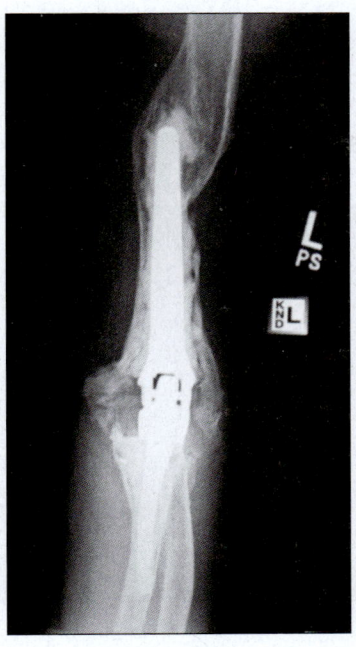

图8

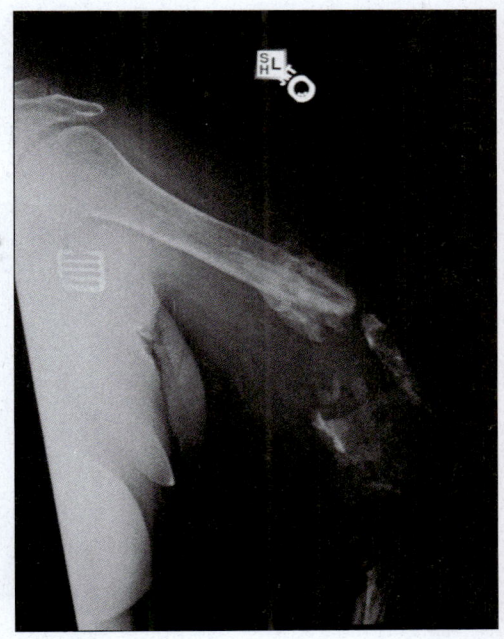

图9

- 图11显示了一个定制的肱骨模型。
- 如图12A和12B示术前摄片可以帮助确定尺骨假体的大小。
- 术前CT的三维重建也可用来帮助确定定制的假体（图13A和13B）。

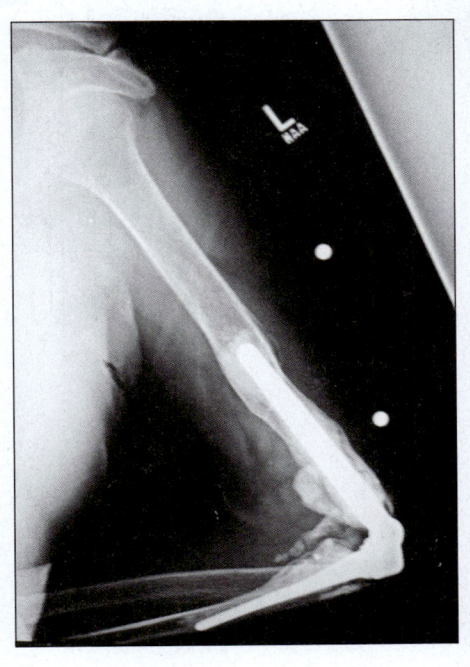   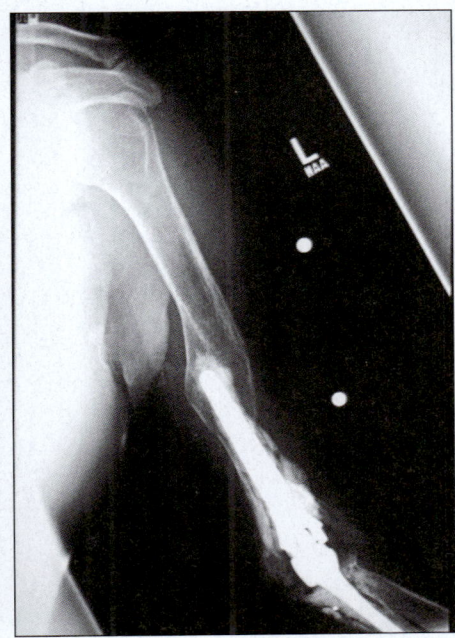

A   B

图10

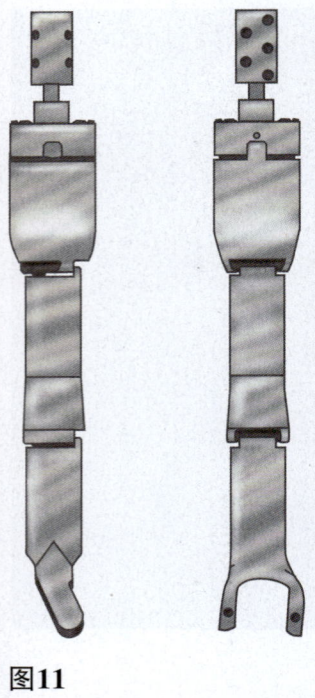

图11

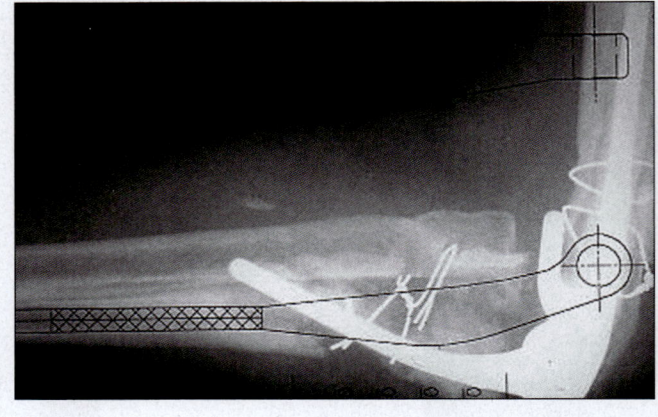

A

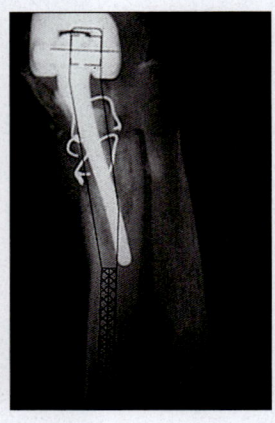

B

图12

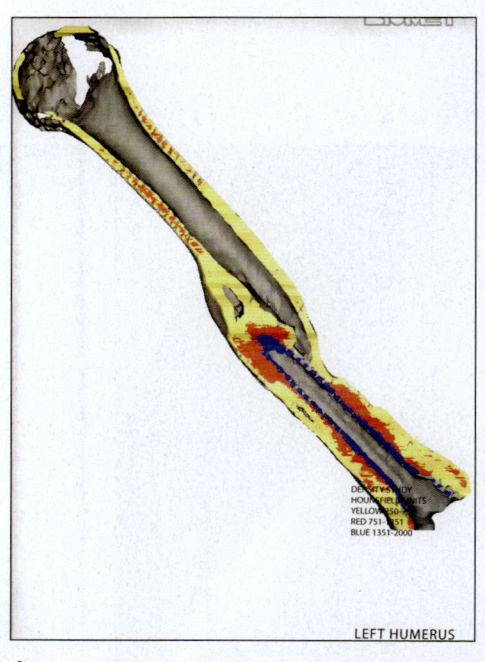

A

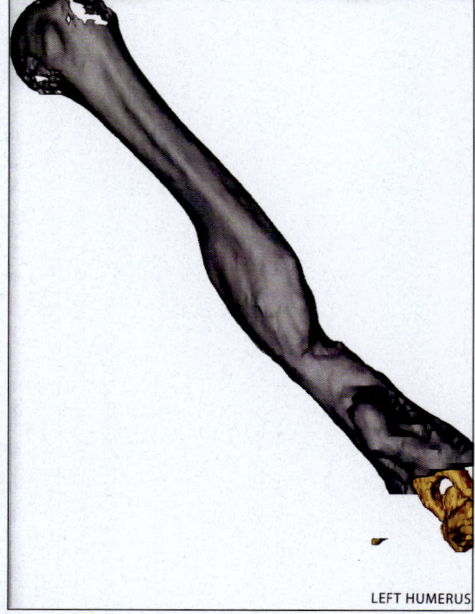

B

图13

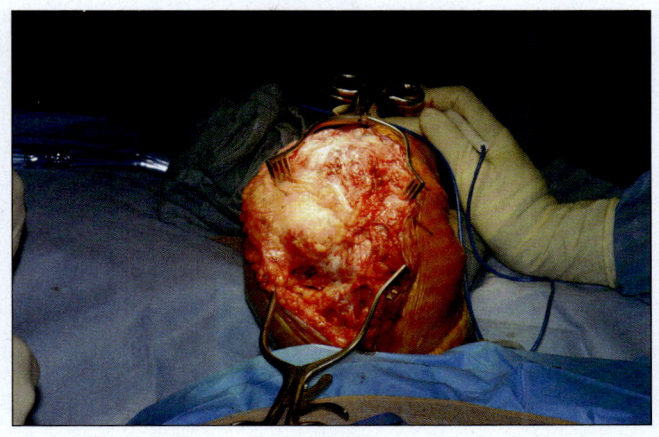

图14

外科解剖

- 分离尺神经，仔细检查并加以保护。从肘管水平或近端相对无瘢痕处开始分离。如果尺神经在前次手术时就已经向前移动，则此时不一定要显露分离。
- 分离肱骨近端，当快分离到肱骨中段水平（在螺旋沟水平）时，需要仔细检查识别桡神经、深部肱动脉并对其加以保护。

体位

- 将患者置于仰卧位，患肢放在胸前。
- 将整个手臂做消毒准备，用消毒单包裹至肩的水平。
- 在切开肘部前缠好止血带。为了切开可能需要沿肱骨向近心端移除止血带。
- 整个手术过程中要用 Ioban 洞巾包被手部。

入路 / 显露

- 沿着上次的皮肤切口切开，以尽量减少伤口愈合问题（图 15）。
- 应该尽量减少皮瓣的翻起。
- 仔细识别尺神经（位于肘管或稍近端），分离并保护好。如果之前手术没有将尺神经前置，这次就应该将其前置。

手术要点

- 在肱骨后面用一个 Mayo 软垫垫着，以支撑手臂放在胸前（图 14）。
- 用一个垫板将前臂支撑在胸前。

设备

- 无菌止血带。
- Mayo 软垫。
- 垫板。

争议

- 另外，也可以用沙袋维持侧卧位，并且将患肢用一个垫板支撑。

注意事项

- 如果伤口缺乏软组织覆盖，可能需要移植皮瓣（例如，随机旋转皮瓣或带蒂皮瓣）（图 16）。

争议

- 将肱三头肌肌腱从尺骨鹰嘴后方剥离会导致肱三头肌肌腱止点处明显变薄，因此可行尺骨鹰嘴薄片状截骨并将肱三头肌腱一起翻开。
- 肘关节手术的其他可行入路（见第40章：肘关节Ⅱ～Ⅳ型切开手术治疗的入路）。
  - 延长的后外侧Kocher入路：在尺侧腕伸肌和肘肌之间切开。
  - Campbell（van Gorder）入路：从肱三头肌中间切开或肱三头肌肌腱反折入路。
  - 尺骨鹰嘴截骨术

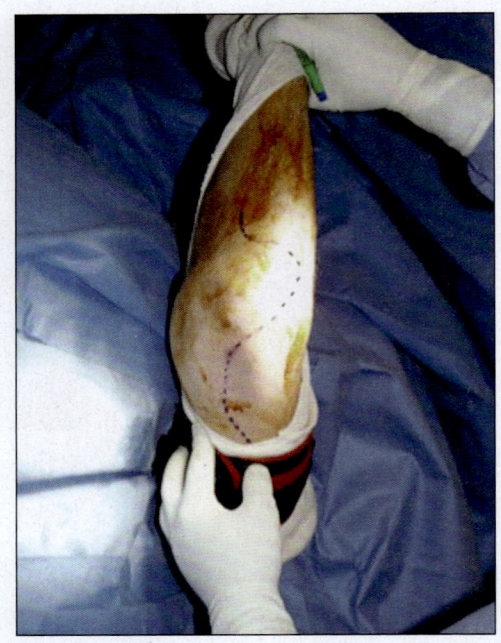

图15

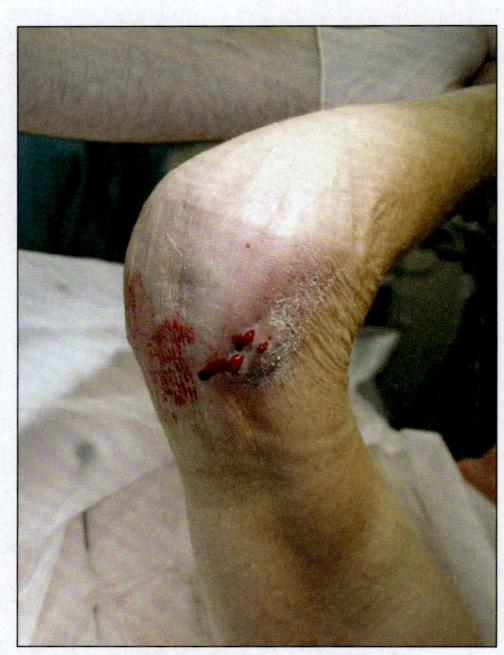

图16

- 从后方尺骨鹰嘴冠突的骨膜上，常由内到外，将肱三头肌从肱骨干的后方剥离（Bryan-Morrey入路；见第40章：肘关节Ⅰ型切开手术治疗的入路）。
- 或者，在内侧或外侧将肱三头肌从肱骨开始剥离，只剩肱三头肌附着于尺骨冠突上（肱三头肌松解入路）。

- 从肱骨近端切开，识别螺旋沟内的桡神经和深部肱动脉并加以保护。

器械 / 植入物

- 供应商提供的或通用的假体取出设备。
- 环切术用的金属丝（18号）或缆线。
- 高速电钻，窄刀片摆动电锯。
- 龙角刮匙、易弯曲的铰刀、灵活弯曲的骨刀和圆凿。
- 脉冲式灌洗系统。

争议

- 去除骨水泥时要慎用高频超声仪，它可能造成对尺神经，尤其是桡神经的热损伤。
- 在估计没有感染的情况下，如果骨水泥不会影响固定它的新设备，可以将牢固结合的骨水泥留在原位而不取出。

手术步骤

第一步：显露关节和取出原假体

- 关节显露
  - 去除肱骨和尺骨之间关节周围的软组织（图17）。
  - 将假体周围的软组织送术中冰冻切片。每高倍镜视野中性粒细胞≥5个则提示可能有植入物。
  - 将术中切除的软组织送细胞培养。
- 拆除肘关节假体连接装置，分离肱骨和尺骨组分（图18）。
- 根据肘关节移植物的类型，为拆除关节连接装置可能需要将一个或两个肱骨髁部分进行截骨。
- 如果怀疑有感染，则需去除肱骨和尺骨假体以及骨水泥结构。

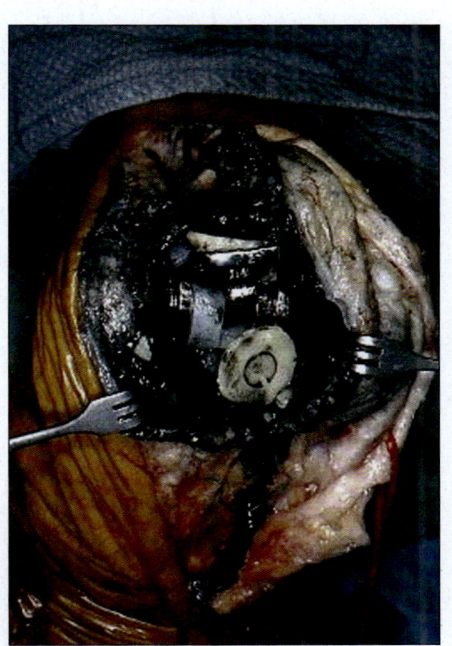

图17

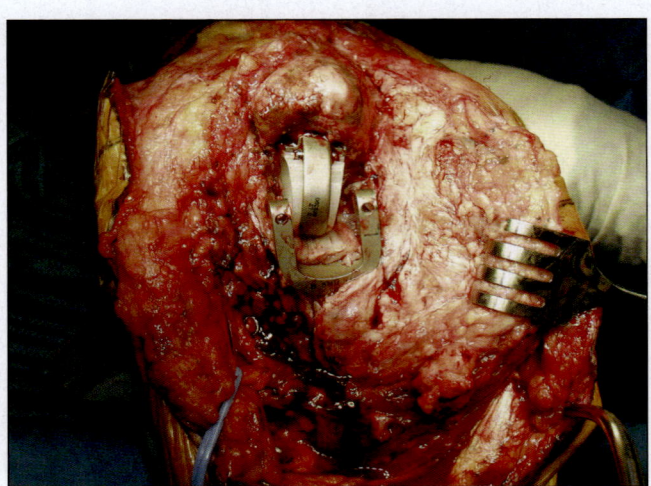

图18

- 用制造商供应或通用类型（有或无摆锤）的拔取器械将肱骨和尺骨假体取出。
  - 很容易取出松的假体（图19）。
  - 固定得很好的假体则需要将可见的骨水泥层取出。
    - 在肱骨皮质的后面凿一个纵向狭槽，同时，用摆动电锯从肱骨假体上分离骨水泥层。再用可弯曲的凿刀进一步松解分离骨水泥层。
    - 再在尺骨近端做一个类似狭槽。然后，就可用取出器将松动的假体取出。

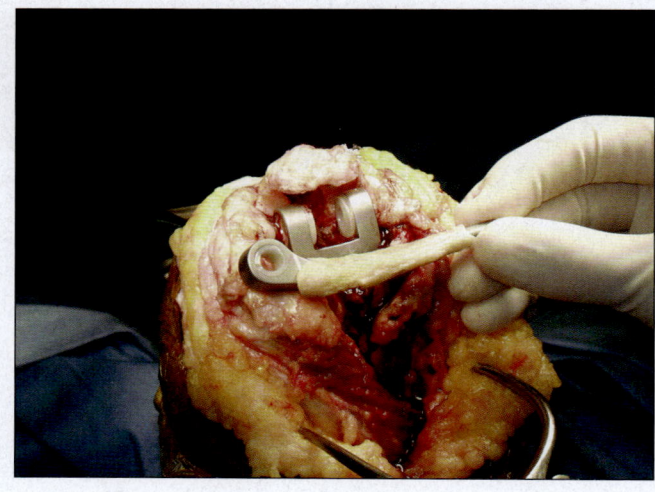

图19

- 或者，需要开一个皮质窗来帮助取出假体和骨水泥。
  - 近端肱骨皮质窗要开在肱骨假体和骨水泥的近端位置（图20A），且远端尺骨皮质窗开在尺骨假体和骨水泥的远端位置（图20B）。
  - 用窄刀片摆动电锯开皮质窗。将皮质窗边缘向内倾斜45°以防止在金属丝环扎时窗盖掉进槽内。
  - 将假体从骨髓槽取出（图20B），然后用骨刀、圆凿、刮匙、高速电钻分离取出填塞的骨水泥。将肱骨和尺骨骨髓槽里的所有碎屑刮净、刷掉。
  - 取出假体和骨水泥后，用环扎金属丝谨慎缠绕肱骨和尺骨干。小心别将软组织卷进。用一两根环扎金属丝将皮质窗关闭。

第二步：放置抗生素间隔

- 如果确定或者怀疑有感染，取出移植物和骨水泥后，要放置抗生素可浸润间隔。可选择的方法包括：

器械 / 植入物

- 聚甲基丙烯酸甲酯。
- 抗生素。
- 斯坦曼螺钉。

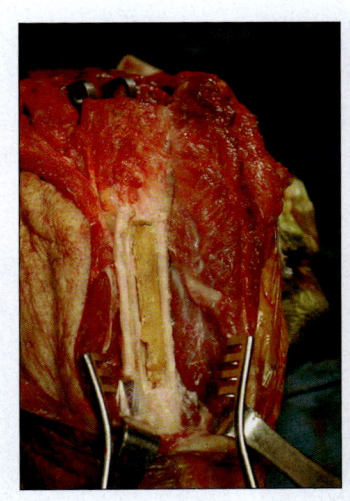
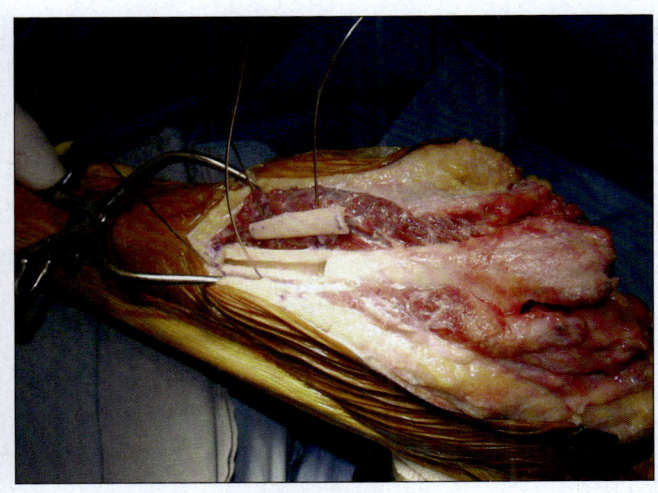

A　　　　　　　　　B

图20

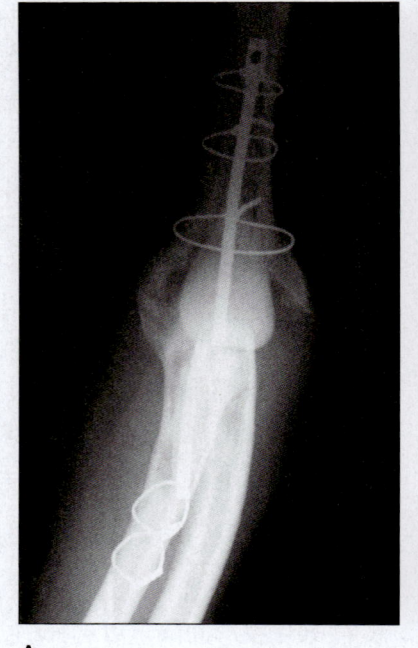 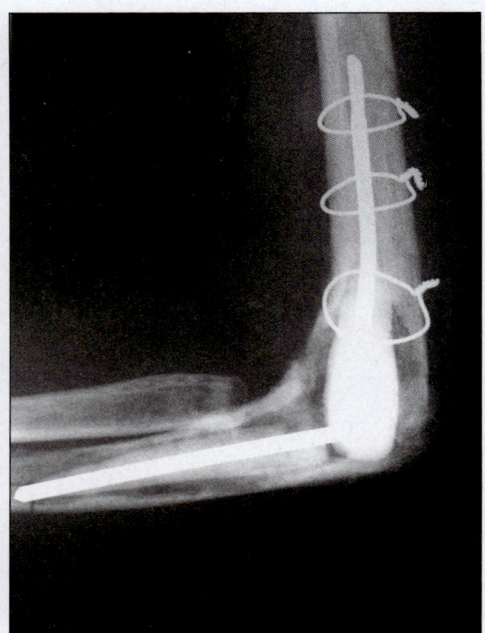

A　　　　　　　　　　B

图21

- 延长肱骨和尺骨的抗生素可浸润间隔，可在髓腔内放置或者不放置髓内金属杆（图21A和21B）（图22A和22B）。
- 推荐的抗生素及其剂量视情况而定，但最常用的抗生素是庆大霉素（1～4.8g/40g聚甲基丙烯酸甲酯骨水泥）或妥布霉

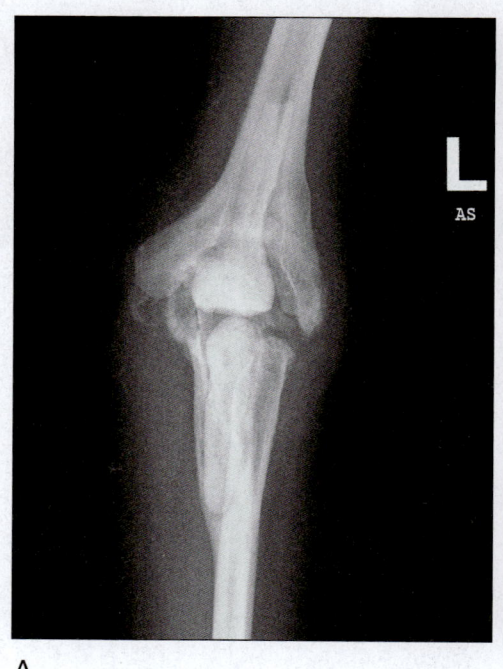 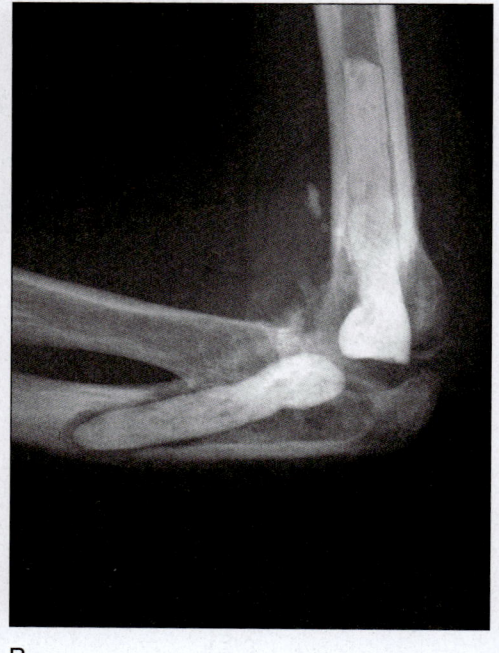

A　　　　　　　　　　B

图22

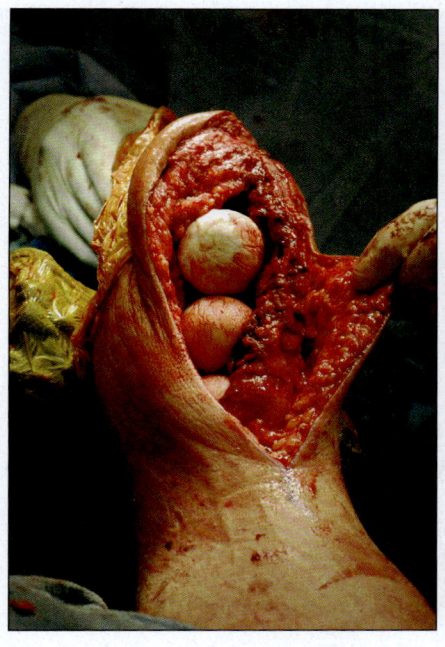 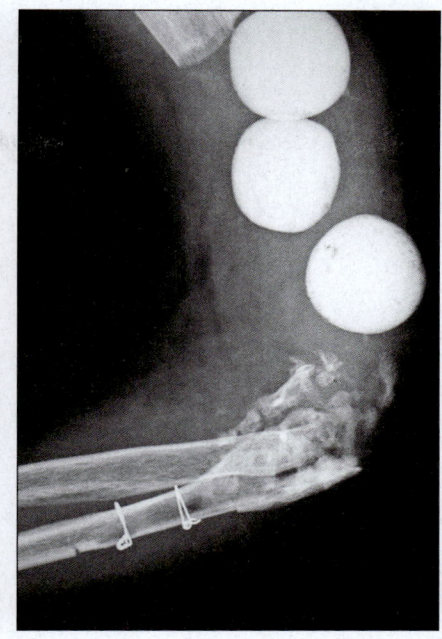 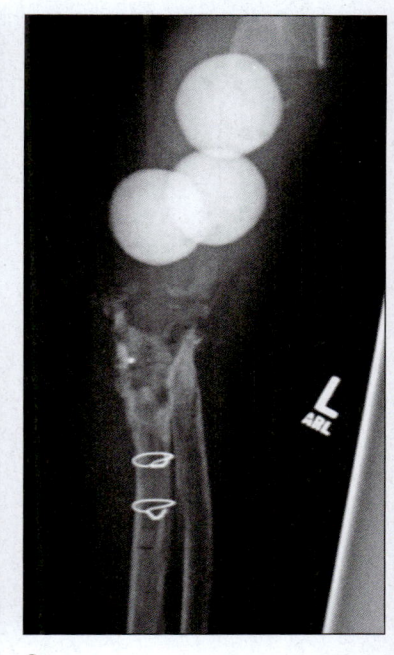

A　　　　　　　　　　B　　　　　　　　　　C

图23

争议

- 当感染引起大量骨缺损时，可用另一种治疗方法：放置许多抗生素大颗粒（"球囊技术"）来维持随后移植物移植的开放空间（图23A-C）。

素（1～4.8 g/40 g聚甲基丙烯酸甲酯骨水泥）和万古霉素（1～4 g/40g聚甲基丙烯酸甲酯骨水泥）。

第三步A：关节置换翻修的治疗方法选择

- 无骨吸收的非感染性松动：半限制的标准长柄假体。
- 非感染性松动
  - 肱骨骨缺损（轻度至中度）
    - 前面有长凸缘的肱骨假体。
    - 辅助性同种异体移植物支撑。
    - 定制的肱骨假体。
  - 尺骨骨缺损（轻度至中度）
    - 长柄尺骨假体。
    - 定制的尺骨假体。
- 伴有骨破坏的非感染性松动［皮质变薄和肱骨髓腔扩大（"气球征"）］：嵌入同种异体移植物（见下）。
- 器械失效
  - 假体干失效：半限制性长柄假体断裂
  - 关节链接失效
    - 聚乙烯衬套或轴承磨损：换一个聚乙烯衬套或换一个半限制性长柄假体。

- 假体关节脱落：换一个半限制性长柄假体。
- 肱骨和尺骨部件之间的轴栓或轴承装置损坏：换轴栓或伴有聚乙烯衬套的轴承装置，换一个半限制性长柄假体。
- 不稳定：换一个半限制性长柄假体。
■ 假体周围骨折
- 闭合治疗。
- 换一个半限制性长柄假体。
- 切开复位和内固定。
■ 伴有大量骨缺损的假体翻修
- 定制半限制假体。
- 有压配同种异体移植物的半限制性假体。
- 结合有肱骨和尺骨结构的同种异体移植物（假体移植）的半限制性假体。
- 定制的半限制性假体（肱骨假体和/或尺骨假体）。
- 同种异体移植物。

第三步 B：没有骨吸收的非感染性假体失效的翻修

■ 术前制模，以确定使用供应商提供的标准长柄假体还是定制的长柄假体。
- 最好将假体的两个长径从近端延长至已创建的皮层窗口或皮质变薄区（图 24A 和 24B）。
■ 取出原先的假体，具体操作如第一步和第二步（如果有必要）。
■ 显露肘关节。
■ 肱骨和尺骨移植物的放置方法类似于最初全肘关节成形术（见第 45 章）。
- 必要时切开侧副韧带和关节囊。
- 必要时要将肱骨和尺骨髓腔刮干净且在壁上打孔。
- 将骨水泥限制器放置在肱骨和尺骨髓腔内。

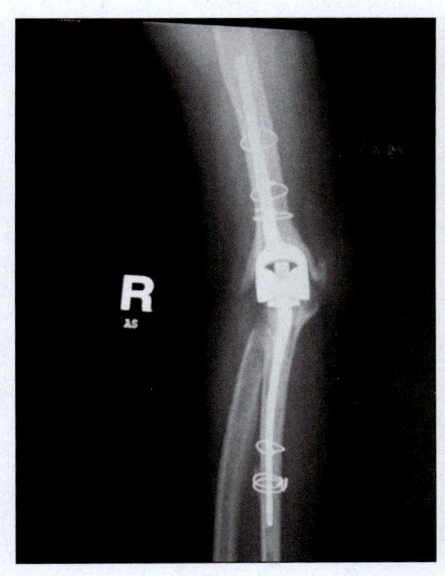
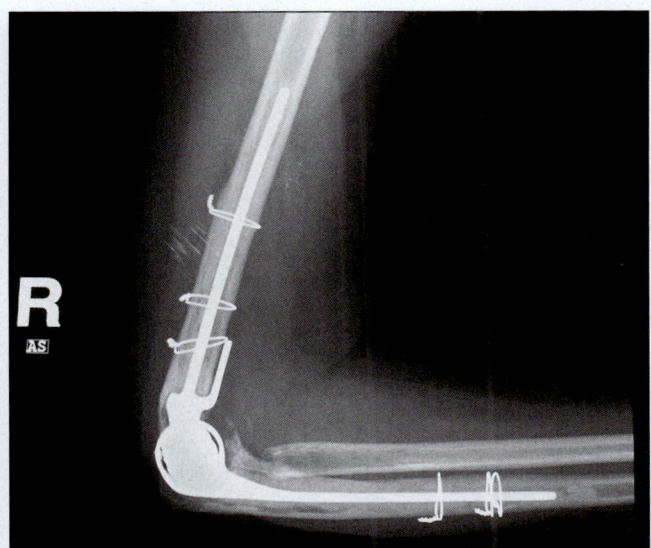

A　　　　　　　　　B

图24

- 所有组分用抗生素浸润的骨水泥接合起来。
- 关闭伤口（见第四步）。

第三步 C：伴有肱骨和尺骨骨缺损的假体非感染性松动的翻修

- 轻度肱骨远端或尺骨近端骨缺损的病例可以植入标准的长柄假体。
- 不能应用标准的长柄假体的肱骨骨缺损病例：
  - 在靠近尺骨鹰嘴窝 2～3cm 处有肱骨缺损的病例，可应用标准的或定制的前面伴有长凸缘的肱骨假体（图 25A 和 25B）。
    - 处理好肱骨骨髓腔后，放置骨水泥限制器。
    - 肱骨假体以标准形式固定，需不需要后侧植骨取决于肱骨假体在肱骨髓腔里的匹配性和前凸缘沿肱骨前皮质的匹配性。
  - 在肱骨皮质变薄或假体骨折的时候，肱骨远端部分用同种异体移植支撑结构加固，支撑物用环扎金属丝固定在骨干上（图 26A 和 26B）。

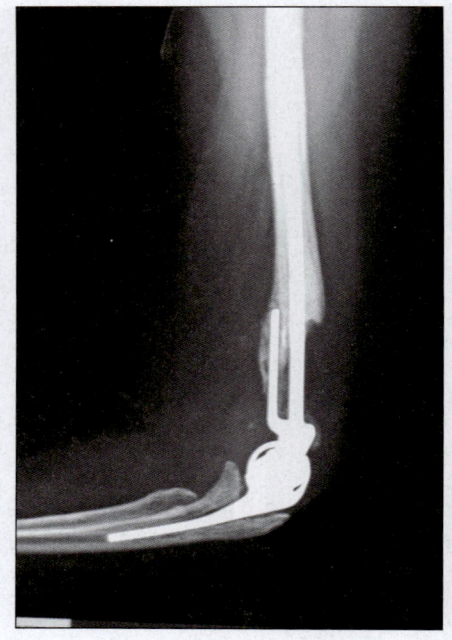
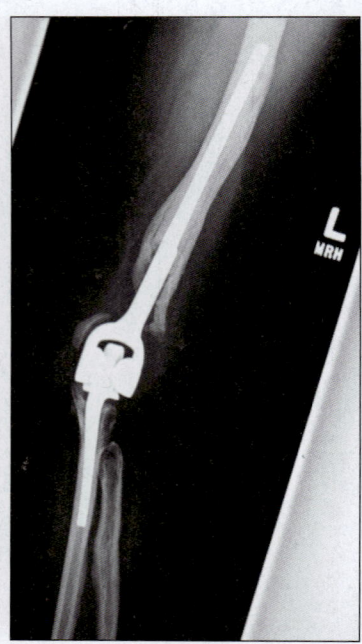

图25

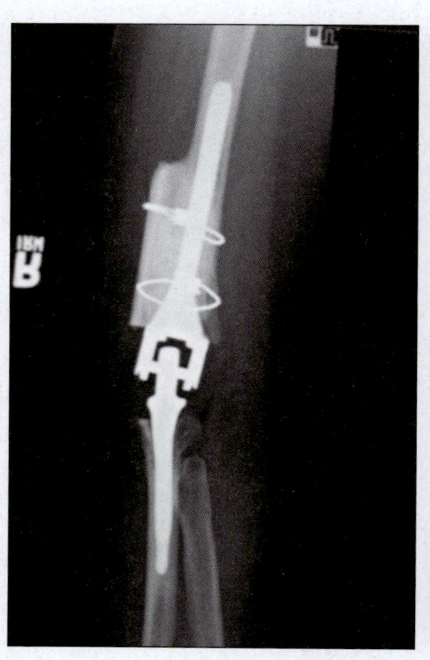
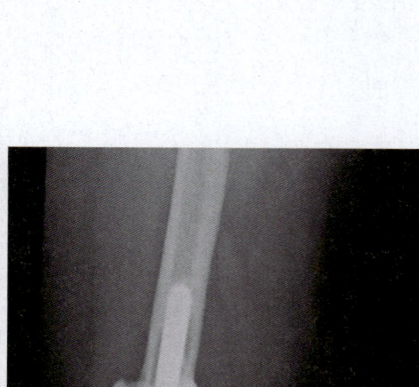

图26

- 切开肱骨远端软组织时需谨慎,包括识别和保护桡神经(如果需要)。
- 处理好肱骨髓腔。
- 如果有骨折,需将骨折复位。
- 同种异体移植支撑物通常一前一后放置在皮质脆弱区或跨骨折区。
- 通常,应用两套18号金属丝稳定同种异体移植物,一套放置于皮质弱区或骨折区的近端,另一套放置于远端。
- 注意金属丝别缠太紧,防止其阻碍肱骨假体的安放。
- 注意要保证肱骨假体干要超过皮质弱区或骨折线至少两个肱骨干直径长度。
- 注意确保肱骨假体与自身肱骨远端前面皮质、与同种异体移植骨之间紧密贴合。
- 放置肱骨骨水泥限制器。
- 肱骨假体用抗生素浸润骨水泥粘合。

● 另外,也可用定制的肱骨假体(图27A和27B)。通常,选择用前面带有凸缘的假体较好(图25A和25B)。

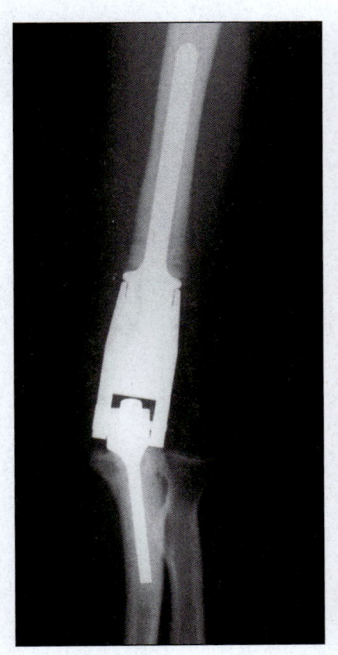
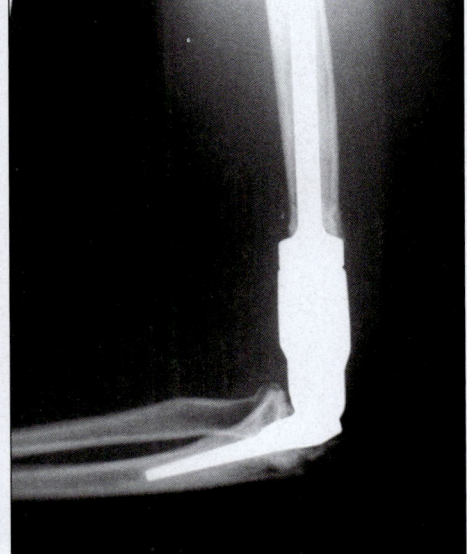

A　　　　　B

图27

- 尺骨缺损的患者不能应用标准长柄假体。
  - 应用定制的假体（图28）。
    - 图29显示的是应用定制的尺骨假体治疗一个尺骨近端大量缺损的病例。
    - 放置好骨水泥限制器后，将尺骨假体以一种标准的方式粘合在适当的位置上（图30A和30B）。
  - 在尺骨近端皮质变弱或假体周围骨折时，肱骨近端部分用同种异体移植骨支撑结构加固，支撑物用环扎金属丝固定在尺骨干上(见上文介绍的肱骨同种异体移植支撑物的放置方法)。

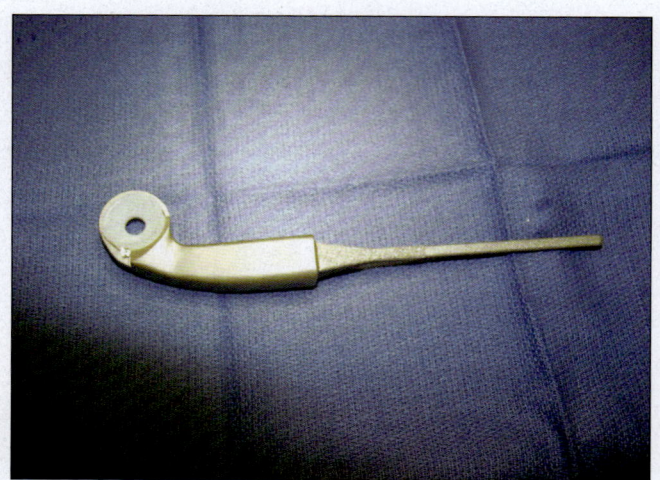

图28

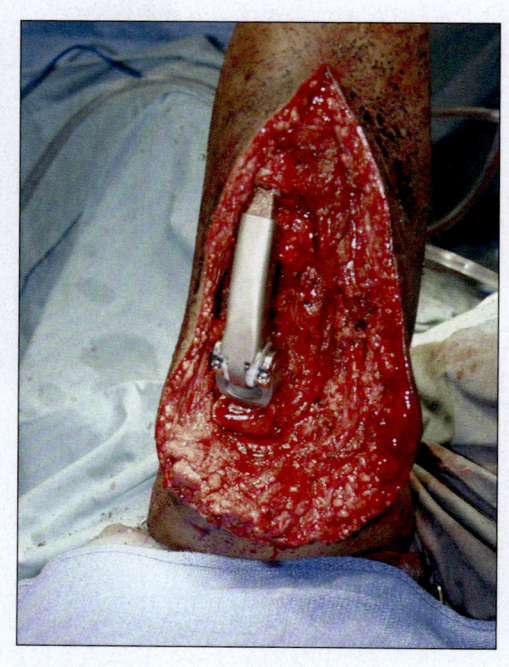

图29

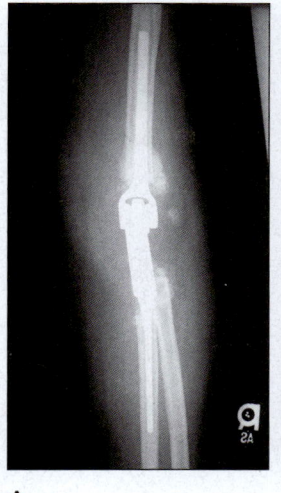
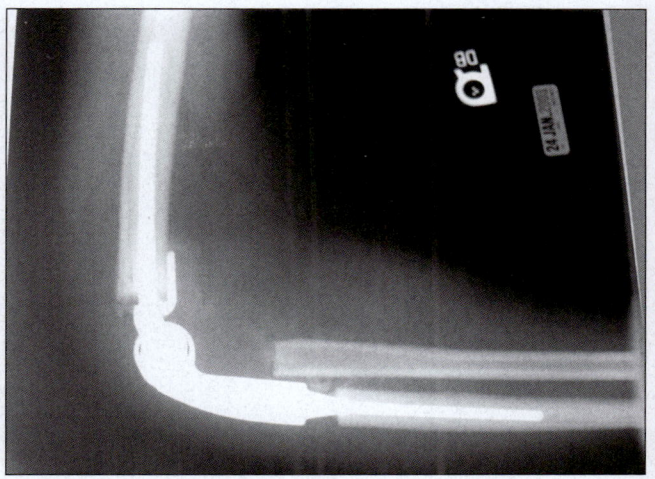

图30

- 同种异体移植支撑物可应用于：
  - 修复离散的皮质缺损。
  - 支撑假体骨折。
  - 弥补尺骨鹰嘴的缺损，为肱三头肌提供附着点。
  - 打压植骨治疗皮质缺损时，支撑物可弥补皮质缺损（见下文）。

第三步 D：器械失效的翻修

- 假体干断裂
  - 显露关节，取出假体和骨水泥层（见上文）。
  - 应用半限制性长柄假体（见上文）。
- 关节链接失效
  - 聚乙烯衬套或轴承磨损
    - 显露关节。
    - 软组织需要取活检并送冰冻切片和细菌培养（见上文）。
    - 取出磨损的聚乙烯衬套或轴承。根据假体的不同，有可能需要取出或截掉一个或两个髁状突。
    - 彻底地进行关节清创和灌洗。
    - 放置新的聚乙烯衬套或轴承装置。
    - 关闭关节（见下文）。

- 关节脱位
  - 应用半限制性假体，假体厂家可以提供定制的连接装置。
  - 应用半限制性假体，可以更改连接装置（见上文）。
  - 另外，可以用一个半限制性的假体代替（见上文）。
- 肱骨和尺骨部位之间的轴栓或轴承装置失效（见上文）。
  - 轴栓或伴有聚乙烯衬套的轴承装置的翻修。
  - 换一个半限制性长柄假体。
- 不稳定性
  - 应用一个半限制性长柄假体进行翻修（见上文）。

第三步 E：假体周围骨折的翻修

- 类型 I：假体稳定的关节周围的骨折（髁上的、髁的、冠状突的、鹰嘴的骨折）。
  - 对这些骨折可保守治疗。
  - 如果伴有持续性疼痛/骨折不愈合，则将骨折段取出。
- 类型 II：骨和假体结合区的骨干骨折
  - 假体稳定
    - 环扎术金属丝、钢板和螺钉固定，或联合固定。
  - 不稳定的假体
    - 应用一个伴有骨折稳定装置的长柄假体进行翻修（见上文）。
    - 新假体的干部应该跨越骨折线。
- 类型 III：肱骨近端和尺骨远端的骨折
  - 假体稳定
    - 保守治疗：Sarmiento 式支具支撑固定
    - 环扎金属丝、板和螺钉固定，或联合固定
  - 假体不稳定
    - 应用一个伴有骨折稳定装置的长柄假体翻修纠正。

第三步 F：伴有大量骨缺损的关节置换失效的翻修

- 定制的半限制性假体（见上文）
- 有压配同种异体移植物的半限制性假体
  - 用标准的或定制的长柄假体置换翻修。

手术要点

- 当用同种异体移植物做假体或仅仅更换假体时，注意要确保有足够的软组织覆盖移植物。

- 翻修的前提是需要肱骨和尺骨皮质外层完整。可以用X线片评估确定骨皮质状况。
  - 图31A和31B显示的是一个失败的尺骨假体的术前X线片。
  - 图32A和32BX线片显示，肱骨和尺骨假体都失效了。
- 显露尺骨和肱骨干的周围。
- 识别并显露肱骨和尺骨的皮质穿孔部位。

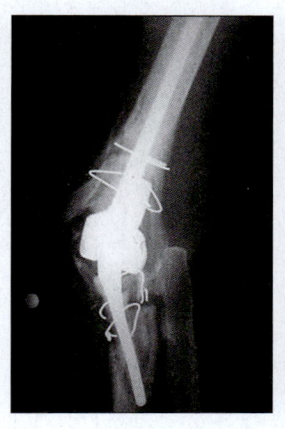
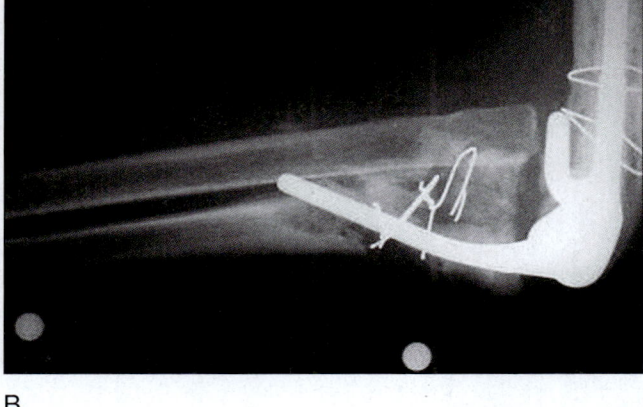

A　　　　　　　　B

图31

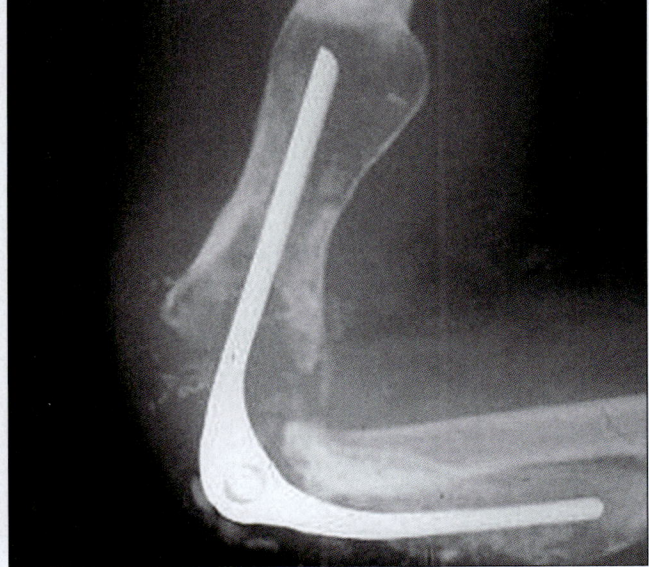

A　　　　　　　　B

图32

器械/植入物

- 器械
  - 标准的和长柄的肘关节假体
  - 新的轴承装置（如果需要）
  - 定制的肘关节假体
- 同种异体移植物：骨支架、松质骨和尺骨和/或尺骨同种异体移植物（如果需要）。
- 钛板系统
  - 小的和大的骨折板钉系统
  - 允许螺钉和金属丝固定操作的结合钛板
- 金属丝网
- 肱骨和尺骨骨水泥限流器
- 18号金属丝
- 伴有注射系统的聚甲基丙烯酸甲酯

争议

- 已经介绍了加压装置、非骨水泥的定制假体的使用情况。
- 如果尺骨髓腔里没有足够的空间放下尺骨假体，另一种方法就是将尺骨假体放进桡骨的髓腔内（图45A和45B）。

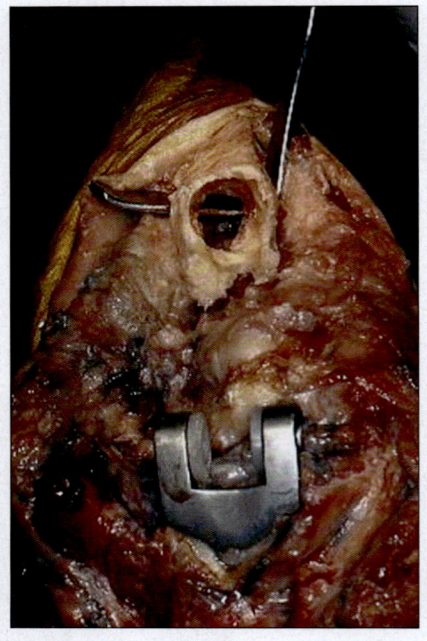

图33

- 图33显示的是一个有皮质穿孔的显露的尺骨。
- 图34显示的是一块有多个穿孔的显露的尺骨。
- 图35显示的是一块有穿孔的显露的肱骨。
- 需要认真识别尺神经和桡骨神经并对其加以保护。

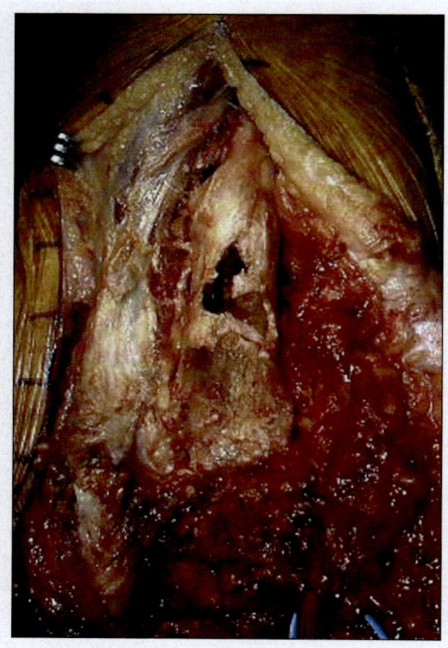

图34

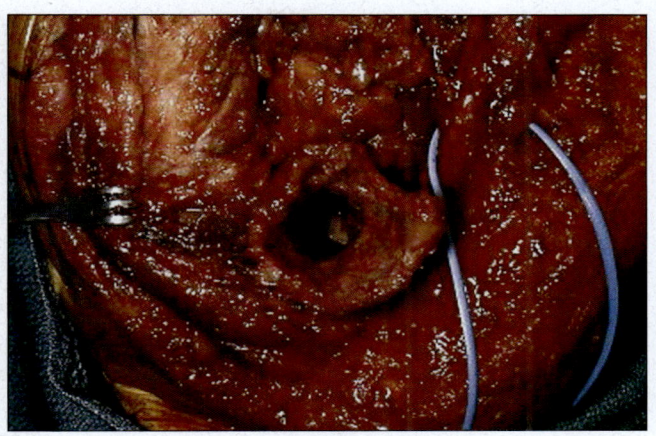

图35

- 用金属丝网缠绕在肱骨或尺骨周围（图36）。
- 另一种方法，可用金属丝将支撑物缠绕在皮质缺损区（图26A 和26B）。
- 放置好金属丝网后，将一个长柄假体暂时放入骨髓腔试模。
- 将同种异体松质骨移植物（通常结合自体移植的髂骨松质骨）仔细打压在假体周围。
- 从假体长轴的远端开始填塞压紧，逐渐至肘关节，从而形成一个新的骨髓腔（图37）。

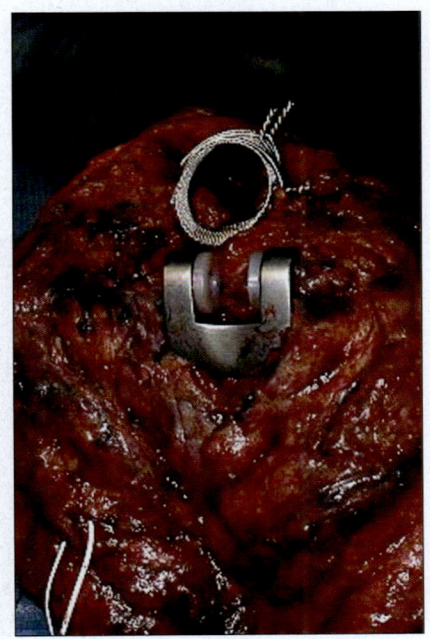

图36

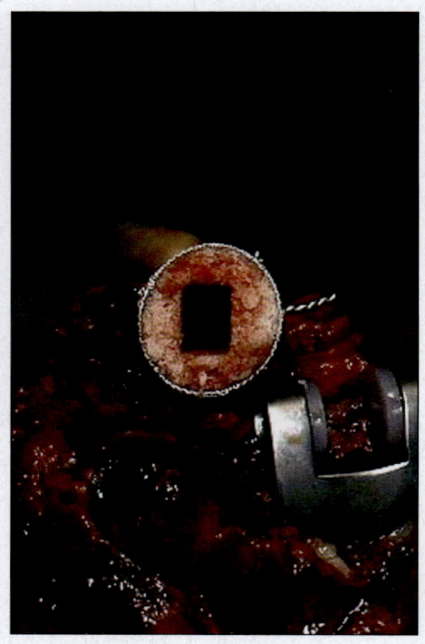

图37

- 图38 显示的是用金属丝网、新的骨髓腔和移植体准备好的肱骨和尺骨髓腔。
- 无论是标准的还是定制的（图39A）新的装置，都用骨水泥固定在新髓腔里（图39B）。
  - 图40A 和 40B 显示了放置了经过打压处理的定制的尺骨假体后的 X 线片（图40A 和 40B）。
  - 图41 显示的是新的肱骨和尺骨假体。

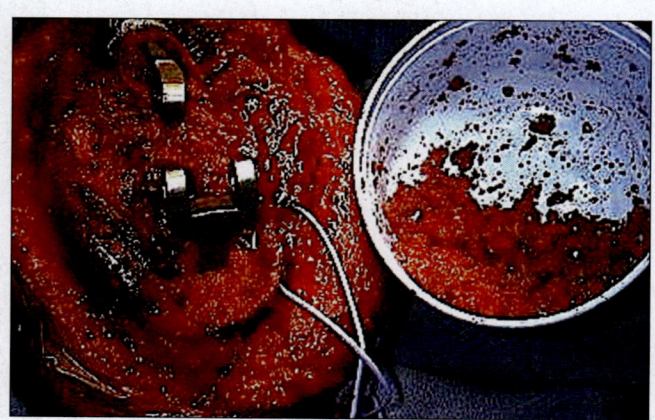

图38

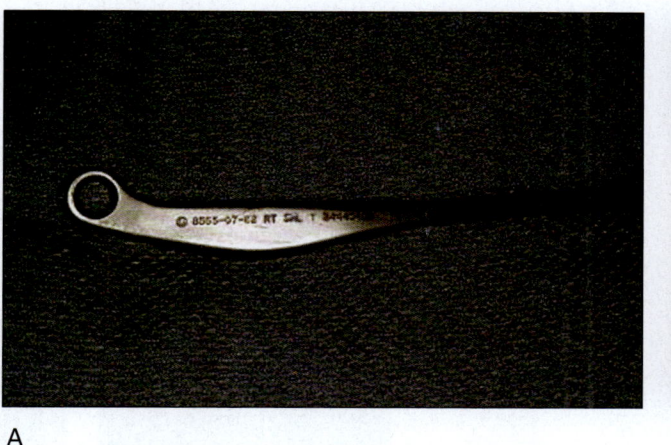
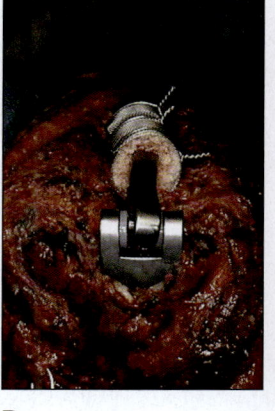

图39

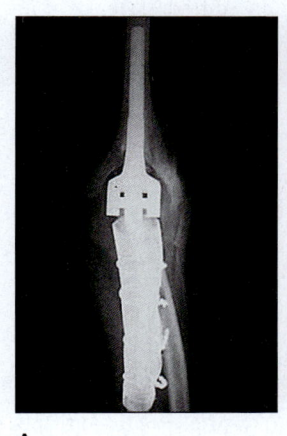
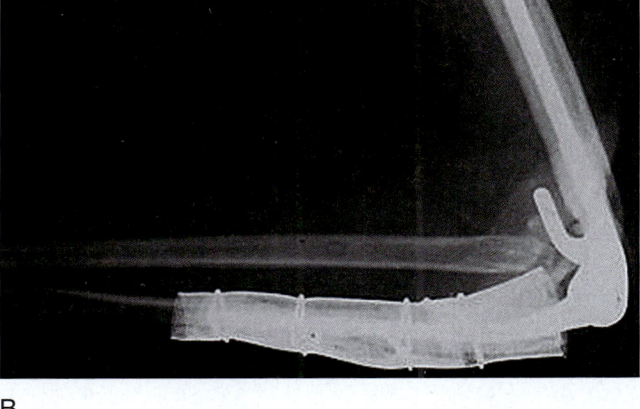

图40

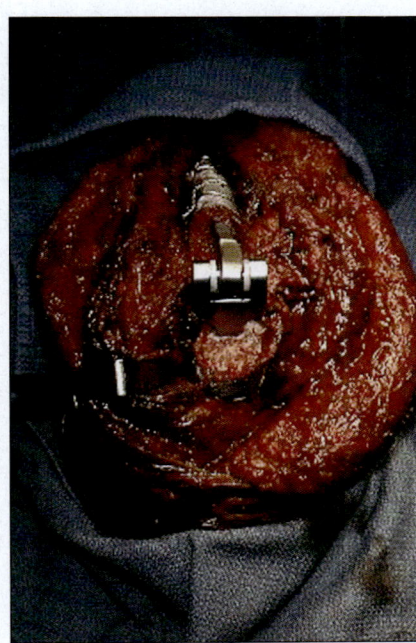

图41

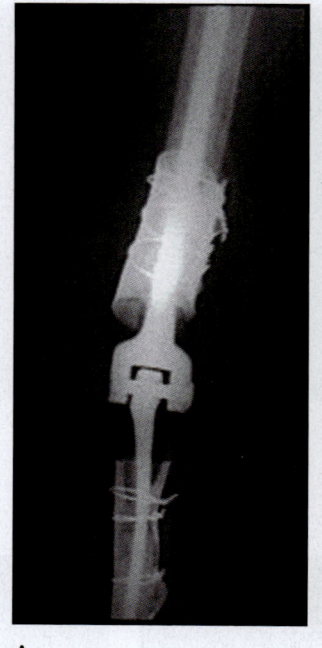
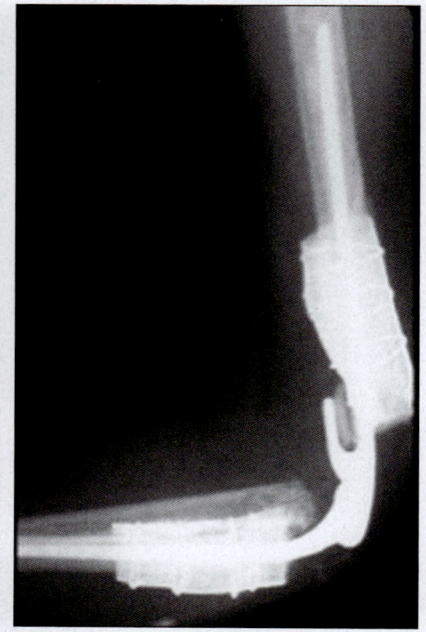

A　　　　　　　B

图42

- 图 42A 和 42B 显示的是翻修后的假体的 X 线片。
- 另一种可选择的方法包括应用双套管技术来打压植骨。
  - 应用一个较大的外层股骨胶结管和一个较小的内层肱骨胶结管，并将它们的长度削减至合适。
  - 将移植的松质骨围绕大的外层管填塞压紧，这样可以替代移植假体。
  - 将骨水泥注入小的内层管里。小的内层管比外层大的管更位于骨髓腔中心。
  - 当将内管撤至外管水平时，随着套管往外撤的过程逐渐往骨髓腔内注入更多的骨水泥。
  - 然后插入假体。
- 半限制性假体，结合肱骨或尺骨结构异体移植假体的复合体（同种异体移植物）。
  - 这种翻修方法常常只应用于年轻的患者（年龄＜ 50 岁）。
  - 显露肱骨和尺骨长轴后，准备好骨髓腔以备植入新的假体。
  - 需要有足够长度的肱骨 / 尺骨以利于钛板的固定。
  - 这种愈合要求骨愈合发生在宿主和移植体联结处。

- 肱骨和/或尺骨假体的长轴直径应该与宿主骨长轴直径精确地匹配（术前需要进行测量）。
- 用电锯将接受移植的宿主骨修整成一个相对健康的、有出血的骨。
- 为了对最后的结构的伤口进行闭合，需将同种异体移植物削减至适宜的长度，这取决于原骨缺损的长度和软组织挛缩的程度。
- 冲洗、灌洗假体管腔以除去大部分骨髓。
- 应用逐步截骨（首选）或横截骨手术方法。
- 应用双钛板将假体固定在自体骨上；应考虑使用锁定钛板。
- 将自体髂骨松质骨移植到自体骨和假体的联结处，通常用环扎金属丝固定。
- 患者有骨质疏松时，用聚甲基丙烯酸甲酯来增强螺钉的固定作用。
- 当要植入一个带同种异体移植物的假体时：
    - 用切割导向、电钻和拉刀处理好移植骨腔，以备植入新的假体。
    - 用假体的柄要足够长，要超过移植物与自体骨接合处至少两个直径。如果没有达到上述要求有可能会造成复合体早

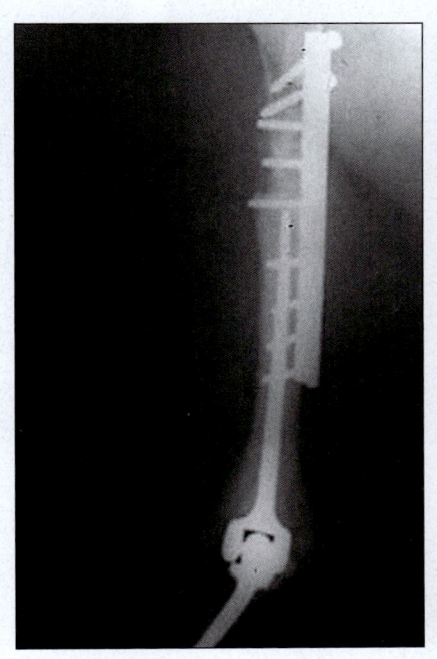
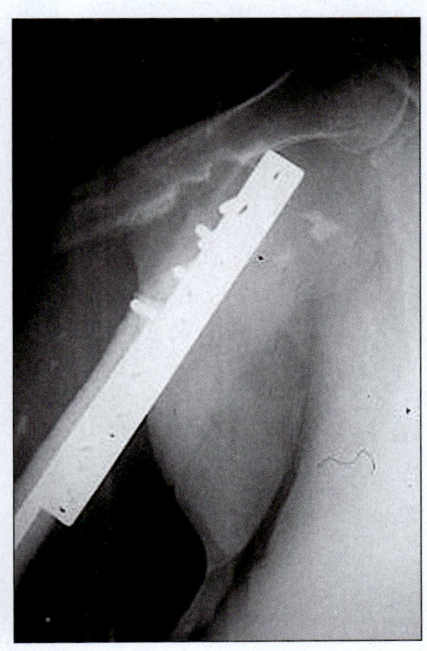

A　　　　　　　　　　B

图43

期损坏（图 43A 和 43B）。
- 提前进行钛板固定，然后用试用假体（如果有的话）或最终的长柄假体来连结肱骨 / 尺骨组分。
- 首先放置好移植体，然后围绕假体拧紧螺钉（如果应用的是锁定加压钢板，则需用单皮质螺钉）。
- 尝试加压移植物 - 自体骨接合处。
- 固定好移植物部分后，将长柄假体植入骨髓腔，同时用骨水泥胶合。但注意尽量减少骨水泥溢出流至自体骨 - 移植体接合处。
- 另外一种方法：将假体用骨水泥植入同种异体骨移植物的骨腔，然后将假体干骨水泥胶合植入自体骨髓腔内。
- 接下来将钛板固定在移植物 - 自体骨接合处。再结合如前所述的自体髂骨脊松质骨的移植。
- 定制半限制性假体（肱骨假体和 / 或尺骨假体）。
  - 显露肱骨和尺骨长轴后，处理好骨髓腔以备植入新的假体。
  - 新移植物的固定方式取决于所用的移植物类型（图 44A-C）。
- 同种异体移植物置换（见上文）。

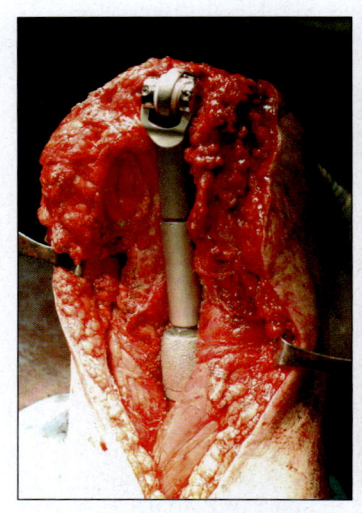
A

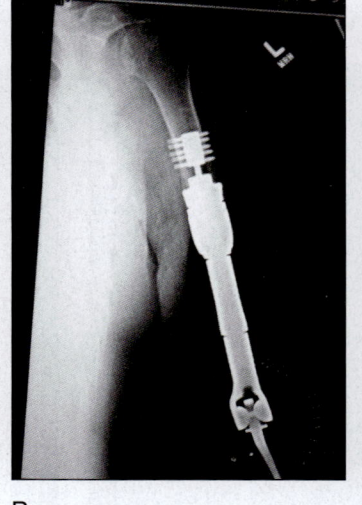
B

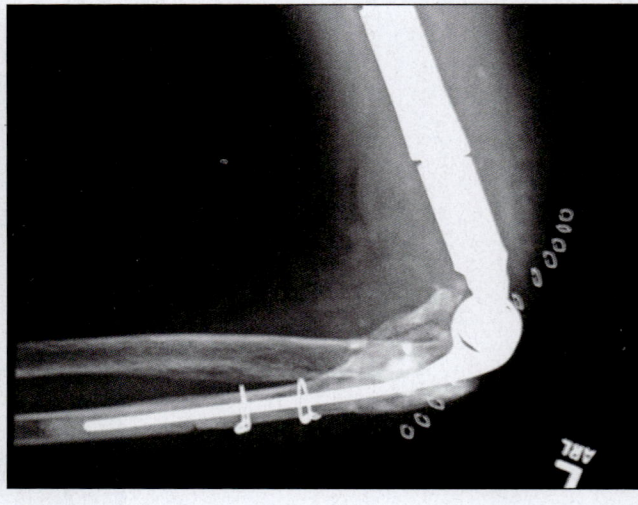
C

图44

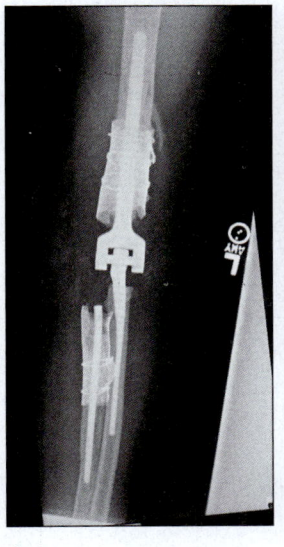
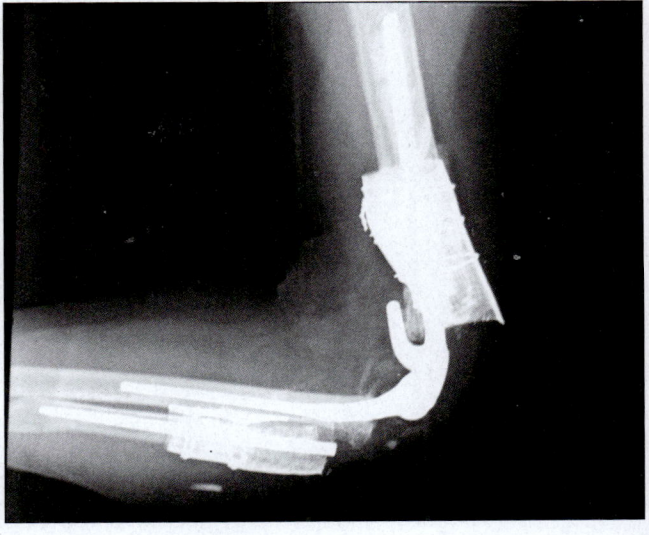

图45

手术要点

- 可以选择超过肘关节的长臂夹板以便充分保护肱三头肌的愈合，或需维持肘关节屈曲90°的夹板。

第四步：闭合切口

- 在移植物固定好和血止住后松开止血带。
- 用或不用穿骨缝线仔细地将肱三头肌缝合在鹰嘴上。
- 正常情况下，要将尺神经前置（如果之前的手术没有将尺神经前置）。
- 如果需要则放置引流管。
- 分层缝合皮肤。
- 使用一个长臂的夹板。

术后护理和预后

- 患者术后康复情况不一，取决于所做的关节翻修的类型。
  - 标准的翻修或有良好固定的假体移植：
    - 在术后几天内允许早期主动运动。
  - 应用同种异体假体或同种异体移植物翻修者：
    - 为了使移植物和宿主骨之间尽快愈合，要用石膏管型固定大约6周，然后再用夹板固定6周。
    - 伤口快要愈合时就可以开始主动运动。

证据

Kamineni S, Morrey BF. Proximal ulnar reconstruction with strut allograft revision total elbow arthroplasty. J Bone Joint Surg, 2004, 86: 1223-9.
该研究评估了用同种异体移植骨支架治疗伴有无菌性全肘置换失败和近端尺骨缺损的患者的疗效。(Ⅳ级证据)

King GJW, Adams RA, Morrey BF. Total elbow arthroplaty: revision with use of a non-custom semiconstrained prosthesis. J Bone Joint Surg, 1997, 79: 394-400.
该研究评估了利用半自主移植物给41例患者的肘关节矫正成形的疗效。(Ⅳ级证据)

Lee DH. Impaction allograft bone-grafting for revision total elbow arthroplasty—a case report. J Bone Joint Surg [Am], 1999, 81: 1008-12.
该文章介绍了嵌入同种异体移植骨翻修肘关节的手术方法。(Ⅳ级证据)

Lodenberg MI, Adams R, O'Driscoll SW, Morrey BF. Impaction grafting in revision total elbow arthroplasty. J Bone Joint Surg. 2005; 87: 99-106.
该研究评估了对12例患者进行嵌入移植物的全肘关节成形术的疗效。(Ⅳ级证据)

Mansat P, Adams RA, Morrey BF. Allograft-prosthesis composite for revision catastrophic failure of total elbow arthroplasty. J Bone Joint Surg, 2004, 86: 724-35.
该研究评估了利用同种异体移植物-假体复合物对13例患者进行肘关节成形手术的疗效。(Ⅳ级证据)

Ring D, Kocher M, Koris M, Thornhill TS. Revision of unstable capitellocondylar (unlinked) total elbow replacement. J Bone Joint Surg, 2005, 87: 1075-9.
该研究评估了利用联动的全肘关节假体翻修分离的肘关节的手术方法的疗效。(Ⅳ级证据)

Sanchez-Sotelo J, O'Driscoll S, Morrey BF. Periprosthetic humeral fractures after total elbow arthroplasty: treatment with implant revision and strut allograft augmentation. J Bone Joint Surg, 2002, 84: 1642-50.
该研究评估了对肱骨松动部位周围假体骨折的患者进行移植物翻修和同种异体移植物支撑治疗的疗效。(Ⅳ级证据)

Shi LL, Zurakowski D, Jones DG, Koris MJ, Thornhill TS. Semiconstrained primary and revision total elbow arthroplasty with use of the Coonrad-Morrey Prosthesis. J Bone Jones Surg, 2007, 89: 1467-75.
该研究评估了利用半限制假体进行37例原始关节成形和38例翻修的关节成形的疗效。(Ⅳ级证据)

Yamaguichi K, Adams RA, Morrey BF. Infection after total elbow arthroplasty. J Bone Joint Surg, 1998, 80: 481-91.
该文章介绍了全肘关节成形后发生感染的25例病例。(Ⅳ级证据)

第二部分　肘关节
软组织病理学

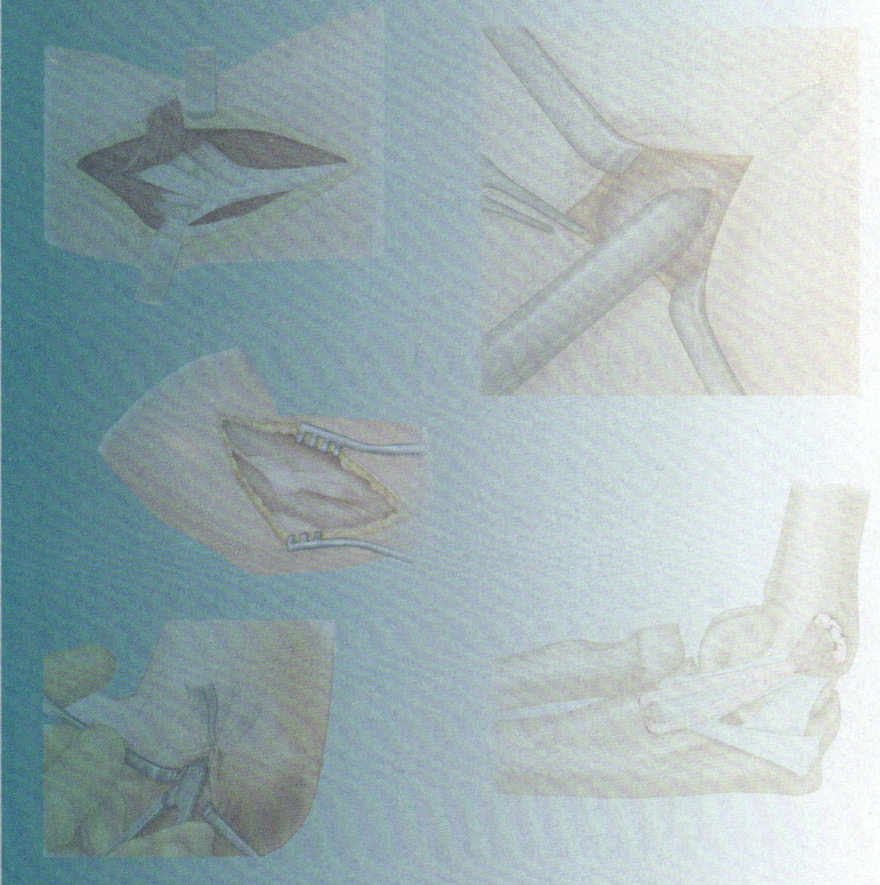

49 肱骨内上髁炎：开放手术治疗

Milford H. Marchant, Jr., Frank W. Jobe

注意事项

- 详细的物理检查和合适的影像学检查对于不易鉴别的内侧肘不稳定性疾病，尤其是投掷运动员来说是必需的（Chen 等，2001）。

争议

- 非手术治疗的时间和外科干预时机的确定存在争议。
- 有肌腱炎症且理疗无效的专业投掷运动员需要早期手术治疗。
- 如临床或影像学检查诊断为急性撕裂伤或韧带损伤也需要早期手术干预，尤其是从事投掷运动的优秀运动员（Chen 等，2001）。

适应证

- 肱骨内上髁炎又称为"高尔夫球肘"，表现为肘内侧疼痛，而且可能成为重复工作或体育运动的患者持久不适的病因。
- 手术治疗的适应证包括持久的肘内上髁疼痛，尽管对 3～6 个月的保守治疗有良好的依从性，如理疗、联合治疗或运动。
- 排除肘内侧其他病因。

临床检查 / 影像学检查

- 必须获取完整的运动或工作史，因为这和非手术治疗的时间以及症状出现有关。患者可能诉放射到前臂的疼痛。应该注意优势侧手，肱骨内上髁炎好发于优势手臂（O'Dwyer 和 Howie，1995；Ollivierre 等，1995；Vangsness 和 Jobe，1991）。
- 一些造成肘部外翻压力的活动可能导致肱骨内上髁炎。常见的体育运动包括高尔夫球、网球、壁球、棒球、足球、标枪和保龄球。常见的工作包括木工、水暖工、食品加工、组装线工作。
- 肱骨内上髁炎肘部完整的检查包括肱骨内上髁肌肉肌腱损伤的视诊，肱骨内上髁、旋前屈肌群肌腱起始部以及肱骨上髁前部的触诊。
  - 患者可能有肘部轻微的弯曲挛缩，尤其是棒球投手。触诊从肘内上髁到大约 5mm 的末梢以及沿旋前屈肌群的前部时要轻柔（图 1）。
  - 患者在抗阻屈腕及前臂手掌向下时疼痛为诱发试验阳性。这个试验可以评估患者肘内侧其他原因引起的疼痛，包括尺侧副韧带损伤、尺神经炎或半脱位和肱三头肌肌腱卡压等。

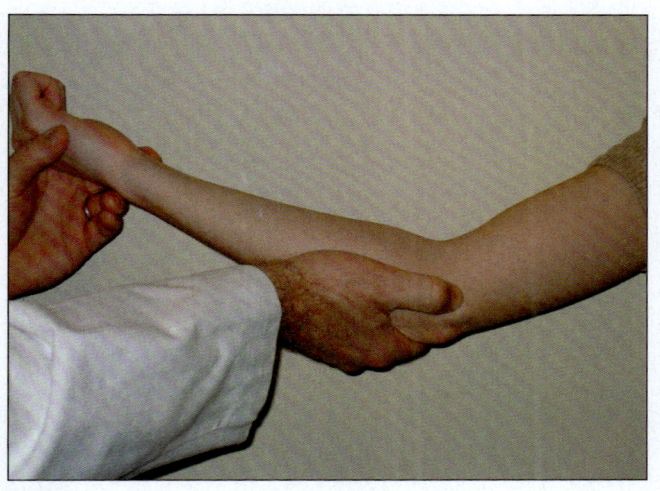

图1

治疗方案

- 非手术治疗包括一段时间的休息、停止刺激运动、完善的康复计划、逐渐恢复正常活动（Ciccotti 等，2004）。

- 注射糖皮质激素药物可以用于短期解除疼痛，加速及早康复（Stahl 和 Kaufman，1997）。

- 其他一些非手术方法如前所述，包括使用支架、冲击波治疗、低强度激光治疗和电离子透入疗法（Ciccotti 等，2004）。

- 完整的神经和血管检查还应包括颈髓的检查，以排除神经根压迫症。

■ 肱骨内上髁炎可以通过临床症状来诊断，但在一些情况下影像学诊断是必要的。

- 基本检查是平片。在年轻棒球投手可见肱骨内上髁肥大和碎裂。另外，18%～25%的患者可能有软组织钙化或肱骨内上髁骨刺（Ciccoti 等，2004；Kurvers 和 Verhaar，1995，Vangsness 和 Jobe，1991）。

- 图2中平片显示高尔夫球肘患者伴有分离的肱骨内上髁炎症（实线箭头）的软组织钙化。在尺侧副韧带起始部位有小骨片（虚线箭头）。

■ 关于超声诊断能力的最新证据显示对于肱骨内上髁炎的前瞻性评估具有95%的准确性和92%的特异性（Park 等，2008）。因此超声可以作为初步诊断的工具。

- 图3是一位56岁的肱骨内上髁炎妇女左侧肘部屈肌肌腱的纵向超声图像。肌腱部位（箭头）有一个中心的强回声区域，显示有肌腱炎症。

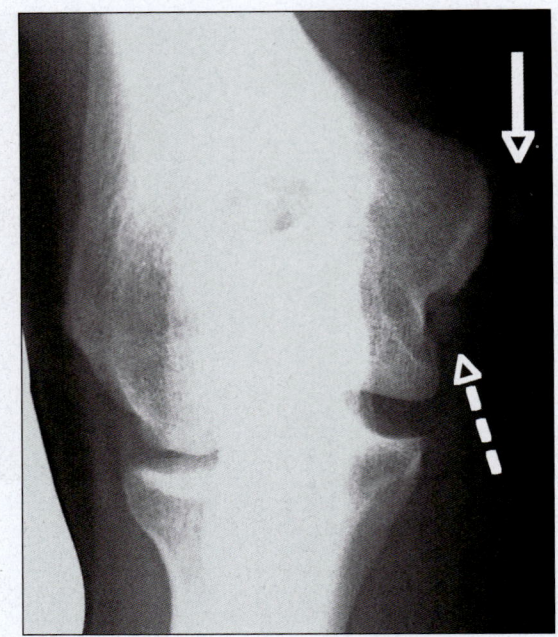

图2

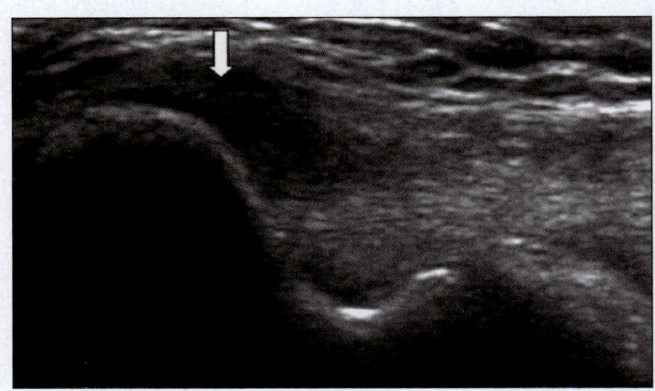

图3

- MRI 对诊断肱骨内上髁炎不是必需的。
  - MRI 显示旋前屈肌群增强的 T1 和 T2 加权像。在图 4 中，轴状面和冠状面 T2 加权像显示屈肌起始部位水肿。
  - 腱鞘部位软组织水肿和 T2 加权像高信号是最特异的特征（Kijowski 和 De Smet，2005）。部分或完全肌腱撕裂伤可能也会显示。图 4C 中冠状面 T2 加权像显示了屈肌起始部位的部分撕裂伤。

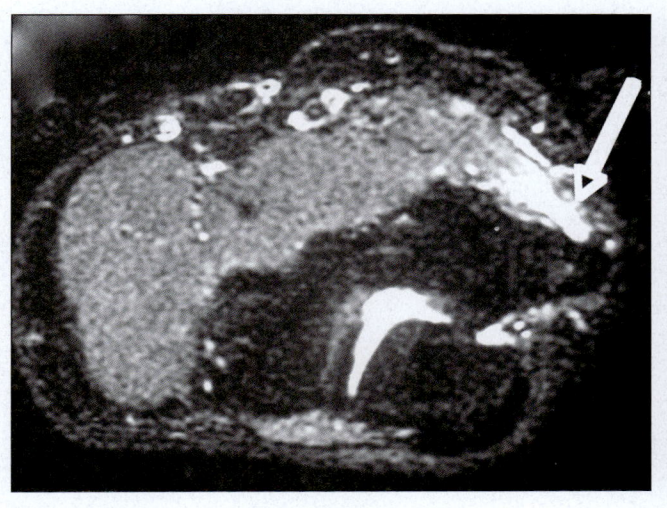
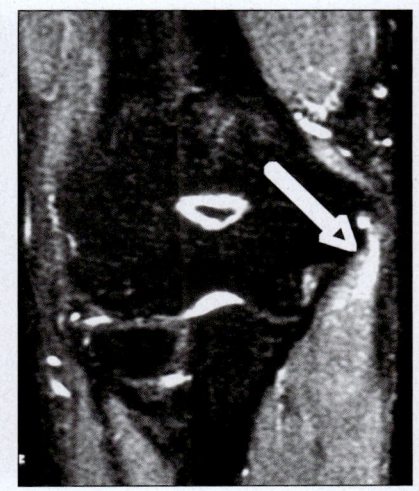
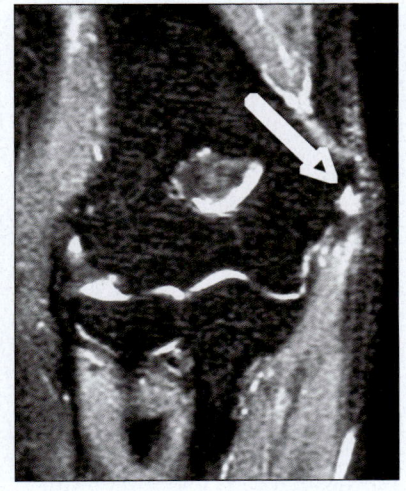

图4

- MRI对于诊断投掷运动员内侧肘不稳定是有用的，并且能够鉴别尺侧副韧带部分或全部撕裂，也能显示平片中不能反映的内上髁撕脱性骨折。
- 神经电学检查不太常用，但它却能够帮助诊断压迫性尺神经病变和颈椎神经病变。

外科解剖

- 通过表层分离找出前臂内侧皮神经，对其加以保护以防止继发于神经瘤的综合征。

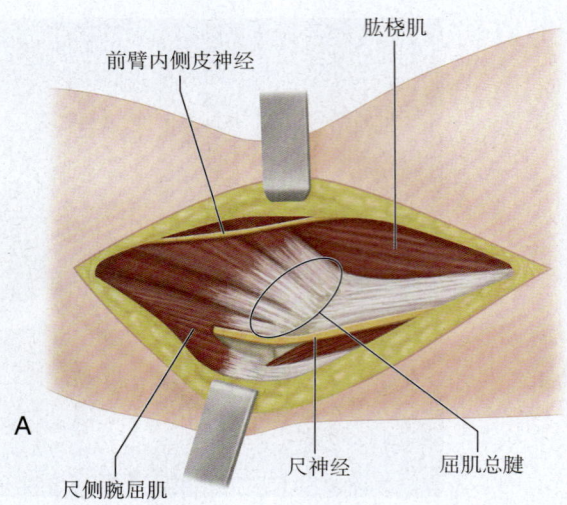

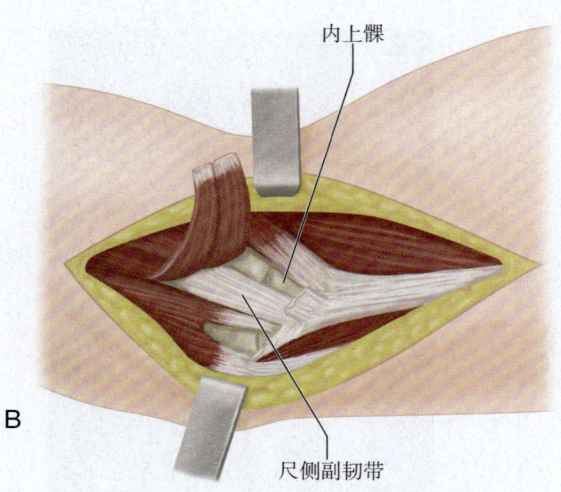

图5

- 屈肌总腱起始于肱骨远端的前内侧缘，近端距离内侧髁上嵴3～4cm并向远端延伸（图5A）。
- 正中神经支配旋前屈肌群，包括旋前圆肌、桡侧腕屈肌、掌长肌、指浅屈肌；尺神经支配尺侧腕屈肌。
- 肌腱起始处的退变组织又称为起止点病，大体上表现为灰色脆弱组织。微观上，正常胶原蛋白网的这种改变称为血管成纤维细胞增生（Nirschl和Pettrone，1979）。退变组织在旋前圆肌和尺侧腕屈肌的肌腱中常见，而且常在肌腱深处。

仪器

- 使用一摞毛巾垫高来帮助提高手术视野。

手术要点

- 没有必要显露尺神经以获得显露或开展必要的手术步骤。但是如果进行尺神经转位并做肌腱清理的话,可将切口移到肱骨髁后面。必须首先确认并保护尺神经。
  - 各种肌下尺神经移位术在第54章中阐述。

注意事项

- 仔细向后牵拉尺神经以避免对尺神经造成损伤。

- 尺神经位于肱骨内上髁的后方(图5A)。
- 屈肌总腱起始处深部有肘中间管和尺侧副韧带(图5B)。

体位

- 患者仰卧于手术台上,用一块延伸臂板托起受伤的肘部(图6)。
- 需要将止血带放置在臂上部,或是使用无菌止血带。

入路 / 显露

- 纵向切开肱骨内上髁中间前面的皮肤5~8cm(图7)。

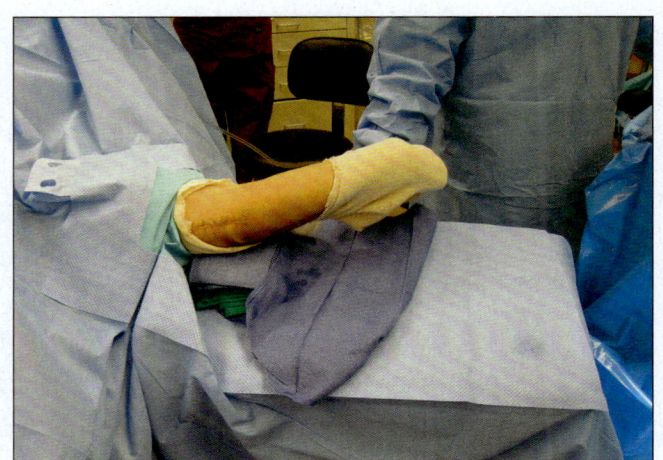

图6

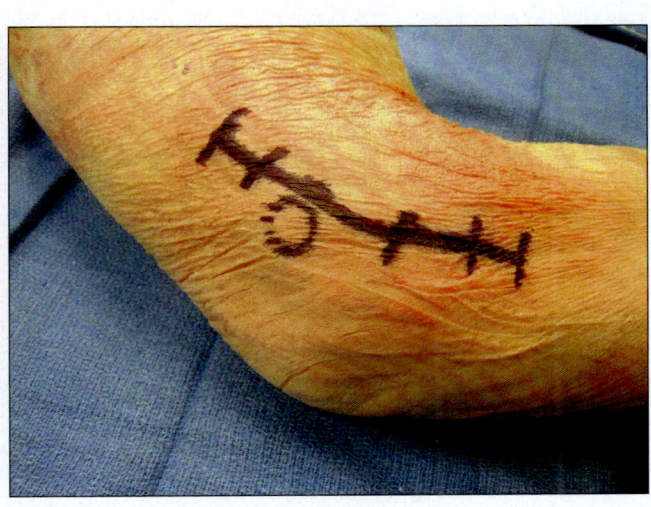

图7

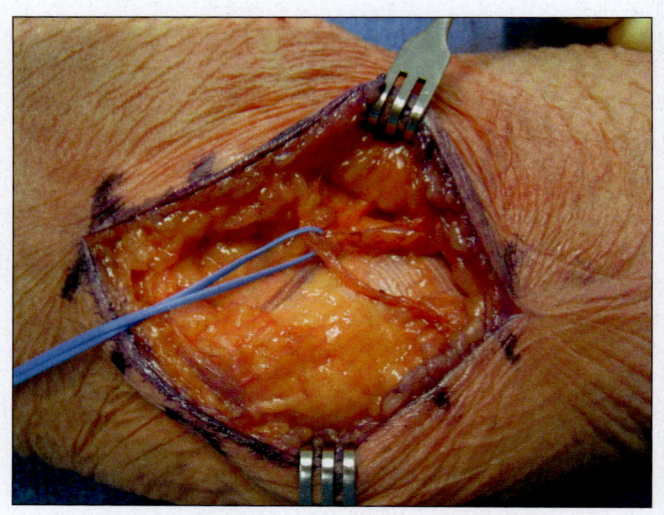

图8

- 前臂内侧皮神经可能通过切口的末端，应该注意避免对其造成损伤（图8）。
■ 钝性分离皮下组织直到屈肌总腱起始部筋膜。
■ 应扩展筋膜表面，以显露屈肌总腱起始部位和穿入内侧，髁上嵴及髁上的部分（图9）。
■ 当旋前屈肌群起始部位显露后，外科医生可以按照自己的喜好及病变的程度通过一两种方法来处理肌腱的病变（Ciccotti 等，2004）。
- 方法1：纵向切开和重新估计（Ollivierre 等，1995）。

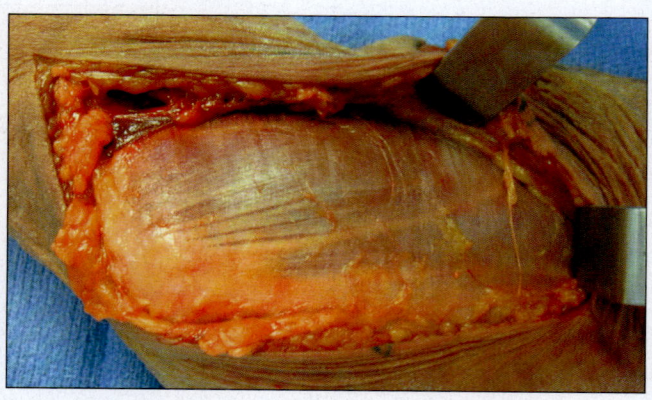

图9

争议

- 多达60%的需要手术的肱骨内上髁炎患者同时也有尺神经病变的征象和症状。尺神经炎的患者预后多不良（Gabel 和 Morrey，1995；Kurvers 和 Verhaar，1995）。
- 我们仅对有中度到重度手术前症状和有尺神经病变肌电图证据的患者同时实行尺神经转位术。

注意事项

- 需要注意不能锐性分离肌肉组织或是在肌腱松解时将其抬起过高，避免损伤下面的韧带和肘关节囊。

注意事项

- 屈肌总腱起始部的深层部分暴露不全可能会导致病变组织去除不完全。

- 方法2：横向肌腱切断和重接（Ciccotti 等，2004；Vangsness 和 Jobe，1991）。
- 前面已经介绍过旋前屈肌的松解，但笔者不太赞成这种做法，因为松解会造成屈肌总腱起始部退变组织的持续疼痛、肌腱松弛和屈腕旋腕力量的丧失，尤其是在从事投掷的运动员。有报道经皮松解但结果差强人意，除了上述缺点，还有造成医源性尺神经和尺侧副韧带损伤的风险。

步骤：纵向切开和重新缝合

第一步

- 如图10，切开中间脊前方和肌肉走行一致的屈肌总腱起始处的筋膜和肌腱。
- 使用圆形或钥匙形的起子钝性分离肌肉起始部。
- 确认肌腱起始部位，掀开内上髁的骨性表层。

第二步

- 使用锐性分离或骨钳去除病变组织（图11）。
- 内上髁的骨性表面是准备肌肉重新连接的部位。使用2mm的钻头在髁表面钻3～4个浅的单皮层的孔，以使肌腱修复区及肌

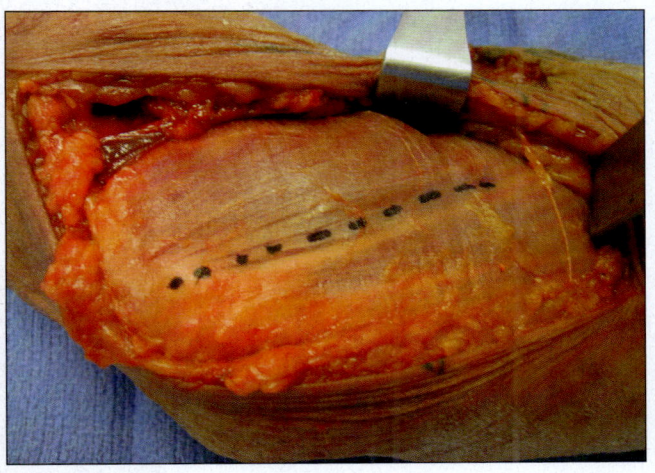

图10

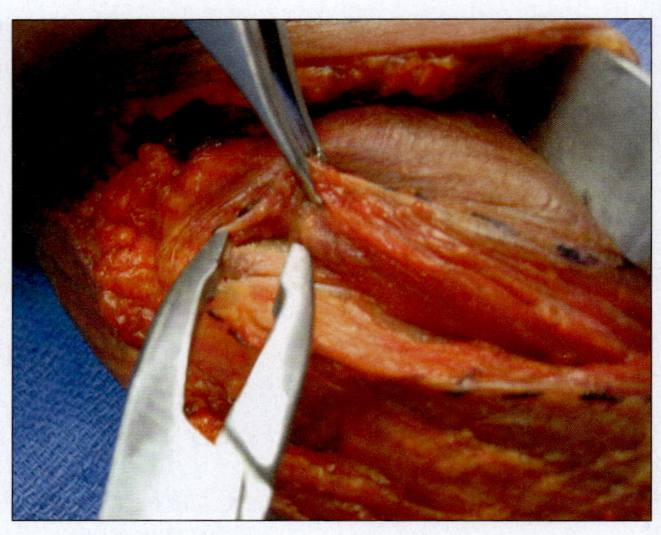

图11

器械/植入物

- 缝合锚钉（2.4mm Micro Bio-Suture Tak, Arthrex Inc., Naples, FL）（图15）。

腱重新连接骨性表面部位的血液容易渗出（图12）。

第三步

- 重新缝合屈肌总腱并将其连接到准备好的内上髁表面区域。
- 如果肌腱边缘容易重新缝合，用2~3根不可吸收缝线间断缝合肌腱的边缘。肌筋膜可以用可吸收的缝线来缝合拉近（图13）。

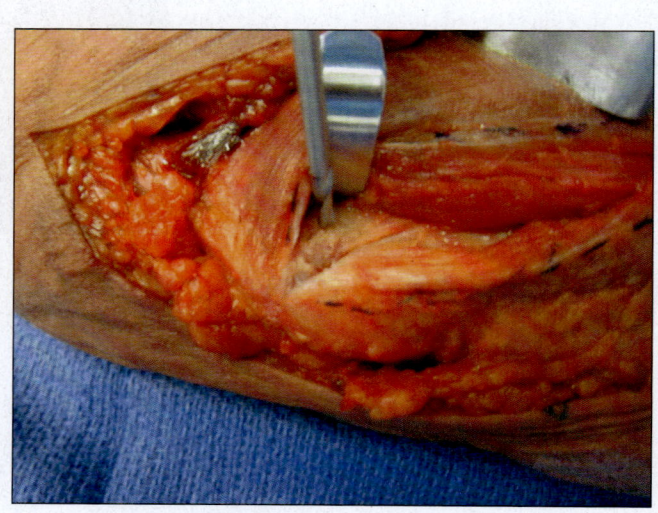

图12

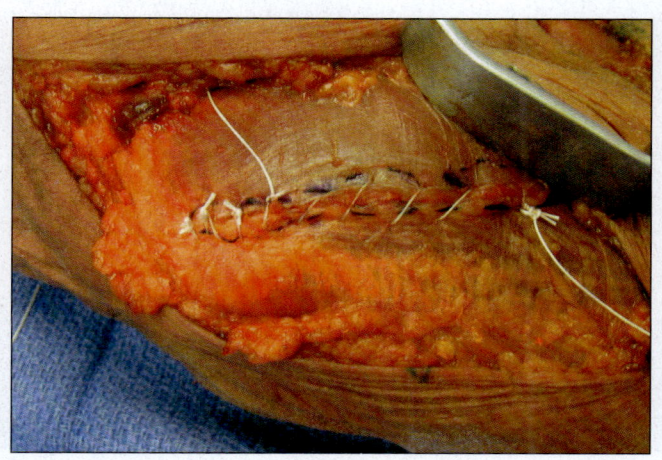

图13

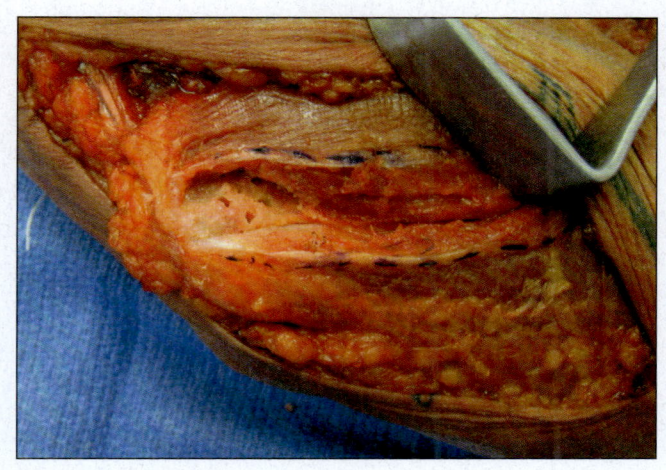

图14

- 对纵向切口较大的分离单一使用缝线缝合拉近可能会比较困难（图14）。如果必须去除更多的病变组织，可以用小的生物可吸收的缝合锚钉关闭切口并重新附着肌腱。将小的缝合锚钉放置在内上髁上，缝合肌腱的边缘（图15A）。然后将缝线与重建的肌腱附着点连接（图15B）。

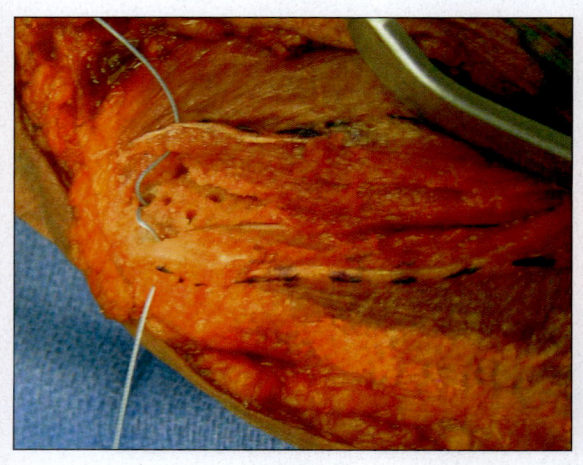
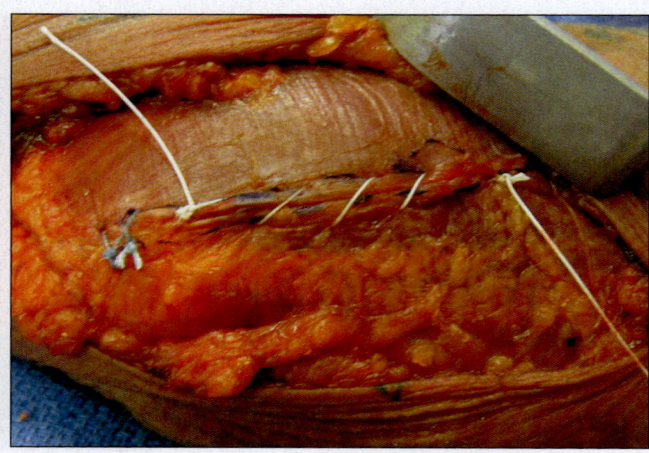

图15

步骤：横向剪断肌腱并重新附着

第一步

- 从肱骨远端内侧柱肌肉脊的近端剥离部分屈肌总腱并将其抬高，纵向切开肌肉形成一个小的肌瓣。
- 在图16A 肌瓣被标记在切口前面。图16B 显示横向肌瓣和伸肌总腱起始处的上移。

手术要点

- 要在肱部预留小的切口，以利于组织重新接合。

注意事项

- 需要小心的是在牵拉肌腱时不要锐性分离肌肉组织太深，以避免损伤下面的韧带和肘关节囊。

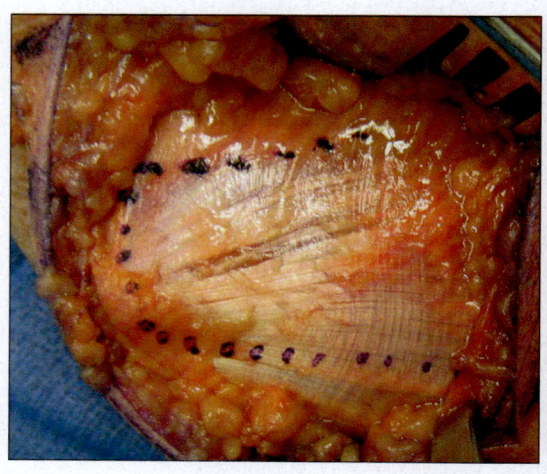
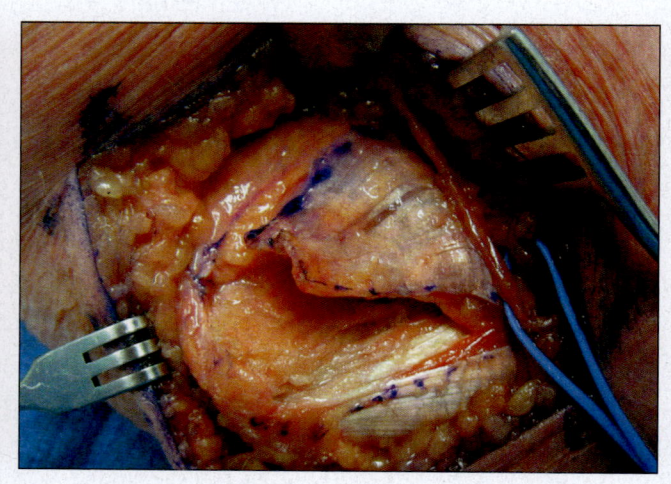

图16

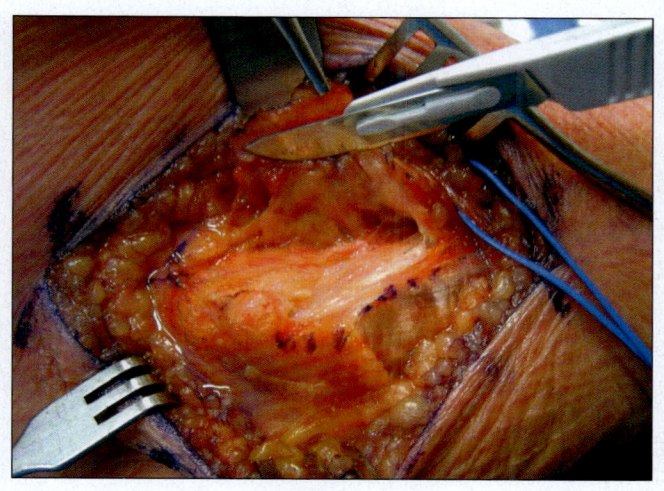

图17

手术要点

- 使用褥式缝合使组织袖缝回到髁上。

第二步

- 类似于纵向切口的步骤，在内上髁肌腱起始处用骨钳咬除退变的病理组织。
- 用10号刀片从肌腱的下表面去除病变组织（图17）。

第三步

- 使用2mm的钻头在肱骨远端的中间部分的皮质骨钻两个孔（图18）。
- 用不可吸收缝线在屈肌总腱起始处做水平方向的褥式缝合，线脚穿过钻孔周围。

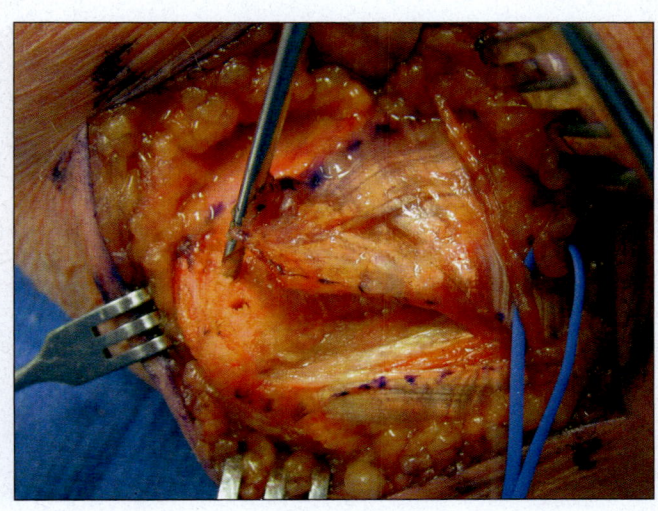

图18

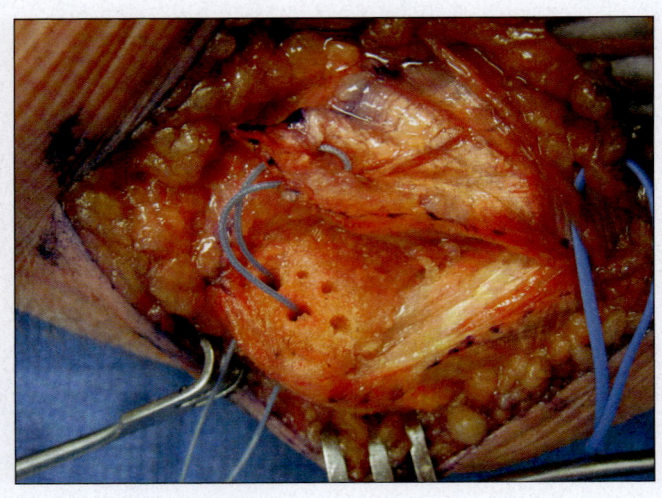

图19

- 使用 2mm 钻头在内上髁的前表面钻一些小的空心孔，为提供肌腱再附着的骨床做准备（图19）。

第四步

- 首先，使用褥式缝合，使穿过骨隧道的缝线沿着肱骨后面跨过骨桥，将肌腱缝合到髁上（图20）。
- 用间断可吸收缝线关闭筋膜，将肌腱重新附着（图21）。
- 分层关闭伤口。

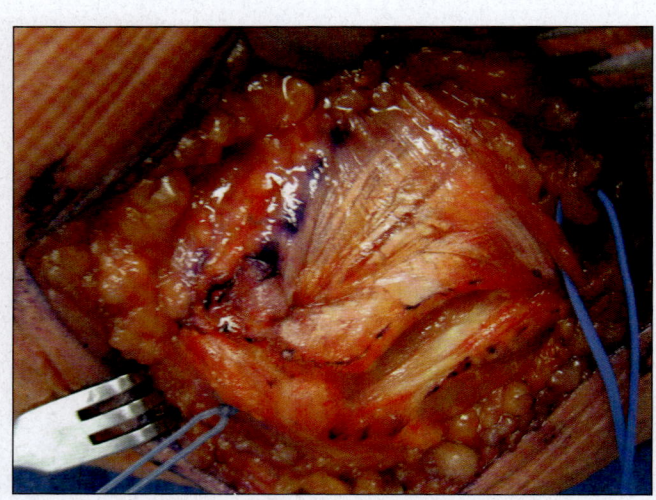

图20

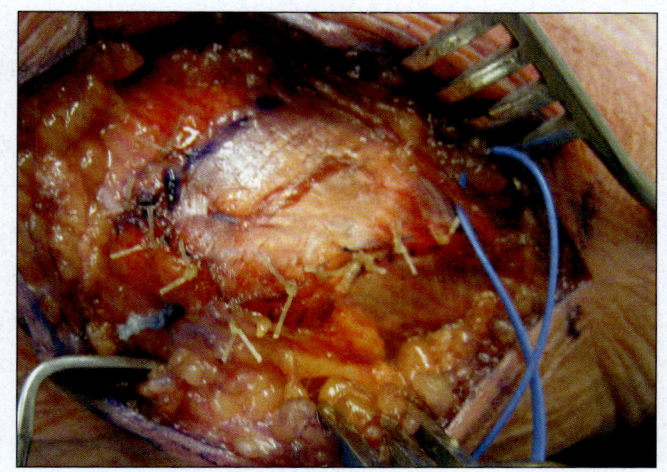

图21

并发症

- 可能的并发症包括但不限于以下疾病：血肿；感染；尺神经、前臂内侧皮神经或尺侧副韧带的医源性损伤。据文献报道这些并发症的发生概率很小。
- 术前有尺神经症状的患者中出现持续的尺神经炎是另一种不可预测的并发症，经常发生于术前中到重度神经病变的患者。

术后护理和预后

- 术后使用后位石膏夹板为腕屈曲和旋前提供保护，并给患者提供舒适的姿势。鼓励手部和肩部的活动。
- 在术后7～10天拆除夹板和缝线，在理疗师的指导下开始腕部和肘部的被动锻炼。
- 术后3～4周开始主动活动范围内的和等长收缩活动，6～8周开始强度更大一些的同心和偏心运动。
- 理疗师可采用超声和电刺激等治疗方法以辅助患者康复。
- 体育运动或剧烈活动在术后8周左右开始，并在控制下逐渐进行。
- 视术后活动情况，患者可在3～6个月内完全康复。

证据

Chen FS, Rokito AS, Jobe FW. Medial elbow problems in the overhead-throwing athlete. J Am Acad Orthop Surg, 2001, 9: 99-113.

这篇全面的综述阐述了投掷运动员肘内侧损伤的内在联系，和内上髁炎及旋前屈肌损伤的评估及治疗策略。

Ciccotti MC, Schwartz MA, Ciccotti MG. Diagnosis and treatment of medial epicondylitis of the elbow. Clin Sports Med, 2004, 23: 693-705.

这篇关于内上髁炎的综述阐述了肘内侧解剖、病理生理、临床评估和非手术治疗策略，讨论了纵向切口和横向切除手术的技术要领和合理性，强调了横向切除技术。

Gabel GT, Morrey BF. Operative treatment of medical epicondylitis: influence of concomitant ulnar neuropathy at the elbow. J Bone Joint Surg [Am], 1995, 77: 1065-9.

作者回顾了 30 例做过手术的肘部内上髁炎的患者，其中 16 例合并尺神经病变（53.3%）。87% 的患者随访至少 2 年发现切断旋前屈肌起始部和解除尺神经压迫或神经移植效果好或很好。没有或有轻的尺神经症状的患者比起中度重度的患者效果明显要好。

Kijowski R, De Smet AA. Magnetic resonance imaging findings in patients with medial epicondylitis. Skeletal Radiol, 2005, 34: 196-202.

将内上髁炎患者的 MRI 结果同对照组进行比较。内上髁炎患者屈肌起始处有增高加强的 T1 和 T2 加权像，附近软组织水肿。

Kurvers H, Verhaar J. The results of operative treatment of medial epicondylitis. J Bone Joint Surg [Am], 1995, 77: 1374-9.

在这项回顾性综述中，40 例内上髁炎患者接受手术，24 例（60%）合并有尺神经病变。总的结果显示仅 63% 的患者结果好或很好。其余 16 例患者中，11 例（69%）随访时无症状，而 24 例合并有尺神经症状的患者中有 3 例患者合并有病变（$P < 0.01$）。

Nirschl RP, Pettrone FA. Tennis elbow: the surgical treatment of lateral epicondylitis. J Bone Joint Surg [Am], 1979, 61: 832-9.

这篇经典的关于肘关节侧方疾病的论文阐述了不完全康复和髁上炎的微观病理——成纤维细胞增生。

O'Dwyer KJ, Howie CR. Medial epicondylitis of the elbow. Int Orthop, 1995, 19: 69-71.

这项研究是关于 95 例内上髁炎的回顾性研究。11 例患者（11%）需要手术干预；10 例开放性手术的患者，其中 8 例在手术后平均 3 个月痊愈。1 例经皮手术的患者只有部分缓解。

Ollivierre CO, Nirschl RP, Pettrone FA. Resection and repair for medial tennis elbow: a prospective analysis. Am J Sports Med, 1995, 23: 214-21.

这项前瞻性研究分析了 50 例纵向切口的病例（48 例患者）内上髁炎的手术治疗。手术治疗明显改善了患者的握力和缓解了疼痛。10 例患者没有回到他们之前从事的体育或职业活动中。切除组织病理分析没有炎性细胞，但显微镜下发现类似于髁上炎——神经血管增生。

Park GY, Lee SM, Lee MY. Diagnostic value of ultrasonography for clinical medial epicondylitis. Arch Phys Med Rehabil, 2008, 89: 738-42.

这个前瞻性的、单盲研究估计了超声在诊断内上髁炎上的应用。结果证明有 95% 的敏感性，92% 的特异性，93.5% 的准确性。最常见的异常是肌腱局部高回声或无回声变异。

Stahl S, Kaufman T. The efficacy of an injection of steroids for medial epicondylitis: a prospective study of sixty elbows. J Bone Joint Surg [Am], 1997, 79: 1648-52.

这项前瞻性、随机化、双盲实验比较了甲泼尼龙注射治疗内上髁炎和伴随物理治疗及非甾体类使用的短期和长期效应。注射类固醇组6周后，而非3个月或1年后患者有明显的症状缓解。

Vangsness CT Jr, Jobe FW. Surgical treatment of medial epicondylitis: results in 35 elbows. J Bone Joint Surg [Br], 1991, 73: 409-11.

这项研究是对35例患者内上髁炎并通过手术切除治疗患者的综述。35例病例中有34例（97%）结果好或很好，86%没有日常或运动的限制。一例患者没有恢复之前的运动水平。

50 外上髁炎：关节镜和开放手术治疗

Mark S. Cohen

注意事项

- 外上髁炎是最常见的肘关节疼痛原因。在大多数情况下往往症状是自限性的。采用保守治疗 9~12 个月后症状往往会有缓解。因此，选择手术适应证对于患者来说非常重要。
- 典型疾病诊断不难，因此必须明确诊断。
- 必须排除以外侧关节不稳定为主要表现的外侧韧带受累，尽管发生率很低。当怀疑肘关节外侧不稳定时，则可在内翻应力下进行前后向摄片。发生外上髁炎时在内翻力作用下肱桡关节不会出现间隙。
- 无论采用何种手术方式，外上髁手术较其他肘部手术结果具有不可预见性。所有调查都有失败的记录，甚至有些患者即便效果较好也在进行特定运动时有持续症状的存在。因此，术前教育极为重要。

治疗方案

- 在大多数情况下外上髁炎可以通过非手术治疗得到有效缓解。
- 对外上髁炎可以行开放治疗或关节镜手术治疗。目前没有数据显示应该首选开放治疗还是关节镜手术。

适应证

- 临床检查和病史符合外上髁炎的特点。
- 采用教育、反力支撑、理疗、局部注射等形式的保守治疗 6~9 个月后无效。

临床检查／影像学检查

- 外上髁炎患者在外上髁有直接压痛。
  - 对抗阻力进行主动伸腕运动时疼痛加重。这有利于确定诊断。伸肘运动时疼痛较屈肘运动时有明显加剧。
  - 患病一侧握力也会相应降低。
- 平片多数表现正常，偶尔在外上髁可见钙化或其他良性骨性改变，其对预后没有明显意义。
- 没有证据表明 MRI 可以提供预后信息，所以诊断外上髁炎时无须行 MRI 检查，MRI 结果对治疗也没有指导意义。只有在极少数情况下因肱骨外上髁上的肌腱和韧带起点都发生断裂进而造成肘关节功能障碍时，才有必要进行 MRI 检查。

外科解剖

- 走行在肱骨外上髁上嵴的桡侧腕长伸肌是完全的肌性组织。桡侧腕长伸肌的起点是一个尖端指向近端的三角形结构（图 1）。
- 桡侧腕短伸肌的起点是完全的腱性组织。
  - 桡侧腕短伸肌的起点与指总伸肌的起点相融合，但是当对其进行由远及近的解剖分离时，可以通过其位于下方的肌腱与指总伸肌分离。

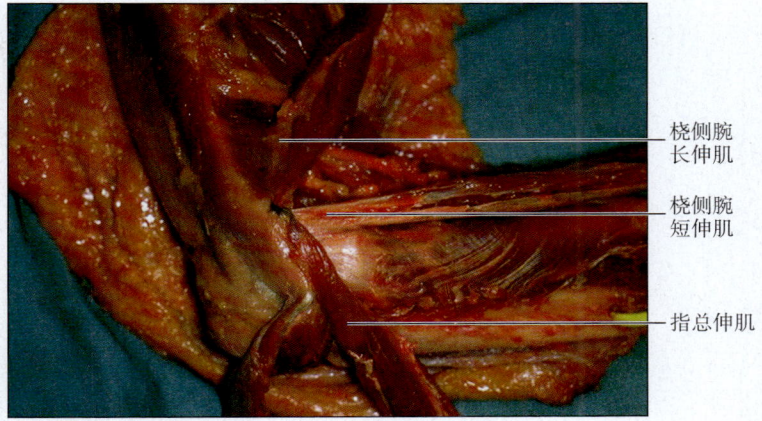

图1

- 桡侧腕短伸肌的腱性起点被认为是发病的最常见原因。手术直接与桡侧腕短伸肌肌腱有关。
- 桡侧腕短伸肌的解剖起点位于外上髁上嵴最远尖端之下，其"足印"呈钻石型，面积大约为13mm×7mm（图2）。
- 在肱桡关节水平面，桡侧腕短伸肌与肘关节前方的关节囊结合紧密，但是对其可以轻易进行分离。
- 肌腱起点并非明确起源于外上髁（图3）。

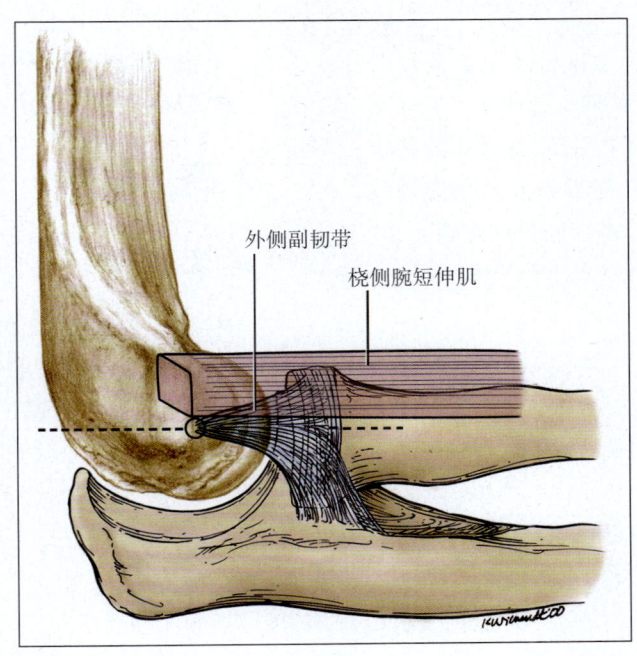

图2

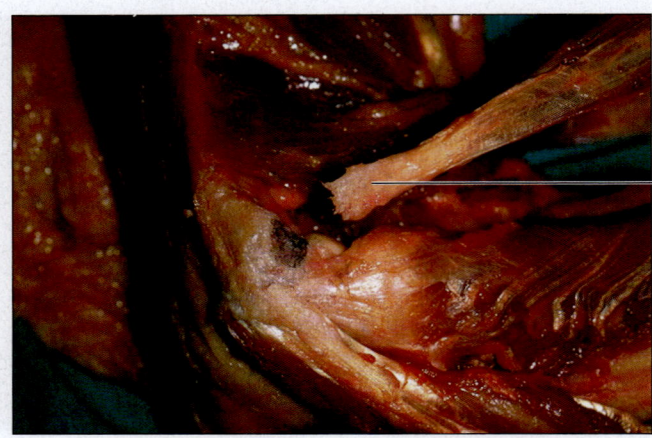

图3 — 桡侧腕短伸肌

体位

关节镜治疗

- 患者取对侧卧位或俯卧位。将上臂置于特制托架之上，使肘部可以自由活动。
- 标示骨性标志，注意尺神经的走行。
- 多数情况下应用无菌止血带进行局部止血。
- 关节镜治疗肘关节时要求医师可以熟练运用关节镜设备及技术。

开放手术

- 患者取仰卧位，将上臂置于护手板或手术台上。上臂应用无菌止血带。
- 将肩关节内旋且肘下放置垫子可以使关节外侧显露得更加充分。

入路/显露

关节镜治疗

- 建立标准的关节前内侧入路（图4）。入路在内上髁的前上方数厘米处，且在前臂肌间隔的前方。建立入路时在肱骨前操作时要谨慎，应用钝性穿刺器或转换棒进入关节内。
- 内侧入路可以使术者观察关节外侧的桡骨头、肱骨小头和外侧关节囊（图5）。

手术要点

- 对肘关节进行关节镜治疗时往往屈肘，并将长枕或垫子置于肘下。注意保持患者及肘部的稳定。将手术台朝术者方向稍作倾斜，可以使手术空间更加宽阔。

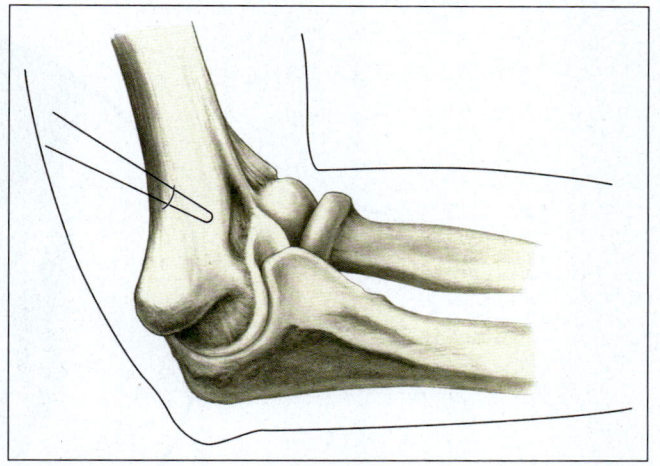

图4

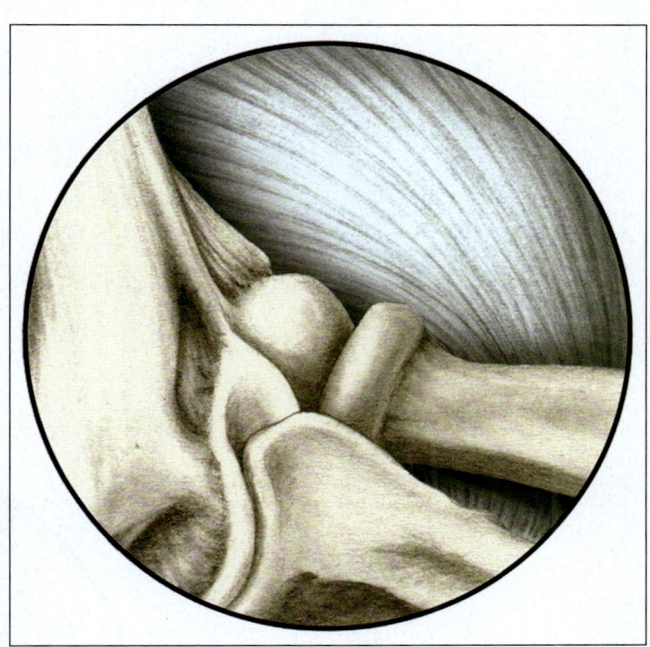

图5

- 在内侧入路灌洗可使关节囊有效地分离。
- 如果显露不足，可以在外上髁间嵴前方位置高于前外侧入路2～3cm处使用拉钩。使用Freer剥离器对此是有益的。通过向前牵拉关节囊可以有效地改善外侧关节囊及软组织的视野（图6）。

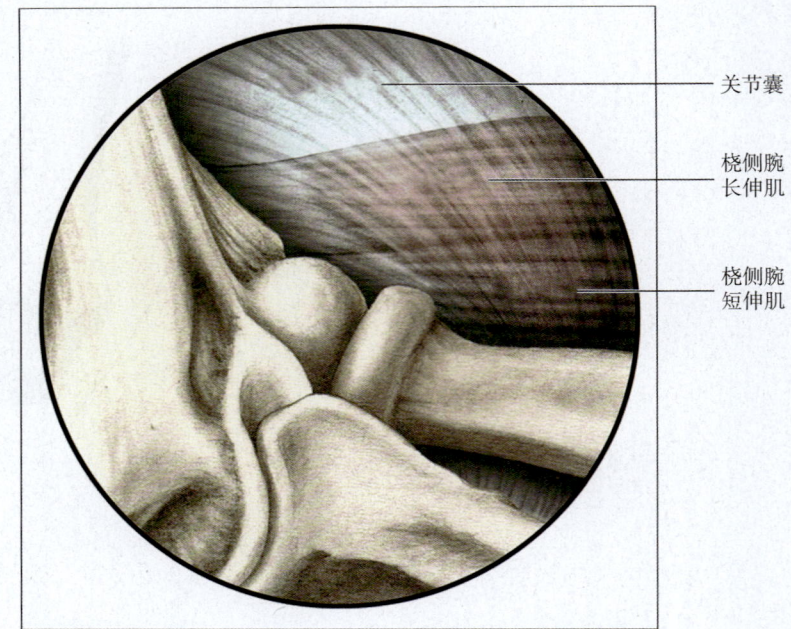

关节囊

桡侧腕长伸肌

桡侧腕短伸肌

图6

- 通过"由内向外"技术建立改良的前外侧入路（图7）。在外上髁前上方2～3cm处建立前外侧入路。
  - 改良的前外侧入路较标准前外侧入路位置稍高，可以使器械直达肌腱起点，而不需穿过桡侧腕短伸肌肌腱进入关节。

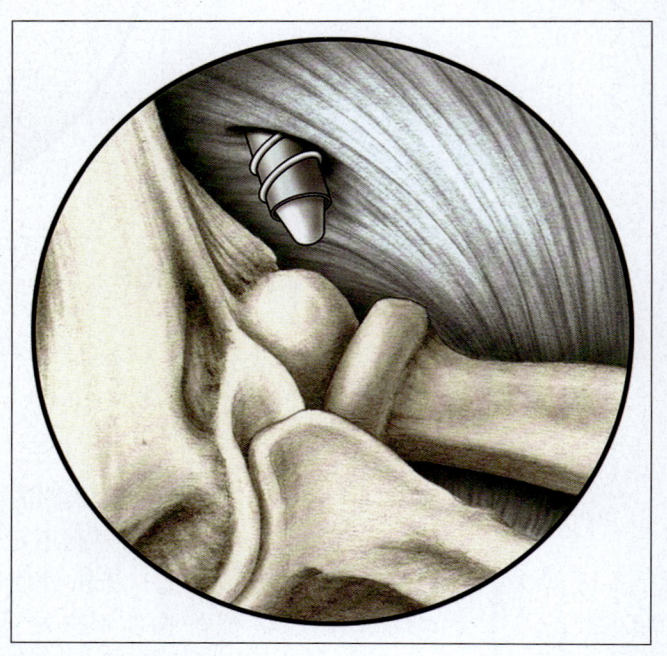

图7

- 如果存在外侧滑膜炎，可以使用刨刀清创。

开放治疗

- 直接显露外上髁和伸肌肌腱起点。
- 在外上髁没有重要的感觉神经分布，切口可以直接切到肌腱层次。

手术步骤：关节镜治疗

第一步

- 在关节内一旦视野清晰并建立外侧入路后，接下来要松解关节囊。偶尔在外上髁可见肱骨处的关节囊有断裂（图8）。不过在大多数情况下关节囊是完整的，即使可能存在一些小的线性断裂。
- 松解外侧软组织应用单极电刀效果更好。
  - 应用这种方法时，要首先将关节囊从肱骨上切除或松解（图9）。
  - 关节囊挛缩后，可以识别出后方的桡侧腕短伸肌肌腱和位置更靠前，且主要为肌性组织的桡侧腕长伸肌（图10）。

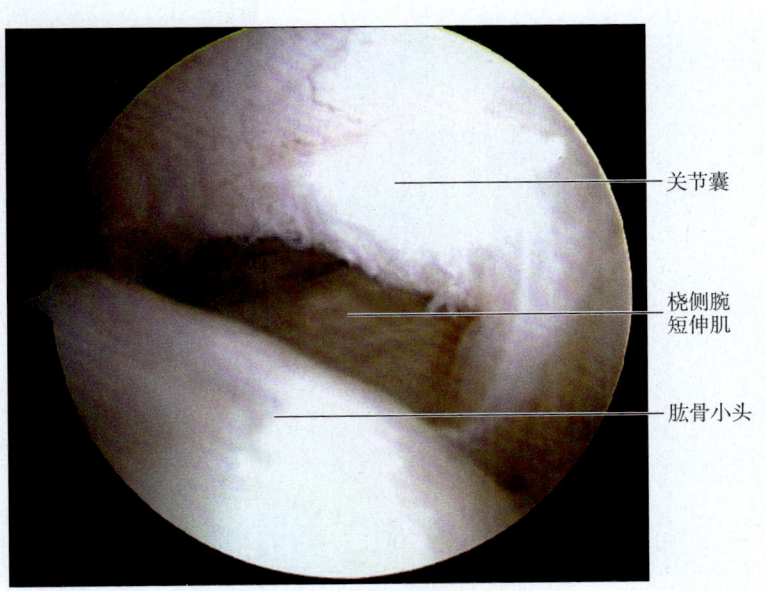

图8

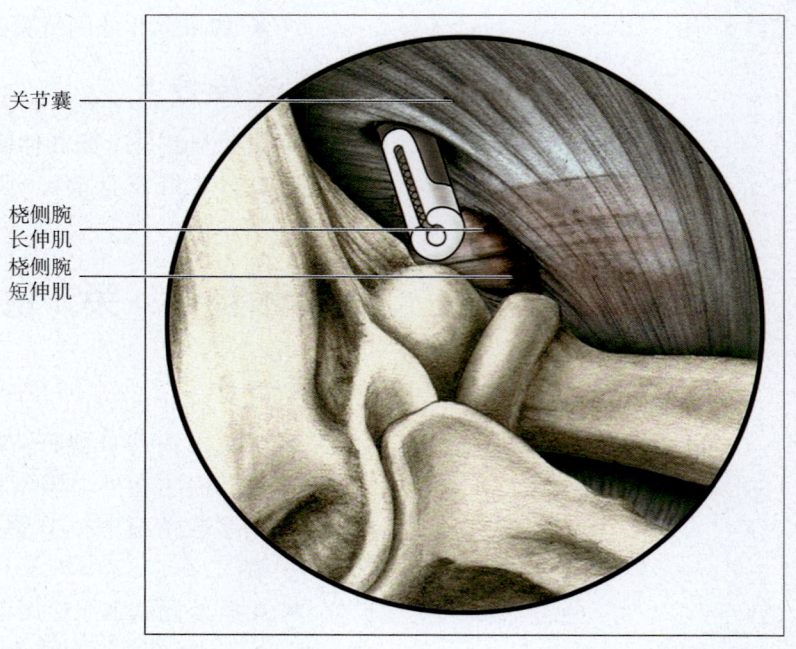

图9

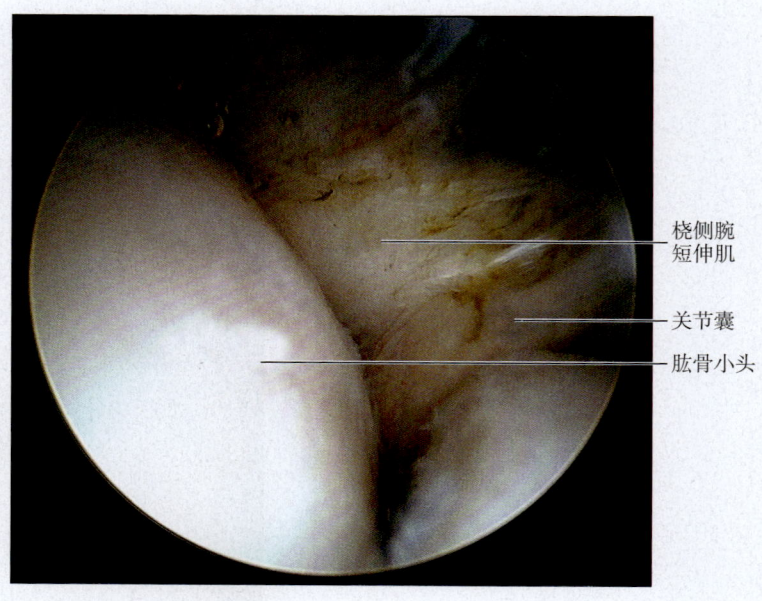

图10

第二步

- 对关节囊进行适度松解后，松解桡侧腕短伸肌在外上髁的起点（图11）。松解从肱骨小头的顶端开始，向后继续。在肱桡关节中线前方进行松解，可以避免损伤外侧副韧带。
  - 将桡侧腕短伸肌肌腱起点从前向后平均切除 13mm。

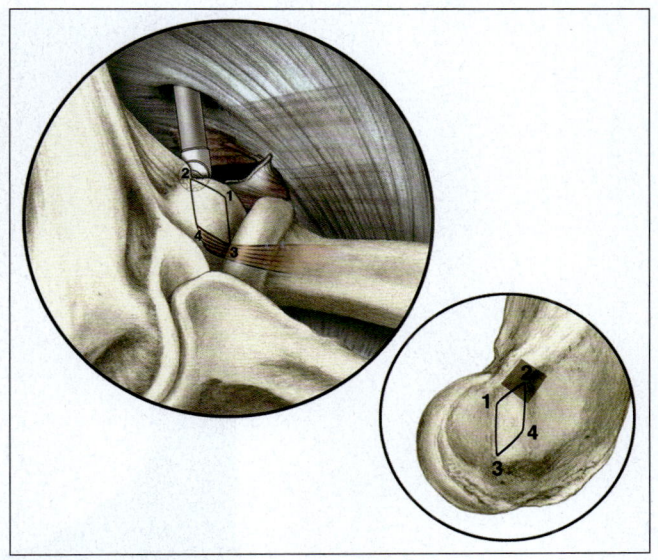

图11

- 仔细使关节镜在合适的视野下将桡侧腕短伸肌松解至肱桡关节中线。通常将整块桡侧腕短伸肌从肱骨上分离（图12）。
- 分离桡侧腕短伸肌后，注意不要松解桡侧腕短伸肌后方的伸肌肌腱。
- 关节镜下可见其纵行的肌腱条纹背景和肌肉纤维没有桡侧腕短伸肌明显（图13，星号）。伸肌肌腱位于起点主要为肌性组织的桡侧腕长伸肌之前。

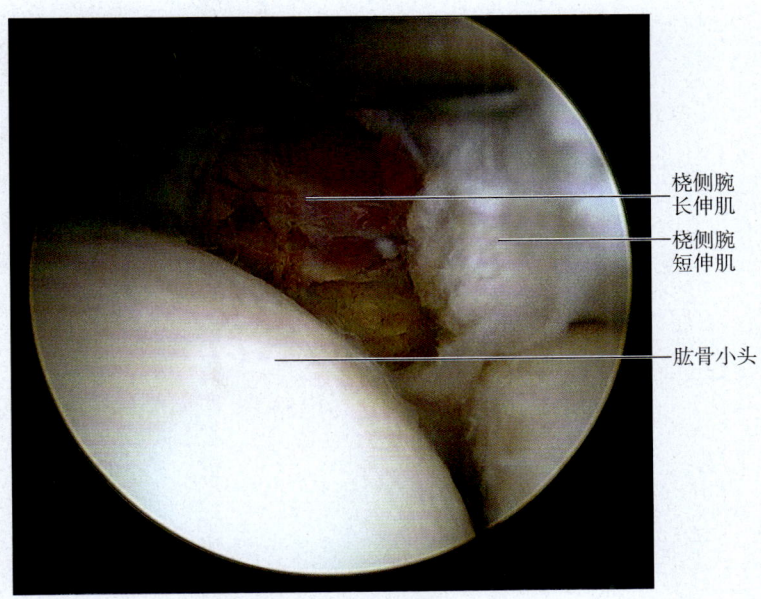

图12

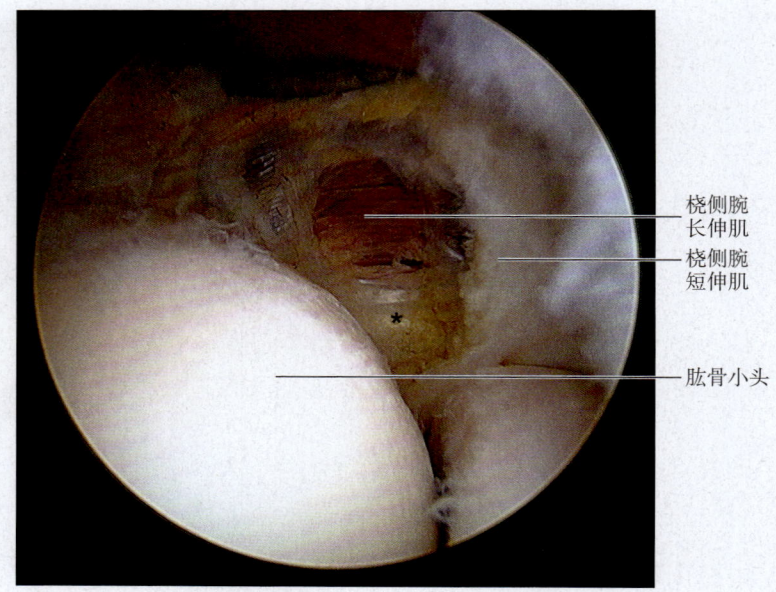

桡侧腕长伸肌
桡侧腕短伸肌
肱骨小头

图13

- 如果肌腱受损，应对肘关节外侧附近的皮下组织进行清理。

手术步骤：开放手术

第一步

- 目前使用最普遍的开放治疗包括识别和去除伸肌肌腱起点不正常的组织，清理出新鲜骨床以促进愈合，紧接着其上的腱膜会再生长覆盖。手术需要识别出桡侧腕短伸肌肌腱。
  - 桡侧腕短伸肌起于外上髁突起下侧，由肱骨小头顶端纵行走行至肱桡关节中线。
  - 在外上髁的远端，桡侧腕短伸肌走行于指总伸肌及其腱膜之下。在桡侧腕长伸肌及指总伸肌肌腱膜连接处开始从前向后进行解剖，可以很容易找到桡侧腕短伸肌（图14）。依靠前方完全肌性组织的桡侧腕长伸肌可以进行识别。
- 桡侧腕短伸肌底面可以以斜行方式从桡侧腕长伸肌处剥离（图15）。指总伸肌腱膜位于桡侧腕短伸肌顶部并紧位于其上。

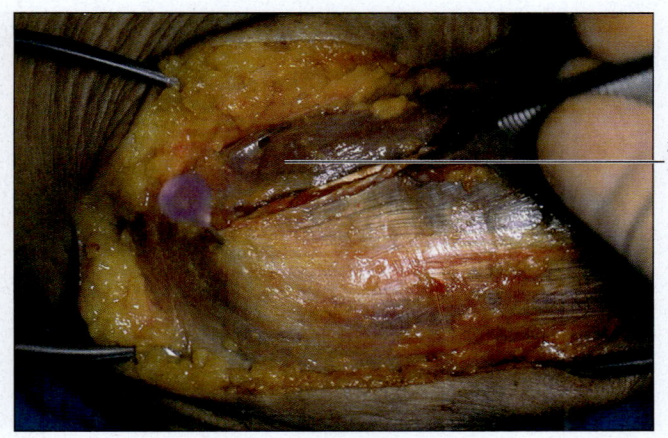

图14

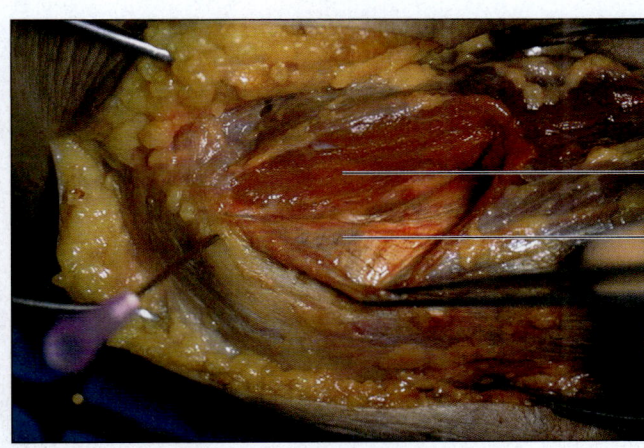

图15

- 将指总伸肌从其下方的桡侧腕短伸肌分离，可以识别桡侧腕短伸肌肌腱的前后边缘（图16）。

第二步

- 另外一种方法是在肱桡关节中线伸肌总腱起点处向前牵拉（图17），可以识别桡侧腕短伸肌后缘。
- 没有必要向后牵拉至关节中线位置，可以避免损伤副韧带复合体。

第三步

- 对桡侧腕短伸肌深方进行清理，对外上髁起点进行剥离或钻孔处理。
- 关闭筋膜封闭关节。

手术要点

- 肱桡关节中线构成了桡侧腕短伸肌和指总伸肌的边界。通过触诊和寻找外上髁白色腱性起点的中心可以轻易找到这条中线。位于前方的是桡侧腕长伸肌，位于其后的是肘肌。

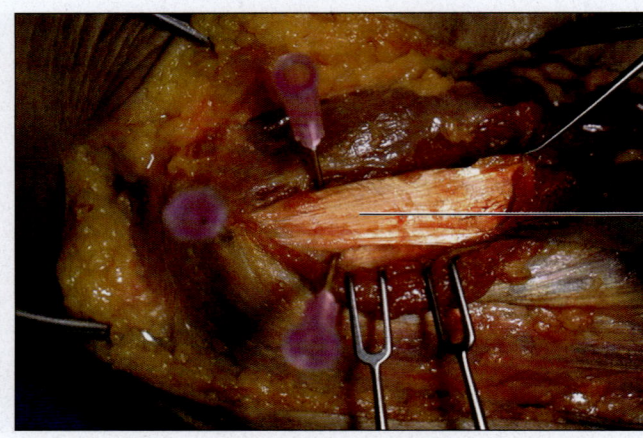

图16 —— 桡侧腕短伸肌

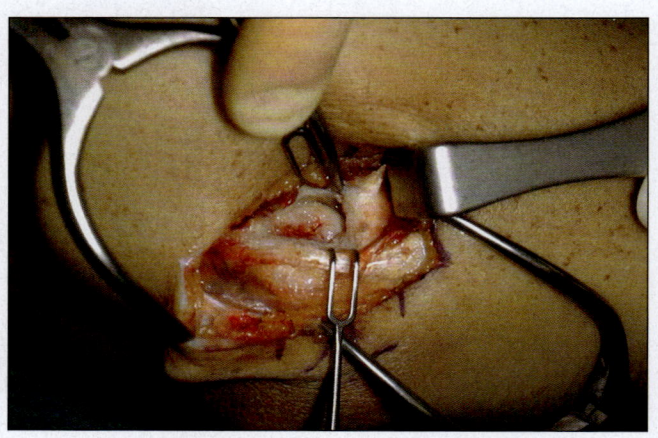

图17

术后护理和预后

- 术后对肘关节应用敷料进行加压包扎，用或不用夹板以达到舒适和支持的目的。
- 无论选择开放还是关节镜治疗，术后应早期进行康复训练。告知患者术后至少4~6周避免负重以保护肘关节。过早负重对于术后恢复不利。
- 绝大多数回顾性研究表明手术干预效果很成功，80%~90%的患者术后结果很好。
  - 目前最大的一项涉及57例患者开放手术5年的前瞻性研究却显示许多患者在进行开放手术后症状持续无缓解。术后5年，虽然大部分手术治疗的患者症状得到改善，但是有9%患者持续感到中到重度疼痛，28%患者持续存在低程度症状。

- 关节镜治疗外上髁炎的结果虽有不同，但与开放手术治疗的结果大致相同。
■ 很明显与其他肘部手术比较，外上髁手术结果具有不可预见性。不幸的是，目前还没有找到与预后相关的变量，包括首发症状至手术的时间间隔、职业、握力、疼痛程度、活动受限、压痛、年龄、糖皮质激素注射次数及术前治疗。进行手术治疗前，须告知患者术后外侧肘一些症状长期存在的可能。关节镜治疗可能使得功能恢复更快，不过目前还没有科学证据。无论应用关节镜还是开放手术，手术治疗时外科医生必须具备包括伸肌肌腱起点位置在内的解剖学知识。

证据

Assendelft WJ, Hay EM, Adshead R, Bouter LM. Corticosteroid injections for lateral epicondylitis: a systematic overview. Br J Gen Pract, 1996, 46: 209-16.

Baker CL. Arthroscopic versus open techniques for extensor tendinosis of the elbow. Tech Shoulder Elbow Surg, 2000, 1: 184-91.

Baker CL, Murphy KP, Gottlob CA, Curd DT. Arthroscopic classification and treatment of lateral epicondylitis: two-year clinical results. J Shoulder Elbow Surg. 2000, 9: 475-82.

Boyer MI, Hastings H. Lateral tennis elbow: "Is there any science out there?" J Shoulder Elbow Surg, 1999, 8: 481-91.

Cohen MS, Romeo AA, Hennigan SP, Gordon M. Lateral epicondylitis: anatomic relationships of the extensor tendon origins and implications for arthroscopic treatment. J Shoulder Elbow Surg, 2008, 17: 954-60.

Cummins CA. Lateral epicondylitis: in vivo assessment of arthroscopic debridment and correlation with patient outcomes. Am J Sports Med, 2006, 34: 1486-91.

Galloway M, DeMaio M, Mangine R. Rehabilitation techniques in the treatment of medial and lateral epicondylitis. Orthopaedics, 1992, 15: 1089-96.

Gruchow HW, Pelletier D. An epidemiologic study of tennis elbow: incidence, recurrence and effectiveness of preventive strategies. Am J Sports Med, 1979, 7: 234-8.

Hay EM, Paterson SM, Lewis M, Hosie G, Croft P. Pragmatic randomized controlled trial of local corticosteroid injection and naproxen for treatment of lateral epicondylitis of elbow in primary care. BMJ, 1999, 319: 964-8.

Ho CP. MR imaging of tendon injuries in the elbow. Magn Reson Imaging Clin N Am, 1997, 5: 529-43.

Kalainov DM, Cohen MS: Posterolateral rotatory instability of the elbow in association with lateral epicondylitis. J Bone Joint Surg [Am], 2005, 87: 1120-5.

Kraushaar BS, Nirschl RP. Tendinosis of the elbow: clinical features and findings of histological, immunohistochemical and electron microscopy studies. J Bone Joint Surg [Am], 1999, 81: 259-78.

Kuklo TR, Taylor KF, Murphy KP, Islinger RB, Heekin RD, Baker CL. Arthroscopic release for lateral epicondylitis: a cadaveric model. Arthroscopy, 1999, 15: 259-64.

Labelle H, Guibert R, Joncas J, Newman N, Fallaha M, Rivard CH. Lack of scientific evidence for the treatment of lateral epicondylitis of the elbow: an attempted meta-analysis. J Bone Joint Surg, 1992, 74B: 646-51.

Lattermann C, Romeo AA, Anbari A, Meininger AK, McCarty LP, Cole BJ, Cohen MS. Arthroscopic debridement of the extensor carpi radialis brevis for recalcitrant lateral epicondylitis. J Shoulder Elbow Surg, 2010, 19 (5): 651-6.

Martin CE, Schweitzer ME. MR imaging of epicondylitis. Skeletal Radiol, 1998, 27: 133-8.

Morrey BF. Surgical failure of tennis elbow. In Morrey BF (ed). The Elbow and Its Disorders, ed 3. Philadelphia: WB Saunders, 2000, 543-8.

Nirschl RP, Pettrone FA. The surgical treatment of lateral epicondylitis. J Bone Joint Surg [Am], 1979, 61: 832-9.

Peart RE, Strickler SS, Schweitzer ME. Lateral epicondylitis: a comparative study of open and arthroscopic lateral release. Am J Orthop, 2004, 33: 565-7.

Pienimaki T, Karinen P, Kemila T, Koivukangas P, Vanharanta H. Long-term follow-up of conservatively treated chronic tennis elbow patients: a prospective and retrospective analysis. Scand J Rehabil Med, 1998, 30: 159-66.

Posch JH, Goldberg VM, Larrey R. Extensor fasciotomy for tennis elbow: a long-term follow-up study. Clin Orthop Relat Res, 1978, (135): 179-82.

Regan W, Wold LE, Coonrad R, Morrey BF. Microscopic histopathology of chronic refractory lateral epicondylitis. Am J Sports Med, 1992, 20: 746-9.

Smith AM, Castle JA, Ruch DS. Arthroscopic resection of the common extensor origin: anatomic considerations. J Shoulder Elbow Surg, 2003, 12: 375-9.

Stapleton TR, Baker CL. Arthroscopic treatment of lateral epicondylitis. Arthroscopy, 1996, 12: 365-6.

Tseng V. Arthroscopic lateral release for treatment of tennis elbow. Arthroscopy, 1994, 10: 335-6.

Verhaar J, Walenkamp G, Kester A, van Mameren H, van der Linden T. Lateral extensor release for tennis elbow: a prospective long-term study. J Bone Joint Surg [Am], 1993, 75: 1034-43.

图的版权属于：Mark S. Chen, MD。

51 肱二头肌远端肌腱断裂修复

William Thomas Payne, Jeffrey A. Greenberg

注意事项

- 患者必须理解术后康复程序，并且术后愿意限制活动以避免影响重建效果。
- 患者必须有完全恢复的可能，并且不应有肌肉或神经的损伤，以免影响肱二头肌重建后的完全功能恢复。
- 对于要求不高、运动少的患者，他们不会从肱二头肌重建中获得收益，应该考虑进行非手术处理。

争议

- 对于任何类型的肱二头肌远端肌腱断裂患者进行手术是由患者自身特点决定，并取决于患者的症状和对功能的要求。

适应证

- 肱二头肌远端肌腱急性断裂。
- 肱二头肌远端肌腱亚急性断裂。
- 肱二头肌远端肌腱慢性断裂。
- 肱二头肌远端肌腱部分断裂，经保守治疗无效，症状持续存在。
- 修复适用于想完全恢复患肢肌力和耐力的健康、活动多的患者。患者术后必须愿意应用保护性支具，并积极进行康复训练。

临床检查 / 影像学检查

- 急性肱二头肌完全断裂的患者表现为严重瘀斑、肘前窝压痛、肱二头肌挛缩后出现局部畸形、对抗阻力进行前臂旋后运动时疼痛和无力（图1）。完全断裂的患者表现为与对侧未损伤肢体相比可触及的肱二头肌肌腱缺失。
- O'Driscoll 钩拉试验可以证明肱二头肌肌腱的松弛（图2）。
- 肱二头肌褶皱间隙是测量肘前窝褶皱与肱二头肌肌腱"远端下降部"肌肉和肌腱腱交界处尖部的距离。在正常情况下，肱二头

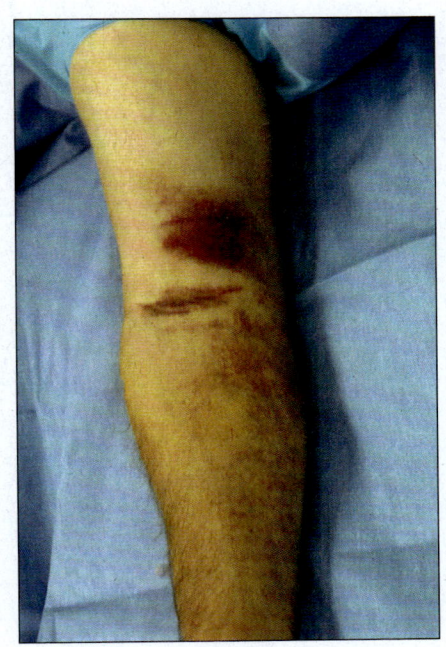

图1

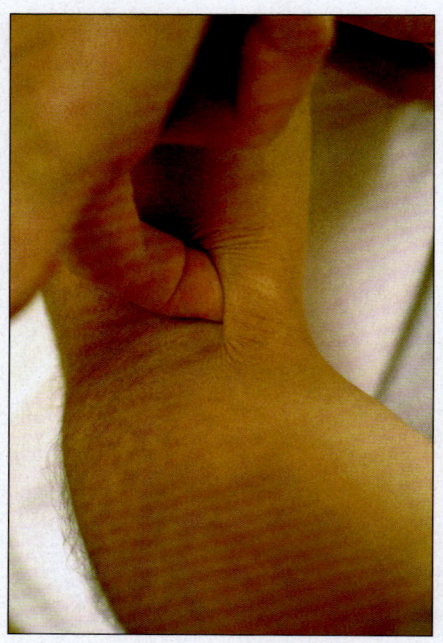

图2

肌褶皱间隙长为 4.8 cm ± 0.6 cm，两侧肱二头肌褶皱间隙比值（biceps crease ratio，BCR）为 1.0 ± 0.1。若 BCI > 6.0 cm 或 BCR > 1.2 则诊断完全肱二头肌断裂，有 96% 的敏感性和 93% 的准确率。
- 慢性断裂的患者可能不表现为严重疼痛，但是通常会有钩拉试验阳性、BCI 阳性和旋后无力。
- 慢性部分断裂患者在被触及肱二头肌肌腱时经常会有疼痛，当对抗阻力进行旋后运动时疼痛加重，力量下降。
- X 线平片通常表现正常，但是偶尔在肱二头肌粗隆处会有增生性改变和骨性异常。
- MRI 检查对于诊断明确的急性断裂没有太大意义，但是，对于慢性断裂的患者应进行 MRI 检查以明确肱二头肌肌腱的位置及挛缩。
  - 对部分断裂患者进行 MRI 检查可以发现积液、肌腱炎和粗隆处肌腱的脱离。

治疗方案

- 对于活动少或认为进行重建获益不大的患者可以考虑非手术治疗。非手术治疗的患者预期旋后力量降低 21%～55%，旋后耐力降低 86%，屈肘力量下降 8%～13%，屈肘耐力下降 62%。

- 手术治疗包括解剖和非解剖重建。将肱二头肌修复到肱肌的非解剖修复适用于慢性和无法进行解剖重建的患者。此修复治疗只有美容目的，不能恢复屈肘、旋后肌力或耐力。

- 除了单纯前切口修复技术，还有一种双切口解剖修复。Boyd Anderson 法在 1961 开始普及。该方法通过前臂切口取出肌腱，将其在近端桡骨及尺骨钝性分离，将肌腱向后牵拉，做一个后切口显露肱二头肌粗隆，用骨钻或骨锚定将肌腱锚定至肱二头肌粗隆。

- 应用多种肌腱-骨锚定技术促进了前侧单切口技术的发展。在许多研究中，内置纽扣 Endobutton 被认为是修复后肌力负重最大的技术。前侧单切口修复主要是应用缝合锚、生物力学骨钉、Endobutton 的变异及几种技术联合应用。

- 在 MRI 托台上患者取特殊体位可以得到屈曲-外展-旋后位（图 3）。患者取俯卧位，肩膀外展、屈肘，前臂旋后。这个体位可以得到包括附着点在内的整条肌腱完整的矢状切面（图 4），更可以辨别和诊断肱二头肌肌腱病变。

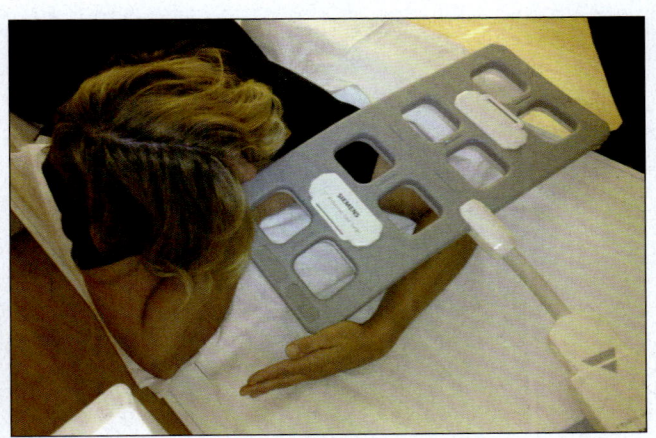

图 3

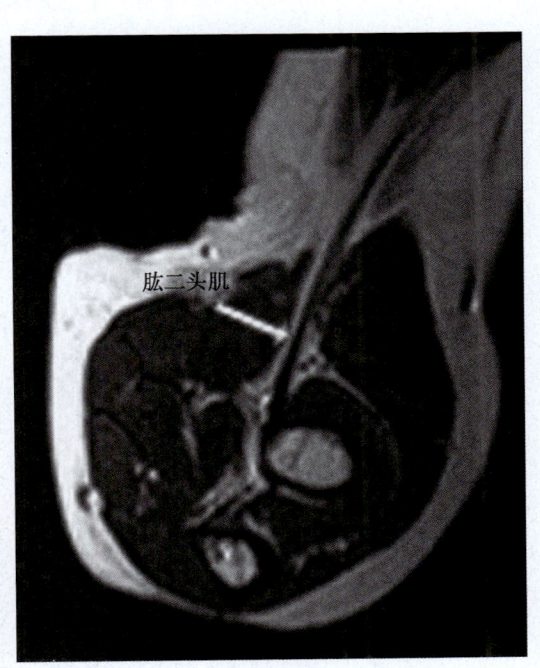

图 4

外科解剖

- 肱二头肌肌腱走行于肱桡肌和旋前圆肌之间（图5）。
- 肌腱附着于绕过近端的肱二头肌粗隆，位于桡骨头关节软骨远端约23mm处。
- 在桡骨粗隆处肱二头肌附着点大小约为21mm×7mm。
- 前臂外侧皮神经走行于肱二头肌肌腱外侧，手术入路和外侧挛缩可能会损伤该神经（图6）。

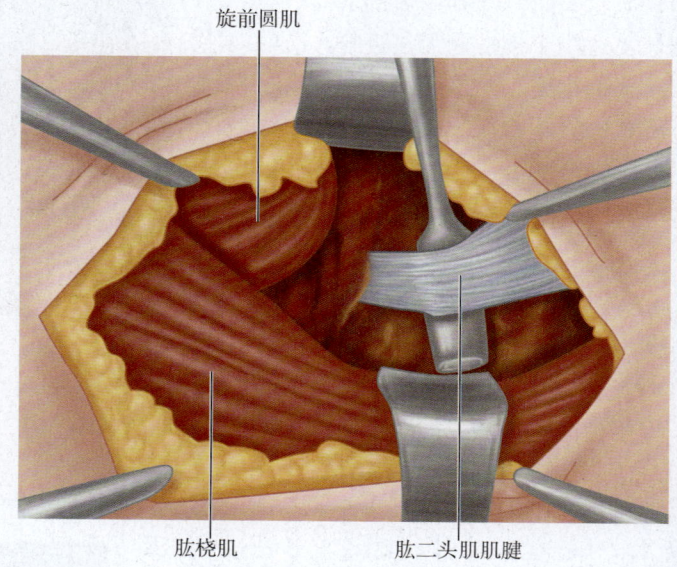

图5

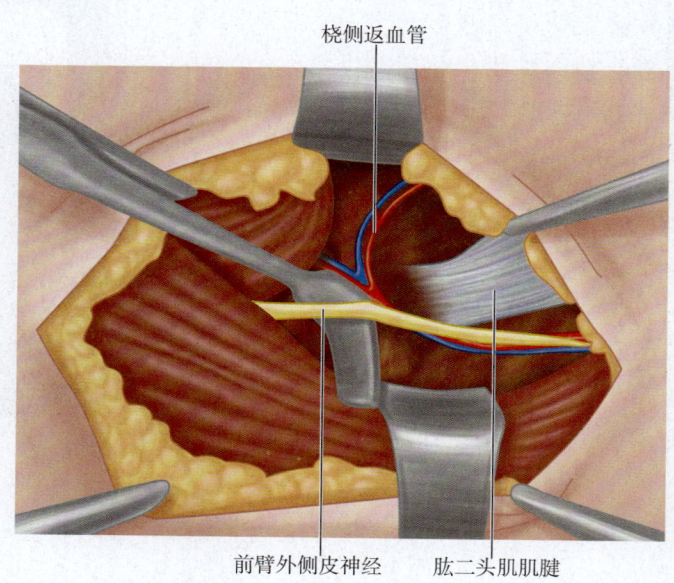

图6

- 桡神经在肱肌和肱桡肌之间越过肘关节，然后发出分支——骨间后神经至旋后肌肌腹，走行于桡骨的背侧皮质。
- 桡侧返血管的一束走行于桡骨近端之上（图6）。
- 肱二头肌腱膜是起自肱二头肌肌腱、向内侧呈扇形融合于深筋膜、覆盖前室间隔的一层宽阔的结缔组织。在一些病例中，完整的肱二头肌腱膜可以限制断裂的肱二头肌肌腱向近端挛缩。

体位

- 患者取仰卧位，患侧手臂伸展置于手部手术专用的桌面上（图7）。
- 有必要对术中应用的透视设备和置于上臂的止血带进行清洁。
- 将无菌止血带置于手臂近端以便于在上臂进行手术。

入路／显露

- 多数情况下手术入路是桡骨前侧入路的近段（图8）。
  - 近侧间隔位于肱桡肌和肱肌之间。
  - 肘关节远侧间隔位于肱桡肌和旋前圆肌之间。
- 在肘关节屈曲褶皱处可做走行于桡骨头粗隆之上的纵行或横行

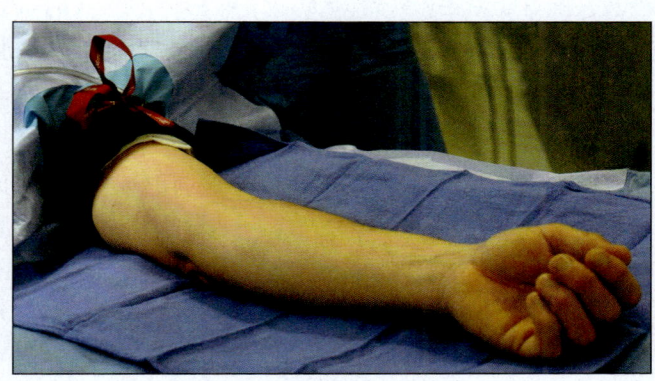

图7

手术要点

- 在近端很难取到肱二头肌或很难将肌腱牵至肱二头肌粗隆的慢性患者，有必要缩小止血带以阻止肱二头肌肌肉的活动。

注意事项

- 肱二头肌挛缩时可能无法应用止血带。手术铺单必须显露足够的手臂范围以进行近端分离，尤其是慢性断裂挛缩的患者。

设备

- 起支撑手臂作用且不妨碍透视设备的手板或手桌。
- 应用于上臂的无菌止血带。

手术要点

- 肱二头肌严重挛缩时，于肘前屈曲褶皱的近侧可做一横行切口以利于接近、调动和准备肱二头肌肌腱（图8）。
- 在这一过程中，要尽量减少对桡骨近端骨膜的创伤。

注意事项

- 在手术过程中对前臂外侧皮神经进行标示和保护。过度挛缩可能导致神经炎。

设备

- 在打开肌肉间隔后，可以应用 Army-Navy、Soffield，或小 Richardson 拉钩增加粗隆的视野。

争议

- 对于显露的主要争议主要在于关于前侧单切口与双切口技术对比的科学思想。有些作者和外科医师感觉应用双切口技术可以使肱二头肌肌腱附着更接近于解剖附着，但是从生物力学角度考虑应优先进行 Endobutton 重建，从运动、力量和耐力的结果来看，应用任何一种技术取得的结果都很满意。
- 急性断裂时可以采用直至粗隆的横行切口。这种切口更具有美容效果，但是也更难扩大切口。对于那些预计找寻断裂肌腱难度较大的患者，推荐应用纵行入路。

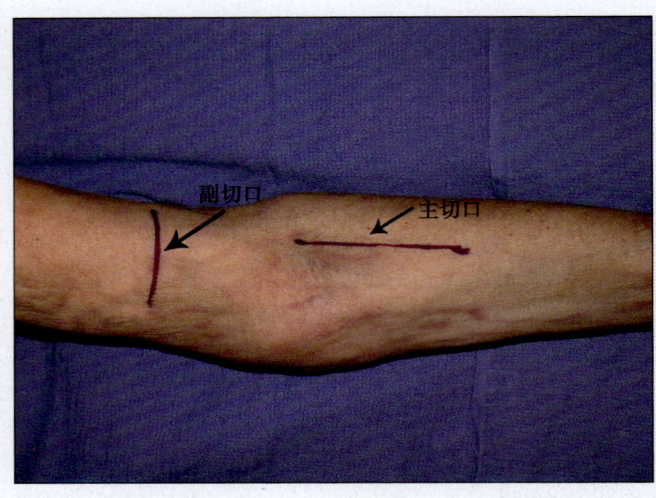

图8

切口，取决于外科医师的个人爱好。
- 打开间隙后，可以看到代表贵要静脉和头静脉系统的一束静脉。通常需要结扎桡侧返动脉的分支来增加肱二头肌粗隆的显露。

手术步骤

第一步：提取肱二头肌肌腱

- 在急性和亚急性断裂时，在伤口近端或肘前屈曲褶皱近侧通常可以很容易识别肱二头肌肌腱。通常瘢痕和粘连还没有完全形成，应用钝性分离可以轻易移动肌腱，将其牵拉至手术切口。在亚急性损伤，外翻肌腱挛缩时常有伪鞘存在，可以通过伪鞘向远端追查至肱二头肌粗隆（图9）。
- 慢性断裂时偶尔完整的肱二头肌腱膜可以限制肌腱挛缩，在这些情况下可以轻易看到肌腱并从手术切口提取。
  - 在肌腱挛缩的情况下严重的瘢痕和粘连使肌腱恢复很困难。在这种情况下在远中 1/3 处肌腱交界处做一横行切口（图8），

手术要点

- 如果肱二头肌肌腱膜完整，肌腱通常不会挛缩，可以轻易定位。
- 如果提取和准备肌腱很困难，要果断地做一个独立的、更靠近近端的切口。
- 对肌腱变性部分进行处理，进行肌腱准备用于修复。

注意事项

- 位置不佳的切口可以使得提取肌腱很困难。
- 果断地做第二个更近的可进入肱二头肌肌腱的切口。

器械/植入物

- 使用一把 Kocher 或 Allis 钳夹住肌腱末端，以方便进行肌腱准备。

争议

- 肌腱准备过程中最大的争议来源于关于单切口还是双切口的争论。
- 另外，外科医师的个人喜好决定取纵行还是横行切口。
- 需要近端显露时一些外科医师喜欢取一条 S 形、曲线或 Z 形切口。这种情况下推荐取两个切口。

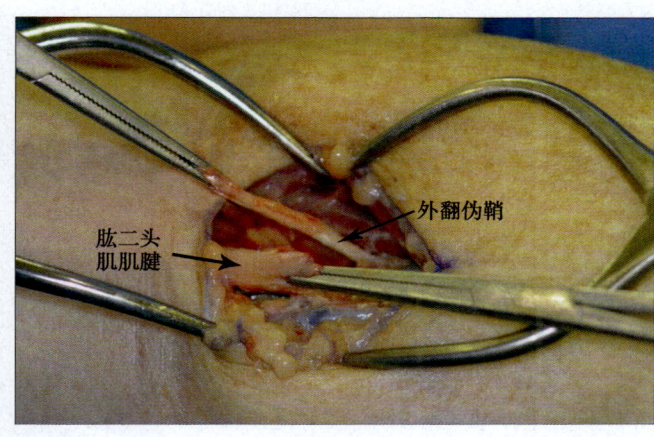

图9

通过此切口可以提取和调动肌腱，在皮肤下将肌腱牵拉至远端切口，附着于肱二头肌粗隆。
- 在慢性病例，尤其是在外侧瘢痕和粘连的患者，将肌腱提出肌肉间隙时要小心操作，以避免损伤前臂外侧皮神经。
- 在多数情况下，肌腱末端会发现组织变性。在进行再附着之前要切除变性组织。进行肌腱准备时，可以用一把 Allis 或 Kocher 钳来夹住肌腱的变性部分，可以方便对肌腱的操作和准备（图10）。

第二步：准备肱二头肌粗隆

- 推荐在将肌腱附着至 Endobutton 之前进行肱二头肌粗隆准备以穿过 Endobutton®。这样外科医师便于决定肌腱附着至 Endobutton® 的合适距离。

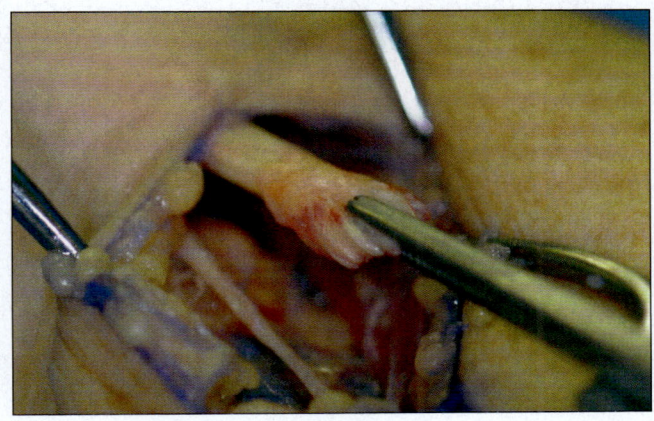

图10

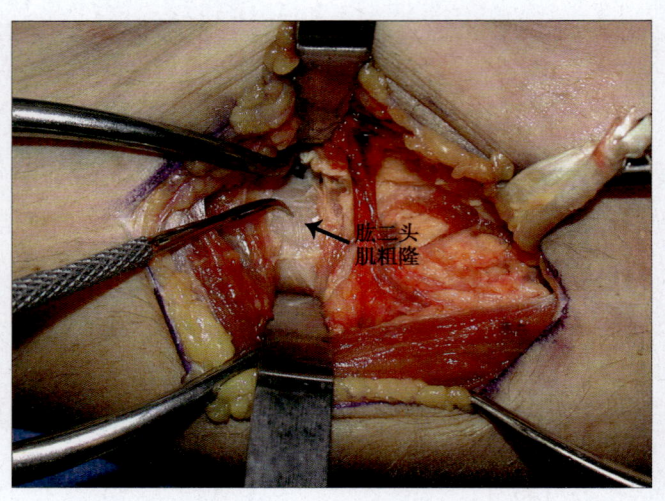

图11

- 进行更深层次的解剖以显露肱二头肌粗隆（图11）。常常可以碰到一条伪肌腱，通过其可以找到肱二头肌粗隆。肌腱断裂处常可发现黏液囊。
- 在部分断裂病例中，因肌腱尚完整，追溯肌腱容易找到肱二头肌粗隆。通常慢性断裂时肱二头肌肌腱的很大一部分从肱二头肌粗隆处脱离，且大概只有5%~10%肱二头肌深层旋后肌纤维保持完整。在这种情况下，将残存的肌腱横断，将部分断裂转变为完全断裂，显露肱二头肌粗隆。
- 进行肱二头肌粗隆准备时，手臂处于旋后90°位置。在将器械通过桡骨背侧皮质时，采用此体位可以将骨间后神经损伤的风险降至最低。软组织挛缩时避免损伤前臂外侧皮神经。
- 确定钻孔位置后，将导针从前向后钻（图12）。穿透背侧皮质后停止使用电钻。更深穿透后手臂软组织需要使用骨锤轻敲导针以避免旋转力损伤关键结构。替代方法是使用振动钻。

手术要点

- 插入导针或使用空心钻钻孔对侧的皮质时保持旋后位可以避免对骨间后神经造成损伤。
- 一旦穿透后方皮质后则停止钻孔。
- 准备前方钻孔时不要用电动工具。使用克氏针可以减少骨碎片。

注意事项

- 过度挛缩可能会损伤前臂外侧皮神经。
- 体位不恰当或破坏性大钻孔器械穿透桡骨背侧后会损伤骨间后神经。
- 过量骨碎片和骨膜损伤会刺激异位骨的形成。

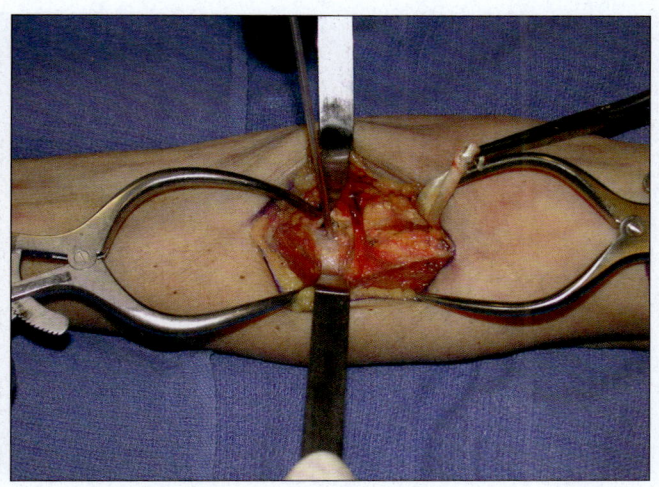

图12

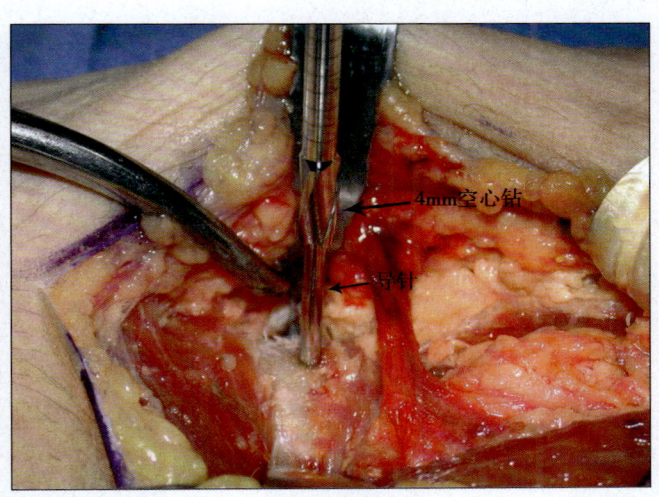

← 4mm空心钻
← 导针

图13

器械/植入物

- 带槽的硬导针用于决定空心钻的位置和方向，同样也用于将缝线穿过前骨后侧。接下来用空心钻钻一个4mm宽的孔以将Endobutton®垂直穿过桡骨近端。

- 导针就位后，用4mm空心钻钻桡骨的前侧和背侧皮质（图13）。移去空心钻和导针。
- 使用Kerrison咬骨钳扩大前皮质以容纳肱二头肌肌腱（图14）。进行此步操作时尽量降低骨碎片的产生和对骨膜的创伤。进行充分的灌注冲洗以去除骨碎片。
- 一旦建立容纳肌腱的孔后（图15），其深度就固定不变了。外科医师可估测深度，以决定肌腱和Endobutton®之间距离的孔深，也可直接用克氏针或深度计测量。

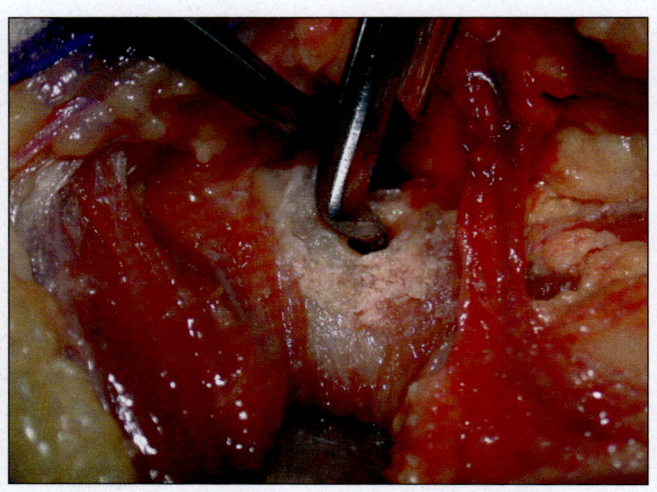

图14

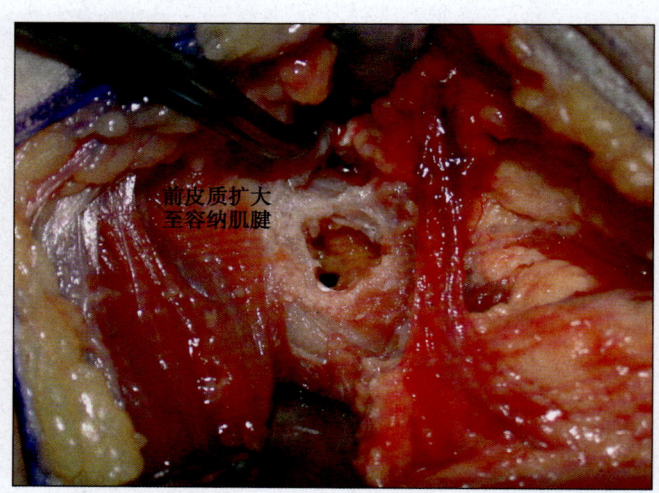

图15

手术要点

- 使用粗的编织线，应用锁边缝合可以避免性肌腱卷成一束。用 Krakow 法抓紧肌腱，每次缝合的肌腱总量不同，以避免形成线性缺损。对于远端变性肌腱应将其清理成新鲜肌腱。

注意事项

- 不恰当的缝合技术可能导致过多的肌腱瓦解、呈束并且危害肌腱-缝线的强度。
- 保留变性肌腱的完整性，将损害修复，使其失活。变性的肌腱将与桡骨近端结合。
- 如果每针缝合肌腱相同，可以形成线性的"缝合压力梯度"。

器械 / 植入物

- 用于修复的粗的不可吸收编织缝线。推荐使用加强的 Kevlar 缝线，如 FiberWire 缝线。

争议

- 一些外科医师喜欢采用环形缝合以形成环状缝合外观，而不是锁边缝合。

第三步：肌腱准备

- 粗的编织缝线用于肌腱准备。推荐使用 2 号 FiberWire 或相似缝线。
  - 应用锁边 Krakow 方式缝合进行肌腱准备（图16）。应用 Krakow 缝合将肌腱每一侧约 3～4cm 缝在一起。
  - 在远端靠近肌腱近端穿出的缝线要剪掉。
- 另外，可以使用环形缝合技术改善缝线几何学（图17）。

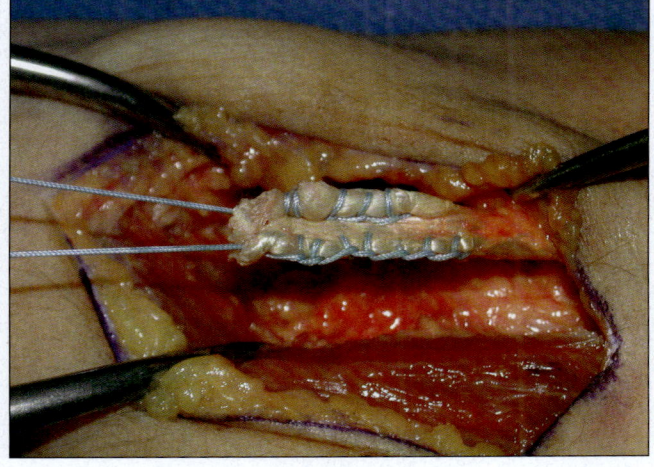

图16

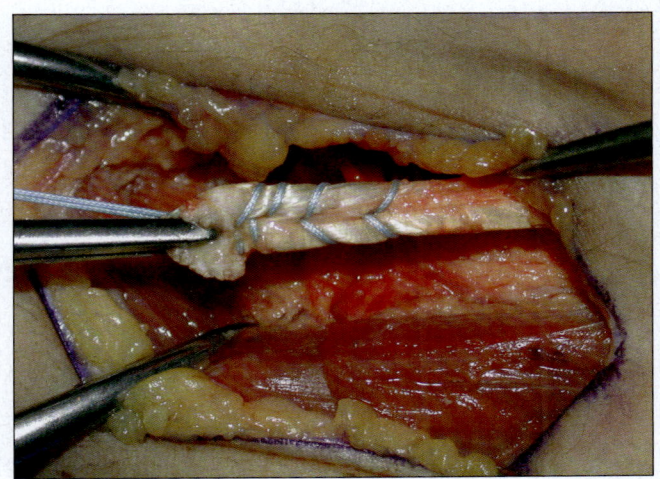

图17

手术要点

- 应用颜色或硬度不同的缝线穿过 Endobutton® 外侧两个孔，以便于在将 Endobutton® 置入桡骨近端时外科医师可以区分头线和尾线。置入 Endobutton® 后将第三根保险线在前侧保留。在 Endobutton® 置入位置不佳后，可以取出 Endobutton®。多数需要取出 Endobutton® 的原因主要是 Endobutton® 置入后肌腱张力不合适。

注意事项

- 肌腱与 Endobutton® 之间的间隙会使 Endobutton® 通过桡骨近端变得很困难。间隙过大会妨碍肱二头肌肌腱与桡骨近端保持适当的张力。
- 将结打在 Endobutton® 的中心位置可导致显著的线结进而激惹出口部位。

器械/植入物

- Endobutton® 是一种 4mm × 12mm 钛合金内置物，原本设计用于前交叉韧带重建。两个中间孔可以用于缝线固定，两个外侧孔用于缝线穿过固定 Endobutton®。

第四步：固定 Endobutton®

- 将一条之前放置的不可吸收缝线线尾穿过 Endobutton® 中间的一个孔，然后穿入另外一个 Endobutton® 中间孔。这样操作可以在靠近肌腱处进行打结，避免将线结置于 Endobutton® 中央。
- 将颜色或硬度不同的缝线穿过 Endobutton® 两个外侧孔。一个外侧孔穿两根缝线，另一个外侧孔穿一根缝线（图18）。穿过每个外周孔的一根缝线向后，引导并将 Endobutton® 拉至桡骨背面。剩下的缝线作为"保险线"留置于前方，以防止需要取出 Endobutton®。

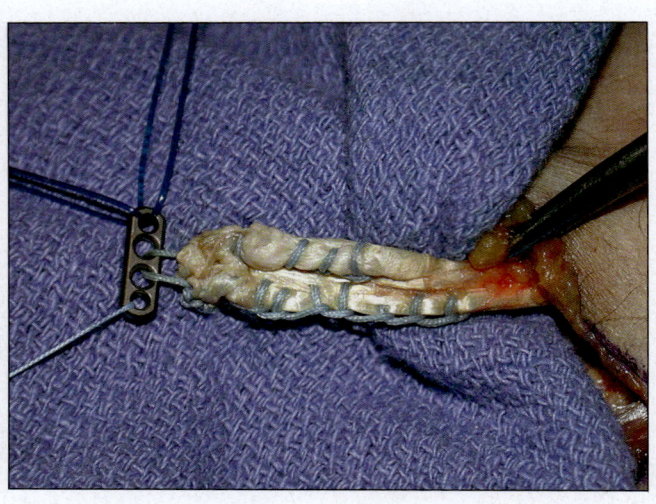

图18

争议

- 还有其他与 Endobutton® 功能相似的器械装置。另外，其他器械装置应用张力滑结技术，在将 Endobutton® 植入后，将结打紧。这项技术避免了肌腱与固定装置出现间隙，但是要求在外科深部伤口内进行打结和锚定缝合，而在保持张力时进行上述操作有时很困难。

- 放置好外周孔缝线后，将这些外周缝线用于支持固定 Endobutton® 并将粗的编织非可吸收缝线打结。肌腱末端与 Endobutton® 之间可能出现约 2～4 mm 的间隙，这取决于肱二头肌粗隆准备时的既定距离。

第五步：穿过和部署 Endobutton®

- 再次将导针插入之前的打孔。钝性向后穿过前臂背侧软组织，从前臂近端背侧穿出（图19）。

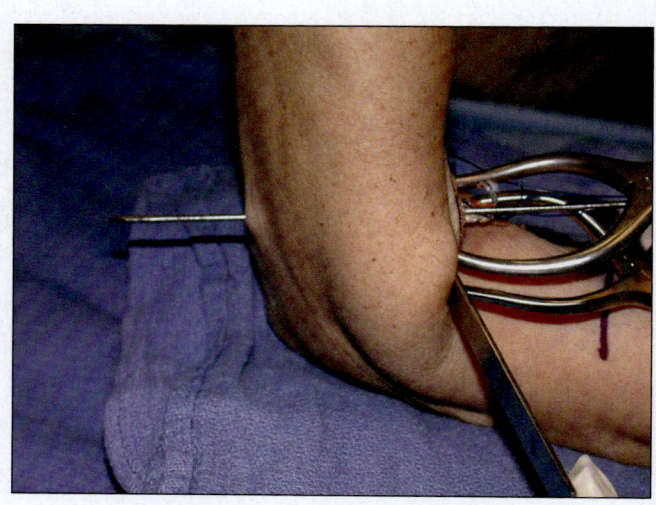

图19

手术要点

- 应进行透视检查。
- 在牵拉 Endobutton® 时，保证滑线缝合保持适当的张力。
- 患者伸肘后外科医生可将 Endobutton® 牢固地固定在桡骨背侧，在肱二头肌肌腱处可以触摸到适当张力。
- 将滑线缝合留在前侧伤口，如果没有放置好 Endobutton®，将"保险线"向前拉可以取出 Endobutton®，并且可以对肌腱-Endobutton® 之间进行适当调节。

注意事项

- 置入 Endobutton® 时要保持滑线缝合适当的张力。不要将 Endobutton® 过度向后牵拉，以免将软组织嵌顿至桡骨背侧。这样会增加损伤骨间后神经的风险。

器械/植入物

- 术中透视用于指导置入，并确定 Endobutton® 被置于合适的位置。

- 在两外侧孔各将一条缝线置于导针沟槽，用导针将缝线从前臂背侧拉出（图20）。将"保险线"留在前方（图21）。
- 外科医生辨别头线和尾线，以便于在置入 Endobutton® 后保持适当的张力和牵拉。
- 对术野进行术中透视检查。
- 应用透视发现 Endobutton® 穿过桡骨时，拉紧头线。一旦 Endobutton® 穿过桡骨近端后，拉紧后面的滑线。将 Endobutton® 翻转90°。将手臂完全伸直，将 Endobutton® 锁在桡骨背侧。

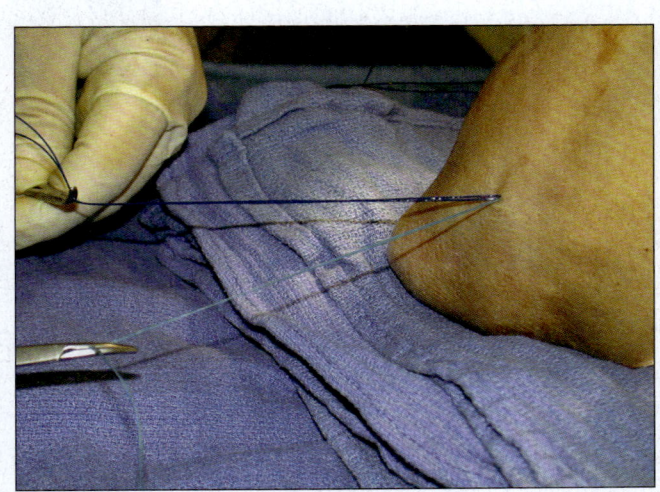

图20

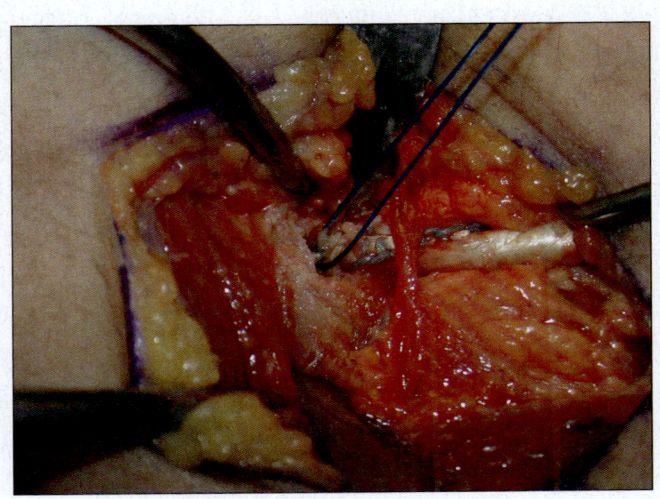

图21

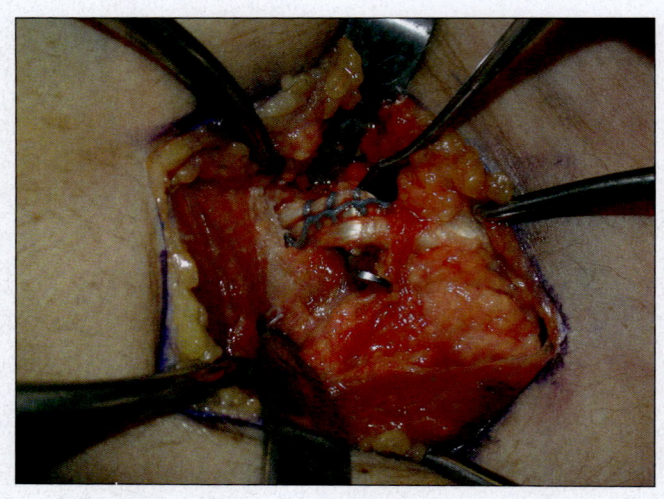

图22

- 接下来，可以触及肌腱。肌腱应该有良好的张力，并被置于之前在桡骨前侧准备的钻孔内（图22）。

术后护理和预后

- 手术后用厚的长臂敷料进行加压包扎。术后第5天，去除患者的厚敷料，代之应用较薄的敷料进行加压包扎，且患者手臂应用Bledsoe或其他铰链支架进行支撑。术后最初6周，将伸肘范围限制在30°内，但鼓励患者进行主动、主动辅助和被动的运动，包括伸肘、屈肘，尤其是前臂旋转运动在内的运动。
- 术后6周，停止使用支架，允许并鼓励患者进行完全伸展运动。术10～12周开始进行力量和阻力训练。预期结果是活动范围完全恢复，屈曲力量恢复97%，旋后力量恢复82%。
- 对于慢性修复，在很多情况下，肱二头肌腱严重挛缩，手臂处于全展时阻止肌腱附着至粗隆。许多学者建议在肌腱与肱二头肌粗隆之间的缺损通过肌腱移植物进行填充。在大多数情况下，肌腱移植物并非必须采用。应用Endobutton®进行重建。将肱二头肌慢性断裂肌腱直接修补至肱二头肌粗隆，即使在将肌腱附着于骨时发现肘关节伸展严重受限的情况也可进行此步骤。在4～8周后，多数情况下患者可以克服肌静力挛缩，甚至在肘关节活动度严重受限、肌腱修复过紧的慢性断裂患者也可以克服肌静力挛缩，在无须进行肌腱移植的情况下恢复全部伸肘功能。

手术要点

- Endobutton®固定要足够牢固以允许进行早期活动。重点在于前臂旋转运动。限制外展运动保护修复效果适用于术后6周内。

注意事项

- 肱二头肌远端肌腱修复有很多并发症。在早期肱二头肌修复后，异位骨化、骨性联结、术后活动受限的并发症常有报道。应用前侧单切口入路后并发症的发生率在降低，但并没有被彻底消除。修复术后前臂外侧皮神经炎是最常见的并发症。多是过度或不恰当的挛缩造成，不过幸运的是其多为一过性。其他并发症还有骨间后神经损伤、血管损伤、血肿形成、无法活动、修复失败、桡骨近端骨折、持续疼痛和复杂性区域疼痛综合征。

证据

Athwal GS, Steinmann SP, Rispoli DM. The distal biceps tendon: footprint and relevant clinical anatomy. J Hand Surg [Am], 2007, 32: 1225-9.
本文对15例尸体标本进行评估，分析肱二头肌肌腱足印的解剖性质。肱二头肌附着点平均长度为21mm。附着点平均宽度为7mm。

Bain GI, Prem H, Heptinstall RJ, Verhellen R, Paix D. Repair of distal biceps tendon rupture: a new technique using the Endobutton. J Shoulder Elbow Surg, 2000, 9: 120-6.
这是第一篇发表的介绍Endobutton技术的文章。12例患者临床效果很满意，解剖研究证实对骨间背侧神经损伤具有安全性。（Ⅳ级证据）

Chavan PR, Duquin TR, Bisson LJ. Repair of the ruptured distal biceps tendon: a systematic review. Am J Sports Med, 2008, 36: 1618-24.
这是一篇关于生物力学测试、并发症和临床结果数据的文献。8篇关于生物力学数据的论文显示Endobutto®重建在对比研究中效果最好。双切口和单切口技术的并发症发生率大致相当。19篇研究临床效果的综述证实在活动范围和旋后力量方面单切口技术更为优秀。（Ⅲ级证据）

Greenberg JA, Fernandez JJ, Wang T, Turner C. Endobutton-assisted repair of distal biceps tendon ruptures. J Shoulder Elbow Surg, 2003, 12: 484-90.
这篇文章描述了Endobutton技术的临床、解剖和生物力学特点。对尸体研究证实此项技术不会损伤到骨间背侧神经。生物力学证实了修复重建的力量和其对比其他技术在生物力学上的优越性。在临床综述和生物力学评估方面，应用Endobutton技术的患者恢复了97%屈曲力量和82%旋后力量。（Ⅳ级证据）

Hetsroni I, Pilz-Burstein R, Nyksa M, Back Z, Barchilon V, Mann G. Avulsion of the distal biceps brachii tendon in the middle-aged population: is surgical repair advisable? A comparative study of 22 patients treated with either non-operative management or early anatomic repair. Injury, 2008, 39: 753-60.
对一组22例患者的研究表明手术修复远端肱二头肌肌腱断裂在主观和客观上可以取得很好的效果。但是，非手术组也取得了不错的结果，证实了对于久坐和不适于手术重建的患者非手术治疗的效果也值得肯定。（Ⅲ级证据）

Karunakar MA, Cha P, Stern P. Distal biceps ruptures: a follow-up of Boyd and Anderson repair. Clin Orthop Relat Res, 1999, (363): 100-7.
对远端肱二头肌肌腱应用双切口修复的患者进行平均44个月的随访发现48%患者出现旋后乏力，14%患者出现屈曲乏力。尽管如此，

总共 20 例患者感觉效果为好到优秀。（Ⅳ级证据）

Kettler M, Lunger J, Kuhn V, Mutschler W, Tingart MJ. Failure strengths in distal biceps tendon repair. Am J Sports Med, 2007, 35: 1544-8.

这篇文章是关于对远端肱二头肌肌腱断裂进行13种不同固定技术的尸体研究。本文收集了失败模式和失败负荷数据。Endobutton 重建对比其他修复技术拥有最高的失败负荷数量。

McKee MD, Hirji R, Schemitsch EH, Wild LM, Waddell JP. Patient oriented functional outcome after repair of distal biceps tendon ruptures using a single incision technique. J Shoulder Elbow Surg, 2005, 14: 302-6.

DASH 评分用于对应用单一前侧切口肱二头肌腱修复的大范围患者效果的评估。结果显示上肢基本可以恢复到接近正常，且发病率较低。（Ⅳ级证据）

Nesterenko S, Domire ZJ, Morrey BF, Sanchez-Sotelo J. Elbow strength and endurance in patients with a ruptured distal biceps tendon. J Shoulder Elbow Surg, 2010, 19: 184-9.

本文对9例单侧远端肱二头肌肌腱完全断裂患者进行了等动力力量和耐力测试评估。对比正常一侧肢体，屈曲和旋后力量有明显下降。

Sutton KM, Dodds SD, Ahmad CS, Sethi PM. Surgical treatment of distal biceps rupture. J Am Acad Ortho Surg, 2010, 18: 139-48.

这篇文章是关于现今肱二头肌远端肌腱断裂的解剖和病理力学的综述。另外，这篇文章是针对远端断裂患者治疗方案选择和手术修复效果的一篇很好的综述。

52 肱三头肌断裂的修复和重建

Robert M. Baltera

手术要点
- 对于肱三头肌断裂的健美运动员或其他运动员，应考虑应用促蛋白合成类固醇治疗。
- 肱三头肌断裂的发生与局部类固醇注射有关。

争议
- 对于 MRI 和超声证实的肱三头肌部分断裂、伸肘力量无明显损失的患者，非手术治疗可能是一个可以考虑的选择。

适应证

- 一项涵盖各个年龄段人群的调查发现，急性肱三头肌肌腱断裂发生率很低，在上肢所有末端肌腱损伤中最不易发生。
- 患者多是在肱三头肌主动收缩时受到坠落或其他形式的减速力进而造成损伤。同时，在全肘关节成形术后进行肱三头肌松解或再附着时，也可能出现肱三头肌断裂。
- 急性肱三头肌完全断裂修复适用于一般状况好的患者，以帮助其恢复伸肘力量。
- 禁止对生命体征不稳定或术后不能很好地配合进行康复训练的患者进行修复。
- 对慢性断裂进行肱三头肌重建适用于因肱三头肌功能减退而导致肘关节功能障碍的健康患者。

临床检查/影像学检查

体格检查

- 急性断裂的患者表现为肘后疼痛、肿胀和瘀斑。
- 肱三头肌断裂通常发生在肱三头肌在鹰嘴的附着部位，断裂可以是部分性的，也可以是完全性的。另外，也有人报道肱三头肌三条肌腱汇合处及肌腹部的断裂。
- 三分之二的患者在靠近鹰嘴的位置可以直接触摸到肌腱缺损。
- 所有肱三头肌完全断裂的患者都有伸肘功能减退，但是其中只有 20% 的患者伸肘功能完全丧失。
  - 连接肱三头肌和肘肌的外侧筋膜使得部分主动伸肘功能得以维持。
- 部分断裂时，对抗阻力的运动及伸肘功能不受太大影响。
- 肱三头肌断裂可以造成一系列并发损伤，其中包括桡骨头骨折和腕部损伤。
- Viegas 描述的改进 Thompson 试验可以用来评估肱三头肌肌腱的完整性。患者取俯卧位，将上臂置于桌面上，将肘部置于桌边外并使前臂下垂、肘关节屈曲，用力按压肱三头肌，若出现伸肘动作说明肌腱完整无断裂（图 1）。

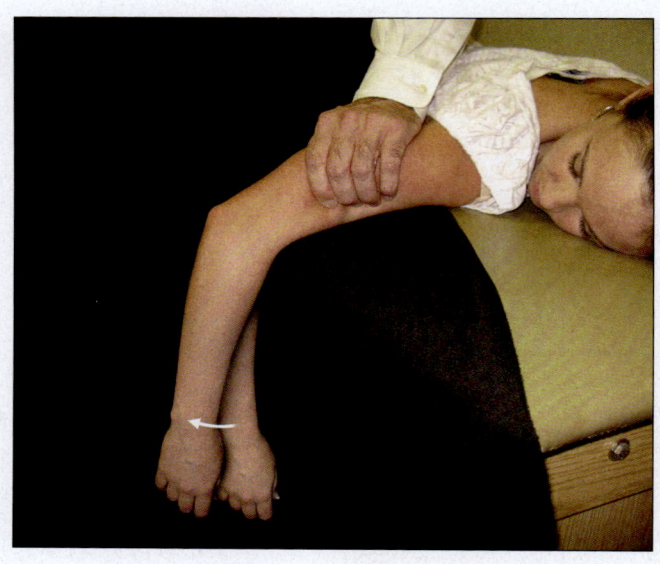

图1

影像学检查

- 应行肘关节正位及侧位 X 线平片检查。
  - 大约 70% 患者有"碎片征",说明存在小块鹰嘴撕脱碎片。
- 非增强 MRI 或超声适用于诊断不明或怀疑有部分性损伤的患者(图2)。

外科解剖

- 肱三头肌肌腱由肱三头肌长头、外侧头和内侧头汇合而成。
  - 肱三头肌肌腱广泛附着于鹰嘴后面(图3)。

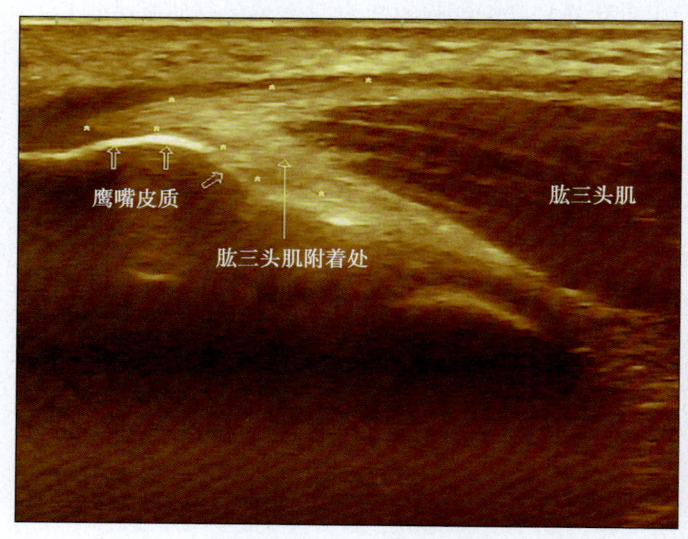

图2

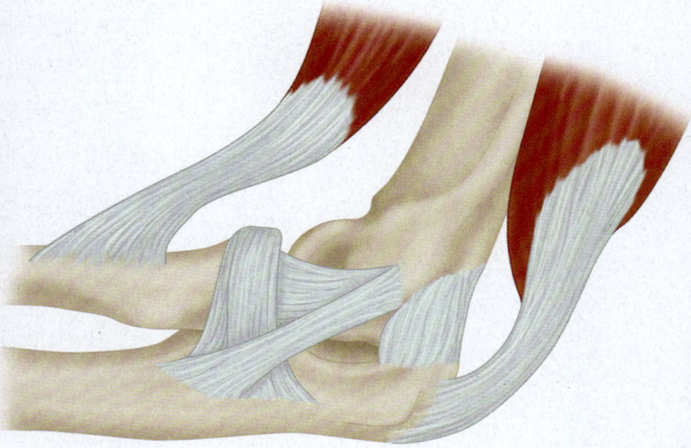

图3

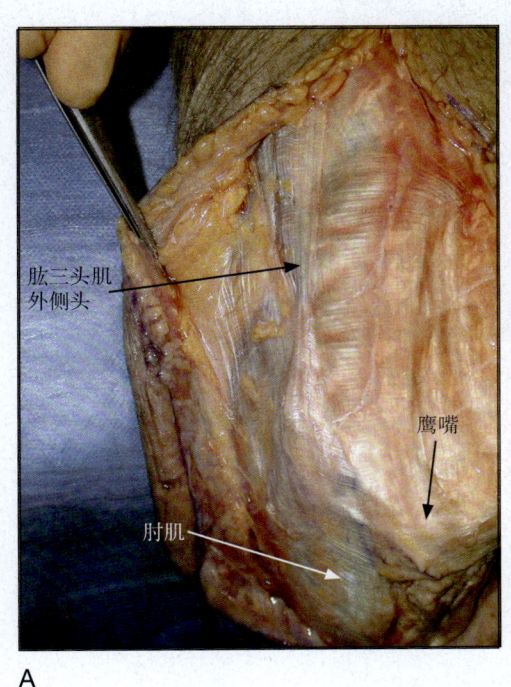
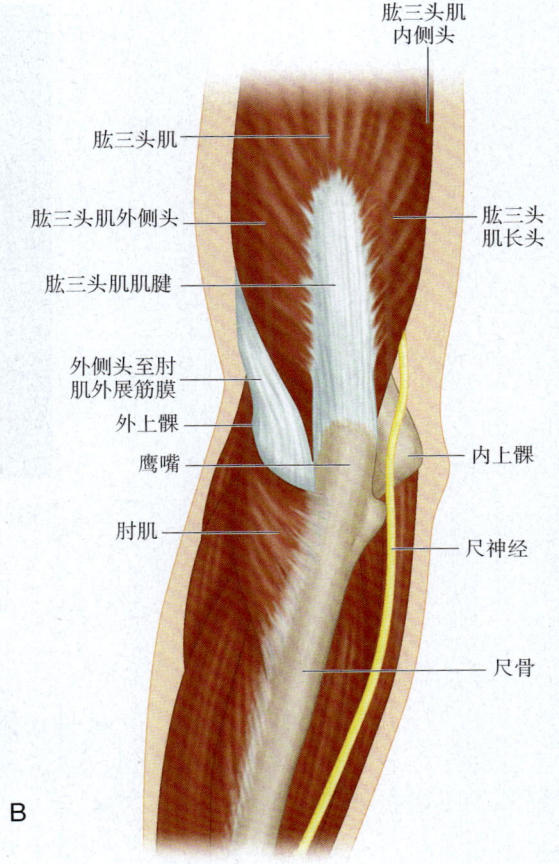

图4

- 从肱三头肌肌腱到肘肌之间由外侧筋膜连接,在肱三头肌肌腱完全撕脱时,外侧筋膜的存在使患者可以进行一些主动伸肘动作(图4A和图4B)。
- 尺神经走行于肱三头肌内侧头之前,继而下降走行于内侧肌间隔之后(图5)。

体位

- 患者取仰卧位,将手臂及肘部弯曲置于身体上。

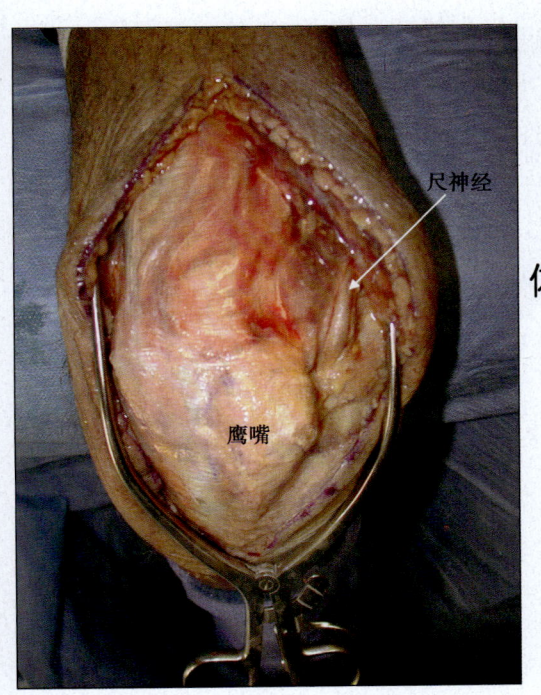

图5

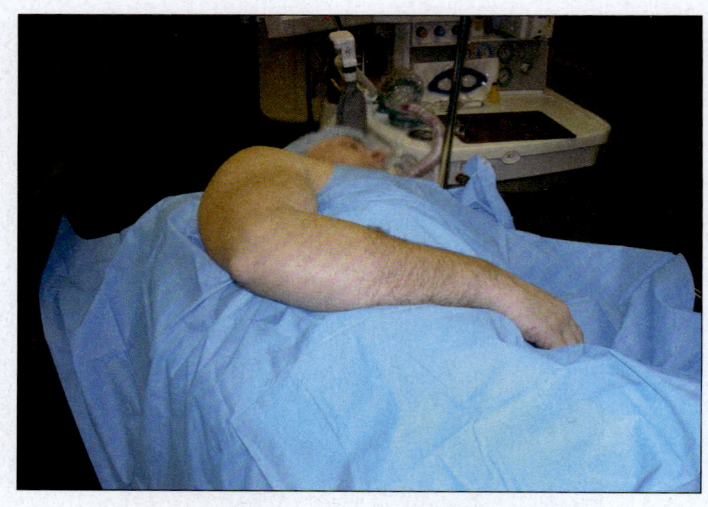

图6

- 向对侧旋转30°～45°，在患侧下方放置长枕或垫子，可使手臂后方视野更加开阔（图6）。
- 另一种方法是患者取对侧卧位，用连于手术台上的特制托架将患肢上臂支住，使前臂自由下垂（图7）。

设备
- 手臂上方的无菌止血带
- 垫子

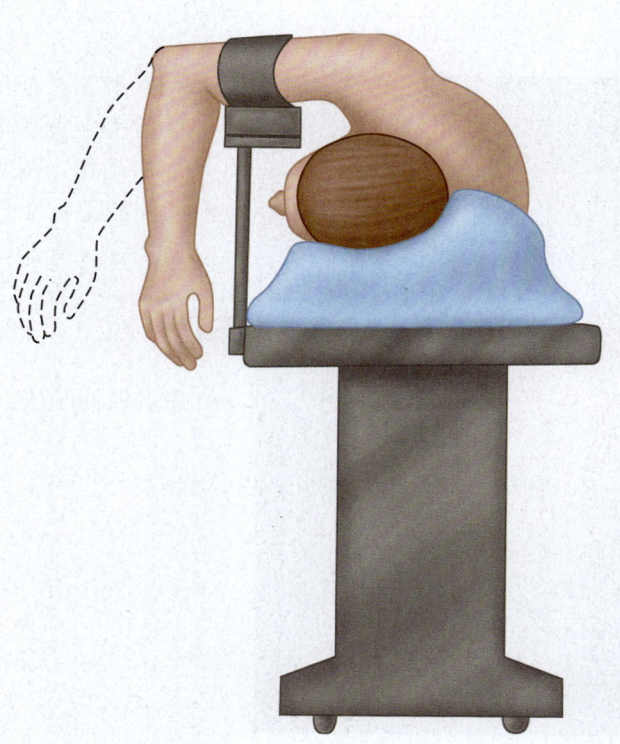

图7

入路/显露

- 在肘部正中靠外侧处做一个切至皮肤及皮下的笔直或稍弯的手术切口（图8）。
- 拉开皮瓣，显露出肱三头肌、尺骨、肘肌和尺侧腕屈肌。
- 标识并保护尺神经，但无须特意对其进行减压或移位。
- 为了进行钻孔和缝合修复，将尺骨近端靠近鹰嘴处多显露出数厘米（图9）。

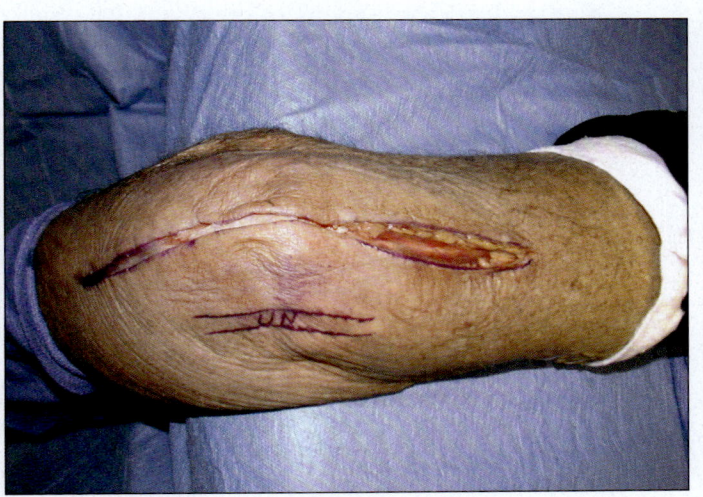

图8

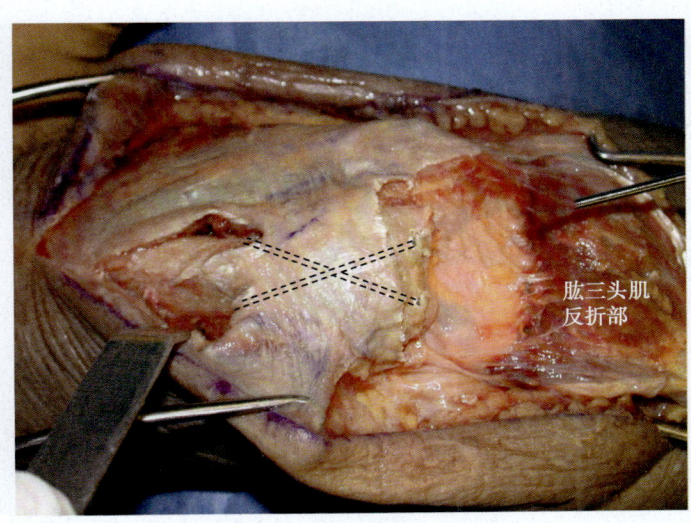

图9

手术步骤：一期修复——通过钻孔使肱三头肌肌腱与骨达到解剖再附着

第一步

- 对撕脱肌腱的断端进行标识，清理成形态正常的肌腱，去除小的撕脱性骨性碎片（图10）。
- 连接到肘肌的外侧筋膜常常是完整的，其对阻止断裂肌腱向近端移位有重要意义。
- 用骨刀对肱三头肌鹰嘴附着处进行清理（图11）。

注意事项

- 完全断裂的肱三头肌肌腱可能会向近侧移位，认识这一点对于进行肌腱最大化长度延长有重要意义。

器械/植入物

- 高速骨刀。

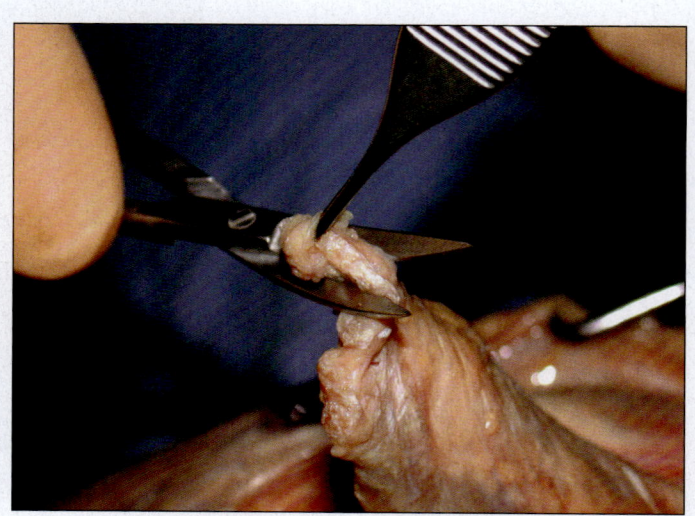

图10

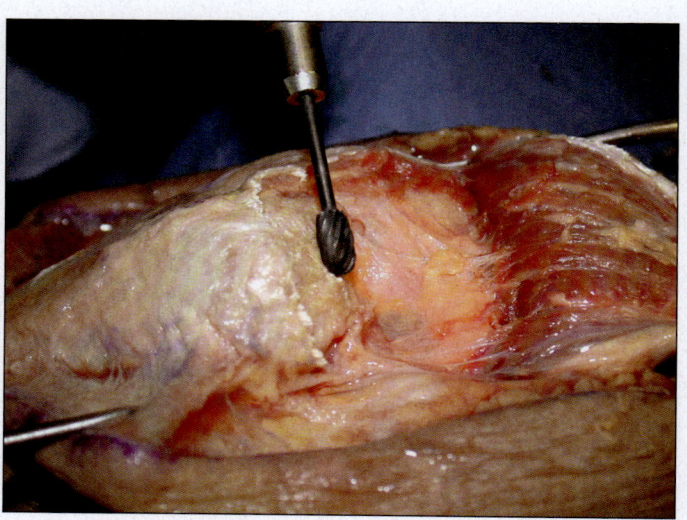

图11

第二步

- 从肌腱附着处钻 2.5mm 的孔，在尺骨远离鹰嘴处钻出，两孔道呈十字形（图 12）。
- 用高强度 #2 或 #5 线从肌腱断端远侧开始用锁边缝合方法进行缝合，向近侧缝 4～6cm 后再缝回远侧（图 13）。

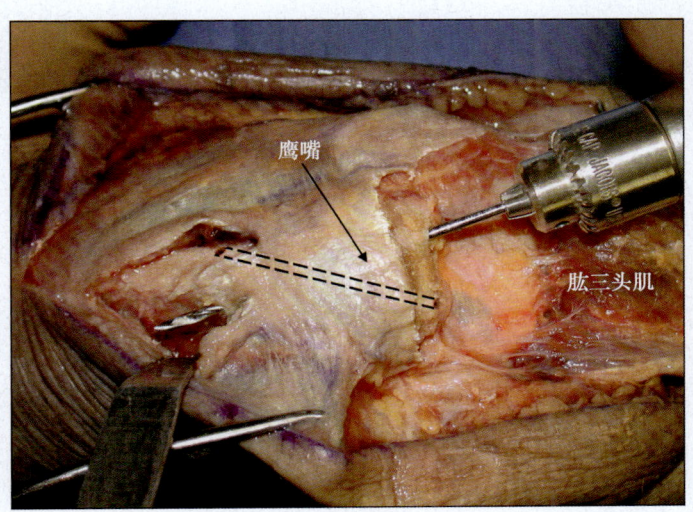

图12

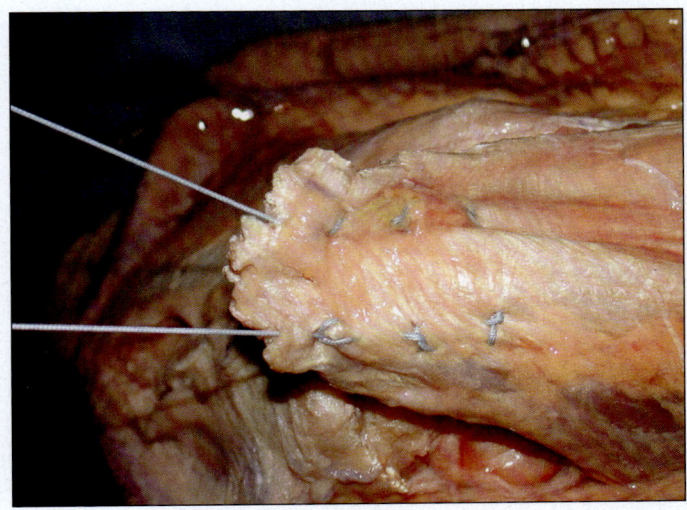

图13

手术要点

- 如果有大块骨性撕脱碎片，可以用螺钉进行固定，骨与骨之间的愈合要好于肌腱与骨之间的愈合（图14A 和14B）。

器械 / 植入物

- 高速骨钻。
- 高强度 2 号或 5 号不可吸收线。

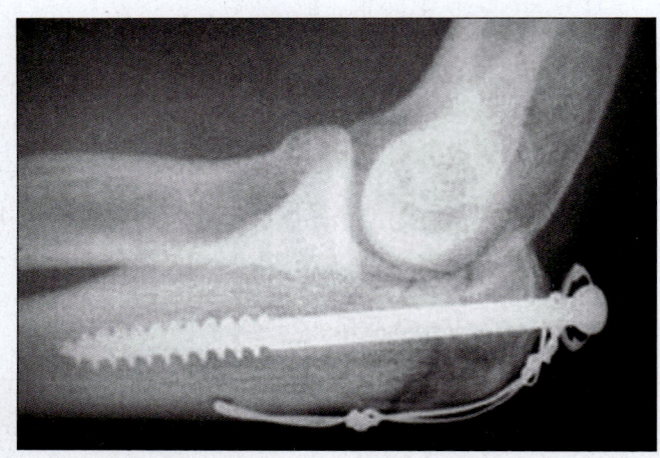

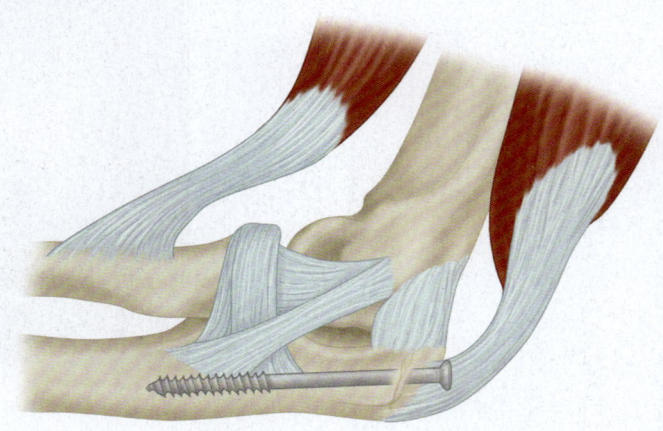

图14

第三步

- 用克氏针将缝线穿过钻孔（图15）。
- 伸肘，将肌腱拉向鹰嘴，将缝线在肘关节外侧打结，避免激惹尺神经（图16）。
- 一旦修复完成，肘关节应该可以屈曲到 90°。

手术要点

- 如果肘关节屈曲 90° 时修复点张力过大，可用前臂筋膜近侧皮瓣或肱三头肌远端增粗的筋膜来增加修复强度（见下面的手术步骤：慢性肱三头肌断裂肌腱移植）。

第四步

- 冲洗伤口。如果需要过度拉伸皮瓣以进行显露，可能会产生潜在死腔，应考虑术后放置皮下引流 24h。
- 用标准方法关闭皮肤和皮下组织。
- 根据修复部位的张力，决定是否应用敷料加压包扎或屈曲肘关节 30°～40° 应用长臂夹板。

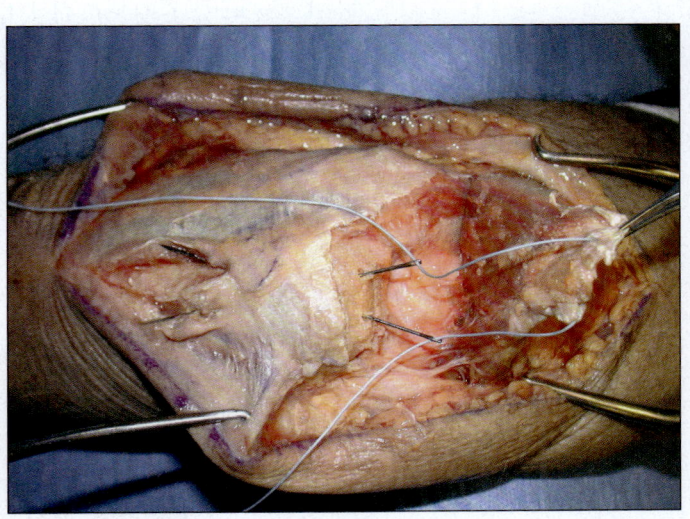

图15

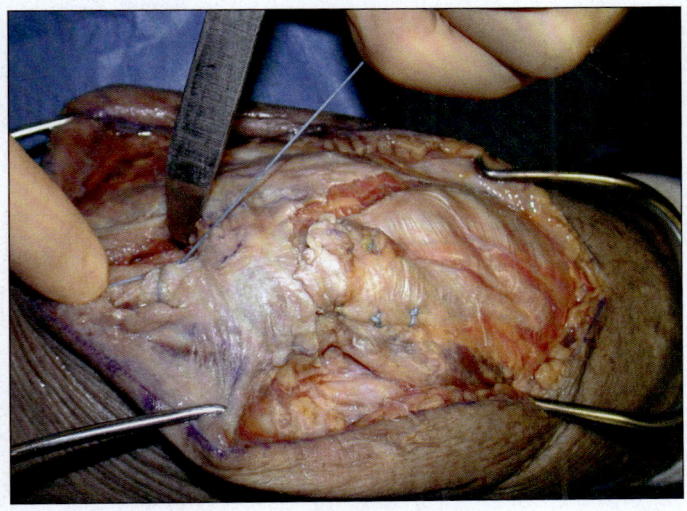

图16

器械/植入物

- 肌腱剥离器（图18）。

手术步骤：慢性肱三头肌断裂肌腱移植

第一步

- 如果肌腱质量尚好且没有明显的挛缩，可行一期修复。
- 如果肌腱质量较差且伴有明显的挛缩：
  - 小的缺损可以应用自体掌长肌、跖肌或桡侧腕屈肌进行重建。
  - 大的缺损需要自体腘后腱移植或异体腘后腱或跟腱移植。
- 肱三头肌和鹰嘴的处理与一期修复相同。
- 为了使长度最大化，将肱三头肌肌腱松解至桡神经沟水平。
- 用肌腱剥离器采集移植肌腱，并将其编织到肱三头肌肌腱断端（图17）。

第二步

- 用高强度的2号或5号缝线将移植肌腱缝到肱三头肌肌腱，并将移植肌腱缝好（图19）。

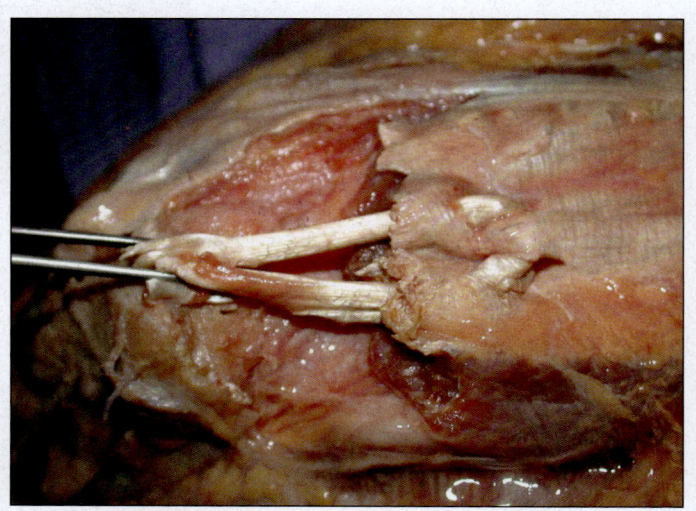

图17

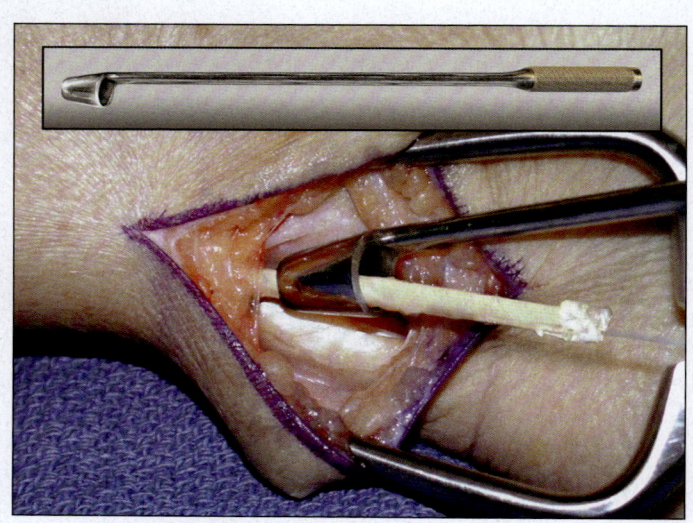

图18

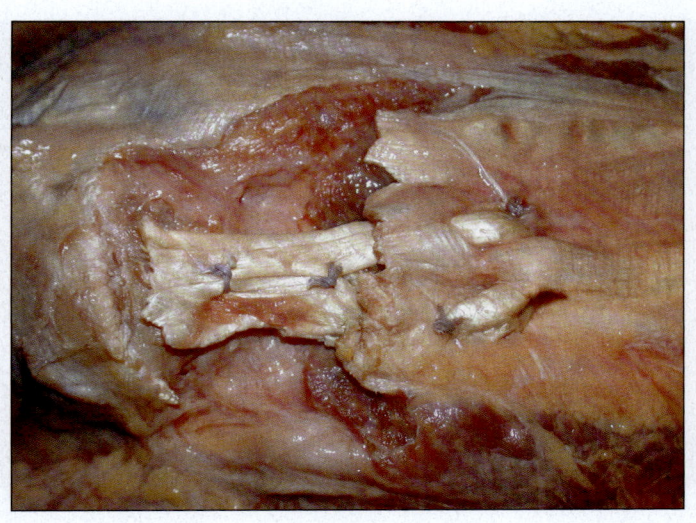

图19

- 用与一期修复相同的方法对移植肌腱及肱三头肌用锁边缝合方法进行缝合，用相似的方法将缝线穿过鹰嘴的十字形骨性通道（图20）。

第三步

- 当肘关节屈曲 90° 时修复点张力适度时，说明修复效果好。
- 应用前臂筋膜近侧皮瓣（图21）（Bennett，1962）或肱三头肌远端增粗的筋膜（图22A-C）（Clayton 和 Thirupathi，1984）可以增加修复强度。

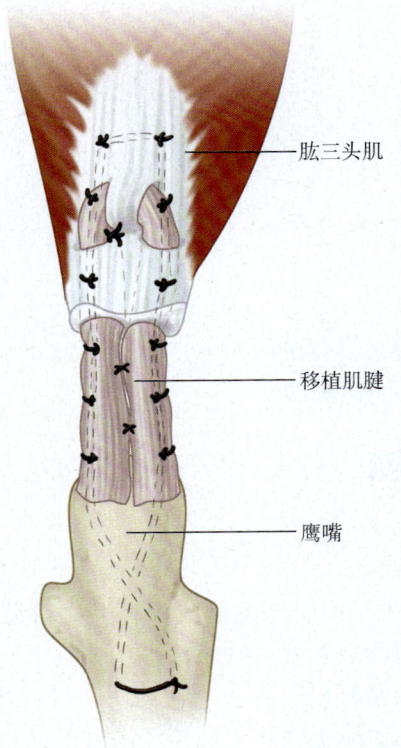

肱三头肌

移植肌腱

鹰嘴

图20

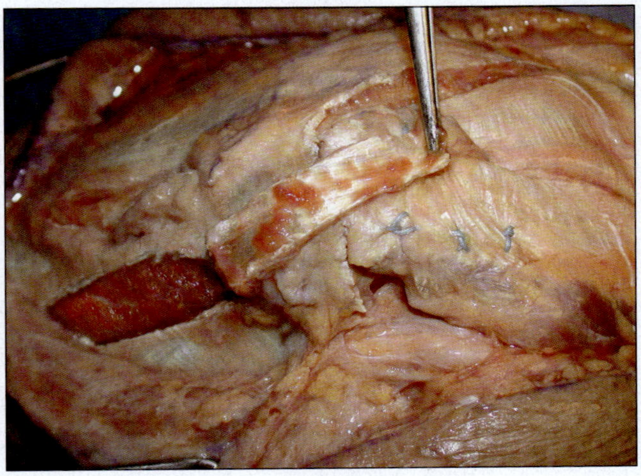

图21

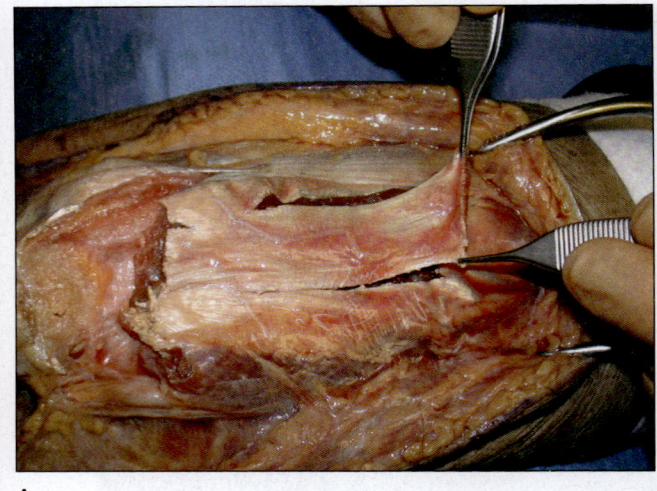
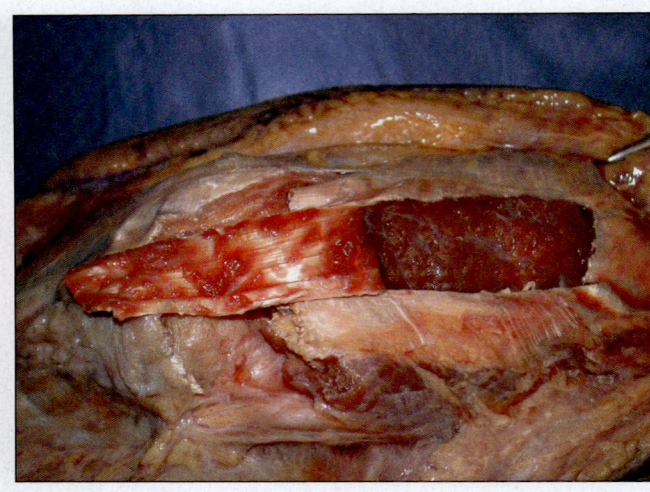
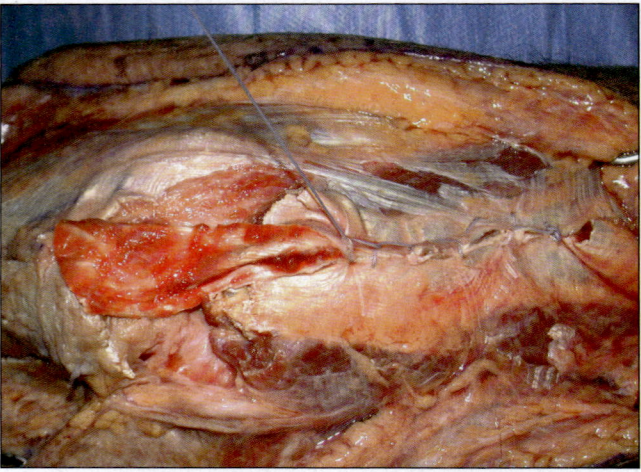

图22

- 引流伤口，将伤口按照标准模式进行关闭。
- 肘关节在屈曲 30°～40° 的范围内制动。

手术步骤：肘肌旋转皮瓣

第一步

- 肘肌旋转皮瓣适用于肘肌和肱三头肌外侧筋膜保存完好且肱三头肌缺损较小的慢性肱三头肌断裂患者（Morrey，2008）。
- 肱三头肌和鹰嘴的处理与一期修复相同。
- 为了使长度最大化，将肱三头肌肌腱松解至桡神经沟水平。

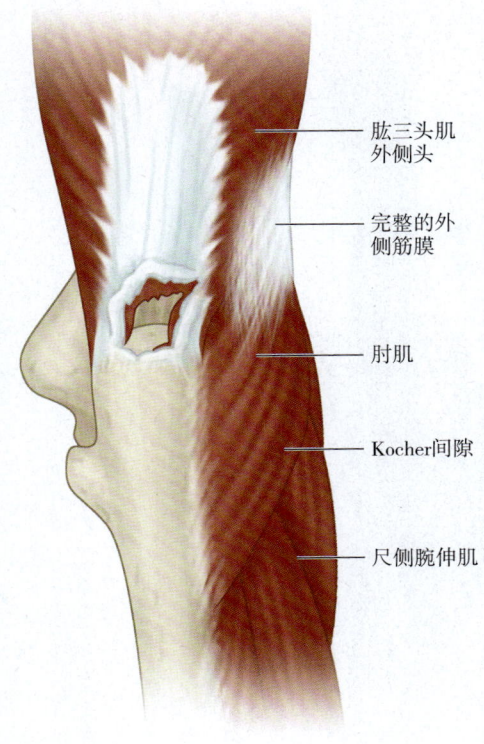

图23

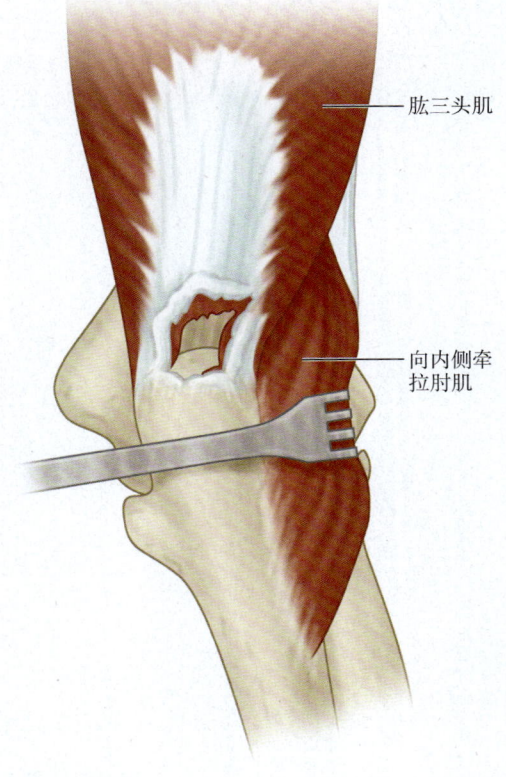

图24

第二步

- 如果肱三头肌缺损较小,进入肘肌和尺侧腕屈肌之间的Kocher间隙(图23)。
- 将肘肌从尺骨及桡骨上剥离,注意保持其与肱三头肌外侧头筋膜连接完整。
- 保持剥离后肘肌远端附着处的完整性,向内侧牵拉整块肘肌和肱三头肌外侧头以封闭肱三头肌缺损(图24)。

第三步

- 通过钻孔将肘肌固定在鹰嘴上。
- 将肱三头肌断端缝到肘肌的内侧筋膜上(图25)。
- 按照标准模式关闭伤口,肘关节在屈曲30°~45°的范围内制动。

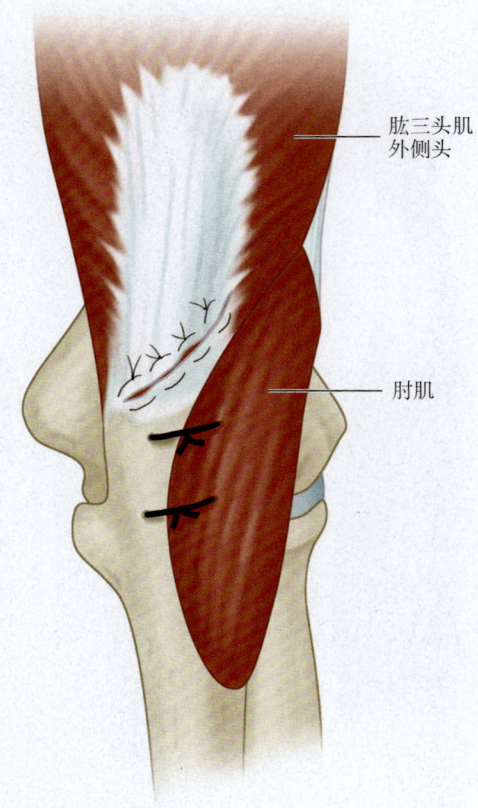

图25

手术步骤：异体跟腱移植

第一步

- 有严重肌肉挛缩和较大肌腱缺损的慢性肱三头肌断裂患者需要进行异体跟腱移植修复（图5）。
- 肱三头肌和鹰嘴的处理与一期修复相同。
- 将跟腱从跟骨上分离（图26），然后用与一期修复相同的方法将跟腱通过钻孔修复到鹰嘴上（图15）。

注意事项

- 为了防止肘关节屈曲时肱三头肌回缩到外侧，对肱三头肌外侧筋膜必须要做充分的松解。

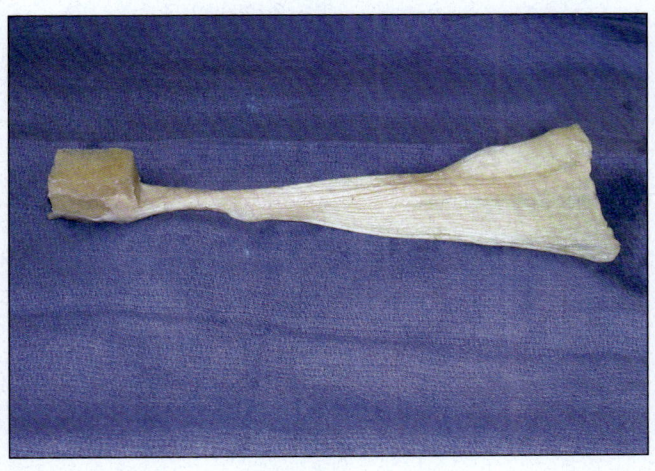

图26

- 在全肘关节成形术后骨量损失较大的患者,通过应用张力带钢丝将带有跟骨的移植物(图27A)固定到残余鹰嘴上(图27B),可以有效地改善肱三头肌的功能(图28)(Celli 等,2005)。

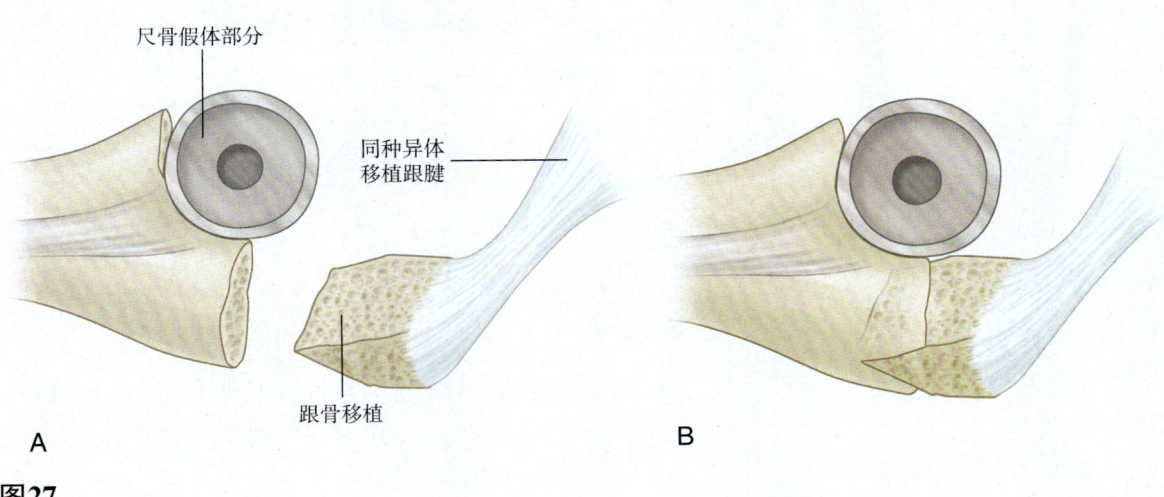

图27

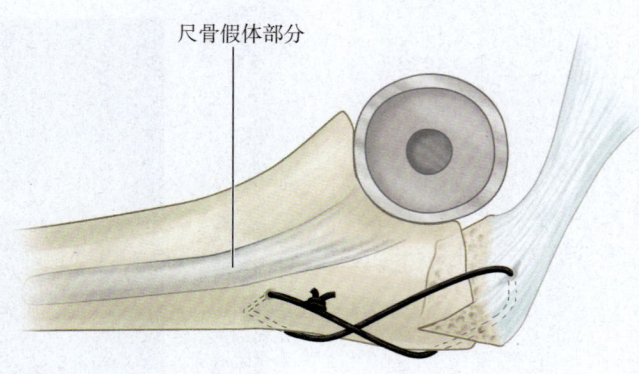

尺骨假体部分

图28

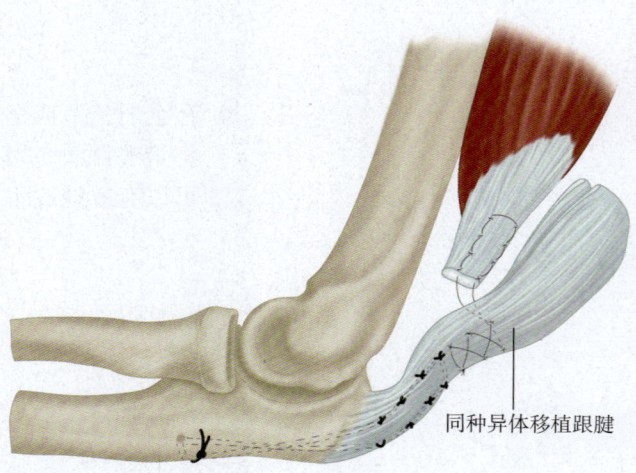

同种异体移植跟腱

图29

第二步

- 用高强度的 2 号或 5 号缝线按照锁边缝合方法缝好断端，然后在肘关节屈曲 40°～60° 时在中度张力下将肱三头肌缝合到异体移植跟腱上（图29）。
- 用移植物的近端包裹住肱三头肌剩余肌腱，对两者进行缝合（图30）。
- 关闭伤口，肘关节在屈曲 30°～45° 的范围内制动。

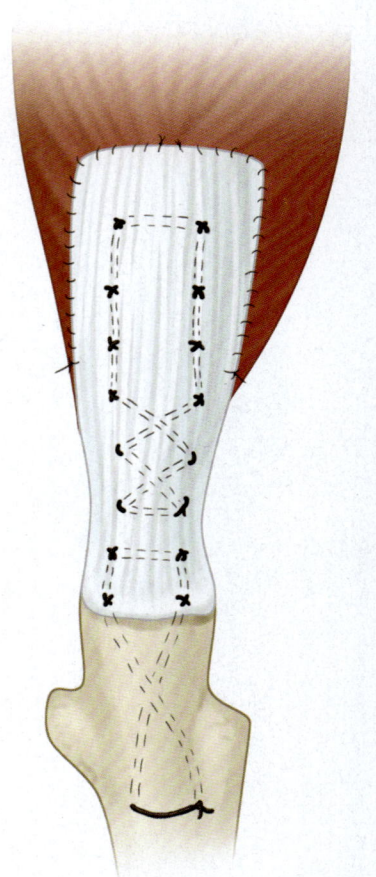

图30

注意事项

- 移植物过量可能会导致关闭伤口时出现困难。

术后护理和预后

一期修复

- 术后 10～14 天去除夹板，应用屈曲范围在 30°～45° 的铰链支架（图 31）。
- 可以进行主动屈肘和被动伸肘运动。
- 如果被动活动很难达到完全性伸肘，夜间在完全伸肘后应用夹板固定治疗。
- 在 3～6 周内可以逐渐加大屈曲范围（图 31），6 周后允许进行完全的主动屈肘运动。
- 6 周后可进行主动伸肘运动，8 周后可进行被动屈肘运动。
- 10～12 周可以进行肱三头肌等长收缩力量训练，直至恢复完全。
- 术后 5 个月后活动不再受限（Blackmore 等，2006）。

其他修复

- 慢性断裂自体或异体移植修复：术后所有程序与一期修复相同，为了使移植物进行充分的再血管化，所有步骤较一期修复推迟 2 周进行。
- 肘肌旋转皮瓣修复：术后程序与一期修复相同。

预期结果

- 大多数患者在伤后 3～4 周内可以进行一期修复。
- 伸肘功能预计会丧失 5°～10°，肌力能恢复到正常水平的 90%（Van Riet 等，2003）。
- 康复过程会很缓慢，伤后 3～6 个月功能会有持续改善。

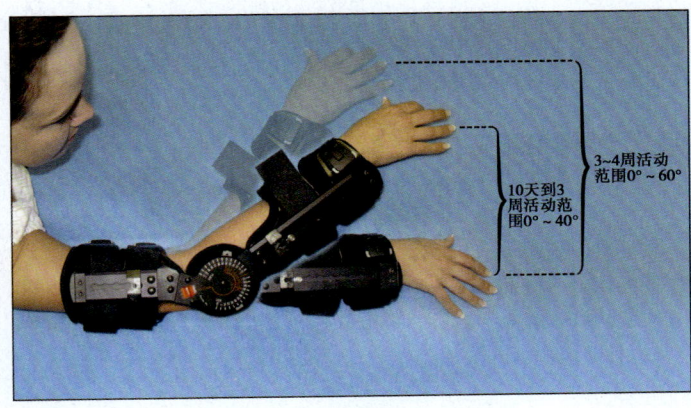

图 31

证据

Bennett BS. Triceps tendon rupture. J Bone Joint Surg [Am], 1962, 44: 741-4.

此病例报道描述了一例应用近端前臂筋膜进行急性肱三头肌腱修复的病例。将筋膜皮瓣从前臂后方牵拉，使其基底附着于内、外上髁和鹰嘴。

Blackmore SM, Jander RM, Culp RW. Management of distal biceps and triceps ruptures. J Hand Ther, 2006, 19: 154-68.

作者做了肱三头肌远端术后重建后康复训练的综述。程序分为几个阶段：保护、进行性运动和加强训练。

Celli A, Arash A, Adams RA, Morrey BF. Triceps insufficiency following total elbow arthroplasty. J Bone Joint Surg [Am], 2005, 87: 1957-64.

此篇为对16例全肘关节成形术后肱三头肌功能欠佳的患者进行的回顾性综述。报道了直接修复、肘肌旋转皮瓣和跟腱肌腱移植的术后效果。展示了较好的治疗方法。（Ⅳ级证据）

Clayton ML, Thirupathi RG. Rupture of the triceps tendon with olecranon bursitis, a case report with a new method of repair. Clin Orthop Relat Res, 1984, (184): 183-5.

作者描述了应用远端肱三头肌筋膜和肌腱翻转皮瓣进行慢性肱三头肌断裂肌腱进行重建的方法。

Morrey BF. Open treatment of acute and chronic triceps tendon ruptures. In: Yamaguchi K, ed., Advanced reconstruction elbow. Rosemont, IL: American Academy of Orthopaedic Surgeons, 2007, 107-13.

作者描述了针对肱三头肌断裂进行直接修复的技术和康复程序。同时也描述和讲解了肘肌旋转皮瓣和跟腱肌腱移植重建。（Ⅴ级证据）

Van Riet RP, Morrey BF, Ho E, O'Driscoll SW. Surgical treatment of distal triceps ruptures. J Bone Joint Surg [Am], 2003, 85: 1961-7.

这是一篇对14例直接修复和9例其他不同方式重建的效果的回顾性综述。两组的运动范围大致相似，但是等动力峰值力量直接修复组为92%，而重建组为66%。（Ⅳ级证据）

第二部分 肘关节

神 经

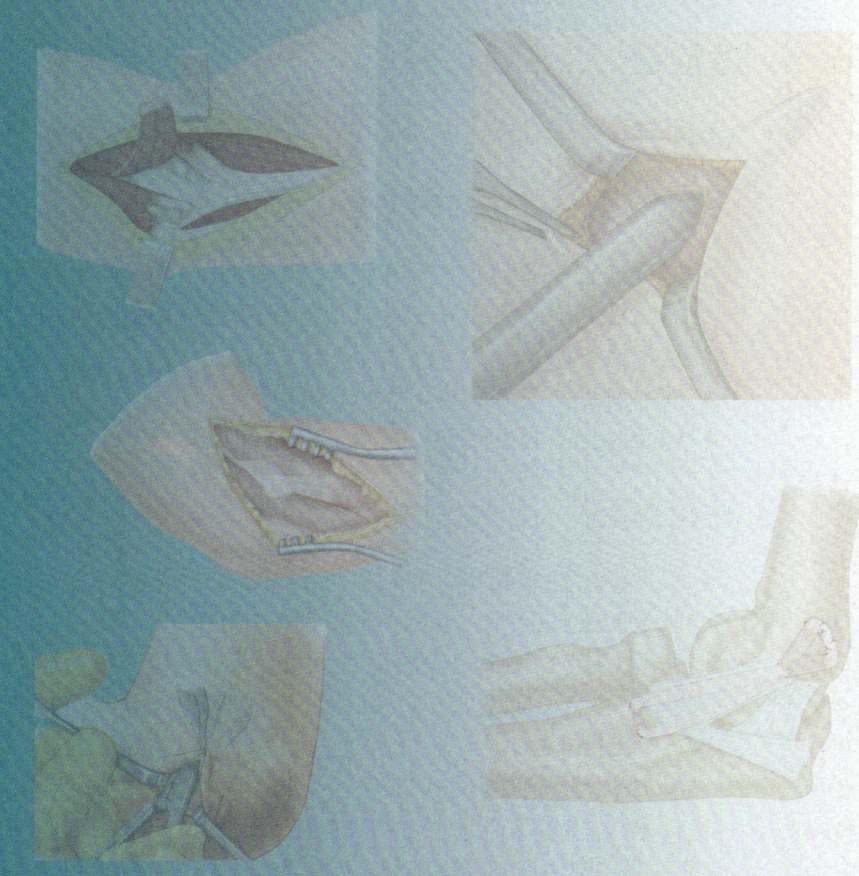

53 内镜下肘管松解

Tyson Cobb

注意事项

- 禁忌证
  - 肿物或占位性病变。
  - 长期严重的肘关节挛缩，需要松解。
  - 病情迫使需行前置术，例如肱骨连接不良合并肘外翻。
  - 有手术史或创伤史，局部有瘢痕或者粘连。
  - 尺神经脱位伴有严重尺神经炎，肘关节屈曲时症状明显。

争议

- 尺神经半脱位是相对禁忌证。
- 如果患有肘管综合征的患者主要因为尺神经半脱位而导致的手部症状，而不是主要肘部内侧疼痛，内镜下肘管松解疗效较好。
- 患有内髁炎的患者术后恢复时间一般较长，特别是切除内髁的病例。

治疗方案

- 保守治疗包括晚间肘关节夹板制动。笔者通常采用枕头夹保持肘关节一定角度的伸展（在夜间）、工作/活动锻炼以及糖皮质激素和非糖皮质激素药物联合治疗。

适应证

- 肘管综合征患者，保守治疗无效。

临床检查/影像学检查

- 肘部检查主要包括肘部尺神经 Tinel 征、感觉有无减弱、有无萎缩及神经周围有无肿物。其他的检查包括屈曲压缩试验和两点辨别觉检查。
- 如果触诊能摸到肿物，可行 MRI 检查。
- 如需要排除骨性畸形，可行肘部正位片及侧位片。

外科解剖

- 尺神经由颈 8 和胸 1 神经根腹侧支组成，经臂丛入上臂，作为内侧束的终支下行，走行于上臂前间室的内侧。
  - 尺神经穿过肌间隔然后进入上臂后方筋膜室（图 1）。之前要穿过连于肌间隔的一束上臂深筋膜——Struthers 弓，此结构大约在内侧髁上方 8cm 处（图 1）。
  - 尺神经经肌间隔后方至上臂深筋膜，走行于内侧髁后方的肘管支持带下。肘管支持带或者称为 Osborne 韧带是肘管的顶部，附着于内髁及尺骨鹰嘴（图 1）。而肘管的底部则是由肘关节、关节囊及内侧副韧带共同组成。
  - 尺神经下行至前壁深层尺侧腕屈肌双头腱膜深层。近侧筋膜分两层覆盖尺侧腕屈肌。表浅层延续为前壁的深筋膜，而深

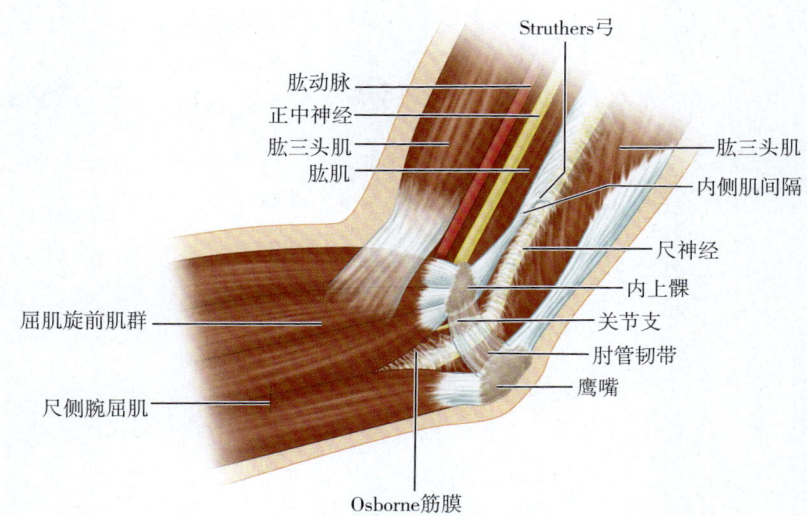

图1

层则延续为尺侧腕屈肌深筋膜。

- 肘部筋膜尺神经压迹在解剖图谱上经常描绘成单独的或者分离的结构。但实际上，这些结构都是连续的，由近端向远端形成一个管道。
- 近端肘管松解主要包括肘管支持带及增厚的上臂深筋膜——Struthers 弓的两个结构。后者的重要性仍不确定。根据以往经验，深筋膜和 Struthers 弓很少是压迫尺神经的主要原因。笔者从未发现过尺神经在这个层面有过受压。
- 肘管远端松解包括肘管远端支持带（Osborne 韧带）、尺侧腕屈肌的双头腱膜（Osborne 筋膜）以及更远端的尺侧腕屈肌深处的筋膜（图2）。在开放手术中，必须切开并游离前臂深筋膜及尺侧腕屈肌肌肉组织，但对于内镜手术，这并非必要。
- 前臂内侧皮神经与贵要静脉伴行（图3），穿过上臂筋膜，向远端及后方发出的分支支配内镜下肘管松解操作区域的皮肤。这

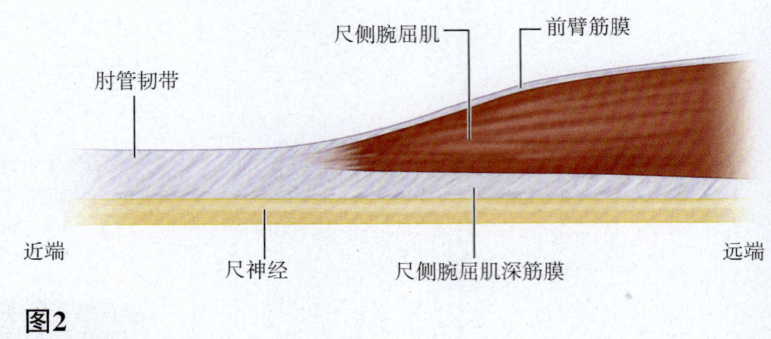

图2

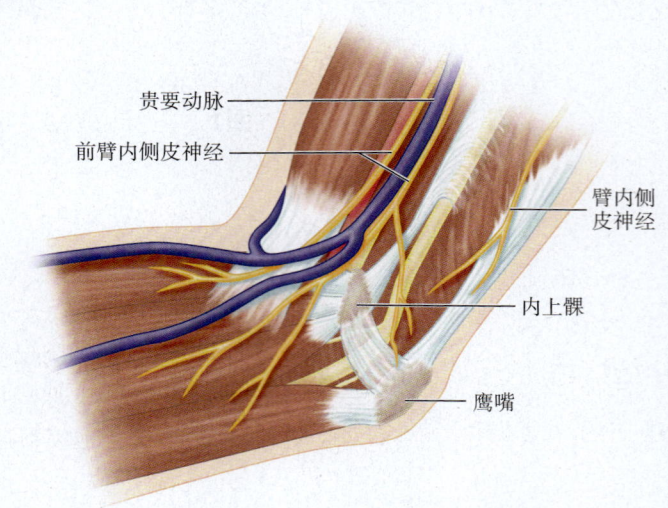

图3

些分支在开放手术时通常会受到损伤,导致术后感觉功能障碍。而内镜手术则会将这些神经分支推开,用套有套管的牵引器使其避免损伤。

体位

- 患者平卧于手术台上,患肢外展、外旋,手臂放于手术桌上。
- 将止血带置于上臂较高处。

手术要点

- 将手臂放在厚毛毯上,方便在安装手术器械时将手臂抬离手术台。
- 止血带应该放置于上臂足够高的位置,使其不影响内镜下松解操作。

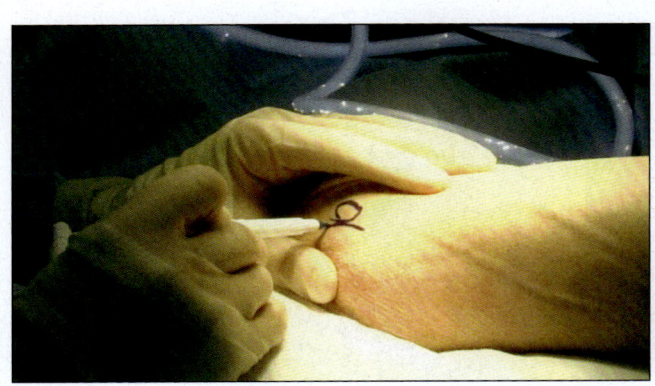
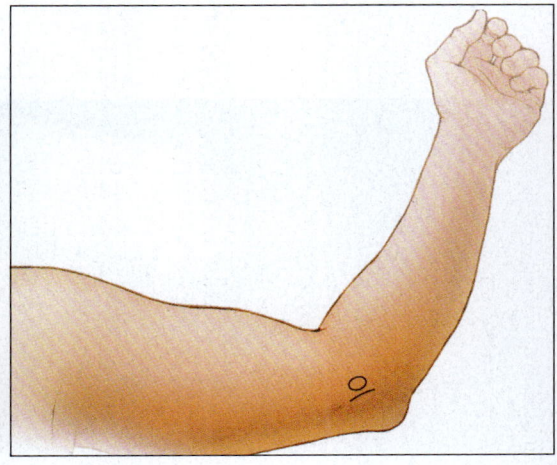

图4

手术要点

- 皮肤切口应顺皮肤褶皱,以保证术后美容效果。

注意事项

- 对于初学者,最初几例手术,建议使用大于 2cm 的纵行切口;直到熟悉局部解剖及手术显露后,改用正常切口。

入路 / 显露

- 在内髁后方肘管处行 2cm 小切口(图 4A)。
- 对于肥胖、体型较大及有滑车上肘肌的患者,切口可稍微扩大。
- 切口应只切开皮肤(图 4B)。

手术步骤

第一步

- 用剪刀锐性分离至内髁(图 5A)。不必特意去解剖清楚表浅神经,遇到时将其保护好即可(图 5B)。

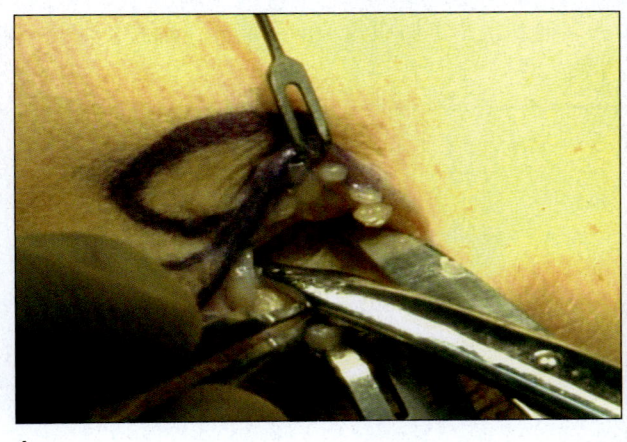
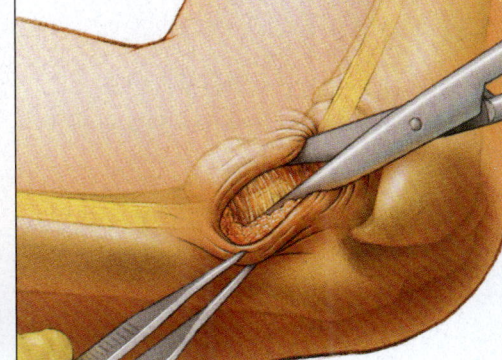

图5

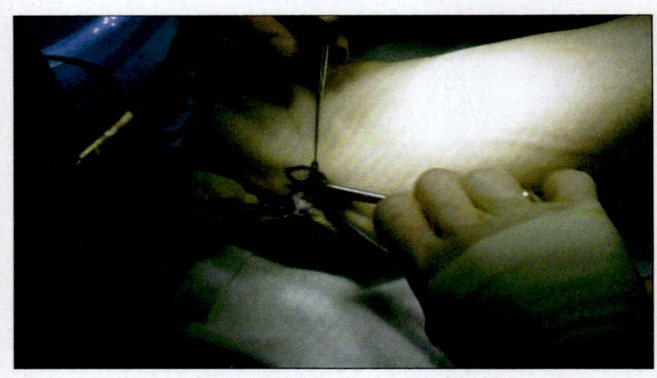
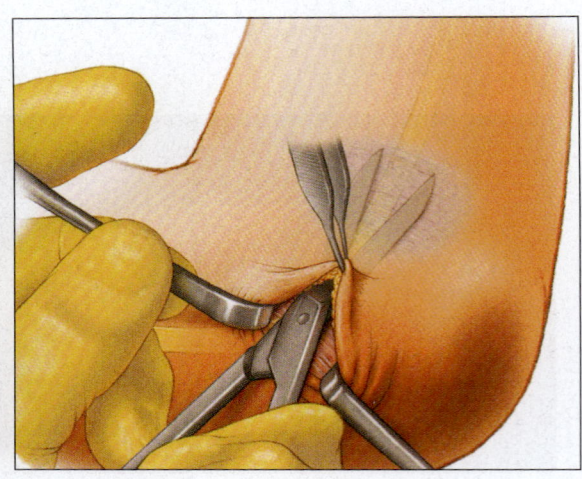

A   B

图6

手术要点

- 在刚开始显露时，不要直接侵犯深筋膜。
- 小型拉钩在这部分操作中十分有用。
- 尽量避免切开脂肪组织进行解剖，而应在脂肪组织下，充分分离脂肪组织、表浅神经及深筋膜之间的潜在间隙。

注意事项

- 尽量避免切开脂肪组织时出现多层次结构。
- 在这一步操作中不要打开深筋膜。

■ 一旦内髁显露后，用钝头剪刀分离尺神经走行区深筋膜周围的脂肪组织及表浅的神经（图 6A 和 6B）。

第二步

■ 将手指直接置于内髁上，稍施压后，将手指置于尺神经走行区，即可触诊到尺神经。在某些患者，由于尺神经的位置较深，可能需要用示指尖深触诊才能探查到。

手术要点

- 肘管必须显露足够充分以方便器械无障碍地置入。
- 如果遇到滑车上肘肌这种解剖变异，则直接切开至肘管，其余操作同前。

注意事项

- 如果为了防止束缚而肘管没有充分显露，或者肘关节屈曲过度而切口较小，都会影响手术器械的置入。
- 肘管开口不应超过皮肤切口，否则会导致辨别不清解剖层次，无法确认器械位置。

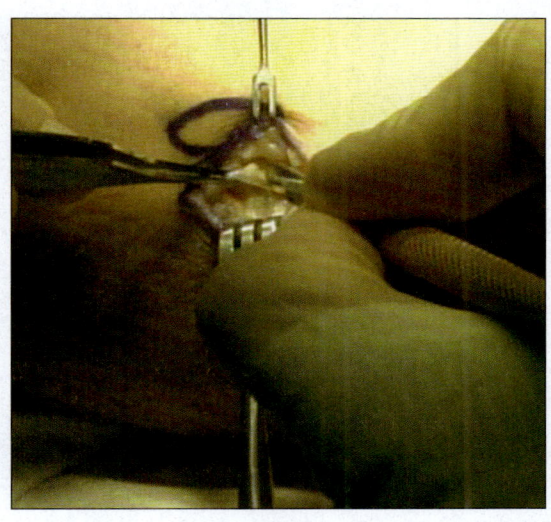

图7

- 确认尺神经位置后，用固定器扩开已经用15号刀片剖开的肘管顶部（图7）。
- 分离开最顶端的部分纤维，可见到网状组织，此时用剪刀剪开肘管数厘米，显露尺神经，探查尺神经并将其保护好。

第三步

- 笔者使用如图9所示的内镜松解器械包来完成肘管松解。其中的探针可以起到简化其他器械置入肘管内的作用。
- 将探针用盐水湿滑后插入尺神经和肘管顶部之间的潜在间隙内。

手术要点

- 将探针置于尺神经和肘管顶部之间的潜在间隙内，有利于外科医生确认尺神经的走行。
- 确保整个尺神经走行区的深筋膜上的脂肪组织及表浅神经已经被完全游离并抬离深筋膜。

注意事项

- 如果在有阻力的情况下强行放入探针，器械很有可能侵犯了肘管壁，这会导致松解操作的复杂化或者尺神经损伤。

器械/置入物

- 内镜松解器械包（Integra LifeSciences Corporation，Cincinnati，OH）。

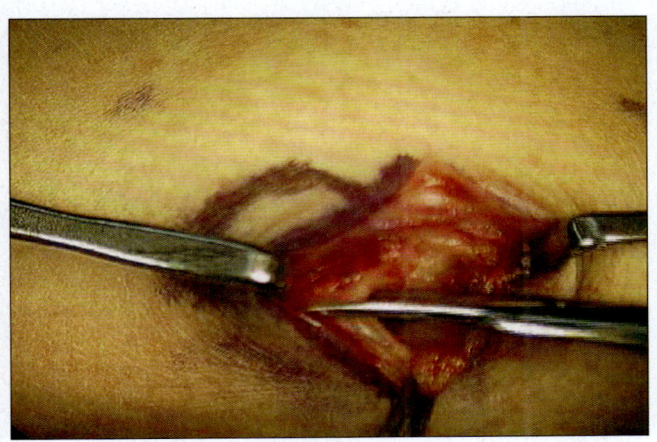

图8

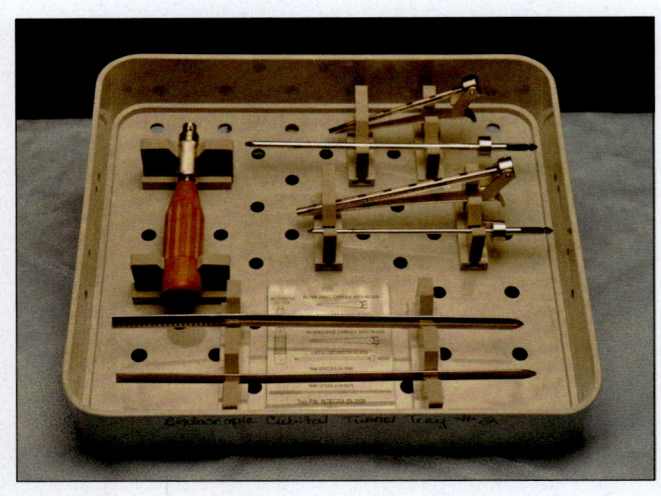

图9

手术要点

- 在插入套管针前,将其湿滑以减小阻力。如果插入外套管时遇到阻力,将套管移出并仔细检查有无残留脂肪组织粘连于深筋膜,以免粘到拉钩上。
- 如果在放置过程中器械受到的束缚较大,可以稍微切开肘管。由于肘管在内髁附近折行,故伸肘有助于减轻这种束缚。

- 在无阻力下放入探针。近端和远端都需要放入探针这一步操作(图10)。

第四步

- 内镜松解器械包内有一个为肘管松解设计的特殊套管。这种套管底面光滑,有助于把持住套管下的神经,而其内侧下面有许多孔槽,可以在松解过程中通过这些孔槽来观察尺神经的情况(图11)。

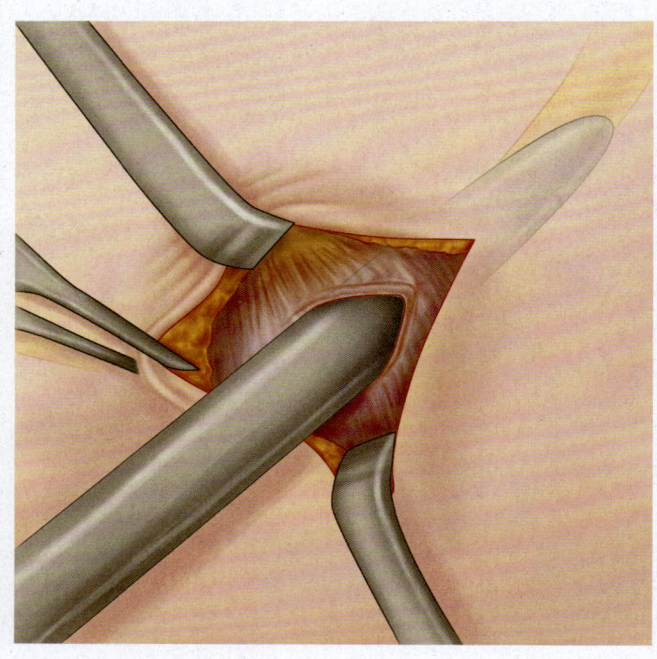

图10

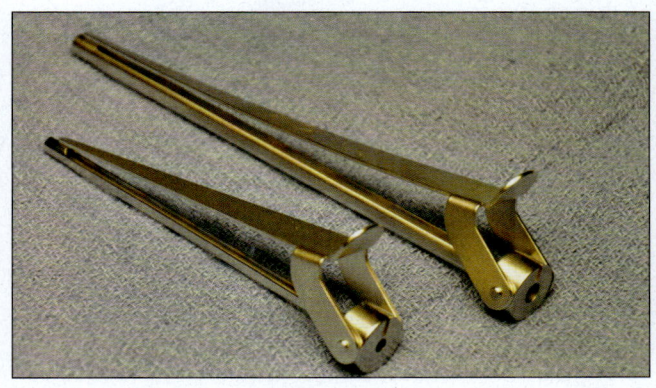

图11

器械 / 置入物

- 器械使用标准30° 4mm 内镜，由于是干镜，无须液体。

■ 将套管由尺神经和肘管之间的间隙近端放入（图12A）。

■ 将附带的撑开器紧贴筋膜外侧面，当置入套管针时，撑开器可以沿着筋膜滑行。这样，撑开器就可将脂肪组织和表浅的神经挡开（图12B）。

■ 将套管针从套管中取出，将内镜先放在套管和撑开器之间，确保没有表浅神经后再进入手术区域。

■ 然后将内镜置入套管中，开始经下表面的孔槽探查尺神经（图14）。

■ 全面检查套管全长下的尺神经。旋转套管有助于检查神经有无超出套管的光滑面。

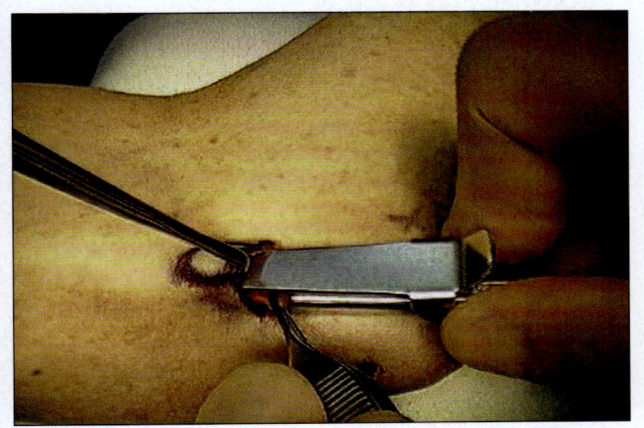

A

B

图12

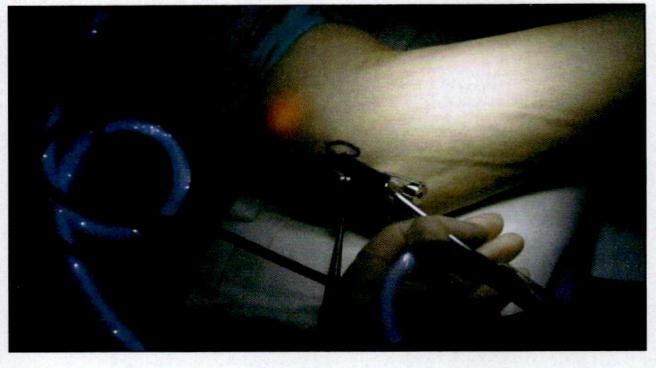
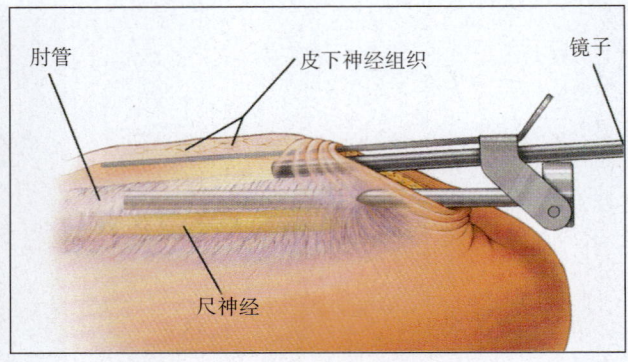

图13

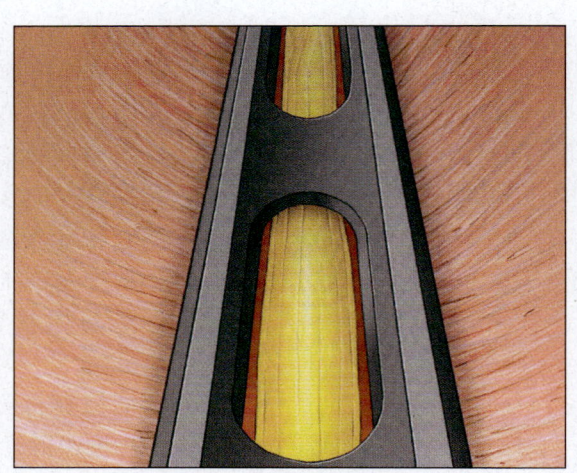

图14

- 神经探查完毕后，用推刀将肘管上方的筋膜沿着套管上槽切开（图15）。

第五步

- 移出套管，用内镜检查松解是否完全。这只需将套管从肘管内拔出，而将内镜留在肘管里即可完成。
- 如果不能通过这种方式确认是否已经完全松解，则需要一个小撑开器来显露尺神经，在撑开器下可以放置内镜来进行探查。
- 然后慢慢将内镜移出，边退边确认松解情况。

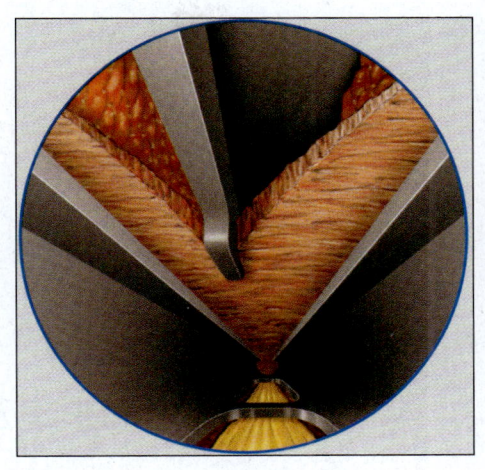

图15

注意事项

- 将套管放入肘管，此步操作不要暴力完成。否则会导致尺神经损伤或筋膜撕裂。
- 在没有探查清套管下尺神经走行前，不要行筋膜切开减压术。这是因为，尺神经有可能在部分区域旋转至上方，易发生误伤。所以在松解任何组织之前，必须探查清楚套管全长下的结构。
- 如果操作遇到阻力，通常是以下原因之一：
  - 由于置管前没有湿润，产生了摩擦力。
  - 没有将脂肪组织抬离筋膜表面，从而对套管产生束缚。
  - 肘管切开不够，器械在内退进时受到阻碍。
  - 肘关节过度屈曲，导致器械卡在肘管里。
  - 套管针置入的方向出错，侵犯了尺神经或者肘管壁。套管针置入的方向是由探针来决定的，与探针方向一致。

第六步

- 将套管及套管针随后插入肘管远端。这一步操作同上。
- 远端松解后，即可从上方的孔槽中看到屈肌-旋前肌群。这部分组织并不需要松解，如果松解，反而会引起不必要的出血。

第七步

- 将止血带的位置下移，并加压。
- 将撑开器放入切口内，用内镜查看近端和远端手术区域情况，确认有无出血过多的情况发生。通常意义上的点状出血一般很容易处理，只需直接加压包扎即可。
- 出血过多可能是因为较大血管破裂，这时需要用双极电凝来电凝止血。如果在撑开器下置入内镜，则可以将双极电凝一起放入，方便止血。但如果用到双极电凝，则一定要探查并保护好尺神经，以免损伤。

手术要点

- 绝大部分出血可以通过直接加压的方式控制住。

注意事项

- 术后血肿形成是内镜下肘管松解的常见并发症，所以，闭合伤口前一定要仔细止血。

手术要点

- 通过导管针注入含肾上腺素的布比卡因，使其作用于松解的组织全长，在一定程度上可以避免皮下注射后脂肪组织间产生间隔这种问题。
- 此外，导管针给药不用担心皮下注射有可能导致的尺神经损伤。

手术要点

- 术前和患者明确康复锻炼计划有助于实现术后康复锻炼目标。

注意事项

- 如果伤口缝合不紧，有可能术后在活动过程中导致伤口裂开。

第八步

- 伤口留置20号导管针。放置导管针后拔出针头。放置导管针的方向应与切口一致，这样就不会妨碍切口缝合后贴胶带。
- 伤口先用例如3-0 Monocryl行皮下可吸收缝合，然后用免缝胶带贴紧。
- 如果没有禁忌证，可以将含少量肾上腺素的15～20ml 0.5%布比卡因经导管直接注入伤口内。
- 移出导管，加压包扎。

术后护理及预后

- 在术后第一次访视时（术后5～7天），在指导下患者完成全幅度的关节活动，如果敷料妨碍患肢活动，可以将其去除。
- 患者术后第1天就应该可以完成久坐或办公室型的活动。体力劳动则需严格限制1周，然后在可耐受的范围内活动。大部分患者患肢功能完全恢复需要1周。

证据

Ahcan U, Zorman P. Endoscopic decompression of the ulnar nerve at the elbow. J Hand Surg [Am], 2007, 32: 23-9.
  本项研究报道了36例内镜下肘管松解，58%疗效满意，33%较好，8%疗效一般。有1例术后血肿。3周后32名患者恢复了肘部活动完整功能。所有患者都对手术满意，且愿意在情况需要时接受第二次手术。

Bain G, Bajhau A. Endoscopic release of the ulnar nerve and the elbow using the Agee device: a cadaveric study. J Arthroscopic Relat Surg, 2005, 21: 691-5.

Bruno W, Tsai T. Minimally invasive release of the cubital tunnel. Oper Tech Plast Reconstr Surg, 2002, 9: 131-7.

Cobb TK, Sterbank P. Comparison of return to work: endoscopic cubital tunnel. Hand, 2007, 2: 73.
  本文比较了内镜下肘管松解和肌下尺神经前置在术后回到工作岗位方面的差异。笔者回顾性分析了这两种治疗方法。内镜手术术后需要7天，而前置术则平均需要70天才能回到工作岗位上。

Cobb TK, Sterbank P. Five year review of endoscopic cubital tunnel release. (Abstract Publication SP41). J Hand Surg [Br], 2008, 33E (Suppl 1): 49.
  本文对内镜下肘管松解进行了5年的随访。笔者回顾了5年来127例行内镜下肘管松解的病例。所有患者的治疗效果都是可以接受的，且与开放手术一致。蜂窝织炎、伤口裂开和血肿等并发症较少。没有发生神经损伤。75%的患者疗效很好，21%疗效好，4%一般或较差。

Cobb TK, Tyler J, Sterbank P, Lemke J. Efficacy of endoscopic cubital tunnel release. Hand, 2008, 3: 191.

本文对内镜下肘管松解疗效进行了分析。笔者对比了113例内镜下肘管松解以提升手术疗效。其具体依据术前尺神经分布区感觉异常缓解程度而定。内镜手术被证明与切开手术同样有效。

Hoffman R, Siemionow M. The endoscopic management of cubital tunnel syndrome. J Hand Surg [Br], 2006, 31: 23-9.

笔者报道了76例内镜下肘管松解。疗效较好占94%，较差占6%。其中发生了4例血肿，1例复杂性局部疼痛综合征和9例前臂皮神经异常，其中大部分在术后3个月内得到了缓解。

Tsai TM, Chen IC, Majd ME, Lim BH. Cubital tunnel release with endoscopic assistance: results of a new technique. J Hand Surg, 1999, 24A: 21-29.

笔者报道了共85例内镜下肘管松解。其中疗效较好的占97%，一般或差的占13%。共出现4例血肿。笔者认为该手术是安全并且可靠的。

Watts AC, Bain GI. Patient rated outcomes of ulnar nerve decompression: a comparison of endoscopic and open in situ decompression. J Hand Surg, 2009, 34A: 1492-98.

本研究对比了19例内镜下肘管松解和15例原位切开松解。术前McGowan评分没有明显差异（$P=0.31$）。但内镜手术患者手术满意度（90%）明显好于切开手术（60%）（$P=0.02$）。而且切开手术并发症（40%）明显要高于内镜手术（11%）（$P=0.04$）。

54 尺神经肌下转位术

Kevin J. Malone, Thanapong Waitayawinyu, Thomas E. Trumble

鉴别诊断
- 颈部神经根病变。
- 胸廓出口综合征。
- 周围神经病变。
- 肌萎缩侧索硬化症。
- 格林-巴利综合征。
- 尺神经管受压。

治疗方案
- 轻症患者将肘部搁置于硬平面上时,可以用肘垫加以保护;另外晚间夹板制动防止关节过度屈曲超过45°。
- 在行手术解压之前,建议先行2~3个月的保守治疗,若无效再考虑手术。

适应证
- 尺神经在肘关节受压,且经过保守治疗症状无缓解。

临床检查/影像学检查
- 体检易发现肘管附近Tinel征阳性伴或不伴有尺神经支配区包括远端手背尺侧的感觉减退。重症病例中可见手部肌力减弱、肌肉萎缩、爪形手以及Froment征阳性(图1)。
- 嘱患者屈曲肘关节并于肘管处触诊尺神经,以鉴别有无隐匿性的尺神经半脱位。
- 术前评估还应包括肘部X线片,以确认有无肘外翻伴或不伴后内侧骨刺。
- 术前还应行肌电图和神经传导速度测定,以确定神经卡压位置。

外科解剖
- 可能导致尺神经卡压的有以下结构:内侧肌间隔(Struthers弓)、肘管韧带(Osborne韧带)、发生解剖变异的髁间沟内的滑车上肘肌、尺侧腕屈肌的浅筋膜以及深筋膜(图2)。
- 术前尺神经在肘管内处于张力和受压的状态下,单纯的松解并不能改变尺神经的张力状态,通常还需要行前置术。

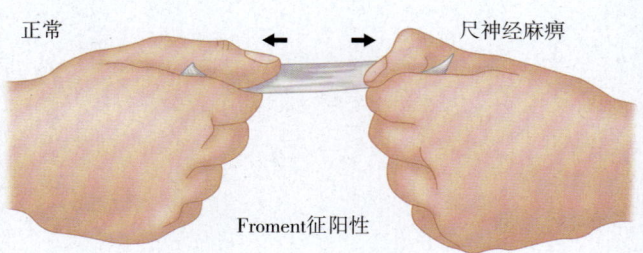

图1

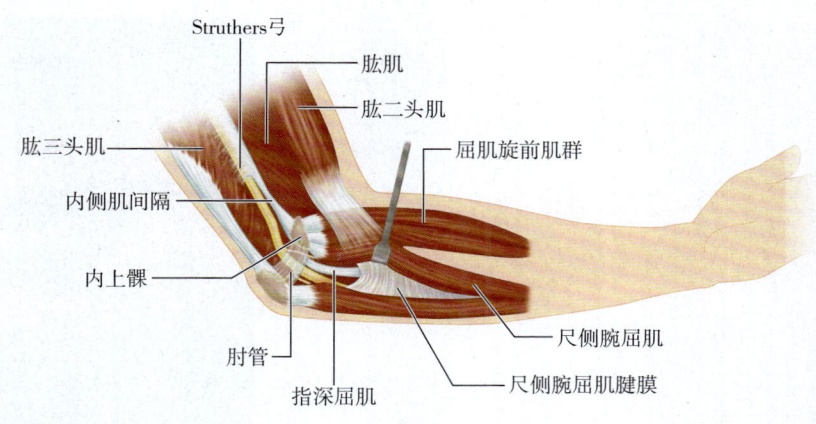

图2

手术要点

- 如果需要使用充气止血带，为保护手术区域，需将其放在高至腋窝水平。也可以考虑使用无菌止血带，但相较而言，普通止血带的安放较容易。

注意事项

- 臂内侧皮神经和前臂内侧皮神经的分支走行于手术区域皮下组织内。这些神经容易受到损伤并且术后形成痛性神经瘤，必须在手术时探查清楚并保护好。

体位

- 患者平卧位于手术台，上臂外展放在手部手术桌上。

入路 / 显露

- 沿内侧肌间隔后边缘行内侧弧形切口，向后延伸至内髁，越过尺侧腕屈肌近端。
- 切口必须达到内髁上10cm以保证肌间隔的充分显露和松解。
- 远端切口则需提供足够的显露以通过尺侧腕屈肌深筋膜追踪尺神经。

手术步骤

第一步

- 在肘上内侧肌间隔后方筋膜辨别尺神经，从间隔内仔细解剖并分离尺神经及相关的血管至约内髁上10cm以上（图3）。
- 从肱骨远端切断内侧肌间隔，分离至上髁。触诊肌间隙以确保肌间隔已完全切断，保证神经前置后神经床不存在明显的边界。

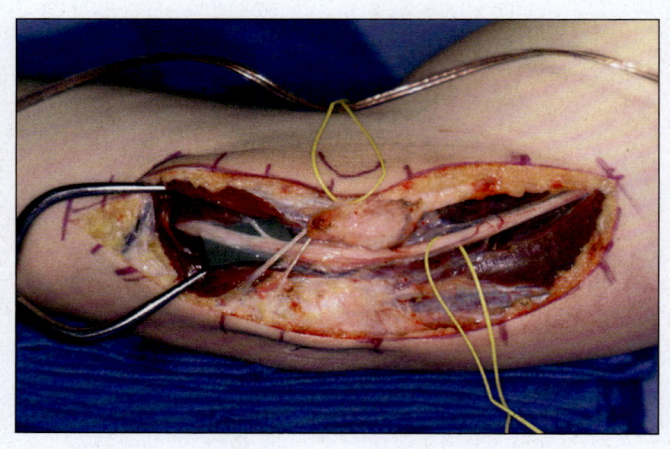

图3

手术要点

- 用双极电凝对肌间隔、内髁及尺侧腕屈肌附近区域的小血管准确电凝止血。

注意事项

- 避免行神经松解术，因为其可能会影响尺神经的血供从而导致预后不良。
- 用Penrose引流管或血管阻断带牵拉神经可以减少用金属拉钩牵拉造成神经损伤的可能性。应小心操作，避免牵拉过度。

器械/植入物

- 双极电凝。
- 引流管。

- 也应解剖并游离远端肘管处的神经和伴随的血管。
  - 尺神经的第一个分支发向肘关节，必须游离此分支以方便游离神经干。另外，也需要游离尺侧腕屈肌浅筋膜，以方便在该肌的尺侧及肱侧头之间显露尺神经远端。
  - 必须仔细辨别并保护好尺神经发入尺侧腕屈肌浅筋膜的运动支。当将尺神经前置后，将这些分支直接移位于肌腹，可以减小神经张力。
  - 对尺神经主干需行远侧转位，因为其近端穿出尺侧腕屈肌浅筋膜深筋膜后进入相对于尺侧腕屈肌浅筋膜背侧的前臂内。

第二步

- 从内侧上髁上找到屈肌-旋前肌群的起点，可在此肌群内解剖出一个间隙。可以用钝弯钳穿过该间隙，以保护正中神经。
- 然后将屈肌-旋前腱膜在起始处远端1～2cm切开，留一短袖口等待稍后修复，并用起子将肌肉翻向远端。仔细操作，避免损伤深层尺侧副韧带。在屈肌旋前肌群与尺骨之间常常有纵行的隔膜，在转位前需将其离断以免移位时导致神经扭转。

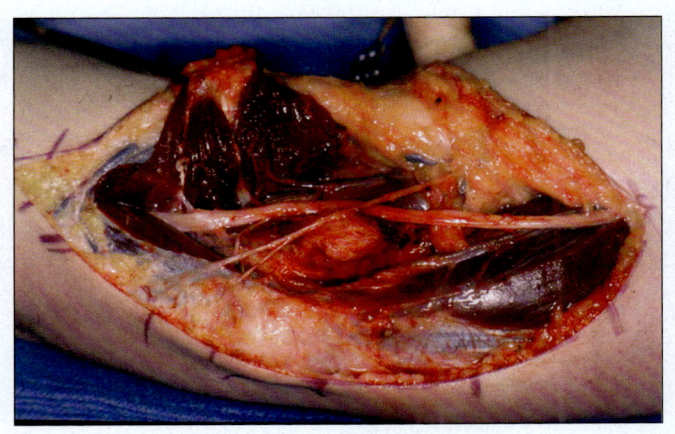

图4

手术要点

- 在修复屈肌-旋前肌群前,将尺神经移位至正中神经旁并将受牵拉的肌肉复位至其解剖位置。将肘关节完全屈伸,观察尺神经有无张力或者走行有无扭转。只有将这些操作完成后才能进行下一步操作。

注意事项

- 在翻转屈肌-旋前肌群时,注意保护好正中神经发往旋前圆肌的第一条分支。

- 将屈肌-旋前肌群向远内侧翻转直到尺神经正确移位至正中神经旁(图4)。
- 尺侧腕屈肌尺侧头和尺神经运动支之间如果有张力,在这种情况下,可以将运动支向远侧肌腹解剖以减少局部张力,也可以在接下来的操作中将尺侧腕屈肌尺骨端上移至尺侧腕屈肌肱骨端和屈肌旋前肌群前。
- 如果行皮下转位,这一步操作可以跳过,另外,也不用离断屈肌-旋前肌群。
  - 如果行皮下转位,则将屈肌-旋前肌群的浅筋膜与皮下组织缝合,形成远端一个筋膜悬吊结构,以防止尺神经回到肘管内(图5)。

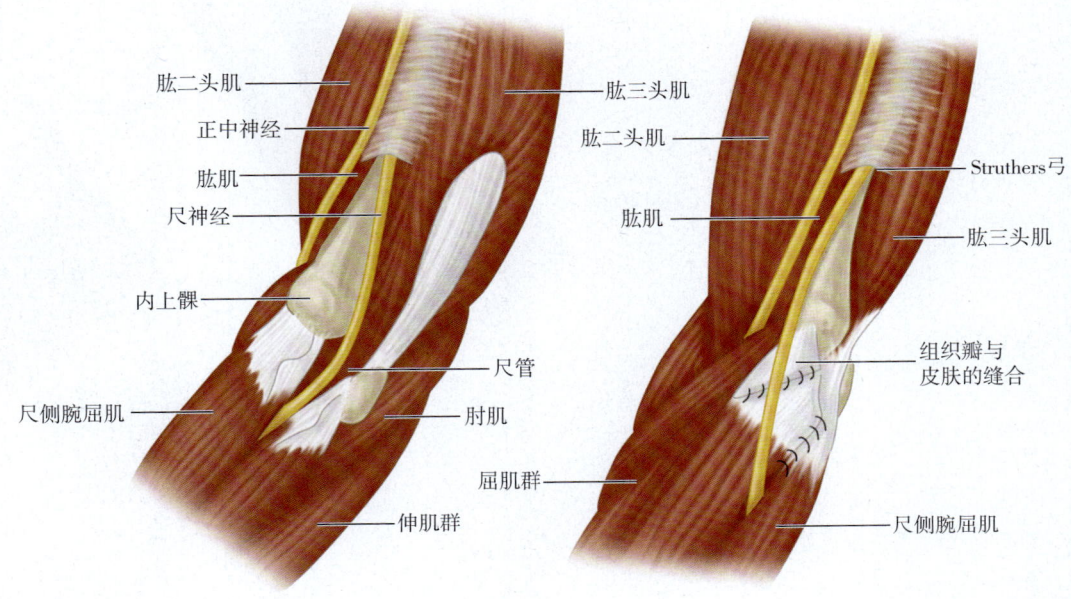

图5

争议

- 学者在行尺神经前置术上并未达到一致。此类疾病的治疗存在很多种方法，例如简单松解、内上髁截骨、皮下转位、经肌转位和肌下转位。许多外科医师支持肌下转位是因为其操作简单，且术后尺神经在肘关节受压小，但另一部分外科医师认为肌下转位适用于严重尺神经卡压病例的缓解、创伤后肘管综合征以及翻修手术。笔者倾向于做肌下转位是因为我们治疗的患者大部分神经卡压严重或者属于翻修手术。

- 此外，将尺侧腕屈肌的两个头缝合起来就可以闭合肘管。

第三步

- 应该用非可吸收线缝合切断的屈肌-旋前肌群（图 6A 和 6B）。
- 对于伴有上髁炎的病例或者为了减少屈肌-旋前肌群修复后对尺神经的压迫，常用逐步屈肌-旋前肌腱膜分段切开延长的技术。
- 在关闭伤口前，必须检查肘关节屈曲时尺神经在新的走行区内有无扭转。

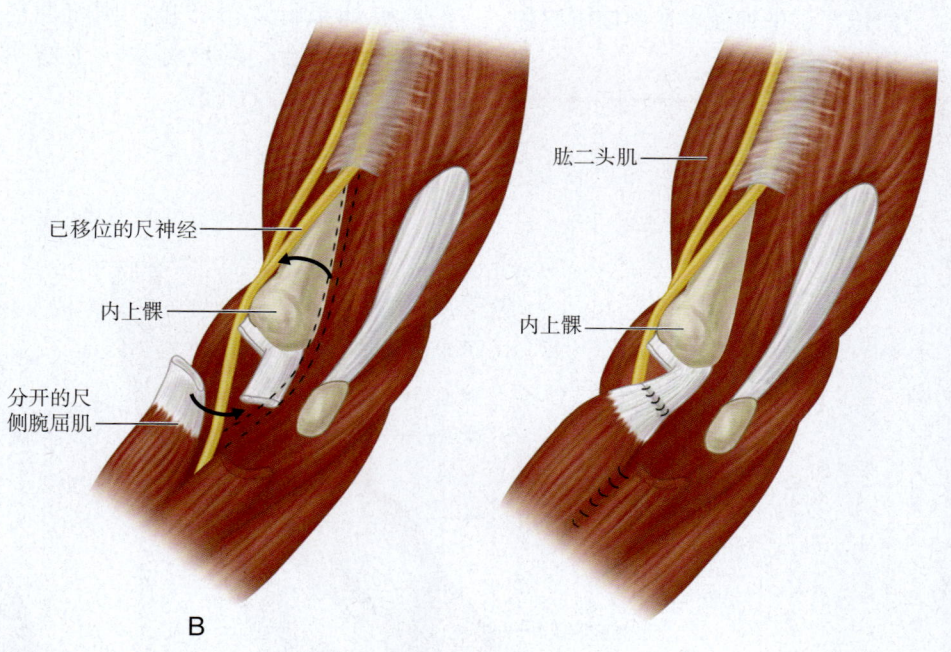

图6

- 松开止血带，仔细止血，将切口逐层闭合，留置引流管。将上臂用夹板固定，将肘关节屈曲90°，置腕关节于中立位，将前臂旋前以保护修复好的屈肌-旋前肌群。

术后护理及预后

- 当出血较少时即可撤除引流。
- 患者术后第1周摘除夹板，开始在理疗师的指导下进行早期活动康复。康复的主要目标是早期恢复前臂旋转功能和肘关节完全伸直。同期也可以开始神经滑动锻炼，可以减少神经与周围组织的粘连。术后4周内避免过度用力。

证据

Dellon AL. Review of treatment results for ulnar nerve entrapment at the elbow. J Hand Surg [Am]，1989，14：688-700.
本综述包括了1898—1988年50篇发布的肘部尺神经减压术的相关文献，共2000名患者，为手术方案选择提供了一些指导，而不仅仅单凭个人喜好。研究表明，对于程度较轻的压迫，50%的患者通过保守治疗即可获得满意疗效，而使用5种术式中的任何一种手术都能取得100%的满意结果。而对于中度压迫，肌间前置疗效最差，也最容易复发。这篇综述也提出，对于严重的尺神经卡压，最好的手术办法是神经松解加尺神经肌下前置。

Learmonth JR. A technique for transplanting the ulnar nerve. Surg Gynecol Obstet，1942，75：792-3.
这是由Learmonth讲解的经典的肌下手术技术。

Leffert RD. Anterior submuscular transposition for ulnar neuropathy at the elbow. J Hand Surg [Br]，1982，7：147-55.
本文章报道了对38名患有创伤后肘部尺神经病变的患者行肌下前置术。14名患者术前已做过尺神经病变的手术，而其他24例则没有。术后随访平均23.1个月。文中详细介绍和讲解了手术技术。手术并发症极少。没有发现明确影响预后的因素，即使患者术前有严重的肌肉萎缩或者治疗延迟，术后疗效均较满意。如果有之前手术造成严重的瘢痕和神经损伤，导致术前患者就有严重的感觉迟钝或疼痛，一般就认为术后恢复会较差。其中4名患者确诊为挤压综合征。

Mowlavi A，Andrews K，Lille S，et al. The management of cubital tunnel syndrome：a meta-analysis of clinical studies. Plast Reconstr Surg，2000，106：327-34.
不管治疗肘管综合征的广泛经验如何，目前仍未确定治疗的最佳方案。本项研究是有准确的术前、术后分期的30例研究的Meta分析。患者术前基于临床表现分为轻、中、重三组。治疗方案包括非手术治疗、手术松解、内上髁截骨、皮下前置以及肌下前置。对于轻症患者，所有治疗方案的满意度相同。内上髁截骨能够完全缓解的病例数最多，而肌下前置完全缓解的最少。采用非手术治疗的患者容易复发。对于中度患者，肌下前置最为有效，而保守治疗疗效最差。在重症患者则这些治疗方法都不足够有效，而内上髁截骨是疗效最差的。

Pasque CB，Rayan GM. Anterior submuscular transposition of the ulnar nerve for cubital tunnel syndrome. J Hand Surg [Br]，1995，20：447-53.

本文对48名患者、50个患肢进行回归性分析其肘管综合征手术治疗的情况及其决定治疗结果的因素。所有患者都行尺神经肌下前置并Z形延长屈肌-旋前肌群止点。48人中24名男性、24名女性，平均年龄42±16.4岁（5～75岁不等）。平均随访时间是58个月（12～156个月不等）。92%的患者对手术或保守治疗的结果满意，仅有8%的患者不满意。所有患者术前分级都处于一般或较差水平。84%的患者术后分级都较好，而只有16%的患者术后分级一般。在笔者的研究人群中，未出现复发或者术后分级较差者。工伤后赔偿情况与患者术后满意度或者术后分级并无明显的统计学关系。尺神经肌下前置术能够缓解肘部症状及压迫，提供患者主观满意的治疗结果。

图3、4和6A 翻印自：Fitzgerald BT,Hofmeister EP,Shin AY. Ulnar nerve transposition.In Reider B(ed).Operative Techniques:Sports Medicine Surgery.Philadelphia:Elsevier,2009:276,278,279.

55 桡管综合征的外科减压术

Eric S. Stuffmann, Zinon T. Kokkalis, Dean G. Sotereanos

注意事项

- 外上髁炎导致无法辨认神经走行的手臂痛。
- 患者和外科医师都不能明确定位疼痛和压迫的位置。
- 外科治疗前必须先试行足够的保守治疗，包括口服药物或者注射。

争议

- 对于双侧挤压综合征合并颈神经根损伤症状的患者，除了需鉴别桡管综合征，还需鉴别骨间后神经综合征。骨间后神经综合征表现为相关肌肉肌力减弱，伴或不伴前臂背侧间室肌肉萎缩，另外可能有疼痛症状。

治疗方案

- 腕部及手术伸肌和旋后肌的拉伸及力量锻炼 2～3 个月。
- 注射糖皮质激素或局麻药。

适应证

- 手臂痛并有下文所述的典型桡管综合征的表现，排除相关的鉴别诊断，保守治疗失败。

临床检查 / 影像学检查

- 如果在桡管内触诊桡神经产生相应症状，即可诊断桡管综合征。进一步确诊则需在压迫最大处局部注射 2ml 利多卡因（加或不加泼尼松龙），看症状有无缓解。
- 进一步相应的激发试验还有前臂阻力旋后试验和中指阻力过伸试验，如有疼痛即为阳性（图 1）。
- 肘关节平片（正位、侧位、斜位）可以显示异常骨性结构，如创伤后骨连接不良或者慢性桡骨头脱位 / 半脱位。
- 在罕见病例，桡神经和其骨间后分支受到肿物压迫而产生症状，例如腱鞘囊肿、脂肪瘤、炎性囊肿或者增生的类风湿滑膜。在这种情况下，术前需行 MRI 检查，明确病变性质。图 2 所示，一个 43 岁女性，因常年前臂疼痛入院。图 2A 轴位及图 2B 矢状位 MRI 示近端桡神经周围一个大腱鞘囊肿，图 2C 是术中所见。
- 在这种情况下，电生理检查并不是特别有帮助。

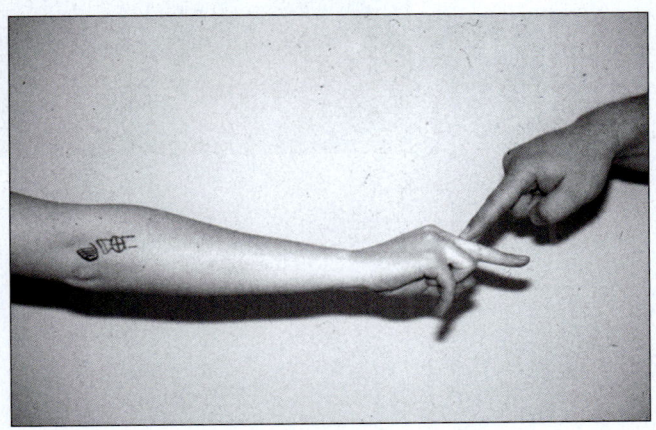

图1

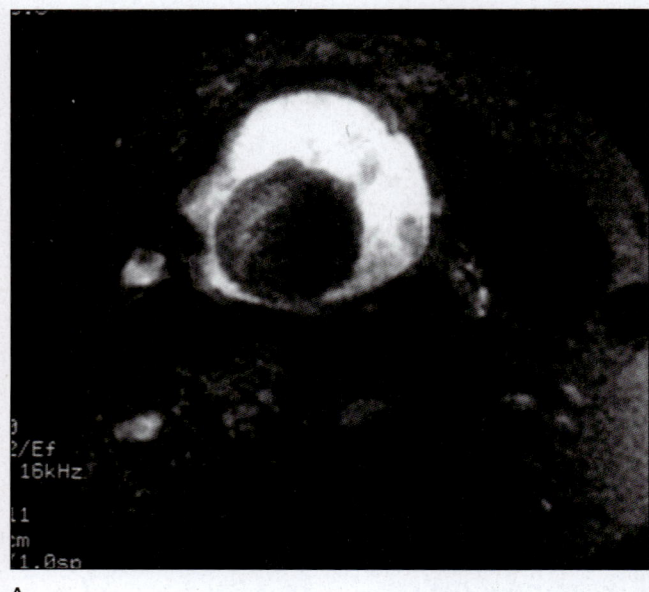
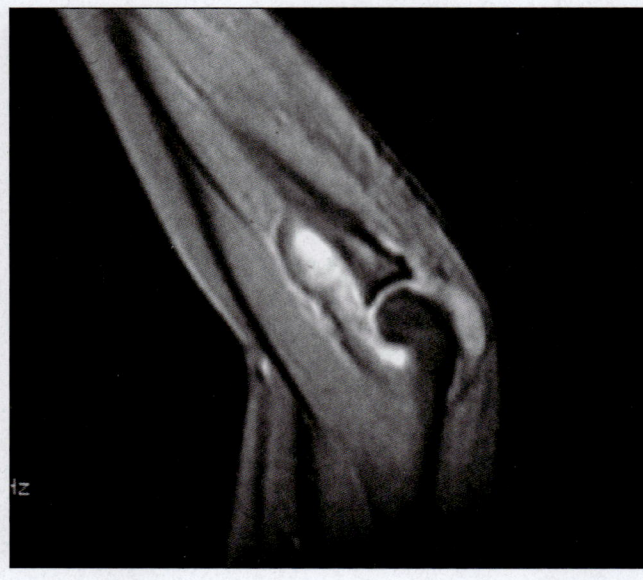

A B

C

图2

外科解剖

- 桡管是桡神经和其骨间后分支之间的潜在间隙（图3）。
  - 桡管近端是肱骨外上髁，远端是旋后肌远侧缘，外侧缘由肱桡肌和桡侧腕长伸肌及其肌腱构成，内侧缘是肱肌和肱二头肌肌腱。
  - 桡管底部是由桡骨小头关节的关节囊前壁和旋后肌深层构成，而顶部是由肱桡肌及旋后肌浅层以及连接内外侧壁的纤维束构成。
- 桡神经进入上臂前间室后，经过肘关节线前，发出分支分别支配肱肌、肱桡肌、肘肌和桡侧腕长伸肌。随后，桡神经经外上髁前方进入前臂，并发出桡神经浅支和骨间后神经。这两支神经中的一支在Frohse弓下穿出前，发出分支支配桡侧腕短伸肌。

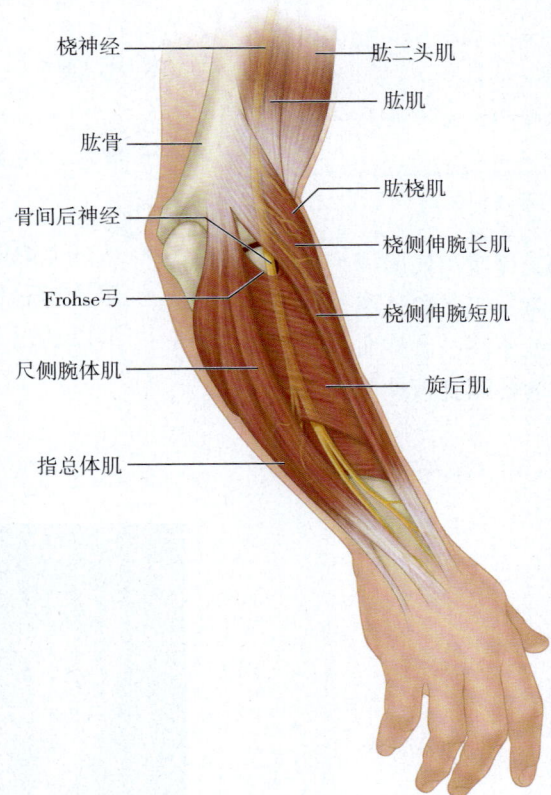

图3

- 从近到远,有可能压迫桡神经及其后方骨间分支的结构有:
  - 旋后肌近侧纤维组织,即 Frohse 弓
  - 旋后肌内的筋膜束
  - 桡侧腕短伸肌中部上边缘,和旋后肌浅层的下边缘
  - 桡骨小头关节前方纤维束,桡返动、静脉及其分支
- 桡侧腕短伸肌肌腱可能与桡管综合征和外上髁炎都相关。

体位

- 患者取仰卧位,将患肢外展于手术桌上。
- 上臂绑止血带。

入路 / 显露

- 目前存在多种手术入路。
- 包括经指总伸肌和桡侧腕短伸肌之间的 Thompson 背侧入路,肱桡肌 - 桡侧腕长伸肌肌间入路以及肱肌劈开入路。

手术步骤

第一步:入路

- Thompson 入路(指总伸肌 / 桡侧腕短伸肌)
  - 从外上髁向 Lister 结节切开 10cm 的线形切口。
  - 辨认指总伸肌和桡侧腕短伸肌之间的间隙(图 4)。指总伸肌可以通过其肌肉筋膜上的条纹图案来判断。切开覆盖在间隙

手术要点

- 术前嘱患者于肘部中立位阻力下屈曲肘关节,有助于辨别出肱桡肌,并探查出欲行手术的间隔。
- 正确的解剖间隔应让患者在阻力下屈曲肘关节来确定,并确认肱桡肌的位置。

注意事项

- 如果术前有过其他诊疗史(如外上髁截骨),外科医师可能需要改变手术入路。

手术要点

- 术中可以通过肌肉筋膜的色泽判断手术间隙是否正确。因为覆盖筋膜的厚度不同,肱桡肌的颜色要比邻近的桡侧腕长伸肌更深一些。

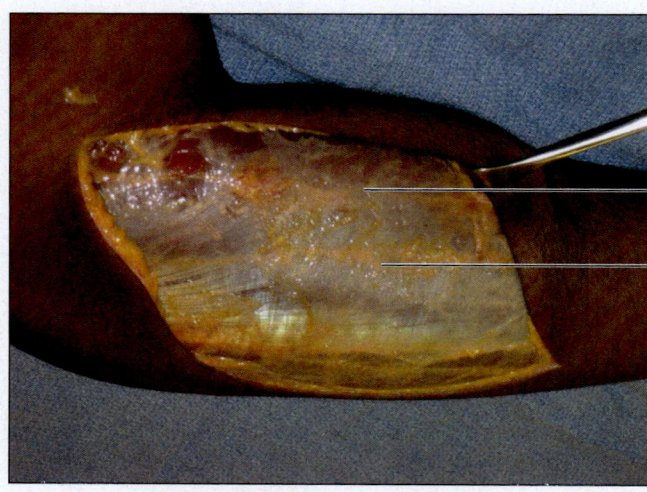

图4

上的前臂筋膜，向内解剖至旋后肌水平。可以在此水平探查到桡神经及其分支。骨间后神经则可在 Frohse 弓下探查到，其走向旋后肌深层。
- 桡神经被脂肪组织包裹，走行于肌肉纤维组织深层（图 5）。
- 如果需要，可以松解桡侧腕短伸肌以获得桡神经近端足够的显露。

■ 肱肌劈开
- 切口由桡骨小头关节近端延伸至肱二头肌肌腱远端 3cm。切开肱肌筋膜，用剪刀钝性分离肱肌肌纤维至桡骨小头。
- 小心处理桡神经周围的脂肪组织。

■ 肱桡肌-桡侧腕长伸肌肌间入路
- 在术前判断好的肱桡肌与桡侧腕长伸肌肌间隙上方切 10cm 长切口。探查并保护好间隙上方的前臂后侧皮神经。术中该间隙解剖可以通过肌肉颜色来判断，由于覆盖在肌肉上筋膜厚度不同，肱桡肌颜色要比桡侧腕长伸肌深。
- 锐性切开此间隔上筋膜，钝性分离直至桡管及内容物。

第二步：松解

■ 仔细探查桡神经及其分支、桡神经浅支及骨间后神经（图 6）。
■ 需要松解所有横跨在桡神经表面的组织，包括血管、纤维束以及桡侧腕短伸肌的纤维边缘（图 7）。
■ 远端松解后，缝合桡返血管并松解 Frohse 弓。随后处理骨间后神经，将其从旋后肌上游离出来，并松解相关纤维束，直到旋后肌远侧缘（图 8）。

手术要点

- 必须在有放大镜和充足的光线条件下进行神经解剖。
- 术后应仔细缝合桡返动脉和静脉，避免出血。

注意事项

- 该操作最严重的并发症是骨间后神经的医源性损伤。
- 应避免直接对神经进行处理。
- 术后桡神经浅支暂时性失用还是很常见的。

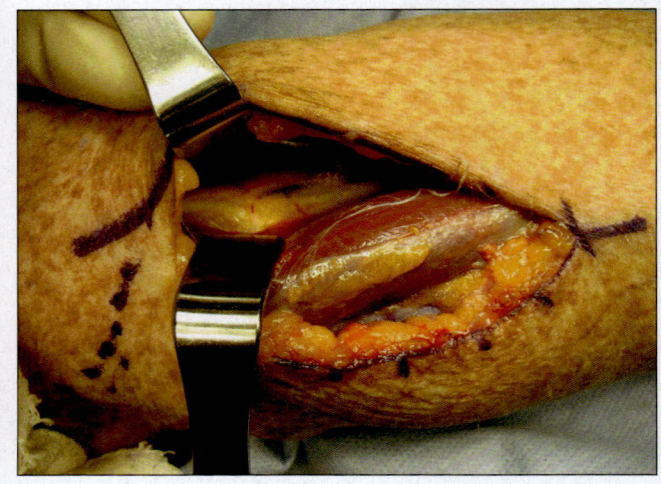

图5

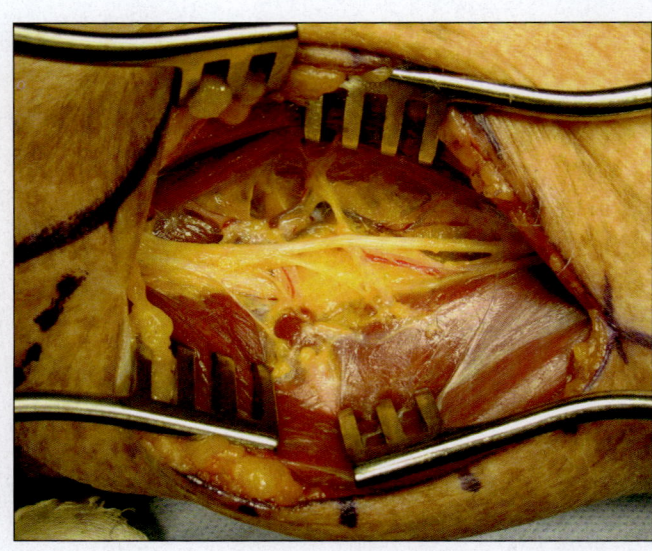

图6

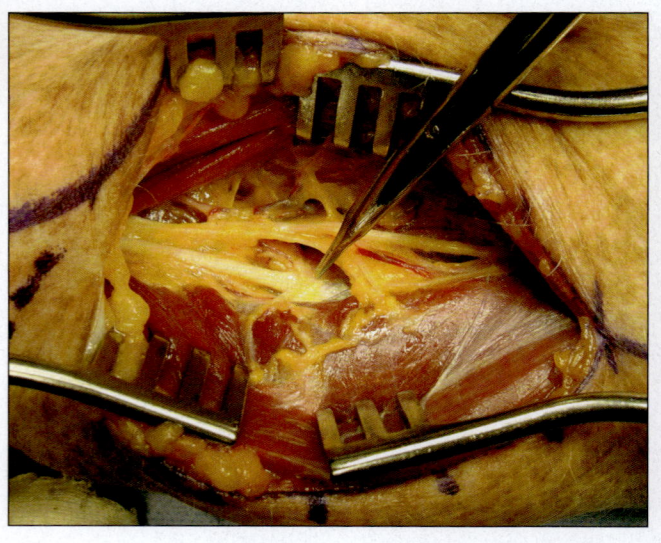

图7

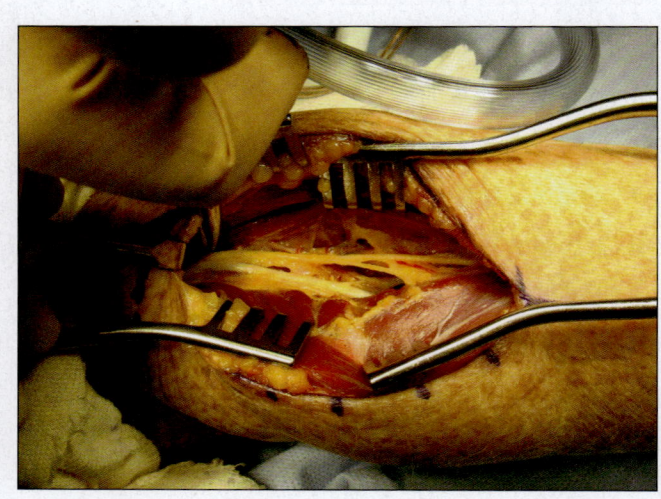

图8

第三步：切口缝合

- 闭合伤口前，松开止血带，仔细止血。
- 逐层闭合伤口。

术后护理及预后

- 将患者的肘部用软敷料包裹。术后患者可立即活动。
- 术后每天完成数次过伸锻炼，持续4~6周，主要恢复指伸肌和旋后肌的功能。

- 4～6周后，患者逐步恢复日常活动以加强上述肌肉的功能。
- 笔者所在的临床中心治疗了28位患者，其中11人（31%）发生桡神经浅支暂时性失用，1例翻修患者发生了骨间后神经麻痹（3.6%）（Sotereanos等，1999）。

证据

Jebson PJ, Engber WD. Radial tunnel syndrome: long-term results of surgical decompression. J Hand Surg [Am], 1997, 22: 889-96.

本篇文献报道了对31名患者（33个患肢）行桡管松解。根据Roles和Maudsley标准，67%的患肢有较好的治疗结果，而33%疗效一般或较差。研究表明，治疗结果与患者是否有工伤赔偿无明显关系。[IV级证据（回顾性综述）]

Lee JT, Azari K, Jones NF. Long term results of radial tunnel release—the effect of co-existing tennis elbow, multiple compression syndromes and workers' compensation. J Plastic Reconstr Aesthetic Surg, 2008, 61: 1095-9.

在本项研究中，行桡管减压的有31名患者，共33个患肢。其中25名患者的27个患肢获得了长期随访（平均57个月）。根据Ritts标准，其中18例手术（67%）疗效较好，4例（15%）疗效一般，而5例较差（18%）。相比于合并有其他神经压迫、外上髁炎或者患者已经获得工伤赔偿的情况，单纯桡管综合征患者术后预后较好。[IV级证据（回顾性综述）]

Sotereanos DG, Varitimidis SE, Giannakopoulos PN, Westkaemper JG. Results of surgical treatment for radial tunnel syndrome. J Hand Surg [Am], 1999, 24: 566-70.

这项研究汇报了对桡管综合征患者行桡管减压后的结果。根据客观标准，只有39%的患者达到了较满意的治疗结果，尽管主观评价达到了64%，有工伤赔偿的患者的预后明显要更差。

第二部分 肘关节

创 伤

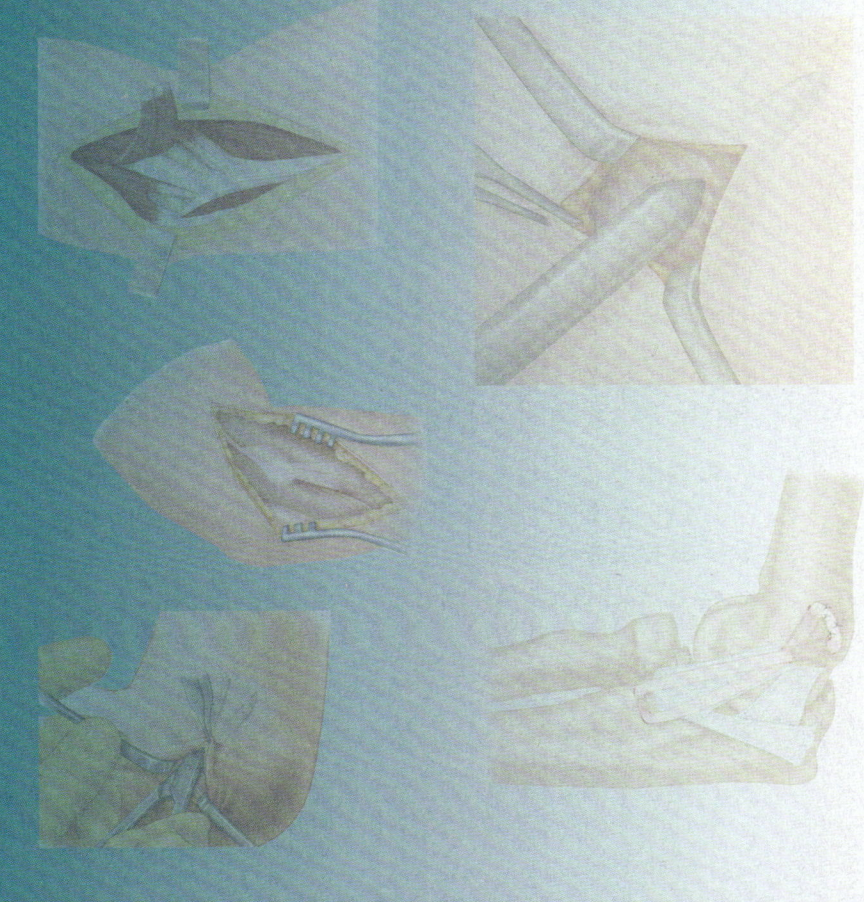

56 肱骨远端骨折，包括单独的远端外侧柱和肱骨小头骨折

Jeffry T. Watson

注意事项

- 对于单独的远端外侧柱和肱骨小头骨折来说，如果骨折类型包括内侧柱或更复杂的滑车损伤，单纯的外侧入路是不够的。

争议

- 用功能性支具治疗肱骨远端 1/3 关节外骨折可以获得较好的功能和活动。钢板固定虽然有感染和医源性神经损伤的风险，但可以提供预期效果和更快的功能恢复。
- 用"骨头包"的非外科支具固定处理粉碎的严重骨折只适用于那些要求少、不适合手术治疗的患者，目的只是尽可能减少疼痛形成功能性假关节。
- 对骨质疏松性非常靠近远端和粉碎严重的骨折应行全肘关节成形术而不是切开复位内固定术（图 1）。

治疗方案

- 对于肱骨远端骨折
  - 支具/石膏固定。
  - 切开复位内固定术。
  - 一期全肘关节成形术。
- 对于单独的远端外侧柱和肱骨小头骨折
  - 对于移位的和不稳定的骨折行切开复位内固定术。
  - 对于无移位的骨折行非手术治疗（在 3～4 周窗口期内临时固定和保护性活动）。

适应证

肱骨远端骨折

- 肱骨远端累及关节面的移位骨折。
- 有移位的关节外骨折，不能通过外用支具技术维持正常的序列和结构。
- 开放性关节内或关节外骨折。
- 合并血管损伤的骨折。

单独的远端外侧柱骨折和肱骨小头骨折

- 局限于肱骨小头（AO 分型 B3.1）或肱骨远端外侧髁（AO 分型 B1）的骨折可以用单独的外侧入路处理，从而避免了肱三头肌牵拉或鹰嘴截骨。
- 累及肱骨小头和外侧滑车脊骨折为一单独骨块。

临床检查/影像学检查

- 由于许多这类损伤都由高能量损伤所致，所以需要检查肘关节周围。近端骨干骨片特别容易刺伤肱三头肌和后方的软组织。
- 伴随的同侧肢体的损伤（腕、手）也容易由于肘关节的疼痛畸形而被漏诊。
- 近端骨片向前移位由于考虑可能损伤肱动脉和/或正中神经或桡神经而应该尽快复位。
- 近端骨块越容易向后方移位则越容易损伤尺神经。
- 必须检查和记录远端脉搏的质量和三条主要神经的感觉和运动功能。
- 常规摄标准前后位和侧位 X 线片。
  - 图 2 显示在前后位（图 2A）和侧位（图 2B）上累及双柱、关节内的肱骨远端骨折。
  - 复杂的骨折中重叠的骨块可能显示不清，麻醉下牵拉摄片有助于骨折类型的判断和固定方式的选择。

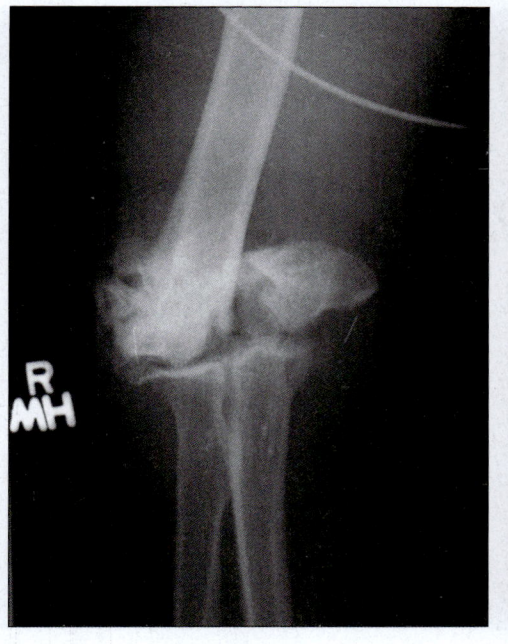 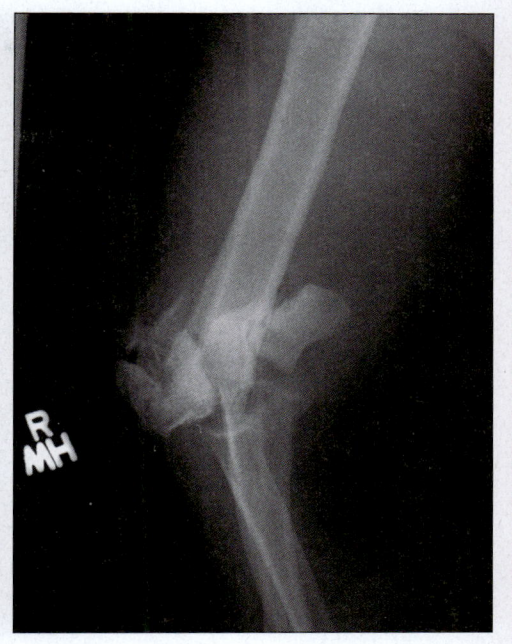

图1 A B

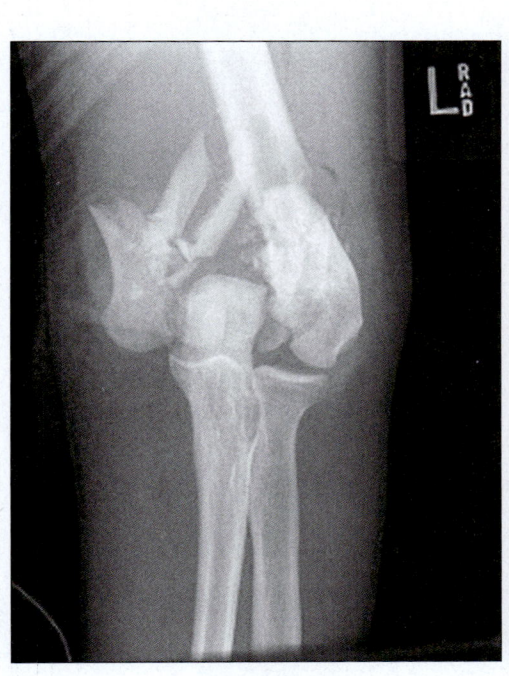 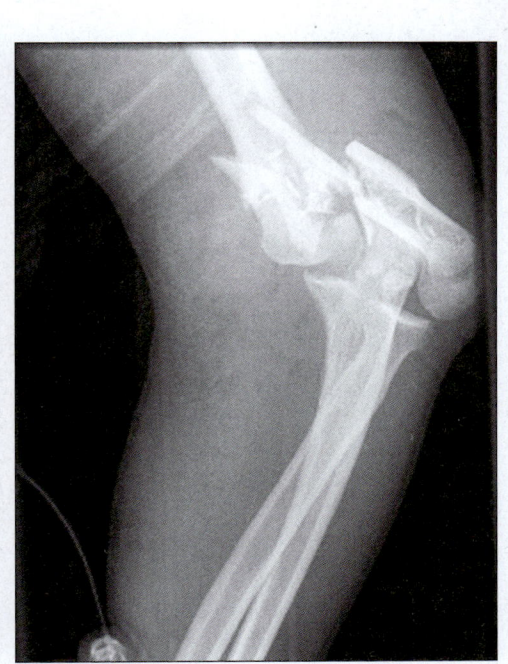

图2 A B

- 对大多数复杂的骨折，CT不大可能影响到外科手术方案的确定，因为对于大多数病例可以用相同的外科入路。但是，对于明显累及内侧滑车的肱骨小头骨折，从外侧入路处理可能不能充分显露。如果骨折只局限于外侧关节面（单独的远端外侧柱或肱骨小头骨折），CT扫描对于判断骨折移位和向内侧延伸的情况

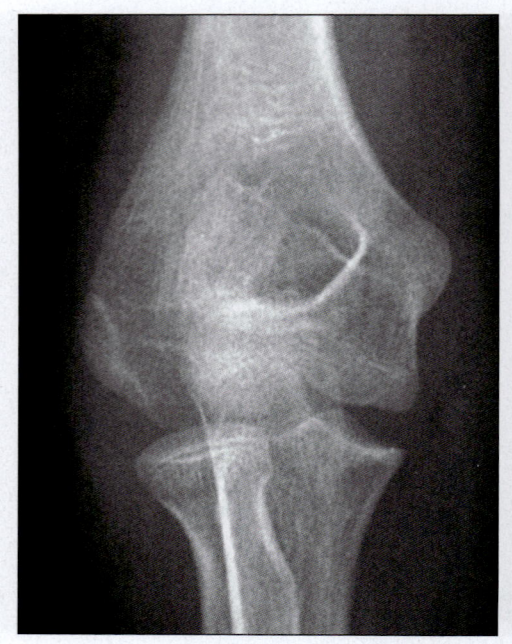
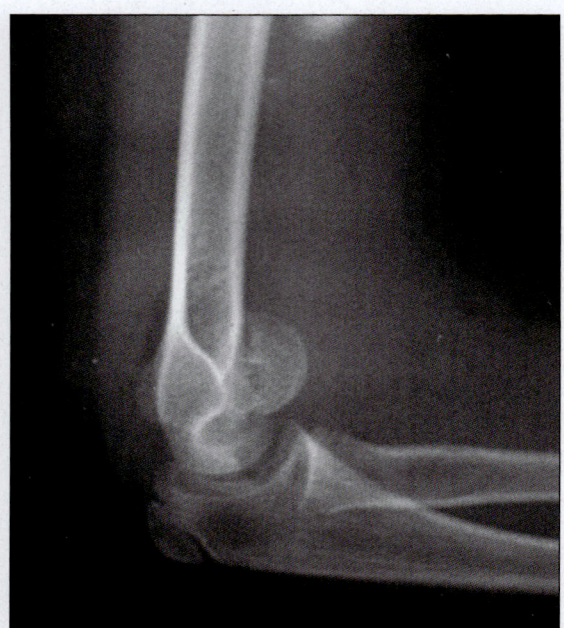

A　　B

图3

可以提供相关的细节。对单独的肱骨小头骨折应该行 CT 扫描以看清骨折是否累及滑车或内侧柱。
- 在图 3，前后位（图 3A）和侧位（图 3B）摄片显示了一个单独的肱骨小头骨折，能够通过侧方入路处理。
- 在图 4，在前后位（图 4A）和侧位（图 4B）摄片上显示明显的肱骨小头骨折，从 CT 上（图 4C）能看到累及内侧滑车。

外科解剖

- 滑车
  - 一个插入的凹槽将肱骨远端分为内外侧隆起（内侧较大）。图 5 显示去除软组织附着的尸体肱骨远端的前方（图 5A）、远端（图 5B）、后方（图 5C）像。注意轮廓以及滑车到凹槽内与外侧脊的关系。
  - 滑车关节面形成弓的角度是 270°。
  - 冠状突和鹰嘴窝分别位于尺神经沟的止点的前方和后方。

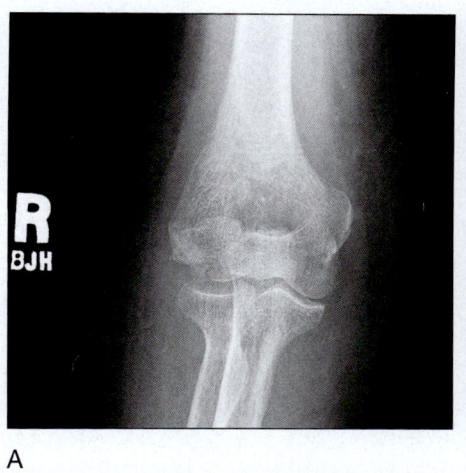
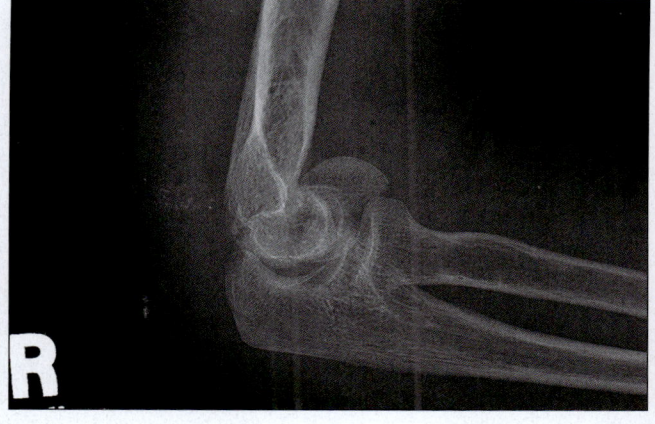

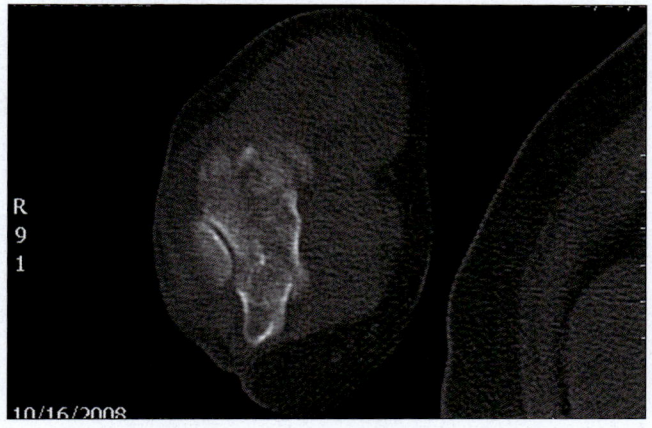

图4 C

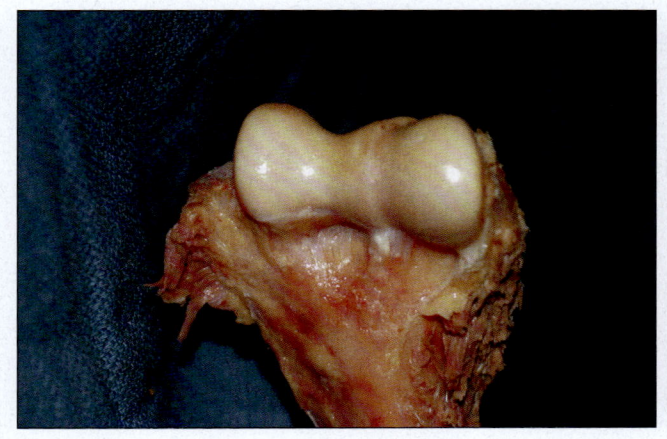
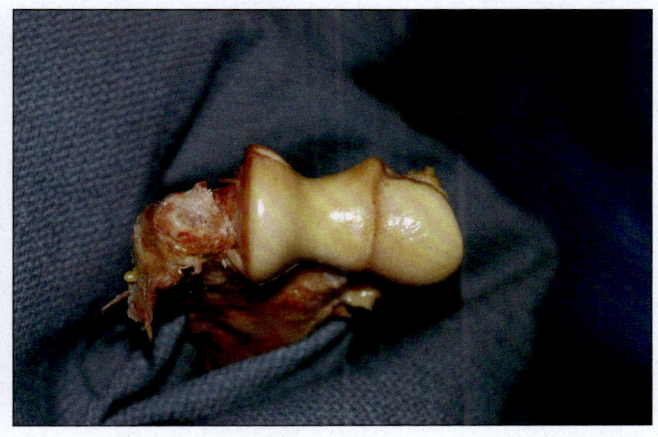

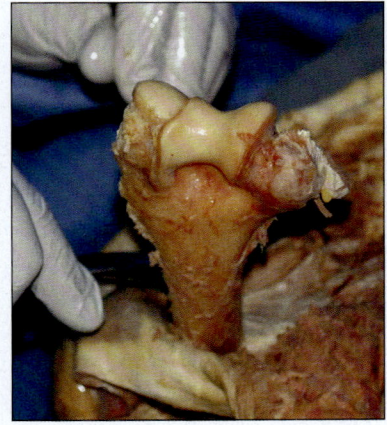

图5

- 尺骨滑车关节
  - 尺骨近端半月切迹的凸起脊在尺骨沟内滑动。
  - 这个关节维持着肘关节内、外翻的稳定性。
  - 在前方，冠状突与滑车的接触能够防止关节后方半脱位。因此，要尽可能至少保留滑车的前方部分。
- 肱桡关节
  - 这个关节是前臂旋转的平台。
  - 如果内侧副韧带或外侧滑车缺陷时，肱桡关节对外翻稳定来说是很重要的。
  - 如果发生尺骨冠状突损伤，那么完整的肱桡关节咬合能防止肘关节的后方半脱位。
- 干骺端内外侧"柱"（图 5C）
  - 这两柱骑在鹰嘴和冠状窝上，为关节承重提供平台。
  - 内侧柱止于内上髁，内上髁是非关节部分，也是内侧固定使用的平台。
  - 外侧柱止于肱骨小头，肱骨小头的非关节后表面可允许放置大多数的远端内固定物。
- 使冠状突、鹰嘴和桡骨头组成的窝中没有内固定或移位骨块对于正常的肘关节活动是至关重要的。
- 外侧副韧带复合体包括
  - 环状韧带
  - 外侧副韧带
  - 外尺侧副韧带
    - 这根韧带对于肘关节的后外侧的稳定至关重要，必须保留。
    - 它起于肱骨小头的中间部分，沿着肘关节的旋转轴线，沿旋后肌脊插入并止于近端尺骨。
- 内侧副韧带
  - 这根韧带起于内上髁侧下部分。
  - 它由前束、后束和横束组成。

- ◆ 前束维持外翻稳定，并止于尺骨近端凸起的结节。
  - 尺神经
    - 尺神经穿过内侧肌间隔，从距内上髁大约 8cm 的地方进入手臂的后方间隔。
    - 它沿内上髁的背面进入肘管，然后通过后内侧肱尺关节囊和内侧副韧带后束的表面。
    - 在肘管内，它发出可以不保留的短关节支到关节囊。
    - 通常在沿内上髁放置内固定物时推荐做尺神经的松解和前移。
  - 桡神经
    - 桡神经伴随肱深动脉沿着肱骨干后方的桡神经沟于肱三头肌的内外侧头中间走行。
    - 它在肱骨外上髁近端大概 10cm 处穿过外侧肌间隔。

单独的远端外侧柱和肱骨小头骨折

- 外侧副韧带沿旋转轴，起源于外上髁的前方和远端。如果它发生断裂必须在手术最后将其进行修复。
- 局限于肱骨小头关节面（AO 分型 B3.1）和滑车外侧部分（一些 B3.3 型）的骨折可以通过前后或后前方向的螺钉固定。
- 单独的外侧柱骨折（AO 分型 B1.1 和 B1.2）可以直接用拉力螺钉或单独的外侧柱钢板固定。

体位

- 用什么样的体位取决于选择的手术入路。
  - 对于外侧入路（在处理单独外侧髁或肱骨小头骨折时使用），患者取仰卧位并将肘关节屈曲放于小桌上通常是足够的。

- 大多数肱骨远端固定手术需要后侧入路，需要患者取仰卧位或侧卧位。

肱骨远端骨折

- 仰卧位
  - 将伤肢放置在胸前。在同侧肩胛骨后方垫高有助于使手臂更好地放置胸前，从而在肘关节固定时有更大的"工作空间"。图6显示肘关节屈曲向前，同时用Mayo支架支撑肱骨以防止下落。
  - 如果需要髂骨移植，要将需要取骨侧的髋关节垫高。
  - 外科医师团队在患肢侧。
  - 将手术台轻度向医师对侧倾斜有助于保持患肢位于胸前的位置并有助于视野的显露。
  - 仰卧位可以使患肢放置于同侧的一个短的手臂桌上，这样在需要的时候可以更容易显露内侧肘关节。术中可以在任何时候去除手臂桌而把患肢放回到胸前。
  - 平卧位也使麻醉医师更容易进行气道管理。
- 侧卧位
  - 侧卧位使肱骨后方更容易显露。

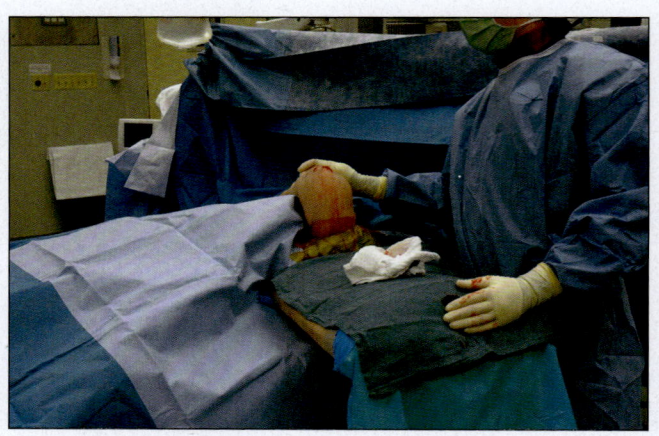

图6

手术要点

- 在准备和铺单前，要在现在的体位上对肱骨干和肘关节进行充分的X线透视检查。
- 消毒铺单的Mayo桌可以用来从对侧稳定放置在胸前的手臂。将前臂袖状包好，用非贯通手术钳将患肢固定在托盘上。另外，也可以用纱布卷环包手腕，用在小桌对侧的负重牵引来稳定患肢。
- 患者的磁条、黏合小包或稳定平台可以被用来在术中放置手术器械，因为在术中经常需要大量的器械包。

注意事项

- 对侧的腋神经和坐骨神经保护不足。
- 没有进行充分的X线放射检查，在侧卧位行透视检查时会更加困难。
- 侧卧位使用手臂小桌会阻碍肘关节过度屈曲，从而会限制前方关节骨块的显露。

- 可以将手臂包裹后放在一个臂托或支撑软垫上，这样在手术中可以为手臂提供一些稳定性。
- 推荐使用带腋窝卷的小布袋以对对侧腓神经提供保护。
■ 在绝大多数情况下，推荐使用消毒止血带而不是非消毒止血带，因为这样可以在术中随时松开调节并向近端进一步显露。
■ 铺单前麻醉医生要保证充分的气道通畅。

单独的远端外侧柱和肱骨小头骨折

■ 平卧位使用手臂小桌对于显露和固定外侧柱和肱骨小头骨折是足够的。在内侧肘关节下垫手术巾是有帮助的。

入路/显露

■ 处理肘关节骨折和不稳定的"通用"手术入路是通过后方皮肤切口掀起全厚皮瓣而对肘关节进行全方位的显露。掀起的水平可能深达沿手臂走行的皮神经，所以应避免可能引起疼痛的神经瘤。可能的后果还有由如此大的皮瓣造成的死腔、血肿和血清肿。此外，显露内侧、外侧、前方的结构还可能需要明显的牵拉，特别对于肥胖或肘关节伸直的患者。
■ 对于病变局限于内侧或外侧的患者可以分别用内和/或外侧切口处理。虽然这样可以避免造成如此大的皮瓣，但也阻碍了通过肱三头肌反射或鹰嘴截骨入路（见下文）对全部关节进行显露。

后方入路

■ 后方入路依据我们对于伸肌装置处理的不同而不同。每一种技术都对关节有不同水平的显露和潜在的术后缺点。通常的方法包括：
- 鹰嘴截骨。
- 肱三头肌劈开入路。
- 肱三头肌止点剥离入路（Bryan-Morrey）。

设备

- 侧卧位要用布袋、腋窝卷、手托或软垫。
- 平卧位要用治疗巾垫、消毒的Mayo桌。
- 平卧位可能用同侧的手臂桌。
- 对于单独的远端外侧柱和肱骨小头骨折,当两个医生显露肘关节时,小手臂桌可以提供肘关节的支撑。

- 肱三头肌止点剥离肘肌瓣。
- 肱三头肌周围(肱三头肌保留)入路。
■ 最开始的皮肤、皮下入路与所有的后侧入路是相似的。
- 在后方中线做皮肤切口,沿肱三头肌到鹰嘴的顶点,从此点可以向内或外偏移延长。切口沿尺骨近端皮下隆起向远端延长。
- 全厚皮瓣近端深至肱三头肌筋膜,远端深至前臂筋膜。
- 沿肱三头肌内侧边缘可触及尺神经,向后至内侧间隔,拨开浅筋膜后可看到尺神经(图7A)。
  ◆ 如果神经可能被累及(推荐后内侧关节囊切开或沿内上髁放置内固定),就应该把神经从肘管中游离出来。肘管上的筋膜(通常指Osborne束)沿尺侧腕屈肌远端两头间的腱膜被切断。
  ◆ 从近向远分离游离神经可以看清并保护尺侧腕屈肌的运动支。进入到后内侧关节囊的短关节支(图7B)可以被切断以释放尺神经,肘管远端部分的多条神经分支可以用双极电凝钳结扎。

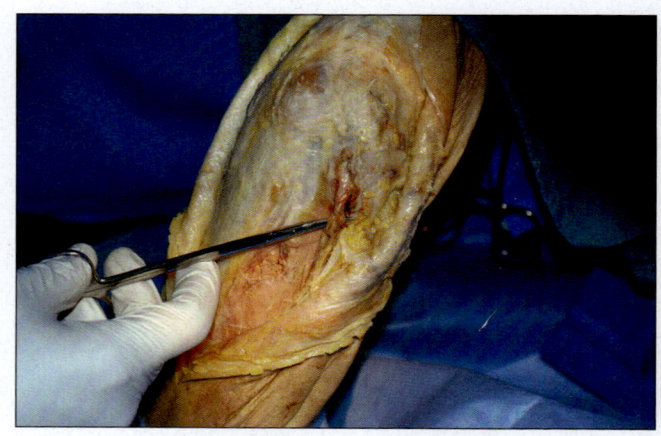
A

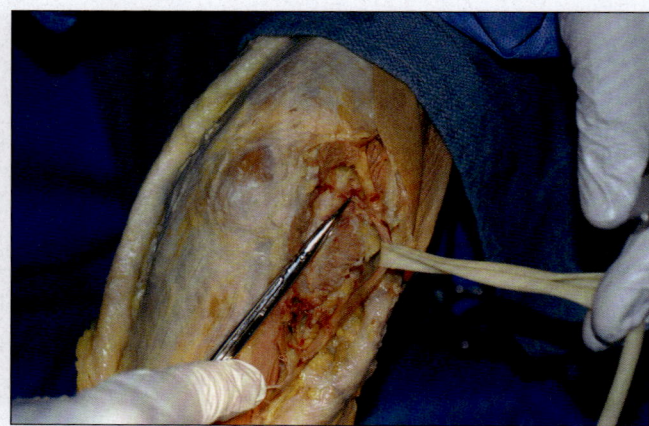
B

图7

- 切开内侧肌间隔的远端部分,因为它会约束或压迫前移的神经。
- 处理在内侧旋前屈肌起点上的全厚皮下皮瓣以便在手术结束时放置神经。
- 显露肱三头肌的内外侧边缘,将远端部分从肱骨后方骨脊上锐性分离。可以从近端骨上分离肌肉,一直到远端止于鹰嘴连接的地方(图8)。桡神经位于肱三头肌内外侧头间的沟内。它在外上髁近端10cm的地方穿过外侧肌间隔,其正常的解剖距离在骨折的情况下可能会缩短。

■ 鹰嘴截骨
- 鹰嘴截骨可以为骨折复位和内固定放置提供更好的视野。通过此入路(图9A和9B)可充分显露肱骨干骺端并显露关节面前面的大部分。此外,由于截骨块从肱骨远端表面"掉下",手术过程中不需要时可对尺骨近端进行辅助牵引。
- 可能的缺点包括鹰嘴不愈合,及需要全肘关节成形时,放置尺骨部分有困难。此外,截骨后用来固定的内固定物经常有症状,需要取出。

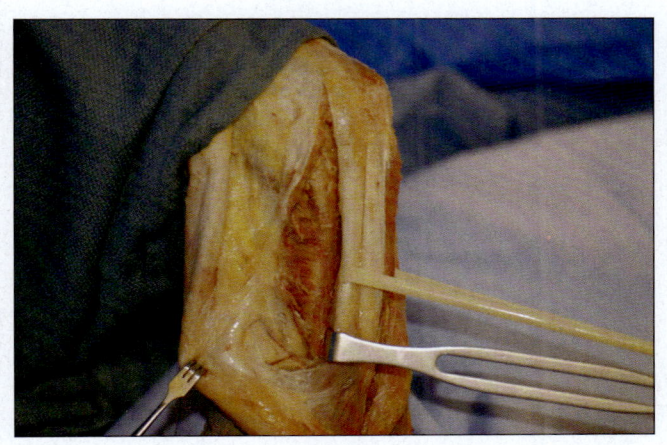

图8

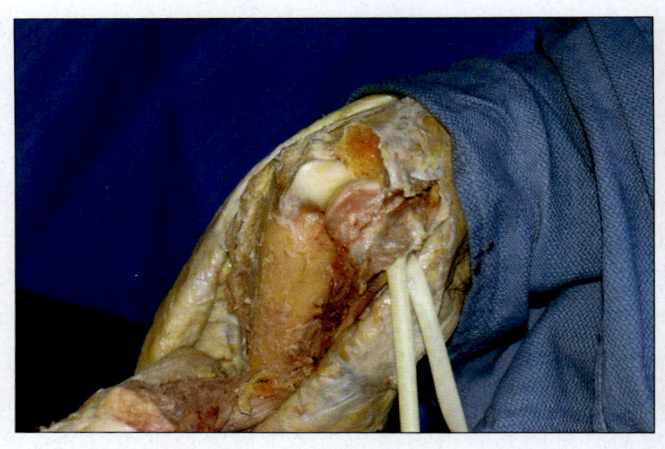
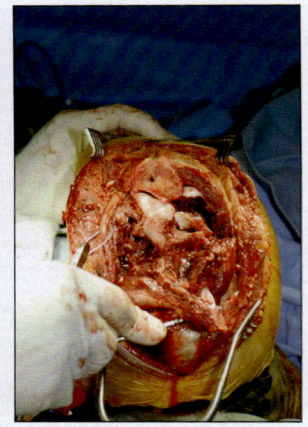

A　　　　　　　　　　　　　　B

图9

- 在之前描述后方入路和尺神经游离后，在肱尺关节的内尺侧行后方关节囊切开术，显露半月切迹中间的"裸区"。在这个水平行截骨术切开关节面。
- 在实际行截骨术之前，先临时用任何固定物固定都是有用的：克氏针、髓内加压螺钉或后方钢板。这使内固定物在最后关闭的时候有助于解剖复位。
- 用薄摆锯片在后侧皮质嵴形的远端顶点处截骨，在快穿透关节面的时候停下来（图10A）。
- 用骨刀完成截骨，在裸区水平打透留下的软骨下骨和软骨（图10B）。这会在关节面上造成小的凸起，有助于加强解剖复位和修复时的旋转稳定性。
- 将肱三头肌附着的近端骨块提起，以显露后方关节面和肱骨皮质。
- 这个入路与TRAP（肱三头肌剥离，肘肌保留，triceps-reflecting，anconeus-preserving）的不同包括肘肌包含近端骨块，从而避免了这块动力稳定肌肉的去神经支配。

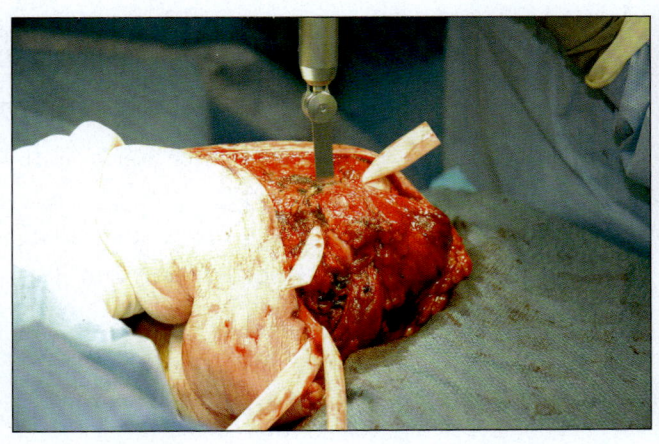
A

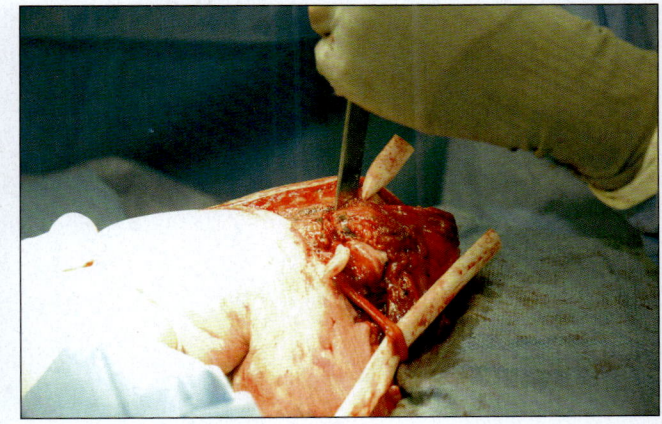
B

图10

- 切开后关节囊后,在肘肌与尺侧腕伸肌之间切开筋膜至肘肌于尺骨的止点(图11A)。
- 从尺骨的止点上分离肘肌,在截骨水平的近端保护近端起点(图11B)。

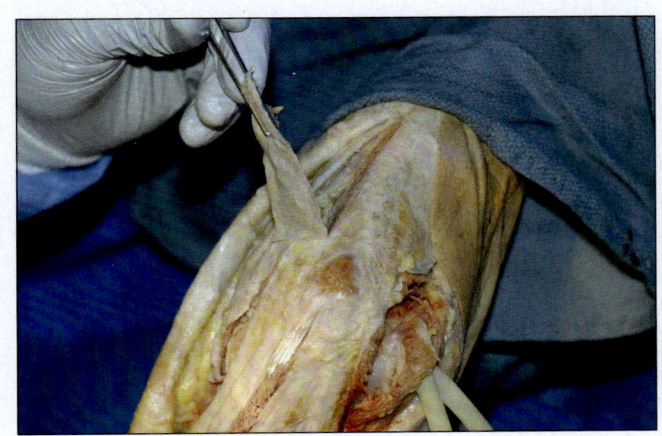
A

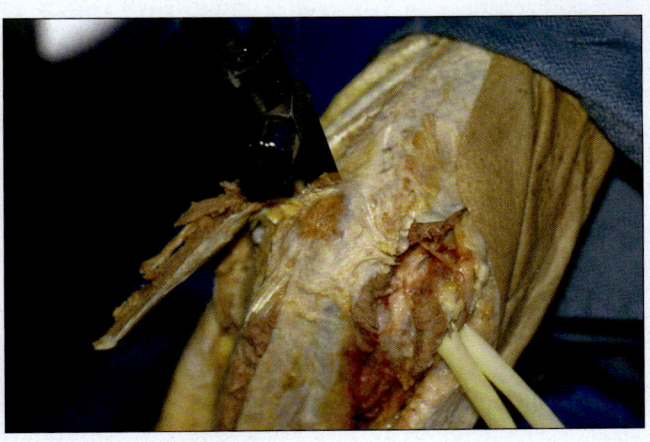
B

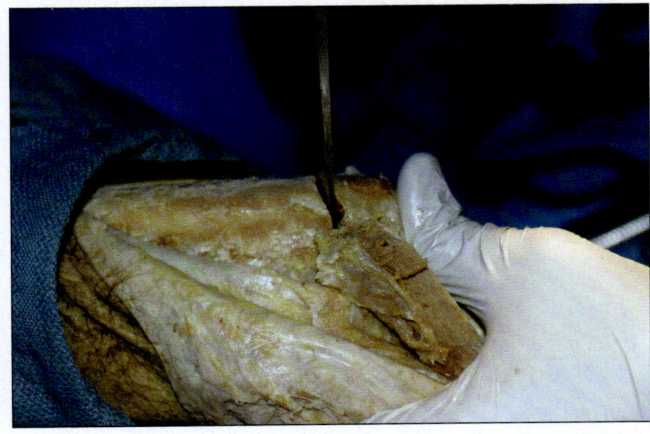
C

图11

- 在把肌肉从尺骨和关节囊的下面分离后，截骨完成，将肌肉连带着肱三头肌和尺骨近端骨块向近端剥离（图11C）。
- 为显露和达到并固定前方关节面骨块可能要松解侧副韧带（内侧和外侧）（图12A-C），在手术最后可以用缝线锚或钻孔的方法在解剖位置上修复。
- 肱三头肌劈开入路
  - 这个入路是把肱三头肌腱全层从中线劈开直到尺骨的止点，对后方关节囊和近端尺骨进行充分显露。
  - 分开近端肌肉以显露肱骨后方皮质，但此入路由于受桡神经限制而向近端延伸困难。

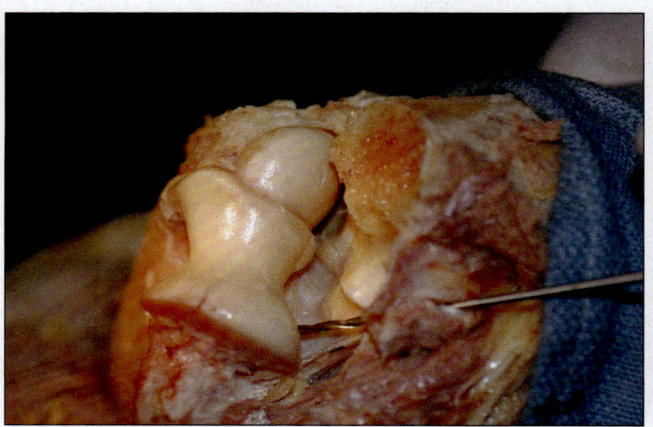

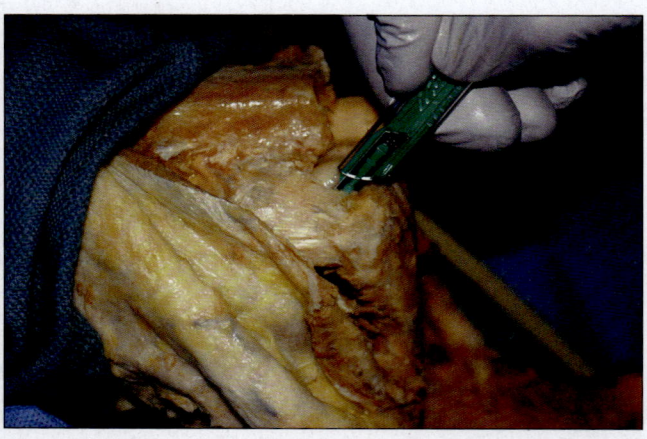

图12

- 向远端劈开肌肉达近端尺骨，用贴骨膜把两束向两侧剥离。
  - 剥离内侧束时要仔细看到和保护好尺神经。
- 关闭伤口前，为显露关节而从髁上剥离的任何韧带组织都要用打骨洞或不可吸收缝线锚（#0 或 #2）的方法进行解剖修复。
- 手术最后要用不可吸收线修复肌腱。通过近端尺骨横行打孔而放置缝线有助于将修复的组织稳定于尺骨上。
- 术后，患者应避免肘关节过度屈曲（>90°）或用力伸直至少6周。

■ 肱三头肌剥离入路
- 这个入路在切开内侧关节囊后从近端尺骨上剥离整个伸肌装置。
- 游离尺神经和把肱三头肌从肱骨后方皮质上剥离后，锐性把肱三头肌腱、尺骨骨膜和前臂筋膜从鹰嘴上剥离，这是一个连续相邻的袖状组织，起源于近端尺骨筋膜并沿尺侧前臂走行（图 13A 和 13B）（必须用锋利的刀片小心从尺骨止点分开 Sharpey 纤维，避免在肱三头肌腱上造成孔）。将整个伸肌袖向外侧抬起，显露尺骨近端和远端肱骨。

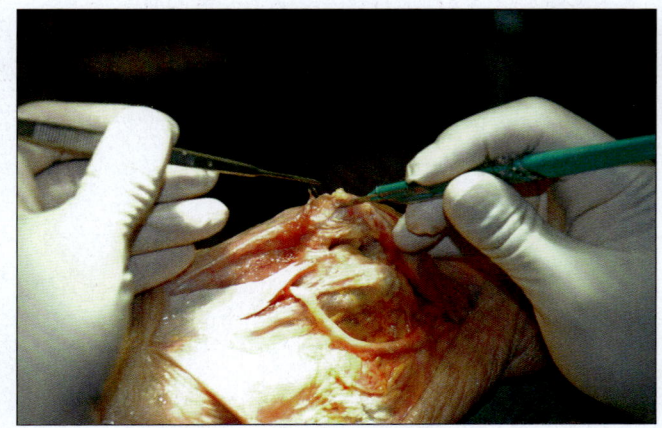 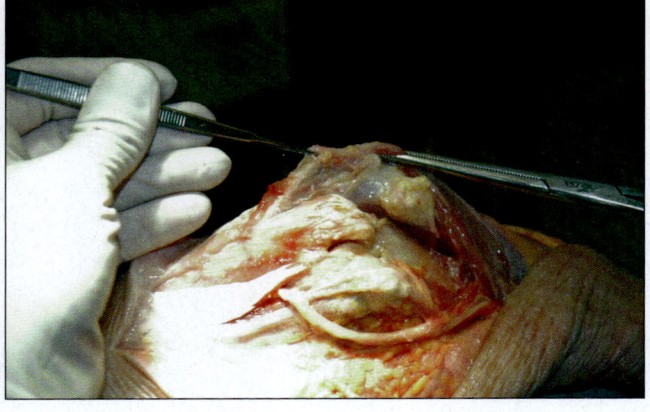

A   B

图13

手术要点

- 在显露和骨折显露时，止血带是有用的，特别在显露和游离正中神经时。在对近段骨折进行固定时可以放开止血带。

- 鹰嘴截骨术忽略了完整的近端尺骨对于滑车沟的压迫分离作用，因此有利于内外侧骨块的复位。而且，需要剥离侧副韧带以显露尺骨近端，或让助手支撑前臂以减轻尺骨对于滑车沟的压力。

- 桡神经可能被臂外侧皮神经局限于后外侧，它由桡神经分出，出现在外侧肌间隔的后方。

- 对于单独的远端外侧柱或肱骨小头骨折，如果需要进一步显露关节面，锐性剥离肘关节外侧副韧带尺骨部的起点是有益的。手术最后需要用钻孔或缝线锚的方法用 #2 或 #5 编织线解剖修复韧带起点。

- 此外，也可以用薄骨刀从鹰嘴尖上剥离肌腱，以减少在肌腱上不小心造成孔的可能性，并在接下来的修复中加速骨与骨间的愈合。
- 为显露近端尺骨和尽可能显露关节可能需要剥离侧副韧带的起点。但在最后一定要修复侧副韧带的起点。
- 固定骨折后，在尺骨上钻孔造成一个直径 2mm 的钻洞，通过它用不可吸收性缝合线（我推荐 #2 或 #5 纤维线）将肌腱修复于近端尺骨。
- 为保护修复效果，要防止肘关节用力伸直或过度屈曲至少 6 周。

■ 肱三头肌周围入路

- 除了将肌肉的内外侧部分从后方肱骨皮质上分离抬起外，肱三头肌还可以被保留。把肌肉的中央束向肱骨近端提起，小心勿伤到桡神经。
- 虽然这个入路可以避免肱三头肌营养不良、截骨后不愈合或尺骨后方固定后不适，但它对关节面的显露是明显有限的。
- 这个入路推荐在大多数的简单骨折中使用，如关节外骨折或简单的肱骨髁间劈裂骨折。
- 如果需要可以剥离侧副韧带起点，抬起肱三头肌前臂从而显露肱骨干骺端和关节面。
- 在手术结束时需要解剖修复侧副韧带起点并保护修复。

外侧入路

■ 对于外侧髁或肱骨小头单独骨折，必要时延长侧方切口和关节显露可以为外侧关节固定和侧柱钢板放置提供充分的视野和空间。

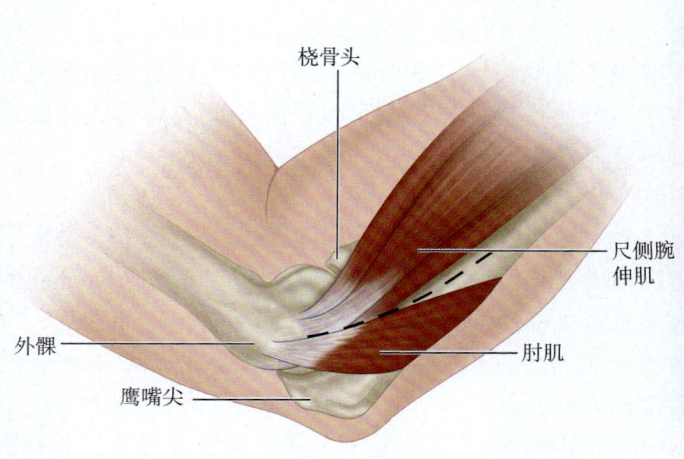
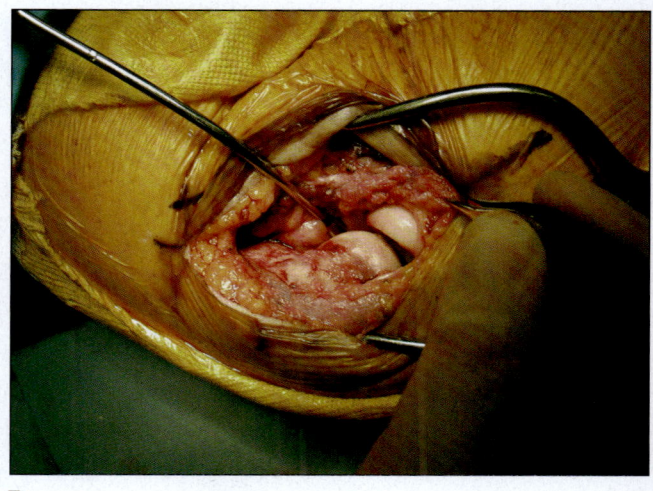

图14

注意事项
• 使用厚的摆动型锯片穿透关节会造成一个宽的裂痕,既而导致截骨处的骨丢失。修复时,这会导致尺骨半月切迹变窄和肱尺咬合关系的不合。
• 对于单独的远端外侧柱或肱骨小头骨折,如果不是必须对内侧关节面进行更大的显露,要避免对于外侧副韧带尺骨部在外侧髁前方及远端的不经意剥离。

- Kocher 入路
  - Kocher 入路的间隙是在尺侧腕伸肌和肘肌之间(图14A 和 14B),有时可以在两块肌肉间看到小的脂肪间隙。在间隙的远端可以看到旋后肌纤维横在桡骨颈处。沿外侧髁至肘肌远端止于尺骨处切开筋膜。
  - 为避免破坏外侧副韧带尺骨部的起点(图15;红色标记),要从肱桡关节的冠突中线近端切开关节囊,从外侧副韧带起点向桡骨颈延伸。如果需要更大的显露,可以切开环状韧带。

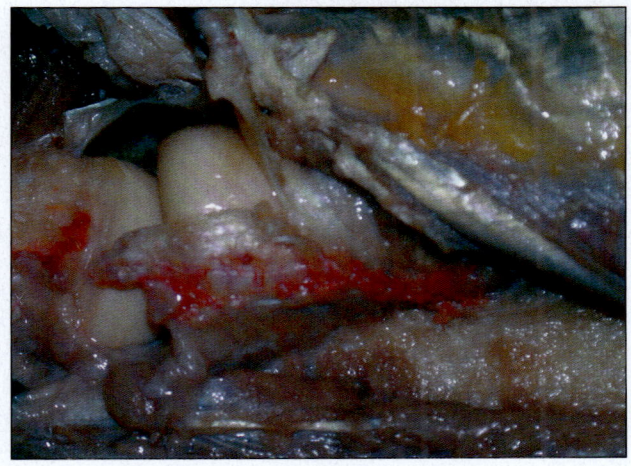

图15

设备

- 用于鹰嘴截骨的。
- 最后修复截骨可以用 6.5mm 或 7.3mm 直径带垫片的空心螺钉、18 标准张力带、0.045 英寸克氏针或预弯好的鹰嘴钢板。
- 2mm 钻头钻孔，缝线间断穿过，用 2 号或 5 号不可吸收性缝合线缝合修复肱三头肌腱附着点和侧副韧带。
- 也可用带 2 号或 5 号不可吸收性缝合线的缝合锚修复侧副韧带。

- 将前臂旋前可以最大限度地降低手术刀伤和骨间背神经之间的距离。骨间后神经沿桡骨颈位于旋后肌肌腹间。
- 前方关节囊的外侧可以从肱骨侧方锐性分离以显露外侧关节面。为了对外侧柱进一步显露可以沿外侧髁上嵴的边缘向近端延长切口。

■ Kaplan 入路

- Kaplan 入路与 Kocher 入路类似，可以显露外侧髁和关节面。但如更向前劈开伸肌肌肉，如果需要的话，可以比 Kocher 间隙更大地显露桡骨颈（图 16A）。
- 将前臂置于旋转中立位，从外上髁至 Lister 结节做 4cm 长的皮肤切口。
- 对于 Kocher 间隙来说，切口基本上将肱桡关节对分，但利用桡侧腕长伸肌和指总伸肌之间的间隙。可以在桡侧腕长伸肌肌肉部分起于髁上嵴边缘处和后方指总伸肌更多的腱性部分之间找到此间隙。桡侧腕短伸肌在此间隙的深层，并覆盖关节囊（图 16B）。
- 切开间隙下面一层就是关节囊，使前臂旋前从而避免损伤骨

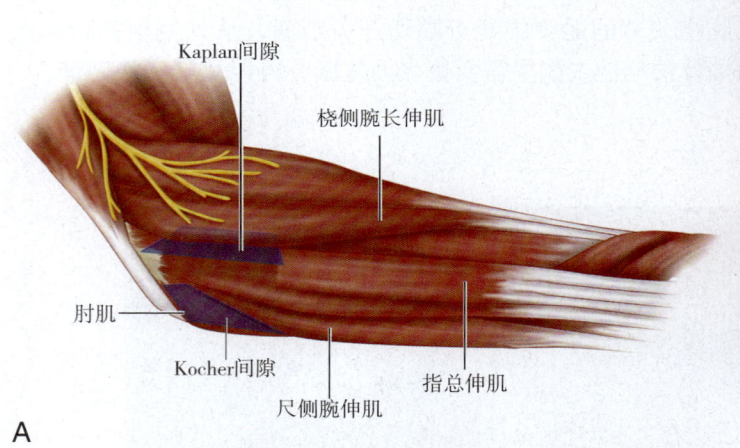

A

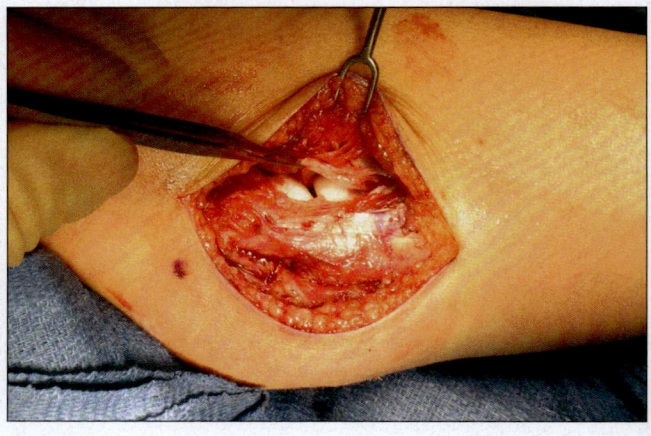

B

图16

间背神经。向远端切开环状韧带显露桡骨颈。也可以切开旋后肌，但要小心骨间背神经，因为它经常在肌肉中走行。
- 相对于 Kocher 间隙，Kaplan 入路可以向近端延长到外侧髁上嵴以显露外侧柱。

手术步骤：肱骨远端骨折

第一步

- 肱骨远端骨折的治疗策略是使用稳定的对近端内外侧柱的固定以保持及稳定关节外形，以允许早期活动。
  - 以前，由于远端骨折粉碎、骨质疏松以及可选择的内固定方式受限，使我们很难达到需要的治疗效果。在髁上的水平经常出现内固定失效，因为那里的骨质更薄，很难获得对远端稳定的固定。
  - 为保护对关节边缘的固定而延长制动时间经常导致关节挛缩。
  - 最通常的治疗策略是先把远端关节平面对好并临时固定，然后再使用最终的远端固定和加压侧柱钢板将远端关节平面"对接"到肱骨干骺端上。

> **器械/植入物**
> - 远端固定不足通常是失败的原因之一，所以现在不同内固定制造商提供的肱骨远端钢板在远端设计了更多的螺钉孔，包括锁定与非锁定（图17）。
> - 如果没有这种钢板，也可以用 3.5mm 重建板（推荐锁定板）沿内外侧柱形状预弯后使用。但是，它们通常不会在远端提供很多的固定钉孔。

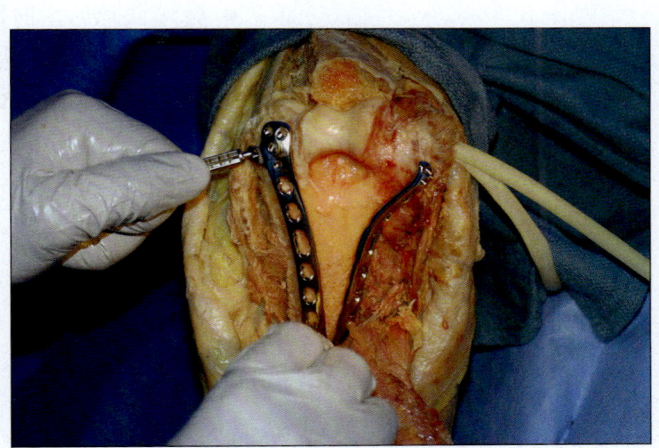

图17

> **争议**
>
> - "90-90"固定方式是AO/ASIF组织一直推荐的标准固定方式，它意味着侧柱钢板的方向是沿肱骨彼此垂直的（内侧钢板在矢状位，外侧钢板在冠状位）。但是，每当肘关节屈曲外展时，肱骨远端承受的内旋力量将外侧柱从由后向前固定的内固定物上拉开。外侧钢板位置如果更接近矢状位，从而使螺钉横行穿到远端骨块的内侧，那么将获得更大的稳定性。应注意的是，由于一些组织提供后方侧柱钢板，那么远端的锁定钉孔的方向要能够倾斜以达到坚强的固定。

- O' Driscoll（2005）提出了治疗肱骨远端双柱骨折的指导建议。虽然当遇到具体的骨折时并不是每一条建议都是有效的，但是在治疗过程中的牢记原则是有用的：
  - 固定远端骨块的每枚螺钉都应该穿过一块钢板。
  - 螺钉应该在对侧的钢板上固定骨块。
  - 应该从钢板到骨块尽可能多地打入螺钉。
  - 每枚螺钉应该尽可能长。
  - 每枚螺钉应该固定尽可能多的关节骨块。
  - 远端骨块上的螺钉应该相互交叉。
  - 使用侧柱钢板以达到关节骨块在髁上水平的加压固定效果。
  - 在骨折愈合前，钢板要足够坚强不能失效。
- 其他的修复技术是通过一个上面提到过的后方入路对双柱骨折进行后方显露。对于更加复杂的骨折，鹰嘴截骨入路可以提供更加全面的显露。

第二步

- 平片经常会低估关节面粉碎的程度。外科医师一定要避免立刻试图移动松动骨块和把它们往回重装。在活动（或移动）骨块前，要注意它们在原位与其他骨块和侧柱的关系。
- 冲洗时用锐口刮匙或小刮匙清除关节和关节骨块表面的血肿。
- 用临时克氏针将骨块固定在相对于骨折坎和髁的解剖位置上。
- 鹰嘴截骨后，前臂从肱骨脱离，会通过侧副韧带把内外侧髁骨块拉开。这需要助手中和这个力量，或把前臂临时固定在Mayo桌上，直到关节平面上的骨块被临时固定好。

> **注意事项**
>
> - 要避免使用通过粉碎关节面骨块的横行拉力螺钉，因为这会产生压力而改变关节面的解剖外形（不能使关节凹陷变窄）（图19）。
> - 最开始固定关节面时要避免使用螺钉。没有通过侧柱钢板放置的螺钉会阻碍后期需要放置的重要内固定物的空间。

> **器械/植入物**
>
> - 0.035英寸或0.045英寸的临时光滑或永久螺纹针。
> - 小的埋头或无头的加压螺钉。

- 在严重粉碎的情况下，要最小保证前方关节面的完整。至少，要使肱骨内侧滑车和外侧隆起或肱骨小头保持稳定。如果内侧副韧带缺失，就需要保持完整的肱桡关节对合关系。桡骨头或截骨截下的鹰嘴/冠状突骨块要抵住关节面作为复位的模板。
- 对于更小或薄的骨软骨块，如果不能最终用通过钢板的螺钉固定，那么就需要通过埋头螺纹针或加压螺钉固定。但是，使用时应尽可能保守，因为如果在远端关节平台处特别长久放置内植物，会影响到那些通过侧柱钢板（将关节远端稳定到近端骨块）远端部分重要螺钉的排列。特别是无头或标准加压螺钉外形较大，可能会阻碍以后螺钉的放置。如果有可能，最好在放置好远端通过钢板的螺钉后再放置埋头的内植物。
- 可使用埋头螺纹针作为永久的固定方式固定小的或薄的骨软骨块。一般推荐使用0.045英寸或0.062英寸的克氏针。
  - 将骨折块固定在适当位置时，将克氏针以撤出关节腔的角度且不在关节下顺行穿过关节面（图18A；画黑墨水的是骨折线）。将螺纹针进一步穿过骨折，放在不会影响活动或损伤神经和血管结构的安全位置。
  - 当克氏针穿透对侧皮质时，把它反钻直到它很好地位于关节面下，依旧把持着薄的关节软骨下骨块（图18B；画黑墨水的是骨折线）。
  - 然后剪断克氏针，显露出足够的长度以便在需要时容易拔除（图18C）。作者倾向于把克氏针留在皮质外至少5mm以便最后可以用持针器拔除。与全肘关节成形不同，这样的方案可

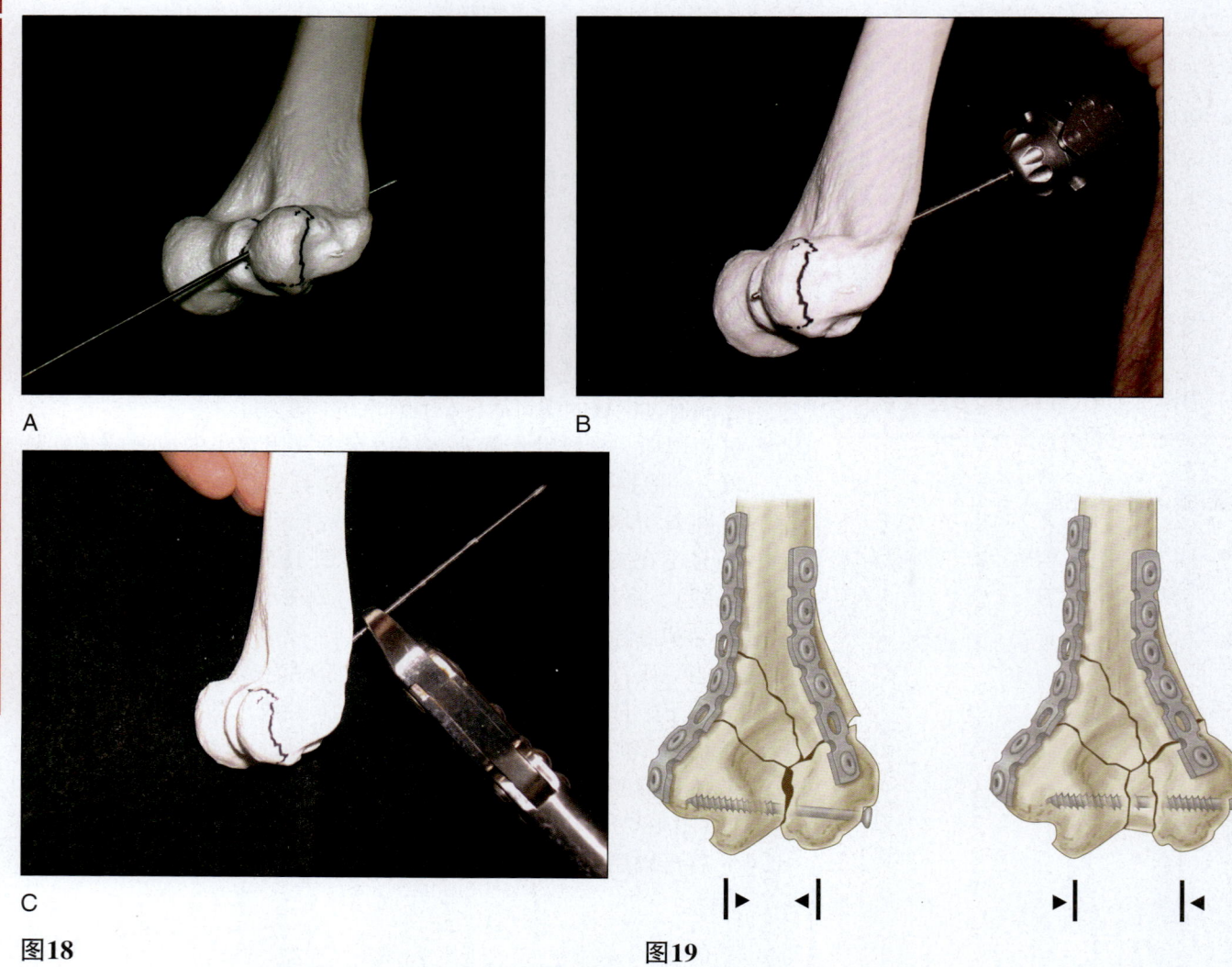

图18

图19

能会出现内固定物感染和症状,或因关节面沉降引起克氏针远端突入到关节内。
- 在关节粉碎的情况下,避免用加压装置改变内、外关节的间距(图19)。

第三步

- 关节面复位和临时固定后,要把远端骨块"停靠"在近端干骺端上。这就要选择、预弯和放好钢板位置以便在把钢板加压放在近端侧柱上时能够有尽可能多的横行螺钉固定远端骨块。
- 如果干骺端有明显粉碎,医生应该从近端向远端用更小的拉力螺钉和临时光滑的克氏针复位固定骨折。

器械/植入物
- 为固定关节平台尽可能使用远端最多钉孔数的内、外侧柱钢板。

- 在开放性高能量干骺结合端损伤中，近端骨穿透后方软组织而触到外界，干骺结合端骨丢失也比较常见。在这种情况下，用一期短缩来闭合间隙，同时使剩余骨干对远端骨块加压。相对于用一期骨移植来保持长度，这种方法更为推荐，因为前者损伤愈合较慢而且更容易感染。
  - 这种开放性损伤（图 20A 和 20B）术前摄片可以提示明显的远端干骺端骨缺损。

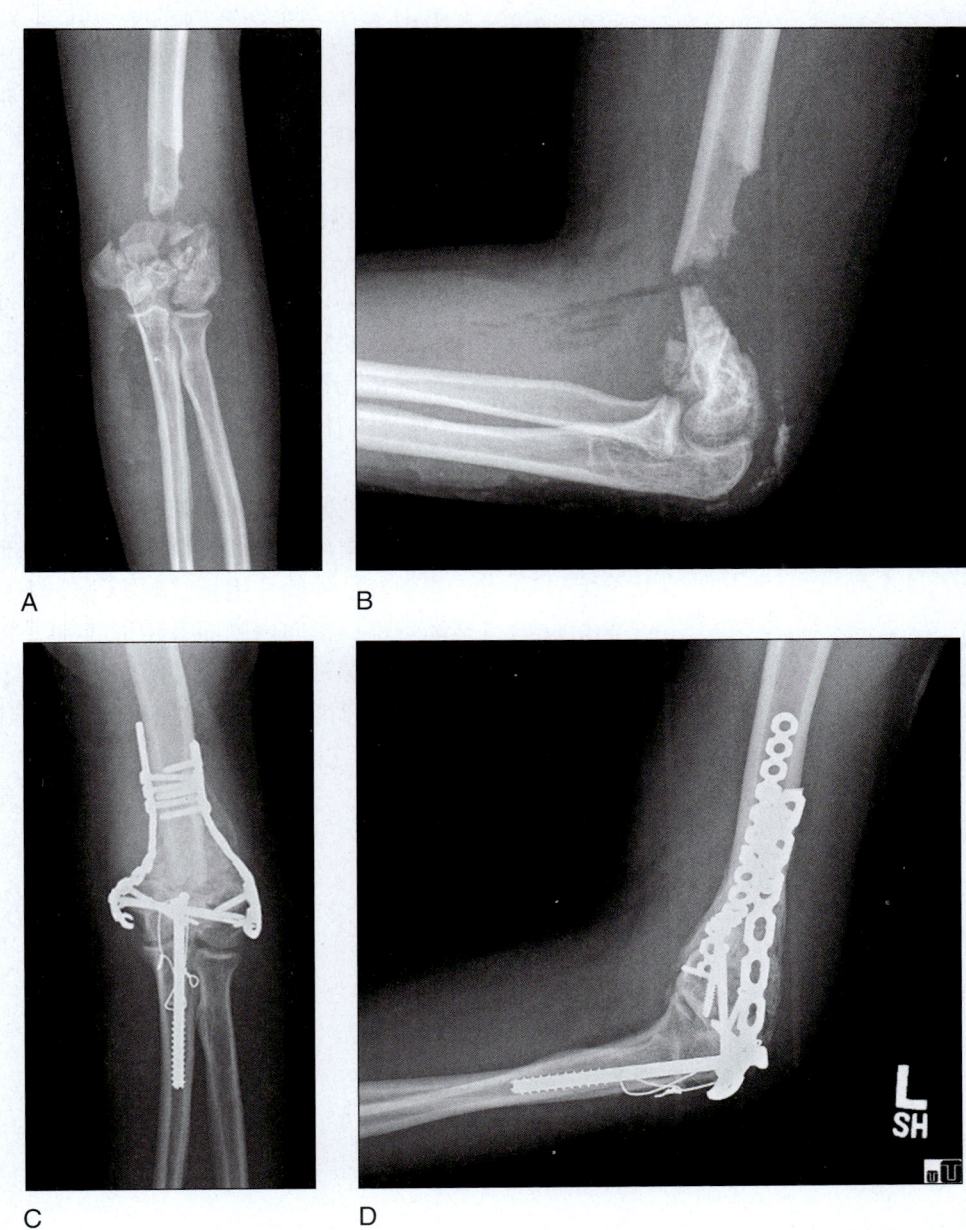

图20

- 晚些时候骨移植后的术后摄片（图 20C 和 20D）提示一期短缩术提供了骨断端的接触。当软组织条件稳定而且没有感染迹象时，就可以行自体松质骨移植。
■ 可以由助手将远端骨块固定并将其维持在复位位置上，或者用 0.062 英寸光滑克氏针放在内、外侧柱下方临时固定骨块。即使用克氏针，有些人通常也需要利用中臂和前臂的重量，这种力量会通过侧副韧带将远端骨块向前拉。
■ 选择侧柱钢板
  - 为远端骨块的固定提供最多数量的钉孔（每侧最好三个）。
  - 在稳定的不粉碎的干骺端或近端骨干，为了获得稳定至少要提供三个钉孔。
  - 贴紧远端骨块（或能够预弯成更能贴近远端的形状）。如果使用非锁定内固定，这将十分重要，将其移位会使远端骨块拉近钢板，从而可能使骨块移位。
  - 近端内固定最好不要在同一水平上，因为这在理论上会造成在这一水平上的压力升高。
■ 把钢板临时放在近、远段骨块上，有些系统可使用临时克氏针孔，或使用放置于近或远端骨块滑孔的螺钉，或使用复位钳把钢板维持在骨上。
■ 内侧柱钢板应该更倾向于放置在矢状面上，远端到达内髁的下面部分。
■ 理想的外侧柱钢板应放置在后外侧，这样远端螺钉可以向远端、向前和向内穿过外侧髁，把持滑车部分（图 21）。如前所述，一些预弯的外侧柱钢板"环抱"外侧柱的远端部分，以至于它们的远端螺钉指向内侧而不是直向前。
■ 将远端螺钉按一个交替的序列放置（内、外）以保证每侧至少有一些螺钉能够横穿到远端骨块的远侧，以保证在滑车交叉处不过

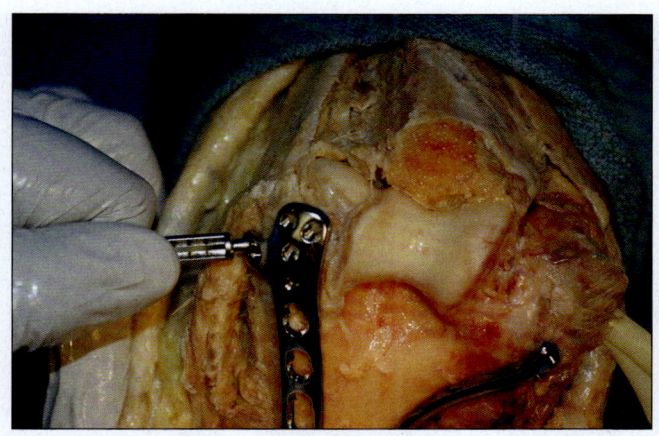

图21

注意事项

- 如果没有内固定物在内髁处侵犯尺神经沟,一些医生并不进行尺神经前移。我认为这只会产生问题。对神经的外科操作和产生的肿胀通常只会引起暂时的术后感觉和运动改变。把神经放在尺神经沟内不但会让外科医生明显自责,而且也可能会导致再次手术前移。肘关节屈曲对尺神经沟内神经牵拉而引起的疼痛会明显阻碍术后功能锻炼。
- 截骨后髓内钉固定长度不够也会导致固定失败。至少让螺纹卡住尺骨腔(通常85~100mm)可能更安全。建议再加用一根标准18号钢丝张力带作为补充固定。
- 代替髓内螺钉而使用过长的克氏针钢丝张力带固定可能存在损伤骨间前神经的风险。

于拥挤从而获得理想的稳定程度。如果有锁定螺钉,它能够在远端骨质疏松骨上提供更加坚强的固定。
- 理想的固定是每枚螺钉应该穿过钢板,尽可能横向并尽可能长地固定尽可能多的骨块,螺钉应从对侧叼住骨块并使骨块贴住钢板。
■ 要检查确定没有螺钉横穿或阻碍冠突、鹰嘴或肱骨远端的桡骨头关节窝。
■ 最后至少用三枚双皮质非锁定螺钉或三枚单皮质锁定螺钉将柱钢板固定到近段部分上。如果可能,医生应该把至少一枚非锁定螺钉放在每块钢板的加压孔上加压,以促进骨折在髁上水平的愈合。

第四步

■ 冲洗伤口,去除关节内碎片。
■ 如行鹰嘴截骨,要进行修复。沿关节面的交错外形可以用来对旋转的骨块进行定位。
- 如果在截骨前就预钻并预置入髓内加压螺钉,要将螺钉(带垫片)放回到骨块并将其拧紧直到紧贴住肱三头肌肌腱,也可以再用张力带补充固定(图22A和22B)。
  ◆ 在截骨处以远,将近端尺骨的背侧半用1.5~2.0mm钻头钻孔制作横行骨通道,作为张力带钢丝穿过的通道。从截

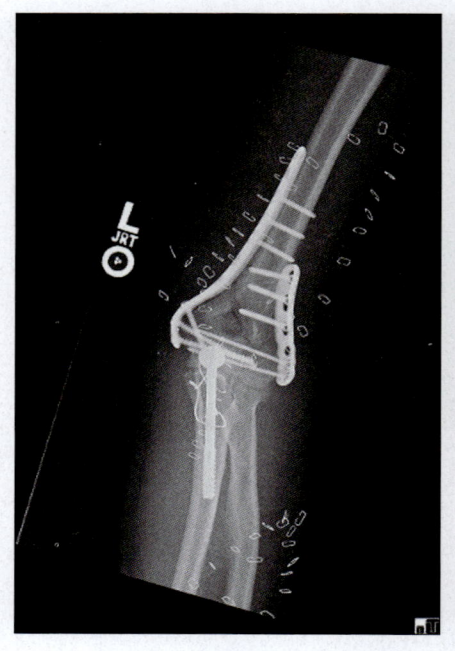 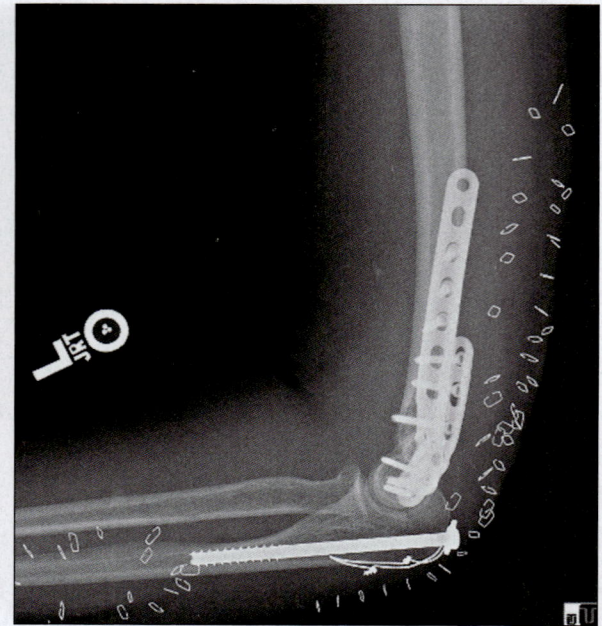

图22

争议

- 术后肘关节伸直位夹板固定有助于止血和患者术后获得好的伸直功能。伸直位固定也可以降低沿鹰嘴切口的张力,当后方皮瓣血运不良时要考虑伸直固定。

骨处到钻孔通道的距离应该和从截骨处到鹰嘴尖的距离相等。

- 通过骨道放置标准18号钢丝,将钢丝两端在截骨处交叉,其中一端在垫片远端穿过螺钉干下方。
- 拧紧螺钉,截骨处表面应该复位并加压。
- 将钢丝两端拧在一起,同时在钢丝的另一边拧起一个环,造成一个双侧加压的张力带。将两边同时拧紧直到钢丝加紧。然后剪断钢丝,要保证保留的拧在一起的每束钢丝至少有四圈。将每束向下折,并向下轻敲直到其与周围的软组织平齐。
- 取代髓内螺钉固定的方法是在截骨处使用两根平行的克氏针穿过,将近端折弯以捆绑张力带钢丝。但是,克氏针不应该顺行向下穿到髓腔内,它应该沿冠状突基底固定在尺骨前方皮质上,就像图23A和23B固定横行鹰嘴骨折所示。

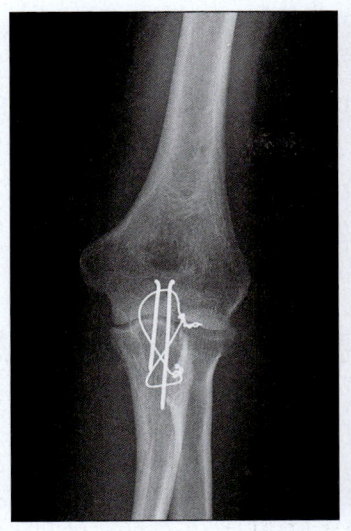
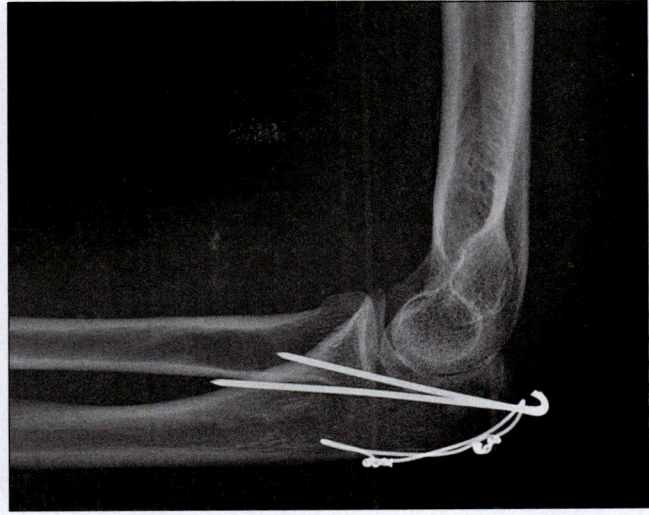

A　　B

图23

- 也可以用预弯好的鹰嘴钢板修复截骨。
- 将关节屈曲、伸直、旋前、旋后，以确定没有摩擦音或内固定突出关节表面。
- 在进行下一步前要用X线透视或平片来确定骨折、鹰嘴和内固定的位置。
- 如果应用肱三头肌剥离入路，做一个十字形的2mm钻孔，用2号不可吸收性缝合线将肱三头肌重建于鹰嘴上。在十字形孔远端横行钻孔，用单独的2号线加强修补。
- 用2号不可吸收性缝合线8字形修复肱三头肌劈开入路。在近段尺骨做两个横行孔道，用不可吸收缝线进一步将肌腱锚定修复到骨。
- 用0号Vicryl缝线修复内、外侧关节囊。
- 如果使用止血带，要在关闭切口前松开并辨认出血。如果伤口有明显渗出医生要毫不犹豫地放置引流。
- 要把尺神经放置在内髁前方之前准备好的皮下组织袋中。要确保用筋膜束将神经抬起和缝合到皮下组织或将其直接缝合到内髁的皮下组织。在缝合内侧皮下层前，医生要确保没有穿透或环绕前臂内侧皮神经。放置好缝线后，要做一个轻柔的"滑移"试验看神经是否受卡压。
- 用可吸收线关闭皮下层。尼龙线或皮钉可安全地关闭皮肤，但笔者倾向于用4-0尼龙线直接缝合鹰嘴上的薄层皮肤，因为皮钉在这个水平会承担比近端皮缘皮钉所需要的更大张力。
- 用无菌垫敷料包扎，用支具固定在伸直或屈曲90°位（见"争议"）。对肥胖患者肘前支具更加有效。

手术步骤：单独的远端外侧柱和肱骨小头骨折

第一步

- 如早前所述，可以用Kaplan或Kocher间隙入路。
- 用冲洗和锐口牙刮匙清除骨折处的血肿和小的关节碎骨块。可能需要切除不能被器械抓住的更小的游离骨块。
- 用锐口牙刮匙和小复位钳复位骨块。
- 用光滑的0.035英寸或0.045英寸克氏针临时固定（图24）。

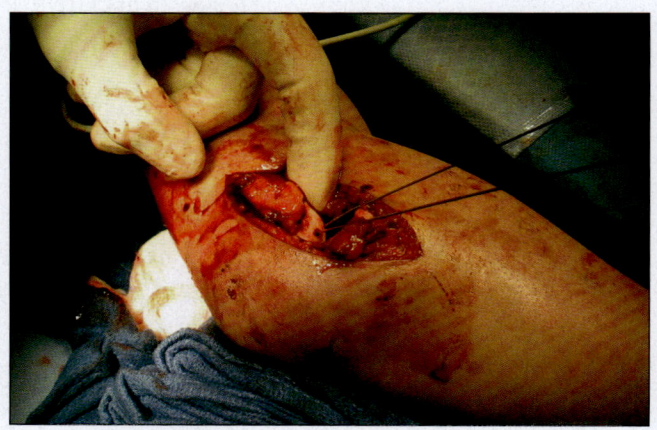

图24

第二步

- 小心仔细地检查复位，看清它与外侧滑车边缘的关系。对于肱骨小头骨折，关节骨块一定不能在向近端移位的情况下固定，否则当肘关节屈曲时会阻碍桡骨小头。
- 前方关节面骨折（图 25A）可以用前方或后方的螺钉固定。无头加压螺钉（图 25B 和 25C）或 2mm 埋头螺钉可以通过关节面放置。但是埋头螺钉更容易随着关节面的沉降而突入关节。
- 更复杂的情况可能包括外上髁和外侧柱后方的损伤。这种累及后方的损伤包括滑车的后部。如果发生髁骨折，可以把伸肌总腱起点和外侧副韧带向远端剥离以充分地显露关节面。为了保持正常的解剖序列，应该注意后方骨块经常被撞击压缩。
- 累及整个外侧髁的骨折可能更容易用外侧柱钢板稳定。图 26A 所示的肱骨小头骨折在 CT（图 26B）上发现通过外侧髁向后延伸，这样就有必要用外侧柱钢板固定（图 26C 和 26D）。
  - 预弯好的外侧柱钢板或手工折弯的重建板都可以使用。为获得理想的稳定性，建议在骨折近段使用三枚螺钉而在远端用尽可能多的螺钉。

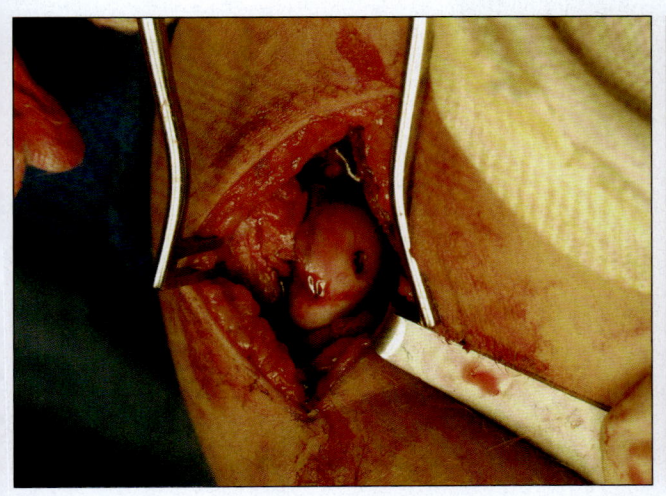
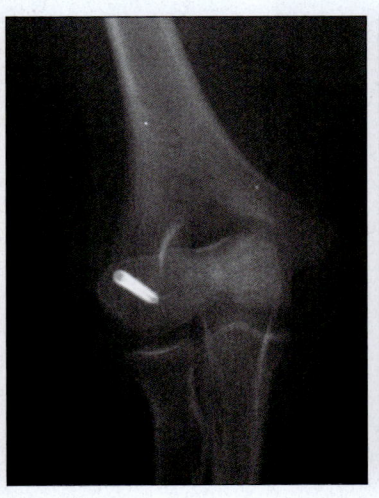
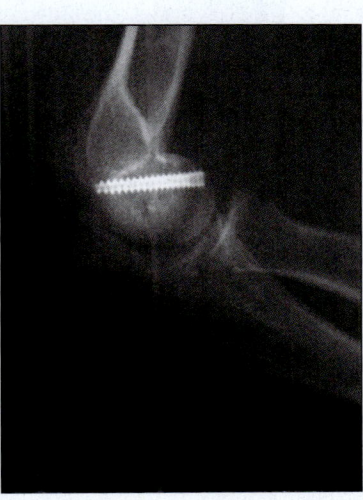

图25

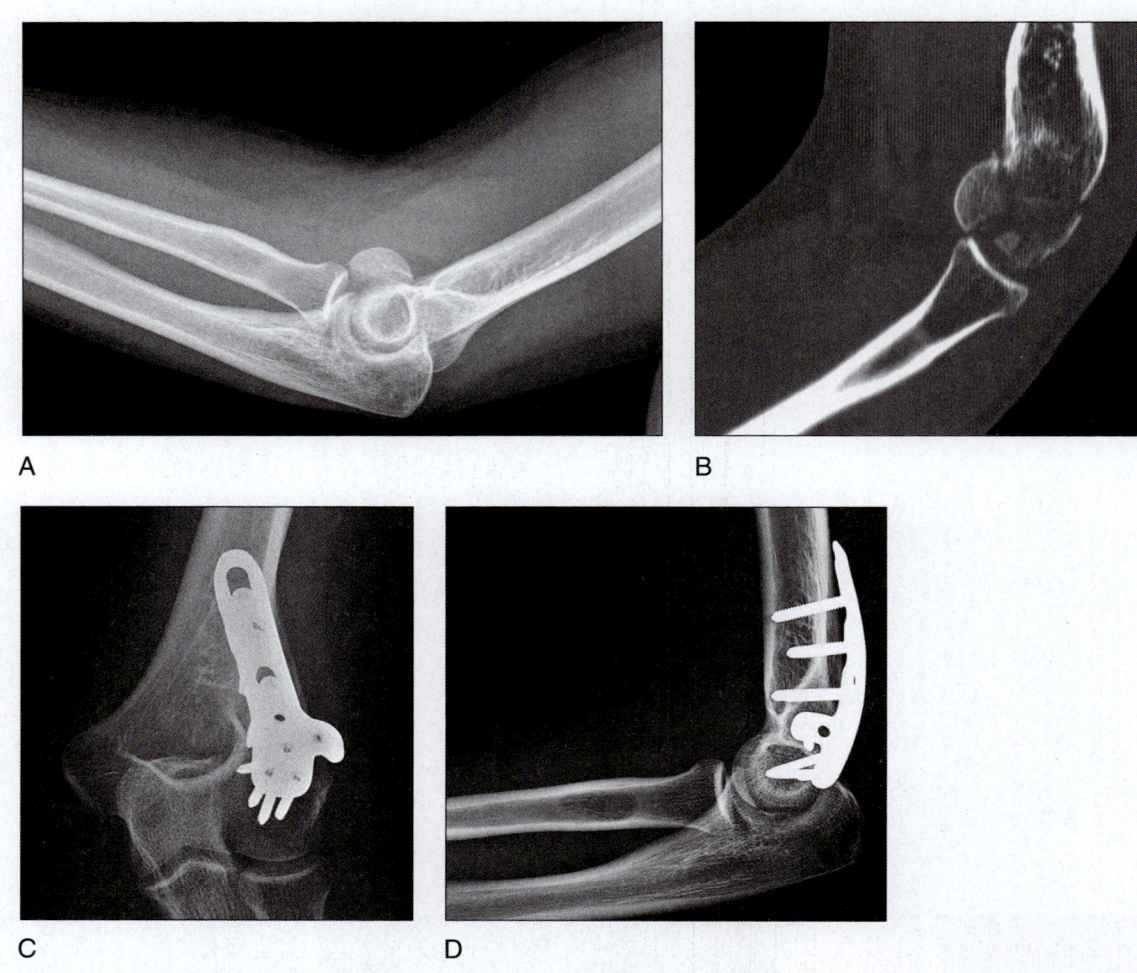

图26

- 在远端骨块上可以使用更小的 2.7mm 螺钉，这样可以在不同角度打入更多数量的螺钉。如果可能，远端骨块螺钉应该穿过钢板和髁骨块并打入稳定的内侧柱。

第三步

- 为了用 X 线透视验证复位情况和内固定位置，关节要做屈曲、伸直、旋前和旋后的被动活动。
- 如果肱骨小头骨折严重粉碎，解剖结构无法重建，可以选择切除，但只有在外侧滑车边缘和内侧副韧带完整的情况下才可进行。而且外尺侧副韧带的骨起点必须稳定。

- 如果有必要可修复外侧副韧带的起点。可以使用缝线锚或在髁后外侧皮质钻孔的方法完成修复。不论用哪一种方法，缝合必须进入外侧副韧带解剖起点的骨质。

第四步

- 冲洗伤口，用0号可吸收线将伸肌总腱起点和关节囊贴近并将它们缝合在一层。
- 分别用3-0可吸收线和4-0尼龙线关闭皮下组织和皮肤。

术后护理和预后

肱骨远端骨折

- 术后的头几天要检查伤口，清除任何可能影响后方皮瓣的血肿。
- 术后活动取决于骨折固定的稳定性。公认的对这类骨折进行坚强稳定固定的好处是为了避免关节僵硬而可以早期活动。因此我们在5～10天内努力监督这些患者做屈曲伸直的治疗活动。
  - 但是，当出现固定不十分牢固时，不应该一味地遵守早期活动的原则。愈合但关节僵硬比不稳定的不愈合要好。最终的挛缩松解要比可能带有骨移植的切开复位内固定翻修更省力，致病率更低。
- 在术后早期阶段，专业治疗师的监督和指导十分重要。锻炼时的疼痛、肿胀和在不适时对活动水平的不确定会使早期的主动活动恢复复杂化。也需要指导患者保持相邻关节（手指和肩）的活动和功能。
- 在恢复的早中期肿胀是一个普遍存在的问题，它会阻碍活动锻炼而且使伤口张力明显增加。因此，我倾向于保留缝线或皮钉大概3周。早期去除缝线，即便不过多考虑伤口裂开问题患者在活动中也会有很多困难。
- 推荐在最开始的2～3周内每周要拍片随访，特别是患者的康

注意事项

- 对于只有一个薄片软骨下骨附着的肱骨小头骨块（就像Kocher-Lorenz型骨块），几乎没有螺钉把持的空间。要避免螺钉过度穿透。
- 避免内固定突入到鹰嘴窝内。

器械/植入物

- 使用无头空心加压螺钉或2mm螺钉埋头处理治疗单独的关节面骨折。
- 使用3.5mm重建板或预弯好的外侧柱钢板治疗单独的外侧柱骨折。
- 如果需要重建外尺侧副韧带起点，可以使用2号或5号编织缝线锚钉。

复计划比较积极时。
- ■ 并发症
  - 现在的治疗方法发生内固定失败和不愈合的平均率为6%。危险因素包括更为靠近远端的骨折类型和固定不充分（1/3管型板、克氏针或用螺钉固定柱）。如果选择远端较多锁定和非锁定螺钉孔的双柱钢板，这种情况就不十分常见了。即便对于双柱骨折按照此原则处理，出现问题的可能性也会很低。
  - 畸形愈合：小角度的正张、反张、内翻、外翻畸形通常是可以接受的。
  - 感染：很难从轻度的伤口血肿或发红就认为是浅表感染，但通常用口服抗生素就可以控制。对于早期发现的深部伤口感染，应该立刻行保留内固定的外科清创，并推荐使用静脉抗生素治疗。有时这种抑制性治疗要直到骨折愈合，那时才能取出内固定。
  - 神经并发症：不管是在受伤时还是在手术中，尺神经通常最容易受损。大多数的损伤是暂时的，而且如果将神经前移是有希望恢复的。如果将神经放在原位，可能会考虑重新探查和移位。在肱三头肌剥离入路时尺神经更容易受伤，而在肱三头肌劈开显露时桡神经更容易受到损伤。
  - 鹰嘴截骨并发症：内固定突出并出现症状较常见，可能需要将其取出。报告存在6%的不愈合率，故需要对其进行治疗。
  - 僵硬：事实上累及关节的骨折有些活动的丢失是不可避免的。肘关节超过30°的屈曲挛缩或伸直受限120°以上会导致明显病变。导致僵硬的危险因素包括年龄增长、更严重的软组织和骨损伤、手术延迟和术后长时间制动。异位骨化的危险因素包括颅脑外伤、延迟干预、严重的骨或软组织创伤。常规使用抗异位骨化的预防措施（例如低剂量辐照）是有争议的。

- 退变性关节炎可能由未保持关节解剖、游离骨块的骨坏死、松动的骨块或内固定突出到关节内等因素引起。老年患者用铰链式（相对于非铰链式）全肘关节成形术是一种合理的补救方法。但是对创伤后骨关节炎的年轻患者行肘关节成形术会有更多问题，特别是早期松动。

■ 结果
  - 发表的肱骨远端骨折的文献主要由包含不同骨折类型和患者数量的 IV 级病例系列组成。例如，关节外和非粉碎骨折的治疗结果可能会与那些更复杂骨折有明显不同。而且，迄今为止不同的结果评价工具对一些特殊指标（活动、疼痛和每天生活中的活动）有不同的评分也会使报告结果不同。更早的研究会使用更少的目前可用的内固定（更多远端固定孔的预弯钢板和锁定内固定等）。尽管对这些研究进行直接比较比较困难，但结果也表明有助于指导治疗及患者的治疗预期：
    ◆ 尽管手术有一些公认的并发症，但对于医学上有适应证的远端双柱骨折患者进行切开复位坚强的内固定术要优于非手术治疗。
    ◆ 在比较粉碎性或非常靠近远端的骨折治疗效果时，年龄是一个明显变数。对老年患者有证据表明一期全肘关节成形术要优于切开复位内固定术，而年轻人则相反。
    ◆ 屈曲功能通常比伸直功能恢复更快。
    ◆ 最初的 6 个月内恢复最明显，虽然在 2 年内可能有持续的恢复。
    ◆ 即使对于明显成功治疗的粉碎性肱骨远端骨折（虽然分组和损伤类型不同，但发表的双柱骨折文献中绝大部分表示

手术要点

- 最终的活动范围可能不会在术后几个月内就确定不变了。许多患者一旦肿胀消退又会不知不觉地获得改善,虽然在之前他们看上去已处于平台期。
- 保持肘关节近端和远端关节的活动。对于那些肘关节术后恢复期把肢体放在身体一侧的患者来说,肩关节疼痛和僵硬比较常见。

注意事项

- 必须根据骨折固定的稳定性制订术后活动计划。对于那些特别靠近远端固定的病例有必要推迟积极的活动锻炼,特别是被动牵张方法。
- 对于肱三头肌劈开或肱三头肌剥离入路,术后前6周避免抗阻力伸直活动以保护肱三头肌修复效果。

争议

- 早期的固定可调支具对于活动锻炼是有用的,因为它可以使肘关节在屈曲和伸直两种姿势间变换。

患者的优良率在75%以上),肘关节也很少能恢复至完全正常。与对侧正常肘关节相比,会出现持续长期的无力和中度活动范围受限(经常有20°~30°的屈曲挛缩)。

单独的肱骨远端外侧柱和肱骨小头骨折

- 早期术后主动活动是理想的。但是,必须在骨折和韧带稳定的前提下进行。如果有明显的骨质疏松或固定很靠远端,活动要向后延迟3~4周,同时将肘关节用支具保护。
- 肱骨头骨折切开复位内固定术后最常见的并发症是由于关节囊挛缩所致的关节僵硬。关节面不平整或内固定撞击是较为少见的原因。
  - 由于骨坏死引起的骨块沉降和分离有时需要延迟骨块切除。
  - 已经描述了延迟发生的骨关节病,但症状不总是持续加重,也不一定需要进一步的干预。
- 切开复位内固定术后的治疗结果是以大量的小样本研究为基础的,但总体反映了较好的功能结果。通常不可挽回的肱骨头骨折切除术短期效果满意,但迟发的关节僵硬和不稳定较为常见。

证据

Anglen J. Distal humerus fractures. J Am Acad Orthop Surg,2005,13:291-7.
这篇文章对于流行病学、骨折类型、固定原理和注意事项进行了全面的回顾。作者没有讨论更新的解剖锁定钢板,而是强调要一直注意的原则和方法。杂志也在 AAOS 的网站上提供了视频支持。(Ⅴ级证据)

Frankle MA, Herscovici D, Pasquale TF, et al. A comparison of open reduction and internal fixation and primary total elbow arthroplasty in the treatment of distal humeral fractures in women older than age 65. J Orthop Trauma,2003,17:473-80.
这篇回顾性文献比较了切开复位内固定术和全肘关节成形术对于年龄大于65岁的 AO 分型 C2 或 C3 型的女性患者的治疗结果。每组有12例患者,最少随访2年。关节成形组12例患者中有8例患者患有风湿性关节炎,而接骨组没有。切开复位内固定组 Mayo 肘关节评分(Mayo Elbow Performance Scale,MEPS)4例优,4例良,1例中和3例差。结果差的3例患者均需要转为全肘关节成形术。关节成形组有11例优和1例良,1例患者术后5年濒死的前尺骨部分有症状性的 X 线表现。(Ⅲ级证据)

Jawa A. Extra-articular distal third diaphyseal fractures of the humerus:a comparison of functional bracing and plate fixation. J Bone Joint Surg [Am],2006,88:2343-7.
虽然对于肱骨远端骨折的处理一般推荐切开复位内固定术,但这个回顾性研究比较了肱骨远端1/3关节外骨折的19例切开复位内固定患者和21例功能性支具患者。切开复位内固定术说明有更好的放射学序列和更快的功能恢复，但是并发症包括内固定失效、术后感染以及19例患者中3例出现永久的桡神经麻痹。在21例夹板固定患者中，2例需要转为切开复位内固定，2例有皮肤破溃问题，2例肩或肘关节活动度丢失超过20°。虽然手术治疗能够提供更加可预料的序列，但是会出现明显的并发症。非手术外固定，尽管放射学序列不好，但能够提供可接受的功能结果。（Ⅲ级证据）

McKee MD, Veillette CJH, Hall JA, et al. A multicenter, prospective, randomized, controlled trial of open reduction—internal fixation versus total elbow arthroplasty for displaced intra-articular distal humeral fractures in elderly patients. J Shoulder Elbow Surg, 2009, 18: 3-12.

这篇文章用前瞻性随机对照的方法比较了对于老年移位的肱骨远端骨折用开放复位内固定和一期半限制性全肘关节成形术间的功能结果、并发症和再手术率的区别。42例患者用密封信封随机分组。选择标准是年龄超过65岁的肱骨远端移位粉碎关节内骨折（骨创伤协会分型13C），闭合性或Gustilo I级开放性骨折在伤后12h内治疗。用标准方法行切开复位内固定术和全肘关节成形术。在6周、3个月、6个月、12个月和2年时评价MEPS评分和DASH评分。

O'Driscoll SW. Optimizing stability in distal humeral fracture fixation. J Shoulder Elbow Surg, 2005, 14: 186S-94S.

作者对于双柱骨折的生物力学处理原则提供了很好的描述。虽然该项工作强调了平行钢板概念的好处，但是作者概括了对于这类复杂损伤用任何钢板系统稳定固定的一个合逻辑和符合生物力学的方法。（Ⅴ级证据）

这篇文章只是一个比较移位的关节内骨折的切开复位内固定术和全肘关节成形术的前瞻性随机序列。作者用相似的人口基线统计数据、骨折类型、合并症和活动水平。随机分为每组21例患者并随访最少2年。肘关节切开复位内固定的患者中有5例因为术中不能获得稳定的内固定而转为全肘关节成形术。结果提示肘关节置换组比切开复位内固定组在术后3、6、12、24个月时MEPS和DASH评分要轻度提高。

Wilkinson JM, Stanley D. Posterior surgical approaches to the elbow: a comparative anatomic study. J Shoulder Elbow Surg, 2001, 10: 380-2.

这个尸体研究比较了肱三头肌劈开，肱三头肌剥离和鹰嘴截骨三种方法对于肱骨远端关节面的显露。肱三头肌劈开入路提供了最有限的显露，截骨的显露最好。但是截骨术无法显露前滑车或桡骨头。（Ⅴ级证据）

单独的远端外侧柱和肱骨小头骨折

Elkowitz SJ, Polatsch DB, Egol KA, Kummer FJ, Koval KJ.

Capitellum fractures: a biomechanical evaluation of three fixation methods. J Orthop Trauma, 2002, 16: 503-6.

这个尸体研究对于 12 个配对肘关节比较了松质骨拉力螺钉的前后和后前放置，结果显示后前放置明显更加稳定。但是，前后方向放置的无头加压 Acutrak 螺钉证明比这两种拉力螺钉技术更稳定。（Ⅴ级证据）

Ruchelsman DE, Tejwani NC, Young WK, Egol KA. Open reduction and internal fixation of capitellar fractures with headless screws. J Bone Joint Surg [Am], 2008, 90: 1321-9.

这篇文章研究了用无头加压螺钉治疗 16 例成年髁骨折（Bryan 和 Morrey 分型Ⅰ、Ⅲ和Ⅳ型）。16 例患者中 14 例患者功能活动度平均 MPES 为 92 分。Ⅳ型骨折总体的活动度下降。虽然有 5 例患者并发桡骨头骨折，但这并不影响功能评分或结果。（Ⅳ级证据）

57 桡骨头骨折：切开复位和内固定

Donald H. Lee, John M. Erickson

注意事项

- 在桡骨头骨折的骨折块为三块或更少时通常建议行内固定手术。
- 对于骨折块超过三块的桡骨头骨折，特别是合并桡骨颈骨折时，很难行内固定手术，这时应推荐行桡骨头关节成形术。

争议

- Mason II 型桡骨头骨折没有合并前臂旋转或肘关节活动的机械性障碍时可以保守治疗。
- 在处理粉碎的桡骨头骨折时，应假定患者常合并肘关节不稳定的复杂损伤。

适应证

- Mason II 型桡骨头骨折合并肘关节活动机械性障碍
- Mason III 型桡骨头骨折
- Mason IV 型桡骨头骨折合并肘关节脱位
- 合并伴有损伤的复杂或复合的桡骨头骨折，包括冠状突和/或鹰嘴骨折或伴随的韧带损伤（图1）。

临床检查/影像学检查

- 应检查肘关节、前臂和腕关节的活动范围和稳定性以及是否有肿胀、淤血和压痛。
- X 线片
  - 肘关节前后位片（AP）（图 2A）。
  - 标准肘关节侧位片（图 2B）。
  - 改良桡骨头侧位像（斜 45°肘关节片）（图 2C）。
  - 腕关节前后和侧位片。
- 三维重建 CT 扫描（图 3A 和 3B）。

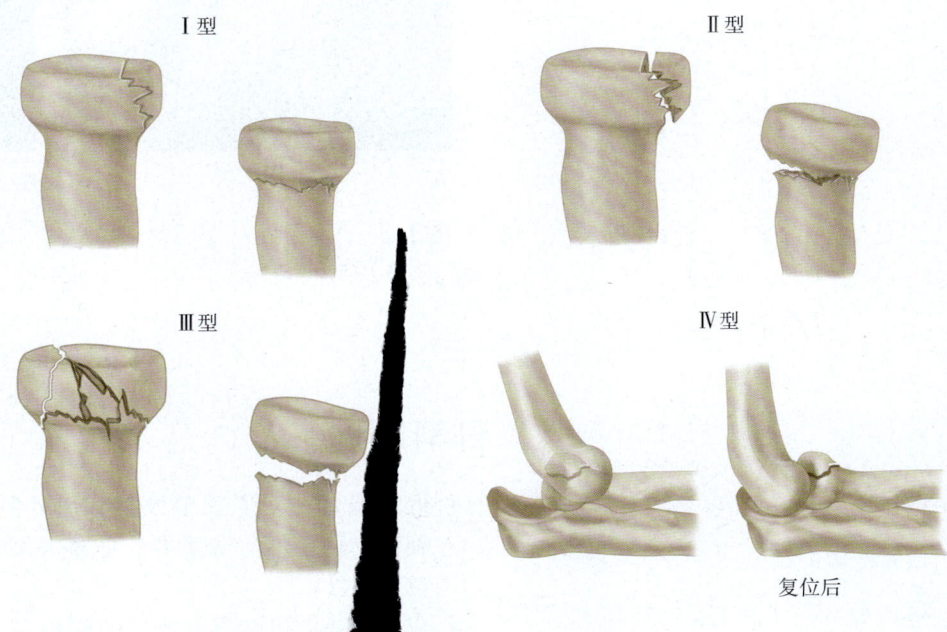

图1

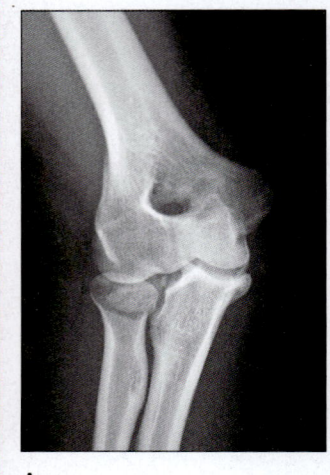 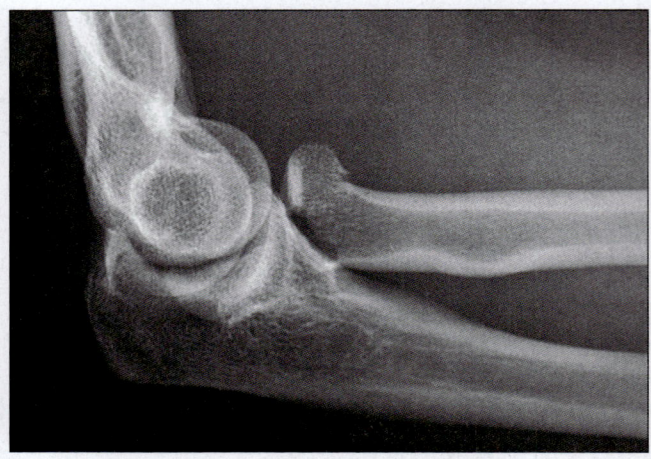 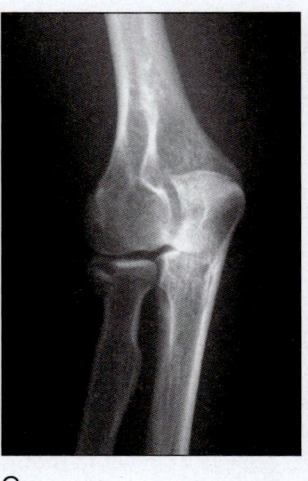

图2

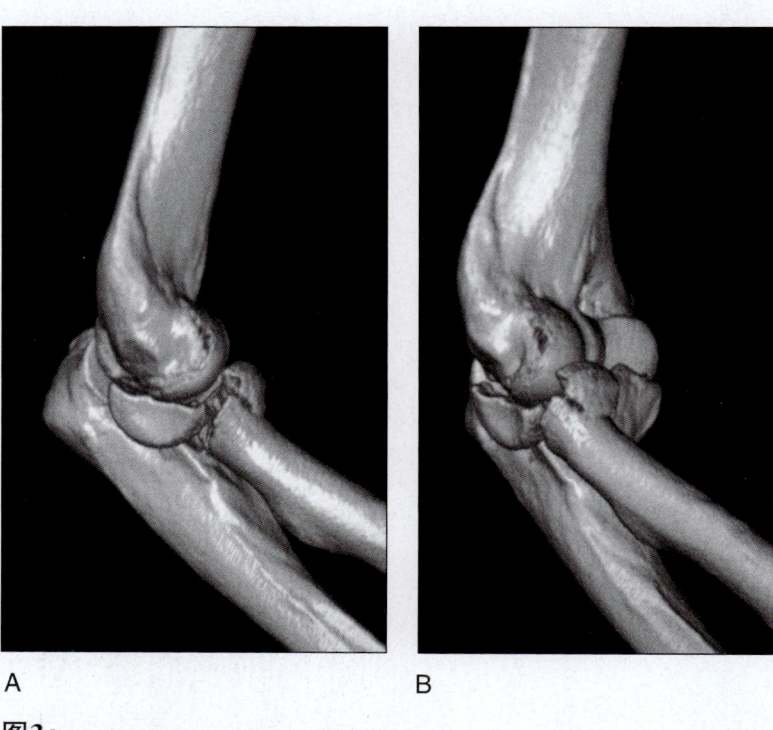

图3

治疗方案

- 切开复位内固定术。
- 金属桡骨头置换。
- 桡骨头切除（对于急性损伤很少适用）。

外科解剖

- 近端桡骨对于肘关节外翻和后外侧旋转的稳定性以及前臂纵向旋转的稳定性十分重要。肱桡关节传导近50%～60%的肘关节负荷。
- 应尽一切可能修复或置换桡骨头，特别是对于那些肘关节或前臂不稳定的病例。

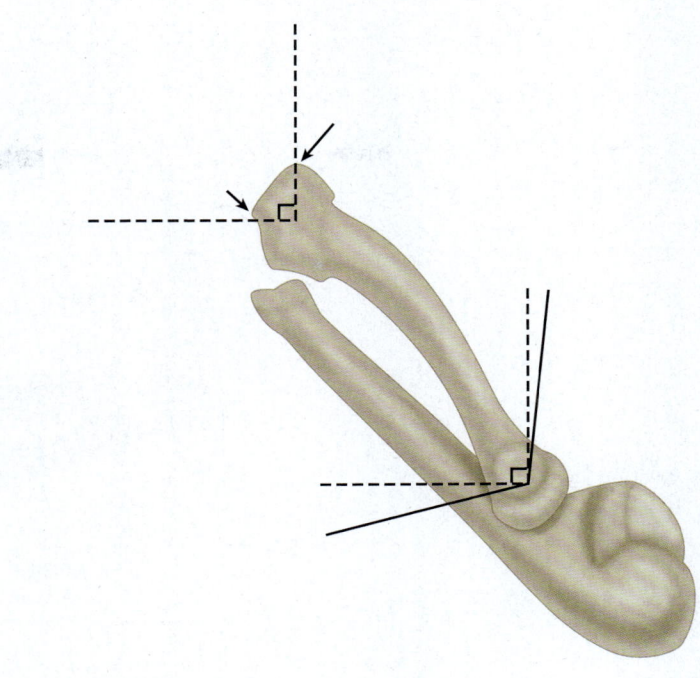

图4

- 近端桡骨与尺骨的乙状切迹在一个将近270°的弧上形成关节。因此,应将内固定物放置在近端桡骨没有关节形成的"安全区"内以避免撞击。这是一个以桡骨茎突和Lister结节之间为中心的90°弧(图4)。
- 骨间后神经与近端桡骨紧密相关,因为它在前臂从前到后穿过旋后肌(图5)。前臂旋前时使骨间背神经走向内侧并远离手术区域。在桡骨颈附近放置的拉钩应该尽量小,或小心使用拉钩避免损伤骨间背神经。
- 采取肘关节外侧入路时外尺侧副韧带复合体容易受到损伤,它对肘关节的稳定性十分重要。在桡骨头/颈或肱桡关节(即在沿桡骨颈长轴做一条线的前方)前方保留外尺侧副韧带复合体的后索是十分重要的。

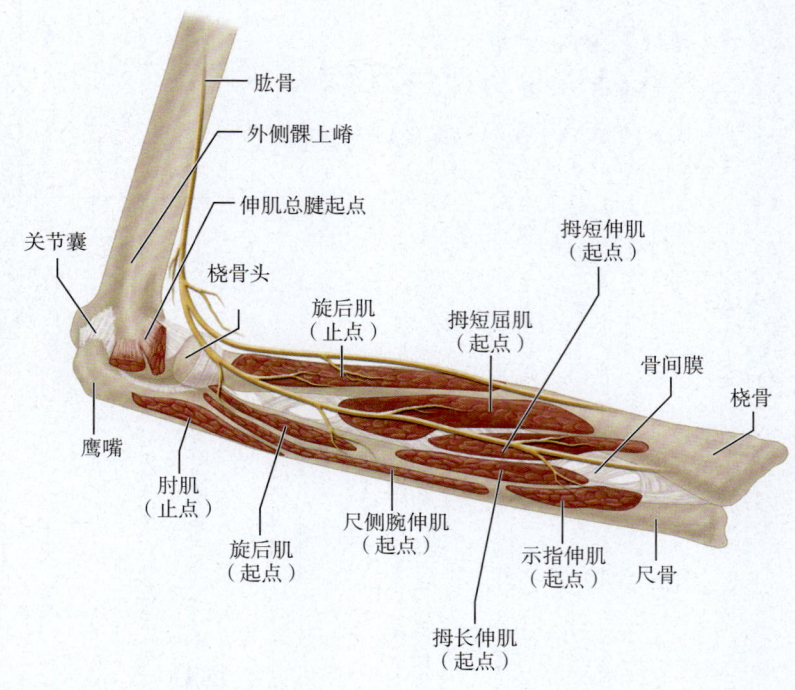

图5

手术要点
• 摆好体位后，在手臂准备前进行透视以确保肘关节与桡骨头可以充分地显露。
• 上臂近端用消毒止血带有助于使手术视野充分地显露。

手术要点
• 最好辨别远端 Kocher 间隙，因为在近端这些肌肉有共同的腱膜。
• Kocher 间隙比 Kaplan 间隙更靠后。因此如果过于向前剥离会不经意地损伤外尺侧副韧带复合体。
• 因为近端有骨间背神经，要使前臂位于旋前位而使神经远离手术区域。

体位

- 全麻或局部神经阻滞
- 仰卧位用手桌（推荐）
- 其他选择
  - 取仰卧位，将手臂置于胸前。
  - 取侧卧位并将手臂支撑。

入路 / 显露

- Kaplan 间隙位于指总伸肌和桡侧腕长短伸肌之间，适用于不合并冠状突 / 鹰嘴骨折或侧副韧带损伤的简单桡骨头骨折（图6）。
- Kocher 间隙位于肘肌和尺侧腕伸肌之间，用来处理合并肘关节骨折脱位的复杂桡骨头骨折（图7A）。在肘肌和尺侧腕伸肌间经常能看到脂肪条纹（图7B，蓝色箭头）。
- 另外，当对肘关节合并使用外和 / 或内侧入路时，也可以用带全厚皮瓣后中线皮肤切口处理近端尺骨骨折。

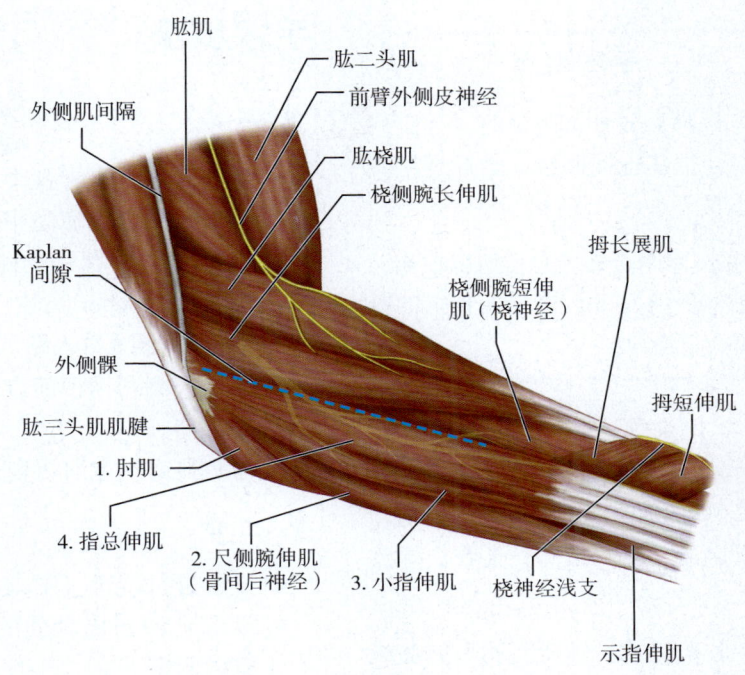

图6

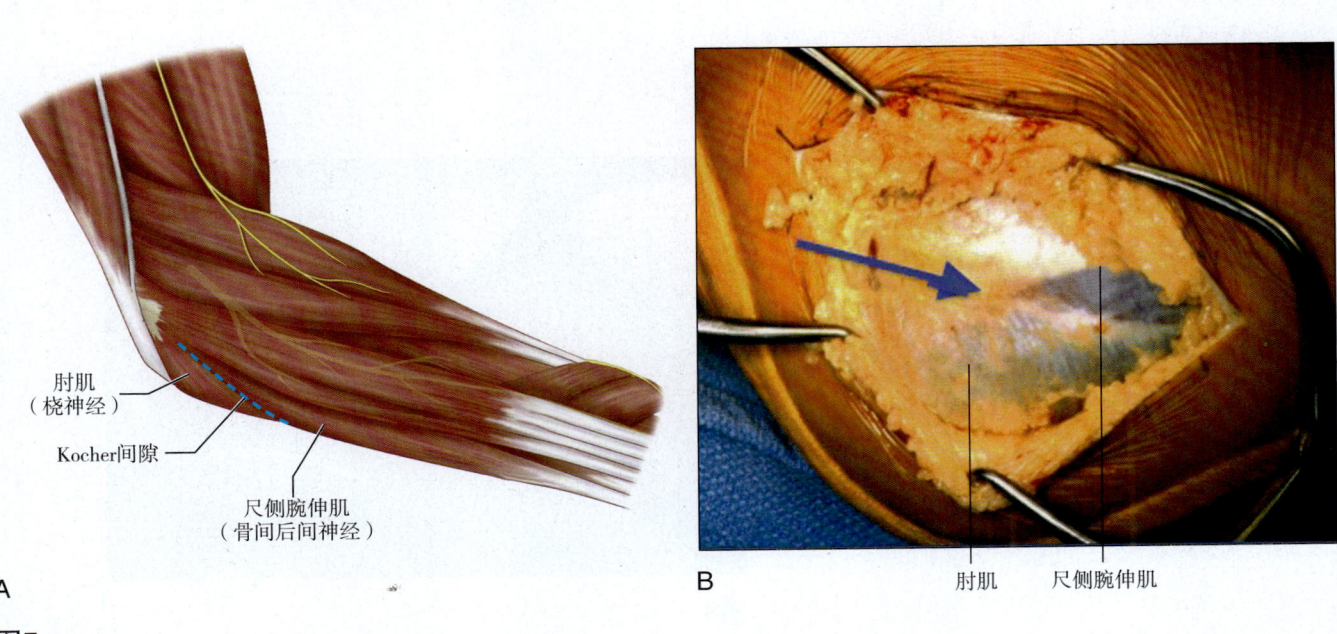

图7

手术步骤

第一步

- 从外侧髁到桡骨颈中心远点做侧方弧形切口。
- 另外，做以鹰嘴为中心的后中线切口，并掀起全厚皮瓣。
- 桡骨头可以由 Kaplan 间隙（推荐在处理简单的桡骨头骨折时应用）或 Kocher 间隙 [推荐处理合并外侧副韧带损伤的复杂桡骨头骨折(图 9)] 入路。小心从下面的关节囊上剥离肌肉层(图 8)。
- 在外尺侧副韧带前方纵向切开关节囊，保留后方的外尺侧副韧带复合体。
- 需要显露远端时可以切开环状韧带。

第二步

- 显露骨折位置（图 10），在直视下复位，用克氏针临时固定。
- 没有延伸到桡骨颈的桡骨头骨折可以用多种 1.5～2.5mm 的螺钉内固定。
- 应用传统的带头螺钉时必须将桡骨头埋于关节面下（图 11A）。一些病例也可使用骨间无头螺钉（图 11B）。

手术要点

- 合并肘关节骨折脱位时，外尺侧副韧带从近端撕脱，会导致肱骨外髁"光秃"（图 9）。
- 另外，经常会有指总伸肌腱损伤。在这种情况下，桡骨头骨折的显露会更简单。

注意事项

- 对外尺侧副韧带断裂的患者，外尺侧副韧带的修复（急性损伤）或重建（慢性损伤）失败会导致后外侧旋转不稳定。
- 在肱桡关节长轴后面剥离肘关节可能会导致外尺侧副韧带断裂。

手术要点

- 将关节骨块按移除并将其用克氏针固定在一起。
- 将手术内固定物放在没有关节的安全区以避免桡尺关节撞击（图 4）。

注意事项

- 注意近端桡骨头的凹陷，小心不要使软骨下螺钉进入关节内。
- 手术内固定不应向远端延伸至肱二头肌粗隆，因为达到这个位置可能会损伤骨间背神经。

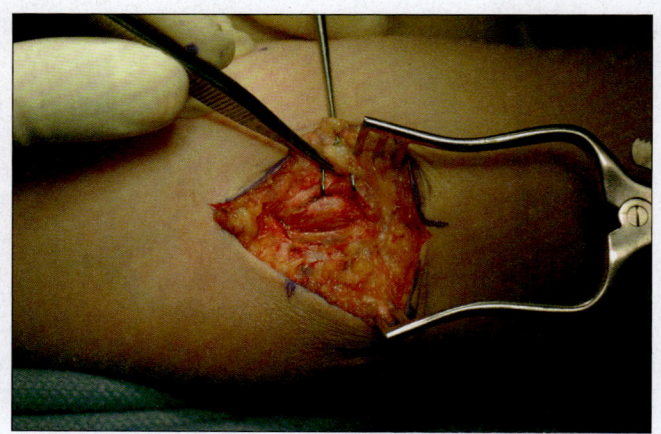

图8

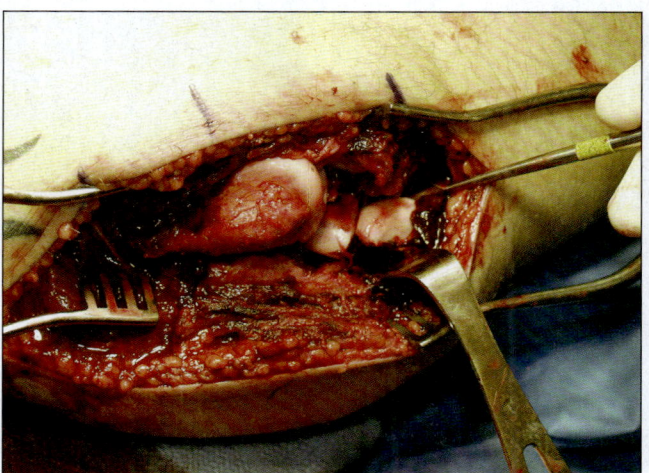

图9

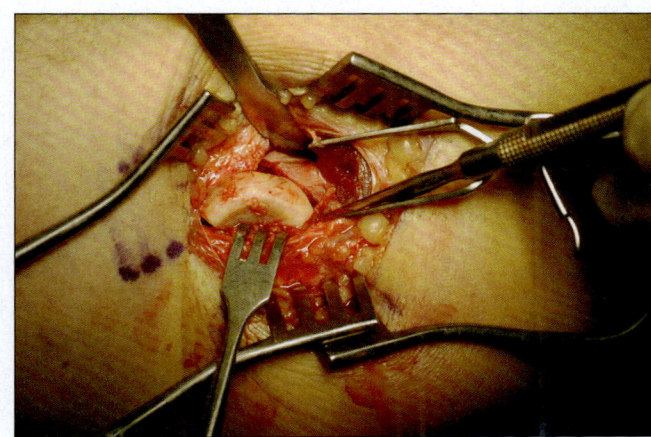

图10

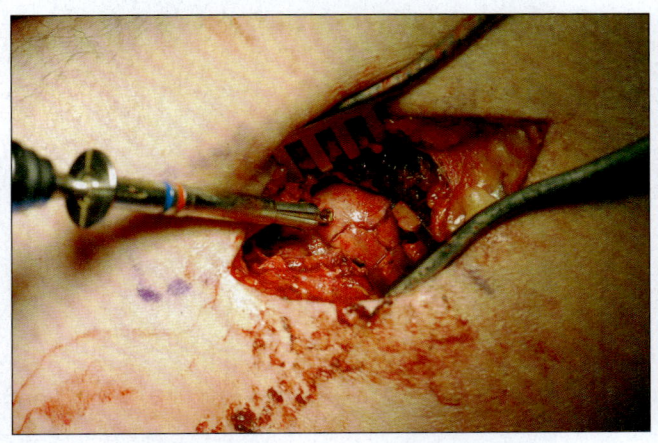

A

图11

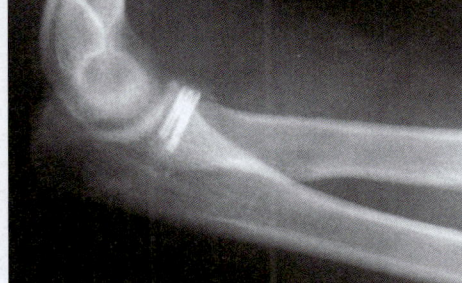

B

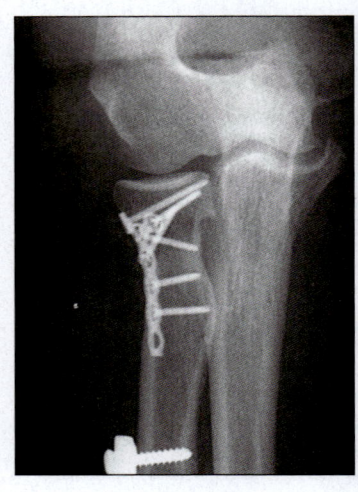 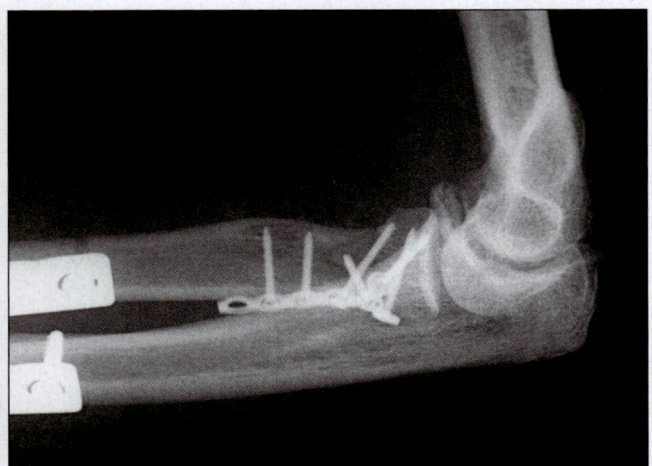

A   B

图12

- 延展到桡骨颈的骨折也可以用钢板固定（图12A和12B）。可以用多种微髁钢板、T形、L形和预弯钢板。
- 可以直视和透视判断复位和肱桡关节的同心性（图13）。
- 在桡骨头内固定前用透视评价：
  - 尺侧副韧带的情况（即外翻应力导致内侧关节间隙增宽）（图14）。

器械/植入物

- 桡骨头内固定时可选择的内植物包括：
  - 克氏针。
  - 小骨折块内固定装置（1.5～2.5mm 螺钉）。
  - 骨间无头螺钉。
  - 重建板（例如预弯好的桡骨近端板，延展性好的锁定板，微T形或Y形板）。
- 桡骨头置换系统

争议

- 应该避免桡骨头切除，特别在有肘关节或前臂关节囊韧带损伤时。
- 桡骨头切除与延迟并发症相关，包括外翻、肘关节后外侧旋转不稳定、纵向前臂不稳定和骨关节病。

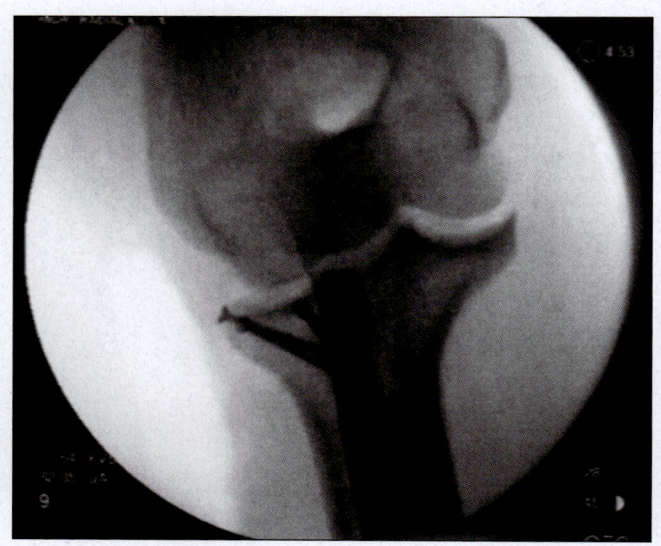

图13

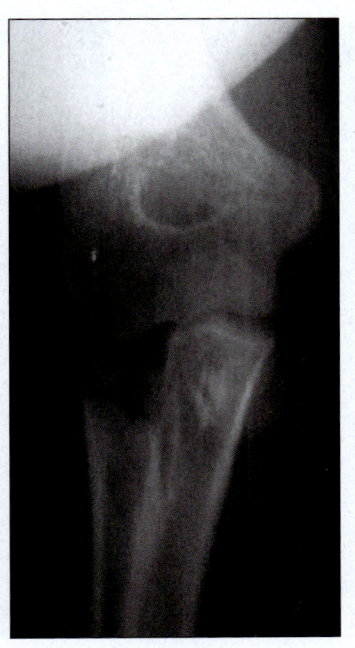

图14

手术要点

- 修复外尺侧副韧带时（横穿骨道），将缝线导引器从前向后放置，将环形缝线从后向前穿过。然后从前向后用 2 号不可吸收缝线间断缝合外尺侧副韧带。
- 将外尺侧副韧带经骨缝线打紧之前给予其一定的张力，透视下检查肘关节以保证肱尺关节和肱桡关节同心复位。如果肱桡关节后外侧残留明显沉降，就要重新做骨道，这会在一定程度上优于将外尺侧副韧带修复进一步拉紧。

注意事项

- 外尺侧副韧带复合体的解剖修复很重要。
- 韧带复合体固定在等长点后方会导致在伸直时肱尺关节半脱位。

- 骨间膜的情况
  - 纵向压缩 ≥ 3mm 提示骨间膜断裂。
  - 纵向压缩 > 6mm 提示骨间膜和三角纤维软骨断裂。
- 活动一整圈前臂和肘关节来评价骨折固定的稳定性和可能存在的对活动造成影响的机械性障碍。
- 拍前后位（图 15A）和侧位（图 15B）片检查结果。

第三步

- 如果需要的话，要把外侧副韧带用粗 2 号不可吸收线修复到肱骨外侧髁上。可以使用外侧髁骨道（图 16）或商用缝线锚达到这一点。
  - 把坚实的缝线（两根 2 号不可吸收编织缝线）放到外侧韧带复合体内。
  - 做两个前后方向的骨道，一个在等长点上，另一个在等长点下。
  - 从前向后用缝线导引器穿过 2 号编织线。

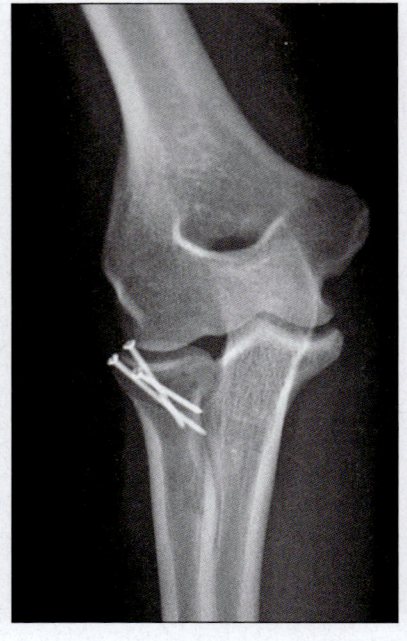 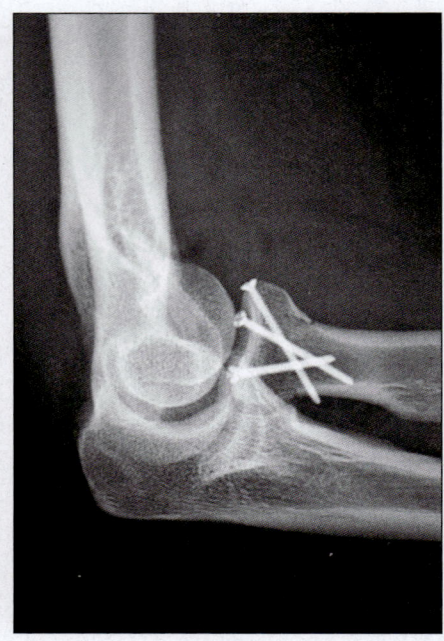

A　　　　　　　　　　B

图15

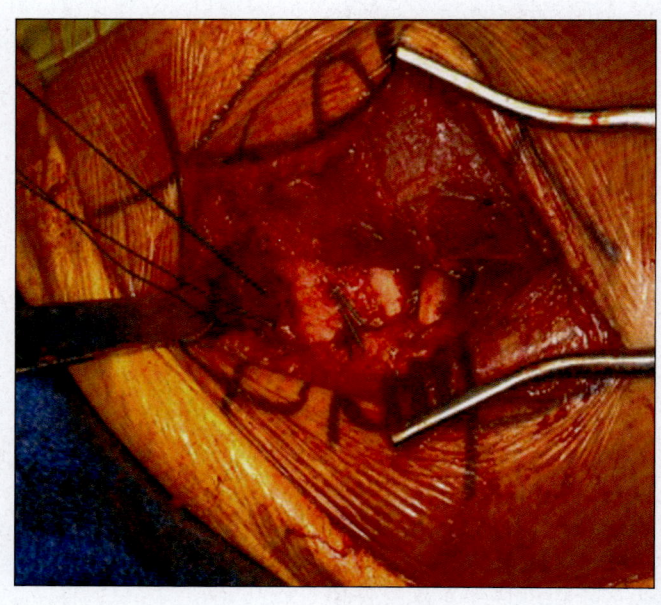

图16

器械/植入物

- 对于肘关节骨折脱位的病例，在骨和软组织修复后肘关节不能复位，应该用一个铰链式的外固定器。

- 在外髁后方打紧缝线。
- 在透视下通过活动范围检查肱尺关节关系是否正常。将前臂旋前和肘关节屈曲会分别明显地提高肱桡关节和肱尺关节的稳定性。

争议

- 在修复骨和外侧副韧带后,如果没有遗留肘关节不稳定,内(尺)侧副韧带不是必须修复的。

- 对于复杂的肘关节骨折脱位的病例,特别在伸直时残留肱尺关节不稳定时,可以行前方的关节囊固定术(图17)。
  - 将两根2号不可吸收编织坚实缝线放在前关节囊中(图17,黑箭头)。小心不要将前方关节囊从插入到肱骨远端前方的地方剥离。
  - 从尺骨皮下边缘(图17,黄箭头)向冠状突(蓝箭头)方向做两个骨道。
  - 冠状突骨道应该邻近关节面,这有助于加强冠状突前方的支撑效果。

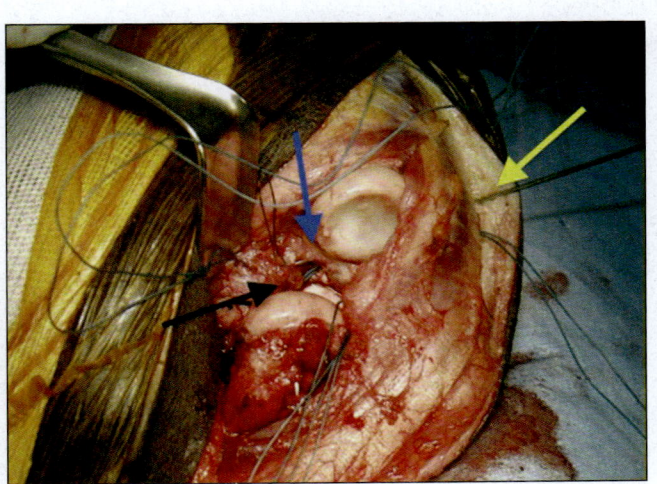

图17

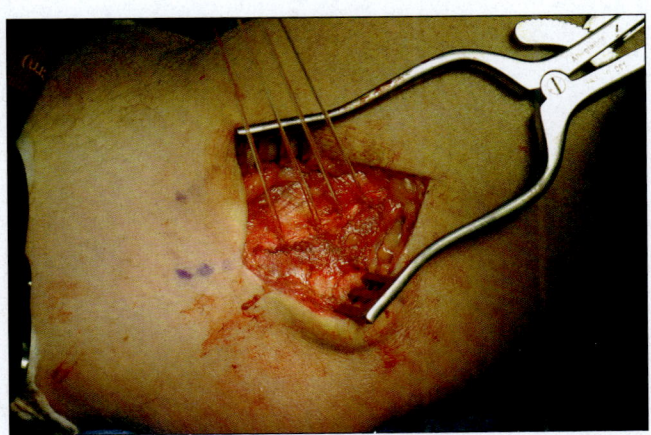

图18

手术要点

- 术中评价肘关节的稳定性,特别是对于那些肘关节骨折脱位的患者,这对制订术后治疗计划十分重要。
- 如果肱桡关节残留后外侧沉降,就要在前臂旋前的情况下进行术后康复。

注意事项

- 过久地固定肘关节会导致肘关节僵硬和可能进一步的功能丧失。

争议

- 对于高危患者可以用吲哚美辛和/或辐照降低异位骨化的发生率。

- 用缝线导引器将前方关节囊的坚实缝线从冠状突穿到尺骨的皮下边缘。
- 在尺骨皮下边缘的骨桥上将缝线打紧。
- 用标准方式关闭环状韧带、覆盖的筋膜(图18)和皮肤。
- 用无菌敷料结合贴合好的长臂支具固定患肢。

术后护理和预后

- 指导患者立即进行手指和肩关节的活动。
- 术后3~5天去除长臂支具,使用可活动的长臂热塑支具(图19),指导患者进行轻微被动和辅助主动的肘关节活动范围练习(图20A和20B)。
- 术后8~10天拆除皮肤缝线。
- 并发症包括肘关节活动度丢失,特别是完全伸直困难、异位骨化、复位不良、复位/固定丢失、感染和骨关节病。

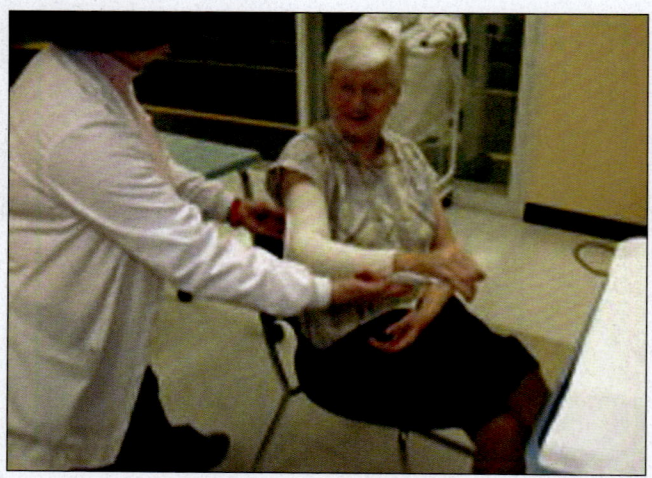

图19

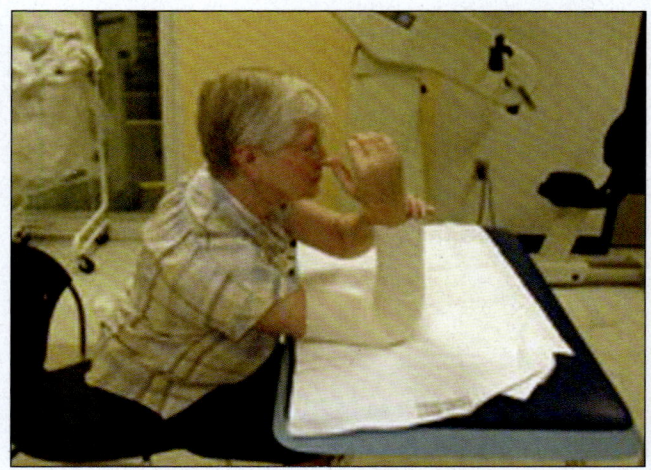
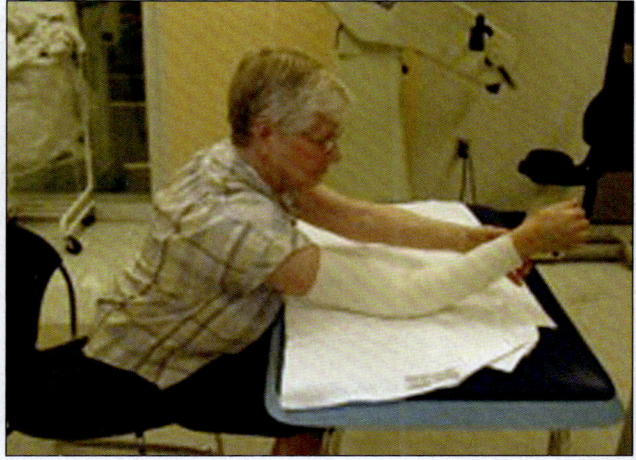

A　　　　　　　　　　　　　　　　B

图20

证据

Caputo AE, Mazzocca AD, Santoro VM. The nonarticulating portion of the radial head: anatomic and clinical correlations for internal fixation. J Hand Surg [Am], 1998, 23: 1082-90.

作者研究了 24 例尸体肘关节以决定近端桡骨非关节面部分内固定的放置。他们认为安全区在于桡骨茎突和 Lister 结节间形成的 90°角区域内。

Ikeda M, Sugiyama K, Kang C, et al. Comminuted fractures of the radial head: comparison of resection and internal fixation. J Bone Joint Surg [Am], 2005, 87: 76-84.

作者回顾性地研究了对 28 例粉碎性桡骨头骨折行桡骨头切除或切开放复位内固定的患者。行切开复位和内固定的患者比行桡骨头切除的患者在力量、活动度和功能上更佳。（Ⅳ级证据）

Lee DH, Weikert DW, Watson JT. Anterior elbow capsulodesis. Tech Shoulder Elbow Surg, 2006, 7: 72-6.

作者描述了对于肘关节不稳定的患者行前方肘关节囊固定术的技术。

Morrey BF, Tanaka S, An KN. Valgus stability of the elbow: a definition of primary and secondary constraints. Clin Orthop Relat Res, 1991, (265): 187-95.

这个典型的生物力学研究说明了桡骨小头作为肘关节一个继发稳定装置的重要性。

Ring D, Quintero J, Jupiter JB. Open reduction and internal fixation of fractures of the radial head. J Bone Joint Surg [Am], 2002, 84: 1811-5.

作者回顾性地研究了 56 例行切开复位内固定治疗桡骨头骨折的患者。14 例关节面粉碎超过 3 块 Mason Ⅲ型骨折的患者中有 13 例结果差，因此对于这种患者作者推荐行桡骨头切除或置换。（Ⅳ级证据）

Smith AM, Urbanosky LR, Castle JA, Rushing JT, Ruch DS. Radius pull test: Predictor of longitudinal forearm instability. J Bone Joint Surg, 2002, 84: 1970-1976.

这项尸体的生物力学研究显示,纵向牵引时近端桡骨移位≥3 mm 提示骨间膜撕裂,而近端桡骨≥6mm 时提示由于前臂所有韧带结构破坏而导致明显的纵向不稳定。

58 肘关节复杂创伤性不稳定的开放手术治疗

George S. M. Dyer, David Ring

注意事项

- 将复杂的尺骨近端骨折误认为是鹰嘴骨折。
- 没有对创伤的各部分有全面的认识——桡骨近端、尺骨近端、冠状突、肱骨远端和侧副韧带。

争议

- 对于复杂的肘关节损伤（如恐怖三联征和冠状突的前内侧面骨折）保守治疗是否有效。
- 对于桡骨头骨折是修复还是置换。
- 对于小的冠状突骨折是否应该手术修复。
- 何种情况下需要修复内侧副韧带损伤。
- 外固定架铰链的作用。

适应证

- 造成肘关节持续性半脱位或脱位的任何肘关节骨折和韧带损伤，经保守治疗（手法复位）无效。
- 不考虑稳定的因素，可能会影响肘关节功能的损伤（如移位的桡骨头骨折）。

临床检查/影像学检查

临床检查

- 手术前应进行详细的神经检查。
- 需要检查同侧的其他损伤。
- 应检查软组织伤口和擦伤情况。

影像学检查

- 行 X 线检查来明确创伤的类型。
  - 肘关节后脱位合并桡骨头骨折（图 1A 和 1B）。
  - 恐怖三联征：冠状突骨折、桡骨头骨折和肘关节脱位（图 2A）。包括完全性的关节囊和韧带损伤以及一些肌肉组织损伤。
  - 鹰嘴骨折合并肘关节前脱位（图 3）。在该种类型的损伤中，有肘关节前脱位但没有上尺桡关节脱位。尺骨复位后肱桡关节也复位了。

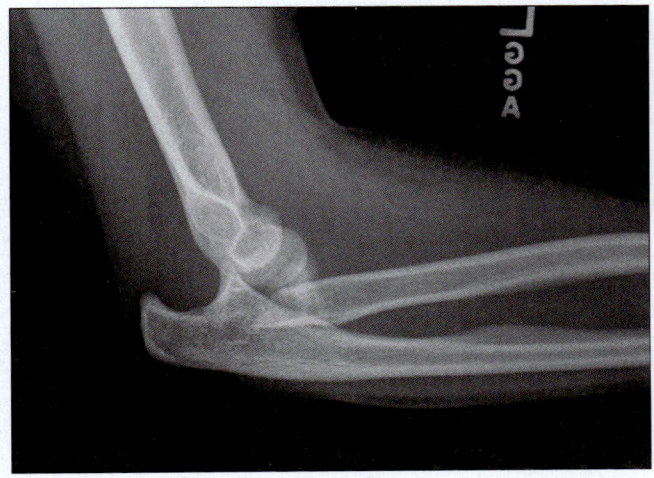
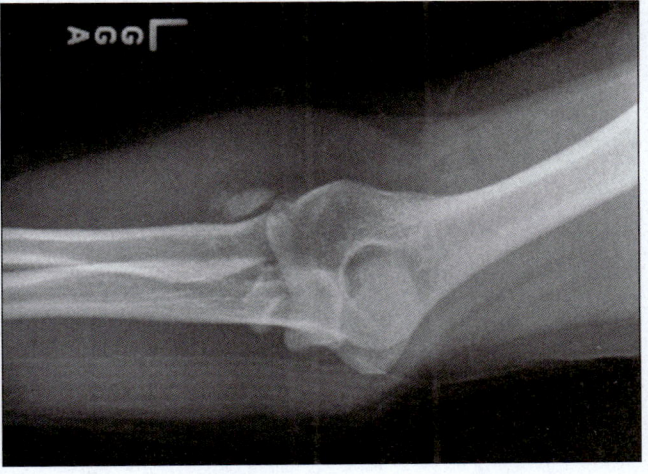

A　　　　　　　　　　　　　　　B

图1

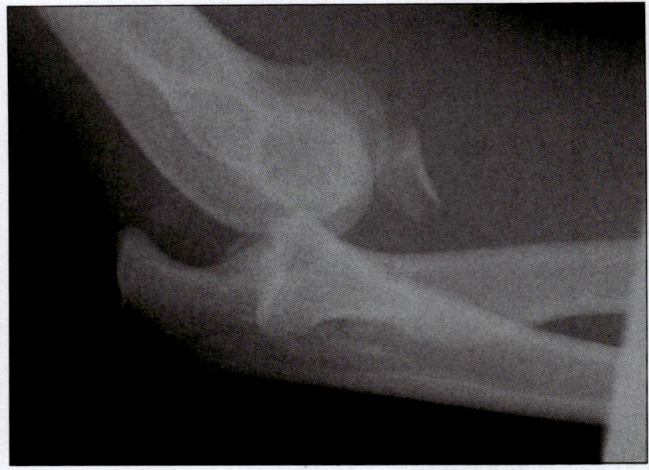
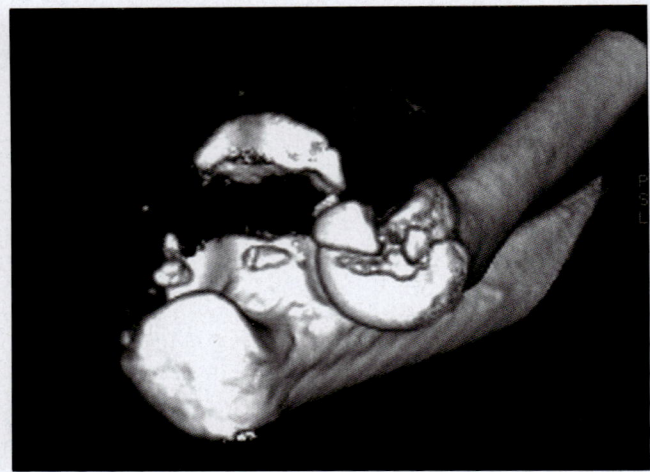

图2

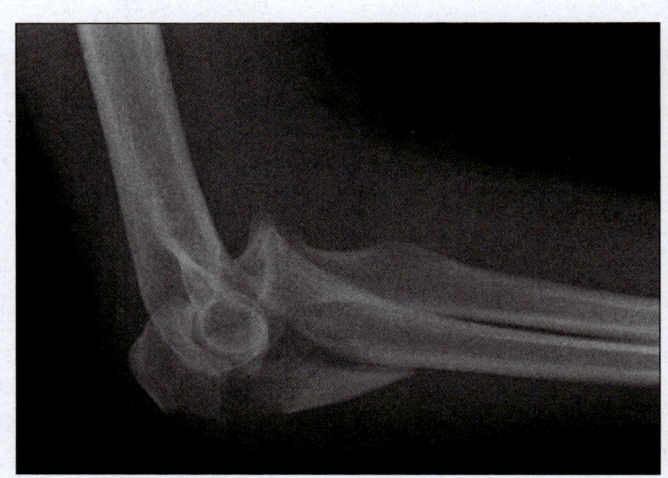

图3

- 鹰嘴骨折合并肘关节后脱位（后方孟氏骨折）（图4）。尺骨近端后方骨折合并肱桡关节的后脱位。在干骺端和关节面水平的骨折中，上尺桡关节的位置关系相对正常。该种类型的损伤会影响前臂和肘关节的功能。
- 冠状突的前内侧面骨折合并外侧副韧带起点部位撕脱（后内侧内翻旋转不稳定）（图5）。
- 肘关节脱位合并肱骨小头/肱骨滑车骨折（图6）。

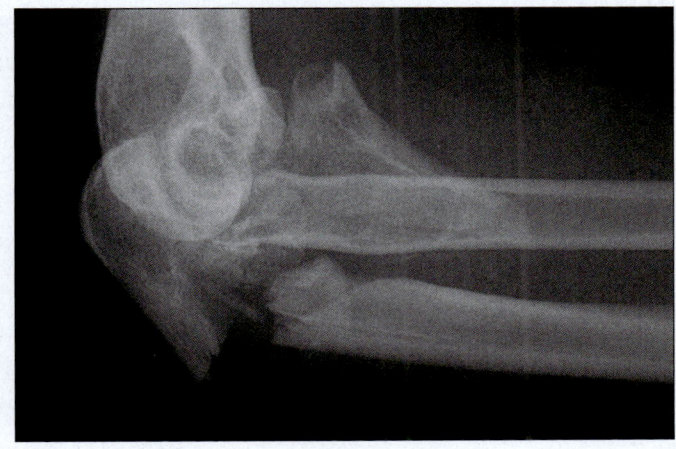

图4

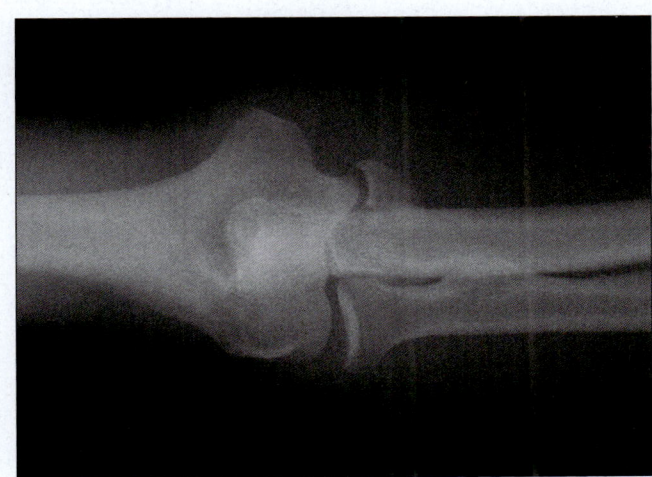

图5

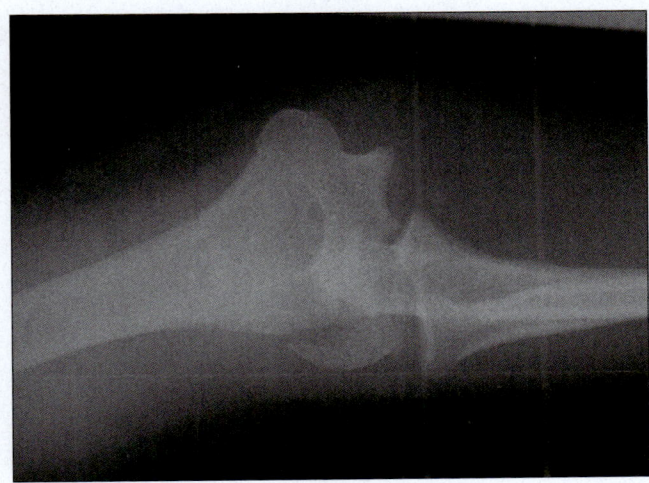

图6

- CT 扫描，特别是三维重建 CT，有助于确定手术入路和损伤的重建方式（图 2B）。可通过数字手段移除非骨折骨，从而更好地显示骨折的情况。

外科解剖

- 需要了解肘关节内外侧的解剖结构及功能以便于肘关节复杂创伤的修复。
- 肘关节内侧损伤（图 7）
  - 在恐怖三联征损伤中，冠状突骨折通常为小横行骨折，平均占冠状突高度的 39%（Ring 等，1997）。通常包括关节囊的止点。
  - 内侧副韧带自身的功能不良并不会造成肘关节的复发性脱位（Ring 和 Jupiter 等，2002）。
- 肘关节外侧损伤
  - 外侧副韧带通常从肱骨外上髁部位撕脱（占鹰嘴骨折合并肘关节后脱位的 50%）。
  - 在恐怖三联征损伤中，60% 的桡骨头骨折无法修复。切除桡骨头后冠状突清晰可见。
  - 伸肌总腱起点的损伤大约占病例的 60%。

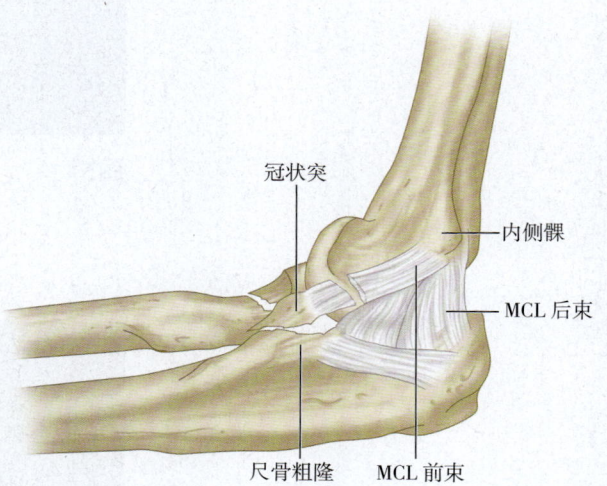

图 7

需要注意的解剖

- 恐怖三联征
  - 肘关节旋转脱位，包括冠状突骨折或撕脱。
  - 外侧副韧带损伤。
  - 桡骨头骨折。
- 鹰嘴骨折合并肘关节前脱位
  - 鹰嘴骨折。
  - 尺骨干的主体向前方移位。
  - 桡骨头相对于肱骨小头前脱位。
- 后方孟氏骨折
  - 桡骨头脱位，合并或不合并骨折。
  - 尺骨近端骨折。
  - 环状韧带损伤。
  - 上尺桡关节损伤。
- 冠状突前内侧面骨折 - 后内侧旋转不稳定
  - 尺骨冠状突骨折。
  - 可能同时存在其他损伤：外侧副韧带、鹰嘴、桡骨头和内侧副韧带。
  - 即使在没有证据的情况下，大多数的冠状突前内侧面骨折合并外侧副韧带损伤。

手术要点

- 如果需要的话，采用后侧入路时将患肢置于躯体的上方，而采用前内侧或前外侧入路时将患肢置于脱手桌上。
- 使用消毒的止血带。

注意事项

- 需要为术中透视机预留空间。

体位

- 如果选择后方入路（只适用于鹰嘴骨折脱位），可采用侧卧位或半侧卧位。
- 如果为显露前方结构而选择内侧或外侧入路，可采用仰卧位，使用托手桌。
- 恐怖三联征
  - 取仰卧位，使用托手桌。
  - 使用消毒的止血带。
- 鹰嘴骨折合并肘关节前脱位
  - 取侧卧位或半侧卧位，患肢抱软垫，并将患肢置于躯干上，采用后方入路（图8）。

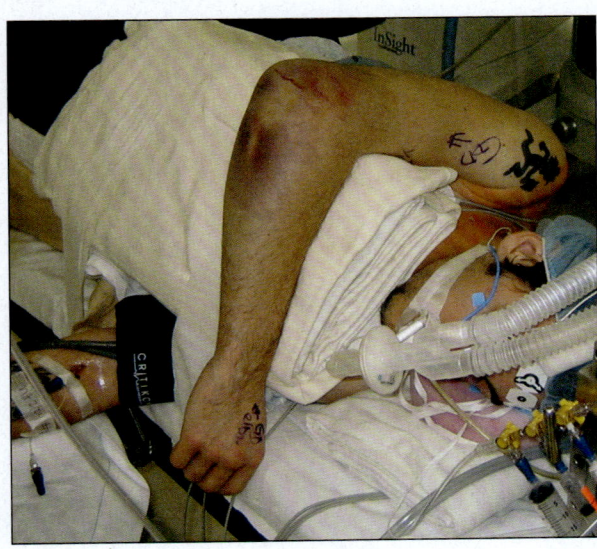

图8

设备

- 可使用一些铺单或沙袋支撑半侧卧位。
- 可使用沙袋或其他设备支撑侧卧位。

- 后方孟氏骨折
  - 取仰卧位或半侧卧位，以使采用后方入路时使肘关节内收。
- 冠状突前内侧面骨折 - 后内侧旋转不稳定
  - 取仰卧位，使用托手桌。
  - 取使用消毒的止血带。

入路/显露

皮肤切口

- 长的后方切口通过游离内侧和外侧皮瓣几乎可以显露整个肘关节，而几乎不会损伤皮神经。
- 也有医生倾向于使用内侧和外侧切口。也有医生倾向于分别使用内侧和外侧切口，因为可以创造出一个聚集血肿的下腔室。

外侧入路

- 为显露桡骨头、肱骨小头、外侧副韧带、伸肌总腱起点和冠状突外侧面，可使用不同的外侧入路。
- Kocher 入路（图9）
  - 位于肘肌和尺侧伸腕肌之间的 Kocher 间隙是最靠近后方的肌间隙。
  - 该入路可以有效地保护前方的骨间后神经，但容易损伤外侧副韧带。
  - 不要将肘肌向后方掀开，应平行于尺侧伸腕肌的后缘沿对角线切开肘关节囊和环状韧带。

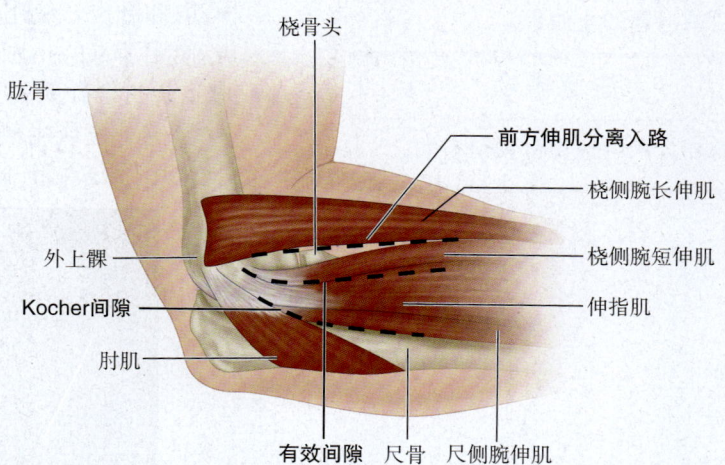

图9

> **手术要点**
>
> - 外侧入路
>   - 外侧副韧带的撕脱和外上髁骨折使显露更加方便。
>   - 外侧软组织中的撕裂是外侧入路中最好的显露间隙。
>   - 通过术前计划决定最佳的显露间隙。
>   - 如果骨折较预期更加复杂,可以使用多种入路。
> - 内侧入路
>   - 在术前计划中应根据骨折块的大小、位置和固定方式决定使用何种显露方式。
>   - 如果需要的话可以使用多个间隙进行显露。

- 前方伸肌劈开入路(更靠近前方的入路)(图9)
  - 该入路可用于桡骨头骨折或前方移位,并可以从外侧显露冠状突。
  - 骨间后神经容易受到损伤,但外侧副韧带复合体通常是安全的。
  - Hotchkiss(1997)提出了如何选择一个较好的间隙并保护外侧副韧带复合体。
    - 起自肱骨的外上髁嵴做切口,将桡侧腕伸肌起点切断并将其掀开,切开深层的肘关节囊。而后便可以显露肱骨小头和桡骨头。
    - 向远端分离的间隙应该在沿桡骨头前后方的中线前方。
- "有效间隙"入路(图9)
  - 肘关节受损的韧带、肌肉、肌腱和骨折脱位通常为外科医师提供了显露受损组织的合适窗口。
  - 将外侧副韧带从肱骨外上髁撕脱。
  - 若于外上髁起点部位剥离伸肌总腱,可继续向远端分离形成肌肉间隙。
  - 可将肱骨远端外侧柱的骨折看做是截骨,以显露尺骨外侧副韧带和伸肌起点。
  - 在处理后方鹰嘴骨折脱位或后方的孟氏骨折时,桡骨头通常穿出关节囊和肌肉向后方移位。创伤畸形的增强通常会将桡骨头提至伤口处。
    - 在一些病例中,医生可以分离后方受损的肌肉,以便将鹰嘴骨折块向近端牵开,将肘关节屈曲后便可以显露出冠状突骨折。对于上尺桡关节损伤严重的患者,可以在尺骨和桡骨之间做轻度的剥离,但应当避免广泛的剥离,以防止尺桡骨之间骨桥形成。

注意事项

- **外侧入路**
    - 不要在桡骨颈上放置拉钩。
    - 如果需要的话在桡骨颈位置放置内固定,将前臂旋前,若内固定长度超过桡骨颈4～5cm,需要防止损伤骨间后神经。
    - 为了从外侧显露冠状突,移除绕骨头的骨折块,从外上髁嵴位置松解桡侧腕长伸肌的起点,并从肱骨前方掀起肱肌和肱桡肌。
    - 切断或牵拉尺神经会造成尺神经麻痹。

- **内侧入路**
    - 在尺侧屈腕肌分离入路中,松解尺神经时需要将尺侧屈腕肌向远端进一步切开。
    - 如果需要的话,可以切断开始的小部分尺神经发向尺侧屈腕肌的后方肌支,过多大的后方肌支会给尺神经前置造成困难。
    - 过分地前置尺神经也会增加尺神经麻痹的风险。

内侧入路

- 采用后方入路时游离内侧皮瓣。
- 可以通过三个间隙显露冠状突。
    - 位于尺骨粗隆前方,小的骨折块(图10)(Hotchkiss 提出"顶端内侧显露")
        - 纵向分离屈肌和旋前圆肌。
        - 牵开近端的肌腹,于内侧副韧带前束前方沿纤维方向纵向切开关节囊。
        - 可直接显露出冠状突的尖端。
    - 包括尺骨粗隆的较大骨折块(图11)

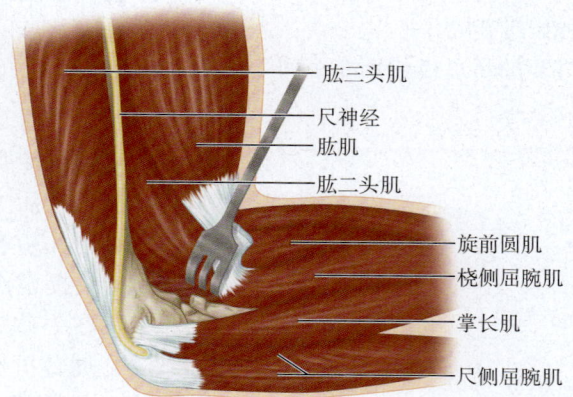

图10

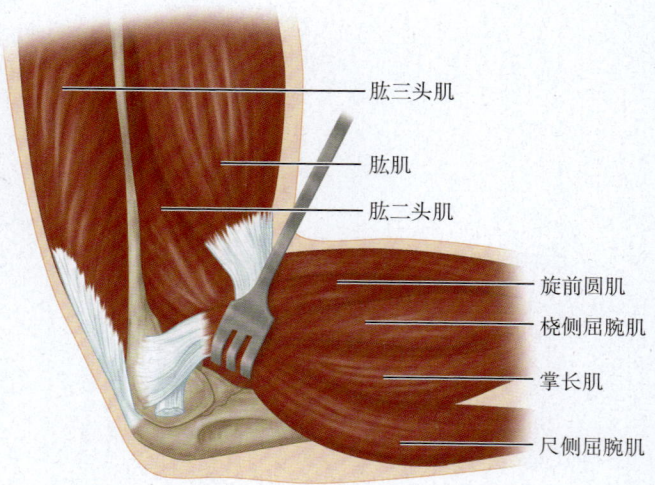

图11

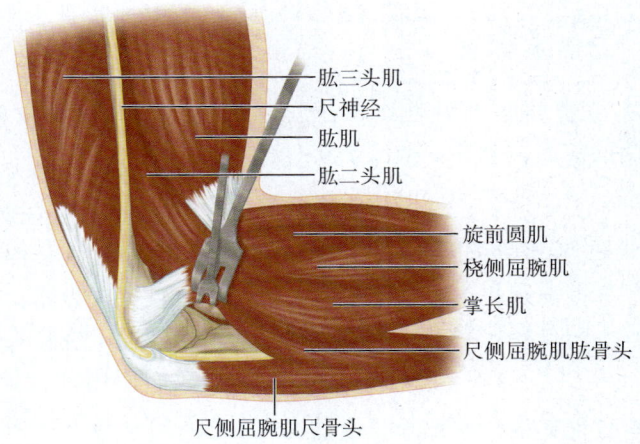

图12

设备
- 可在肘关节前方使用 Z 形膝关节拉钩。

争议
- 在内侧入路中是将尺神经牵拉开还是将尺神经置于原位？
- 在什么情况下松解肌肉或韧带的起点是值得的？我们的原则是松解能够改善显露，使骨折的复位和固定更加方便。但是，如果能绕过该组织结构还是应该保持其完整。

手术要点
- 在外侧显露时将肘关节复位有利于确认解剖结构。

- ◆ 沿尺侧屈腕肌肱骨头和尺骨头之间显露，注意尺神经从中穿过。
- ◆ 将尺侧屈腕肌的两个头牵开，注意不要损伤尺神经的穿支。
- ◆ 可显露出冠状突内侧的大部分，可于内侧放置支撑钢板。
- 冠状突基底部骨折包括整个冠状突骨折（图12）（Taylor 和 Scham，1967）
  - ◆ 从后向前将整个屈肌-旋前圆肌复合体掀开。
  - ◆ 可显露出冠状突，包括冠状突基底。

手术："恐怖三联征"

外伤

第一步：外侧显露
- 行后方或直接外侧切口。
- 通常伸肌总腱和外侧副韧带在外上髁的起点存在广泛的撕脱，使显露更加方便。
- 在大多数的病例中，即使是非常小的筋膜层撕裂也可以提示医生选择合适的间隙分离伸肌总腱。或者在确认外上髁嵴后，掀起桡侧腕长伸肌的起点，显露肱骨远端的前方。
- 继续向远端分离，进入关节，显露肱骨小头。

> **手术要点**
> - 前方关节囊的解剖附着点位于冠状突的前面,但并不是位于其尖端。
> - 于尺骨近端和喙突基底部位建立骨洞能够避免对尺骨近端干骺端和骨干结合部位斜形骨表面的截骨。
> - 如果有可能的话,将骨洞的位置避开尺骨脊以避免线结的突出。

> **注意事项**
> - 在缝合的部位,正中神经恰好位于肘关节囊的前方——只要浅浅地缝住关节囊即可。

> **器械/植入物**
> - Z形膝关节拉钩或眼镜蛇拉钩
> - 前交叉韧带重建中使用的胫骨骨道导向器
> - 过线器或带缝合环的克氏针,用于将缝线穿过喙突骨块

> **手术要点**
> - 如果在该步仍能将肘关节脱位,桡骨颈显露和桡骨头置换都会很容易。

> **器械/植入物**
> - 固定桡骨头骨折的内植物和桡骨头置换假体

- 考虑到肱骨小头的旋转中心,显露间隙应位于伸肌总腱的中央位置。

第二步:前方稳定——冠状突
- 可以通过外侧入路处理恐怖三联征中冠状突横行的尖端骨折。
- 可以通过移位或去除桡骨头骨折块和通过从肱骨远端外上髁嵴松解桡侧腕长伸肌起点的方法改善冠状突的显露。
- 一旦完成显露,将拉钩置于肱骨远端的前方是安全的,但是不要将其置于桡骨头和桡骨颈的前方。
- 我们使用缝合技术修复大多数的恐怖三联征中冠状突小的横行骨折。将缝线通过尺骨近端干骺端的骨洞,穿过冠状突上前方关节囊的附着点。
- 使用导向器,例如前交叉韧带重建术中钻胫骨骨道所使用的导向器,可以精确地预置缝线通道(图13)。
- 若冠状突骨折块相对较大,可在冠状突骨折块上钻孔,而后将缝线穿过(图14)。
- 将缝线向后方收紧,待所有的创伤处理完后再打结(图15)。

第三步:修复或置换桡骨头
- 见第57章。

第四步:外侧副韧带外上髁起点重建
- 外侧副韧带通常从外上髁的附着点撕脱(图16)。
- 确定裸区的中点,通常位于外上髁的前下方。
- 使用锚钉或经骨道固定,将线结备在肱骨外侧嵴的后方(图17)。

第五步:复位和固定
- 将肱尺关节和肱桡关节复位。
- 将固定冠状突和外侧副韧带的缝线收紧打结。

手术要点

- 外侧副韧带的附着点位于肱骨的偏前方。

器械/植入物

- 用于修复外侧副韧带的锚钉。

手术要点

- 将缝线收紧后屈伸肘关节，将缝线打紧。
- 我们当中的一位医生（DR）喜欢将线尾留长，再缝合部分尺侧屈腕肌的筋膜以盖住线头，减少线头的激惹。

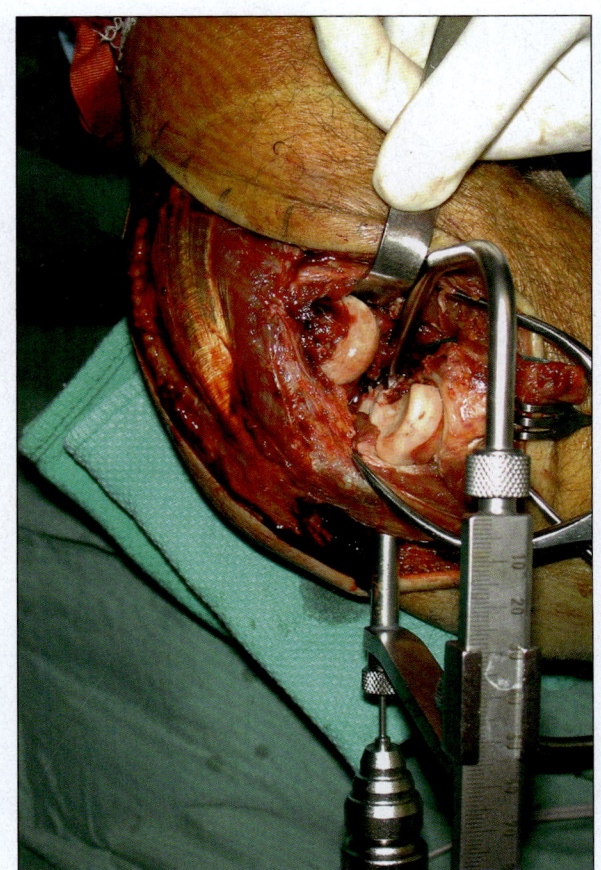

图13

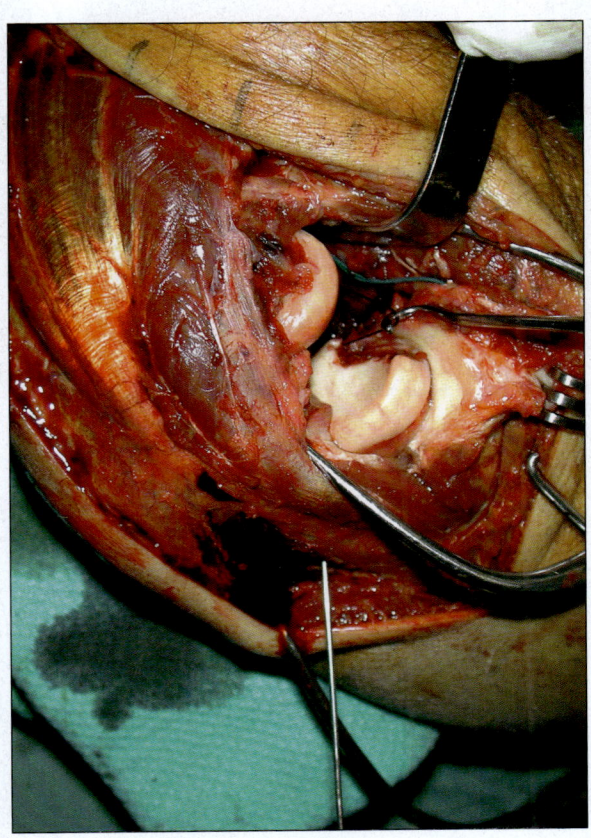

图14

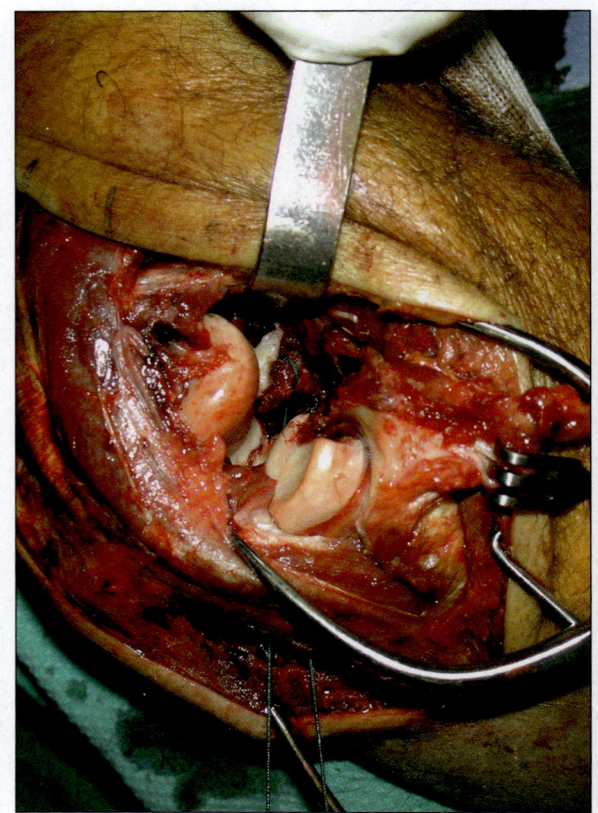
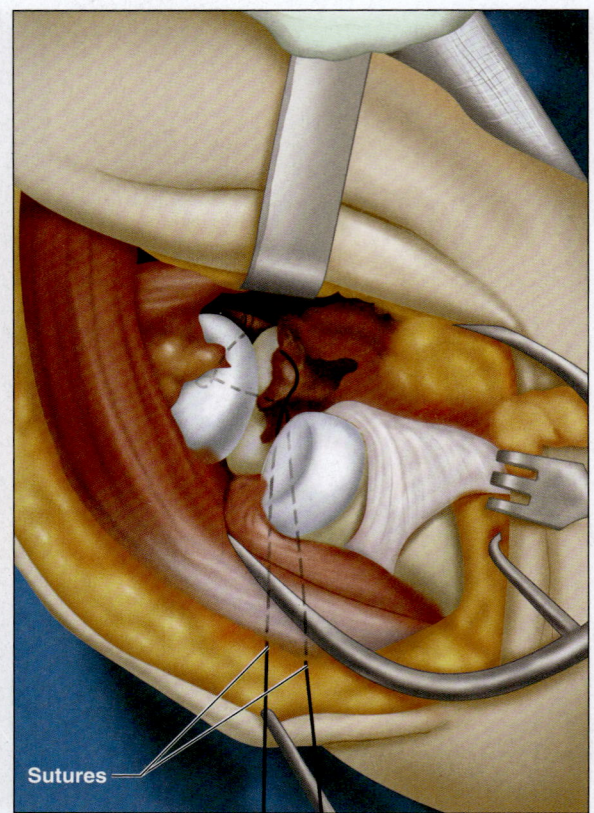

图15

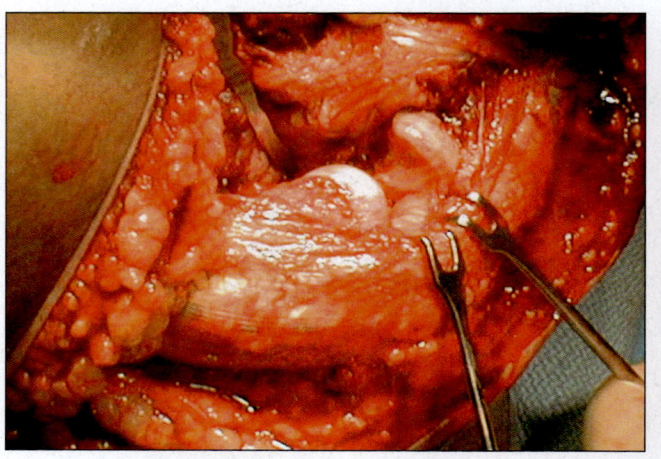

图16

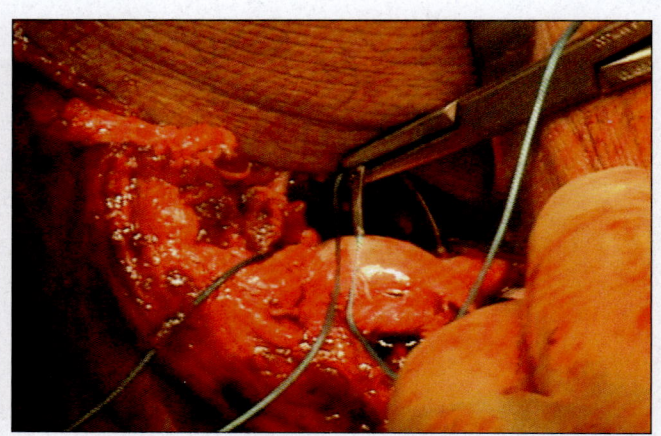

图17

争议

- 通过对冠状突、桡骨头和外侧副韧带的重建，我们发现几乎不需要再单独重建内侧副韧带。如果完成上述重建术式后仍存在肘关节不稳定，可考虑修复内侧副韧带，使用铰链式或静态外固定架，或将肘关节用交叉克氏针固定。

- 一些医生倾向于在肘关节内侧显露时首先分离尺神经。我们当中的一位医生（GD）发现至少在一些病例中，对尺神经广泛地游离会增加尺神经麻痹或损伤的风险。

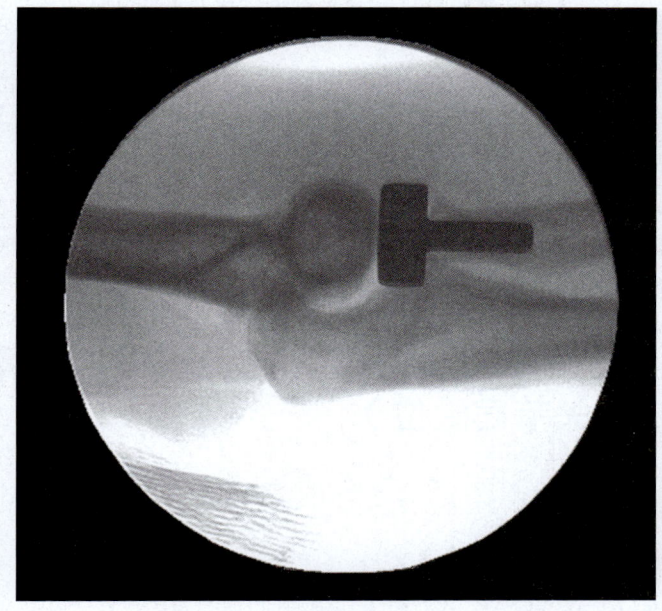
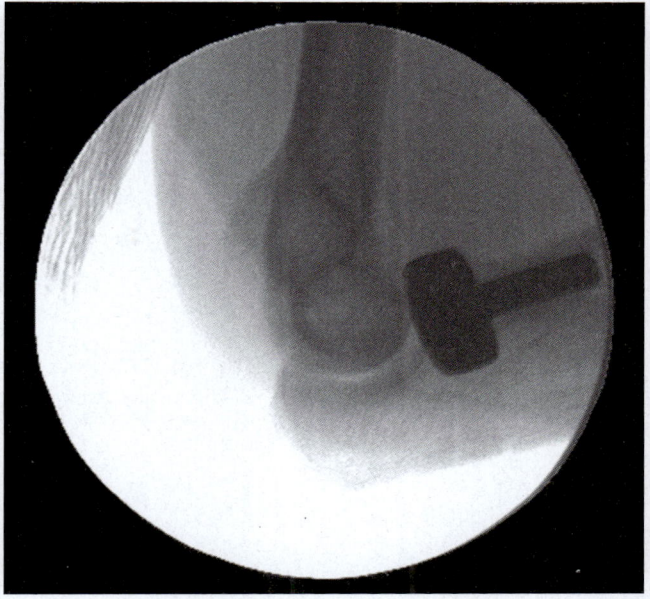

A　　　　　　　　　　　　　B

图18

第六步：稳定测试

- 测试肘关节的稳定性，将前臂置于中立位，使肘关节靠重力伸直，行侧位片检查。在侧位片上可见轻度的"凹陷"。术后1～2周便可自行恢复（图18A和18B）。如果在该体位出现弹响或复位丢失，抑或在图像上出现半脱位或脱位，那么就需要考虑进一步治疗。

手术：经鹰嘴骨折脱位（鹰嘴骨折合并肘关节前脱位）

第一步：显露

- 使用后方纵行切口。
- 向内侧和外侧游离皮瓣。

第二步：复位

- 尺骨近端骨折的复位需要将肱桡关节复位。
  - 鹰嘴骨折合并肘关节前脱位时很少合并桡骨头骨折。
  - 显露鹰嘴骨折块。
  - 复位尺骨近端骨折。

手术要点

- 经鹰嘴骨折，探查桡骨头、冠状突和侧副韧带，清理肱尺关节和肱桡关节间的骨折块。

手术要点

- 尺骨近端内侧壁上存在一个粗糙的三角形骨脊，可作为尺骨近端骨块向近端骨干复位时判断长度和旋转的依据。但这并不是必需的步骤，特别是这样做会破坏尺骨血运时。

注意事项

- 注意不要使滑车切迹缩窄。
- 如果尺骨近端骨折粉碎,需要使用接骨板固定,而不是任何形式的张力带固定。
- 若鹰嘴骨折粉碎,使用钢丝牢固定肱三头肌止点。

器械/植入物

- 鹰嘴特异性接骨板,或重建接骨板。
- 临时固定使用的克氏针。
- 小的螺钉。

手术要点

- 可以通过移位的尺骨骨折显露桡骨头,所以需要在固定尺骨骨折前首先固定桡骨头骨折。
- 一旦完成桡骨头骨折的固定,将肱桡关节复位有利于尺骨的复位。

手术要点

- 如果肱桡关节存在不稳定,最常见的原因是尺骨复位不良。

第三步:固定

- 完成复位后,使用一根长克氏针穿入骨干临时固定骨折。或者将滑车作为参照,复位鹰嘴骨折,恢复滑车切迹的形态,将鹰嘴骨块以克氏针临时固定于滑车。
- 以接骨板固定骨折。
- 一旦使用接骨板和螺钉完成了尺骨骨折的固定,肘关节的解剖形态和稳定性便得到了恢复。

手术:背侧显露、复位、固定后方孟氏骨折(鹰嘴骨折合并肘关节后脱位)

第一步:显露

- 使用尺骨后方纵行切口(见上文)。

第二步:评价桡骨头和桡骨颈

- 如果桡骨头未受损(或轻微损伤),仅需要完成尺骨的解剖复位。
- 有时需要修复外侧副韧带,但环状韧带通常不需要修复。
- 可经尺骨骨折块间显露探查桡骨头的情况,也可以再使用一个独立的切口完成。

第三步:复位和固定尺骨

- 见上文中的第二步和第三步。

第四步:稳定测试

- 屈伸肘关节,旋转前臂以测试肘关节和尺桡关节的稳定性。

手术:冠状突前内侧面骨折——后内侧旋转不稳定

第一步:显露冠状突

- 使用内侧入路显露冠状突。

手术要点

- 对于较大的骨块也可采取缝合固定，可在骨块上钻骨洞。如果缝合技术使用得当，可以起到类似拉力螺钉的作用。

- 支撑接骨板固定
  - 为了力学的稳定性，接骨板要足够长以延伸至尺骨远端，但当完成加压后，接骨板近端可能会从骨表面抬起。
  - 首先固定骨折块近端的螺钉，而后轻微旋转接骨板加压固定远端螺钉。

注意事项

- 对于大的骨坎，需使用钢板进行固定，即使是骨折坎的大小足以仅用螺丝固定。这样有助于避免在内侧剪切力的作用下发生灾难性的后果。

器械/内植物

- 选择可为冠状突提供内侧支撑的小接骨板。
- 对于小的骨折，最好的修复方式是缝合，如上文中所描述的那样。
- 如果需要的话，可使用锚钉或其他软组织固定器械修复外侧副韧带。

注意事项

- 相对于旋前，旋后功能更容易丢失，而且旋后功能的丢失会造成生活上的诸多不便。如果需要的话患者可以通过肩关节外展来实现旋前。

第二步：骨折固定

- 对小的骨折块可仅用缝线固定，缝合骨折块上附着的前方关节囊，将缝线穿过尺骨骨道，在尺骨后方打结固定（见上文）。
- 使用支撑接骨板，如骨块特异性接骨板、T形板或小的直塑型板或重建板，固定大的骨折块。
  - 复位骨折，并用克氏针临时固定。
  - 选择接骨板，预置。
  - 接骨板的近端部分通常直接位于尺神经的下方，这是可以接受的。

术后护理和预后

- 术后立即开始手指的活动。患者应重复地握紧拳头而后充分伸开手指以减轻肢体肿胀。
- 对于内固定固定稳定或使用了铰链式外固定架的患者，术后一旦患者感觉舒适，应立即开始肘关节和前臂的辅助下的主动功能锻炼。对于感觉很痛苦的患者，可进行短暂的休息（最长7天）。

- 若固定不够坚强，需将功能锻炼延后至术后 1 个月。相比于内固定失败，肘关节僵硬更常见。
- 若修复了外侧副韧带，需要避免肩关节外展运动（内翻应力）1 个月。进行将肘关节置于体侧或过顶（重力辅助）的主动功能锻炼。

证据

Cohen MS，Hastings H 2nd. Rotatory instability of the elbow：the anatomy and role of the lateral stabilizers. J Bone Joint Surg [Am]，1997，79：225-33.

本文通过 40 具新鲜尸体标本研究了肘关节外侧韧带的解剖结构，因为其与旋转性不稳定有关。外侧副韧带和环状韧带在尺骨近端有较宽的联合止点。系列截面法研究显示了肘关节外侧原发和继发的稳定结构。除了外侧副韧带和环状韧带外，伸肌总腱通过筋膜束和肌间隔提供稳定。

Doornberg JN，Ring D. Coronoid fracture patterns. J Hand Surg [Am]，2006，31：45-52.

冠状突大块骨折合并尺骨鹰嘴前方和后方骨折脱位，小的横行骨折合并恐怖三联征以及冠状突前内侧面骨折是内翻后内侧旋转不稳定型损伤。恐怖三联征合并小的（＜50%）冠状突骨折。（Ⅳ级证据）

Doornberg JN，van Duijn J，Ring D. Coronoid fracture height in terrible-triad injuries. J Hand Surg [Am]，2006，31：794-7.

尺骨冠状突的高度约为 19mm。冠状突骨折块的平均高度为 7mm，平均约为冠状突总高度的 35%。横行的冠状突骨折合并肘关节恐怖三联征损伤中冠状突骨块高度变化不一，很难通过 Regan 和 Morrey 系统进行分型。依据骨折块形态和创伤类型的冠状突骨折分型更受欢迎。（Ⅳ级证据）

Dowdy PA，Bain GI，King GJ，Patterson SD. The midline posterior elbow incision：an anatomical appraisal. J Bone Joint Surg [Br]，1995，77：696-9.

在肘关节内侧和外侧入路中皮神经损伤的风险很大，但是后方入路的风险较小。常规使用后方入路可以降低术后感觉异常和痛性神经瘤发生的风险。

Hotchkiss RN. Displaced fractures of the radial head：internal fixation or excision? J Am Acad Orthop Surg，1997，5：1-10.

对发生在运动较多的年轻患者中的移位桡骨头骨折不能采用常规的桡骨头切除的治疗方法。良好的影像学检查、外科显露和内固定植入可以增加保留桡骨头的可能。由于伴随损伤的存在，保留桡骨头可能对短期和长期的稳定性显得很重要。对于可能合并前臂骨间韧带损伤的患者，保留桡骨头可以避免桡骨头向近端的病理性移位。在桡骨头和桡骨颈的"安全区"应用允许早期运动的坚强内固定是不会影响肘关节运动的。对于严重的桡骨头粉碎性骨折和对上肢功能要求不高的患者可行桡骨头切除术。

McKee MD，Pugh DM，Wild LM，Schemitsch EH，King GJ. Standard surgical protocol to treat elbow dislocations with radial head and coronoid fractures：surgical technique. J Bone Joint Surg [Am]，2005，87（Suppl 1，Pt 1）：22-32.

标准的外科治疗包括桡骨头固定或桡骨头置换，如果可能的话固定冠状突，修复合并的关节囊和外侧韧带损伤，以及在一些特殊的病例中修复内侧副韧带并/或辅助铰链式外固定架。应用上述原则治疗肘关节脱位合并桡骨头和冠状突骨折可以为肘关节提供足够的稳定，允许早期的术后运动，改善预后功能状况。（Ⅳ级证据）

O'Driscoll SW. Elbow instability. Hand Clin，1994，10：405-15.

肘关节不稳定是指肘关节半脱位或脱位，并存在相应的临床和病理学特征以及治疗。尺骨（和桡骨）后外侧旋转移位似乎是这些损伤的共同机制。通过旋后位复位，并在旋前位测试外翻稳定性。根据复位后的稳定性决定进一步的治疗计划。当存在骨折时，需要固定骨折，如果肘关节仍不够稳定以致不能早期运动就需要修复韧带。肱尺关节稳定的三个必要条件是完整的关节面、内侧副韧带的前束以及外侧副韧带的尺侧部。复发性不稳定通常是由于外侧副韧带复合体的尺侧部损伤、外尺侧副韧带损伤，以及其他在外侧的继发性软组织损伤。外尺侧副韧带的重建可矫正这些问题。慢性脱位在松解挛缩及采用生物组织重建不可修复的关节面后采用类似的技术治疗。

Ring D, Doornberg JN. Fracture of the anteromedial facet of the coronoid process: surgical technique. J Bone Joint Surg [Am], 2007, 89 (Suppl 2, Pt 2): 267-83.
大多数患者的冠状突前内侧面骨折合并肘关节半脱位或肘关节脱位。对冠状突骨折的坚强固定通常有利于肘关节功能的恢复。（Ⅳ级证据）

Ring D, Jupiter JB. Fracture-dislocation of the elbow. Hand Clin, 2002, 18: 55-63.
充分了解肘关节骨折脱位的分型有利于理解治疗原则，避免错误，并可了解创伤的预后。对于每种损伤类型所采取的特异性治疗方法有助于帮助医生恢复肘关节的稳定性。当创伤十分复杂，可能出现并发症时，也应尽可能地恢复肘关节的稳定性。（Ⅳ级证据）

Ring D, Jupiter JB, Sanders RW, Mast J, Simpson NS. Transolecranon fracture-dislocation of the elbow. J Orthop Trauma, 1997, 11: 545-50.
肘关节前脱位通常合并骨折，鹰嘴骨折后尺骨向前方移位，因此通常导致尺骨近端的复杂而且是粉碎的骨折。由于存在肱桡关节脱位，这种损伤通常同前方孟氏损伤相混淆。恢复尺骨滑车切迹的解剖形态并加以坚强的固定可在大多数病例中取得良好的治疗结果。（Ⅳ级证据）

Sotereanos DG, Darlis NA, Wright TW, Goitz RJ, King GJ. Unstable fracture-dislocations of the elbow. Instr Course Lect, 2007, 56: 369-76.
肘关节不稳定的骨折脱位类型包括恐怖三联征（肘关节脱位、桡骨头骨折、冠状突骨折）、经鹰嘴骨折脱位以及后方孟氏损伤。尺骨近端需要解剖复位并坚强固定，修复桡骨头或行桡骨头置换，修复或重建大块的冠状突骨折。对外尺侧副韧带和伸肌总腱需要行起点重建。如果肘关节仍不稳定，使用肘关节铰链式外固定架或需要考虑修复内侧副韧带。重建的目的是促使肘关节进行早期稳定运动。制订治疗计划有利于改善欠佳的治疗结果。

Steinmann SP. Coronoid process fracture. J Am Acad Orthop Surg, 2008, 16: 519-29.
冠状突是肱尺关节的重要稳定结构。冠状突骨折的手术入路选择取决于桡骨头的状况。当伴随桡骨头骨折时，治疗冠状突骨折可选取外侧入路。对单纯的冠状突骨折应选择内侧入路。术中应力试验可以评价手术需求以及选择手术入路。

Tan V, Daluiski A, Simic P, Hotchkiss RN. Outcome of open release for post-traumatic elbow stiffness. J Trauma, 2006, 61: 673-8.
开放性肘关节松解术可用于治疗术后肘关节僵硬。术后僵硬复发很常见，可在麻醉下行手法松解或再次手术松解。（Ⅳ级证据）

图 13-15 引自：Mathew PK, King GJW, Athwal GS. Terrible triad injuries of the elbow. In Schemitsch E(ed). Operative Techniques: Orthopaedic Trauma Surgery. Philadelphia: Elsevier, 2009: 143, 151.

59 尺桡骨纵向分离（Essex-Lopresti 损伤）的外科重建

Julie E. Adams, A. Lee Osterman

> **注意事项**
> - Essex-Lopresti 损伤是从桡骨头骨折向尺桡骨纵向分离的延续。因此，对前臂进行整体的检查非常重要，以发现除单纯的桡骨小头骨折外潜在的合并损伤。

> **争议**
> - 诊断为尺桡骨纵向分离，如果损伤是急性的（<4 周），需要考虑重建肱桡关节，行桡骨头切开复位内固定或桡骨头置换术。应避免行桡骨头切除术。于旋后位或半旋后位固定下尺桡关节 4~8 周。如果下尺桡关节是稳定的，可使用石膏或支具固定，或者使用克氏针或 3.5mm 螺钉横穿固定关节。需要考虑一期修复或重建骨间韧带。

适应证

- 有症状的慢性尺桡骨纵向分离
- 急性的尺桡骨纵向分离或 Essex-Lopresti 损伤，损伤的原因是轴向应力导致桡骨头、骨间膜和下尺桡关节损伤。如果对该损伤认识充分且治疗得当，约 80% 的病例会取得良好的治疗结果。然而大多数病例存在着漏诊，且/或没有得到治疗，失败率达到了 80%。
- 如果损伤是慢性的（>4 周），而且患者存在症状，那么需要检查患者的腕关节、前臂和肘关节的情况。
  - 可考虑行腕关节镜检查三角纤维软骨复合体的状况，同时评价是否存在尺侧撞击。在腕关节镜手术中，可清理或修复三角纤维软骨复合体，如果存在尺侧撞击，可行尺骨短缩截骨术。
  - 检查前臂的稳定程度，以便进行骨间膜重建。
  - 在大多数先前治疗不当的慢性 Essex-Lopresti 损伤病例中，患者可能合并有症状的肱骨小头炎或桡肱关节炎，如果单纯行关节成形术会加重症状；对于这些患者最好在重建前臂的稳定性后行桡骨头切除术。

临床检查/影像学检查

- 采集病史，行体格检查时应关注腕关节、前臂和肘关节。
  - 检查肘关节屈伸的活动度，以及内、外翻的稳定性。
  - 腕关节体检应注意三角纤维软骨复合体弹响、尺侧伸腕肌半脱位、Shuck 试验、LT 浮动感和 Watson 试验。
- 记录前臂旋前和旋后的角度以及下尺桡关节的稳定性。在透视下行轴向应力试验评价腕部和肘部的撞击情况。轴向应力试验中向近端移位超过 5mm 提示前臂不稳定。

治疗方案

- 由于骨间膜愈合能力较差，文献已报道了多种重建或修复前臂的方法。虽然在急性病例中，在重建或修复桡骨头的同时固定下尺桡关节对于软组织的愈合已经足够了，但慢性病例的治疗却更加困难。
- 慢性尺桡骨纵向分离的治疗包括一个或多个步骤：应用尺骨短缩术或下尺桡关节固定术治疗尺侧撞击，进行桡骨头置换以防止近端移位，并/或选用同种异体组织、自体组织或人造组织重建骨间膜。虽然同种异体桡骨头置换的早期结果令人振奋，但进一步的研究发现疗效及使用寿命均不令人满意。最后的挽救性治疗方案包括尺桡骨融合或尺桡骨单骨切除。

- 行患侧和对侧腕关节正侧位 X 线检查，可采用 MRI 或超声检查评价骨间膜。

外科解剖

- 骨间膜复合体由多个结构组成：膜部、近端骨间束，及连续存在、致密且功能十分重要的中央束（图1）。后者是重要的功能性结构，为前臂提供纵向稳定性。
  - 图2显示了骨间膜中央束的起点和止点。尺骨上的起点位于尺骨中远 1/3 的交界处，桡骨头远端平均 7.7cm。桡骨止点位于桡骨茎突近端桡骨全长 60% 的部位，距离鹰嘴尖端约 13.7cm。纤维方向同前臂轴线呈 21°角。

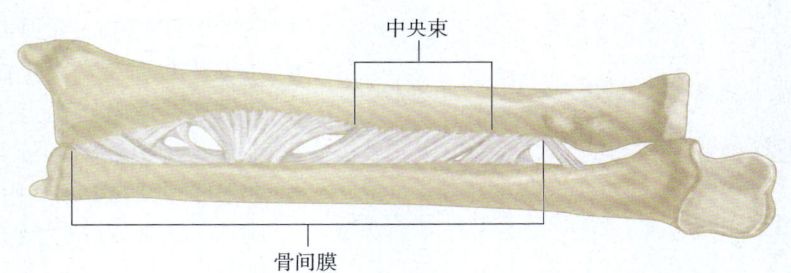

图1

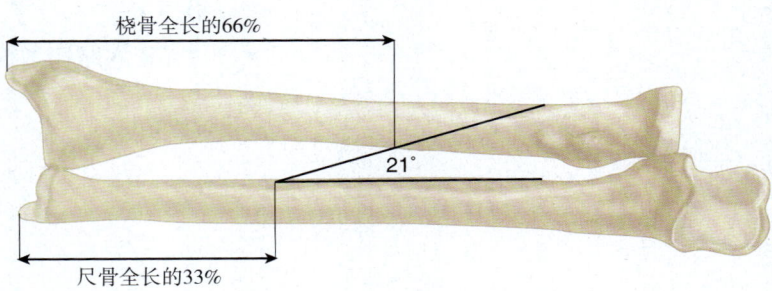

图2

- 中央束的平均宽度为1.1cm，厚度约1mm（Chandler 2003；Hotchkiss等，1989；McGinley 2004；Marcotte和Osterman，2007；Skaken等，1997）。
- 有的人认为"骨间膜"一词是有问题的。"骨间膜"是由多种结构组成的复合物。特别是由于重要且功能强的中央束像韧带一样起作用，所以有的人认为应该将其称为骨间韧带和骨间膜复合物更合适，即"骨间韧带复合体"。为了澄清这一观念，我们继续采用"骨间膜"的说法。
- 由于像其他韧带一样，骨间膜是由多条纤维组成的，所以在损伤后其愈合能力很小，在受到损伤后其结构修复能力很低，特别是对于调整前臂功能不稳定来说（Marcotte和Osterman，2007）。

器械

- 带有4个指套的腕关节牵引架
- 可透视的托手桌
- C形臂

争议

- 一些外科医生在腕关节镜开始就使用止血带；然而，笔者却并非如此。在大多数的病例中，视野显露足够，而且在不使用关节镜的情况下滑膜炎更加清晰。

体位

- 患者取仰卧位，在所有骨突的部位加垫。
- 在患肢的近端安置止血带。
- 如果选择髌腱作为自体移植材料，手术下肢的消毒范围从大腿至足部，常规铺单，于大腿的部位应用消毒止血带。
- 患肢消毒后将每个手指套上指套，置于腕关节牵引架上，以10～15磅的拉力悬吊行腕关节牵引，以便行腕关节镜检查（图3）。
- 可使用托手板支撑患肢和腕关节牵引架，在腕关节镜手术后还可用于前臂的重建。

入路/显露

- 诊断和治疗性腕关节镜的入路有3～4个。这些既是检查入路也是工作入路。
  - 1个6R入路作为检查和工作入路。

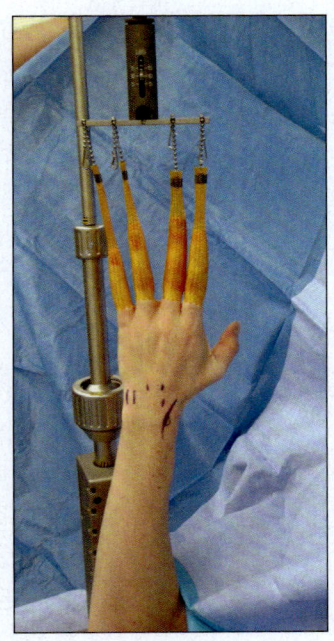

图3

- 1个6U入路作为流出入路。
- 尺桡骨腕骨间入路用于腕骨间关节镜。
■ 在尺骨侧行10cm的切口，用于尺骨短缩截骨术。
■ 可在尺骨短缩截骨术的切口中完成尺侧的韧带重建（位置位于鹰嘴远端大约13.7cm），桡侧切口中韧带重建的位置位于桡骨头远端约7.7cm。
■ 桡背侧的切口大约为5cm，位于旋前圆肌水平，在肱桡肌和桡侧腕长伸肌之间。
■ 重建的韧带与骨间膜中央束的正常纤维方向平行，位于伸肌的深层。

手术步骤

第一步：诊断性和治疗性关节镜

■ 诊断性腕关节镜可用于探查桡腕关节，评价桡侧韧带、舟月韧带以及桡骨和腕骨的关节面。在尺侧，观察三角纤维软骨复合体和尺侧韧带，以及腕骨关节面和月三角韧带。

- 在探查舟月韧带和月三角韧带时在将要建立的腕骨间入路的位置插入注射器和18号套管针，注入空气和液体以评价这些骨间韧带。
- 然后进行腕骨间关节镜检查，再次评价舟月韧带和月三角韧带的完整性，探查软骨面，特别是在钩骨和头状骨的区域，探查有无尺侧撞击。
- 清理桡腕关节的滑膜，清理和修复三角纤维软骨复合体。
- 在诊断性和治疗性关节镜术完成后，开始行尺骨短缩截骨术。

第二步：尺骨短缩截骨术

- 尺骨短缩截骨术用于治疗尺侧撞击。
- 将患肢驱血后打止血带至250mmHg。
- 在尺骨远端的尺侧缘行10cm长切口，于尺侧屈腕肌和尺侧伸腕肌之间显露（图4）。
- 掀起皮瓣，使用双极电凝止血。
- 进行骨膜下剥离，注意不要损伤尺侧伸腕肌腱鞘。

注意事项

- 注意保护尺神经的背侧感觉支。
- 注意不要损伤尺侧的神经血管束。

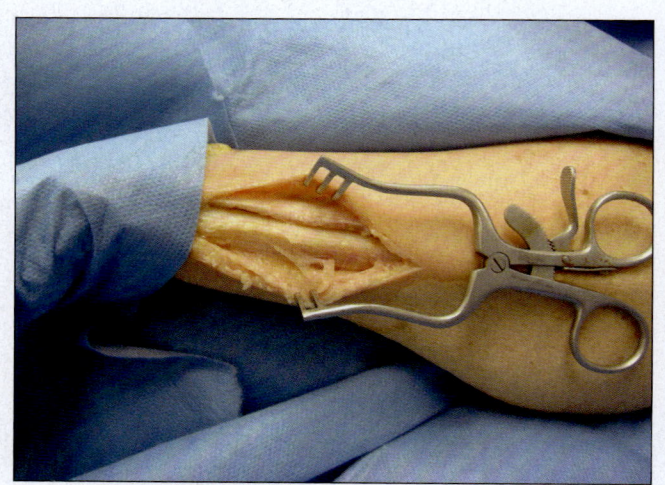

图4

争议

- 可使用骨库中的同种异体移植材料或自体骨-髌腱-骨移植材料。如果选择自体移植，手术下肢的消毒范围从大腿至足部，常规铺单，于大腿的部位应用消毒止血带。将止血带充气后，选择膝正中切口，如同交叉韧带重建那样切取骨-髌腱-骨移植材料。关闭伤口，手术后使用膝关节固定装置。

- 选择接骨板。可提供用于尺骨短缩很短的接骨板系统；或者，使用6孔的3.5mm DCP 接骨板。
- 确定并标记截骨部位。
  - 斜行截骨更受欢迎，因为可以增加接触面积而有利于骨愈合。
  - 在尺骨上做纵向标记以确定截骨后的旋转，有利于恢复正常的力线。
- 分析术前X线（包括对侧正常的X线）和完善术前计划，截骨需要尺骨负变异率为1～2mm。
- 可使用定位截骨装置。AO的加压接骨板系统可用于截骨端的加压，以维持截骨术后的力线。
- 完成截骨和在截骨端应用接骨板加压固定。
- 透视检查尺骨短缩的程度是否能够实现轻微的尺骨负变异，检查下尺桡关节的力线情况。
- 截下的骨块粉碎可用于自体骨移植。
- 检查前臂的旋前和旋后以及下尺桡关节的稳定性，检查三角纤维软骨复合体弹响征。

第三步：骨间膜重建

- 从尺骨远端向桡骨近端与骨干呈21°角的方向插入Kelly钳，平行于中央束的纤维方向（图5）。必须小心保护骨间后神经和骨间前神经。
- 在近端桡骨表面行长约5cm的切口，将Kelly钳穿过桡侧伸腕肌至肱桡肌（图6的掌侧）和桡侧腕长伸肌（图6的背侧）之间的间隙，注意保护背侧的桡神经感觉支。
- 保护神经，显露肱桡肌和桡侧腕长伸肌之间的间隙。测量后在桡骨上旋前圆肌的水平制作一个骨槽。骨槽应能够容纳移植骨。

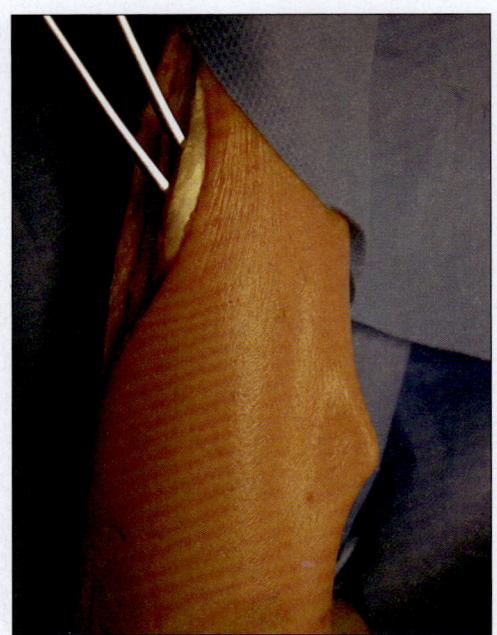

图5

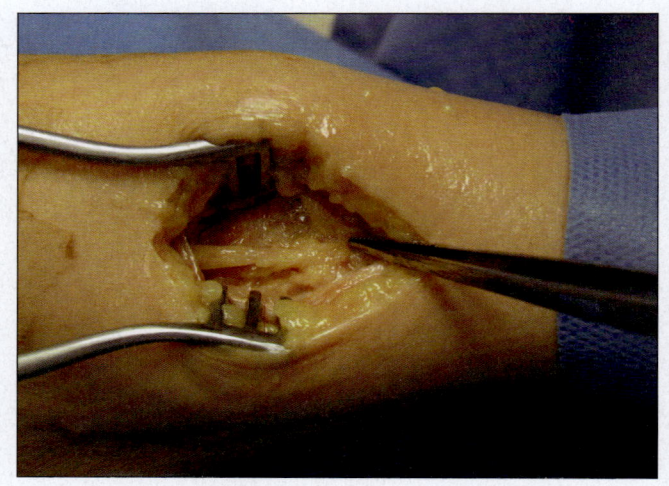

图6

- 重建使用骨-髌腱-骨移植物（图7）。
  - 使用AO 3.5mm螺钉将移植物固定于尺骨上并使用透视确定。
  - 将移植物的另一端穿过桡侧切口，将前臂置于半旋后位。将移植物最大限度地收紧，使用AO螺钉将移植物的桡侧骨块固定在桡骨干的骨槽中。
- 在透视下检查，在轴向应力下不应存在桡骨的轴向不稳定。

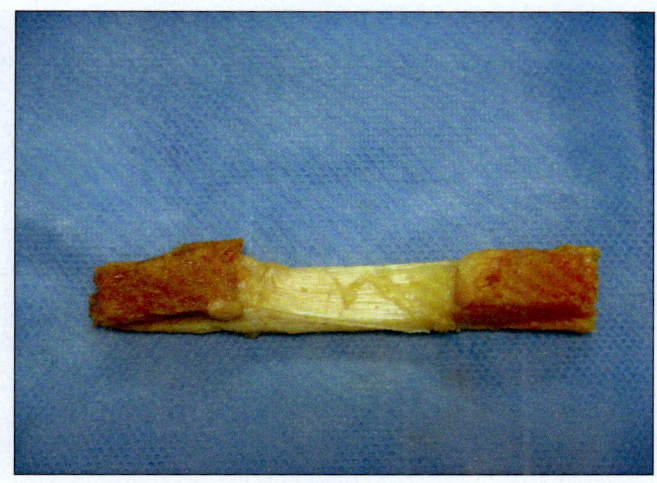

图7

- 检查前臂旋前和旋后的功能。
- 检查截骨的稳定性、下尺桡关节、螺钉的长度和骨间膜重建的稳定性。

第四步：关闭伤口

- 释放止血带，使用双极电凝止血。
- 逐层关闭伤口，使用 4-0Vicryl 缝线缝合皮下，而后以 Prolene 缝线缝合皮肤。将关节镜入路的切口以 4-0 尼龙缝线缝合。
- 行 X 线检查，包括前臂和腕关节的正位、侧位以及斜位。
  - 图 8A-C 为尺骨短缩截骨术和使用自体骨-髌腱-骨移植材料重建骨间膜的术后影像。患者之前曾接受桡骨头置换术，但手术没能阻止尺桡骨纵向不稳定和尺骨撞击。
  - 应用无菌敷料包扎伤口，使用长臂石膏固定手、腕和前臂。

术后护理和预后

- 术后 1 周移除石膏，拆线，复查。行前臂和腕关节的常规 X 线检查。

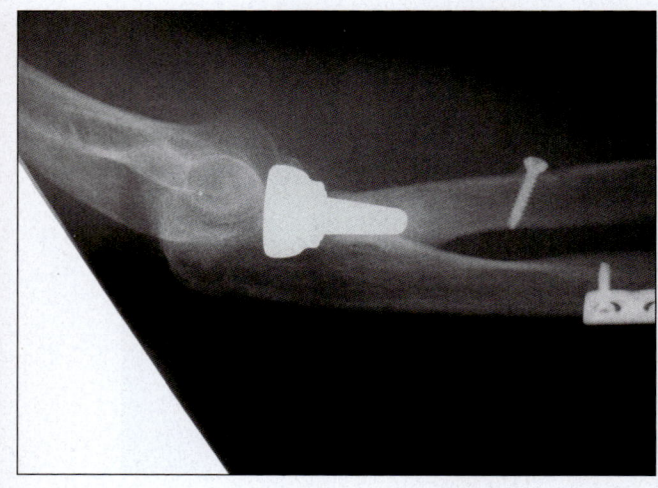
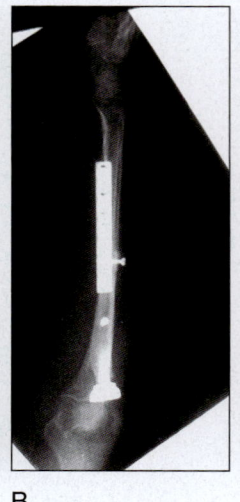
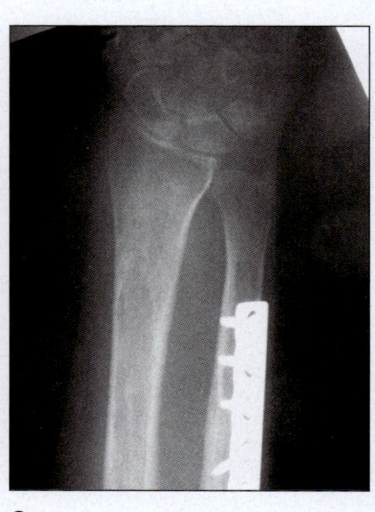

A B C

图8

- 使用短臂石膏或者热塑型支具固定。鼓励患者活动手指及肘关节屈伸运动。避免旋前和旋后运动。
- 术后 4~5 周去除石膏或支具，复查 X 线。使用可移除的前臂支具固定，可以进行轻柔的旋转运动。进行物理治疗，开始包括前臂旋转在内的主动功能锻炼。最后，去除支具固定。

证据

由于该类型的损伤少见，几乎不存在无临床试验，大多数文献为病例报告或生物力学研究。

Essex-Lopresti P. Fractures of the radial head with distal radio-ulnar dislocation: report of two cases. J Bone Joint Surg [Br], 1951, 33: 244-7.

本文报道了 32 例桡骨头、骨间膜和下桡尺关节损伤，作者是该类型损伤的命名者。尽管该文章发表后过去了许多年，Essex-Lopresti 损伤的推荐仍然是：如果可能的话采用切开复位内固定修复桡骨头骨折，如果不可能行桡骨头置换的话。（Ⅳ级证据）

Chandler JW, Stabile KG, Pfaeffle HJ, Li ZM, et al. Anatomic parameters for planning of interosseous ligament reconstruction using computer-assisted techniques. J Hand Surg [Am], 2003, 28 (1): 111-16.

Hotchkiss RN, An KN, Sowa DT, Basta S, Weiland AJ. An anatomic and mechanical study of the interosseous membrane of the forearm: pathomechanics of proximal migration of the radius. J Hand Surg [Am], 1989, 14 (2 Pt 1): 256-61.

作者在尸体模型上研究了桡骨头切除术后前臂纵向硬度的相关影响

因素。发现骨间膜与 71% 的前臂纵向硬度相关。相反，切除三角纤维软骨复合体只造成了 8% 的前臂硬度丢失；切除三角纤维软骨复合体和中央束近端的骨间膜造成了 11% 的硬度丢失。（Ⅲ级证据）

Marcotte AL, Osterman AL. Longitudinal radioulnar dissociation: identification and treatment of acute and chronic injuries. Hand Clin, 2007, 23: 195-208.
这篇综述描述了作者对于急性和慢性尺桡骨纵向不稳定的诊断和治疗原则。同时，综述了作者采用髌骨-髌腱-骨自体移植重建骨间膜治疗 16 例慢性患者的经验。25% 的患者在天气变化后出现膝关节疼痛，但 94% 的患者表示腕关节的不适得到了改善，同时抓握力量改善了 31%。肘关节不适得到了改善，尺骨变异值由术前的 +3mm 变成术后的 –2mm，最终随访时为 –1.5mm。无复发性不稳定。作者推荐使用同种异体移植物来避免膝关节不适症状的出现。（Ⅳ级证据）

McGinley JC, Roach N, Gaughan JP, Kozin SH. Forearm interosseous membrane imaging and anatomy. Skeletal Radiol, 2004, 33 (10): 561-8. Epub 2004 Aug 25.

Pfaeffle HJ, Stabile KJ, Li ZM, Tomaino MM. Reconstruction of the interosseous ligament restores normal forearm compressive load transfer in cadavers. J Hand Surg [Am], 2005, 30: 319-25.
作者研究了在桡骨头完整的情况下使用单股或双股桡侧腕屈肌重建骨间膜的治疗效果。标记骨间膜的起止点，制造骨道，在桡侧使用 2.7mm 皮质骨螺钉固定移植物。将移植物紧张后在尺侧采用同样的方法固定。在尸体模型中使用双股桡侧腕屈肌重建可恢复前臂的正常应力传导。（Ⅲ级证据）

Poitevin LA. Anatomy and biomechanics of the interosseous membrane: its importance in the longitudinal stability of the forearm. Hand Clin, 2001, 17: 97-110.
在一篇包含了 1 例患者的病例报道中作者发现重建骨间膜的中央束足以恢复前臂的纵向稳定性。推荐在急性病例中将示指固有伸肌向桡骨近端转移的同时修复骨间膜。使用 1 号 PDS 缝线修复骨间膜，在掌指关节近端取示指固有伸肌，将断端斜形牵向桡骨近端，模拟中央束的方向，收紧后通过骨道固定在桡骨上。在术后 2 个月的随访时发现效果和稳定性良好，但是随后患者失访。（Ⅲ级证据）

Ruch DS, Chang DS, Koman LA. Reconstruction of longitudinal stability of the forearm after disruption of interosseous ligament and radial head excision (Essex-Lopresti lesion). J South Orthop Assoc, 1999, 8: 47-52.
本文章研究了在使用硅胶假体置换桡骨头失败的晚期患者中使用髌骨-髌腱-骨复合体重建骨间膜。取出硅胶的桡骨假体，使用金属假体置换，使用自体骨-髌腱-骨移植物重建骨间膜并以 3.5mm 皮质骨螺钉在移植物末端固定。在远端，修复桡侧腕屈肌损伤，以 1 枚

螺钉固定下桡尺关节 3 个月。术后，纵向稳定性得以恢复，活动度基本恢复，伸直差 5°，旋后差 20°。（Ⅳ级证据）

Sellman DC, Seitz WH Jr, Postak PD, Greenwald AS. Reconstructive strategies for radioulnar dissociation: a biomechanical study. J Orthop Trauma, 1995, 9: 516-22.

本文章描述了采用聚酯编织条带在解剖位置重建骨间膜中央束的过程。在尸体上进行纵向加压的生物力学测试，发现硬度达到了正常骨间膜的 94%。单纯使用硅胶假体置换桡骨头是无效的；然而，使用金属假体置换可恢复 89% 的硬度。使用金属假体置换桡骨头同时重建骨间膜可达到正常劲度值的 145%。（Ⅲ级证据）

Skahen JR 3rd, Palmer AK, Werner FW, Fortino MD. Reconstruction of the interosseous membrane of the forearm in cadavers. J Hand Surg [Am], 1997, 22: 986-94.

作者研究了在尸体模型中切除桡骨头后使用桡侧腕屈肌移植重建骨间膜；可以减少桡骨近端的移位但是不能完全恢复前臂的稳定性。（Ⅲ级证据）

Trousdale RT, Amadio PC, Cooney WP, Morrey BF. Radio-ulnar dissociation. A review of twenty cases. J Bone Joint Surg [Am], 1992, 74: 1486-97.

本文章回顾了急性尺桡骨脱位的治疗效果。早期诊断并且得到恰当治疗的患者有 80% 效果良好。然而，未能得到早期诊断的患者 80% 治疗失败。（Ⅲ级证据）

图 1 重绘自：Poitevin, LA: Anatomy and biomechanics of the interosseous membrane: its importance in the longitudinal stability of the forearm. Hand Clinics 17(1): 97-110. Feb 2001.

图 2 重绘自：Marcotte and Osterman Longitudinal radioulnar dissociation: identification and treatment of acute and chronic injuries. Hand Clin 23(2007)195-208. P 197, figure 2

60 改良 Jobe 技术重建尺侧副韧带

Benton A. Emblom, James R. Andrews, Leonard C. Macrina

注意事项

- 非过顶的投掷运动或外翻应力导致的经常性肘关节内侧疼痛。
- 没有继续从事过顶体育运动的需求,尤其是投球、体操、标枪、摔跤、网球或需要对肘关节内侧施加逐渐增长的反复应力的体育运动。
- 未尝试积极休息和集中康复的治疗方法。然而,在一些完全断裂的病例中,需要进行立即重建。

争议

- 对未被证实的体育运动员进行尺侧副韧带重建(如中学生水平)
- 垒球运动员而不是投球手或接球手

适应证

- 对于那些从事高水平过顶运动的运动员来说,如果想要保持目前的状态甚或进一步提高并继续从事竞技运动,那么其外伤所导致的尺侧副韧带前束损伤,并引发的肘关节内侧不稳定,就是重建的适应证。

临床检查/影像学检查

- 应该进行标准的肘部检查,包括角度的评估、各方向活动度测量及运动和感觉的评估。尺侧副韧带的检查应该包括触诊(内上髁、高耸结节和中间物质),动态外翻应力试验(O' Driscoll 等,2005),挤压步骤,坐位、仰卧位和俯卧位外翻应力试验。
- 应该注意过度外翻伸展的体征,包括外翻及应力下的被动伸展所引发的复发性后内侧疼痛、后内侧撞击症、尺骨鹰嘴应力骨折相关的鹰嘴压痛。
- 尺神经检查应该排除神经失用症或尺神经半脱位。
- 应该进行外侧挤压试验来评估年轻患者的肱桡关节软骨软化症或肱骨小头分离性骨软骨炎。
- 当主动屈腕并反向活动拇指时,可以对掌长肌腱进行测试(图1)。
- 应该进行全面的肩关节检查,以发现任何相关或致病的病理状态,尤其是内旋肌群挛缩或盂肱关节内旋缺失。
- 传统的影像学检查
  - 应该包括前后位、侧位、斜位、轴位片。
  - 影像学检查应该用来排除尺侧副韧带骨化(图2)、高耸结节撕脱骨折(图3)、后内侧尺骨鹰嘴骨赘(图4)和游离体。
- 应力位影像学检查
  - 对比外翻应力位片可以用来测量两者的差异,差异大于 2mm 就认为属于异常(图5)。

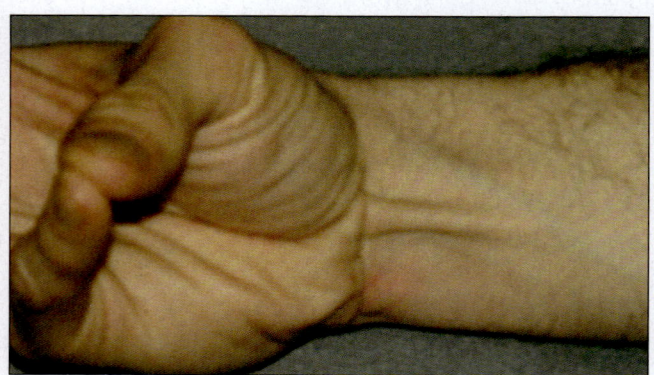

图1

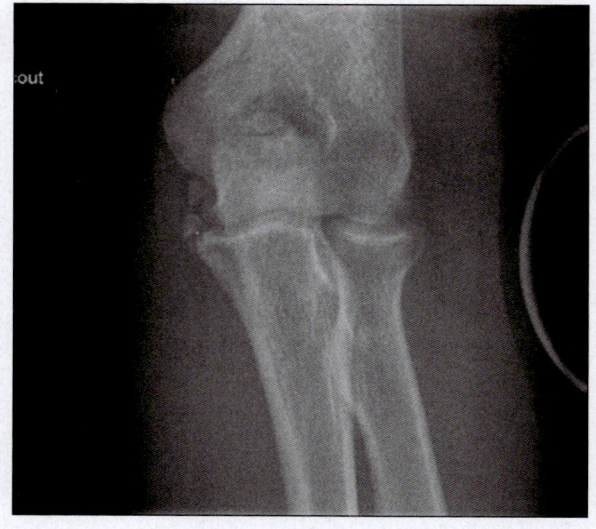

图2

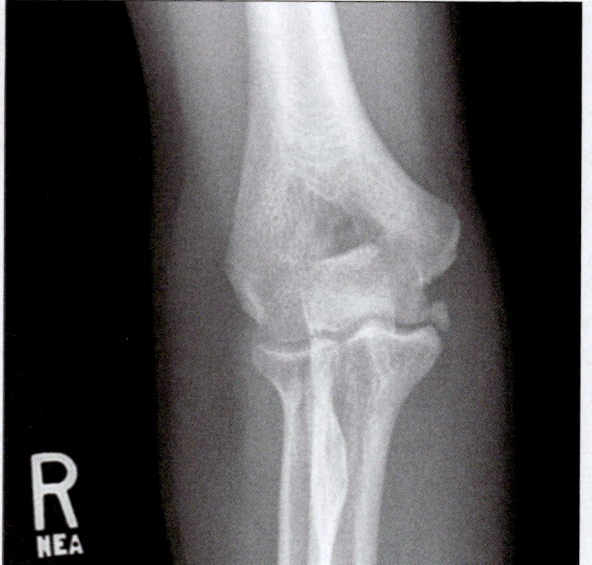

图3

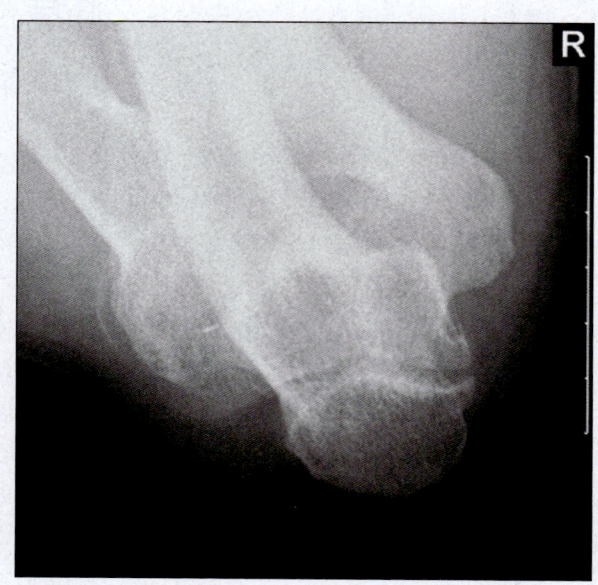

图4

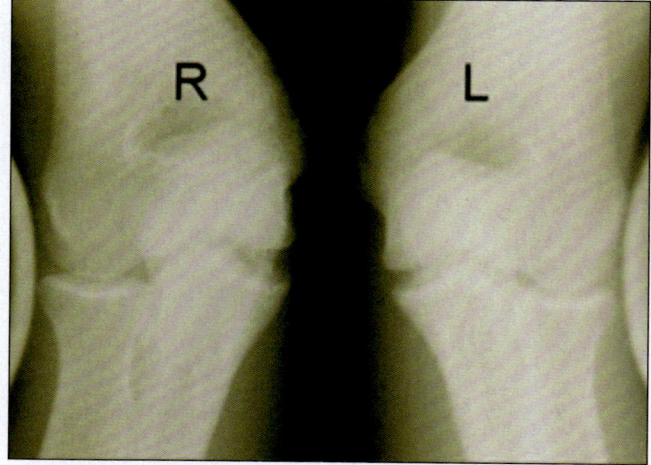

图5

> **治疗方案**
> - 对于部分撕裂的运动员来说，非手术治疗有时能够使其回归运动，但与那些完全断裂接受重建手术的运动员相比，其结果更难预测（Rettig等，2001）。
> - 外科重建技术
>   - 改良 Jobe 技术（在此处描述）。
>   - Docking 技术（Rohrbough等，2002）。
>   - DANE TJ 技术（Dines等，2007）
>   - 界面螺钉。

- MRI 关节造影术
  - 目前提倡关节内对比造影（钆或盐水）（Timmerman等，1994）。然而，非对比造影也被认为是有效的（Potter，2000）。我们使用关节内对比造影技术。
    - 图 6A MRI 冠状位对比增强造影显示尺侧副韧带远端撕裂相关的"t 症"。
    - 图 6B MRI 冠状位对比增强造影显示尺侧副韧带近端撕裂。
  - 对于尺侧副韧带观察来说，冠状位片是最适合的。
- 诊断性肘关节镜
  - 诊断性关节镜可以和关节镜下外翻试验（Field 和 Altchek，1996）结合起来检查尺侧副韧带前束的松弛度。当在关节镜下从前外侧入口观察时，1～2mm 肱尺间隙就被认为异常。目前对于接受尺侧副韧带重建手术的患者，我们并不是对所有的患者都进行诊断性关节镜检查，只有在诊断不明确时才进行。
  - 除了诊断目的，也能同时发现相关情况，例如后内侧骨赘或游离体。

外科解剖

- 尺侧副韧带的近端止点是位于内上髁下内方表面的宽大足印。前束的远端止点位于尺骨的高耸结节，后束的远端止点位于尺骨半月切迹的内侧边缘（图 7）。
- 屈肌 - 旋前肌包括旋前圆肌、桡侧腕屈肌、掌长肌、屈指浅肌和尺侧腕屈肌（图 8）。
  - 尺侧腕屈肌的肱头在肱骨内上髁的起点位于尺侧副韧带止点的浅方和上内侧。
  - 屈指浅肌起点的一部分来源于尺侧副韧带前束。其中最内侧的部分被一骨脊所分割。这一骨脊是尺侧副韧带前束的内侧边缘（图 9）。

> **手术要点**
> - 手部消毒工作要准备好，以利于在取掌长肌腱时做好无菌工作（图 10）。
> - 确保止血带绑扎位置尽可能高，以利于在充分松解前置尺神经时能够获得足够的显露。
> - 在进行韧带重建和进行关节或关节周围操作时，我们采用 Ioban 止血带。

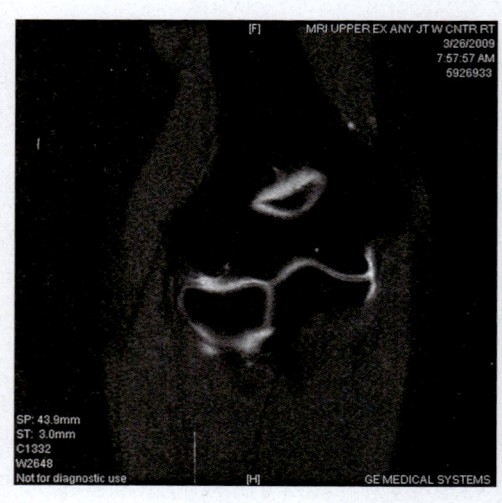

图6

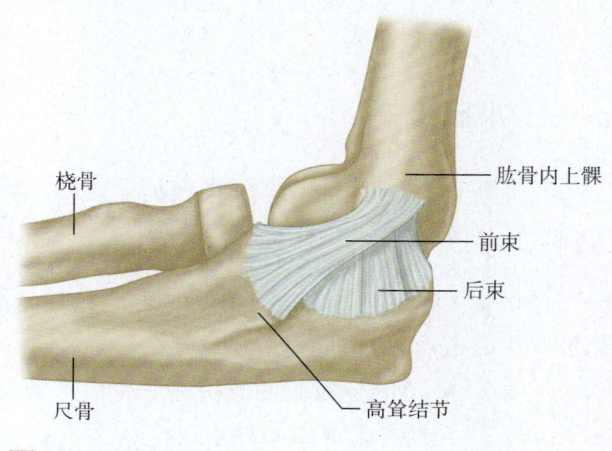

图7

桡骨 — 肱骨内上髁
— 前束
— 后束
尺骨 — 高耸结节

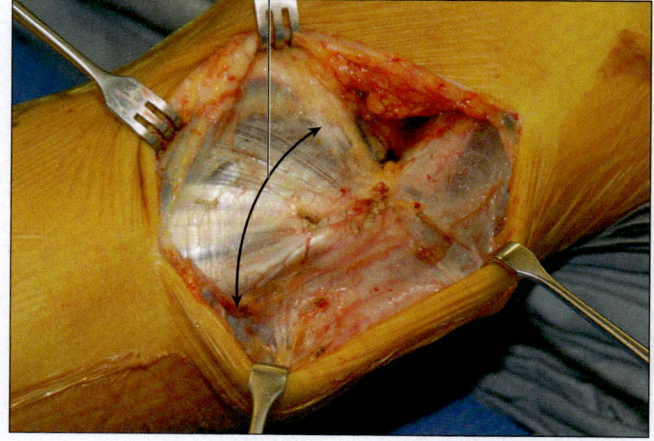

旋前屈肌块

图8

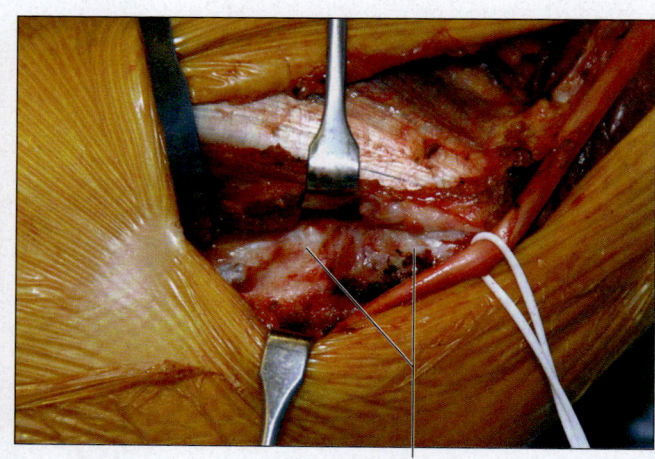

尺侧副韧带和脊

图9

体位

- 患者处于仰卧位，术侧放置一张摆放患肢的手术桌（图10）。
- 患肢上臂绑扎非无菌的止血带，压力为250mmHg。

入路/显露

- 沿肱骨内上髁至尺骨高耸结节下方做一个6cm纵向切口，向近端延伸至内上髁3～4cm。
  - 小心保护前臂内侧皮神经。
- 识别出尺神经并进行松解，以便于将其前置到皮下。在我们的方法中，前置尺神经是为了从远端向近端更好地显露位于屈肌群下方的尺侧副韧带。
  - 内侧肌间隔瓣用来去除前置尺神经上的压力并作为稳定前置神经功能的结构。
  - 应该用电刀烧灼尺神经附近的小静脉来预防术后出血。
- 使用小弯钳钝性分离尺侧腕屈肌的两个头，使用中弯钳分离其在尺骨高耸结节上的止点，显露尺侧副韧带前束的远端止点。
- 将屈指浅肌从关节囊上锐性分离，直至肱骨内上髁（图11）。小心不要松解屈肌-旋前肌群的任何腱性起点。
- 从高耸结节至内上髁骨脊前外侧2mm纵向切开尺侧副韧带前束（图12）。前束的结构能够被观察到，也包括下方的肱尺关节。

手术要点

- 尺神经在近端和远端都必须充分减压和松解，以预防二次受压。
- 进行解剖显露时首先应该识别尺侧副韧带在尺骨高耸结节的止点，然后从远端向近端进行显露，直到该韧带在肱骨内上髁的止点。
- 尺侧副韧带前束向前侧和内侧止于肱骨内上髁。向近端（屈指浅肌离开关节囊时）解剖显露时调整刀片角度朝向天花板，以防损伤前束。

注意事项

- 操之过急收回（尤其远端）可能会损伤尺神经。
- 在解剖显露屈指浅肌和相关的屈肌-旋前肌群时，小心不要向前离开关节囊过远，也不要偏离内上髁过远。
- 避免向内上髁后方进行解剖显露。这样可能会导致出血过多，及术后血肿和远期后内方钙化及伸直障碍。

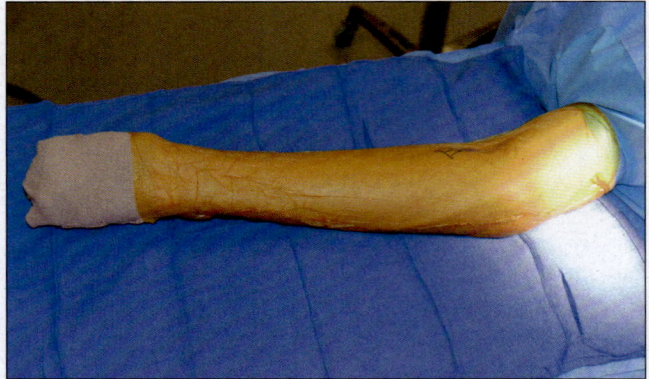

图10

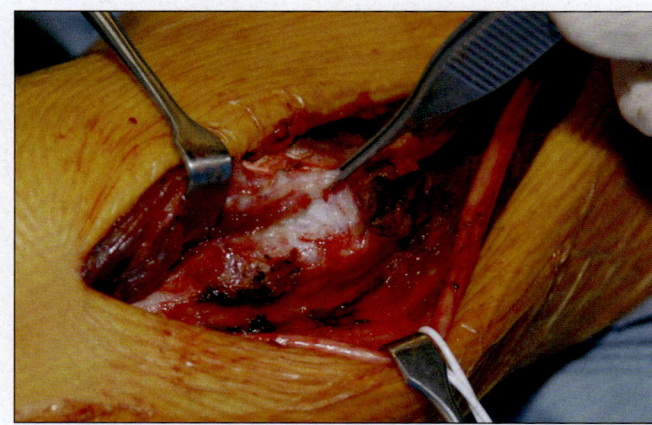

图11

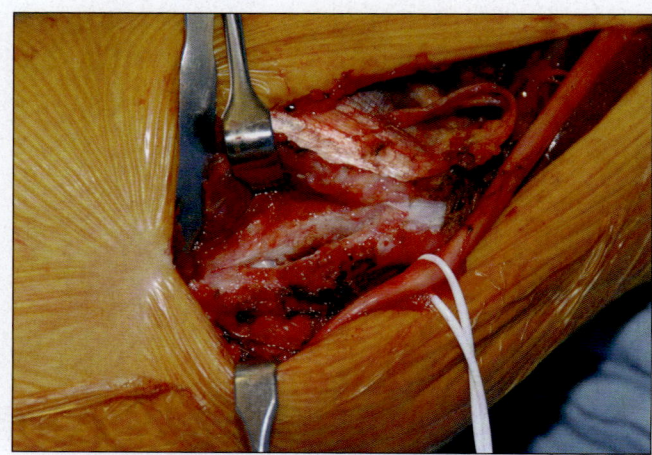

图12

手术步骤

第一步

- 一旦决定进行尺侧副韧带重建，就可以取移植物。
- 术前识别出同侧掌长肌腱（图1）。如果患者没有掌长肌腱（10%~20%），我们一般使用对侧股薄肌腱。
- 在掌长肌腱远端做两个1cm横向切口，相距大约2cm，一个在腕中横纹水平，一个在近侧腕横纹水平。用两把小止血钳小心分离，暴露出掌长肌腱（图13）。
- 锐性切断并游离肌腱的最远端部分，并将肌腱从近侧切口中牵出。然后用0号Ticron缝线对肌腱远端进行有限的Krackow模式处理。
- 对肌腱施加一定张力，触诊清楚腱腹结合处。一般它位于前臂近中1/3交界处。然后在此处做一个1cm横向切口。切开筋膜并识别出肌腱。
- 然后将肌腱从切口中拉出（图14），并从腱腹结合处切断。去除肌腱断端所有残余肌肉组织，并像处理远端那样处理。
- 然后关闭筋膜和皮肤切口。

第二步

- 制作尺神经通道
    - 再次在尺骨近端识别出高耸结节。
    - 用3.6mm钻头钻出两个孔，离关节面大约5mm，位于尺骨高耸结节的前方和后方，留出大约1.5cm的骨桥（图15）。
    - 使用弯刮匙（0号和1号）依次处理通道，制作出一个连续的弯通道。
- 用手动弯Hewson过线器将肌腱移植物穿过尺骨通道。
- 将切断的尺侧副韧带远端2/3部分再次用0号Ticron缝线处理（图16）。

手术要点

- 将肌腱移植物置于浸泡盐水的海绵上，防止在术中干燥。

注意事项

- 至少需要13cm的肌腱，以利于移植物足够通过。
- 如果掌长肌腱太短，可以用股薄肌。

争议

- 有的医生更喜欢使用取腱器，可以将切口数量减少到两个。

手术要点

- 使用弯刮匙可以将直的钻孔通道转变成弯通道。
- 在尺骨钻孔通道完成、能够方便地观察肱尺关节后，再次对尺侧副韧带进行处理。

注意事项

- 在准备尺骨通道的过程中，若过度取出，可能会损伤尺神经。
- 使用软组织保护器也可以保护尺神经和近端任何软组织。

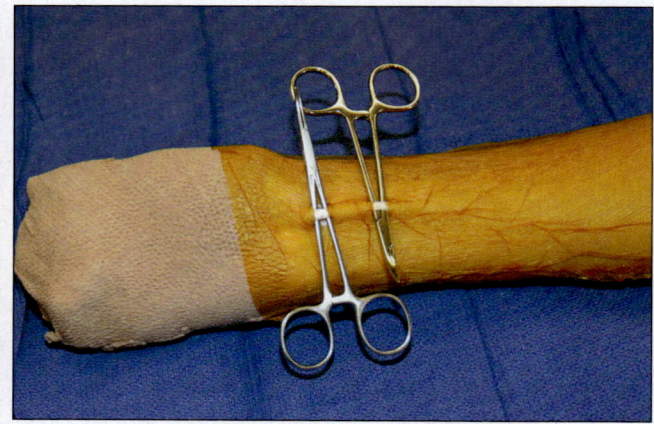

图13

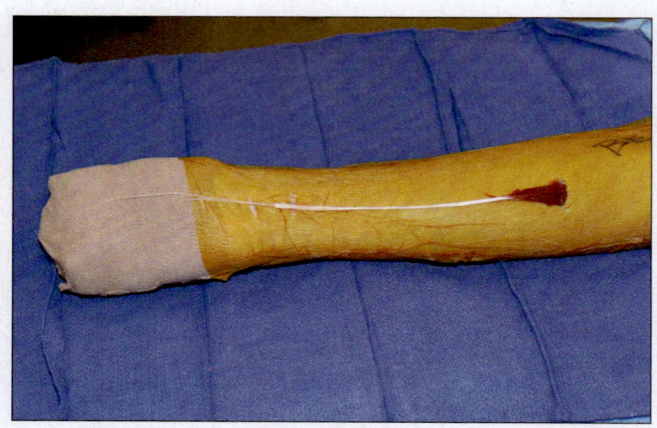

图14

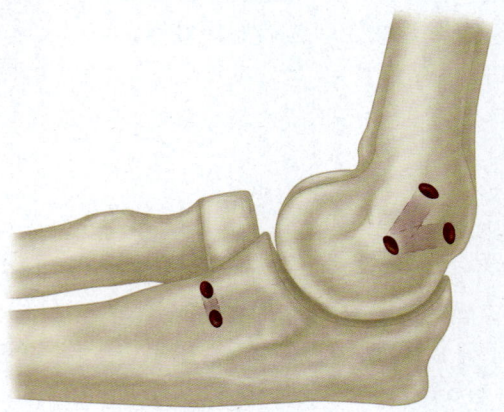

图15

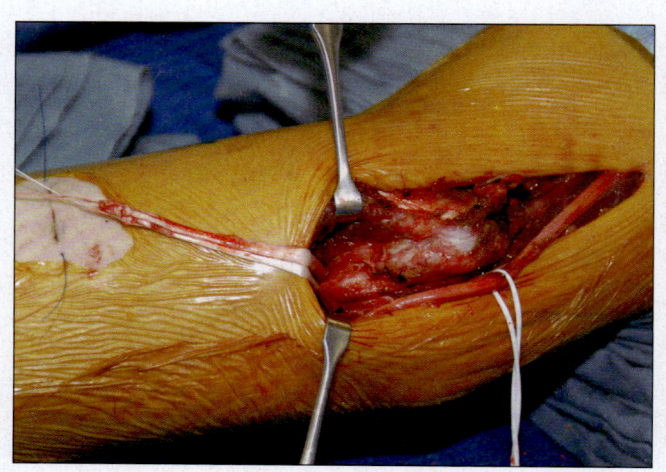

图16

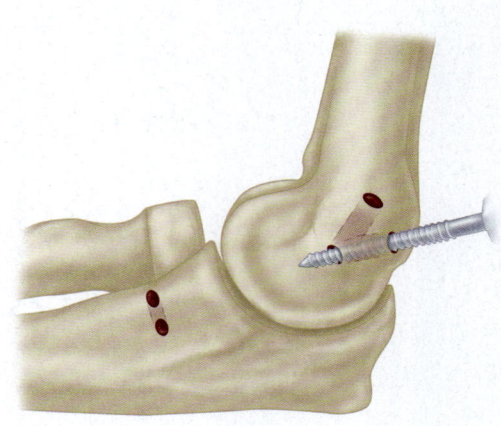

图17

第三步

- 制作肱骨通道
  - 通过切开的前束识别出尺侧副韧带近端止点的中心。
  - 从近端止点用 3.6mm 钻头逆向钻孔，平行于肱骨，直到内上髁和髁上内侧边缘交界处的皮质。
  - 将 0 号直刮匙插入通道中。
  - 然后从内上髁和髁上内侧边缘交界处顺向移动钻头，直到和上面提及的刮匙接触到为止。
  - 然后将钻头向远侧置于内上髁下方 1.5cm，朝向原先的通道。这样在肱骨上制作出一个 Y 形通道（图17，也可参见图15）。
  - 再用直刮匙依次处理通道，去除残余的碎片。

器械 / 植入物

- 如果使用掌长肌腱移植，需要用 3.6mm 钻头，以及 0 号和 1 号刮匙。
- 如果使用股薄肌腱移植，需要用 4.0mm 钻头，以及 1 号和 2 号刮匙。
- 需要弯曲一下 Hewson 过线器来适应小巾钳的曲度。

手术要点

- 为了有利于进行骨通道处理，不需要重新评估原本的尺侧副韧带的最近端部分。
- 将肱骨通道的另一支轻轻置于内上髁后内侧。
- 如果肌腱移植物通过困难，可以用矿物油使肌腱通过通道更容易。

注意事项

- 如果肱骨通道的一支是逆向通过的，那么尺神经可能无意中被包裹在钻头中。
- 要小心使最初的肱骨通道不要过分靠内侧，这样会限制它和第二通道之间的骨桥。

器械 / 植入物

- 如果使用掌长肌腱移植，需要用 3.6mm 钻头，以及 0 号和 1 号刮匙。
- 如果使用股薄肌腱移植，需要用 4.0mm 钻头，以及 1 号和 2 号刮匙。

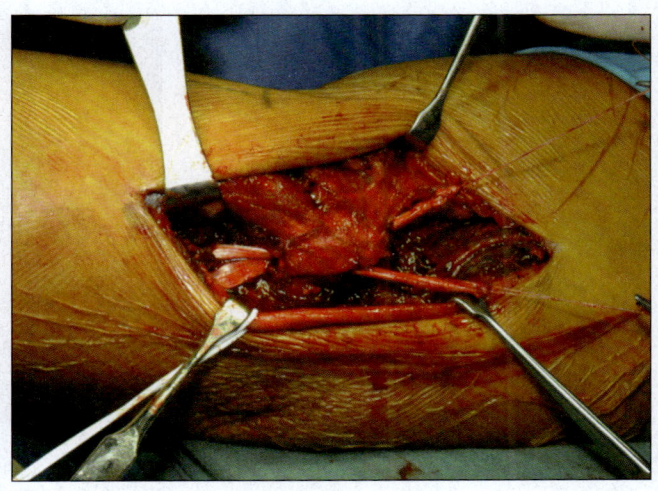

图18

- 然后再用球形吸引器清理骨通道和伤口中所有的骨碎片。
- 使用 Hewson 过线器以 8 字方式将肌腱移植物穿过肱骨（图18）。

第四步

- 予以肌腱移植物一定张力并将其仔细保护好。
  - 将肘关节置于屈曲 30°位，腕关节下方垫以较多的治疗巾，以去除任何静息的外翻应力。
  - 用止血钳分别夹住肌腱两端（图19）。
  - 每端施以一定张力，在肱骨内上髁背侧使用 0 号 Ticron 缝线以单纯边对边的方式对肌腱进行编织（图20A 和 20B）。如此重复 5～6 次。切除多余的部分。
- 使移植物的两支穿过肱尺关节，也使用 0 号 Ticron 缝线彼此缝合（图21）。如此也重复 5～6 次。

第五步

- 使用 0 号 Vicryl 编织缝线缝合切开的尺侧腕屈肌筋膜进行稳定。
- 使用 2 根或 3 根 0 号 Vicryl 编织缝线关闭通道。
- 使用内侧肌间隔瓣仔细前置尺神经至皮下。再用 2 根 3-0 Ticron 缝线将肌间隔瓣固定至屈肌-旋前肌群筋膜上（图22）。
- 充分冲洗伤口，放松止血带，然后进行仔细止血。

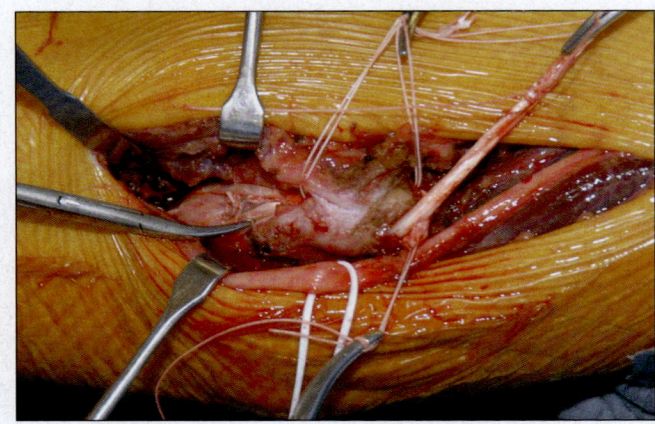

图19

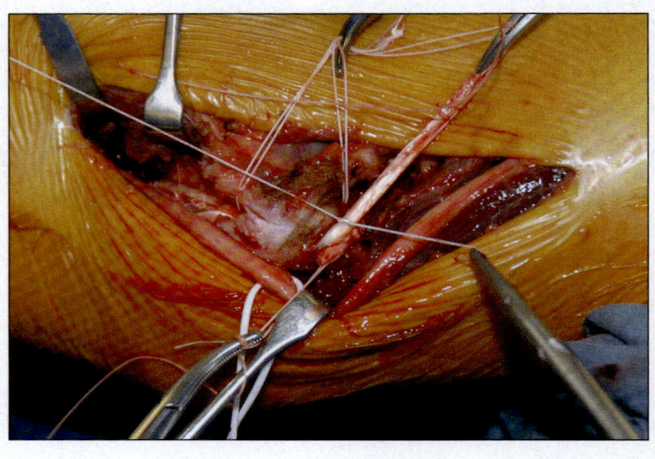

A

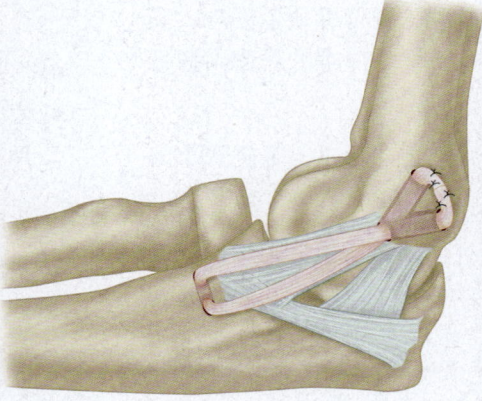

B

图20

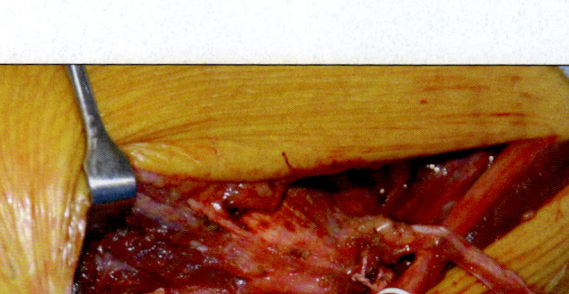

图21

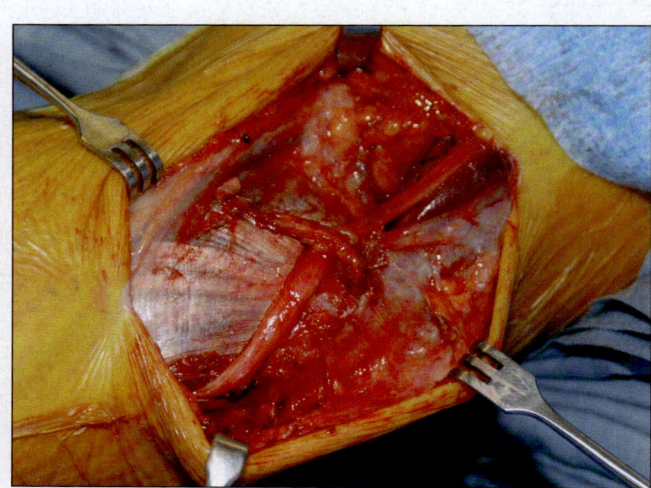

图22

> **注意事项**
>
> - 前6周避免对肘关节施以外翻应力和负重练习。
> - 早期可开始被动伸直训练，预防屈曲挛缩和长期活动度受限。
> - 如果使用股薄肌腱移植，4~6周后开始初期的拉伸延展和力量训练来预防腿部肌肉激惹。

- 伤口中留置一根中号Hemovac引流管，将筋膜层、皮下层和皮肤分别以标准的缝合方式进行关闭。
- 将上肢悬吊于肘关节屈曲75°~90°，将前臂旋转于中立位。

术后护理和预后

- 术后5~7天去除悬吊带，改以肘关节铰链式支具，允许主动活动度为30°~100°。一旦去除悬吊带，就可以开始手和腕的力量训练。
- 每周都应该增加铰链式支具的度数，使在5周时能够达到完全的活动度。屈曲活动每周增加10°，伸直活动每周增加5°。在一些肌腱移植准确固定的更稳定病例中，活动度增加更快，在2~3周达到正常，也值得推荐。
- 第3周开始进行肩关节功能的训练。
- 从第5周开始肘关节屈曲和伸直力量训练，将肘关节位于身体一侧。
- 肩关节和肘关节力量训练持续至第6周，开始Thrower 10步训练方法。这一方法将持续至整个康复过程中。
- 在力量训练10~16周时，开始增强训练和运动特异的训练。在12周时开始间隔式的对抗训练。
- 在成功完成之前的康复计划后，16周开始间隔式的投掷训练。在开始间隔式支撑训练之前，要进行6~8周的持续长抛球训练。
- 在重建手术后9~12个月，运动员应该开始回归运动训练。
- Cain等（2009）的一个最近报道显示，在尺侧副韧带重建术后，84%患者恢复到最初或更高水平的运动状态。这一研究包含了1288名病例，其中743名有至少2年的随访期。

证据

Azar FM, Andrews JR, Wilk KE, et al. Operative treatment of ulnar collateral ligament injuries of the elbow in athletes. Am J Sports Med, 2000, 28: 16-23.
本研究是涵盖了作者所施行的91例尺侧副韧带重建术的回顾性综述。平均随访时间为3年，效果评定的依据是恢复运动。[Ⅳ级证据（病例序列）]

Cain EL, Andrews JR, Wilk KE, et al. Ulnar collateral ligament reconstruction of the elbow in 1281 patients: results with minimum 2 year follow-up. Am J Sports Med, 2009, Submitted.
本研究是涵盖了作者所施行的1281例尺侧副韧带重建术的回顾性综述。最短随访时间为3年，效果评定的依据是恢复运动。[Ⅳ级证据（病例序列）]

Conway JE, Jobe FW, Glousman RE, Pink M. Medial instability of the elbow in throwing athletes: treatment by repair or reconstruction of the ulnar collateral ligament. J Bone Joint Surg [Am], 1992, 74: 67-83.

本研究报道了 68 例尺侧副韧带修复和重建术的结果。平均随访时间为 6 年。[Ⅳ级证据（病例序列）]

Field LD, Altchek DW. Evaluation of the arthroscopic valgus instability test of the elbow. Am J Sports Med, 1996, 24: 177-81.

本实验室研究评价了在肘关节镜检查和镜下不稳定测试过程中最佳的肘关节体位。

Dines JS, ElAttrache NS, Conway JE, et al. Clinical outcomes of the DANE TJ technique to treat ulnar collateral ligament insufficiency of the elbow. Am J Sports Med, 2007, 35: 2039-44.

本研究是涵盖了 22 例运用 DANE TJ 技术重建尺侧副韧带来治疗尺侧副韧带功能不全病例的前瞻性分析。平均随访时间为 36 个月，结果依据改良 Conway 量表进行分类。将数据资料与其他已报道技术相比较，并支持将此技术运用于翻修病例和高耸结节功能不全的病例。

O'Driscoll SW, Lawton RL, Smith AM. The "moving valgus stress test" for medial collateral ligament tears of the elbow. Am J Sports Med, 2005, 33: 231-9.

本研究显示了动态外翻应力试验和外科手术发现之间的相关性。[Ⅱ级证据（队列研究）]

Potter HG. Imaging of post-traumatic and soft tissue dysfunction of the elbow. Clin Orthop Relat Res, 2000, (370): 9-18.

这篇文章展示了肘关节外伤的诊断性影像学图表。[Ⅴ级证据（专家建议）]

Rettig AC, Sherrill C, Snead DS, Mendler JC, Mieling P. Non-operative treatment of ulnar collateral ligament injuries in throwing athletes. Am J Sports Med, 2001, 29: 15-7.

本研究报道了尺侧副韧带功能不全保守治疗的病例。保守治疗最短的随访期为 3 个月。最终恢复运动然后再进行评估。[Ⅳ级证据（病例序列）]

Rohrbough JT, Altchek DW, Hyman J, et al. Medial collateral ligament reconstruction of the elbow using the docking technique. Am J Sports Med, 2002, 30: 541-8.

本研究是涵盖了 36 例使用 docking 技术重建尺侧副韧带的回顾性综述。平均随访时间为 3.3 年，效果评定的依据是恢复运动。[Ⅳ级证据（病例序列）]

Timmerman LA, Schwartz ML, Andrews JR. Preoperative evaluation of the ulnar collateral ligament by magnetic resonance imaging and computed tomography arthrography: evaluation in 25 baseball players with surgical confirmation. Am J Sports Med, 1994, 22: 26-31.

本研究报道了 MRI 和 CT 与外科手术（"金标准"）发现相比，在评估尺侧副韧带方面的精确性。（Ⅱ级证据）

61 外侧尺骨副韧带重建

Robert J. Schoderbek, Jr., Steven W. Meisterling, James R. Andrews

注意事项
- 相对禁忌证包括骨骼生长中的儿童、全身性韧带松弛、合并肘关节炎、自发性反复性脱位和现行感染。

适应证
- 对于合并肘关节脱位经闭合复位或自行复位治疗的患者，尺桡关节发生症状性复发性后外侧半脱位，预示着外侧尺骨副韧带损伤。
- 肘关节脱位或复发性半脱位后，外侧副韧带复合体未能在其解剖位置充分愈合，将会导致后外侧旋转不稳定。

临床检查/影像学检查
- 询问患者有无促发不稳定的复发性关节疼痛弹响史，及活动时肘关节出现绞锁。
- 最初的肘关节检查可能表现为正常。
- 患者可能会抱怨在做向上推或从座椅上推扶站起时肘关节不稳定。
- 肘关节体格检查应该包括活动度、肌力、内翻和外翻应力稳定性，也包括有无后外侧旋转不稳定。
  - 后外侧旋转不稳定测试（图 1A 和 1B）。
    - 测试时会出现沉闷声或移位。
    - 患者持续担忧症状再次出现也是一个阳性结果。

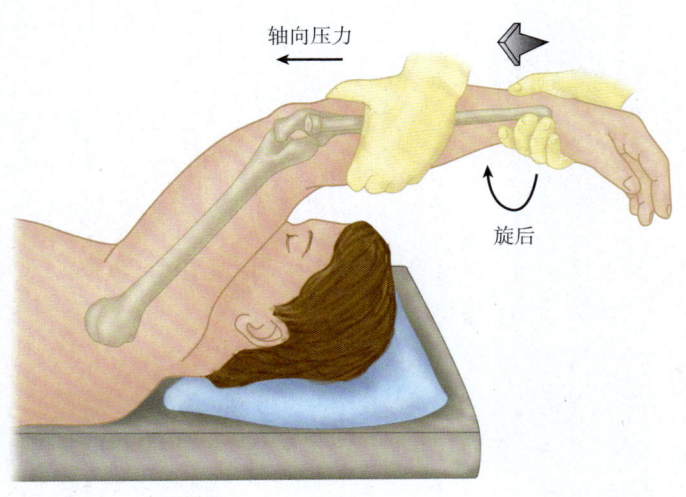
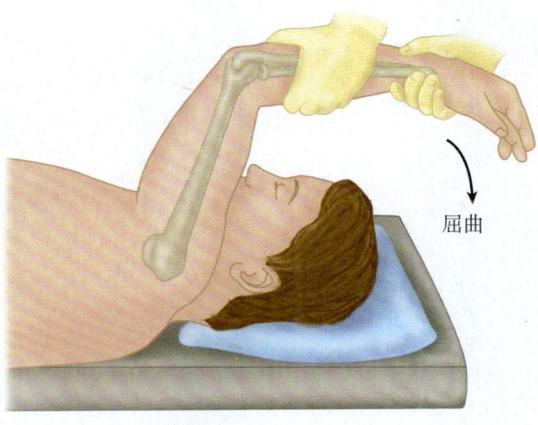

图1

> **治疗方案**
>
> - 首次急性半脱位或脱位采用吊带或支具保守治疗，确保将前臂稳定于旋前位，这样会使后外侧半脱位进行复位，使外侧副韧带复合体愈合。再进行持续的康复治疗。
> - 首次外科手术修复会很好地恢复外侧副韧带复合体并预防慢性不稳定。
> - 对慢性损伤相关的复发性不稳定进行保守治疗效果不好，通常需要重建外侧尺骨副韧带。
> - 除了这里描述的改良 O'Driscoll 技术，还有其他手术治疗技术。

- 患者在麻醉后，可能只有一个阳性测试结果。
- 后外侧抽屉试验。
- 仰位上推试验
- 扶椅上推试验
- 平片
  - 应该投照前后位、侧位、内旋、外旋斜和轴位片用来评估：
    - 伴随肱尺关节间隙增宽的轻度半脱位。
    - 桡骨小头脱位所导致的肱骨小头后外侧压缩缺损（肘关节 Hills-Sach 损伤）。
- 应力片能够证实桡骨头半脱位和肱尺关节间隙增宽。
- 透视评估
  - 在关节腔局部浸润麻醉或清醒状态下进行后外侧旋转不稳定测试。
  - 应力透视评估
- MRI
  - 提倡对比造影。
  - 应该进行薄层序列扫描来评估外侧副韧带复合体损伤。
- 用肘关节镜检评估肘关节的稳定性。
  - 如果体格检查不能明确诊断，关节镜是一种辅助评估不稳定程度的有用方法。关节镜也可以用来明确诊断和清理相关的肱骨小头或桡骨头的骨软骨损伤。
  - 关节镜下后外侧旋转不稳定测试和应力测试可以在外侧或后侧入口观察外侧肘关节时进行。应力测试下桡骨头半脱位或外侧关节增宽是不稳定的征兆。
  - 从外侧入口观察内侧肘关节和对肘关节施以外翻应力时，可以进行关节镜下外翻应力试验。内侧关节间隙增宽 1～2mm 是内侧不稳定的征兆，预示着需要重建外侧尺骨副韧带和尺侧副韧带。

手术要点

- 如果临床体格检查和麻醉下检查不能明确诊断，可用肘关节镜检来辅助诊断后外侧旋转不稳定。
- 损伤的上肢能够自由活动非常重要，这样能够进行关节镜下后外侧旋转不稳定测试和应力测试。如果肢体被稳定在体位装置上，那么就不适合进行上述测试。
- 不论使用的是何种上肢手术桌，合适的体位以及将肘关节中心放置于手术桌上对于舒适和操作的顺畅进行是非常必需的。

注意事项

- 如果没有将肢体稳定在体位装置上，进行关节镜检查有时会非常困难，需要一个外科助手来协助完成操作。
- 应该意识到，仰卧位下肩关节是内旋的，将会导致肘关节内翻应力，这一点非常重要。在重建的最后阶段，应该纠正这一内翻应力。

外科解剖

- 外侧副韧带复合体由四部分组成（图 2）。
  - 外侧（桡侧）副韧带
    - 起于外上髁，与环状韧带相汇聚。
    - 作为内翻的限制结构并稳定环状韧带。
  - 外侧尺骨副韧带
    - 它是关节囊的增厚部分，起源于外上髁的等长点，向远端止于尺骨冠突旋后肌的结节。
    - 它是肱尺关节初步的外侧稳定结构，作为桡骨头的后方把持点，来预防后外侧旋转不稳定相关的半脱位。
  - 外侧副韧带附属结构
    - 向近端与环状韧带纤维相融合，并且连于旋后肌冠突结节。
    - 在内翻应力下稳定环状韧带。
  - 环状韧带
    - 止于乙状切迹的前后边缘，稳定桡骨头。
- 总腱和伸肌止于外侧的髁上边缘和外上髁
  - 总腱由肱桡肌、桡侧腕长伸肌和桡侧腕短伸肌组成，连于外侧的髁上边缘和外上髁的上半部。
  - 伸肌由指伸肌、示指伸肌、小指伸肌、尺侧腕伸肌和肘肌组成，并且连于外上髁。
- Kocher 间隙是存在于肘肌和尺侧腕伸肌之间的神经平面，可使在显露外侧副韧带复合体时造成的肌肉损伤最小并且避免截骨（图 3）。
  - 肘肌位于间隙的后方，由桡神经分支支配。
  - 尺侧腕伸肌位于间隙的前方，由骨间后神经支配。

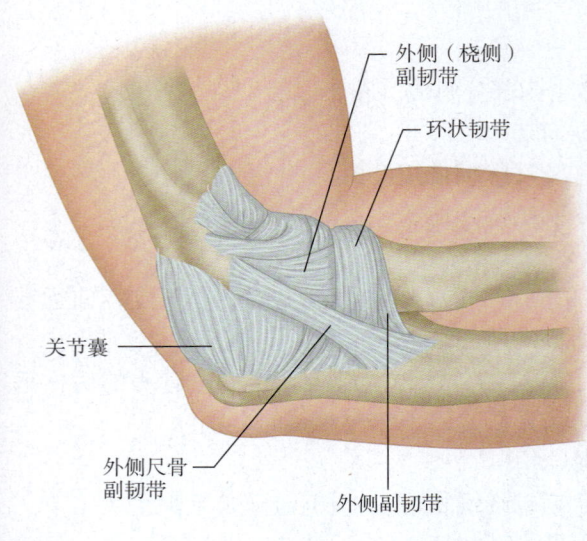

图2

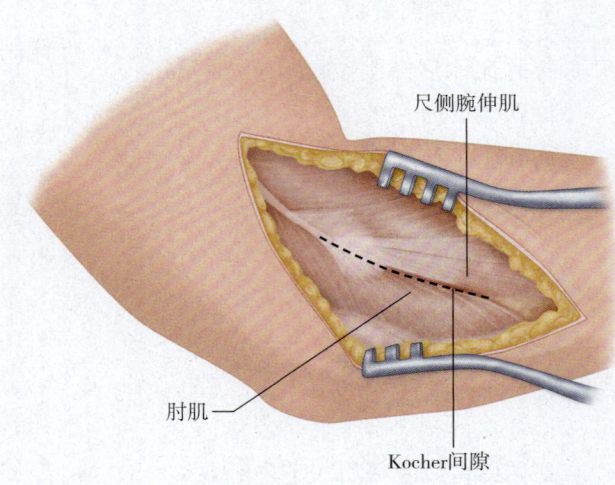

图3

体位

- 首先进行麻醉下检查来确定阳性的后外侧旋转不稳定试验。
- 患者取仰卧位，将患侧肢体置于上肢手术桌上。
  - 在关节镜操作进行之前确保上肢手术桌和手术室的手术台搭配良好。
- 推荐使用无菌止血带。
- 标记重要的上肢结构和手术切口，包括关节镜入口也要标记（图4）。
- 如果需要辅助诊断后外侧旋转不稳定，就要进行关节镜检。将患者处于仰卧位，由外科助手将患肢置于合适的位置。
- 完成关节镜检后，将肢体置于上肢手术桌上，进行切开韧带重建手术。

设备

- 市场上目前有多种上肢手术桌，来协助上肢损伤的外科治疗。要确保使用的手术桌能够为肘关节镜手术和肘关节切开手术提供最舒适和稳定的条件。

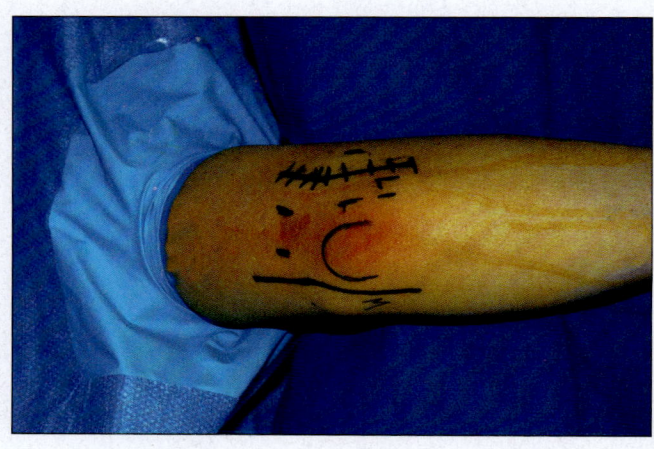

图4

入路 / 显露

- 做一个 8～10cm 的后外侧（Kocher）切口，近端至外上髁近侧 3cm，越过外上髁，沿肘肌前边缘向远侧延伸（图 5）。
- Kocher 间隙位于肘肌和尺侧腕伸肌之间，在此间隙可以识别出一个薄脂肪组织或通过识别出表面的筋膜识别不同肌肉间的间隔（图 6）。
- 从外侧髁上边缘和外上髁剥离来增加近端的肘肌和远端的肱三头肌的显露。
- 从环状韧带上分离尺侧腕伸肌，伸肌总腱从外上髁前部剥离，来显露外侧副韧带复合体。
- 然后观察外侧尺骨副韧带，评估软组织质量和稳定性，来决定是否进行一期修复或韧带移植重建（图 7）。

手术要点

- 在向前游离尺侧腕伸肌和伸肌总腱时，一定要保护好外侧尺骨副韧带的残端和关节囊，这一点非常重要。开始向远端切开显露时，使用无创钳而不是用刀进行切开，就可以避免对外侧副韧带复合体的损伤。
- 在显露了外侧尺骨副韧带后，就可以进行后外侧旋转不稳定试验来评价稳定性和关节囊的缺失。

注意事项

- 粗暴地显露外侧副韧带复合体将会导致重要解剖结构的损伤和修复或重建时较差的软组织质量。

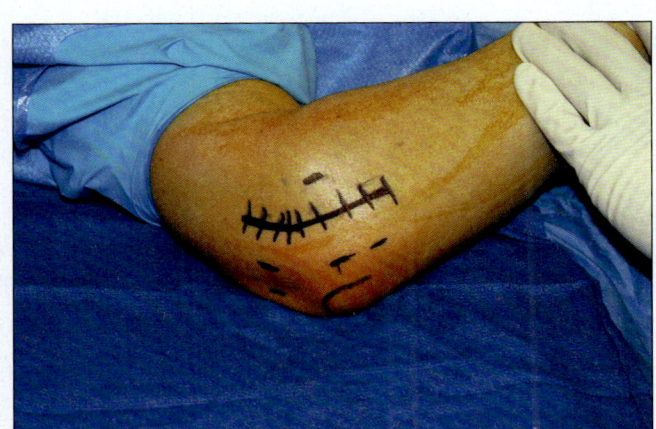

图 5

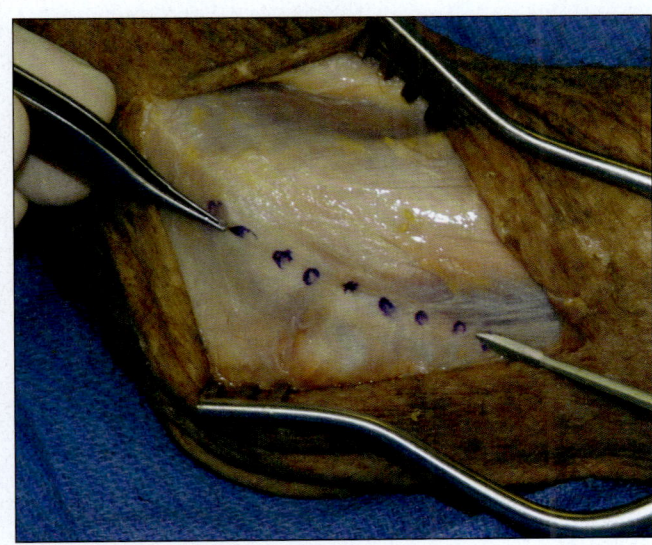

图 6

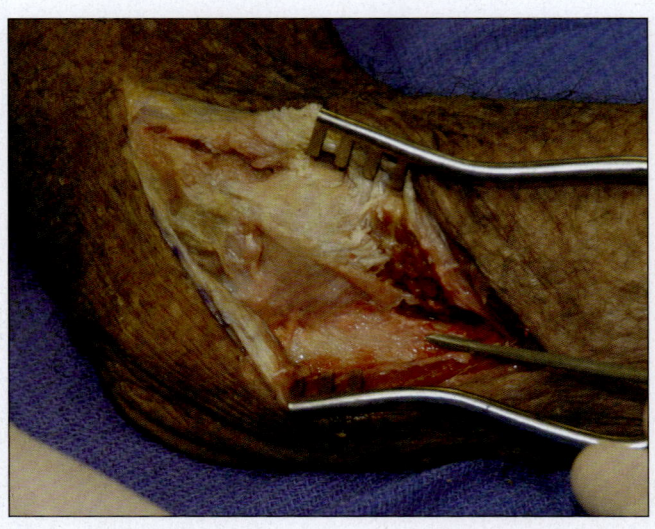

图7

手术步骤

第一步

- 如果拥有足够质量的软组织用于修复，尤其是对于外上髁撕脱病例，应该进行一期外侧副韧带复合体修复。
- 通过横穿骨质的缝合技术或将缝合锚钉置于外侧尺骨副韧带在外上髁下后部分的解剖止点来完成外侧副韧带复合体的修复。
  - 采用锁边编织技术穿过不可吸收线将韧带残端置于对侧并将其系于自身来进行保护（图8）。
- 将前臂悬吊于旋前位，肘关节屈曲70°~90°，维持7~10天，在铰链式支具的保护下进行轻度的活动训练和持续的康复。

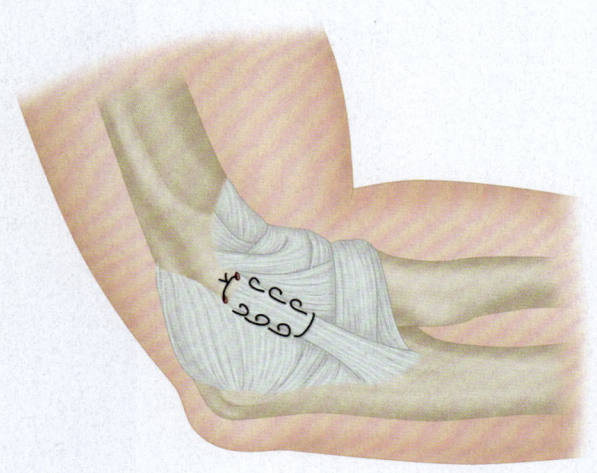

图8

手术要点

- 横穿骨质的缝合技术需要两个位于外侧尺骨副韧带止点处外上髁中部的孔道。
- 应将用于修复外侧尺骨副韧带的缝合锚钉置于外侧尺骨副韧带止点处外上髁中部。
- 前后关节囊紧缩也能够帮助提供外侧副韧带复合体的辅助稳定。
- 将肘关节悬吊于旋前位和外翻应力位，因为此位置能复位外侧关节结构并防止后外侧半脱位的应力，这一点非常重要。

注意事项

- 确保横穿骨质的孔道相距至少1cm以避免骨道破裂。

器械/植入物

- 使用2.0mm钻头制作横穿骨质的孔道。

手术要点

- 有多种移植物来源，包括掌长肌腱、股薄肌腱、趾伸肌腱，以及同种异体移植物。
- 移植需要的长度大约为17～20cm。对于掌长肌移植来说，切除时尽可能靠近近心端和远侧是很重要的，以获得移植的最大长度。

第二步

- 在显露了外侧副韧带复合体并决定由于软组织缺乏而需要重建外侧尺骨副韧带时，可以进行肌腱移植物的准备。
- 术前识别出同侧掌长肌腱来确保它们的存在。如果肌腱缺如，可以使用对侧股薄肌腱。
- 取掌长肌腱时采用拉出技术（图9）。
  - 沿着掌长肌腱走行区取三个1cm横向切口来协助取腱。第一个切口位于腕近侧横纹近端1cm，第二个切口位于第一个切口近端3cm处，第三个切口位于腱腹结合处，大约在第二个切口近端12cm处。
  - 首先在远端两个切口中找出掌长肌腱，并将其从软组织中分离出来。用弯纹式钳将肌腱从切口中递出。然后屈腕关节并尽可能在远端切断肌腱。将肌腱从第二个切口中拉出，用1-0不可吸收线对肌腱远端锁边处理来协助移植物通过（图10）。
  - 从第三个切口中找出肌腱并将其从周围的软组织中分离出来。然后将肌腱从近侧切口中递出。然后用15号刀片将连于肌腱的肌肉去除，然后尽可能在近端切断肌腱（图11）。

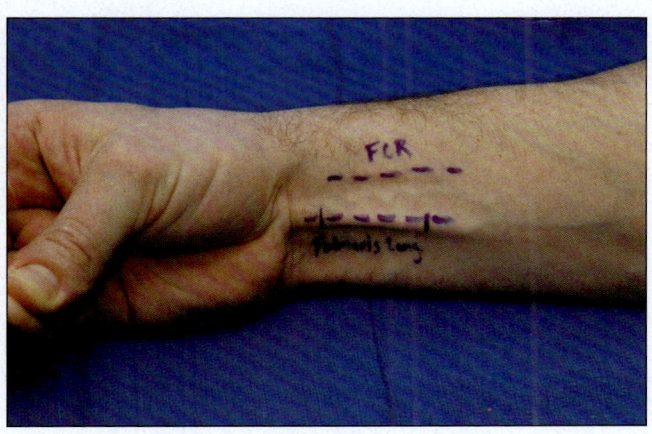

图9

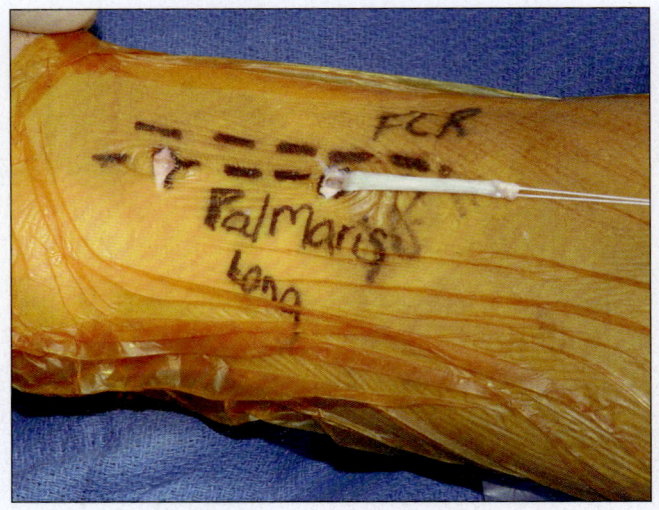

图10

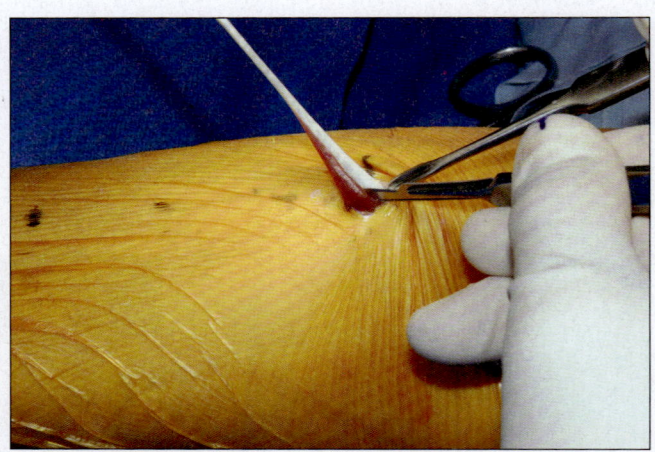

图11

- 从肌腱上去除残余的肌肉组织，并且对近端也进行锁边编织进行肌腱的准备。
- 然后将肌腱包裹在湿海绵中，将其安全地放置在器械台中心直到需要进行重建。

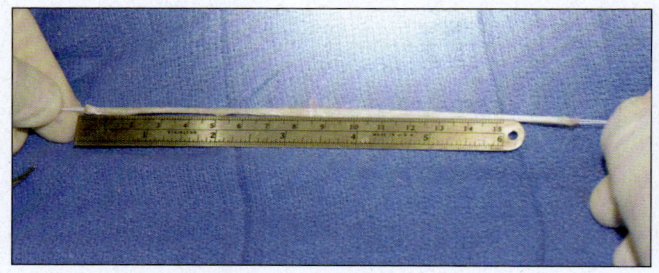

图12

争议

- 取掌长肌腱时也可以采用第 62 章所描述的取腱技术。

手术要点

- 为了减少骨皮质通道破裂的可能性，确保在钻两个通道时维持至少 1～1.5cm 的足够骨桥。为了使肌腱移植物通过而使用刮匙扩大通道时尽量不要过于粗暴。
- 确保至少分割外上髁的汇聚孔道 1.5cm 来预防制作孔道失败。
- 需要小心仔细识别出外上髁的等长点来提供重建的稳定性。
- 识别出外上髁的等长点后，确保将两根缝线对称拉紧，尤其是在伸直时，因为后外侧旋转不稳定最初可能发生在肘关节由屈曲位变为伸直位。
- 当识别出远端等长钻孔通道后，更容易犯的错误是偏前方而不是后方，然后在前侧和近侧方向扩大孔道，来确保肌腱移植物在伸直位张力合适。

注意事项

- 粗暴地扩大通道和钻孔放置不佳可能会导致通道骨折，而使肌腱移植失败。
- 持续不稳定通常是由于肱骨通道放置偏后，导致移植物在伸直位松弛。

第三步

- 使用 3.6mm 钻头来制作尺骨通道。
  - 第一个钻孔朝向内侧、后侧和近侧，位于尺骨冠突旋后肌结节处，正好位于关节囊外侧止点的远端。将弯钳插入钻孔中识别出第一个孔道的轨迹。
  - 第二个钻孔位于第一个钻孔后方和近端 1～1.5cm 处，这样可以确保连接通道垂直于外侧尺骨副韧带的轴心（图 13）。使钻头朝向一定角度，这样钻头有可能碰触到止血钳，表明钻孔已经连接上。
  - 用两把弯刮匙连接钻孔并且将通道轻度扩大。
- 然后使用 Hewson 过线器将一根游离编织线和一根袢状编织线通过位于旋后肌冠突结节的通道（图 14）。
- 再将游离缝线和弯钳相连，帮助识别出外侧副韧带复合体在外上髁的等长止点（图 15）。
  - 将弯钳置于肱骨外上髁上，屈曲和伸直肘关节来找出等长点。
  - 这个点在侧位片上应该和肱骨小头的中心对应。
- 使用 3.6mm 的钻头来制作外上髁通道
  - 将远端孔置于等长点，将钻头朝向内侧和近侧，指向外侧髁上边缘。然后将直刮匙插入钻孔中来协助连接汇聚孔。
  - 然后在远端等长点近侧 1.5cm 处钻出两个汇聚孔，一个在外侧髁上边缘前方，一个在后方（图 16）。调整钻头角度，这样就可以和放置在远端等长孔中的直刮匙相遇，预示着钻孔是连续的。
  - 然后用直和弯刮匙确保钻孔是连续的并扩大通道。
  - 这种钻孔技术在外上髁制作出一个 Y 形汇聚通道（图 17）。

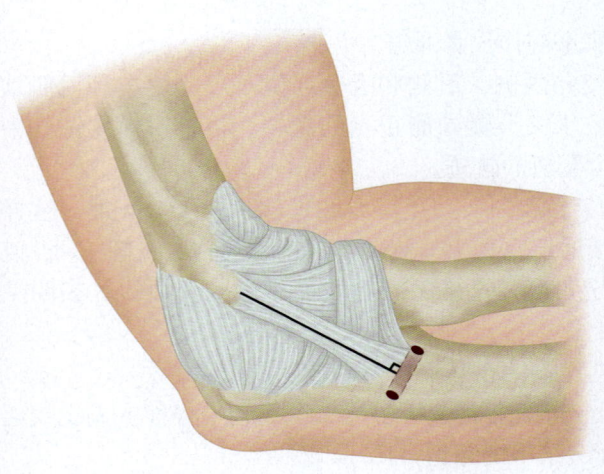

图13

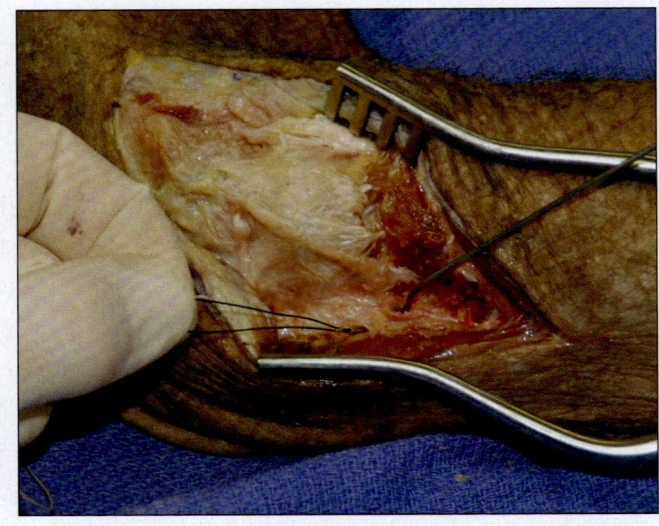

图14

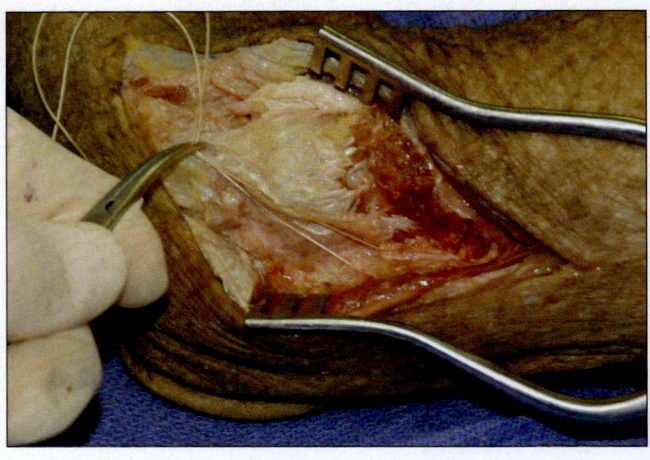

图15

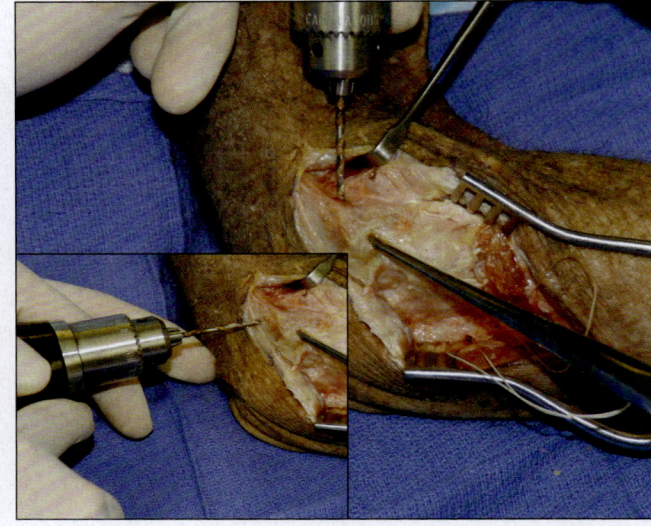

图16

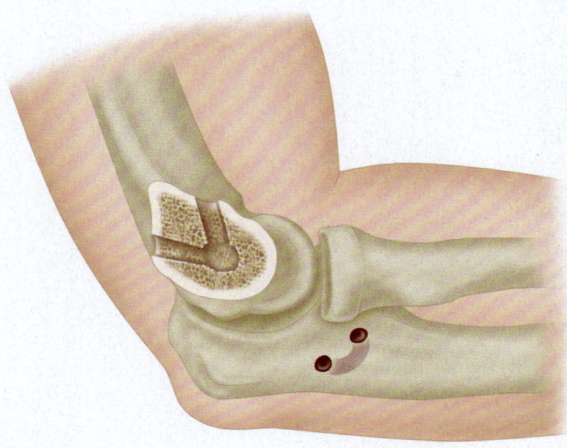

图17

器械/植入物

- 当使用掌长肌腱重建时用 3.6mm 钻头,当使用股薄肌腱重建时用 4.0mm 钻头。
- 弯刮匙非常有用,因为它可以在皮质骨下为通道做出更大角度,而在骨质外面需要更少的处理。

争议

- 外侧尺骨副韧带重建的其他步骤已经描述过了。如果使用其中的技术,那么就需要改变通道的位置和数量。

手术要点

- 将肌腱移植物穿过尺骨通道和外上髁通道时,如果需要,可以使用消毒的矿物油帮助肌腱通过。
- 将肌腱移植物的每一支分别穿过外上髁和髁上边缘的汇聚孔,会更容易些,这样也可以避免损伤肌腱。

注意事项

- 如果通道没有足够扩大,在肌腱通过时可能会造成损伤。
- 如果通道扩大时过于粗暴,在肌腱通过时可能会出现通道失败。

第四步

- 穿过并确保肌腱移植物顺利通过通道。
- 使用已经预留在通道中的线袢,将肌腱移植物通过尺骨通道。
- 然后再将 Hewson 过线器穿线穿过外侧髁上边缘前半部的钻孔,并从远端的等长孔穿出。再使用调好方位的 Hewson 过线器将位于尺骨通道后支中的肌腱上的缝线从外侧髁上边缘前方的钻孔中送出。
- 然后再将 Hewson 过线器穿线并穿过外侧髁上边缘后半部的钻孔,并从远端的等长孔穿出。再使用调好方位的 Hewson 过线器将位于尺骨通道后支中的肌腱上的缝线从外侧髁上边缘前方的钻孔中送出。
- 然后将肌腱移植物以 8 字方式从预留的通道中穿过(图 18A 和 18B)。
- 保持前臂最大旋前位和肘关节屈曲 30°~40° 位,通过将肌腱移植物穿过髁上边缘以调整其张力。用多根 1-0 不可吸收线来确保肌腱移植物自身的张力(图 19)。
- 通过将双束移植物缝合于自身、下方的关节囊以及残留的起于外上髁等长孔止于移植物进入尺骨通道处的外侧尺骨副韧带来进一步增加张力(图 20)。

第五步

- 充分冲洗伤口,放松止血带,在关闭伤口前进行止血。
- 以标准的方式分层关闭下方的软组织。
- 给予过肘的上肢悬吊,前臂取旋前位,将肘关节屈曲 90°。

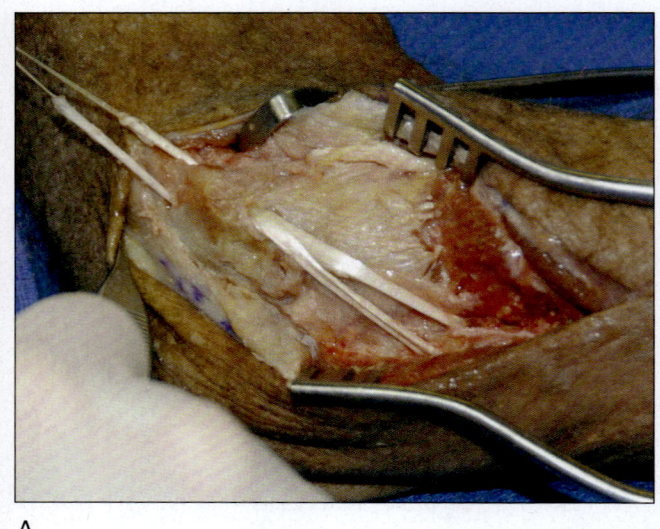
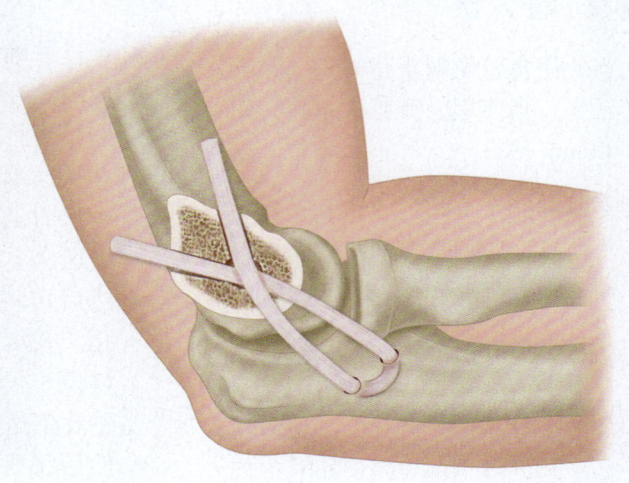

A　　　　　　　　　　　　　　　　B

图18

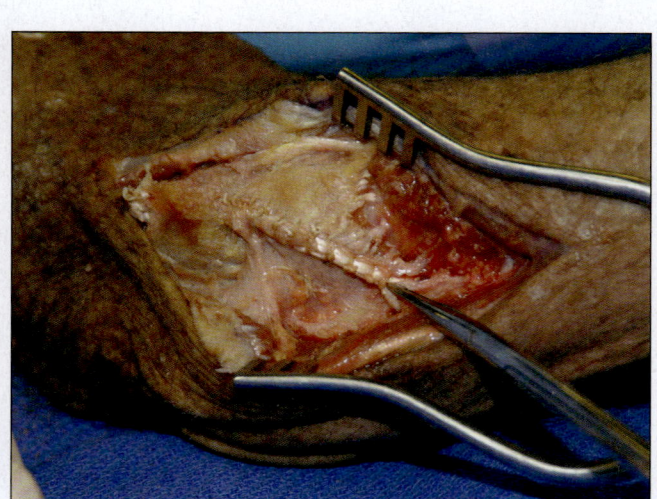

图19　　　　　　　　　　　　　　　图20

器械／植入物

- 需要使用 Hewson 过线器帮助肌腱穿过。穿过想要的钻孔时应该将其适当弯曲。

争议

- 外侧尺骨副韧带重建的其他步骤已经描述过了。如果使用其中的技术，那么肌腱移植物的通道就会与这里描述的不同。

术后护理和预后

- 术后 1 周去除悬吊带，改以肘关节铰链式支具，在伸直 30° 位维持 6 周。
- 从第 2～3 周开始肘关节主动活动，训练肩袖肌肉力量和练习肩胛骨稳定。
- 从第 5 周开始肱二头肌和肱三头肌力量训练，辅助轻度的屈曲和伸直训练。
- 从第 6 周开始肘关节铰链式支具下的完全活动度。

手术要点
● 应该根据每个患者的功能活动和顺应性以及修复的力量来调整其康复训练程序。

注意事项
● 过度的康复治疗可能会导致重建失败。

- 如果术后第 8 周时未达到完全活动度，那么开始伸展训练至主动活动度极限来增加总体活动度。
- 通常 3 个月后去除支具。
- 在不因疼痛而影响功能的状态下，术后 3 个月开始力量训练。
- 预期术后 6～9 个月达到完全康复。

证据

Cohen MS, Hastings II H. Rotatory instability of the elbow: the anatomy and role of the lateral elbow stabilizers. J Bone Joint Surg [Am]. 1997;79:225-33.

Lee BP, Teo LH. Surgical reconstruction for posterolateral instability of the elbow. J Shoulder Elbow Surg. 2003;12:476-80.

Mehta JA, Bain IG. Posterolateral rotatory instability of the elbow. J Am Acad Orthop Surg. 2004;12:405-15.

Nester BJ, O'Driscoll SW, Morrey BF. Ligamentous reconstruction for posterolateral rotatory instability of the elbow. J Bone Joint Surg [Am]. 1992;74:1235-41.

O'Driscoll SW, Bell DF, Morrey BF. Posterolateral rotatory instability of the elbow. J Bone Joint Surg [Am]. 1991;73:440-6.

Rightmire E, Safran M. Surgical treatment of posterolateral instability of the elbow. In Cole BJ, Sekiya JK (eds). Surgical Technique of the Shoulder, Elbow, and Knee in Sports Medicine. Philadelphia: Saunders Elsevier, 2008:371-8.

Sanchez-Sotelo J, Morrey BF, O'Driscoll SW. Ligamentous repair and reconstruction for posterolateral rotatory instability of the elbow. J Bone Joint Surg [Br]. 2005;87:54-61.

Singleton SB, Conway JE. PLRI: posterolateral instability of the elbow. Clin Sports Med. 2004;23:629-42.

Smith 3rd JP, Savoie 3rd FH, Field LD. Posterolateral rotatory instability of the elbow. Clin Sports Med. 2001;20:47-58.

Yadao MA, Savoie 3rd FH, Field LD. Posterolateral rotatory instability of the elbow. Instr Course Lect. 2004;23:629-42.

第二部分 肘关节

其 他

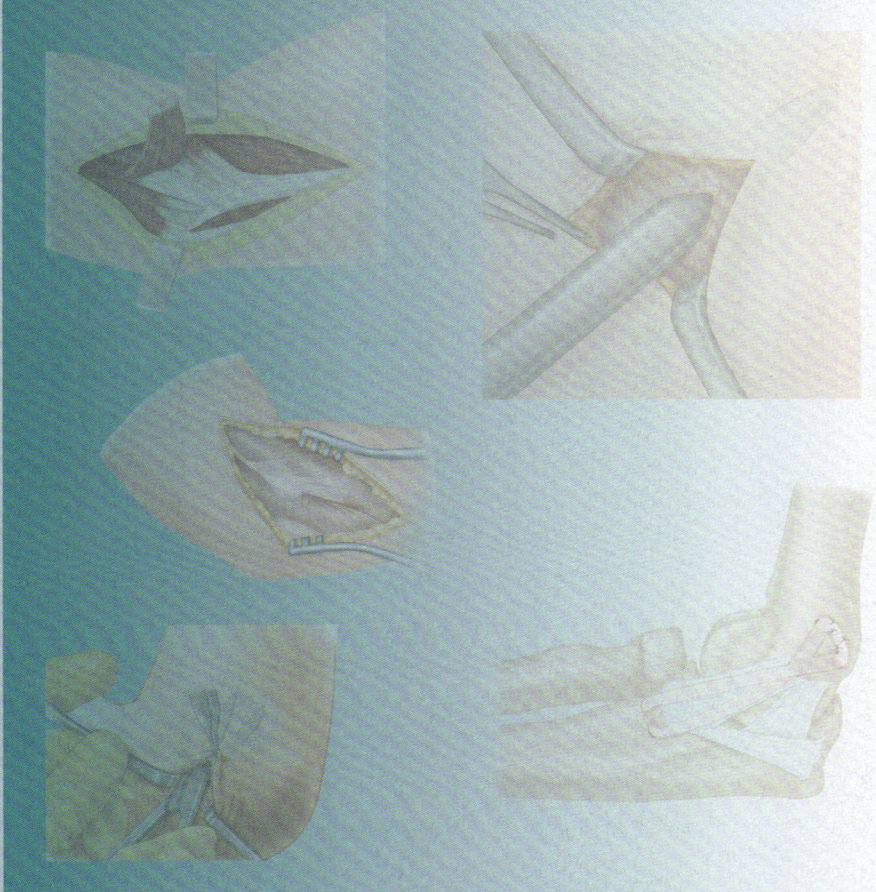

62 软组织覆盖一：前臂桡侧皮瓣

Wesley P. Thayer, R. Bruce Shack

肘关节覆盖：简介

- 肘关节创伤比较复杂，包含骨骼、肌肉、软组织和神经组织损伤。其修复策略为及时对所有要素进行修复。重建术应着眼于可以早期活动。创伤的大小、感染、污染以及伤口的复杂程度直接影响修复方法和恢复的时间。本章着重讨论无法使用相邻的皮肤和软组织进行重建的损伤。
- 完整的术前评估对于获得最佳的治疗结果非常关键。需要确定骨折的程度，以及相关神经的损伤情况和创面的大小。对肘关节、相邻组织和神经功能进行全面的检查对制订手术计划有很大的帮助。X 线片和 MRI 是需要的，清创探查术可以明确软组织损伤的程度和最初的手术计划。细菌培养可帮助控制感染并有效指导抗生素的使用。在理想的情况下，应在伤后的 2~3 天关闭创口。如果污染严重，则需要彻底清创并静脉给予抗生素治疗。
- 以下简要介绍各种肘关节覆盖的手术：
  - 局部皮瓣例如 Z 字成形术或者菱形皮瓣是偶尔有效的肘关节覆盖方法。有时候，也能够分层闭合伤口并可以获得足够的活动度。如果该技术用于肘关节后方的修复，必须保证肘关节在屈伸情况下伤口的张力。
  - 轴向皮瓣依靠灌注皮岛区血管扭转来修复创伤。最好的一个例子是前臂桡侧皮瓣，它也是我们常用于肘关节覆盖的皮瓣。本章将对其进行详细的描述。其他轴向皮瓣包括骨间后皮瓣（第三部分）、臂外侧皮瓣（第五部分）和尺动脉皮瓣等。

- 带蒂肌瓣是肘部覆盖最好的选择之一。背阔肌皮瓣常用于治疗肘关节大范围缺损。其使用度仅次于前臂桡侧皮瓣（见"软组织修复二"）。这种皮瓣的肌腹可以覆盖大面积的缺损。通过肌皮瓣可以很容易地填充死腔，且该皮瓣区域的血供也很特别。该皮瓣可以达到鹰嘴的远端，甚至通过松解可以延长扩展覆盖到尺骨鹰嘴远端6cm的范围。在大多数病例中，还需要进行皮片移植。
- 局部肌皮瓣非常适用于修复小损伤。肱桡肌可以覆盖前侧方缺损（见"软组织覆盖流程六"）。作为辅助，需要行皮片移植术。另外的例子是桡侧腕长伸肌、尺侧腕屈肌以及肘肌。皮瓣的成功使用的关键在于在保证肘关节旋转的前提下可以很好地覆盖缺损区域。
- 另外一些带蒂皮瓣需要多次分阶段的手术。由于固定时间的延长，较少用于肘关节重建。例子包括胸腹皮瓣、腹股沟皮瓣、腹外斜肌皮瓣和带蒂腹直肌皮瓣。2周的固定时间以及皮蒂护理，加之需要分阶段进行手术，限制了这些皮瓣的使用，特别是在有可用的游离组织移植的情况下。
- 在无法行局部组织或皮瓣修复术时也可考虑游离组织移植。尽管在技术上更加复杂，但对于熟练的医生而言，效果也可以很好。这些选择包括游离筋膜瓣（如颞顶皮瓣或前臂桡侧筋膜瓣）、皮肌膜皮瓣（如桡侧前臂、臂外侧皮瓣、前侧股皮瓣以及游离腹股沟皮瓣）、游离肌瓣（如游离腹直肌瓣、背阔肌瓣、股薄肌瓣）甚至复合皮瓣。亦需考虑供区的疾病与缺陷。血管造影术对手术计划的制订很有帮助。暴露关节或骨时，肌肉结合皮片移植是很好的选择。

适应证

- 前臂桡侧皮瓣是肘部覆盖的常用皮瓣。可以提供 10cm×30cm 的软组织，能够覆盖内侧、外侧或者后侧损伤。大多数前臂可适应 6 cm×15cm 的皮瓣，甚至可用于提供圆形的肘部覆盖。皮瓣可以用做皮肤或者包括肌腱和/或骨组织的移植物。这种特性使得前臂桡侧皮瓣在肘关节覆盖中应用广泛。

临床检查/影像学检查

- 术前 Allen 试验须提示患者同侧的尺动脉对手及手指能够提供足够的血供。在做 Allen 试验时需要注意观察拇指和示指的灌注情况，以明确掌深弓的开放情况。也可使用多普勒超声进行检查。术前必须做上述检查，侧支灌注不足将阻碍该皮瓣的重建应用。
- 对于需要手术的患者，术前造影术可用于评估上肢的血供情况，也可以使用 MRI 血管造影术、CT 血管造影术或标准动脉造影术等。所有的病例均需行 Allen 试验以明确掌弓的情况。

外科解剖

- 脉管解剖
  - 主血管蒂桡动脉
    - 桡动脉是肱动脉的分支，起自肘窝处，在前臂近端走行于肱桡肌深面，可于桡侧腕屈肌和肱桡肌间发现之（图1. 肱桡肌；桡侧腕屈肌；指浅屈肌；掌长肌）。

注意事项

- 瘢痕导致疼痛与难看。
- 肌腱暴露可发生在供区，能导致愈合延长，常需要额外的手术。

争议

- 使用前臂桡侧皮瓣在老年患者中能够增加术后桡骨远端骨折的机会。

治疗选择

- 肘部覆盖可选的局部皮瓣包括背阔肌皮瓣、骨间后皮瓣、臂外侧皮瓣、尺侧腕屈肌皮瓣以及肱桡肌皮瓣。
- 在少数情况下，创面负压辅助关闭装置适用于肘部覆盖。
- 如果局部组织损毁，而且无法获得背阔肌皮瓣，可行游离组织移植术。

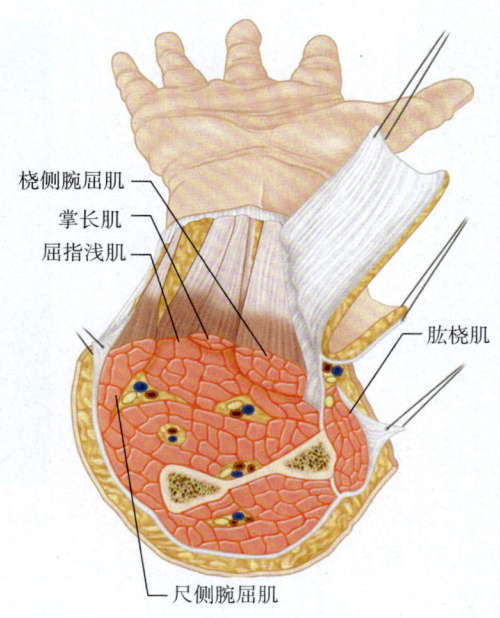

图1

手术要点

- 手外科操作台用于安全切取皮瓣。
- 将患者手臂置于腹部以方便移植皮瓣于肘后创面。

注意事项

- 需要对全臂进行消毒,否则可导致皮瓣污染。
- 特别需要在做 Allen 试验时观察拇指和示指的灌注情况,如果侧支循环不充分,则不能使用该皮瓣。

- 平均长度为 20cm,直径 2~3mm。
- 静脉流出有深、浅两路。
  - 深部:桡动脉伴行静脉。
  - 浅部:头静脉,与前臂外侧皮神经伴行(这两个结构在掀起皮瓣时常需要分离)。
- 神经支配来自前臂外侧和中间皮神经。

体位

- 患者取仰卧位,将手臂外展置于手术桌上。
- 从腋部至手指备皮,消毒、铺巾。
- 肘的上部使用无菌止血带。
- 对供皮区域消毒铺巾(通常为股外侧)。

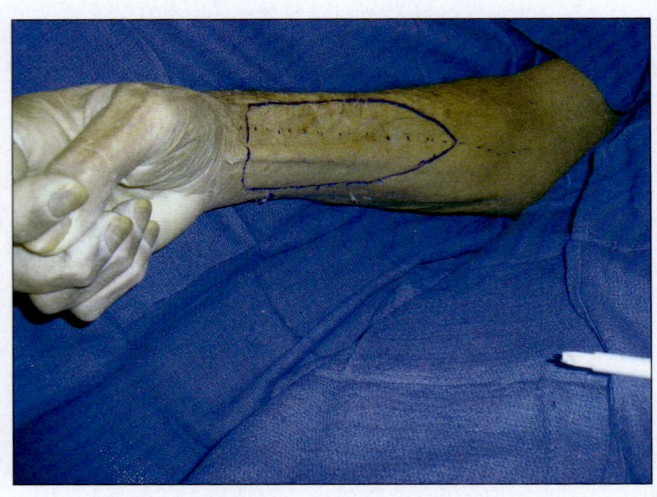

图2

入路 / 显露

- 腕关节和肘窝之间可以标记出几乎任何尺寸的皮瓣。
  - 对于肘部的覆盖，以桡动脉为中心包绕前臂掌侧远端三分之二的皮瓣最佳（图2）。
- 皮瓣远端应位于腕褶皱的近端2cm处，皮瓣的近端位置根据创面的大小而决定。通常皮瓣为6cm×15cm大小的椭圆形。

手术步骤

第一步：皮瓣提拉

- 标准前臂桡侧皮瓣的牵拉方法应从远端向近端提起。第一个切口既可以从桡侧也可从尺侧开始，但必须达到肌肉层。筋膜也应包含在皮瓣内。腱旁组织需要保留。最安全的部位位于桡侧腕屈肌肌腹上方，在此区域需要找到并分离出中前臂皮神经的分支，分离应从远端进行，保留筋膜组织，注意不要提起尺动脉和尺神经。从尺侧向桡侧分离皮瓣，阻力很小。
- 掌长肌和桡侧腕屈肌常位于筋膜之中，需要将它们分离出来。注意勿伤及桡动脉。亦需保留腱旁组织。皮瓣穿支血管位于肱桡肌与桡侧腕屈肌之间。

手术要点

- 根据创面大小决定皮瓣的尺寸。使用纸模可以防止皮瓣大小不够。

注意事项

- 提起皮瓣时，尺动脉有可能随筋膜而被提起。
- 在吸烟患者，皮瓣的尺侧部分更易于坏死。
- 皮瓣过远会增加肌腱暴露的可能。
- 小皮瓣将显著增加损伤皮瓣穿支的风险。

争论

- 供区的瘢痕除非穿长袖否则很难遮挡。许多外科医生视此为该手术的一个显著缺点。

手术要点

- 从远端向近端提起皮瓣，注意勿牵拉皮条。
- 行尺侧和桡侧切口时，应直至肌筋膜层。这对于保护皮条至关重要。
- 对于近端的分离，向桡侧牵开肱桡肌以显露桡动脉及其下方组织。
- 皮瓣穿支血管可以从肱桡肌下方的桡动脉发出并滋养肌腹远端的皮瓣。
- 使用双目显微镜。
- 使用止血带驱血时仅抬高手臂以保证静脉可以辨认。

注意事项

- 将皮瓣由近端向远端提拉可能导致皮瓣与桡动脉分离。
- 在离断桡动脉之前，松开止血带，夹闭桡动脉，并观察手指的血供情况。

争议

- 上止血带前驱血将导致伴行静脉的发现困难。

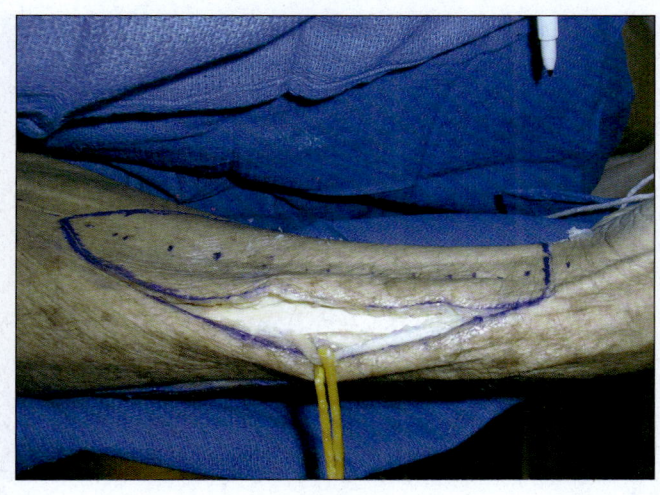

图3

- 切开桡侧切口，向肱桡肌方向进行分离。在近端皮肤层，分离并结扎头静脉。桡神经浅感觉支位于皮瓣的远端桡侧，应予以保护（图3）。
- 远端切口保持连续，分辨桡动脉远端及伴行静脉（图4）。夹闭动脉，放松止血带，确认尺动脉能够支持手指的血供。
- 侧方牵开肱桡肌，此时对于继续向近端分离非常重要，因为桡动

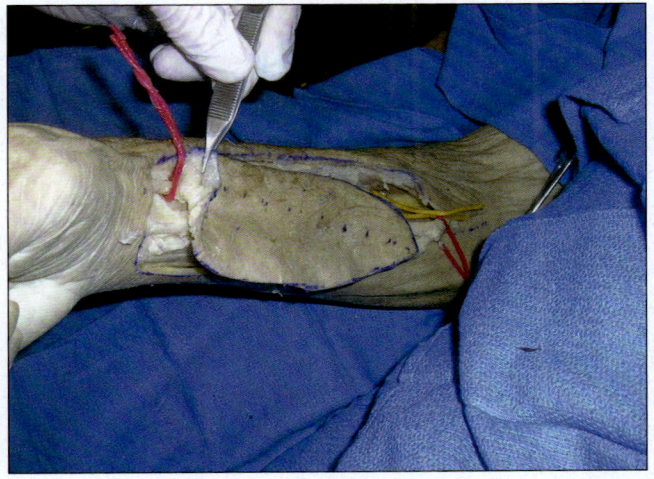

图4

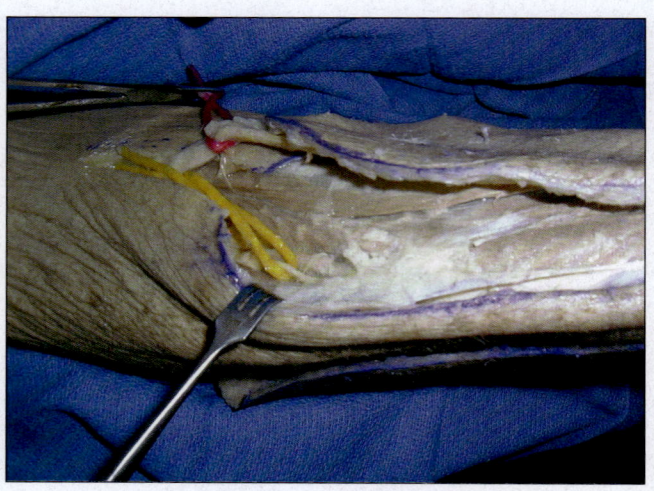

图5

脉就在该肌肉的深面（图5）。应向桡侧牵开肱桡肌腱及其肌腹。可将桡侧腕屈肌向尺侧牵开；通过保留皮下组织，越向近端就越容易保护穿刺器。于肱桡肌的下方发现桡神经浅支并保护之（图5）。前臂外侧皮神经是浅表结构，适用于有神经皮瓣移植的病例。
- 分离至肱动脉分叉处近端。静脉在肘窝近端走行复杂，但合并至更主要的血管中。可于桡动脉自肱动脉发出部远端发现桡动脉返支。
- 在离断之前，松止血带，夹闭桡动脉，观察尺侧血供情况。完成后于腕部离断桡动脉。松止血带，止血并准备移植。

第二步：皮瓣移植
- 旋转皮瓣至相应位置并尽可能减小皮蒂的扭结（图6）。这需要在供区与创面间进行组织切割设计。
- 最好使用双层关闭和可吸收线进行缝合，采用缝合钉和尼龙线均可。

手术要点
- 对于深部创伤，需要大尺寸的皮瓣。可将皮瓣的尖部或边缘部分去皮并将其塞入空隙中以防止有死腔。

注意事项
- 皮蒂扭结或皮下隧道过紧将导致血供灌注不足。

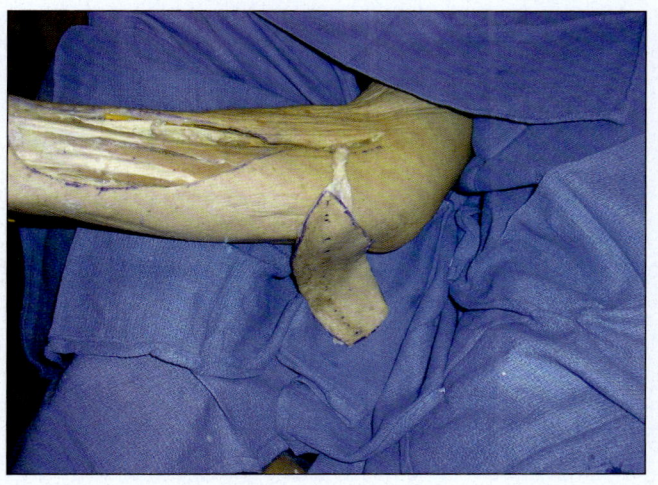

图6

- 将皮瓣放置于引流管上。将敷料直接盖在皮瓣上，以方便对皮瓣的观察。
- 可使用肘部石膏，但可能影响皮瓣血供。如果使用石膏应留出观察窗口以方便术后对皮瓣的观察。

第三步：供区关闭

- 如果使用椭圆形皮瓣，近端供区基本可以关闭。如果在远端，桡侧腕屈肌和肱桡肌肌腹基本可以覆盖肌腱并降低肌腱暴露的发生率。
- 除非术前使用组织扩张器，否则需要分层厚皮移植片。通常皮片需要压迫包扎至少 5 天。安全位置的石膏对于防止其下方肌肉和肌腱对皮瓣的剪切是很必要的。

术后护理和预后

- 术后抬高患肢，常规检查皮瓣血肿形成情况。一旦引流量很少就可以拔除引流管，通常在术后第一天拔除。检查手指的感觉和血供情况。如果石膏挤压皮瓣或前臂，需要及时调整石膏和绷带。

手术要点

- 注意敷料更换以及伤口护理以防肌腱暴露。

注意事项

- 术后体位不当可导致皮瓣受损甚至手术失败。
- 肌腱暴露需要在覆盖前行术前准备，甚至行肌腱切除。

- 术后第 5 天打开纱布包，检查移植皮片的情况。如发现有失败的地方则用非粘连性的敷料进行覆盖；需要使用石膏 7 天以防止对皮瓣的剪切。此后适当进行相关治疗。
- 前臂桡侧皮瓣修复肘关节损伤的成功率在 90%～100%。最常报道的并发症是供区的肌腱暴露。血肿、感染、灌注不足等情况也需要干预。如果改变体位亦无法消除移植组织的充血肿胀，则需要拆除部分缝线。如果仍然不能解决问题，则需要重新探查血管蒂。可能需要吻合头静脉来加强皮瓣的回流，或者使用吸血法进行治疗。动脉灌注不足的原因常为血管痉挛。如果保暖一段时间仍无法解决问题，皮瓣移植可能会失败。

证据

Bishop A. Soft tissue loss about the elbow: selecting optimal coverage. Hand Clin, 1994, 10: 531-542.
　该综述阐述了与肘关节覆盖有关的技术以及一些有用的处置原则。（C 级推荐；Ⅴ级证据）

Green DP, Hotchkiss RN, Pederson WC, Wolfe SW. Green's Operative Hand Surgery, ed 5. Philadelphia: Elsevier, 2005.
　此文深入阐述了与肘关节覆盖相关的知识，并描述了相关的手术技术。（C 级推荐；Ⅴ级证据研究参考）

Mathes SJ, Nahai F. Reconstructive Surgery: Principles, Anatomy, and Technique. New York: Churchill Livingstone, 1997.
　此文深入阐述了与肘关节覆盖相关的知识，并描述了相关的手术技术（C 级推荐；Ⅴ级证据研究参考）

Timmons MJ. The vascular basis of the radial forearm flap. Plast Reconstr Surg, 1986, 77: 80.
　该尸体标本研究描述了前臂桡侧皮瓣的相关解剖。

Tizian C, Sanner F, Berger A. The proximally pedicled arteria radialis forearm flap in the treatment of soft tissue defects of the dorsal elbow. Ann Plast Surg, 1991, 26: 40.
　该文章描述了 14 位肘部背侧缺损的皮瓣修复情况（C 级推荐；Ⅴ级证据）

62 软组织覆盖二：背阔肌皮瓣

Wesley P. Thayer, R. Bruce Shack

注意事项

- 背阔肌可以达到肘部，但很少需要皮岛。关闭伤口通常需要行植皮术。
- 对于环形缺损的背阔肌来说，皮瓣不是一个好的选择。

争议

- 应避免将背阔肌皮瓣用于同侧肩部损伤的患者。
- 应避免用于对侧上肢衰弱或者截瘫的患者，失去背阔肌将可能导致更严重的功能受限。

治疗方案

- 肘部覆盖的局部皮瓣有多种选择，包括前臂桡侧皮瓣、骨间后皮瓣、臂外侧皮瓣、尺侧腕屈肌皮瓣以及肱桡肌皮瓣。
- 对于肘部的覆盖，很少使用负压伤口辅助关闭器。
- 如果局部组织损毁和/或无法使用则需要游离背阔肌组织进行移植。

适应证

- 带蒂背阔肌皮瓣最适用于肘部巨大创面的覆盖。通过使用肌皮瓣，更易填充死腔，且其血液供应亦很有特点。背阔肌皮瓣可以非常容易地覆盖鹰嘴部，通过延长可以覆盖到鹰嘴远端6cm的部分。

临床检查/影像学检查

- 背阔肌的功能可以通过将手放于臀部并强力按压来评估；其前外侧中央动脉缘可以被触及并标记以帮助制订手术计划。
- 对于有过腋窝淋巴结清扫术的患者，术前应行CT血管造影术以检查胸背肌肉的灌注情况。

外科解剖

- 背阔肌覆盖躯干的后下外侧。该肌以宽大的腱膜起自髂嵴后侧、下方的6节胸椎以及骶椎，止于肱骨结节间沟，可以内收、内旋肩关节，对于成人，其大小可达25cm×35cm。
- 背阔肌主要的血管蒂是胸背动静脉，它们是肩胛下动静脉的分支（图1A和1B），次蒂通过肋间后以及腰动脉系统供给肌肉的内侧部。
- 背阔肌的神经支配为胸背神经，走行于腋后部；感觉支配通过肋间分支完成（图6）。

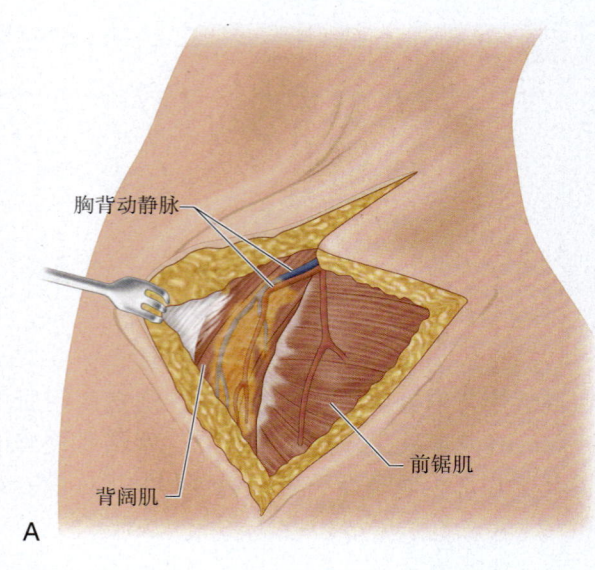 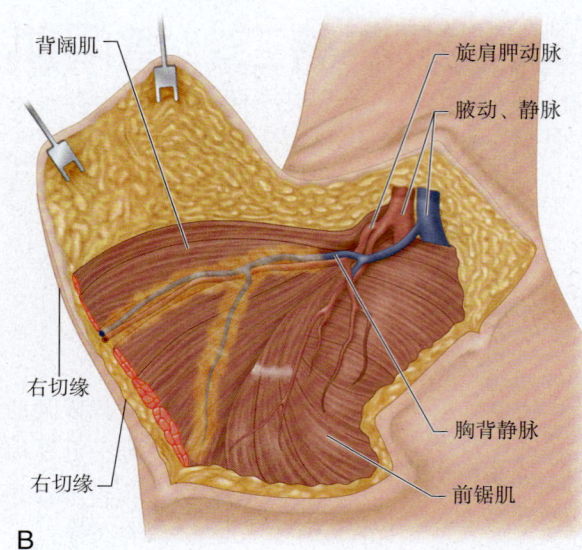

图1

手术要点

- 使用无菌 Mayo 支架,可以将前臂放置于最佳的位置,在不改变患者体位的情况下进行皮瓣的提拉,并同时关闭创口。

注意事项

- 患者摆体位时医生必须在场,否则常导致患者的体位不当。
- 必须使用腋窝垫以防止患者侧卧位时的神经损伤。

器械

- 小布袋。
- 腋窝垫。

体位

- 对于用背阔肌皮瓣覆盖肘部创伤的患者,术野包括患者整个手臂、腋部、髂嵴至脊柱的部位。最好在患者下方使用小布袋或特殊的垫子来保证完全的侧卧位。

入路/显露

- 可以在臀部触及背阔肌前外侧中央动脉缘。应将其标记以辅助治疗方案的制订。标记肩胛骨尖,来确定背阔肌的上缘(图2中的"V"形标记),脊椎的棘突指示肌肉的内侧缘,其下方为髂嵴。
- 如果无需皮岛,在分辨肌肉侧缘后标记中央斜切口,切口可根据需要延长。
- 对于需要皮蒂的患者,整个覆盖肌肉的皮肤均可使用,但为了能够一次性闭合伤口,皮瓣的宽度最大可宽 8~10cm。
  - 通常皮蒂的大小为 8 cm×15 cm,位于肌肉的中部。蒂可以根据需要而改变位置和方向。

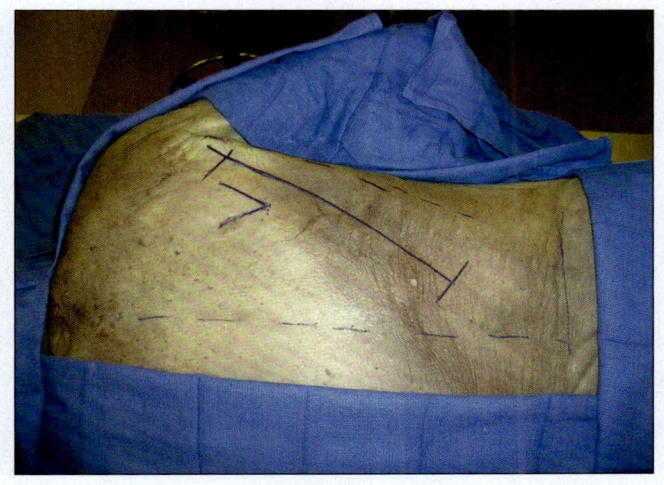

图2

> **手术要点**
>
> - 尽管背阔肌皮瓣可以很好地覆盖肘部，但皮岛很大，植入困难。这种皮瓣通常还需要行植皮术。除非经过很好的设计，否则最好只旋转肌肉，然后使用植皮术进行覆盖。

- 当然，对于肘部的覆盖，带蒂背阔肌皮瓣的使用是有限的，因为需要避免涉及髂嵴附近8cm范围内的肌肉方可保证组织的存活。这种限制意味着皮岛无法旋转充分，导致植入困难，除非原位的组织可以得到足够的重整。

手术步骤

第一步：取皮瓣

- 在皮肤周围行斜切口以最大程度地保留穿过肌皮的血管穿支，另外也可以直接切下肌肉组织。向中间线提起中间的皮肤，接近椎骨棘突1~2cm时停止操作，同法在下方向髂嵴方向进行分离。背阔肌的外侧最易被分离。上方在肩胛骨尖处需要分辨斜方肌与背阔肌间隙(图3所示为已将皮肤从尸体解剖上切除)。
- 一旦最表浅的部分分离完成，就可以用电刀将皮瓣与下方的腰骶筋膜和棘突旁筋膜分离开来。需要结扎或钳夹中间的静脉。

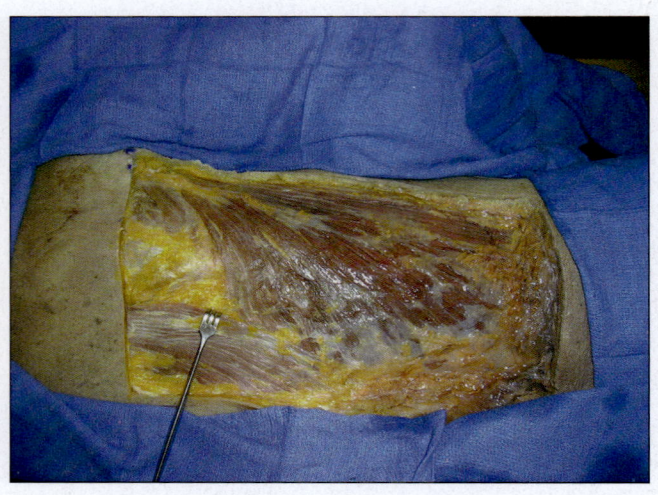

图3

手术要点

- 在肌肉附着处分离90%，可以保证有足够的组织防止皮蒂的牵拉伤。但此措施却增加了活动度从而降低了术后肌肉的收缩强度。
- 在处理好胸背系统之前不要分离发到背阔肌的前锯肌分支。对于肘部创伤覆盖，在这种情况下将降低旋转弧度，并可能限制背阔肌覆盖远端损伤的能力。
- 在近端分离的过程中助手帮助缩进很重要。向近端延长切口以获得显露足够的近端血管。

注意事项

- 在下方的肩胛骨筋膜上应仔细分离背阔肌，前锯肌在此处可能与背阔肌一同隆起。

- 分离起始部后，就可以通过钝性分离的方法翻动起肌肉。在这个区域，如果不小心，很容易将前锯肌与背阔肌都提起来。注意前锯肌与背阔肌间隙（图4）。
- 在背阔肌的深面可以发现胸背血管，必须保护胸背动、静脉，保留其周围的脂肪组织有助于保护它们。需要结扎深部的小

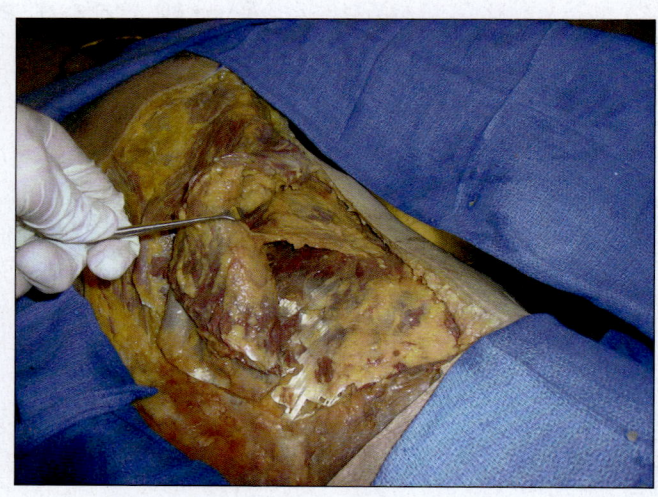

图4

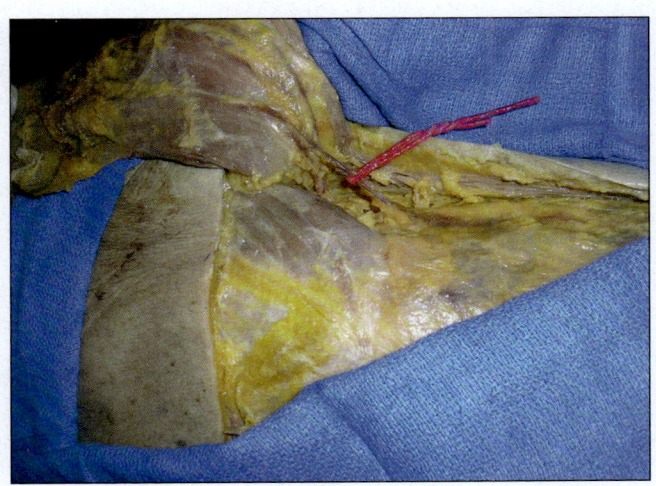

图5

静脉。需要保留与前锯肌相连的分支（图 5），因为在有些情况下，如果胸背蒂受到损伤，这些分支可以作为灌注来源。
- 浅表组织的分离需要非常小心，如果深部的血管向腋窝和背阔肌在肱骨的附着处扭转可能造成灌注的阻断（图 6；注意胸背神经和动、静脉）。
- 分辨和游离灌注血管后，分离前锯肌的血管支（图 6）。可以分离 90% 肌肉附着处从而增加旋转的弧度。如果需要完全分离肌肉，应当尽可能在最后步骤完成，以防止在皮下隧道中的操作

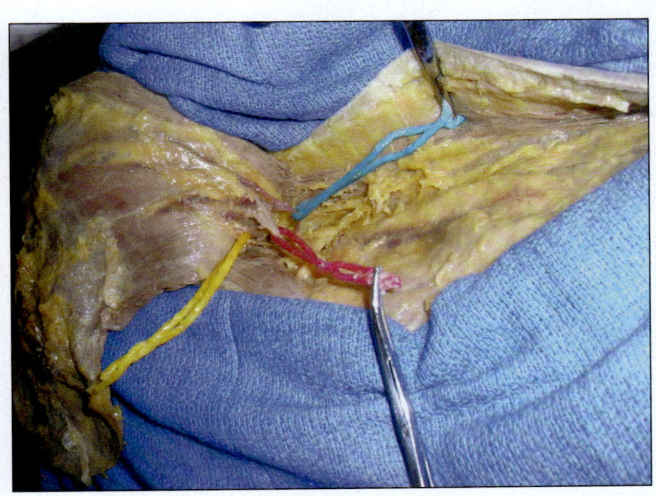

图6

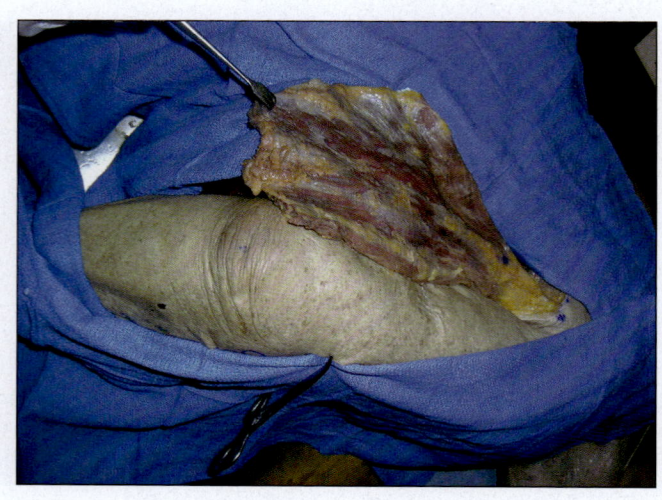

图7

而造成血管的撕脱伤。另外，对肌肉需要去除神经支配以防止异常的肌肉动作。

第二步：皮瓣移植

- 将肌肉完整旋转至创面（图7）。
- 分离肌肉附着处，使背阔肌能够覆盖到鹰嘴远端6cm处的损伤部位（图8）。但必须防止血管蒂的损伤。
  - 最好将皮瓣置于肘部组织的深部。如果肌肉由上臂皮下隧道通过应避免旋转以防止发生缺血。

手术要点

- 需要足够的皮下隧道空间，以防止皮瓣血管受压。可用Z字成形术来松解上臂皮肤，以减小对皮下隧道的压力。剩下的暴露肌肉可以使用皮片移植术来进行覆盖。
- 使用肉眼观察或多普勒超声分析来判断皮瓣的血供。
- 如果保留神经支配，该皮瓣既可用于上臂的创面覆盖，也可作为功能肌肉移位。
- 如果患者取侧卧位，可同时关闭植入部位和供区的伤口。

注意事项

- 如果肌肉附着处被分离开，很容易因为过度牵拉而断开血供。
- 扭转皮蒂可能导致动脉或静脉功能不全。

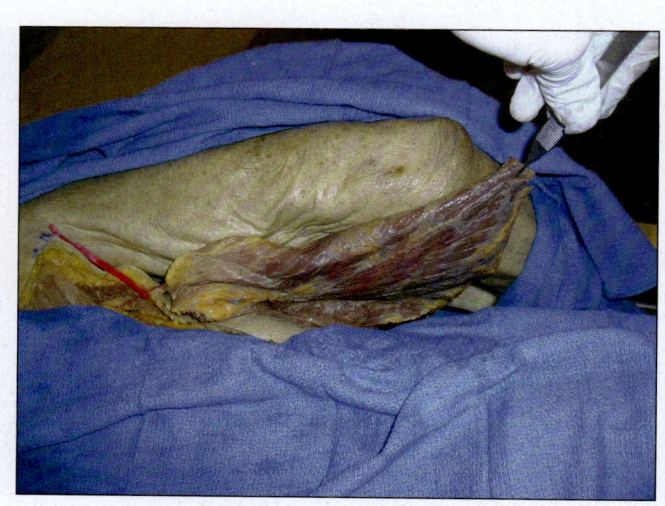

图8

- 如果皮瓣充血，可以打开手臂以防止静脉功能不全。上臂 Z 字成形术可用于防止对皮瓣的压缩。剩余的远端部分可用皮片移植覆盖。
- 在大多数病例中，将移植的皮片覆盖于肌肉远端，使用纱布包或负压辅助装置并且固定 3~5 天。
  - 石膏托可以防止皮瓣和植皮从肘部剥脱。不能直接将石膏托盖在皮瓣上，绷带也不能太紧。

第三步：供区关闭

- 尽可能直接关闭供区创面。
- 放置引流以防供区血肿形成。

术后护理和预后

- 术后患者必须住院接受观察并控制疼痛。
- 频繁地检查皮瓣静脉性充血可能导致需要重新进行皮瓣探查。亦可能需要探查血肿。
- 其他并发症包括供区血肿形成、感染以及供区瘢痕等。供区血肿形成是最常见的并发症。发生率高达 20%~79%。必须使用引流。高质量的缝合可以减少血肿的产生。引流管通常需保留至引流量小于 30ml/d。如有频繁的血肿可用硬化疗法。
- 患者可能会有轻度的肌力减弱以及肩关节活动度下降，但大多数患者可以接受这样的限制。

手术要点

- 术后早期的皮瓣充血需要即刻探查并松解任何可能的血管蒂扭结。

注意事项

- 如果皮瓣覆盖于感染灶或死骨，随后的感染将限制皮瓣覆盖伤口的能力。
- 过早拔除引流管或引流失败将导致供区血肿的形成。

证据

Bartlett SP, May JW, Yaremchuk MJ. The latissimus dorsi muscle: a fresh cadaver study of the primary neurovascular pedicle. Plast Reconstr Surg, 1981, 67: 631.
该尸体标本研究说明了背阔肌相关的解剖关系。

Laitung JFG, Peck F. Shoulder function following the loss of the latissimus dorsi muscle. Br J Plast Surg, 1985, 38: 375.
该研究回顾了背阔肌移植的功能结果。（C 级推荐；V 级证据）

Jamara FNA, Akel S, Shamma AR. Repair of major defect of the upper extremity with a latissimus dorsi myocutaneous flap. Br J Plast Surg, 1981, 34: 121.
作者提供了一个病例报道并对解剖进行了描述。（C 级推荐；IV 级证据）

Sadove RC, Vasconez HC, Arthur KR, Draud JW, Burgess RC. Immediate closure of traumatic upper arm and forearm injuries with the latissimus dorsi island myocutaneous pedicle flap. Plast Reconstr Surg, 1991, 88: 115.
作者提供了一项关于 11 例患者使用背阔肌皮瓣情况的病例系列。（C 级推荐；V 级证据）

62 软组织覆盖三：背侧骨间皮瓣

Wesley P. Thayer, R. Bruce Shack

注意事项
- 肘关节内侧的缺损很难覆盖。

争议
- 如果缺损大于 5cm×6cm 的岛状皮瓣能够覆盖的范围，则供皮区的闭合是很困难的。

治疗方案
- 肘部软组织覆盖的局部皮瓣选择包括前臂桡侧皮瓣、背阔肌皮瓣、上臂反向外侧皮瓣、尺侧腕屈肌皮瓣和肱桡肌皮瓣。
- 很少将带有或不带有 Integra 的伤口负压吸引装置用于肘部软组织覆盖。
- 当局部软组织受损、背阔肌皮瓣不可用时，可以应用游离组织移植。

适应证
- 前臂桡侧皮瓣对于肘部软组织覆盖是最常用的，但血管功能不全或相关的创伤可能会影响其应用。当岛状皮瓣的大小达到 8cm×18cm 时，标准的背侧骨间皮瓣可以充分地覆盖肘窝前部和肘部的缺损。
- 可以和皮瓣一起取下血供良好的尺骨片段，联合外展拇长肌与拇长伸肌间的止点部分，这两个肌肉的血供来自于骨间后动脉。

临床检查/影像学检查
- 前臂背侧的术前评估可以用来证实供皮区软组织没有受损。多普勒超声检查评估用处不大。

外科解剖
- 筋膜皮瓣允许最大的岛状皮瓣面积大小为 8cm×18cm。通常情况下，对于闭合原发供体部位，可以设计一个 5cm×6cm 的岛状皮瓣。可将这种皮瓣放置在前臂三分之二的远端背侧和尺桡骨之间。
- 骨间后动脉是骨间总动脉的一个分支，骨间总动脉来源于前臂掌侧的尺动脉。骨间后动脉经前臂近端背侧进入骨间膜，继续深入到旋后肌（图 1）。筋膜到岛状皮瓣的血供通常走行在尺侧腕伸肌和小指伸肌之间。
- 支配这个岛状皮瓣的主要感觉神经是前臂背侧皮神经的分支。

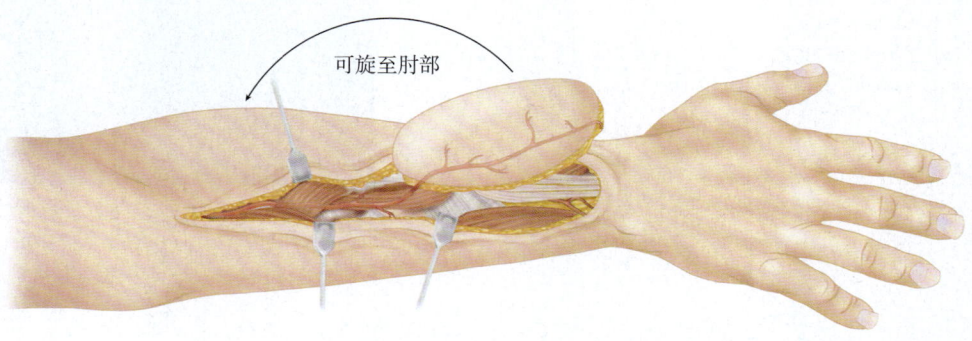

图1

手术要点

- 外科医生应该坐在手架头侧。

注意事项

- 应用有菌止血带可能会导致肘部不恰当的暴露。

设备

- 托手架。
- 无菌止血带。

手术要点

- 应用依据真正伤口设计的模板，可以使供体部位最小化，一期关闭供体区域。

注意事项

- 中间或环周的覆盖可以是有限的。
- 当设计旋转的曲线时，注意蒂的弯曲可能导致植皮失败。

体位

- 患者取仰卧，手臂外展于手术桌上。
- 将手臂放置在标准的托手架上。
- 对于这个解剖操作，需要用一个无菌止血带。

入路/显露

- 皮瓣位于前臂背侧的远端部分。皮岛可以最大设计到 8cm×18cm（图2）。
- 皮瓣以尺骨茎突到肱骨外上髁的连线为中心。皮岛的近端不应该明显地扩大到旋后肌的皮表面。这样从远端到外上髁大概有6cm长。皮瓣的远端部分应该接近桡尺关节的远端。
- 对于肘部缺损，如果可能的话，在设计植皮时，不应该在应用时留下隧道以及包括近端皮肤和真皮，以更好地保护血供。

手术步骤

第一步：掀起皮瓣

- 一旦标记了皮岛，在止血带的控制下，深入切开远端部分，包括深筋膜。
- 通过辨认和牵拉小指伸肌和尺侧腕伸肌的远端（在图3中，二者都用白色线绳标记并牵拉），可以辨认远端背侧的血管，并且可以将其与伴行的静脉相分开（图3）。

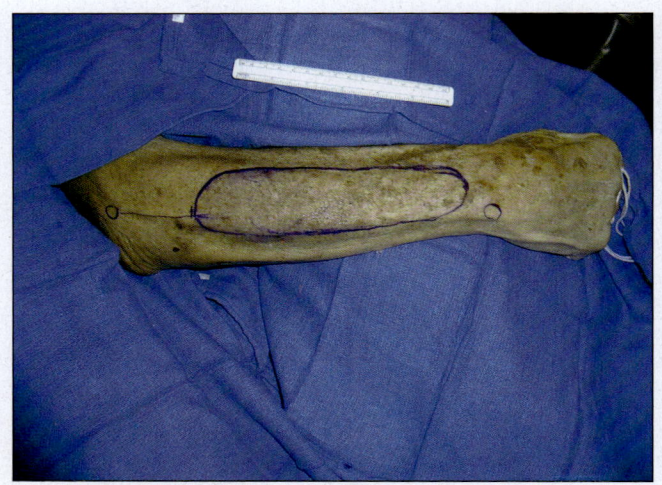

图2

手术要点

- 可以通过保留皮瓣皮肤基底的完整性以避免静脉充血。
- 如果静脉充血确实发生了，那么静脉显微镜下吻合可以用来挽救皮瓣。
- 解剖旋后肌下边缘时可以展开蒂部，但是血管很容易受到损害。

注意事项

- 皮瓣的蒂部相对较少地位于外展拇长肌、拇长伸肌和示指固有伸肌之间。将蒂部从皮岛上的分离可以通过分辨远端血管明确蒂部解剖而避免。
- 支配尺侧腕伸肌的运动支偶尔会在旋后肌下方水平浅行至骨间后动脉，该支可以限制旋转活动。
- 如果去除掉了腱旁组织，那么供体皮移植就不可取了。

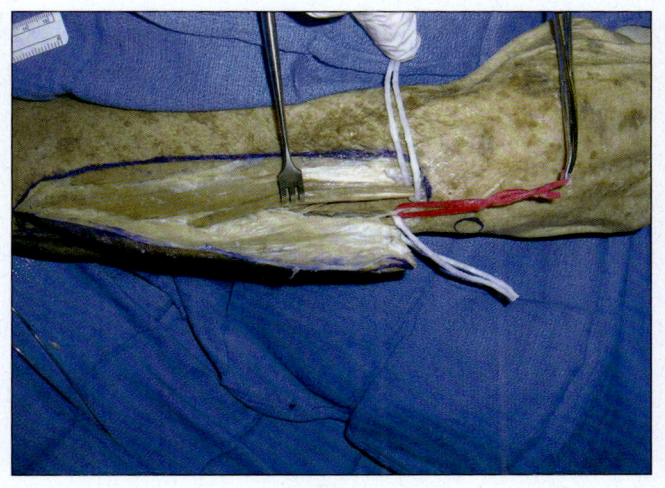

图3

- 可在将皮瓣放回到旋后肌水平的时候提起蒂部近端，在这个位置可以通过骨间膜将皮瓣放到前臂背侧（图4）。注意蒂部是非常小的，肌间隔穿支很脆弱，两者很容易被不小心地分离（图4中用黄色线绳显示）。必须保护骨间后神经。皮瓣围绕着这个点旋转，通常距外上髁6cm远。
- 尽管皮瓣可以像皮岛那样被取下，可以依靠保留皮瓣基底部皮肤的完整性而避免静脉充血。

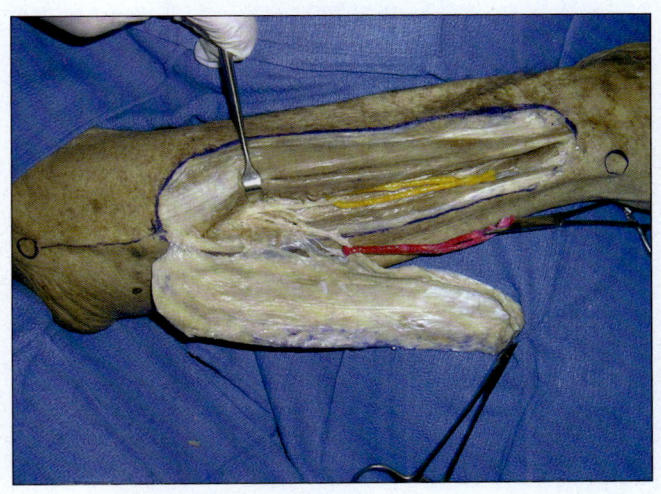

图4

手术要点
● 对供皮区持续施加负压3～5天，夹板固定手指7～10天，这样可以防止剪切力并增加供皮区域。
● 如果可能的话，缝合主要的远端皮瓣，可以防止尺骨和伸肌腱的暴露。
注意事项
● 供皮区的过高张力可以导致伤口破裂和随之而来的暴露。

第二步：植入皮瓣

- 这些皮瓣对于肘部缺损的覆盖很少需要隧道，但是如果应用了通道，那么外科医师必须确定通道是足够的。
- 可以旋转皮瓣来覆盖大多数的肘部前侧、后侧或外侧中度面积大小的缺损。
- 植入皮瓣时可以伴随着一系列的真皮深层中断，并在其内埋藏着可吸收缝合线。在其上面，可以用钉或者缝合线来修整皮肤边缘。皮瓣深部可以应用引流。

第三步：供皮区闭合

- 如果已经应用了一个小的皮岛，供皮区可以闭合。如果没有，则可以应用皮片。

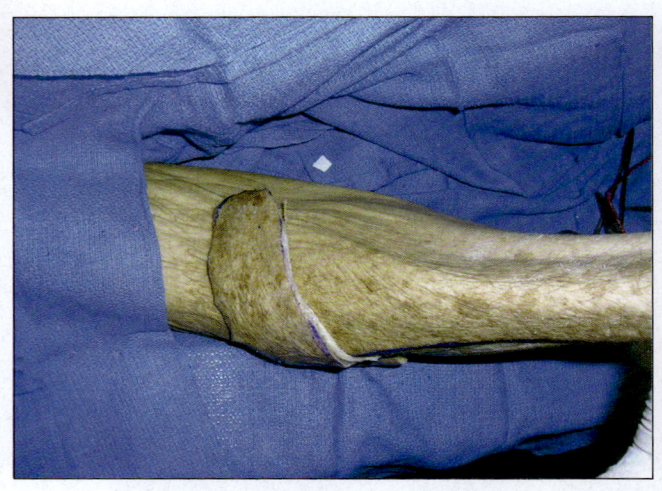

A

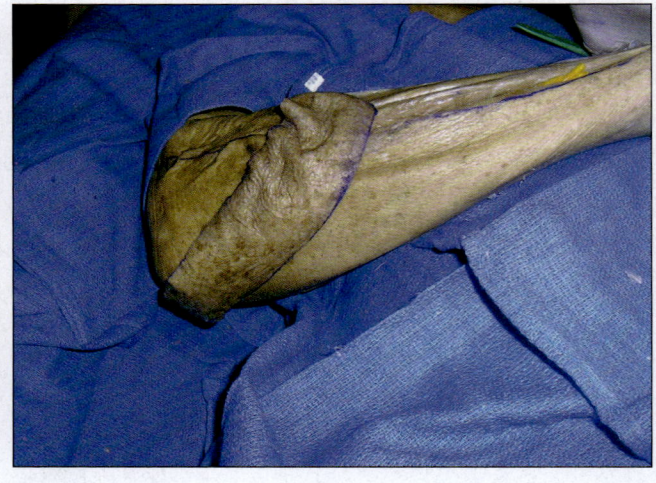

B

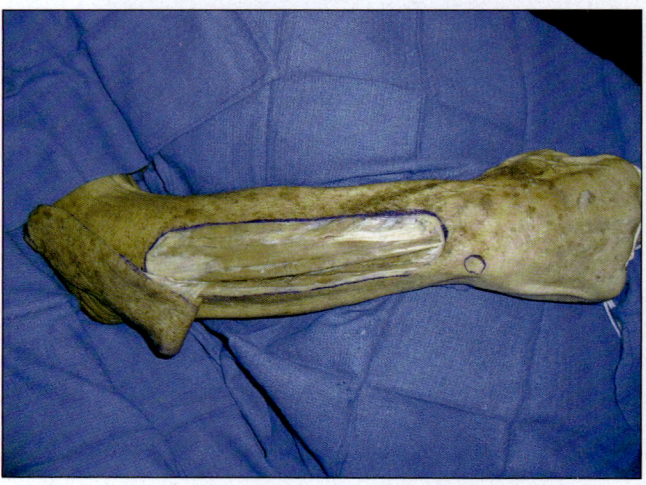

C

图5

- 网状刃厚的皮片有很高的成功率，但是伸肌腱或者尺骨的暴力就是次要的步骤了。

术后护理和预后

- 将手臂抬高，控制水肿；受区应使用夹板，以避免对皮瓣的直接压力。同样，对手和腕应该放置安全位夹板，不只是为了使患者舒服和控制水肿，可使供皮皮片进行附着。
- 对皮瓣应该监测静脉充血的形成。如果解除缝合后充血没有缓解，那么就需要水蛭疗法或者显微静脉吻合术。
- 一旦可以开始重建了，应该马上开始治疗。
- 皮瓣失败最麻烦的并发症是供皮区的暴露，这要求长期的伤口护理、远端组织的重排，或者额外的植皮手术。对于持久的伤口，可能需要 Integra。

手术要点

- 如果静脉充血加重了，切开缝合可能会更好地引流。如果在手术室中注意了这一点，显微静脉吻合可以增加引流。水蛭疗法也可用于抢救皮瓣。

注意事项

- 负压吸引或者套管的应用可以改善供皮皮片的附着，但是如果没有手/腕的夹板，仍然是可以发生皮片剪断。

证据

Costa H，Comba S，Martins A，Rodriques J，Reis J，Amarante J. Further experience with posterior interosseous flap. Br J Plast Surg，1991，44：449.
   本文通过一个尸体模型描述了背侧骨间皮瓣的血供。本文也描述了一项包括21例患者应用这种皮瓣的病例系列。(C级建议；V级证据)

Costa H，Soutar DS. The distally based island posterior interoseous flap. Br J Plast Surg，1988，41：221.
   本文通过尸体模型描述了背侧骨间动脉的血管解剖，以及其作为远端筋膜皮瓣的潜力。本文也描述了3例应用这样皮瓣的病例。(C级建议；V级证据)

62 软组织覆盖四：肱桡肌皮瓣

Wesley P. Thayer, R. Bruce Shack

注意事项
- 对于内侧、后侧或者大的缺损，很少选择肱桡肌皮瓣。

争议
- 尽管可以通过旋转肌皮瓣来闭合缺损，但这通常会导致一个巨大的组织畸形。
- 如果伴随有肘部其他屈肌损伤，那么这种皮瓣不是一个很好的选择。

治疗方案
- 肘部软组织覆盖的局部皮瓣选择包括前臂桡侧皮瓣、背阔肌皮瓣、背侧骨间膜皮瓣、上臂反向外侧皮瓣和尺侧腕屈肌皮瓣。
- 较少将带有或不带有 Integra 的伤口负压吸引装置用于肘部软组织覆盖。
- 当局部软组织或者皮瓣不可用时，可以应用游离组织移植。

适应证
- 尽管对于肘部缺损覆盖，前臂桡侧皮瓣是最常用的选择，但其供皮区瘢痕是不可避免的。对于那些肘部前外侧或后外侧小的缺损，肱桡肌皮瓣可能是一种更合适的选择。大多数外科医生选择应用这种皮瓣，仅仅是将其作为一种肌肉皮瓣，连同着皮片覆盖在上面。

临床检查 / 影像学检查
- 检查前臂桡侧来排除肱桡肌损伤。多普勒超声检查不是必需的。如有肘部其他屈肌的伴随损伤则可不使用这种皮瓣。

外科解剖
- 肱桡肌皮瓣可以作为单纯的肌肉或者是一种肌皮瓣来设计。肱桡肌最主要的功能是屈肘，也根据前臂的位置提供旋前或旋后的功能。
- 皮瓣的蒂部由桡侧返动脉及其伴行静脉支配（图 1A 和 1B）。这条血管的平均长度大约是 3cm，通常直径是 1mm。桡侧返动脉是桡动脉在前臂最近端的一个分支，位于肱二头肌进入桡骨的水

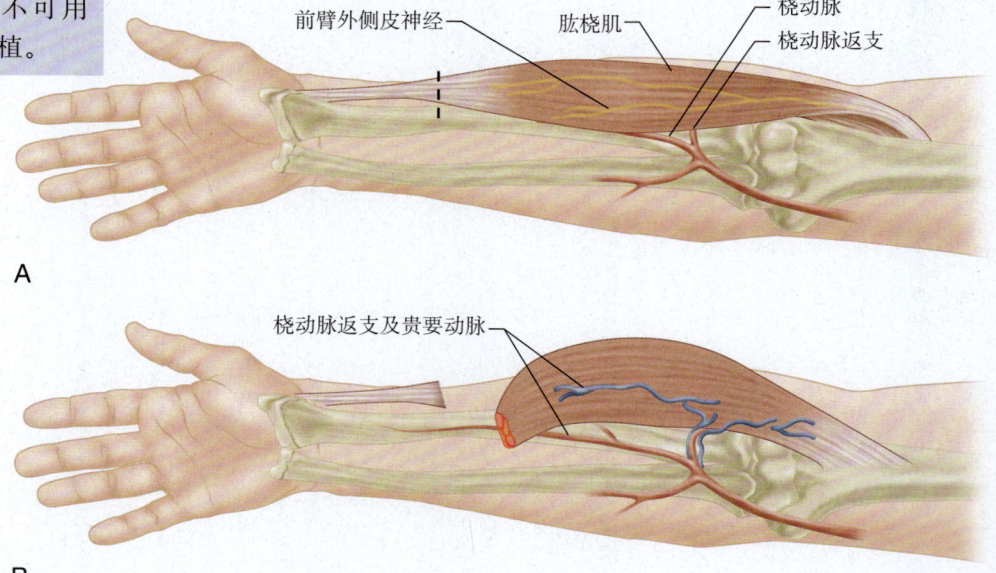

图1 A B

平。同时经过位于肱桡肌和肱肌之间的桡侧并行动脉，也有一个小蒂部。总之，桡动脉肌支和静脉提供肌腹中远端三分之一的区域血供。
- 桡神经的外侧肌支提供肱桡肌的运动神经支配。覆盖肱桡肌部分的感觉神经是前臂外侧皮神经。

体位

- 患者取仰卧位。
- 将臂部置于标准托手架上，垂直于肩部。
- 这个操作需要无菌止血带。

入路 / 显露

肱桡肌位于前臂桡侧，全长接近 15cm。肱桡肌止于前臂远端三分之一，开始进入桡骨。

对于肌肉皮瓣，于内上髁外侧开始进行切口，并延伸到前臂远端。如果需要的话，皮瓣皮肤的范围可以直接位于肌肉上。将肘部屈曲抵抗阻力时，在前臂外侧可以摸到肱桡肌。肌肉在前臂远端移行为肌腱。

手术步骤

第一步：掀起皮瓣

- 如果标记了切口，使用止血带，则将切口就直接地显示在肌腹上。如果需要皮岛，就要保留好一个宽的筋膜基底。从边缘到肌肉分离皮岛，而不是从肌肉上分离。如果可能的话，延伸皮肤切口到缺损处。
- 对于简单的肌肉皮瓣，切口开始于近端，延伸到远端。前臂背侧和内侧皮神经位于肌腹非常表浅的地方，需要很好地分辨并对其加以保护。识别肌腱远端的插入部分（图2白色线绳标记为肌腱远端，黄色线绳标记为桡神经表浅感觉支）。在掌侧面，

手术要点
- 不要忘记准备皮片覆盖的供皮区。

注意事项
- 在肘部植入皮瓣时，如应用无菌止血带，可以导致显露不足。

设备
- 托手架。
- 无菌止血带。

手术要点
- 如果可能的话，术前在肘部屈曲抵抗阻力时分辨出肌腹，可以对切口进行标记。

注意事项
- 后侧、内侧、环周的缺损覆盖可以由于肌肉远端较薄和旋转弧度的限制而受限。

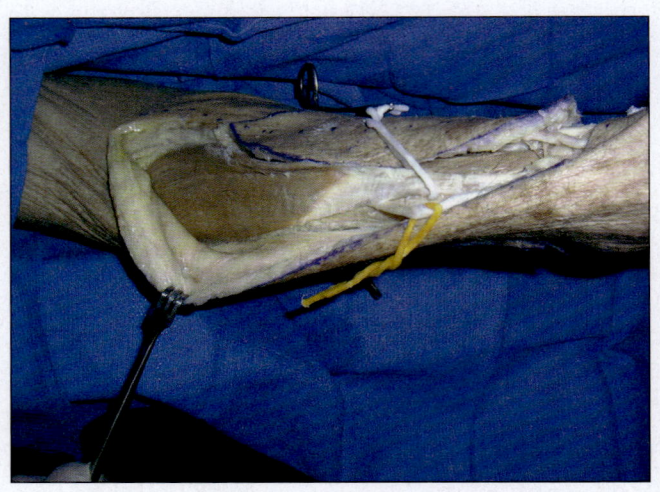

图2

肌肉的插入部可以使用15号手术刀片从桡骨清晰地分离出来。
- 通过双极电切，插入部可以回缩，将小蒂部从桡动脉分离。必须注意防止损伤位于肱桡肌深部的桡神经表浅感觉支（图2）。在前臂近端三分之一，在放大镜放大的情况下，应该使用钝性分离来识别桡侧返动脉。
- 现在已经准备好肌肉，可以植入了。

第二步：植入皮瓣

- 如果使用了肌肉皮瓣，将其旋转90°并且使用可吸收线固定来覆盖软组织缺损。
  - 肌肉完美地适合了外侧的小缺损。图3标示了肘外侧的旋转。

手术要点

- 皮瓣的血流从远端进入肌肉起始点。结果对于桡侧返动脉，释放起始点或者分离皮瓣主要血供的近端是没有优势的。

注意事项

- 在分离的过程中，损伤桡神经表浅支的风险非常大。前臂近端的桡神经深支也同样有较大的受损风险。

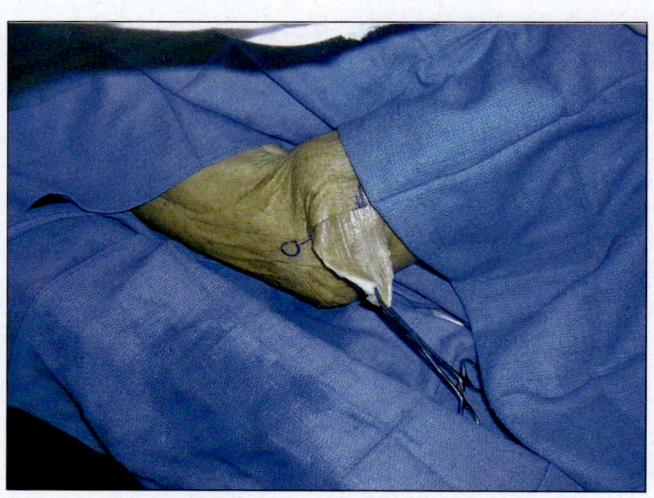

图3

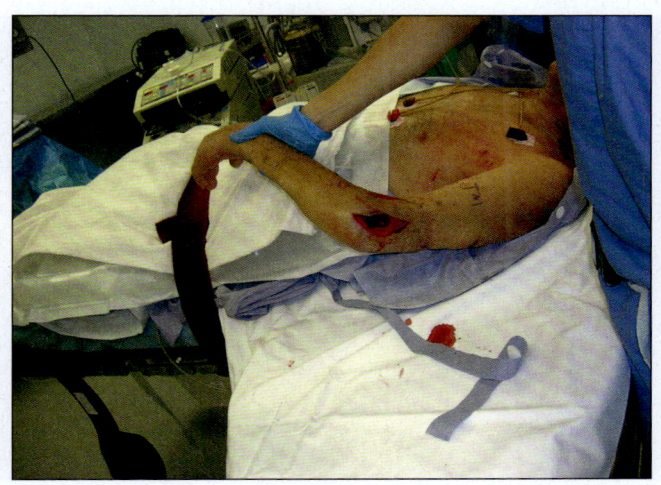

图4

- 我们已经成功地在骨髓炎肘外侧缺损使用这种皮瓣将其覆盖（图4）。
- 如果将肌肉抬起（图5A），可以向外侧将其旋转（图5B），放入引流（图5C）。

■ 如果已设计了皮岛，一旦已经将皮岛植入肌肉，则皮缘就会很接近了。通过延长供区切口到其连接软组织缺损处，可以最好地使皮缘相近。

第三步：闭合

■ 可以将网格状刃厚皮片覆盖在肱桡肌上。图6显示的是术后7天，取下负压吸引后2天。

术后护理和预后

■ 抬高患肢以控制水肿，应该固定受区来避免皮瓣本身的直接压力。
■ 尽管可以发生血肿、感染和供血不足，但是最坏的并发症是闭合缺损失败，需要额外的手术治疗。
  - 如果皮瓣充血，对于位置改变没有反应，这时可以去除一些缝线，或者给予皮下隧道减压。如果不能成功地解决问题，

注意事项

- 转移肌肉到软组织缺损时可能会使用隧道，这样可能会因为张力过大或扭曲导致皮瓣受损。

手术要点

- 向供皮区皮片施加3～5天负压，同时夹板固定手指7～10天，可以防止损害，增加皮片成活率。
- 如果没有使用皮岛，最初靠近皮瓣取出位置的远端。

注意事项

- 如果使用了皮瓣的肌皮部分，通常需要皮片闭合供皮区。

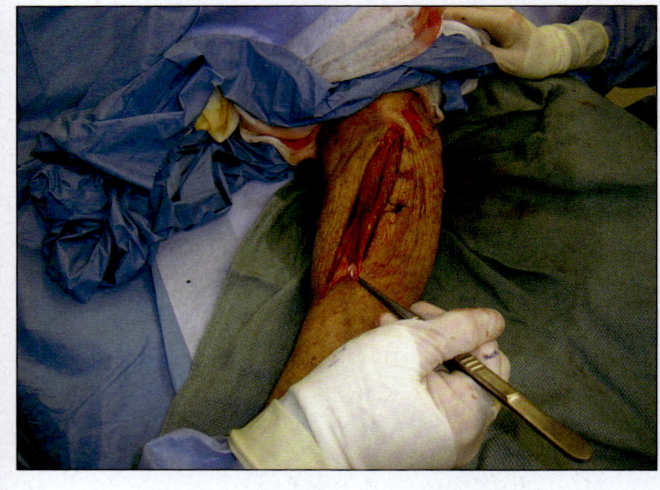
A

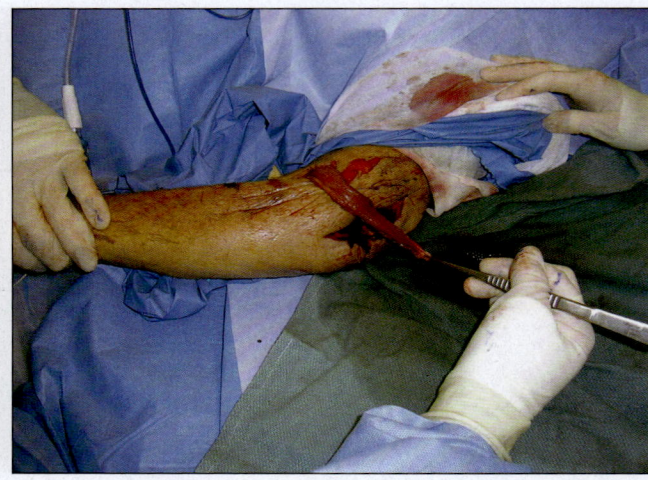
B

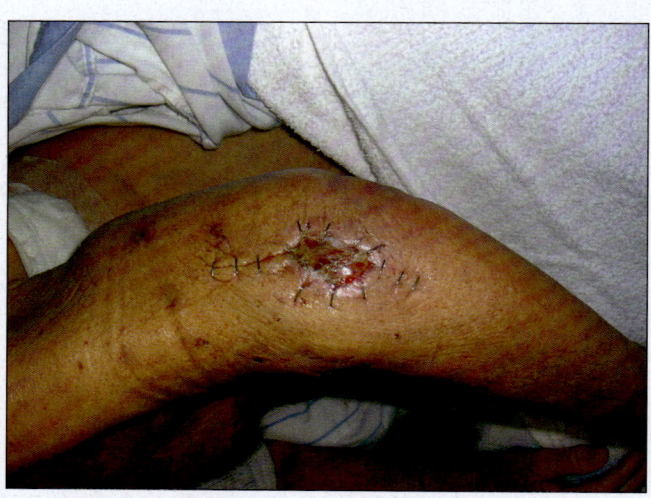

C

图5

图6

手术要点
● 如果使用皮片，在开始治疗前，需要至少 1 周的固定。

注意事项
● 负压吸引或套管可以改善供皮区皮片粘附，但是如果没有肘部夹板，皮片损害仍然可能发生。

探查蒂扭转是必须的。如果这些干预措施失败了，就需要再次植皮手术。

- 对皮片上覆盖干仿，再在其上覆一层负压引流敷料，这样会增加皮片成活和有助于控制严重的引流。有时一个小的持续性缺损可以通过使用负压引流敷料而不用额外的手术治疗而解决。
  - 如果可以进行重建，并且皮片粘附，就应该开始治疗了。

证据

Hodgkinson DJ，Shepard GH. Muscle，musculocutaneous，and fasciocutaneous flaps in forearm reconstruction. Ann Plast Surg，1983，10：400.
本文提供了 4 个病例，讨论了皮瓣的解剖及临床应用。（C 级建议；V 级证据）

Lai MF，Krishna BV，Pelly AD. The brachioradialis myocutaneous flap. B J Plast Surg，1981，34：431.
这篇尸体研究描述了肱桡肌肌皮皮瓣的相关解剖，并有病例报道。（C 级建议；V 级证据）

Lendrum J. Alternatives to amputation. Ann R Coll Surg Engl. 1980；62：95.
这一系列病例报道描述了作者使用肌肉皮瓣解决四肢慢性骨髓炎的应用。（C 级建议；V 级证据）

62 软组织覆盖五：上臂反向外侧皮瓣

Wesley P. Thayer, R. Bruce Shack

注意事项

- 当外上髁近端有明显的创伤，桡侧返动脉在损伤区域时，不应该使用这种皮瓣。
- 由于旋转角度不足，对于内侧缺损，这种皮瓣是较差的选择。

争论

- 如果皮瓣宽度大于6cm，尽管可将皮岛设计大到8cm×15cm，对供皮区不能行一期闭合。
- 以前有过肘部操作的患者可能已经损伤了桡侧返动脉。

治疗方案

- 肘部软组织覆盖的局部皮瓣选择包括前臂桡侧皮瓣、背侧骨间膜皮瓣、背阔肌皮瓣、尺侧腕屈肌皮瓣、肱桡肌皮瓣。
- 较少将带有或不带有Integra的伤口负压吸引装置用于肘部软组织覆盖。
- 当局部软组织和背阔肌皮瓣不可用的时候，可以应用游离组织移植。

适应证

- 可将上臂反向外侧的皮瓣用于肘窝、肘外侧远端和肘后侧的缺损。最常将筋膜皮瓣用于游离植皮的病例，当其血供不在损伤区域时，也可以用于肘部缺损。最适用于外上髁不在损伤区域内，而缺损是在前方大部或后方大部的病例。
- 使用这种皮瓣有很多优势，包括减少供皮区相关功能障碍、不必损失一个主要的血管和比局部筋膜皮瓣有更好的血供。

临床检查/影像学检查

- 必需要检查肘部，确认损伤区域不包括该皮瓣的血供，即桡侧返动脉。将后侧桡侧返动脉和桡伴行动脉在外上髁吻合。
- 分离开始前进行多普勒超声检查是很关键的，可以确认桡侧副动脉，并可在肌间隔中将其分辨出来。如果对确认血供完整无缺有任何疑问，术前可以做血管造影检查。

外科解剖

- 这种筋膜皮瓣最大允许的皮岛大小为8cm×15cm。包括上臂外侧远端三分之二皮肤区域，该区域位于外上髁和三角肌止点之间，在肌间隔外侧的中心。
- 这种皮瓣的主要蒂部是桡侧副动脉，该动脉是肱深动脉的分支（图1）。当作为一个标准皮瓣来设计时，这个蒂部有7cm长。但是，对于肘部缺损覆盖，必须设计反向皮瓣。在这个例子中，血供来自小的蒂部，为桡侧返动脉。桡侧返动脉是桡动脉的一个分

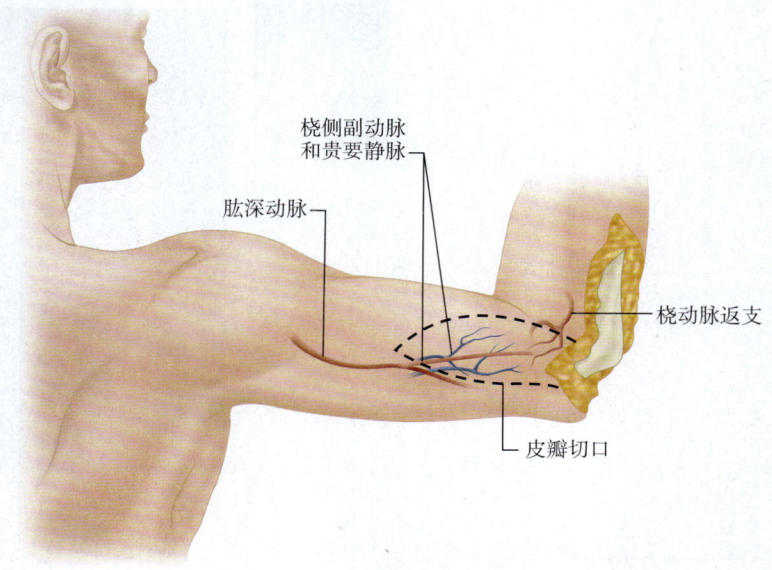

图1

支，自肘窝发出，沿外侧走行，然后越过肱桡肌。在外上髁的近端，桡侧返动脉和桡侧副动脉形成吻合。
- 肌皮穿动脉也为该皮肤区域提供了一个小的蒂部血供，它直接来自肱三头肌和肱肌。在剥离的过程中这些动脉被分离出来。
- 最主要的感觉神经支配来自臂后皮神经，它为桡神经的一支。将其用于游离植皮时，它可产生一个有感知的皮瓣。前臂后皮神经也是桡神经的一个分支，和桡侧副动脉后支伴行。分配在上臂远端的神经和感觉支提供了上臂外侧和后侧的支配。

体位

- 患者取仰卧位，将前臂放在腹壁上，屈肘位。
- 整个上肢和腋窝处在术区，应用无菌止血带。

入路 / 显露

- 皮瓣位于三角肌止点和肱骨外上髁之间。这两者都可以在检查中被摸到。皮瓣的中心位于三角肌中部和外上髁之间。皮瓣最

手术要点

- 尽管可以在患者取仰卧位并应用标准托手架时取到皮瓣，但是对于分离更多的后侧部分和在植入过程中，将会需要助手持续的后退。

注意事项

- 无菌止血带的应用将会导致显露不充分。

设备

- 无菌止血带。

手术要点

- 多普勒超声检查对于皮瓣的血流供应非常重要，尤其是对于那些有肘部既往手术史的，或者是有明显的肘部创伤的患者。

注意事项

- 由于旋转曲度不足，会使内侧缺损的覆盖受限。

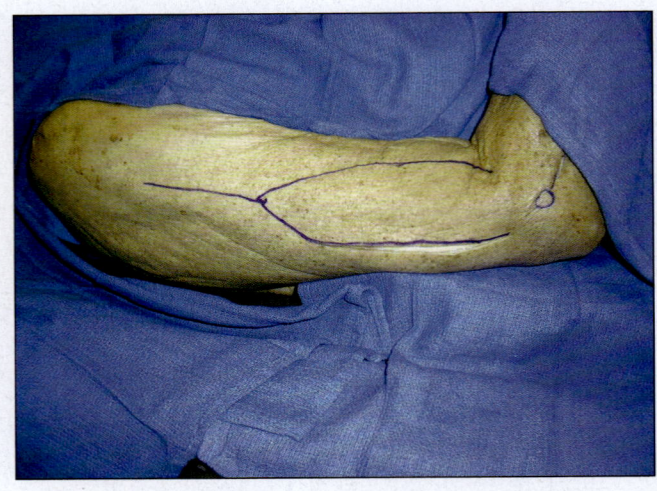

图2

手术要点

- 通过使用无菌止血带，可以精确地分离出血管蒂和桡神经。

注意事项

- 在掀起皮瓣的过程中，桡神经会受到损伤。在三角肌止点水平尤其如此。桡神经深入到桡侧副动脉后侧，动脉位于肱骨的螺旋切迹内。神经继续走行在肱肌和肱桡肌下方。在剥离过程中，必须分辨该神经并将其保护起来。收缩神经时必须轻柔，以防止术后短缺。
- 之前有过受伤或创伤可能导致前臂反向外侧皮瓣灌注的回流。出于这个原因，使用3cm多的皮桥可以改善回流。

大的宽度是8cm；但是，通常将宽度设计为6cm。标准皮瓣的长度可以达到15cm；但是对于反向皮瓣来说，通常小于12cm。
- 应该用多普勒超声评估桡侧副动脉来验证皮瓣的设计。该动脉位于骨间膜外侧，走行在三角肌后缘外侧，其外侧位于三头肌外侧头下方。
- 如果可能的话，设计皮瓣时可带有远端皮桥或筋膜桥，以改善静脉回流（图2）。

手术步骤

第一步：掀起皮瓣

- 一旦标记了皮岛，最初的切口就会设计在实际皮岛的近端。这种纵向的延伸位于三角肌后缘。可通过切口辨认和显露蒂部的近端血管：桡侧副动脉和静脉。一旦这两者被辨认出来，在更远端的剥离过程中，它们可以更容易地被保护起来。
- 继续在上臂后侧进行剥离。将切口继续向下通过覆盖在肱三头肌上的深筋膜（图3）。在皮岛后侧面下方直接分离筋膜，然后将

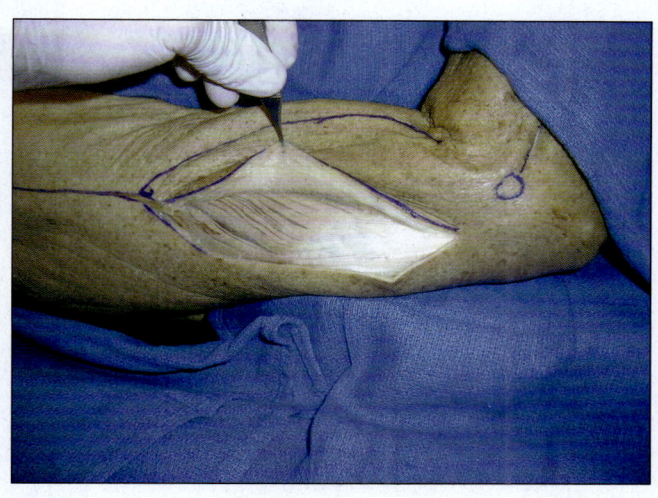

图3

争议

- 如果静脉回流不足,那么就需要显微外科吻合来改善。这在要求旋转角度达到180°时,更容易被注意到。可以通过设计带皮桥皮瓣来避免。

其缝合到皮肤的真皮层上。将筋膜朝向肌间隔方向,从肱三头肌肌腹向上掀起。

- 在更近端的剥离过程中,在桡侧副动脉延续到肌间隔外侧的地方可以将其辨别出来。
- 现在前部的剥离是穿过皮肤和覆盖在肱肌上的筋膜进行的。这个筋膜再次被固定到其上面的皮肤,剥离继续朝着肌间隔外缘向外侧进行。
- 现在必须将桡侧副动脉后部远离桡神经并将其固定。可将桡神经放在桡侧副动脉的前部。在皮瓣剩余部分的剥离过程中,必须注意保护桡神经,防止损伤(图4)。

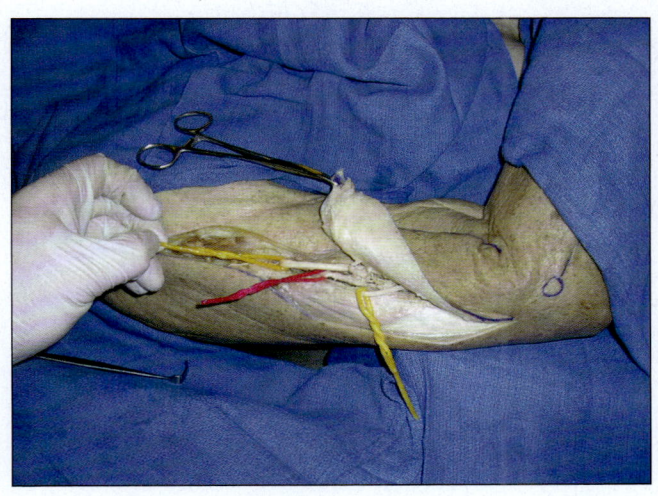

图4

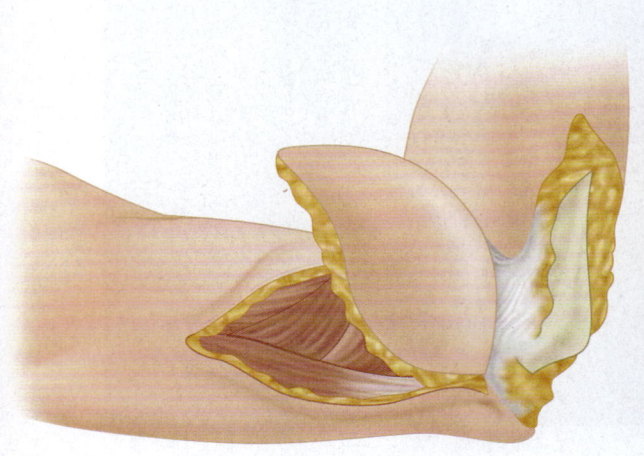
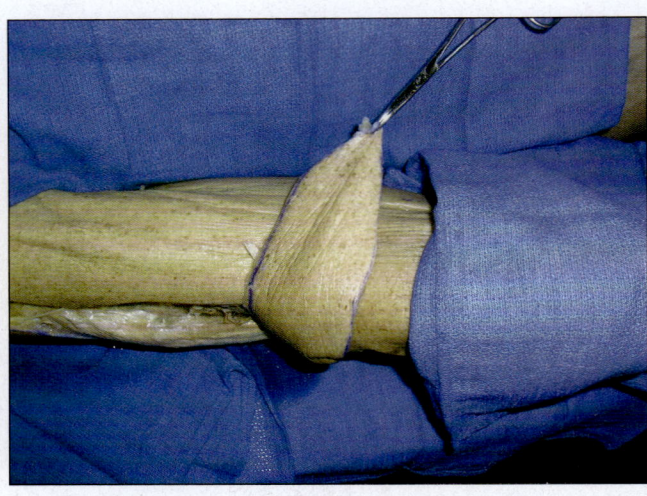

图5

手术要点

- 如果在植入过程中，如果发现有静脉充血且不能解决，那么可能需要将皮瓣放回到原位置，推迟植入1～2周。在受区可以放置负压吸引，当皮瓣逐渐成熟时可以对其进行有规律的改变。

注意事项

- 如果供体区宽度超过6cm，闭合可能不需要使用皮片。如果使用了皮片，那么应该至少固定肘部7天，防止皮片发生损害。

- 分离到达皮岛的所有肌支。沿着桡侧副血管保留肌间隔和皮岛。一旦分辨出桡侧副血管，就还可以向着更远端进行剥离。同样，肌间隔被清晰地分离出来。从肱骨上掀起肌间隔，要好好地保护皮岛和肌间隔的血供。
- 继续向更远端剥离，到达桡侧副动脉入桡侧返动脉处。如果可能的话，保留3cm多的皮桥，可以帮助保护皮瓣的远端血供。

第二步：植入皮瓣

- 向前旋转的弧度可覆盖肘前的缺损（图5A和5B）。
- 在这些皮瓣通常放置一个引流。

第三步：闭合

- 通常闭合两层，深层用可吸收缝线，更浅层用尼龙线或钉皮闭合（图6；显示供体区皮片）。

术后护理和预后

- 抬高患肢，控制水肿，应固定受区，避免对皮瓣造成直接压力。

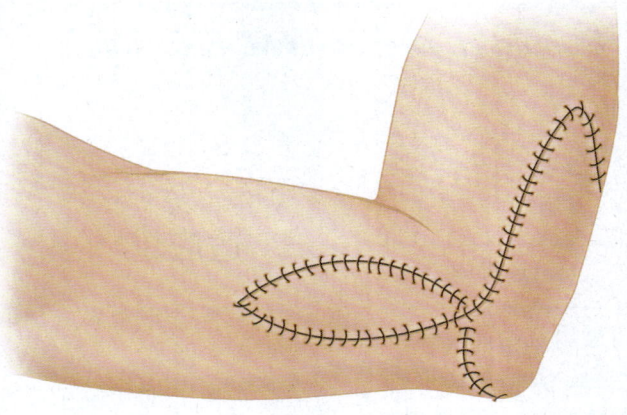

图6

手术要点

- 如果没有应用皮片，可以在术后早期进行治疗。

注意事项

- 应该监测皮瓣的静脉充血。为了允许回流，可能需要移除缝合，或者，如果出现回流不足，可能需要推迟皮瓣。

- 通常在术后第1天拔除引流。
- 应该监测皮瓣静脉充血的发展情况，如果需要的话，可以移除缝合。
- 术后也可发生血肿、感染和血供不足。皮瓣末端偶尔会发生坏死，导致缺损闭合的失败。如果发生了这种情况，可在应用负压吸引的情况下进行清创，可能会减少更复杂的手术操作的需要。
- 一旦可进行重建，应该马上开始治疗。

证据

Culbertson JH, Mutimer K. The reverse lateral upper arm flap for elbow coverage. Ann Plast Surg, 1987, 18: 62.
作者报道了一个病例系列，包括两个桡侧返筋膜皮瓣的使用。（C级建议；V级证据）

Maruyama Y, Takeuchi S: The radial recurrent fasciocutaneous flap: reverse upper arm flap. Br J Plast Surg, 1986, 39: 458-61.
作者报道了一个病例系列，包括三个桡侧返筋膜皮瓣的使用。（C级建议；V级证据）

63 尺骨鹰嘴滑囊炎的开放手术治疗

Donald H. Lee, John M. Erickson

手术要点
- 术后可能出现的并发症包括伤口愈合问题、血清肿或血肿形成、黏液囊肿复发以及慢性瘘。

争议
- 勿将将肱三头肌肌腱止点断裂当做滑囊炎。

治疗方案
- 对于慢性滑囊炎，其他治疗方法包括糖皮质激素注射（或不注射）后吸引，留置引流管和加压包扎。

手术要点
- 采用 S 形切口可将皮瓣在必要时向近端或者远端转移（图 5）。

适应证
- 影响日常生活或工作，且保守治疗效果不佳的尺骨鹰嘴慢性滑囊炎。
- 尺骨鹰嘴感染性滑囊炎。
- 与慢性炎症有关的尺骨鹰嘴滑囊炎（如类风湿性关节炎、痛风）。

临床检查 / 影像学检查
- 肘关节前后位（图 1A）和侧位片（图 1B），观察有无鹰嘴骨赘

外科解剖
- 肘关节周围包绕着很多浅部和深部的滑囊（图 2A 和 2B）。
- 皮下浅层的鹰嘴滑囊具有最重要的临床意义（图 3A 和 3B）。

体位
- 患者取仰卧位，将前臂置于手术桌上。
- 也可在仰卧位时将前臂横置于胸前。

入路 / 显露
- 后入路为一个纵行的弧形切口（图 4）。
- 或者采用经过鹰嘴滑囊中心的 S 形切口（图 5）。

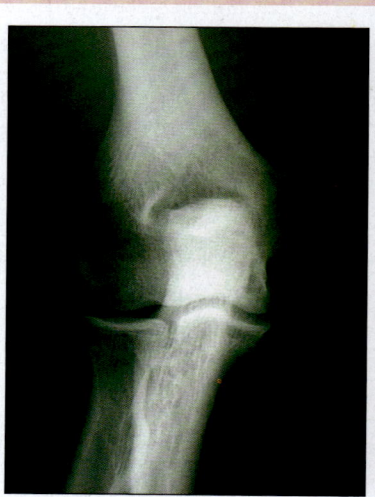 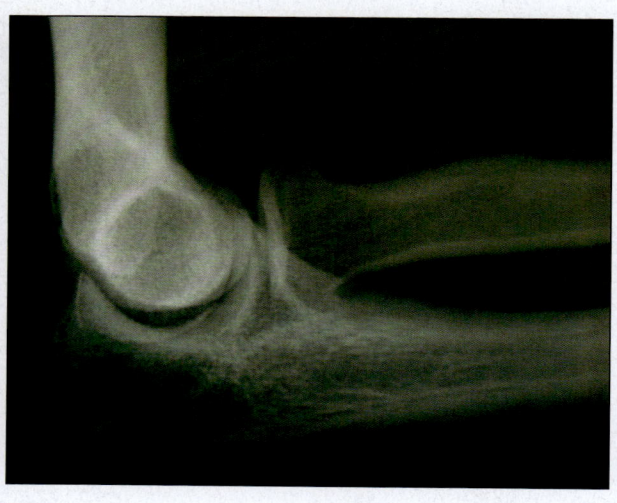

A　　　　　　　　　B

图 1

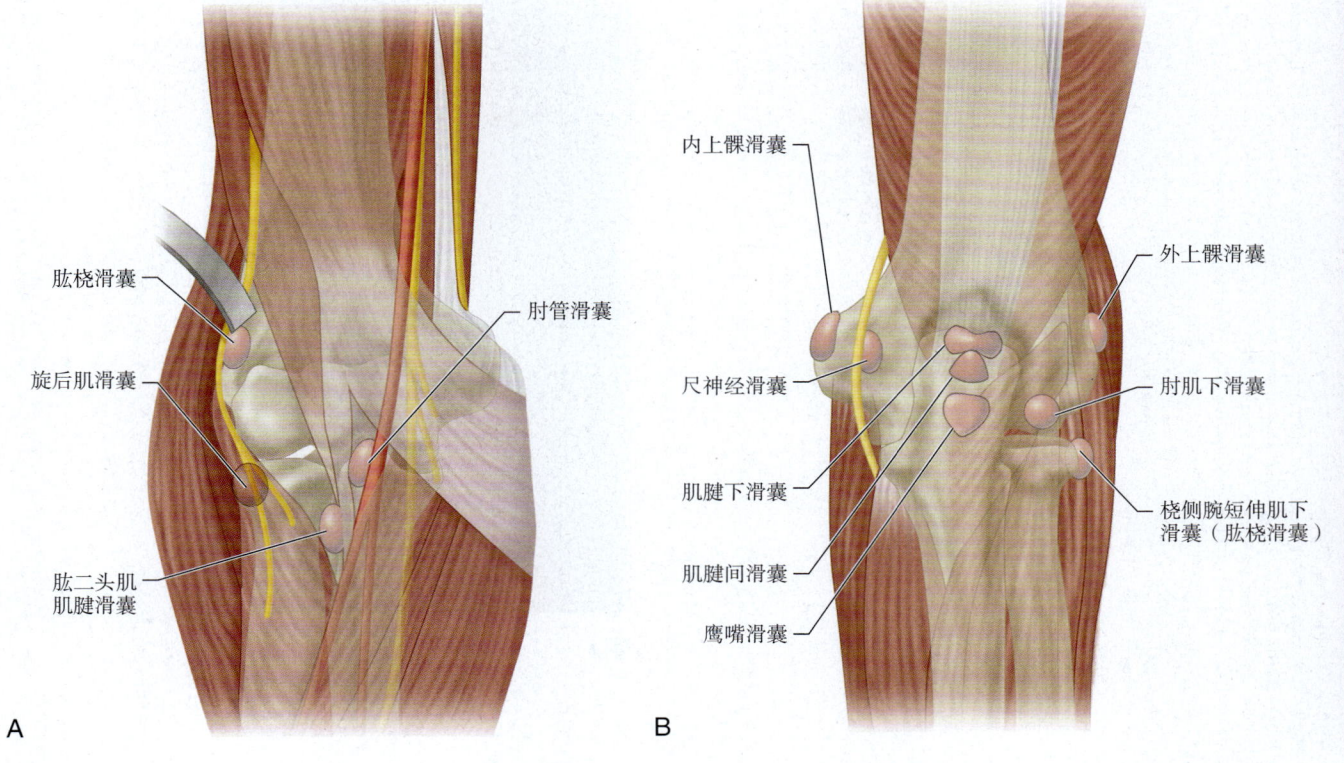

图2

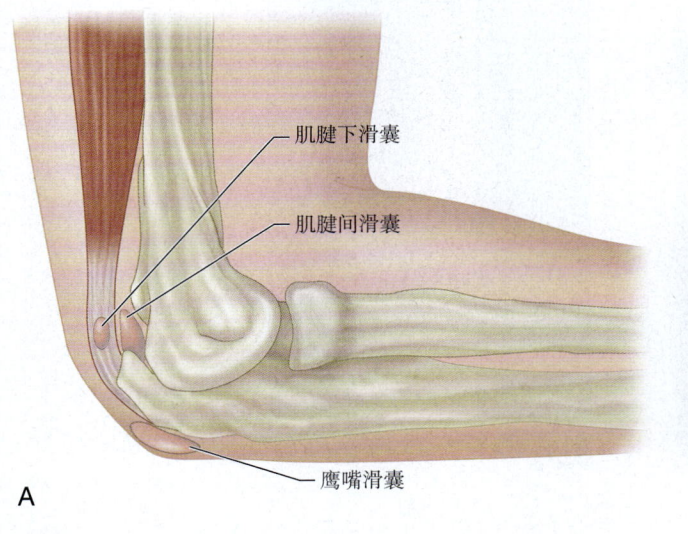

图3

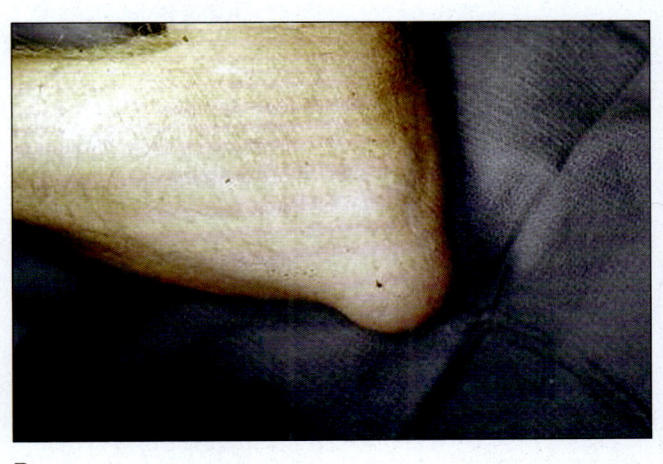

步骤

第一步：滑囊引流及切除

- 使用 Esmarch 驱血带后将上肢止血带的压力调至 250mmHg。
- 可使用亚甲蓝对滑囊内层进行染色。

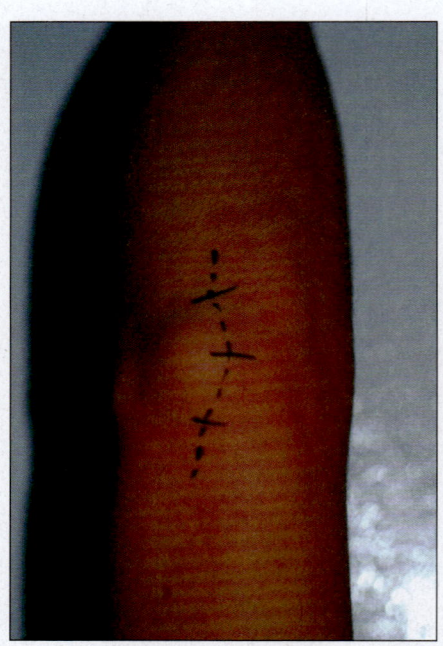

图4

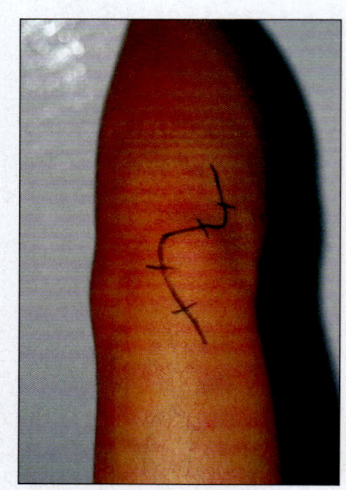

图5

手术要点

- 如果可能出现伤口愈合问题,可使用 S 形切口以使皮瓣可以向近端及远端翻转。

注意事项

- 需要吸出绝大部分的亚甲蓝以防其溢出而污染滑囊外层。
- 另外,可使用盐水稀释的亚甲蓝。

- 使用 20ml 或 60ml 注射针管和 18 号注射针头将鹰嘴滑囊液吸出(图 6)。
- 将滑囊引流后将注射针管取走,将针尖留于滑囊内层。
- 医师可将滑囊液进行培养、细胞形态学分析和(或)进行结晶检查。
- 将约 5ml 亚甲蓝通过同一针头注入滑囊之后再将其吸出(图 7A 和 7B)。

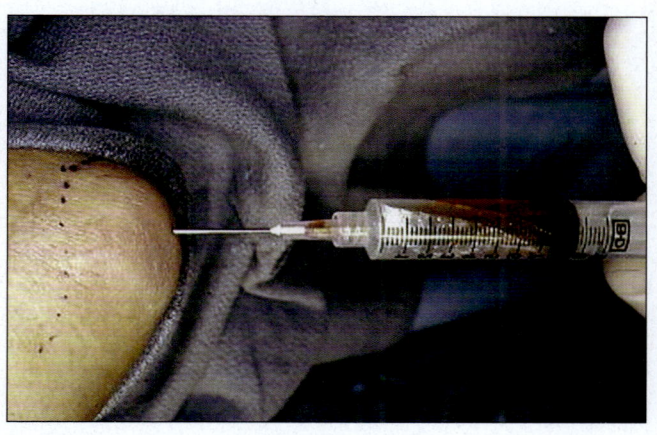

图6

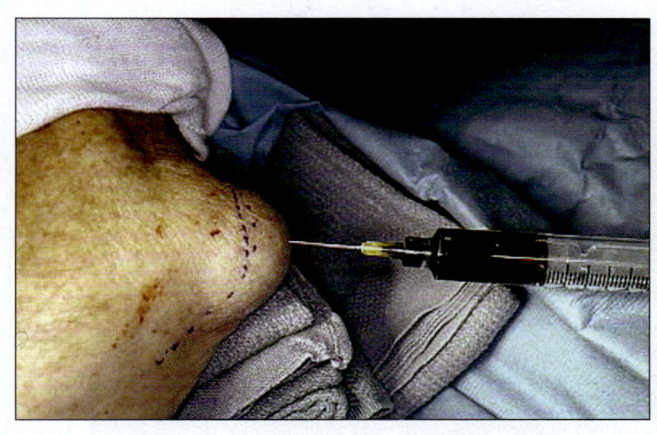
A

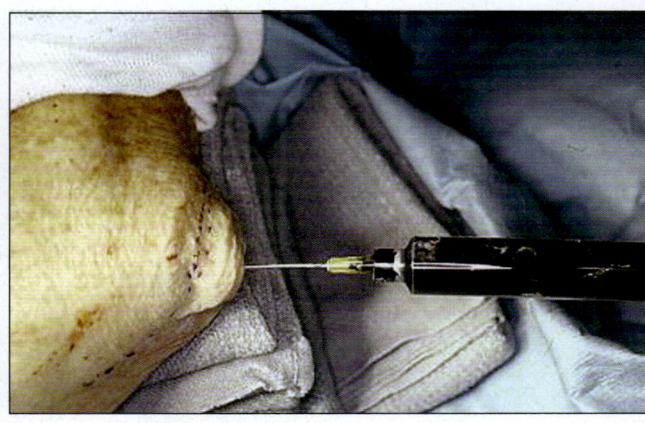
B

图7

器械 / 植入物

- 上肢止血带（消毒灭菌或未消毒灭菌）。
- 20ml 或 60ml 注射针管和 18 号皮试针头。
- 亚甲蓝。

争议

- 关节镜下行滑囊切除术已有报道。
- 对化脓性滑囊炎可以使用滑囊液引流及静脉抗生素治疗。

- 将针头小心取出以防止亚甲蓝溢出。
- 将内层滑囊染色，以便于手术切除。
■ 手术采用绕过鹰嘴尖旁的肘后入路（图4）或者采用一个横行部分经过鹰嘴尖或滑囊上方的 S 形切口（图8）。
  - 仔细将滑囊与皮下组织及覆盖其上方的肱三头肌筋膜及肌腱剥离开（图9）。
  - 通常滑囊都能被完整切除（图10）。
  - 对于化脓性滑囊炎，临床医师可选择开放伤口加压包扎或者留置负压吸引装置。

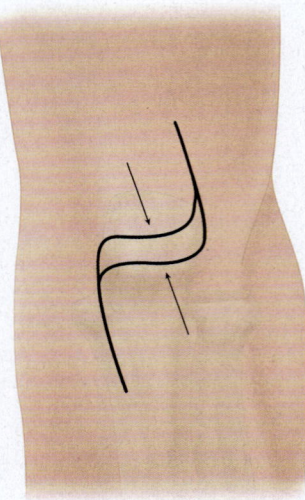

图8

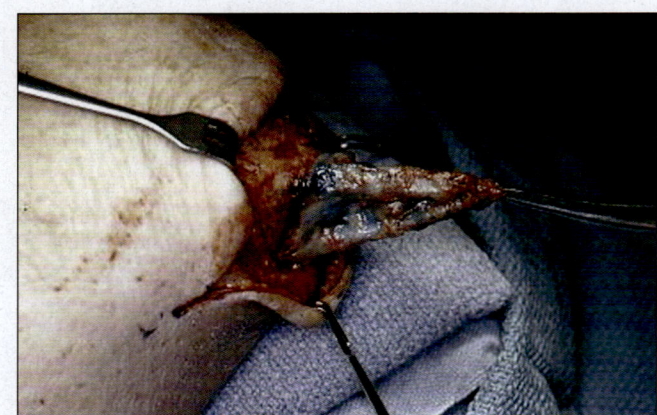

图9

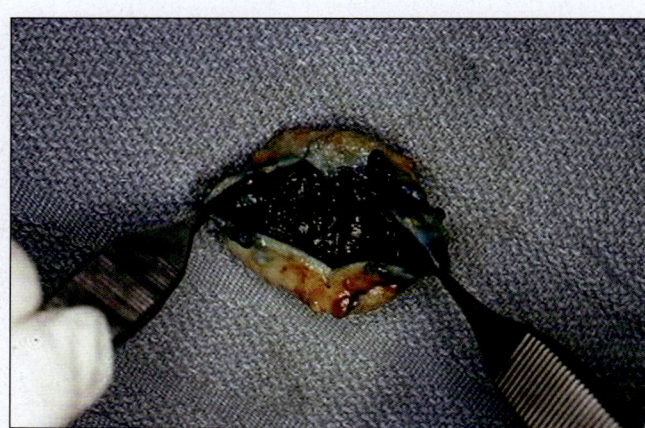

图10

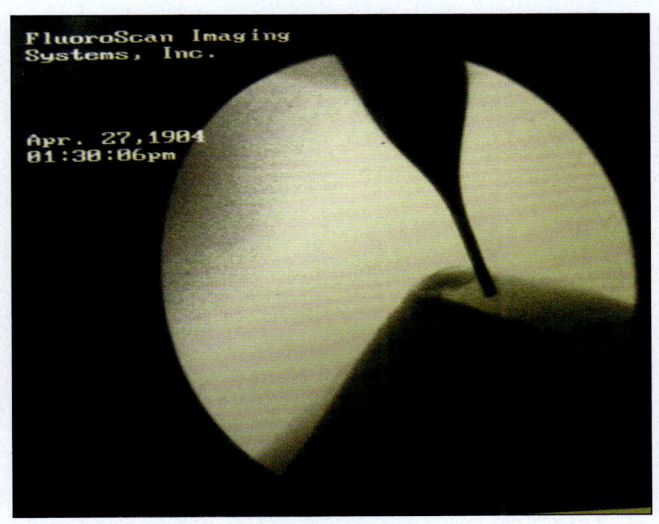

图11

争议
- 切除一部分鹰嘴尖（没有鹰嘴骨赘）的病例已有报道。

注意事项
- 如果伤口关闭困难或者出现术后并发症：
  - 可采用外侧旋转皮瓣覆盖创面，并在供区植皮。
  - 也有采用肌皮瓣（如肘肌皮瓣）的报道。

第二步：切除鹰嘴骨赘（如果存在）

- 辨认鹰嘴骨赘并将覆于其上的软组织提起。将肱三头肌肌腱止点纵行劈开。
- 术中透视有助于鹰嘴骨赘的定位（图11）并确认其是否被完整切除。
- 采用骨凿（图12）或咬骨钳切除骨赘。
- 将肱三头肌肌腱纵行切口缝合修复。

第三步：关闭伤口

- 松止血带。
- 认真止血（图13）。

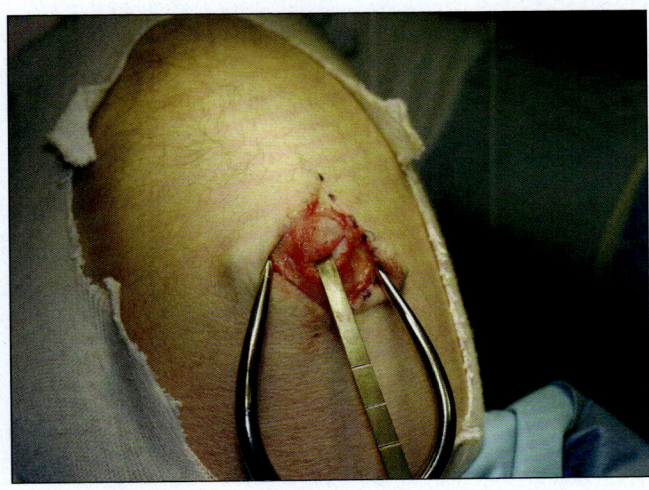

图12

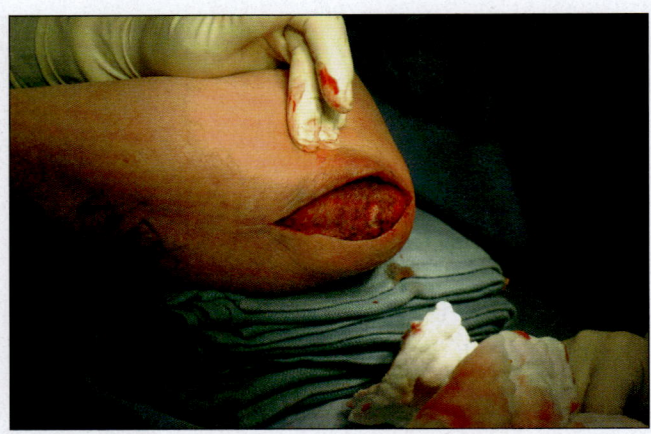

图13

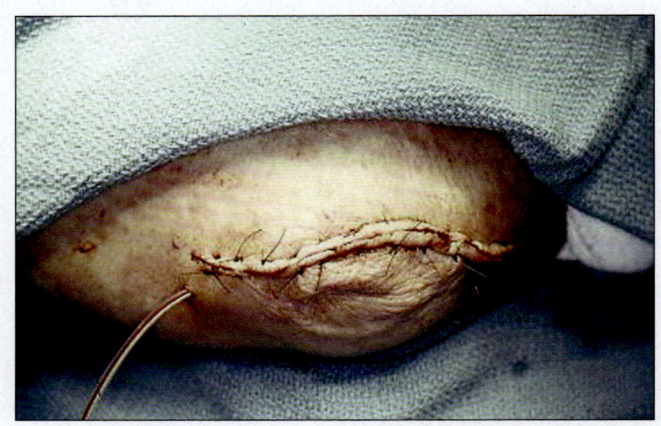

图14

- 将掀起的皮瓣与基底筋膜缝合，以尽量减少死腔。
- 推荐放置弹性的引流管（图14）。
- 逐层关闭皮肤。

术后护理和预后

- 推荐长臂夹板固定患肢。
- 引流量变少后可拔出引流管（可在门诊进行操作）。
- 可于伤口情况稳定后进行柔和的功能范围锻炼。

证据

Canoso JJ. Idiopathic or traumatic olecranon bursitis: clinical features and bursal fluid analysis. Arthritis Rheum, 1977, 20: 1213-6.

本文对30例患者的无菌性滑囊炎滑液进行了分析。

注意事项

- 如果术后出现血肿或者血清肿可行吸引术。
- 用长臂夹板或支具固定患肢。

Degreef I, De Smet L. Complications following resection of the olecranon bursa. Acta Orthop Belg, 2006, 72: 400-3.
作者回顾性地分析了 37 例手术治疗的结果，发现鹰嘴滑囊切除术有较高的并发症发生率。27% 出现伤口愈合并发症和 22% 的复发率。

Ho G Jr, Tice AD, Kaplan SR. Septic bursitis in the prepatellar and olecranon bursae: an analysis of 25 cases. Ann Intern Med, 1978, 89: 21-7.
本项研究的对象是 20 例感染性鹰嘴滑囊炎患者。作者报道通过引流和静脉抗生素消除感染，强调早期诊断和治疗以降低并发症的发生。

Kerr DR, Carpenter CW. Arthroscopic resection of olecranon and prepatellar bursae. Arthroscopy, 1990, 6: 86-8.
本文章报道了 6 例无菌性鹰嘴滑囊炎患者接受关节镜下滑囊切除，平均随访 6 个月。2 例患者结果不满意，存在潜在炎性关节病。

Knight JM, Thomas JC, Maurer RC. Treatment of septic olecranon and prepatellar bursitis with percutaneous placement of a suction-irrigation system: a report of 12 cases. Clin Orthop Relat Res, 1986, (206): 90-3.
本文章报道 10 例感染性鹰嘴滑囊炎患者通过经皮放置引流管和静脉抗生素治疗获得了满意结果。没有发现并发症和复发。

Quayle JB, Robinson MP. A useful procedure in the treatment of chronic olecranon bursitis. Injury, 1978, 9: 299-302.
作者对 11 例患者进行保留滑囊的鹰嘴骨赘切除。没有发现伤口并发症，全部患者对结果满意。

Smith DL, McAfee JH, Lucas LM, Kumar KL, Romney DM. Treatment of nonseptic olecranon bursitis: a controlled, blinded prospective trial. Arch Intern Med, 1989, 149: 2527-30.
作者进行了前瞻性、随机性对照研究，入组患者有 42 例。作者研究单独注射甲泼尼龙或者同时口服非甾体消炎药的治疗效果，对照组口服安慰剂。发现单独注射甲泼尼龙组优于安慰剂组和合用非甾体消炎药组。全部患者没有发现并发症。

Stell IM. Management of acute bursitis: outcome study of a structured approach. J R Soc Med, 1999, 92: 516-21.
作者报道了对 29 例感染性和非感染性鹰嘴滑囊炎采取急诊处理的结果的前瞻性队列研究。多数患者经过抽吸和口服抗生素获得了成功治疗。仅对 1 例患者进行了手术治疗。

Stewart NJ, Manzanares JB, Morrey BF. Surgical treatment of aseptic olecranon bursitis. J Shoulder Elbow Surg, 1997, 6: 49-53.
作者对 10 年内的 21 例鹰嘴滑囊炎患者的手术治疗进行了回顾性研究，平均随访 5 年。患者如果不存在类风湿性关节炎，手术治疗的结果多数良好，获得完全且长期的恢复。

Weinstein PS, Canoso JJ, Wohlgethan JR. Long-term follow-up of corticosteroid injection for traumatic olecranon bursitis. Ann Rheum Dis, 1984, 43: 44-6.

在本研究中,作者对 47 例非感染性鹰嘴滑囊炎进行了回顾性的平均 31 个月的随访研究。患者非随机地接受单独抽吸和抽吸注药治疗。作者报道注射糖皮质激素导致长期的并发症高发生率,包括皮下萎缩(5 例)、感染性滑囊炎(3 例)以及慢性疼痛(7 例)。

64 肘关节镜清创术治疗剥脱性骨软骨炎

Michael J. O'Brien, Matthew L. Ramsey

注意事项

- 剥脱性骨软骨炎经常与 Panner 病混淆，后者是以肱骨小头骨化中心坏死为特点的疾病。
- Panner 病主要发生于比较年轻的个体，典型病例是 6～10 岁的儿童。
- Panner 病的治疗主要包括避免剧烈活动，症状会彻底缓解并且不留后遗症。

争议

- 禁忌证包括严重的内科合并症及活动性感染。
- 对骨骺线未闭的患者在疾病早期可以通过非手术治疗获得治愈。

适应证

- 经保守治疗失败且症状持续的剥脱性骨软骨炎的患者。
- 存在不稳定的骨软骨块或游离体。
- 出现交锁、弹响或者卡住。
- 关节软骨骨折。
- 进行性关节挛缩或固定性关节挛缩伴有肘部疼痛。

临床检查 / 影像学检查

- 剥脱性骨软骨炎主要好发于投掷运动员和体操运动员优势上肢的肘关节。在男性棒球运动员中尤其常见。
- 剥脱性骨软骨炎见于从青春期到 20 岁的人群。
- 患者常有数周疼痛和僵硬的病史，部分患者可能伴有过度运动。患者常主诉肘部外侧疼痛、伸肘受限以及机械性症状如弹响、卡住或者交锁等。

临床检查

- 可能出现少量渗出。
- 体检可发现肱骨小头处压痛阳性。将肘关节在屈曲 20°～90° 内检查以消除鹰嘴窝交锁的影响。运动范围受限伴有肘关节伸直不全最为常见。将前臂被动外旋和内旋时可引出疼痛。部分患者可能有捻发音。
- 检查肘关节是否有不稳定表现，有无侧副韧带功能不良。
- 检查患侧上肢与健侧上肢的运动范围和提携角。
- 感觉异常及夜间痛不常见。

影像学检查

- 平片
  - 需包含前后位、侧位及肱桡关节位。
  - 与健侧上肢对比摄片可能发现较为细微的病变。
  - 肱骨小头远端前方的软骨下骨可见局限的透亮区。更为典型的病例可在病灶周围出现软骨下骨硬化并有典型的边界清晰

治疗方案

- 对完整而稳定的损伤最好采用非手术治疗。
  - 铰链式肘关节支具可以消除桡骨及肱骨小头关节间的压力。
  - 避免剧烈活动，休息3～6周后再逐渐用3～6个月的时间恢复运动。
- 如果存在不稳定、移位的碎片以及游离体时则需要手术治疗，可以选择开放手术或关节镜手术。对移位的骨软骨片可以使用无头螺钉固定。
- 对于大块缺损或者关节镜下清理及软骨成形术失败的患者，自体骨软骨移植或异体骨软骨移植也是一种治疗方案。胎儿软骨移植及自体软骨移植的核心是向缺损区填充软骨细胞，但是没有长期的数据说明这些方法的远期疗效。

的薄半月形区域，称为新月征。图1平片显示了剥脱性骨软骨炎患者的病灶及新月征。
- 游离体形成是较为常见的。
- 陈旧损伤可出现硬化的边缘。
- 桡骨小头可能变得不规则且增大。
- Panner病患者可有肱骨小头裂开、破碎或者整个肱骨小头形态变小。肱骨小头可出现破块、有皱褶边缘以及整体出现透明及不规则的骨化。

- MRI
  - MRI是剥脱性骨软骨炎首选的检查，其敏感性和特异性均较高。
  - 早期可观察到肱骨小头出现骨髓水肿，这要早于平片可观察到病变的时间。随后出现的改变包括软骨下塌陷、肱骨小头扁平、破碎以及可能形成游离体。不稳定的损伤则可在T_2加权相上观察到碎块间的水肿信号。
  - MRI造影成像还可以提供游离体的信息。
- CT
  - CT可以确定骨性解剖并且对观察游离体形成的病例有帮助。
  - 需要薄层CT扫描（1～3mm）。

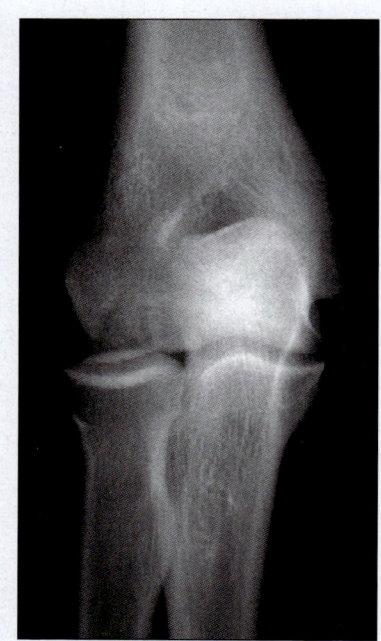

图1

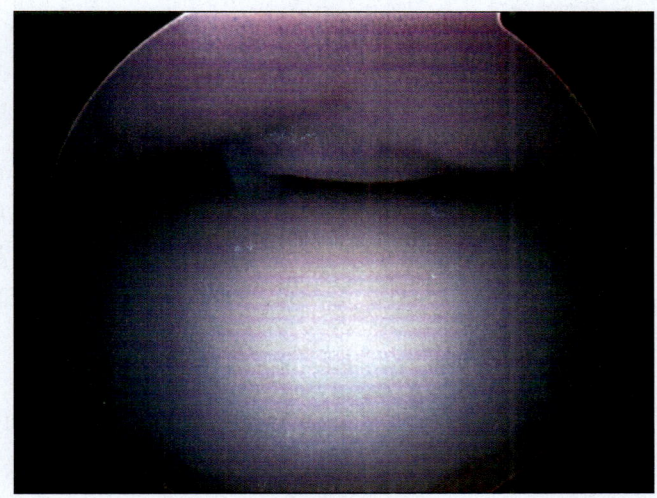

图2

- ^{99m}Tc骨扫描对于骨性改变有较高的敏感性。但是特异性较低,确诊意义较小。
- 肘关节镜可在直视下观察剥脱性骨软骨炎病变、桡骨头以及整个关节表面。关节镜还能用来确定裂块的稳定性,如图2所示从"软点"入路观察到剥脱性骨软骨炎病变。同时关节镜也有可能进行介入治疗。

外科解剖

- 在做前内侧入路和近端前内侧入路时尺神经、正中神经和前臂内侧皮神经有发生损伤的风险。要确保内侧入路位于内侧肌间隔前方以防止尺神经损伤。
- 在做前外侧和近端前外侧入路时,前臂外侧皮神经、前臂后侧皮神经、前臂骨间后神经和桡神经都有发生损伤的风险。
- 桡神经、正中神经和肱动脉在前间室有发生损伤的风险,尤其在关节镜下行前关节囊松解时。
- 在外侧副韧带尺侧部以及外侧副韧带复合体,起自肱骨外侧髁下方止于近端尺骨旋后肌脊。此结构在切开手术外侧入路时有发生损伤的风险。

体位

仰卧肘关节外悬位

- 此体位最先由 Andrews 和 Carson 在 1985 年提出。将患者置于仰卧，将肩关节外展 90°，同时肘关节屈曲 90° 并且将前臂、腕关节及手用牵拉装置悬吊。
- 在臂近端放置止血带。
- 优点
  - 便于气道管理。
  - 前间室向上而后间室向下，此体位下的肘关节解剖符合医生熟悉的方向。
  - 便于必要时改为开放手术。
- 缺点
  - 手术中处理后间室较困难。
  - 肘关节悬空不稳定，会增加手术难度。

俯卧位

- 最先由 Poehling 等人（1989）描述，患者俯卧于胸垫上同时手臂由特殊固定装置固定以悬于台面外。将肩关节外展 90° 并且肘关节屈曲 90°。
- 消毒前上臂并放置止血带。同时将手、腕关节及前臂缠绕加压绷带以防止软组织渗出及在重力作用下产生的水肿。
- 优点
  - 不需要牵拉装置并且将肘关节置于稳定的位置。
  - 便于进入及观察肘关节后方。
  - 便于采用后方入路的开放手术。
- 缺点
  - 使肘关节的解剖正好相反，前间室向下而后间室向上，故肘关节解剖不够直观。
  - 需要全身麻醉。
  - 不利于麻醉师管理气道。

手术要点

- 仰卧悬吊位：将上肢悬吊于胸部上方时，可使血管神经束向下离开前关节囊，从而在处理前间室时变得容易且安全。
- 侧卧位：将手臂需并离开身体，同时将肘关节置于稍高于肩关节的位置。这样可避免牵拉臂丛并且使关节镜避开腹壁而便于操作。

设备

- 可以用许多商业品牌的关节镜臂架来摆俯卧和侧卧位。这些设备应该操作方便并且可根据医师的喜好来调整手臂是固定的还是活动的。
- 可选择多种机械的臂架，包括 McConne Ⅱ 臂架（McConne Ⅱ Orthopaedic Manufacturing Company, Greenvlle, TX）以及 Spider 液压臂架（Spider 肢体定位器, Tenet Medical Engineering Calgary, Alberta, Canada）。

侧卧位

- 最先由 O'Driscoll 和 Morrey 提出（1992），他们试图充分发挥仰卧位和俯卧位的优点。
- 患者侧躺，胸前及后背需要放置沙袋以固定身体不向两侧倾斜。腋窝下必须放置软垫以防止卧床侧的臂丛神经牵拉损伤。将肩关节屈曲 90°，肘关节屈曲 90° 并将其放置于固定的臂架上（图3）。
- 消毒前放置上肢止血带。在手、腕关节和前臂缠绕弹性绷带防止软组织渗出及重力作用导致的过度水肿。
- 优点：
  - 不需要牵引装置且肘关节位置稳定。
  - 便于进入和观察关节后方结构。
  - 肘关节可以全范围屈曲、伸直和旋转。
  - 可以使用臂丛神经阻滞，故对患者的肺功能要求较俯卧位相对低一些。
- 缺点：
  - 关节镜装置可能在操作过程中受到患者腹部的阻挡。
  - 需要在前间室操作时可能需要重新摆体位。

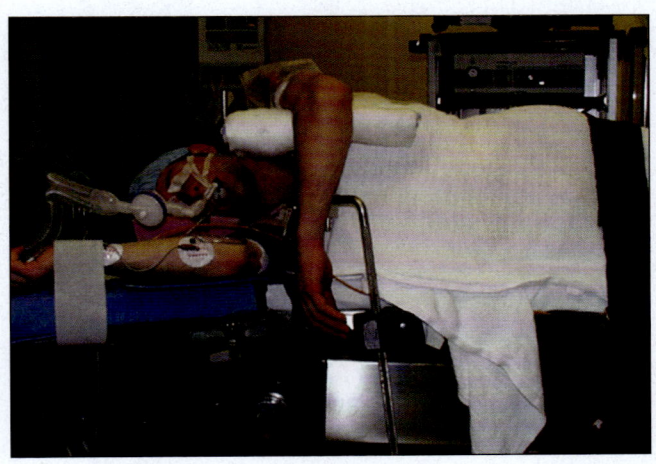

图3

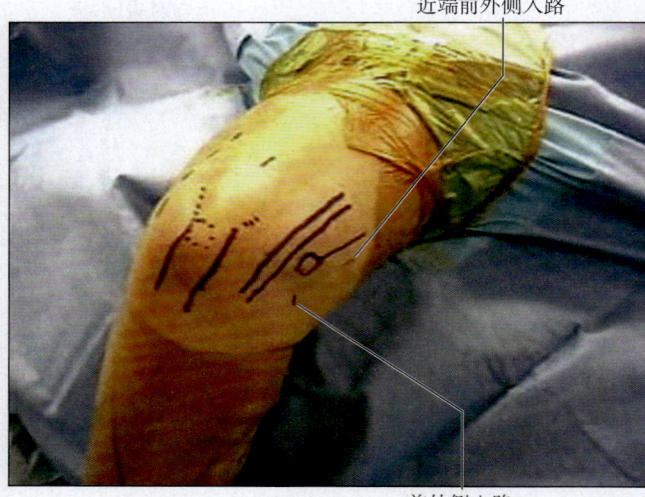

A   B

图4

手术要点

- 通常首选建立近端前内侧入路。用手术刀做一个表浅的皮肤切口。用钝头套筒挡开内侧肌间隔并置于内侧肌间隔前方，这样可以避免尺神经损伤。将套筒沿肱骨前方向关节中心方向插入。
- 之后可于直视下建立其他入路，可用椎管穿刺针来进行入路定位。
- 采用朝向肱骨前方皮质且更加移向近端的入路可增加与桡神经的距离。
- 所有入路均不可位于肱桡关节间隙的远端。
- 对于肘关节骨软骨损伤患者应优先采用前外侧入路而不是近端前外侧入路，因为靠近近端的入路可能在处理裂块上受到限制。

入路 / 显露

前入路

- 共有 4 个前方入路（图 4A 和 4B）。
- 前外侧入路
  - 此入路位于桡骨头和肱骨小头关节前方，并位于肱骨外上髁远端及前方各 1cm。
  - 这是一个便于器械操作的常用入路，同时也有助于观察内侧关节，包括远端肱骨、滑车和内侧桡骨头。
  - 为了防止可能损伤桡神经，入路位于桡骨头和肱骨小头关节线的前方。
- 近端前外侧入路
  - 建立此入路是为了提供一个比前外侧入路更远离桡神经的入口。此入路位于肱骨外上髁近端 2cm 和前方 1cm。
  - 对于观察整个前方关节，此入路可提供完美的视野，包括肱骨小头和前外侧桡骨头。可屈曲和伸直肘关节来检查尺骨冠状突，并且肘关节在伸直时可提供完美的视野来观察内侧和外侧滑车。
  - 这个入路适于进行绝大多数前方关节的操作，并且也是许多外科医师首选的外侧入路。

注意事项

- 前臂外侧皮神经、前臂后侧皮神经前支和桡神经均有可能在建立前外侧入路和近端前外侧入路过程中受到损伤。

- 前臂骨间后神经贴覆于肘关节囊走行并位于桡骨头前方,故可能在建立前外侧入路时受到损伤。

- 尺神经、正中神经和前臂内侧皮神经均可能在建立前外侧入路和近端前外侧入路时受到损伤。

- 有尺神经前置,尤其是肌肉下或者肌肉间的前置是建立前外侧或近端前外侧入路的相对禁忌证。在这些病例中,需要做一个有限的开放切口来确定尺神经位置。

- 前内侧入路
  - 此入路位于肱尺关节线前方,约在肱骨内上髁前方 1～2cm。
  - 将肘关节膨胀并屈曲90°后,用钝头套筒穿向关节中央建立入路。
  - 可以观察整个前间室,包括肱桡关节、肱尺关节以及冠状窝。
- 近端前内侧入路
  - 在肱骨内上髁近端2cm和内侧肌间隔前方1cm处建立此入路。
  - 向肘关节注水使其膨胀并屈曲90°后,用钝头套筒穿向关节中央建立入路。
  - 可以在直视下观察整个前方关节。
  - 此入路较前内侧入路安全,因为前臂内侧皮神经和正中神经与该入路距离较远。

后入路

- 有6个常用的主要入路。后入路通常较前入路安全,因为它们距离神经和血管结构较远(图5)。

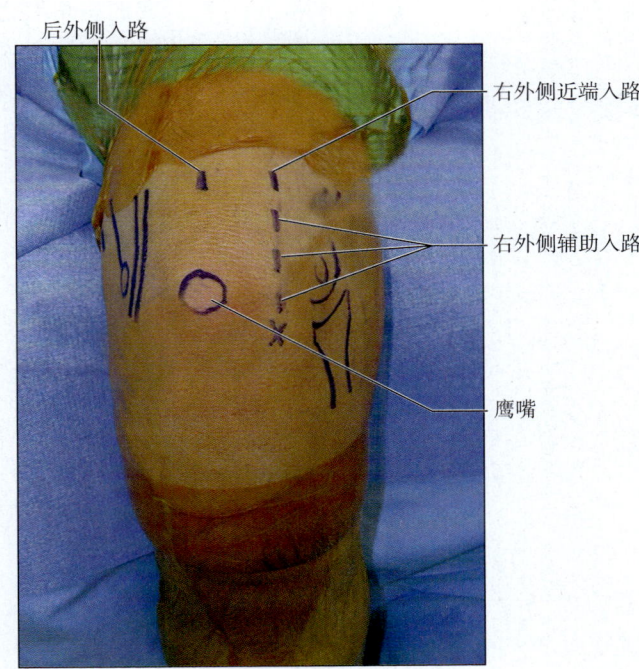

图5

> **器械**
> - 一般采用由外向内法建立入路，用 18 号椎管穿刺针来定位入路。
> - 在建立入路时需要使用导针或者交换棒来进入关节。沿交换棒插入空心扩大器来扩大通道直径，然后拧入保护套筒。
> - 对于成年患者，一般采用 4.5mm 直径的关节镜。在未成年或儿童患者，用 2.7mm 直径的关节镜可能更容易进入关节内部，但是肯定会限制手术视野。

- 近端后外侧入路
  - 在鹰嘴近端 2~3cm 的肱三头肌肌腱外缘建立此入路。
  - 将肘关节置于 45°屈曲位以放松肱三头肌，并且沿着后方肱骨朝向鹰嘴窝方向置入套筒。
  - 此为最初的后方观察入路，可以对整个肘关节室进行观察。
- 后外侧入路
  - 在鹰嘴后外侧角的外侧和近端数个毫米的地方建立此入路。
  - 可切除鹰嘴骨赘和对鹰嘴窝清创。
  - 可观察后方肱桡关节。
- 后方入路
  - 有时称之为后方直接入路，在肱三头肌肌腱鹰嘴止点近端 3cm 处建立此入路并将套筒朝向鹰嘴窝置入。
  - 此入路是行鹰嘴骨赘切除、清创术、游离体取出及后方滑膜切除术的常用入路。
- 近端后方入路
  - 于后方入路近端 2~3cm 处建立此入路。
  - 通过入路插入拉钩并拉开后内侧关节囊和尺神经。
- 外侧正中入路
  - 这是一个"软点"入路，位于桡骨头、鹰嘴和肱骨外上髁构成的三角形之间（图 6）。
  - 通常在建立入路前通过此入路注射生理盐水以增加关节容积。
  - 可以处理后方肱骨小头和桡骨头。
- 外侧正中副入路
  - 在距离中外侧入路 1~2cm 处建立此入路。
  - 可用于此入路进行肱骨小头清创。

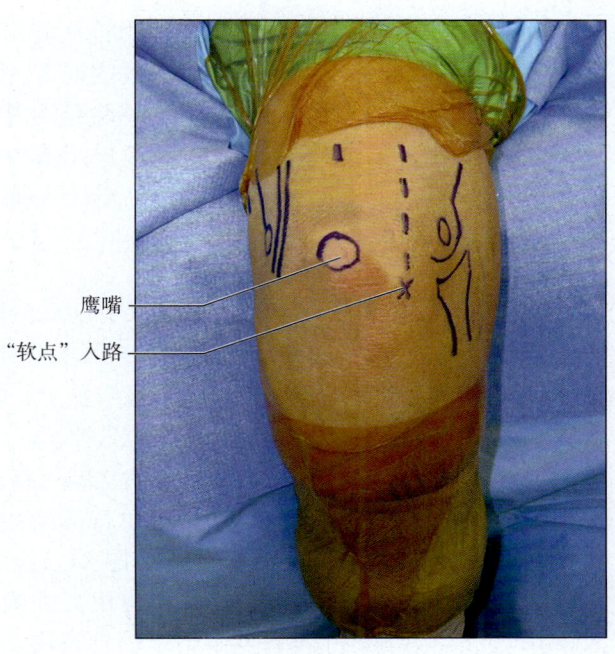

鹰嘴
"软点"入路

图6

手术要点

- 在行内侧皮肤切口时要保持刀片位于浅层，以防止损伤下方神经和血管结构。
- 确保位于内侧肌间隔前方进行操作以防止损伤尺神经。
- 随着前臂旋前及旋后，可以观察到约75%的桡骨头。

注意事项

- 在术前检查过程中一定要检查有无尺神经半脱位。
- 一旦建立内侧入路，持续放置一个套管以保证使用仪器时的安全。否则反复在内侧入路插入器械，尤其是关节肿胀时，损伤尺神经的风险会增大。

步骤

第一步

- 通过后外侧入路或者"软点"入路置入一根18号针头。用25～35ml生理盐水或乳酸林格液灌注关节以扩张关节囊（图7）。
- 建立近端前内侧入路。
  - 触及内侧肌间隔后，于肱骨内上髁近端2cm和内侧肌间隔前方1cm做一个小的皮肤切口。

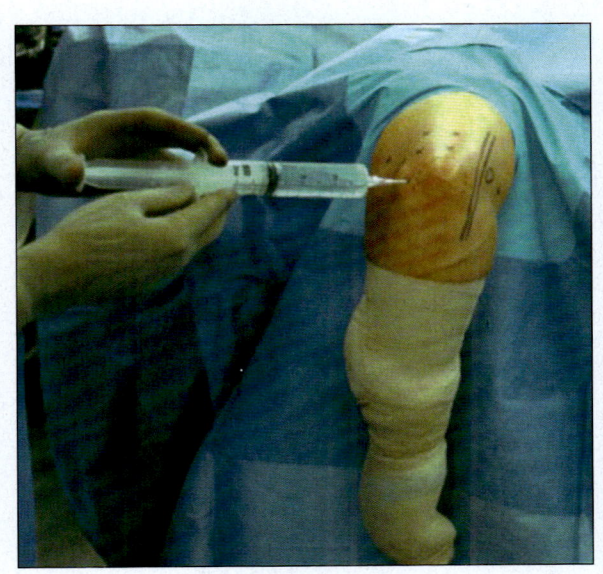

图7

- 用钝头套筒轻轻拨开内侧肌间隔，然后将套筒置于内侧肌间的隔前方。将套筒经过肱骨前方，朝向关节中央并穿透关节囊。
- 移除套筒内芯并将关节镜插入套筒。
■ 通过近端前内侧入路对前方间室行关节镜检。检查前方肱桡关节、桡骨头和冠状突以及前方滑车有无关节内病理改变。

第二步

■ 如果有前间室病变需要处理，则可建立前外侧入路。
■ 用18号椎管穿刺针通过由外向内法来定位入路。或者，可将关节镜头置于肱桡关节线前方使光源透过外层皮肤，然后由内向外定位入路。
■ 可建立副入路，采用椎管穿刺针来定位处理病变的最佳副入路。
- 可行诊断性关节镜检术来评估关节软骨、滑膜和寻找游离体（图8）。
- 可由前外侧入路置入操作器械来清除游离体及不稳定的关节软骨裂块。使用小篮钳及小刨刀来处理骨软骨缺损的基底和周缘的关节软骨。
■ 如果需要，可以通过前外侧入路或者外侧正中通道对损伤区进行钻孔和微骨折处理。

第三步

■ 可建立后入路来观察后间室游离体，因为游离体经常见于关节后侧。
■ 可将近端后外侧入路于关节镜观察后方间室。将钝头套筒沿肱骨

手术要点

- 为防止可能出现桡神经损伤，应将前外侧入路位于肱桡关节线前方。

器械／植入物

- 一般采用小（2.9mm）刨刀行OCD清创术。使用小刨刀可减少对周围健康软骨的损伤。

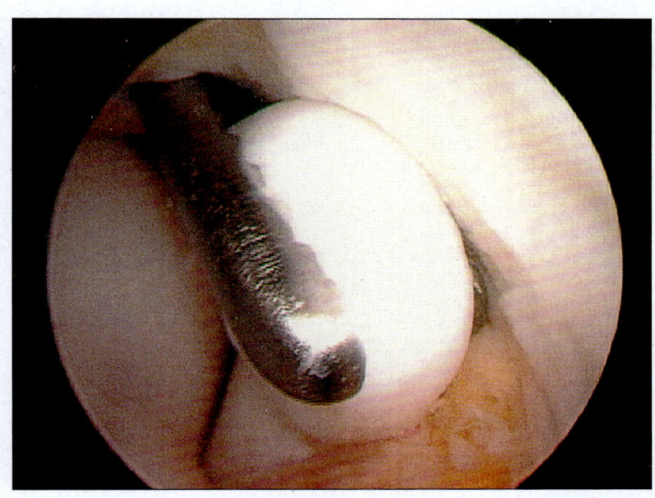

图8

后缘置入并朝向鹰嘴窝穿刺。
- 随后可建立一个后侧或后外侧的入路，并用刨刀将鹰嘴窝的脂肪垫清除。在后间室进行关节镜检，可发现和清除所有的游离体（图9）。

手术要点
- 将肘关节屈曲90°。后外侧入路在鹰嘴尖水平的肱三头肌外侧缘。此入路可用来置入操作器械处理后侧间室和后外侧沟的病变。

注意事项
- 不要将后入路建于后正中线内侧，以防止发生尺神经损伤。

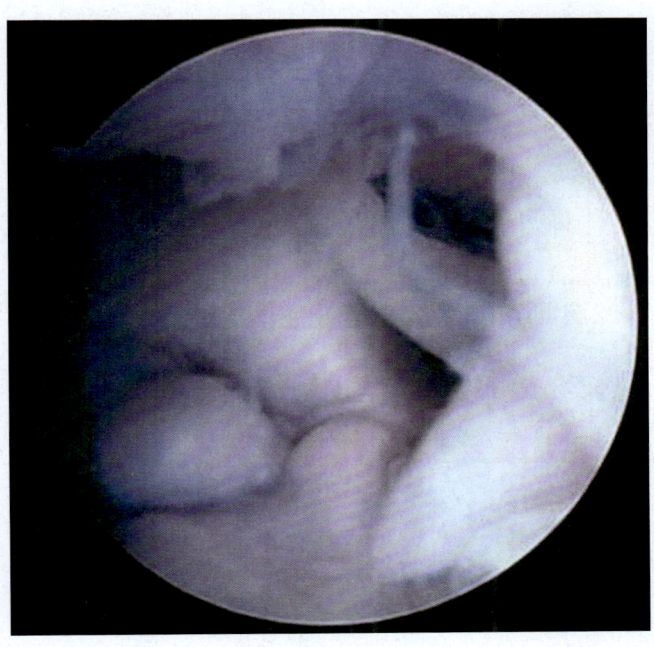

图9

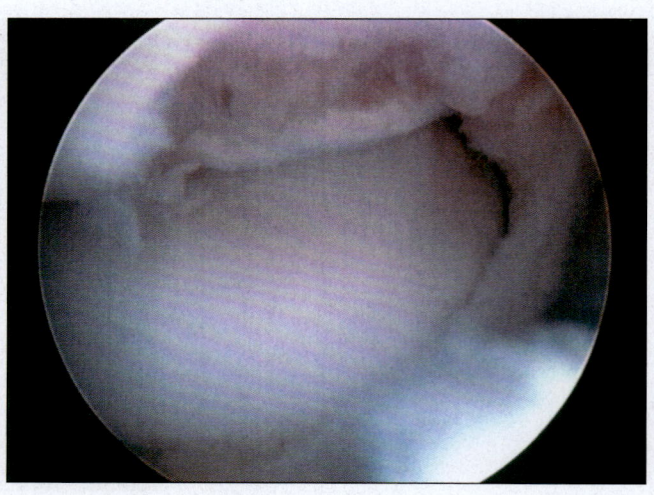

图10

第四步

- 外侧正中或"软点"入路可用来观察肱骨小头后表面及上尺桡关节。
- 此入路非常适合观察剥脱性骨软骨炎病变。
- 后正中入路配合一个副入路可以提供来处理绝大多数骨软骨病变的完美入路。

第五步

- 剥脱性骨软骨炎病变清创术需要移除所有骨和软骨裂块并且清理病变直至稳定的组织（图10）。
- 对剥脱性骨软骨炎病变的边缘需要清理出一个新鲜、清楚的边界。此步特别适合使用环形骨刀。
- 用软骨凿或小钻头在损伤区的软骨下骨进行处理，去除硬化骨，暴露渗血骨面。通过关闭注水寻找出血点以确定骨面渗血。

术后护理和预后

- 术后立即开始关节活动练习。可以进行主动和被动关节活动训练。于术后3~5天开始正式的物理治疗。
- 不需要佩戴保护性支具。
- 不需要术后预防异位骨化。

手术要点

- 早期开始活动以防止术后关节僵硬。

注意事项

- 术后可能一些患者会出现进行性关节挛缩。病因尚不清楚。

- 术前如果有交锁或卡阻症状，术后会立即缓解。
- 术后效果会非常良好，一般情况下疼痛减轻、运动范围改善，同时屈曲挛缩将会改善14°以上，总体优良率达87%～100%。

证据

Andrews JR, Carson WG. Arthroscopy of the elbow. Arthroscopy, 2009, 195; 2: 97-107.

本文对12例患者的肘关节镜技术进行了初步报道。作者描述了进行肘关节镜的多种入路。结果发现取游离体的效果良好，进行软骨成形的效果要差些。作者强调要小心细致地操作以保证手术的安全。

Arai Y, Hara K, Fujiwara H, Minami G, Nakagawa S, Kubo T. A new arthroscopic-assisted drilling method through the radius in a distal-to-proximal direction for osteochondritis dissecans of the elbow. Arthroscopy, 2008, 24: 237.e1-4.

作者描述了一种经桡骨的关节镜辅助的对剥脱性骨软骨炎的钻孔技术。在肱桡关节以远3cm处将一枚直径1.8mm克氏针钻入桡骨干，然后通过肘关节的屈伸、旋转即可通过此克氏针对整个剥脱性骨软骨炎损伤进行钻孔。应用此技术，可以在关节镜直视下对全部损伤区进行垂直钻孔。

Baumgarten TE, Andrews JR, Satterwhite YE. The arthroscopic classification and treatment of osteochondritis dissecans of the capitellum. Am J Sports Med, 1998, 26: 520-3.

本文对16例（17肘）患者进行了回顾性研究，平均随访时间48个月。对全部患者都进行软骨成形、游离体取出和骨赘清理。术后，屈曲挛缩平均改善14°，伸直挛缩改善6°。9人中有7人恢复到了术前运动水平。

Brownlow HC, O'Connor-Read LM, Perko M. Arthroscopic treatment of osteochondritis dissecans of the capitellum. Knee Surg Sports Traumatol Arthrosc, 2006, 14: 198-202.

作者介绍了对29例有症状的剥脱性骨软骨炎患者进行关节镜清理、游离体取出的手术结果。平均随访77个月。绝大多数患者无疼痛或者仅有轻微疼痛。全部患者都可进行日常生活活动。除1例外，其他患者功能恢复为优或者良，对结果满意度高。

Byrd JW, Elrod BF, Jones KS. Elbow arthroscopy for neglected osteochondritis dissecans of the capitellum. J South Orthop Assoc. 2001; 10 (1): 12-6.

本文报道了10例（11肘）患者由于以往漏诊剥脱性骨软骨炎接受关节镜手术。症状平均持续至少2年。尽管10例患者中仅8例认为手术改善了功能，但全部患者恢复了术前活动水平。作者认为关节镜手术可以改善遗漏的剥脱性骨软骨炎患者的功能，但不如早期进行干预效果好。

Byrd JW, Jones KS. Arthroscopic surgery for isolated capitellar osteochondritis dissecans in adolescent baseball players: minimum three-year follow-up. Am J Sports Med, 2002, 30: 474-8.

本文报道了对10例棒球运动员（平均年龄13.8岁）进行剥脱性骨软骨炎关节镜手术，术前症状持续平均9个月。平均随访3.9年。全部患者功能恢复为优。

Chettouane I, Kohler R, Dohin B, Brunet-Guedj E, Lecoq C, Chrestian P. Osteochondral autograft for osteochondritis dissecans of the capitulum in adolescents: report of six cases and review of the literature. Rev Chir Orthop Reparatrice Appar Mot, 2008, 94: 449-55.

本文介绍了6例剥脱性骨软骨炎青少年体操运动员接受自体骨软骨移植的结果。移植物取自同侧膝关节非负重区的外侧髁。术后3个月复查X线片、CT或者MRI证实全部患者移植成功。6例患者中的4例在术后1年恢复到以前的高水平运动状态（1例在术后6个月恢复）。

Mihara K, Tsutsui H, Nishinaka N, Yamaguchi K. Nonoperative treatment for osteochondritis dissecans of the capitellum. Am J Sports Med, 2009, 37: 298-304.

本文回顾性研究了39例剥脱性骨软骨炎棒球运动员（平均年龄12.8岁）的保守治疗结果。在最后一次的X线片上，30例早期损伤的患者有25例获得愈合，9例进展期患者仅有1例获得愈合。17例骺板未闭患者有16例获得剥脱性骨软骨炎愈合；22例骺板已闭患者有11例获得愈合。对于早期的剥脱性骨软骨炎病变，尤其是骺板未闭时，病变愈合率高，适合保守治疗。

O'Driscoll SW, Morrey BF. Arthroscopy of the elbow: diagnostic and therapeutic benefits and hazards. J Bone Joint Surg [Am], 1992, 74: 84-94.

本文报道了平均随访34个月的71例肘关节镜（70例患者）的治疗结果。51例患者（73%）受益。4例剥脱性骨软骨炎成功地取出游离体。

Poehling GG, Whipple TL, Sisco L, Goldman B. Elbow arthroscopy: a new technique. Arthroscopy, 1989, 5: 222-4.

作者提出对传统肘关节镜的改良采用俯卧位，并采用近端内侧入路。俯卧位改善了关节镜的活动范围，有利于对关节的控制，并且对关节内的观察更全面。

Rahusen FT, Brinkman JM, Eygendaal D. Results of arthroscopic debridement for osteochondritis dissecans of the elbow. Br J Sports Med, 2006, 40: 966-9.

本文前瞻性地评价了15例剥脱性骨软骨炎患者（平均28岁）关节镜治疗的结果。采用MAESS评分评价肘关节功能，从术前的差改善到术后的优；休息时疼痛水平从3降到1；激发疼痛从7降低到2。全部患者都能在手术后3个月恢复原工作，80%可以恢复到伤前运动水平。

Ruch DS，Cory JW，Poehling GG. The arthroscopic management of osteochondritis dissecans of the adolescent elbow. Arthroscopy，1998，14：797-803.

本文回顾性分析了12例（平均14.5岁）患者接受关节镜清创结合术后早期活动的临床结果。平均随访3.2年，屈曲挛缩减少13°。术后平片可见全部患者的肱骨小头发生重塑；但是，有5例患者出现桡骨头增大。

Stubbs MJ，Field LD，Savoie FH 3rd. Osteochondritis dissecans of the elbow. Clin Sports Med，2001，20：1-9.

作者认为很多剥脱性骨软骨炎患者可以通过保守治疗获得完全缓解；但是，手术治疗有其适应证。对不稳定损伤首选手术进行碎片清理和损伤区骨面钻孔。术后症状显著改善，但近半数的患者还会残留慢性疼痛或者关节活动受限。

Takahara M，Mura N，Sasaki J，Harada M，Ogino T. Classification, treatment, and outcome of osteochondritis dissecans of the humeral capitellum. J Bone Joint Surg [Am]，2007，89：1205-14.

本文章回顾性地分析了106例剥脱性骨软骨炎患者（平均15.3岁）。肱骨小头骺板未闭且关节活动范围良好的病例最终结果良好。如肘关节持续遭受应力则导致结果变差，表现为疼痛和放射学改变。对于骺板闭合的患者，手术治疗结果优于单纯采取肘关节休息的保守治疗。对碎块固定或者重建优于单纯进行碎块清理。单纯进行碎块清理的临床结果依赖于肱骨小头缺损的大小。

图7和9翻印自：Field LD, Pokabla C. Arthroscopic management of osteochondritis dissecans of the elbow. In Reider B,Terry MA, Provencher MT (eds). Operative Techniques: Sports Medicine Surgery. Philadelphia: Elsevier, 2009:341, 343, with permission.